临床护理
教学指导手册

陈 英　曾铁英◎主编

 湖北科学技术出版社

图书在版编目（CIP）数据

临床护理教学指导手册/陈英，曾铁英主编.—武汉：湖北科学
技术出版社，2024.8
ISBN 978-7-5706-2894-0

Ⅰ．①临…　Ⅱ．①陈…　②曾…　Ⅲ．①护理学　Ⅳ．① R47

中国国家版本馆 CIP 数据核字（2023）第 188407 号

责任编辑：兰季平

责任校对：秦　艺　　　　　　　　　　　　　　　　封面设计：曾雅明

出版发行：湖北科学技术出版社

地　　址：武汉市雄楚大街 268 号（湖北出版文化城 B 座 13—14 层）

电　　话：027-87679468　　　　　　　　　　　邮　　编：430070

印　　刷：武汉鑫佳捷印务有限公司　　　　　　　邮　　编：430205

787×1092　　　　1/16　　　　　　　　　39 印张　　　920 千字

2024 年 8 月第 1 版　　　　　　　　　　　2024 年 8 月第 1 次印刷

定　　价：78.00 元

《临床护理教学指导手册》
编 委 会

主 编 陈 英　　曾铁英

编 者（以姓氏笔画为序）

丁玲莉	马剑晴	王冰花	王 玫	王萧萧
王 曼	王 静	厉春林	田 露	曲军妹
朱慧云	江 敏	杜明艳	吴梅利洋	余艮珍
闵 敏	张元圆	张 梦	陈 淳	陈锦秀
易永红	罗鸿萍	周 敏	周 舸	周 婷
屈晓玲	钟元锋	施 婕	夏 莹	徐冬辉
徐 蓉	殷波涛	席新学	黄 华	彭 颖
董翠萍	曾 凡	曾铁英	韩 娟	程 晶

前　　言

为促进临床护理实践的发展,紧跟护理迭代改革创新的步伐,提供科学化的教学范式,《临床护理教学指导手册》应运而生。本书以提升临床护生思维能力,培养应用型、创新性护理人才为目标,同时为规范化、标准化、系统化临床护理教学提供参考依据,使临床带教有章可循、有据可依。这是一本文字简练、内容丰富、重点突出、查阅方便的工具书。

本书聚焦临床护理教学的特色和需求,紧扣护理专业学生的培养大纲。共分为5篇,包括实习护士管理、护理基本理论知识、常见病症护理、常见基础护理及专科护理操作技术、临床常用辅助检查技术。本书具有以下特色:①夯实基础,重点阐述了护理学的基本理论、基本知识和基本技能;②促进应用,紧紧围绕临床护理工作的常见问题和难点,注重培养护生的综合运用能力,同时也注重护生护患沟通、护理科研、护理行为与法律等综合素质的培养;③面向前沿,阐述了各类疾病发展动态,呈现临床护理前沿领域;④多维增补,对临床常见的诊疗护理操作技术、临床常用辅助检查技术及常用护理英语等进行了有益的增补,以满足护理高等教育培养要求。

当前,护理学科进入高质量发展期,临床护理更新迭代迅速,加之编者水平有限,不足之处,恳请广大读者惠予指正。

编者

2023 年 5 月

目　　录

第一篇　实习护士管理

第一章　临床实习工作要求

第一节　医学生誓言

健康所系,性命相托。

当我步入神圣医学学府的时候,谨庄严宣誓:

我志愿献身医学,热爱祖国,忠于人民,恪守医德,尊师守纪,刻苦钻研,孜孜不倦,精益求精,全面发展。

我决心竭尽全力除人类之病痛,助健康之完美,维护医术的圣洁和荣誉。救死扶伤,不辞艰辛,执着追求,为祖国医药卫生事业的发展和人类身心健康奋斗终生。

第二节　医务人员医德规范

1. 救死扶伤,实行社会主义的人道主义。时刻为患者着想,千方百计为患者解除病痛。

2. 尊重患者的人格与权利。对待患者,不分民族、性别、职业、地位、财产状况,都应一视同仁。

3. 文明礼貌服务。举止端庄,语言文明,态度和蔼,同情、关心和体贴患者。

4. 廉洁奉公,自觉遵纪守法,不以医谋私。

5. 为患者保守医密。实行保护性医疗,不泄露患者隐私与秘密。

6. 互学互尊,团结协作,正确处理同行同事间的关系。

7. 严谨求实,奋发进取,钻研医术,精益求精,不断更新知识,提高技术水平。

第三节　实习护士基本素质要求

1. 政治素质　热爱祖国,热爱人民,关心国家大事,明辨是非,和党中央保持一致。

2. 思想素质　自立自强,实事求是,具有高度的社会责任感和事业心以及正确的人生观和价值观。

3. 职业素质　爱岗敬业,作风严谨,忠于职守,同情、关心、体贴患者,具有良好的职业道德和奉献精神,全心全意为患者服务。

4. 文化科学素质　勤奋好学,知新迅敏,不断培养自学能力和创新精神,具有一定的人文素养、外语水平和审美能力,能够满足患者生理、心理和社会的需求。

5. 业务素质　勤快踏实,善于思考,在护理实践中,能够灵活应用书本知识,不懂就问,具有较强的临床应对能力,护理文书书写能力、护理沟通能力和健康教育能力。

6. 技能素质　护理技术操作正规、精确、熟练,动手能力、适应能力和灵活应用能力强,具有一定临床科研、教学和管理能力。

7. 心理素质　心胸豁达,积极进取,合作能力强,能够很好地控制自我的情绪和行为,具有健康的自尊心和坚韧的耐受力。

8. 体态素质　举止端庄稳重,仪表文雅大方,衣着整洁美观,待人热情礼貌,具有健康的体魄和科学的生活方式。

第四节　实习护士守则

1. 实习护士必须严格遵守实习医院的各项规章制度,在政治思想、业务学习、请假手续、生活管理等方面服从医院的领导,按时、保质、保量地完成各项任务。

2. 加强医德修养,发扬救死扶伤的人道主义精神,全心全意为人民健康服务。要有高度的责任感和同情心,视患者如亲人。

3. 加强组织纪律性,不迟到、不早退、不旷工、不任意调班,工作时间不会客,不串岗,不擅自离开岗位,严格遵守请假及销假制度。

4. 认真学习,谦虚谨慎,勤学好问,不怕苦、不怕累,努力提高业务素质。

5. 尊敬老师,讲文明、懂礼貌,团结同学,互帮互助,共同进步。

6. 工作中处处以患者为中心,对患者耐心、细心,应认真负责,一丝不苟,坚持理论联系实际,要有严谨求实的科学态度和作风。实习护生在为患者进行操作时,必须在老师的指导下进行。

7. 严格执行各项操作规程,加强查对制度,避免差错事故发生,若发生问题,立即向老师汇报,采取应急措施并做出检查。

8. 爱护公物,厉行节约,反对浪费,如有损坏公物者应及时向带教老师和护士长汇报,并按医院赔偿制度赔偿。

9. 实习护生应举止稳重,端庄大方,衣帽整洁,佩戴胸牌,男生不留长发,女生头发要整洁(长发要用发网),淡妆上岗,不戴首饰,不留长指甲,不穿响底鞋和高跟鞋。

10. 按时参加实习队的民主生活会,联系思想及工作实际,进行小结,并开展批评与自我批评。

11. 严格执行请假制度。实习期间原则上不准请事假,如有特殊情况,必须按规定履行请假手续,经院方批准后方可离院。

(陈英　张梦)

第二章　临床实习组织管理

第一节　实习目的

为我国的医疗卫生事业培养德、智、体、美全面发展的实用型高等护理人才。毕业后能在各级医疗机构从事临床护理、保健护理和护理科研及护理管理工作,具体业务要求如下。

1. 具有规范的基础护理和各专科护理的操作技能。
2. 具有对常见病、多发病病情的观察能力和身心整体护理能力。
3. 具有对常用药物疗效和反应的观察能力。
4. 具有对急、危、重症患者的应急处理和配合抢救能力。
5. 具有卫生宣教、健康指导和预防保健能力。
6. 具有病房管理能力和人际交往能力。
7. 具有护理科研能力。

第二节　实习组织管理

学生在实习期间接受学校和实习医院的双重管理。

一、实习学校

1. 制订毕业实习计划。
2. 向各实习医院布置实习带教任务。
3. 经常深入实习医院,检查和了解实习计划完成情况,以加强对实习生的管理。
4. 会同实习医院及学校有关部门,研究解决实习中存在的问题。
5. 组织实习教学检查,评议教学质量,总结与交流临床实习教学经验,提高实习教学质量。
6. 管理实习考核成绩。
7. 组织毕业考试工作。

二、实习医院

(一)护理部

1. 在实习单位分管领导的领导下,由护理部具体负责,包括实习生的思想教育、临床教学、组织纪律管理等。

2. 组织各科室教学秘书按学校实习大纲的要求制订具体的实习计划。

3. 岗前培训,内容包括如何做一个合格实习生、安全教育、礼仪、基护强化训练等。

4. 定期督促、检查实习计划的执行情况,解决实习中存在的问题,以保证实习计划的完成。

5. 组织全院性临床讲座、比赛。

6. 组织教学经验交流,提高教学质量。

7. 协助做好学生的思想教育工作及学生的考勤工作。

8. 实习结束后,根据有关规定,对实习学生的实习成绩和工作表现进行考核,评定成绩,写出评语。

(二)实习科室

各实习科室由科护士长负责,安排一位教学秘书具体负责实习教学工作。

1. 根据实习计划及人数制定实习轮转表。

2. 实习生入科时,介绍本科情况、各种规章制度,强调安全生产、劳动纪律,并分配实习生到病房。

3. 教学秘书每天到病房检查劳动纪律及实习计划落实情况,发现问题及时解决,以保证实习计划的完成。

4. 每周组织教学查房一次。

5. 做好学生的医德教育及考勤工作。

6. 做好学生实习考核工作,抓好出科考试工作。

7. 经常向医院主管部门汇报学生的学习和工作情况,及时提出加强和改进教学工作的意见和建议。

(三)实习生组织

实习生以每个实习医院为单位成立实习队,设正、副队长各 1 名。实习队在实习医院领导下,带教老师的指导下,开展工作。实习队长定期向实习医院和学校汇报实习学生的思想、实习工作和生活方面的情况及意见和要求,并督促同学遵守医院各项规章制度和完成实习计划。

第三节　实习考核

实习考核成绩是学生在整个学习过程中学习成绩的重要组成部分,是对学生实习工作的综合评价。毕业实习考核包括实习小结、出科实习考核和实习综合评定。

一、实习小结

学生在每科实习结束时,须提前做好自我鉴定,如实填写实习记录表,实习队长收齐后交各科审核。

二、出科实习考核

1. 平时成绩(占 50%)　各实习科室根据实习学生的理论水平、动手能力、医德医风、劳动纪律等,随时了解、考查并做好记录。要求带教老师每周考查学生操作或理论 1 次,记录在考核评估表上,作为评定实习生平时成绩的依据。实习生在各科实习结束前,由科教学秘书召集有关护士长及带教老师等进行座谈,评出每位实习生的平时成绩。

2. 出科考试成绩(占 50%)　实习生在各科实习结束之前。出科考试分为两部分,一部分为理论考试(笔试);另一部分为技能考试,主要是考查学生临床操作、实际工作能力,如综合考查实习生应用护理程序的能力、书写护理病历及护理技术操作等。

3. 实习成绩登记　实习科室对每位实习生的平时成绩,出科考试成绩评出后,最后评定该学生在该科实习的总成绩,即为该科的实习成绩,并记录在《毕业实习守则》上。

三、实习综合评价

实习结束时,护理部对实习生进行综合考试,并对其整个实习期间的表现做出综合评定,并加盖护理部公章后直接交学校。考评成绩将记入个人档案。

四、实习期间撰写论文

实习期间,实习单位指导大专学历以上的实习生撰写毕业论文,实习结束后回学院进行论文答辩。

(张　梦　陈　英)

第二篇 护理基本理论知识

第一章 护理程序

第一节 护理程序的概述

一、护理程序的概念

护理程序(nursing process)是一种有计划、系统而科学的护理工作方法,目的是确认和解决服务对象对现存或潜在健康问题的反应。是一个综合性、动态性、具有决策性与反馈性功能的思维及实践过程。综合性是指运用多学科的知识来处理护理对象的健康问题;动态性是指护理措施应随病情的变化而变化;决策性即针对护理问题做出采取相关措施的决定;反馈性是指评价采取护理措施的结果,必要时进一步修改措施以达到预期的目标。

二、护理程序特征

1. 贯穿以护理对象为中心的观念　目的是为解决患者的问题、满足个体需要,由于同样的问题可以由不同原因引起,同样问题可针对患者的不同需要而采取不同措施,充分体现了以人为中心的整体护理,而不单纯只是针对疾病、症状的护理。

2. 有特定的目标　解决护理对象的健康问题及因健康问题而引起的生活问题。

3. 是一个循环的、动态的过程　随着患者反应的变化,不断地、重复地运用护理程序组织护理工作,因而它具有动态、持续变化的特点。

4. 组织性和计划性　危及生命的问题优先解决,使护理服务有重点、有层次、有计划,有次序,保证了护理工作紧张有序地进行。

5. 具有互动性和协调性　要求护士在工作中随时与患者、医生及其他工作人员进行讨论,在制定计划和实施时取得患者的理解和参与,患者从被动接受护理转变为主动参与护理。

6. 普遍适应性　护理程序作为一种系统的、科学的护理方法,可广泛地、灵活地用于各种健康服务机构。

7. 具有创造性　护士可运用评判性思维,根据护理对象的特殊需要及健康问题进行创造性地设计解决问题的方案,提供个性化的护理。

8. 以科学理论为依据　护理程序的产生和发展是护理学科学化的结果,在护理程序中不但体现了护理学的现代理论观点,也有其他相关理论的运用,如系统论,基本需要层次论等。

9. 涉及多学科的特性 护士灵活运用生物学、心理学、人文学及社会学的知识和人际沟通的技术和技巧,充分发挥护理程序的每个步骤的功能,使护理程序变成更为有效的工作流程。

三、护理程序对护理实践的指导意义

1. 对护理专业的意义 对护理管理提出新的更高的要求,对护理教育的改革具有指导性的意义,推进护理科研的进步。

2. 对护理对象的意义 有利于与护理对象建立良好的治疗性的护患关系,有利于促进护理对象康复进程。

3. 对护理人员的意义 使护理工作摆脱了多年来常规执行医嘱的被动局面,使护士与医生的关系从医生的助手转变为合作伙伴;锻炼了护士的决策能力;有利于护士建立科学的、评判性的思维。

第二节 护理程序的相关理论基础

一、系统论

系统论(systems theory)最早于 20 世纪 20 年代由美籍奥地利生物学家路德维希·贝塔朗菲(Ludwig V. Bertalanffy, 1901—1972)提出,认为应将有机体作为一个整体或系统考虑。

护理程序作为一个开放系统,与周围环境相互作用。护理程序中的输入为服务对象的健康状况、护士的知识与技能水平、医疗设施等,经过正确评估和科学决策,制订最优护理计划并实施;输出为实施护理措施后服务对象的身心状况和健康水平,评价预期健康目标实现的程度,并进行信息反馈。若护士能够全面准确地收集资料,做出符合实际情况的护理诊断,制订周密细致的护理计划,并深入落实各项护理措施,达到预期目标,护理程序终止;反之,若由于资料收集不全或不确实,诊断不准确,计划不周详,或护理措施落实有偏差,导致目标未达到,则需要重新收集资料,修改护理计划及实施过程,直至达到预期健康目标。

二、控制论

控制论(cybernetics)于 1948 年由美国数学家诺伯特·维纳(Norbert Wiener, 1894—1964)首先提出。主要研究动物和机器中控制及通信的规律,即各种开放系统控制规律的科学。黑箱(black box)是控制论中的一个重要概念,黑箱方法指只通过考察系统外部,分析系统的输入、输出及其动态过程,根据研究对象的功能及行为推断系统内部结构和机制。将这种方法引入到护理程序中,服务对象相当于黑箱,通过观察其外部功能、行为是否达到预期目标,进行信息反馈,控制调节系统的再输入,直到系统输出的功能及行为达到预期目标。

三、其他相关理论

1. 需要理论　常用于指导收集或整理服务对象的资料,以便明确服务对象的身心需要;按照需要层次的划分,有利于排列护理诊断的优先顺序,确定护理工作的重点。

2. 压力与适应理论　帮助护士观察和预测服务对象的生理和心理反应,判断服务对象的适应水平和能力,并依此制订护理计划,采取护理措施减轻压力源的作用,提高服务对象的适应能力。

3. 成长与发展理论　有助于帮助护士评估不同年龄阶段服务对象的身心变化及健康问题并提供相应护理。

4. 信息论　研究信息的获取、传输、贮存、处理和交换等,可赋予护士与患者交流的技巧与知识,从而确保护理程序的最佳运行。

5. 解决问题论　揭示问题解决过程的规律及相应策略,帮助护士有效进行护理干预。护理程序是解决问题论在护理学专业中的具体实践。

第三节　护理程序的步骤

护理程序由评估、诊断、计划、实施和评价五个相互联系、互为影响、循环往复的步骤组成。

一、护理评估

(一)护理评估概念

护理评估(nursing assessment)是护理程序的第一步,指有系统、有组织地收集资料,并对资料加以整理与分析的过程,目的是明确服务对象所要解决的健康问题。评估是一个动态、循环的过程,贯穿于护理程序各个步骤,既是确立护理诊断和实施有效护理措施的基础,也是评价护理效果的参考。

(二)护理评估内容、方法及来源

1. 护理评估内容

(1)一般资料　包括基本资料(姓名、性别、年龄、职业、民族、婚姻、文化程度、住址等);此次住院的情况(主诉、现病史、入院方式、医疗诊断及目前用药情况);既往史、家族史、有无过敏史;对健康的预期(对治疗方案、家庭照顾方案、治疗结果等的预期)。

(2)生活状况及自理程度　包括饮食型态、睡眠休息型态、排泄型态、健康感知与健康管理型态、活动与运动型态。

(3)健康评估　包括生命体征、身高、体重、认知感受型态,以及各系统的生理功能。

(4)心理社会评估　包括自我感知与自我概念型态、角色与关系型态、应对与压力耐受型态、价值信念型态。

2. 护理评估方法

(1)会谈　通过与患者或其亲属面谈来了解患者的健康情况。会谈包括正式会谈(指事先通知患者,有目的、有计划地交谈,如入院后的病情变化)和非正式会谈(指护士在日常查房或进行护理时,与患者随机交谈而了解到患者真实的思想和心理反应);会谈的方法有直接提问会谈和启发式会谈,在会谈中,直接提问会谈和启发式会谈常结合起来使用。

(2)观察 是借观察者的感官有目的地收集有关服务对象的资料,通常与会谈或健康评估同时进行,也可单独进行。观察是一个连续过程,护士与患者初次接触即可观察到患者的外貌、步态、体位、精神状态等。住院期间,护士通过连续性观察可收集与护理诊断相关的证据,评价实施护理后的效果。应特别注意观察患者的非言语表现,以证实或澄清主观资料,或补充会谈遗漏的信息。

(3)健康评估 是收集客观资料的方法之一。运用视诊、触诊、叩诊、听诊、嗅诊等方法,对患者进行全面体格检查,了解患者的阳性体征,确立护理诊断,从而制订护理计划。

(4)查阅文献 包括服务对象的病历、各种护理记录以及有关文献等。

3.护理评估资料来源

(1)服务对象 意识清醒,精神稳定,非婴幼儿的服务对象是资料的最佳来源。

(2)家属及重要关系人 对意识不清、精神状态不稳定、语言障碍者及婴幼儿,其家属或重要关系人是获取资料的重要来源,甚至是唯一来源。

(3)其他医务人员 共同或曾经参与照顾服务对象的医疗成员。

(4)病历和记录 包括服务对象既往病史和现有健康情况以及辅助检查的客观资料。

(5)医疗护理文献 有关医学、护理学及其他相关学科的文献。

(三)护理评估步骤

(1)收集资料 收集资料是护士系统、连续地收集服务对象健康状态信息的过程,可根据医院设计的入院患者护理评估单进行。

(2)核实资料 核实来源于服务对象主观感受的主观资料,并澄清不够完整或不够确切的含糊资料。

(3)整理资料 整理资料是将收集的资料进行归纳、分类,以明确服务对象的护理需求,确定护理问题。资料的分类可按照马斯洛的需要层次理论、戈登的11种功能性健康型态,或NANDA-I护理诊断分类系统进行。目前一般根据单位提供的表格进行评估即可。

(4)分析资料 检查有无遗漏,找出异常及相关影响因素,并评估危险因素。

(5)记录资料 遵循全面、客观、准确、及时的原则。

二、护理诊断

护理诊断(nursing diagnosis)为第二步。在这一阶段,护士运用评判性思维分析和综合护理评估资料,从而确定健康问题的过程称为护理诊断,这一过程所形成的产物亦称为护理诊断。

(一)护理诊断概念

护理诊断(nursing diagnosis)由北美护理诊断协会(NANDA)于1990年提出,指关于个人、家庭、群体或社区对现存或潜在的健康问题及生命过程反应的临床判断,是护士为达到预期的健康结果选择护理措施的基础,这些预期结果应能通过护理职能达到。

（二）护理诊断的分类方法及标准

1. 现存的护理诊断(actual nursing diagnosis) 是对服务对象进行评估时所发现的当前正存在的健康问题或反应的描述。书写时，通常将"现存的"省略而直接陈述护理诊断名称，如气道清除无效、皮肤完整性受损即为现存的护理诊断。

2. 潜在的护理诊断(risk nursing diagnosis) 是对易感服务对象的健康状况或生命过程可能出现反应的描述，服务对象目前虽尚未发生问题，但因危险因素存在，若不进行预防处理就可能会发生健康问题。例如，术后患者存在有感染的危险，昏迷躁动的患者存在有受伤的危险。

3. 健康的护理诊断(wellness nursing diagnosis) 是对个体、家庭或社区从特定健康水平向更高的健康水平发展所做的临床判断。例如，母乳喂养有效。

4. 综合的护理诊断(syndrome nursing diagnosis) 是指一组由某种特定的情境或事件所引起的现存的或潜在的护理诊断。例如，强暴创伤综合征是指受害者遭受违背意愿的、强迫的、粗暴的性侵犯后所表现的持续适应不良反应，包括情感反应、多种躯体症状、生活方式发生紊乱的急性期和生活方式重整的长期过程等。

（三）护理诊断组成部分

1. 名称(label) 名称是对服务对象健康状况的概括性描述，常用改变、受损、缺陷、无效或有效等特定描述语，如气体交换受损、躯体移动障碍、知识缺乏等。

2. 定义(definition) 定义是对名称的一种清晰的、准确的表达，并以此与其他护理诊断相鉴别。每一个护理诊断都具有其特征性定义，例如，活动不耐受的定义为生理或心理精力不足以耐受或完成必要的或期望的日常活动。

3. 定义性特征(defining characteristics) 指做出护理诊断的临床判断依据，常是患者所具有的一组症状、体征以及有关病史。对于潜在的护理诊断，其定义性特征则是危险因素本身。例如护理诊断"有活动不耐受的危险"的定义性特征包括：供氧／需氧失衡、躯体功能失调、移动障碍、静坐的生活方式、活动缺乏经验。

4. 相关因素(related factors) 指引发服务对象健康问题的原因或情境，常见的相关因素包括病理生理方面、心理方面、治疗方面、情景方面、年龄方面。

（四）护理诊断的陈述

1. 护理诊断陈述要素

(1)P– 健康问题(problem) 指服务对象现存的和潜在的健康问题。

(2)E– 原因(etiology) 是指引起服务对象健康问题的直接因素、促发因素或危险因素。

(3)S– 症状或体征(symptoms or signs) 指与健康问题有关的症状或体征。

2. 护理诊断陈述的方式

(1)三部分陈述 即 PES 公式，多用于现存的护理诊断，例如，睡眠型态紊乱(P)：入睡困难(S)– 与环境改变有关(E)。

(2)两部分陈述 即 PE 公式，只有护理诊断名称和相关因素，而没有临床表现，例如，皮肤完整性受损(P)：与长期卧床导致局部组织受压有关(E)。PE 公式为最常用公式。

(3)一部分陈述 只有 P，用于健康的护理诊断。例如，愿意加强应对(P)。

（五）护理诊断与医疗诊断区别

1. 临床判断对象：护理诊断是对个体、家庭及社区的健康问题或生命过程反应的临床判断；医疗诊断是对个体病理生理变化的临床判断。

2. 描述内容：护理诊断描述个体对健康问题的反应；医疗诊断描述一种疾病。

3. 问题状态：护理诊断问题为现存或潜在的；医疗诊断多是现存的。

4. 决策者：护理诊断决策者为护士；医疗人员为医疗诊断决策者。

5. 职责范围：护理诊断属于护理职责范围；医疗诊断属于医疗职责范围。

6. 适用范围：护理诊断适用于个体、家庭、社区健康问题的诊断；医疗诊断适用于个体疾病。

7. 数量：护理诊断可同时有多个；医疗诊断通常只有一个。

8. 稳定性：护理诊断随健康状况变化而变化；医疗诊断一旦确定不会改变。

（六）书写护理诊断注意事项

1. 应使用统一的护理诊断名称。所列诊断名称或问题应明确，且简单易懂。

2. 避免用症状或体征代替护理诊断。

3. 护理诊断应明确相关因素。

4. 避免使用可能引起法律纠纷的语句。

5. 避免价值判断。如卫生不良：与懒惰有关。

6. 列出的护理诊断应贯彻整体的观点，可包括生理、心理、社会、精神及文化各方面。

三、护理计划

（一）护理计划概念

护理计划（nursing planning）是护理程序的第三步，是护士在评估及诊断的基础上，综合运用多学科知识，对服务对象的健康问题、护理目标及护士所要采取的护理措施的一种书面说明。

（二）护理计划的过程

1. 排列护理诊断优先顺序

(1) 首优问题：指对生命威胁最大，需要立即解决的问题。如心排血量减少。在紧急情况下，尤其是急危重症患者，可同时存在几个首优问题。

(2) 中优问题：指虽然不直接威胁生命，但对服务对象在精神上和躯体上造成极大痛苦，严重影响健康的问题。如急性疼痛、压力性尿失禁。

(3) 次优问题：指个人在应对发展和生活变化时所遇到的问题，这些问题与疾病或其预后并不直接相关，但得到解决后有助于服务对象达到最佳健康状态。

2. 确定预期目标　根据实现目标所需时间的长短可分为短期目标和长期目标。在较短的时间内（几天或几小时）能够达到的目标，叫短期目标，适合于住院时间较短、病情变化快者；需要相对较长时间（数周、数月）才能够达到的目标为长期目标。预期目标的陈述包括主语、谓语、行为标准、条件状语、评价时间五个要素。

制定目标的注意事项：

(1) 目标是患者行为的改变，不是护理行动，因而主语应是患者或患者的任何一部分，而不是护士,如在出院前产妇学会给婴儿洗澡是正确的,而不是在出院前要教会产妇给婴儿洗澡。

(2)目标应有明确的针对性,一个目标只能针对一个护理诊断。

(3)目标必须具有现实性、可行性。在制定目标时,不仅要考虑在患者能力可及范围之内,而且要在护士的工作范围之内。

(4)目标应是可测量、可评价的,其中的行为标准应尽量具体,避免使用含糊不清的词语,如食欲增强。

(5)应让患者参与目标的制定,使患者认识到对自己的健康负责不仅是医护人员的责任,也是自己的责任。

(6)目标应与其他医务人员的治疗方向一致。

3. 制定护理措施　护理措施包括不依赖医嘱的独立性护理措施、与其他医务人员共同合作完成的合作性护理措施以及依赖医嘱的依赖性护理措施。

护理措施的制定应该具有科学性、针对性、切实可行性,且具体可实施;鼓励服务对象参与护理措施的制定;护理措施应在保证患者安全的前提下实施。

4. 护理计划成文　书写护理计划有利于医疗团队成员之间的沟通,便于分配工作时间与资源,并有助于提高护理质量。各个医疗机构护理计划的书写格式不尽相同,内容一般包括护理诊断、预期目标、护理措施和评价四个栏目。

四、护理实施

(一)护理实施概念

护理实施(nursing implementation)是护理程序的第四步,是将护理计划付诸实践的过程。通过实施,可以解决护理问题,并可以验证护理措施是否切实可行。此阶段要求护士具备丰富的专业知识,熟练的操作技能和良好的人际沟通能力,以保证护理计划顺利进行,使服务对象得到高质量护理。

(二)护理实施过程

1. 重新评估患者。

2. 检查和修改护理计划。

3. 决定工作中是否需要帮助。

4. 实施计划。

5. 实施后评估。

(三)实施护理计划及动态记录的常用方法

实施护理计划常用方法有护理操作、护理管理、护理教育、护理咨询、记录与报告。护理实施动态记录的方法包括以下几种。

1. 以问题为中心的记录(problem-oriented record, POR)。

2. 要点记录表格(focus charting)。

3. 问题、干预、评价系统记录表格(PIE)。

(四)实施过程中应注意的事项

1. 护理活动应以科学知识、护理科研和护理标准为基础,具有科学依据。

2. 护理活动应以患者为中心,尽可能适应患者的需要。

3. 执行医嘱时,对不明白之处应提出质疑。

4. 护理措施必须安全,严防并发症的发生。

5. 应鼓励患者积极主动地参与活动。

6. 实施过程中应注意与患者交流,适时给予教育、支持和安慰

7. 在实施计划时,不要机械地完成任务,而要把病情观察和收集资料贯穿在实施过程中,根据病情灵活实施计划。

五、护理评价

(一)护理评价概念

护理评价(nursing evaluation)是护理程序的最后一步,是按照预期目标所规定的时间,将护理后服务对象的健康状况与预期目标进行比较并做出评定和修改。护理评价是一种有计划、有目的和持续进行的护理活动,并非要到最后才能评价。

(二)护理评价目的及意义

了解服务对象对健康问题的反应、验证护理效果、监控护理质量、为科学制订护理计划提供依据。

(三)护理评价的过程

1. 建立评价标准 护理评价即判断护理效果是否达到计划阶段所确定的预期目标。预期目标可指导护士确定评价阶段所需收集资料的类型,并提供判断服务对象健康与否的标准。

2. 收集资料 为评价预期目标是否达到,护士可通过直接访谈、检查、评估服务对象,访谈家属及翻阅病历等方式收集相关主客观资料。

3. 评价预期目标是否实现 评价预期目标是否实现,即评价通过实施护理措施后,原定计划中的预期目标是否已经达到,可通过以下两个步骤进行:①列出实施护理措施后服务对象实际行为或反应的变化。②将服务对象的反应与预期目标比较。

4. 重审护理计划

(1)在评价基础上,对目标部分实现或未实现的原因进行分析,找出问题之所在。

(2)对健康问题重新估计后,做出全面决定。包括停止、继续、取消、修订4种情况。

(3)合作性护理问题的评价应综合考虑医生和护士共同干预是否合理。

(4)护理评价贯穿整个护理程序过程中,并非只能在护理最终阶段才能评价。

(田 露 陈 英)

第二章　护患关系与护患沟通

第一节　护　患　关　系

一、护患关系概念及特征

(一)护患关系的概念

护患关系(nurse-patient relationship)是护理工作过程中护士与患者在相互尊重并接受彼此文化差异的基础上,形成和发展的一种工作性、专业性和帮助性的人际关系。

(二)护患关系的特征

1. 工作关系　护患关系是护士为了满足护理工作的需要,以专业活动为中心的一种职业行为。所谓工作关系,指护士不能将个人的私人情感带入此关系,平等对待每一位患者,应用自身的专业技能满足患者生理、心理、精神等方面需要的人际关系。

2. 以患者为中心的关系　护患关系以保证患者的身心健康为目的,以解决患者的护理问题为核心,以维护和促进患者的健康为宗旨,以对患者的作用及影响为评价标准。

3. 多方位的关系　护患关系不仅局限于护士与患者之间,还涉及医生、患者亲属、后勤人员及行政人员等,这些关系会多角度、多方位地影响护患关系。

4. 短暂的关系　护患关系是在护理服务过程中存在的一种人际关系,护理服务结束,这种人际关系就会随之结束。

二、护患关系基本模式

1. 主动－被动型　是一种传统的、单向性的、以生物医学模式及疾病的护理为主导思想的护患关系模式,其特征是"护士为患者做什么"。在此模式下,护士处于主导地位,将自身的意见施加于患者,患者处于被动接受护理的从属地位,绝对服从护士的处置与安排。护患双方存在显著的心理差异。适用于昏迷、休克、精神病、智力严重低下的患者及婴幼儿等,此类患者缺乏正常的思维与自理能力,需要护士具有高度的责任心、耐心及职业道德。

2. 指导－合作型　是微弱单向的,以生物医学－社会心理及患者的护理为主导思想的护患关系模式,其特征是"护士教会患者做什么"。此模式护士仍处于主导地位,患者有一定的主动性,可以向护士提供有关自己疾病的信息,也可以提出意见和要求,但应以执行护士的意志为基础,以主动配合为前提。适用于大多数具有一定自我表达能力患者。

3. 共同参与型　是双向的、以生物医学－社会心理及人的健康为中心的护患关系模式,其特征是"护士帮助患者自我恢复"。在此模式下,护患双方处于平等地位,双方相互尊重,相互学习,相互协商。患者不仅要合作,而且还应积极主动地参与护理讨论,向护士提供自身体验,并在体力允许的情况下,独立完成某些护理措施。护患双方为心理等位关系。

三、护患关系的分期

1. 观察熟悉期　指护患双方从开始接触到熟悉,并初步建立信任关系的阶段。此期护士需向患者介绍治疗环境及设施、医疗场所各项规章制度、参与治疗的医护人员等,并初步收集患者生理、心理、社会文化及精神等方面的信息与资料。患者也应主动向护士提供相关资料,为进一步护理与沟通奠定基础。在此阶段,护士与患者接触时展现的良好仪表、言行及态度等都有利于护患间信任关系的建立。

2. 合作信任期　是指护患双方在初步建立信任关系的基础上开始护患合作,是护患关系最重要的阶段。此期护士需与患者共同协商制订护理计划。护士对患者应一视同仁,尊重患者人格,维护其权利,主动提供周到的服务,而患者也应做到遵守相关制度,配合护士完成护理计划。在此阶段,护士的知识、能力及态度等都是建立良好护患关系的基础。

3. 终止评价期　是指护患双方通过密切合作,达到了预期护理目标,护患关系即将进入终止阶段。此期护士应在此阶段来临前为患者做好准备,并进行有关评价,此外,护士也需要对患者进行相关健康教育及咨询指导,并根据患者具体情况制订出院计划及康复计划。患者也应对自身健康状况及护理服务作出正确的评价,为结束护患关系做准备。在此阶段,护士还应继续关注患者健康状况,不能掉以轻心,避免患者病情反复。

四、促进护患关系的方法

1. 创造和谐氛围,尊重患者意愿　护士应着力创造一个有利于护患沟通的和谐氛围,使患者在安全、支持性的环境里,保持良好的心态接受治疗并恢复健康。护士还应充分尊重患者的意愿,平等对待每一位患者,使患者感受到理解和接纳,减少患者由于患病而引发的心理问题,以发展良好的护患关系。

2. 获得患者信任,鼓励共同决策　护士需主动与患者沟通交流,提供关于疾病的信息,做好心理护理,运用良好的沟通技巧获得患者的信任,并鼓励患者共同决策,帮助患者缓解焦虑、平复情绪。

3. 提高业务水平,维护双方权益　精湛的业务水平不仅可以增加患者的信任感,有助于护患关系的建立,也是保障护患双方合法权益的重要条件。护士是维护患者权益的主导者,必须为患者提供安全的护理服务。

4. 注重沟通技巧,促进角色转换　良好护患关系的建立与发展,需要在沟通过程中实现。护士运用良好的沟通技巧,可以避免护患间产生误解或冲突,有利于增加彼此的了解和信任,促进良好护患关系的建立。此外,护士要理解患者因患病而承受的社会心理负担,运用恰当的沟通技巧协助患者减少角色冲突,促进角色转换。

（田　露　陈　英）

第二节 护 患 沟 通

一、护患沟通概念

护患沟通(nurse-patient communication)是指护士与患者之间的信息交流及相互作用的过程。所交流的信息与患者的护理及康复直接或间接相关,同时也包括双方的思想、感情、愿望及要求等多方面的沟通。

二、护患沟通目的

1. 有助于建立良好的护患关系 护患之间积极、有效的沟通有助于建立一个相互信任、理解、关怀的护患关系,为实施护理创造良好的社会心理氛围。

2. 有助于患者的健康 护患之间良好的沟通有助于护士全面收集与患者相关的信息,为患者的护理提供充分的依据;同时,也有助于向患者提供相关的健康知识和信息,帮助患者预防并发症,提高其自我护理能力。

3. 有助于实现护理目标 护士与患者商讨其健康问题、护理目标及护理措施,鼓励患者参与,取得配合,与患者共同努力,实现护理目标。

4. 有助于提高护理质量 护患间真诚的沟通,有助于护士向患者提供相关的咨询及心理支持,及时收集患者的反馈,促进患者的身心健康,提高护理质量。

三、护患沟通的特征

1. 内容特定性 护患之间的沟通是专业性、目的性、工作性的沟通,有特定的内容要求。护患间沟通的内容主要涉及患者在患病期间遇到的生理、心理、社会、精神文化等方面的问题。

2. 患者中心性 护患间沟通的一切信息均以患者的健康及生命的安危为中心,以满足患者的需要为出发点和归宿,同时需尊重、信赖、坦诚、同情、理解及关怀患者。

3. 渠道多样性 护患间的沟通不仅涉及护士与患者,也涉及护士与患者家属、医生及其他相关的健康工作人员的沟通。

4. 过程复杂性 在沟通时需要护士应用护理学、社会心理学、人文学、医学等基础知识,并根据患者的年龄、文化程度、社会角色等特点组织沟通的内容,并采用适当的沟通方式,与患者进行有效的沟通,以满足患者的需求。

5. 信息隐私性 当护患间沟通的信息涉及患者的隐私时,具有一定的法律及道德意义,需要护士自觉地保护患者的隐私,不能在患者未授权的情况下散播。

四、护患沟通的常用技巧

1. 合适的词语(vocabulary) 护患沟通过程中,护士应选择合适的、患者能理解的词语与其进行沟通,避免使用患者及其家属不易理解的医学术语和医院常用的省略语。

2. 合适的语速(pacing) 护患沟通时,护士适当的速度表达将更容易获得沟通的成功。快速的谈话、尴尬的停顿或者缓慢的并且过于审慎的交谈可能会传递非故意的信息。当护士要强调某个内容时,可以恰当使用停顿,以便给患者一定的时间去消化和理解。

3.合适的语调和声调　护患沟通时,护士应注意语调和声调,避免发出一些本不想传递的信息。同时,要注意及时调整情绪,避免由于情绪不佳而影响说话的语调和声调,对患者造成不必要的紧张或心理伤害。

4.语言的清晰和简洁　清晰和简洁的语言有助于信息接收者在短时间内准确地理解所传递的信息。

5.适时地使用幽默　恰当地使用幽默,可以帮助患者释放情绪上的紧张感,从而减轻由于疾病产生的压力。但在患者处于情绪沮丧或病情变化等特殊场景时,则不宜使用幽默。

6.时间的选择及话题的相关性　护士与患者相互作用的最佳时间是患者表示出对沟通感兴趣的时候;同时,信息与目前的情境具有相关性时沟通也会更有效。

7.与特殊患者的沟通技巧

(1)与老年患者的沟通　与老年患者的沟通中应选择合适的距离,适当提高音量,保证沟通途径的有效性,还要针对重要的信息,反复沟通,确认其已记住。并关注患者感受,善于使用鼓励性、积极性、安慰性语言,以及倾听、同理他人等技巧,与老年患者进行积极的沟通。

(2)与儿童患者的沟通　与学龄期儿童患者沟通,可以根据患者的年龄,选择合适的词汇进行沟通;与儿童患者的沟通过程中,需获得家长的信任和配合。

(3)与急危重症患者的沟通　与急危重症患者沟通时,注意根据护理需要言语简练,不要造成患者疲劳。注意使用保护性的语言,避免说出刺激性的词语,例如"没希望"等。当急危重症患者无法用语言进行交流时,可采用手势语、图片或写字板等方式进行沟通。

(4)与视觉或听觉障碍患者的沟通　与听觉障碍的患者沟通时,应尽量缩短谈话的距离,保证面对面交谈,使患者能够清楚地看到护士的面部表情及其他非语言信息。此外,语速不能太快,与佩戴助听器的患者交谈时,声音不可太大,避免患者出现不适感。沟通最好在安静的环境中进行,保证患者倾听的效果。护士需随时确认患者的反应,通过获得反馈确认与患者的沟通效果。

(5)与临终患者的沟通　临终阶段的患者在生理和心理上会表现出一些影响沟通的变化,进行沟通时需真诚地对待患者,耐心地倾听,恰当地进行情感性沟通,同时配合触摸、目光的接触、面部表情等非语言沟通技巧,达到良好的沟通效果,对临终患者实施临终关怀,维护临终患者的尊严,使其舒适安宁地度过人生的最后旅程。

五、护理工作中常见沟通错误

1.突然改变话题　直接改变主题的方式打断患者或通过对患者谈话中的非重要信息做出反应以转移谈话的重点,会阻碍患者说出有意义的信息。

2.虚假的或不恰当的保证　向患者做出虚假的保证可能让患者感觉到护士对其问题不重视,只能做出浅表层次的反应,因而很难达到专业的沟通效果。

3.主观判断或说教　主观判断或说教可能会使患者感到护士根本就不理解自己,进而不会再做任何尝试去与护士讨论其所担心的问题。

4.快速下结论或提供解决问题的方法　快速下结论或者提供解决问题的方法,容易导致护士仅仅对患者所传递信息中的某个部分做出反应,而这一部分可能不重要或没有意义。

5.调查式或过度提问　护士对患者持续提问,且对其不愿讨论的话题也要寻求答案,会使患者感到被利用或不被尊重,而对护士产生抵触情绪。

6.表示不赞成　在护理工作中一些表示不赞成的非语言性行为,如皱眉、叹息与语言性的不赞成会阻碍护患之间的沟通。

7.言行不一致　护士的语言及非语言信息表达不一致,会使患者产生误解,或从护士的表现来猜测自己的病情,而产生护患沟通障碍。

（田　露　陈　英）

第三章 健 康 教 育

第一节 健康教育概述

一、健康教育的基本概念

健康教育(health education)是借助多学科的理论和方法,通过信息传播和行为干预,帮助个人和群体掌握卫生保健知识,树立健康观念,自愿采纳有利于健康的行为和生活方式的教育活动与过程。健康教育的中心是行为问题,核心是促使个体和群体改变不健康的生活方式,本质是教育个人、家庭和社区对自己的健康负责。

二、健康教育的目的及意义

健康教育的目的是引导人们养成良好的行为和生活方式,消除或减少影响健康的危险因素,预防疾病、残疾和非正常死亡的发生,从而增进健康,提高生活质量。开展健康教育活动对个体、家庭及社会具有重要意义,主要体现在以下方面:

1. 实现初级卫生保健的需要　健康教育是所有卫生问题、疾病预防方法及控制中最为重要的任务,是实现初级卫生保健任务的关键。

2. 提高人群自我保健意识和能力的需要　健康教育可以提高人们的自我保健意识和能力,增强自觉性和主动性,使其达到躯体上的自我保护、心理上的自我调节、行为生活方式上的自我控制和人际关系上的自我调整,提高全民健康素质。

3. 降低医疗费用和提高效益的需要　健康教育实践证明,人们通过改变不良的行为方式和生活习惯,可有效降低疾病的发病率和死亡率,减少医疗费用。

三、健康教育的基本任务

1. 宣传和推广卫生与健康工作方针　健康教育的任务之一是贯彻执行卫生与健康工作方针,加强对卫生与健康工作的宣传与推广,促进人们积极配合和参与卫生与健康工作中。

2. 建立并促进个人与人群预防疾病、维护健康的责任感　健康教育为个人、家庭和社区提供健康相关信息,提高其预防疾病、促进健康、维持健康和提高生活质量的意识和自我责任感,使其在面临个人或群体健康相关问题时,能明智、有效地做出正确决策。

3. 消除影响健康的危险因素　健康教育的任务之一是帮助人们认识到哪些是健康危险因素,识别现存和潜在的健康问题,并通过传授知识或技能,指导个体或人群学会科学、有效地消除或规避影响健康的各项危险因素,从而有针对性地提高健康水平。

三、健康教育基本内容

1. 一般性的健康教育　帮助公众了解增强个人及人群健康的基本知识,促进其采取健康行为。内容包括个人卫生、合理营养与平衡膳食、疾病防治知识及精神心理卫生知识等。

2. 特殊健康教育　针对特殊的人群或个体所进行的健康教育,包括妇女、儿童、中老年预防保健知识,特殊人群的性病防治知识、职业病的预防知识及学校卫生知识等。此外,特殊健康教育还包括针对特殊情况开展的以维护健康为目的的教育,如突发公共卫生事件应急处置、防灾减灾、家庭急救等健康教育。

3. 卫生法规的教育　帮助个人、家庭及社区了解有关的卫生政策及法律法规,促使人们建立良好的卫生及健康道德,提高居民的健康责任心及自觉性,促进个人及全社会的健康。

4. 患者的健康教育　包括门诊教育、住院教育和随访教育。

第二节　健康教育的理论及模式

一、健康信念模式概述

(一)概念及提出

健康信念模式(health belief model,HBM)是解释或预测个人信念如何影响健康相关行为改变的常用模式,尤其适用于实施健康教育及分析服务对象依从性行为的影响因素。该模式由美国社会心理学家欧文·罗森斯托克(Irwin M.Rosenstock,1925—2001)及戈弗雷·霍克巴姆(Godfrey M.Hochbaum,1916—1999)等学者于20世纪50年代提出。

(二)健康信念模式组成

主要由四部分组成:对疾病威胁的认知、自我效能、提示因素、影响及制约因素。

1. 对疾病威胁的认知指人们如何看待健康与疾病,如何认识疾病的严重程度及易感性,如何认识采取预防措施后的效果及采取措施所遇到的障碍等。对疾病的认知受以下四种认知程度的影响:

(1)对疾病易感性的认知(perceived susceptibility)　主观上认为可能患病的概率。认为受疾病侵袭的可能性越大,越容易采取预防行为。但人的认知有时会与实际易感性有很大的差异。

(2)对疾病严重程度的认知(perceived severity)　对疾病可能产生的医学和社会学的严重后果的认识程度。如意识到疾病所导致的疼痛、伤残和死亡,以及疾病对工作、家庭生活和人际关系等的影响,越是相信后果严重,越可能采取健康行为。

(3)对采取健康行为获益程度的认知(perceived benefits)　相信采取某项措施对预防某种疾病有益,如相信低盐、低脂饮食对降低心血管病的发生率是有用的。

(4)对采取健康行为障碍的认知(perceived barriers)　对采取健康行为可能会遇到的困难与问题的主观判断,包括身体、心理、时间花费和经济负担等各种障碍。人们对某一疾病采纳健康行为的障碍越少,越容易采取医护人员所建议的措施或健康行为。

2. 自我效能(self-efficacy)　指个体对自我能力的评价和判断,即是否相信自己有能力控制自身及外在因素,从而成功采取健康行为,并取得期望结果。自我效能高即自信心强,采纳建议、采取健康行为的可能性就大。

3. 提示因素(cues to action)　指促使或诱发健康行为发生的因素,包括内在及外在因素。内在因素指身体出现不适的症状等;外在因素包括传媒对健康危险行为后果的报道、医生的健康教育和家人或朋友的患病体验等。提示因素越多,人们采纳健康行为的可能性越大。

4. 影响及制约因素(modifying factors)　包括人口学及社会心理学因素,如年龄、性别、种族或民族、人格、社会压力、文化程度、职业等。一般地,教育程度及社会地位高、老年人、曾经患过该病的人会较愿意采取所建议的预防性行为。

(三)健康信念模式在健康教育中的应用

应用:①用于解释各种健康行为的变化和维持;②指导行为干预、促使健康行为形成的重要理论框架。

应用局限性:健康信念模式存在分析健康行为的影响因素时,更多考虑认知因素而较少考虑与行为相关的情感、环境及社会学因素。

二、知 – 信 – 行模式

(一)概述

知 – 信 – 行(knowledge-attitude-belief-practice, KABP / KAP)为知识、态度 / 信念和行为的简称,是用来解释个体知识和信念如何影响健康行为改变的常用模式。

该模式由美国哈佛大学教授梅奥(Mayo)等于 20 世纪 60 年代提出,重点阐述了知识、信念和行为之间的递进关系,其本质是认知理论在健康教育领域中的应用。

(二)模式组成

该模式将人类的行为改变分为获取知识、产生信念及形成行为三个连续过程。①"知"主要是指对疾病相关知识的认知和理解。②信"主要是指对已获得的疾病相关知识的信念以及对健康价值的态度。有了信念,人们才会积极探索与寻求相关知识,知识的内化又会强化信念,促使态度的改变。③"行"主要指在健康知识、健康信念和态度的动力作用下产生的有利于健康的行为。该理论认为知识是行为改变的基础,信念和态度是行为改变的动力。

(三)知 – 信 – 行模式在健康教育中的应用

1. 用于指导健康教育工作者制定干预措施。让健康教育工作者首先着眼于向服务对象传播健康知识和改变健康信念,以帮助其形成正确的健康知识,培养良好的健康信念,从而愿意主动采取积极的预防性措施,达到防治疾病的目的。

2. 用于根据研究对象和内容设计知 – 信 – 行问卷,以了解研究人群的相关知识、信念和行为现状,为制订相应干预措施提供基础;也可用于测量和评价健康教育的效果。

3. 适用于信息权威性强、信息符合接受者的兴趣,以及所处环境适合行为转变的人群。

三、健康促进模式

(一)概述

健康促进模式(health promotion model, HPM)为健康促进行为的影响因素提供了理论框架。

由美国护理专家诺拉·潘德(Nola J.Pender, 1941—)于1982年首次提出,1996年进行修订,又被称为Pender健康促进模式。

(二)模式组成

该模式参考了期望价值理论和社会认知理论的架构,整合了护理学和行为科学相关知识,包括三部分:个人特征及经验、特定行为认知及情感、行为结果。

1. 个人特征及经验　包括先期相关行为和个人因素两个方面。先期相关行为指过去相同或相似的行为,以及这些行为的特征,可作为预测当前行为的指标;个人因素包括生理、心理和社会文化三个方面。

2. 特定行为认知及情感　是模式中最主要的激励部分,由认识到行动的益处、认识到行动的障碍、认识自我效能、行动相关情感、人际影响及情境影响六个方面共同组成重要的核心。

3. 行为结果　包含了允诺行动计划、即刻竞争性需求和喜好以及健康促进行为3个方面。允诺行动计划是指个体承诺采取某健康行为并做出计划,包括行动事件、地点等内容的允诺。即刻竞争性需求和喜好,指各种减弱允诺行动的突发情况。个体的行动计划越具体,健康行为维持的时间越长。健康促进行为是整个健康促进模式的最终目标。

(三)健康促进模式在健康教育中的应用

健康促进模式较全面地阐述了影响健康促进行为的因素,同时突出了评估相关因素在健康教育中的重要性,是护理健康教育常用的理论基础之一。此模式中的健康促进行为、影响因素可用来解释生活方式或探究特定的健康促进行为,评估服务对象对健康行为的认识及从事健康促进行为的意愿,识别阻碍及促进其采取健康行为的因素,从而为制订健康教育方案提供实证支持。

四、PRECEDE-PROCEED 模式

(一)概述

PRECEDE-PROCEED模式是用于指导健康教育干预实施及评价的宏观与微观相结合的模式,是最有代表性、应用最广泛的健康教育项目过程模式。由美国学者劳伦斯·格林(Lawrence W.Green, 1940—)首先于1974年提出PRECEDE模式,20世纪90年代格林结合自己及美国慢性病控制与社区干预中心主任马歇尔·克鲁特(Marshall W.Kreuter, 1937—)的研究,将PRECEDE模式扩展,加入PROCEED模式的要素,整合形成了PRECEDE-PROCEED模式。

PRECEDE-PROCEED模式的特点是从结果入手,用演绎的方式进行思考,即从最终的结果追溯到最初的原因。该模式不仅解释个体的行为改变原因,还将与健康相关的环境纳入视野,由个人健康扩大到社区群体健康,并且强调健康教育中学习者的参与,将学习者的健康与社会环境紧密结合。

(二)模式组成

PRECEDE-PROCEED模式主要由3个阶段、9个基本的步骤组成:

1. 评估阶段(PRECEDE stage)　又称诊断阶段,包括对社会、流行病学、行为及环境、教育及组织、行政管理及政策五个方面的评估及诊断。

(1)社会评估:即了解和确定社区人群的健康需求和生活质量。

（2）流行病学评估：指通过流行病学和医学调查，确定目标人群的主要健康问题以及引起健康问题的行为因素和环境因素，为制订干预策略提供科学依据。

（3）行为及环境评估：即评估与健康问题相关的行为及环境因素。

（4）教育及组织评估：PRECEDE-PROCEED 模式将影响健康行为的因素高度抽象并概括为倾向因素（predisposing factors）、促成因素（enabling factors）及强化因素（reinforcing factors）。①倾向因素：是与某种行为发生相关的个体或群体的特征，可包括健康行为的相关知识、态度、信仰及价值观；②促成因素：是指促使某种行为的动机或愿望得以实现的因素，包括社会资源和个人技能；③强化因素：是指对于健康行为改变后各方面正性和负性的反馈因素，也包括人们对行为后果的感受。

（5）行政管理及政策评估判断、分析实施健康教育或保健计划过程中行政管理方面的能力、相关资源、政策方面的优势与不足、实施计划的范围、组织形式及采用何种方法等，为促进项目的有效实施奠定基础。

2. 执行阶段（PROCEED stage）　又称实施阶段，此阶段工作包括以下五个环节：制订实施时间表、控制实施质量、组建实施的组织机构、配备和培训实施工作人员、配备和购置所需的设备物品。在实施中应该进行过程评价，即对项目计划的各个环节进行评价。

3. 评价阶段　包括近期、中期和远期效果评价。评价的内容包括计划措施是否得当、目标或目的达到的程度等。评价是健康促进计划的重要组成部分，贯穿于整个健康促进活动的始终。

（三）PRECEDE-PROCEED 模式在健康教育中的应用

PRECEDE-PROCEED 模式主要用于指导卫生保健人员鉴别影响人们健康决策和行为的因素，制订适宜的健康教育和健康促进规划、计划和行为干预措施。根据该模式从结果入手的特点，在制订计划前，要明确为什么要制订该计划，并对影响健康的因素做出诊断，从而帮助确立干预手段和目标。

五、其他模式

除上述理论模式外，还有指导健康教育的其他模式和理论，如理性行动理论（theory of reasoned action, TRA）、计划行为理论（theory of planned behavior, TPB）、跨理论 - 行为分阶段转变模式（trans-the-oretical model, TTM）、自我调节理论（self-regulation theory）和压力与适应理论（stress-adaptation theory）等，这些模式建立在不同的学科理论与架构基础上，各有侧重点，可以从不同的角度解释人们行为改变的规律，但也各有其局限性。因此，需要具体问题具体分析，灵活地运用适宜的模式指导健康教育工作的开展。

第三节　健康教育的程序及方法

一、健康教育程序

健康教育是一项复杂的系统工程，是一个连续不断的过程，包括评估学习者的学习需要，设立教育目标,拟定教育计划,实施教育计划及评价教育效果五个步骤。

(一)评估

健康教育是教育者与学习者双方互动的过程。评估是为了了解学习者的学习需求、学习准备状态、学习能力及学习资源,是制订健康教育目标和计划的先决条件。同时,也是健康教育者准备的阶段。

1. 评估学习者的需求及能力　在健康教育前,首先需要了解学习者对其健康问题的认识、态度及其所拥有的基本知识和技能。同时了解学习者的基本情况,如年龄、性别、教育程度、学习能力、对健康知识和健康技能的掌握及需求情况,对健康教育的兴趣及态度等,以根据不同的学习需要及特点来安排健康教育活动。

2. 评估学习资源　评估实现健康教育目标所需的时间、参与人员、教学环境、教育资料及设备(如小册子、幻灯、投影)等。

3. 评估准备情况　教育者在为服务对象提供健康教育前,应对自身的健康教育准备情况进行评估,如计划是否周全、备课是否充分、是否了解服务对象及教具是否齐全等,以指导自身做好充分的准备。

(二)设立目标

健康教育的总体目标是帮助人们了解健康知识,充分发挥自己的健康潜能。任何一项健康教育活动都必须有明确具体的目标,它既是实施教育计划的行为导向,也是评价教育效果的依据。健康教育者应该根据每个人或社区群体的不同情况、学习动机及愿望、学习条件等制订一系列行为目标,并遵循以下原则。

1. 具有针对性和可行性　制定目标时需要清楚以下情况,如学习者对学习的兴趣与态度、知识与技能的掌握和需求情况、学习的能力及支持系统情况等,从而制订符合学习者需要并切实可行的目标。

2. 具体性和可测性　目标的书写应表明具体需要改变的行为,要达到目标的程度及预期时间等,目标越具体、明确、可测量,越具有指导性及实用性。

3. 以学习者为中心　健康教育目标的书写应清楚表明教育的具体对象。制定目标要充分尊重学习者的意愿,并鼓励学习者参与目标的制订,发挥其主观能动性,通过共同讨论,达成共识,以期取得较好的教育效果。

(三)制订计划

1. 明确实施计划的前提条件　制订计划时应根据目标,列出实现计划所需的各种人力、物力等资源,考虑到可能遇到的问题和阻碍,找出相应的解决办法,确定计划完成的日期。

2. 计划书面化及具体化　健康教育计划应有具体、详细的安排,对每次教育活动应参加的人员,教育地点及教育环境、内容、时间、方法、进度和教育所需的设备和教学资料等都应有详细的计划。

3. 完善和修订计划　完成计划初稿后,可在调查研究的基础上,提出多种可供选择的方案,并邀请有关组织和学习者参与修订,经过比较分析,确定最优或最满意方案,使计划更加切实可行。

（四）实施计划

1. 实施计划前,应对实施健康教育的人员做相应的培训,使其详细了解目标、计划和具体的任务。

2. 实施计划过程中,应有相应的健康教育监督评价机制,定期进行阶段性的小结和评价,并重视与各部门及组织之间的密切配合与沟通,根据需要对计划进行必要的调整,以保证计划的顺利进行。

3. 计划完成后,应及时进行总结。

（五）效果评价

健康教育效果评价可以是阶段性的、过程性的或结果性的,贯穿健康教育活动全过程。评价的内容包括:是否达到教育目标,所提供的健康教育是否为人群所需要,教育目标及计划是否切实可行,执行教育计划的效率和效果如何,是否需要修订教育计划等。

二、健康教育的方法

（一）专题讲座法

1. 概念　针对某个健康方面的问题以课堂讲授的形式向学习者传授知识的方法。是一种正式、传统和最常用的健康教育方式。

2. 特点　能在有限时间内提供较大容量的知识和信息、容易组织和比较经济。

3. 局限性　此方法是一种单向的信息传播方式,教育效果对教育者个人的语言素养依赖较大,讲授者难以了解听众对讲授内容的反应,无法与听众进行良好的沟通,且不能充分照顾听众的个别差异。另外,此种方法不能使学习者直接体验知识和技能,因而学习者可能在理解和应用知识时存在困难,容易忘记讲授内容,也不利于学习者主动学习。

4. 适用范围　适用于除儿童以外的各种大小团体。

5. 具体方法及注意事项

(1) 针对听众备课:在开展讲座前应预先了解听众的人数、教育程度及职业等基本资料,进行有针对性的备课。

(2) 做好授课环境准备:尽量选择安静、光线充足、温度适宜和教学音响设备良好的学习环境。

(3) 注重讲授技巧:做到条理清楚、重点分明、通俗易懂、逻辑清晰;讲授的概念、原理、事实及观点必须正确;最好配有文字资料、幻灯和图片以帮助理解;讲授时注意调动学习者的学习热情;注意与听众的交流,并以提问等方式及时了解听众对知识掌握的反馈。

(4) 把握授课时间:内容要简明扼要,时间不宜过长,一般以 30～60 分钟为宜。同时应注意讲授后,留出给学习者的答疑时间。

（二）讨论法

1. 概念　针对学习者的共同需要,或存在相同的健康问题,以学习者为互动主体,教育者加以引导,以小组或团体的方式进行健康信息的沟通及经验交流的方法。

2. 特点　使学习的过程化被动为主动,学习者从中分享知识与经验,有利于提高学习者学习的兴趣,加深对问题的认识及了解,有利于态度或行为的改变。

3. 局限性　此方法缺点是小组的组织及讨论较浪费时间,如果讨论引导及控制没有做好,可能会出现有人过于主导,而有人较为被动,或出现小组讨论离题的现象。

4. 适用人群　适用于 5～20 人的多种内容的教育活动。

5. 具体方法及注意事项

(1) 活动的组织讨论的时间每次以 1.5～2 小时为宜;人数一般为 8～15 人,尽量选择年龄、健康状况及教育程度等背景相似的人组成同一小组;选择的讨论场地应便于交流,环境安静、圆形或半圆形就座。

(2) 讨论前需确定讨论的主题和讨论的基本内容,并制订一些讨论规则,如每人争取发言、把握讨论主题和发言时间、别人发言时要静听及尊重别人的意见等,以保证讨论顺利进行。

(3) 教育者角色护士在讨论过程中扮演的角色是组织者,在开始时先介绍参加人员及讨论主题;在讨论过程中注意调节讨论气氛,适时予以引导、提示、鼓励和肯定,促使小组成员自主参与讨论;在结束时对讨论结果进行简短的归纳及总结。

(三)角色扮演法

1. 概念　是通过行为模仿或行为替代来影响个体心理过程的方法。通过制造或模拟一定的现实生活片段,使教育内容剧情化,由学习者扮演其中的角色,使之在观察、体验和分析讨论中理解知识并受到教育。

2. 特点与适用范围　此方法提供了具体而有兴趣的学习环境,所有人都可以参与学习过程。具体用两种方式进行,一是预先准备好的角色进行扮演,参加扮演者通过观察、操作、模仿和分析等学习有关的健康知识及经验。另一种是自发式的角色扮演,预先不做准备,通过操作及模仿达到学习的目的。

3. 具体方法及注意事项

(1) 角色扮演前:应注意整个扮演主题的选择与编排、角色的分配与排练。

(2) 角色扮演时:主持者应报告此项活动的目的与意义,并对剧情及有关的表演人员进行简单的介绍。

(3) 角色扮演后:应进行讨论,可先由表演者谈自己的感受,然后让其他人员积极参加讨论。主持者可以引导参加人员讨论剧中的重点及内容,以使其了解相关的知识及原理。讨论部分为角色扮演的重点,通过讨论可以让有关人员真正获得有关知识。

(四)实地参观法

1. 概念　是根据教育目的,组织学习者到实际场景中观察某种现象,以获得感性知识或验证已学知识的教育方法。

2. 特点与适用范围　此方法可使学习者有效地将学习与实际结合起来,在实际参观中更好地增进对教育内容的了解,刺激寻找更多的学习经验,有利于提高学习者的观察技巧。

3. 局限性　容易受条件限制,由于所需的时间较多,有时不易找到合适的参观场所而无法实施。

4. 具体方法及注意事项

(1) 做好参观的准备:应当事先到参观地进行实地考察,选择合适的参观地点,与参观单位沟通参观访问的事宜,全面了解各种需要注意的问题,并据此做好参观计划。

(2)指导参观的进行:参观前告知参观者参观的目的、重点及注意事项;参观时间要充分,允许学习者有时间提问;参观后应组织讨论,以减少疑虑或恐惧。

(五)示范法

1. 概念 指教育者通过具体动作示范,使学习者直接感知所要学习的动作的结构、顺序和要领的一种教育方法。即通过观察他人行为,而学得或改变行为的过程。

2. 特点 使学习者有机会将理论知识应用于实践,以获得某项技巧或能力。

3. 局限性 受教学条件的限制而影响效果,如场地受限或示教用具不足等。

4. 具体方法及注意事项

(1)注意示范的位置和方向:一般示范者站在学习者的正面,与学习者的视线垂直,使全部学习者都能看清楚,增加示范效果。

(2)示范动作:不宜太快,应将动作分解,让学习者能清楚地看到;在示范的同时,配合口头说明。

(3)示范的内容:较复杂时,可事先利用视听教具,如用录像带,说明操作的步骤及原理,然后再示范;在示范时,应提示学习者注意观察演示内容的主要特征。

(4)示范的时间:安排一定的时间让学习者有练习的机会,示范者在旁指导。

(5)示范者在纠正错误时:切忌使用责备的口气,应了解学习者所存在的困难,并详细说明错误的地方,注意给予鼓励和耐心指导。

(6)示范结束时:让学习者表演或充当教师进行示范,便于了解和评价掌握的情况。

(六)个别会谈法

1. 概念 指健康教育工作者根据学习者已有的知识经验,借助启发性问题,通过口头提问与问答的方式,引导学习者比较、分析和判断来获取知识的方法。

2. 特点与适用范围 该方法简单易行,常用于家庭访视和医疗诊治、护理的前后。

3. 具体方法及注意事项

(1)会谈前预先了解学习者的基本背景资料,如姓名、年龄、教育程度、家庭状态及职业等。

(2)会谈的环境应安静、舒适,有利于交谈。

(3)会谈的内容:应从最熟悉的人或事物谈起,使学习者产生信任感,并注意与学习者建立良好的关系;谈话内容要紧扣主题,及时观察和了解学习者对教育内容的反应,并鼓励学习者积极参与交谈。一次教育内容不可过多,以防学习者产生疲劳。

(4)会谈结束时应总结本次的教育内容,并了解学习者是否确实了解了教育内容,如有必要,预约下次会谈时间。

(七)展示与视听法

1. 概念 是以图表、模型、标本或录像、电视、电影和广播等视听材料作为载体向人们讲解健康知识与技能的方法。

2. 特点与适用范围 此方法直观、生动,能激发学习者的学习兴趣,使其在没有压力及紧张的气氛中获得健康知识。图表、模型的展示可在街道和病房等地,时间可长可短。视听法既可针对个体开展教育活动,亦可针对群体。但该法成本较高,需要一定的设备和经费保障。

3. 具体方法及注意事项

（1）图表、模型的展示：应配有通俗易懂、简明扼要的文字说明帮助理解。

（2）图表设计应重点突出，生动醒目，有利于吸引观众的注意力，易于记忆。

（3）播放视听教学片：要保证光碟、录像带、音响和播放器的质量，选择安静、大小适宜的播放环境，时长一次 20～30 分钟为宜。

（八）计算机辅助教学

1. 概念　计算机辅助教学（computer-assisted instruction，CAI）是一种借助计算机技术而将教学信息以多媒体化的方式呈现的教学形式。

2. 特点与适用范围　计算机辅助教学具有人机交互、数据库强大及图文声像并茂的特点。不受时间、地点的限制。

3. 适用人群　适用于掌握计算机使用方法的人群。

（九）基于互联网的信息化健康教育

近年来，随着现代信息技术的发展，以手机等设备为载体，以网络为媒介的信息化健康教育模式逐渐发展起来，具有便捷性、互动性、时效性、可重复性、信息传播速度快和更新及时等特点，符合部分群体特别是当代年轻人的生活、学习和交流习惯，成为开展健康教育的一种新型的、可行的方式。

（十）其他健康教育方式

除上述教育方式外，还可采用多种其他方式进行健康教育，如利用报纸、图书、杂志及小册子等唤醒公众的健康意识；利用各种社会团体及民间组织活动的机会进行健康教育。

三、健康教育的注意事项

1. 注意沟通技巧　护士需运用语言和非语言沟通技巧，清楚准确地传递相关信息，注意观察学习者的反应，倾听其需求和意见，尊重学习者，从而增强其参与健康教育活动的意愿。

2. 内容个性精准化　由于学习者的性别、年龄、文化层次、职业、社会经济地位及面临的健康问题不同，其对健康教育的需求和接受能力可能存在差异。护士对各类群体和个人进行健康教育时，需评估这些差异，设计不同的教育方式和内容，满足不同学习者的需求。

3. 方式多样化　研究表明，相较于单一的健康教育方式，多样化的健康教育，如专题讲座、墙报、电视录像和同伴教育等，会提高学习者接受健康教育的积极性。随着现代信息技术的进步，健康教育应注意利用新的信息传播技术，如互联网、智能手机等，开拓健康教育的新渠道和新形式，增加学习者的接受度。

4. 注重理论与实践相结合　注意将理论知识和实际应用相结合，循序渐进地传授相关内容或技能，并促进学习者真正理解和掌握，自觉在实际生活中学以致用。

5. 创造良好的学习环境和氛围　尽量提供环境安静、光线充足、温度适宜和教学音响设备良好的物理环境，并积极调动学习者的学习热情，营造良好的学习氛围，以保证教育效果、达到教育目标。

（田　露　陈　英）

第四章 体格检查

护理体格检查是指护士通过自己的感觉器官或借助于简单的辅助工具(体温计、听诊器、血压计等)来发现受检者全身或某些局部的病理形态改变,结合护理病史,做出护理诊断,使受检者得到行之有效的护理。护理体检的目的在于了解受检者的健康状况,及时发现需要由护士解决的健康问题,预防可能发生的健康问题。

第一节 基本检查方法

一、护理体格检查的一般要求

1. 检查者要举止端庄,态度和蔼,对受检者关心、体贴,态度认真。

2. 检查前要先作自我介绍,并向受检者说明检查目的和配合动作,消除受检者的紧张情绪,并了解受检者的精神状态,争取受检者合作。

3. 室温以 22～24℃为宜,要在适宜的光线和肃静的环境中进行,环境具有私密性,最好以自然光线作为照明。

4. 检查前应洗手,备齐用物,检查时细致、轻柔、正规,力求系统、全面。

5. 体格检查按照一定的顺序进行,通常先检查一般情况,如体温、脉搏、呼吸和血压,然后按头颈→前胸→后胸(包括脊柱、肾区)→腹部→四肢→神经系统进行。依次暴露检查部位,从上到下、从前到后,对称部位要两侧对比。对造成受检者恐惧和不安的检查,宜最后检查。

6. 用物准备治疗盘内置体温计、血压计、听诊器、手电筒、压舌板、叩诊锤,以及棉签、弯盘、记录用纸、笔等。

总之,护士在进行检查时应根据受检者的主诉和主要临床表现,把重点放在视诊以及与护理问题相关的体格检查。

二、基本检查方法

1. 视诊(inspection) 是以视觉来观察受检者的全身或局部状态的检查方法。通视诊可以观察到许多全身及局部的体征,可分为一般视诊和局部视诊两种。一般视诊能观察到受检者全身一般状态,如年龄、性别、意识状态、面容、体位等。局部视诊是对受检者身体某一局部进行更为细致和深入的观察。

2. 触诊(palpation) 是检查者通过与被检查者体表局部接触后的感觉或被检查者的反应

发现其身体某部有无异常的检查方法。手的不同部位对触觉的敏感度不同,其中以手背较为敏感。触诊的适用范围较广,可遍及全身各部,尤以腹部检查最常用。

按触诊部位和检查目的的不同,可分为浅部触诊法和深部触诊法。

(1)浅部触诊法 将一手轻置于被检查部位,利用掌指关节和腕关节的协同动作,轻柔地进行滑动触摸。主要适用于体表潜在病变的检查。

(2)深部触诊法 用单手或双手重叠,由浅入深,逐步施加压力,以达深部。主要用于察觉腹腔脏器大小及腹部包块。触到深部脏器和包块后,用并拢的二、三、四指末端在其上面滑动触摸,以查明其大小、形状、性质、表面情况、压痛和移动度等。

3. 叩诊(percussion) 叩诊是指用手指叩击或手掌拍击被检查部位体表,使之震动而产生声响,根据听到的震动和音响特点判断所在脏器有无异常的检查方法。主要用于胸腹部的检查。

(1)叩诊方法 根据叩诊手法与目的的不同,可以分为间接和直接叩诊法两种。

1)直接叩诊法:用右手中间三指的指尖掌面直接拍击被检查部位。适用于胸腹部面积较广泛的病变,如胸膜粘连、增厚或大量胸腔积液等。用拳或叩诊锤直接叩击被检查部位,观察有无疼痛反应也属于直接叩诊。

2)间接叩诊法:检查者以左手中指第二指节紧贴叩诊部位,其余手指稍抬起,勿与体表接触。右手自然弯曲,以中指指端叩击左手中指第二指节前端。叩击方向与叩诊部位的体表垂直,叩诊时应以腕关节与掌指关节的活动为主,肘关节及肩关节不参与活动,叩击后右手应立即抬起。叩击力量要均匀。叩击动作要灵活、短促、富有弹性。一个叩诊部位,每次连续 2~3 下。叩诊过程中左手中指第二指节移动时应抬起离开皮肤,不可连同皮肤一起移动。

(2)叩诊音 根据声音的强弱、长短、高低,临床上分为清音、鼓音、过清音、浊音和实音 5 种。

1)清音:一种音响较强、音调较低、振动时间较长的声音,这是正常肺部的叩诊音,因肺组织弹性较大、含气量多之故。

2)鼓音:一种和谐的低音。与清音相比音响更强,振动持续时间也较长,在叩击含有大量气体的空腔器官时出现。正常情况下见于叩击左下胸的胃泡区及腹部,病理情况下可见于肺空洞、气胸、气腹等。

3)过清音:属于鼓音范畴的一种变音。其音响和音调介于清音与鼓音之间。见于肺组织含气量增多及弹性减弱时,如肺气肿。

4)浊音:一种音响较弱、音调较高、振动时间较短的声音。为叩击被少量含气组织覆盖的实质脏器,如心脏、肝脏被肺的边缘所覆盖的部分时所产生的声音。病理情况下,当肺组织含气量减少(如肺炎)时叩诊为浊音。

5)实音:是一种音调较浊音更高、强度更弱、持续时间更短的叩诊音。正常情况下,见于叩击无肺组织覆盖区域的心脏和肝脏。病理状态下,见于大量胸腔积液或肺实变等。

4. 听诊(auscultation) 听诊是以听觉听取发自身体各部的声音,并判断其正常与否的检查方法。是体格检查的重要手段,在心、肺检查中尤为重要,常用以听取正常与异常的呼吸音、心音、杂音及心律失常。听诊时,环境要安静、温暖、避风,听诊器的体件要紧贴皮肤,还应避免与皮肤摩擦产生附加音。

5. 嗅诊(smelling) 嗅诊是以嗅觉来辨别发自受检者的异常气味及与疾病之间的关系的检查方法。方法是用手将受检者散发的气味扇向自己的鼻部,然后仔细判断气味的性质。常见的异常气味及其临床意义有:

(1)呼吸气味浓烈的酒味 见于酒后;刺激性大蒜味见于有机磷中毒受检者;烂苹果味见于糖尿病酮症酸中毒受检者;氨味见于尿毒症受检者;腥臭味见于肝性昏迷。

(2)汗液味 正常人的汗液无强烈刺激性气味。酸性汗味,常见于发热性疾病如风湿热受检者;特殊的狐臭味见于腋臭受检者;脚臭味见于脚癣合并感染受检者。

(3)呕吐物呈酸臭味 提示食物在胃内滞留时间过长,见于幽门梗阻受检者;呕吐物出现粪臭味,见于肠梗阻受检者。

(4)痰液味 正常痰液无特殊气味。血腥味见于大量咯血受检者,恶臭味提示厌氧菌感染。

(5)脓液味 脓液恶臭提示有气性坏疽或厌氧菌感染的可能。

(6)粪便味 腐败性粪臭味多因消化不良而引起;腥臭味见于痢疾受检者。

(7)尿液味 尿液出现浓烈的氨味见于膀胱炎,是尿液在膀胱内被细菌发酵所致。

(徐 蓉)

第二节 一 般 检 查

一、全身状态

全身状态的检查是对受检者一般状况的概括性观察,检查方法以视诊为主,同时配合触诊。检查的内容包括:性别、年龄、生命体征、发育与体型、营养状态、意识状态、面容与表情、体位与步态等。

(一)性别(sex)

正常成人性征明显,性别不难判断。检查时应注意:某些疾病对性征的影响、性染色体异常对性征的影响、性别与某些疾病发生率的关系。

(二)年龄(age)

年龄可经问诊获知或通过观察估计。判断年龄多以皮肤的弹性与光泽、肌肉的状态、毛发的颜色和分布、面与颈部的皱纹以及牙齿的状态等为依据。

(三)生命体征(vital sign)

生命体征是标志生命活动存在与质量的重要征象,是检查的重要项目之一,其内容包括体温、脉搏、呼吸和血压。测量后应准确记录于护理病历及体温单上。体温、脉搏、呼吸、血压的测量方法及正常值的范围见《护理学基础》。

(四)发育与体型(development & habitus)

1. 发育正常与否通常以年龄与智力和体格的成长状态(身高、体重及第二性征)是否相应来判断。发育正常者相互间的关系均衡。正常发育与遗传、内分泌、营养代谢、体育锻炼等因素密切相关。成人发育正常的判断指标为:两上肢展开的长度约等于身高,胸围等于身高的一半,坐高等于下肢的长度。

2.体型是发育的形体表现,包括骨骼、肌肉和脂肪的分布状态。临床上将正常体型分为三种类型:

(1)正力型即匀称型,身体各部匀称适中,一般正常人多为此型。

(2)超力型即矮胖型,体格粗壮,颈粗肩宽,胸廓宽厚,腹上角>90°。

(3)无力型即瘦长型,体高肌瘦,颈长肩窄,胸廓扁平,腹上角<90°。

(五)营养状态(nutritional status)

营养状态是指与营养摄取相关的健康状况,是估计个体健康和疾病程度的标准之一。营养状态与食物的摄取、消化、吸收及代谢等因素有关,并受到心理、社会、文化和环境的影响。营养过度可引起肥胖,营养不良则可引起消瘦。营养状态可根据皮肤、毛发、皮下脂肪、肌肉的发育情况以及参考性别、年龄、身长及体重等来综合判断。最常用的方法是测量体重,其次是皮脂厚度测量,最适宜判断皮下脂肪的部位是前臂内侧或上臂背侧下1/3。营养状态以营养良好、营养中等、营养不良三个等级来描述。异常营养状态包括:消瘦和肥胖。体重减轻至低于正常体重的10%时称为消瘦,极度消瘦称恶病质。肥胖是体内中性脂肪过多积聚的表现。体重超过标准体重的20%以上者称为肥胖。

(六)意识状态(consciousness)

意识是大脑功能活动的综合表现,即对环境的知觉状态。正常人意识清晰,反应敏捷精确,思维活动正常,语言流畅、准确,词能达意。凡影响大脑功能活动的疾病都可以引起不同程度的意识改变,称为意识障碍。临床上多通过与患者的交谈来了解其思维、反应、情感活动和定向力是否正常,必要时可作简单计算、痛觉试验、瞳孔对光反射、腱反射等判断意识障碍的程度。根据意识障碍的程度可分为嗜睡、意识模糊、昏睡、昏迷。昏迷为最严重的意识障碍,按程度不同又可分为:轻度昏迷、中度昏迷、深度昏迷。

(七)面容与表情(facial features & expression)

健康人表情自然,神态怡然。某些疾病发展到一定程度时,还会出现特征性的面容和表情。临床上常见的典型面容包括:急性面容、慢性病容、贫血面容、二尖瓣面容、甲状腺功能亢进面容、黏液性水肿面容、肢端肥大症面容、满月面容、伤寒面容、面具面容等。

(八)体位(position)

体位是指受检者身体在卧位时所处的状态。常见体位如下。

1.自动体位　身体活动自如,不受限制。见于正常人、轻症或疾病早期受检者。

2.被动体位　受检者不能自己调整或变换肢体的位置。见于极度衰弱或意识丧失的受检者。

3.强迫体位　为了减轻疾病的痛苦,受检者常被迫采取某种体位,临床常见的有:强迫仰卧位、强迫俯卧位、强迫侧卧位、强迫坐位(端坐呼吸)、强迫蹲位、强迫停立位、辗转体位、角弓反张位等。

(九)步态(gait)

健康人步态稳健。某些疾病可使步态异常,并具有一定特征性。常见异常步态如下:蹒跚步态、醉酒步态、慌张步态、共济失调步态、跨阈步态、剪刀步态。

二、皮肤

皮肤本身的疾病及其他许多疾病的病程中均可伴有多种全身或局部的皮肤病变或反应。皮肤检查的方法主要是视诊,有时需要配合触诊才能获得更清楚的印象。其内容主要包括颜色、湿度、温度、弹性、皮疹、出血及水肿等。检查时不要遗漏黏膜、毛发等部位。

(一)颜色(color)

与毛细血管的分布、血管的充盈度、血红蛋白的多少、皮下脂肪的厚薄有关。常见皮肤颜色改变包括:苍白(pallor)、发红(redness)、发绀(cyanosis)、黄染(stained yellow)、色素沉着(pigmentation)、色素脱失(depigmentation)。

(二)湿度(moisture)

皮肤的湿度与汗腺分泌功能、气温及湿度变化有关。在气温高、湿度大的环境中,出汗增多是生理调节反应。疾病情况下可有出汗过多或无汗。出汗增多见于风湿病、结核病、甲状腺功能亢进、佝偻病。手脚皮肤发凉而大汗淋漓称冷汗,见于休克和虚脱受检者。夜间睡后出汗称为盗汗,是结核病的常见征象。无汗时皮肤异常干燥,见于维生素 A 缺乏症、硬皮病、尿毒症和脱水。

(三)温度(temperature)

检查者以指背触摸受检者皮肤评估皮肤温度。全身皮肤发热见于发热、甲状腺功能亢进;发冷见于休克、甲状腺功能减退等。局部皮肤发热见于疖、痈等炎症。肢端发冷见于雷诺病。

(四)弹性(elasticity)

皮肤弹性与年龄、营养状态、皮下脂肪及组织间隙所含液体量有关。儿童、青年人皮肤弹性好,中年以后弹性减低,老年人弹性差。检查时常取手背或上臂内侧部位,用食指和拇指将皮肤提起,正常人于松手后皮肤皱褶迅速平复。弹性减弱时皮肤皱褶平复缓慢,见于长期消耗性疾病或严重脱水的受检者。

(五)皮疹(skin eruption)

皮疹多为全身性疾病的征象之一。皮疹的形状、大小、分布及持续时间各有不同,种类亦多,特殊的皮疹对许多传染病及皮肤病有重要的诊断意义。常见的皮疹有以下几种:斑疹(maculae)、玫瑰疹(roseola)、丘疹(papules)、斑丘疹(maculopapulae)、荨麻疹(urticaria)。

(六)压力性损伤(pressure injury)

压疮又称压力性溃疡,为局部组织长期受压,发生持续缺血、缺氧、营养不良所致的皮肤损害。多见于身体受压的部位,如枕部、耳郭、肩胛部、肘部、髋部、骶尾部、膝关节内外侧、内外踝、足跟等身体受压部位。临床上多根据组织损伤程度以淤血红肿期、炎性浸润期、浅表溃疡期和坏死溃疡期对压疮进行描述。①淤血红肿期:皮肤红肿,有触痛;②炎性浸润期:红肿扩大、变硬,表面由红转紫,并有水疱形成;③浅表溃疡期:水疱逐渐扩大、破溃,继发感染;④坏死溃疡期:坏死组织侵入真皮下层和肌肉层,感染向深部扩展,可破坏深筋膜,继而破坏骨膜及骨质。

1～4 期、深部组织损伤、不可分期。

1 期:皮肤完整,有不变色的红斑形成及其他皮肤溃疡的先兆损害,在不同个体可表现为皮肤发黑、变色和皮肤温度改变、水肿或硬化。

2 期：表皮和 / 或真皮缺失，出现表层水疱、破皮或浅表溃疡。

3 期：皮肤破溃扩展，通过真皮层达脂肪组织，溃疡表面出现较深凹陷，可继发感染。

4 期：皮肤全层广泛坏死，累及肌肉、骨骼和其他支撑组织，形成窦道或坏死。

不可分期：即皮肤全层组织缺失，但溃疡完全被创面的坏死组织或焦痂所覆盖，无法确定其实际深度，须彻底清除坏死组织或焦痂，暴露出创面基底后确定其实际深度和分期。

深部组织损伤：即皮肤完整，但因皮下软组织受损和 / 或断裂而出现局部皮肤变色呈紫色或红褐色，或有血疱。与邻近组织相比，这些区域可出现疼痛、硬结、糜烂、松软、皮温升高或降低。

（七）蜘蛛痣及肝掌(spider angioma& liver palm)

蜘蛛痣是皮肤小动脉末端的分支性扩张所形成的血管痣，形似蜘蛛。其大小不等，直径从帽针头至数厘米不等。主要分布在上腔静脉分布的区域内，如面、颈、手背、上臂、前胸和肩部等处。检查时用火柴杆压迫痣的中心，其辐射状小血管网消失，去除压力后又复出现。其发生一般认为与肝脏对雌激素的灭活作用减弱致使体内雌激素增高有关，见于慢性肝炎、肝硬化。生理情况下见于妊娠期妇女，分娩后可消失。肝掌即慢性肝病患者手掌大、小鱼际肌处发红，加压后褪色。其发生机制同蜘蛛痣。

（八）皮肤、黏膜出血(subcutaneous hemorrhage)

皮肤、黏膜出血，可呈不同形态，直径小于 2mm 称为出血点(petechia)，直径 3 ~ 5mm 称为紫癜(purpura)，直径 5mm 以上称为瘀斑(ecchymosis)，片状出血伴皮肤显著隆起称为血肿(hematoma)。皮下出血常见于血液系统疾病、重症感染、某些中毒及外伤等。

（九）水肿(edema)

水肿为皮下组织的细胞内及组织间隙液体潴留过多所致。轻度水肿视诊不易发现，需与触诊结合。以手指按压组织后发生凹陷，称为凹陷性水肿。黏液性水肿及象皮肿表现为组织明显肿胀，但指压后无组织凹陷，称为非凹陷性水肿。根据水肿的程度，可分为轻、中、重三度。轻度水肿仅见于眼睑、胫骨前及踝部皮下组织，指压后轻度凹陷，平复较快；中度水肿为全身性水肿，指压后出现较深的凹陷，平复缓慢；重度水肿为全身组织严重水肿，身体低垂部位皮肤张紧发亮，甚至有液体渗出，胸腔、腹腔、鞘膜腔内可见积液，外阴部也可有明显水肿。

三、浅表淋巴结

浅表淋巴结分布于全身，一般只能检查身体各部的浅表淋巴结。正常浅表淋巴结较小，直径多在 0.2 ~ 0.5cm，质地柔软，表面光滑，与相邻组织无粘连，无压痛，不易触及。

（一）检查方法

1. 检查时要按照一定的顺序进行，以免遗漏。顺序如下：耳前、耳后、乳突区、枕骨辖区、颌下、颌下、颈前三角、颈后三角、锁骨上窝、腋窝、滑车上、腹股沟、腘窝等。

2. 检查方法

(1) 颈部淋巴结由浅入深进行滑动触诊。触诊时让被检查者头稍低，或偏向检查侧，以使皮肤或肌肉松弛，便于触诊。

（2）锁骨上窝淋巴结让被检查者取坐位或卧位，头部稍向前屈，用双手进行触诊，左手触诊右侧，右手触诊左侧，由浅部逐渐触摸至锁骨后深部。

（3）腋窝淋巴结检查者以右手检查左侧，左手检查右侧，一般先检查左侧。检查者左手握住患者左腕向外上屈肘外展抬高约 45°，右手指并拢，掌面贴近胸壁向上逐渐达腋窝顶部，滑动触诊，然后依次触诊腋窝后、内、前壁，再翻掌向外，同时将患者外展的上臂下垂，触诊腋窝外侧壁。

（4）滑车上淋巴结检查者右手托扶患者右腕部，屈肘 90°，以左手小指抵在肱骨内上髁上，无名指、中指、示指并拢在肱二头肌与肱三头肌间沟中纵行、横行滑动触摸。

3. 检查淋巴结应注意的问题：检查发现淋巴结肿大时应注意部位、大小、数目、硬度、压痛、活动度、有无粘连、局部皮肤有无红肿、疤痕、瘘管等。并同时注意寻找引起淋巴结肿大的原因。

（二）引起淋巴结肿大的原因

局部淋巴结肿大的原因常见于非特异性淋巴结炎、淋巴结结核、恶性肿瘤淋巴结转移等，而全身淋巴结肿大可见于传染性单核细胞增多症、淋巴瘤、各型白血病、系统性红斑狼疮等。

（徐　蓉）

第三节　头部、面部与颈部

一、头部

主要检查头发的颜色、疏密度、质地、分布，有无脱发及脱发的类型与特点；头皮的颜色，有无头皮屑、头癣、炎症、外伤及疤痕；头颅的大小、外形变化和运动时有无异常。

二、面部

1. 眼　眉毛有无稀疏或脱落。眼睑有无睑内翻、上睑下垂、眼睑闭合障碍、眼睑水肿，还应注意眼睑有无肿块、压痛、外翻、倒睫等。结膜分为睑结膜、穹隆部结膜及球结膜三部分，检查时注意有无结膜炎、角膜炎、颗粒、滤泡、结膜苍白、结膜发黄及出血点。巩膜有无黄染；角膜检查时注意透明度，有无云翳、白斑、软化、溃疡、新生血管等。虹膜检查时应注意形态是否正常，有无裂孔、纹理是否清楚等。眼球检查时注意眼球的外形和运动：①眼球突出：双侧眼球突出见于甲状腺功能亢进；单侧眼球突出见于局部炎症或眶内占位性疾病。②眼球下陷：双侧下陷见于严重脱水；单侧下陷见于 Horner 综合征。③眼球运动：检查者将示指置于患者眼前 30～40cm 处，嘱患者固定头部，眼球随检查者示指所指的方向移动，按左→左上→左下，右→右上→右下 6 个方向的顺序进行。当动眼、滑车、展神经麻痹时，眼球运动障碍伴复视。由支配眼肌运动的神经麻痹所产生的斜视，称为麻痹性斜视，多由脑炎、脑膜炎、脑脓肿、脑血管病变所引起。眼球震颤是指眼球有规律地快速往返运动，自发的眼球震颤见于耳源性眩晕或小脑疾患。瞳孔检查时应注意瞳孔的形状、大小、双侧是否等圆、等大，对光及集合反射等。瞳孔正常为圆形，直径 2～5mm，双侧等大。双侧瞳孔大小不等，提示颅内病变，如脑外伤、脑肿瘤、脑疝等。瞳孔缩小见于虹膜炎、有机磷农药中毒、毒蕈中毒,或吗啡、氯丙嗪等药物反应;瞳孔扩大见于阿托品、可卡因等药物反应。

2. 耳　检查耳郭时应注意其外形,有无结节;外耳道应注意有无渗液、脓性分泌物、血液或脑脊液外溢等;乳突有无压痛;必要时测试听力。

3. 鼻　检查时应注意鼻部颜色和外形的改变,有无鼻翼扇动、鼻中隔偏曲、鼻出血等,鼻腔黏膜有无充血肿胀,鼻腔分泌物的性状,鼻窦有无压痛等。

4. 喉　位于咽喉之下,喉下为气管,是发音的主要器官。支配喉的神经有喉上神经和喉返神经,该神经受到损伤时将导致声带麻痹以致失声,此部位需用喉镜进行检查。

5. 口　检查时从外向内顺序检查口唇、口腔黏膜、牙齿和牙龈、舌、口咽、口腔气味、腮腺等。

(1)口唇:注意观察颜色、有无疱疹、口角糜烂及有无歪斜。

(2)口腔黏膜:正常口腔黏膜光泽呈粉红色。检查时注意有无色素沉着、出血点或瘀斑、黏膜肿胀等。

(3)牙齿:检查时应注意有无龋齿、残根、缺牙和义牙等。牙齿的色泽和形态具有临床诊断意义,正常为白色。

(4)牙龈:正常为粉红色,质坚韧与牙颈部紧密贴合。观察牙龈有无水肿、溢脓、铅线等。

(5)舌:主要检查感觉、运动、舌质与舌苔。

(6)咽部及扁桃体:咽部检查通常指咽后壁的范围。检查方法:患者取座位,头略后仰,张口发"啊"音,检查者用压舌板将舌的前 2/3 与后 1/3 交界处迅速下压,在照明下可见软腭、悬雍垂、咽腭弓、舌腭弓及扁桃体、咽后壁等。扁桃体位于扁桃体窝中。扁桃体肿大可分为三度:不超过咽腭弓为Ⅰ度,超过咽腭弓者为Ⅱ度,达到或超过咽后壁中线者为Ⅲ度。喉咽部分需用喉镜进行检查。

(7)口腔气味:健康人口腔无特殊气味,如出现口臭,可由口腔局部或全身性疾病引起。牙龈炎、龋齿、牙周炎可产生口臭。其他疾病引起的口臭见于:糖尿病酮症酸中毒受检者可发生烂苹果味,尿毒症受检者可发生氨臭味,肝坏死受检者口腔中有肝臭味,肝脓肿受检者呼吸时可发生组织坏死的臭味,有机磷农药中毒的受检者口腔中可闻及大蒜味。

(8)腮腺:位于耳屏、下颌角、颧弓所构成的三角区内,正常人腺体薄软,不能触及其轮廓。腮腺导管开口于上颌第二磨牙相对的颊黏膜上,检查时注意导管口有无分泌物。急性腮腺炎时,腮腺肿大,视诊可见以耳垂为中心的隆起,并可触及边缘不明显的包块,有压痛,腮腺导管口红肿。腮腺混合瘤,质韧呈结节状,边界清楚,可移动。恶性肿瘤质地坚硬,固定,可伴有面瘫。

三、颈部检查

检查时应注意颈部的姿势与运动以及颈部血管、甲状腺和气管情况。检查应在平静、自然的状态下进行。嘱受检者取坐位或仰卧位,暴露颈部和肩部。

1. 外形与分区　正常人颈部直立时两侧对称,矮胖者较粗短,瘦长者较细长。男性甲状软骨较突出,形成喉头结节,女性则较平坦。转头时可见胸锁乳头肌突起,正常人静坐时颈部血管不暴露。

2.姿势与运动 正常人坐位时颈部活动自如。如头不能抬起,见于重症无力、进行性肌肉萎缩等;颈部强直见于各种脑膜炎、蛛网膜下腔出血等。

3.颈部血管

(1)颈静脉:正常人坐位时颈静脉常不显露,平卧时可见充盈,其充盈水平限于锁骨上缘至下颌角距离的下 2/3 内。若取 30°~45° 半卧位时,静脉充盈超过正常水平或坐、立位时可见明显静脉充盈,称为颈静脉怒张,提示静脉压增高,见于右心功能不全、心包积液、缩窄性心包炎或上腔静脉阻塞综合征。正常人情况下不会出现颈静脉搏动,三尖瓣关闭不全伴颈静脉怒张时,可见颈静脉搏动。

(2)颈动脉:正常人看不见搏动,如见明显搏动,提示心脏搏出量异常增加。多见于主动脉瓣关闭不全、高血压、甲状腺功能亢进及严重贫血受检者。

4.甲状腺 甲状腺位于甲状软骨下方,正常情况下表面光滑,柔软而薄,不易触及。

(1)视诊:观察甲状腺的大小和对称性。嘱患者做吞咽动作,可见甲状腺随吞咽动作而向上移动。正常人甲状腺外观不明显,女性在青春发育期可略增大。

(2)触诊:为主要检查方法。检查者站在受检者背后,双手拇指放在颈后,用其他四指从甲状腺软骨两侧进行触摸,也可从正面以右手拇指和其他四指在甲状腺软骨两旁进行触诊,同时,让受检者做吞咽动作。检查中注意甲状腺肿大的程度、性质、硬度、是否对称、表面情况(平滑或有无结节)、有无震颤及压痛,对气管的影响等。

甲状腺肿大可以分为三度:不能看出肿大而能触及者为 I 度;既能看到又能触及、但在胸锁乳突肌以内者为 II 度;超过胸锁乳肌者为 III 度。

(3)听诊:对部分甲状腺功能亢进受检者,用钟形听诊器放在肿大的甲状腺上进行听诊,可听到低调的连续性血管杂音,这是甲状腺体增生、血管增多增粗、血流增快所致。

5.气管 正常人气管位于颈前正中部。检查时受检者取坐位或仰卧,使颈部处于自然直立状态,检查者面对受检者以示指及无名指分别放在左右胸锁关节上,将中指置于胸骨上窝气管正中处,观察中指是否在食指和无名指中间,以判断气管是否移位。若两侧距离不等则表示有气管移位。根据气管的偏移方向可判断病变的位置。当大量胸腔积液、积气、纵隔肿瘤以及单侧甲状腺肿大或两侧明显不对称肿大时可将气管推向健侧;而在肺不张、肺纤维化、胸膜粘连肥厚时可将气管拉向患侧。

(徐　蓉)

第四节　胸部及肺检查

胸部是指颈部以下和腹部以上的区域。胸部检查应该在安静、温暖和光线充足的环境中进行,尽可能暴露检查部位。一般先检查前胸和侧胸部,再检查背部。按视、触、叩、听的顺序进行。

一、胸部体表标志

1. 骨骼标志:胸骨角(又称 Louis 角)、腹上角、肋骨与肋间隙、肩胛骨、脊柱棘突、肋脊角。

2. 自然陷窝:胸骨上窝、锁骨上窝、腋窝。

3. 人工划线和分区:前正中线、胸骨旁线(左、右)、锁骨中线(左、右)、腋前线(左、右)、腋中线(左、右)、腋后线(左、右)、肩胛下角线(左、右)、后正中线;肩胛上区(左、右)、肩胛下区(左、右)、肩胛间区(左、右)。

二、胸壁、胸廓及乳房

1. 胸壁

(1)静脉:正常胸壁无明显静脉可见,上腔静脉或下腔静脉血流受阻时产生侧支循环,胸壁静脉充盈或曲张。

(2)皮下气肿:气体积存于皮下时,称为皮下气肿。用手按压时有握雪感或捻发感,听诊可闻及类似捻发音。

(3)胸壁压痛:正常无压痛。如急性白血病时,胸骨有压痛及叩击痛。

2. 胸廓　正常胸廓两侧大致对称,呈椭圆形。成年人胸廓前后径较左右径短,两者比例约为 1:1.5。婴儿老年人胸廓的前后径略小于横径或相等。异常胸廓常见为:扁平胸、桶状胸、佝偻病胸、胸廓单侧或局限性变形、胸廓局部隆起。

3. 乳房　正常儿童及男子乳房不大,乳头一般位于锁骨中线第四肋间隙。妇女乳房在青春期逐渐增大,成半球形,乳头呈圆柱形。孕妇及哺乳期乳房增大向前突出或下垂。

(1)视诊:检查乳房时应注意乳房皮肤有无发红、橘皮样变、溃破,乳房有无包块,乳晕情况,乳头有无内陷、分泌物等。

(2)触诊:先查健侧,后查患侧,必要时嘱患者双臂高举或双手叉腰。医生的手指和手掌必须平放在乳房上,轻轻向胸壁按压,以乳头为中心作一垂直线和水平线,将乳房分为四个象限,在外上象限外上部,有一突出部分为乳房尾部。发现病变时应注意记录部位。一般由外上象限开始,左侧沿顺时针,右侧沿逆时针方向进行,最后触诊乳头。正常乳房有弹性感和不规则的颗粒感,但无压痛、包块。如有包块应注意其数目、大小、外形、界限、硬度、移动度及压痛等。

三、肺和胸膜

1. 视诊

(1)呼吸运动:男性及儿童呼吸以腹式呼吸为主;女性呼吸时以胸式呼吸为主。健康人在静息状态下呼吸运动稳定而有节律。胸式呼吸减弱而腹式呼吸增强,常见于胸部疾病;腹式呼吸减弱而胸式呼吸增强,常见于腹部疾病;呼吸运动减弱或消失,见于肺组织炎症实变、肺肿瘤、肺气肿、气胸等。

(2)呼吸困难:当上呼吸道部分阻塞时,因气流不能顺利进入肺内,故当吸气时呼吸肌收缩,造成肺内负压极度增高,从而引起胸骨上窝、锁骨上窝及肋间隙向内凹陷,称为"三凹征"。因吸气时间延长,又称为吸气性呼吸困难,常见于气管阻塞,如气管异物。下呼吸道阻塞患者,因气流呼出不畅,呼气用力,引起肋间隙膨隆,呼气时间延长,称为呼气性呼吸困难,常见于阻塞性肺气肿及支气管哮喘发作期。

(3)呼吸频率:正常成人静息状态下,呼吸频率为 16～20 次/min,呼吸和脉搏之比为 1∶4。新生儿呼吸约为 44 次/min,随年龄的增长而逐渐减慢。呼吸频率低于 12 次/min,称为呼吸过缓;呼吸频率超过 24 次/min,称为呼吸过速。严重的代谢性酸中毒时,可出现呼吸深大、频率快的呼吸称为深长呼吸或库斯莫尔呼吸(Kussmaul respiration),是为了排出较多的二氧化碳以调节体内的酸碱平衡。

(4)呼吸节律:正常成人静息状态下呼吸均匀而整齐。病理情况下可出现呼吸节律的变化。

1)潮式呼吸:又称 Cheyne-Stokes 呼吸,是一种呼吸由浅慢逐渐变为深快,再由深快变为浅慢,然后出现一段呼吸暂停,又重复上述变化的周期性呼吸,周长约 30 秒至 2 分钟,暂停 5～30 秒。

2)间停呼吸:又称 Biot 呼吸,表现为有规律的呼吸几次之后突然停止一段时间,又开始呼吸的一种周期性呼吸。

以上两种呼吸变化都是由于呼吸中枢的兴奋性降低所致,多见于中枢神经系统疾病,如脑炎、脑膜炎、颅内压增高及某些中毒等。由于缺氧严重,二氧化碳积累到一定程度才能刺激呼吸中枢,使呼吸运动加强,但随着二氧化碳的呼出,呼吸中枢又失去有效的刺激,呼吸又减弱进而暂停。临床上以潮式呼吸为主,而间停呼吸表示病情更为垂危。

2. 触诊

(1)呼吸运动:检查者将双手置于受检者的胸部,嘱受检者深吸气,同时观察检查者双手的活动度是否对称。

(2)触觉语颤:被检查者讲话时,所产生的声波振动,沿着气管、支气管及肺泡传到胸壁,检查者触其胸壁可感到震颤,即是触觉语颤,也叫语音震颤。检查方法:检查者两手掌或尺侧缘轻贴在受检者胸壁两侧对称部位,让受检者拉长声说"yi",检查者可以感到一种颤动的感觉,两手由上向下并交替对比检查两侧是否相同。

(3)胸膜摩擦感:当胸膜有炎症或肿瘤浸润时,因有大量纤维蛋白沉着,胸膜失去正常的润滑状态,变为粗糙不平,呼吸时脏、壁两层互相摩擦,可在胸壁上触到一种皮革相互摩擦的感觉。

3. 叩诊　肺部叩诊是利用胸廓、肺组织的物理特性,叩击时产生不同声响,以判断肺部病变的存在与否及其性质,临床上将叩诊音分为清音、浊音、实音、过清音和鼓音五种。肺部叩诊有直接叩诊法和间接叩诊法,其中以间接叩诊为主。叩诊时注意:①体位要适当,检查时受检者采取坐位或仰卧位,姿势端正,呼吸均匀,肌肉放松。检查前胸时,胸部挺直;检查背部时,受检者头稍向下低,胸稍向前倾,两手抱肩或抱肘;检查侧胸时,可让受检者上肢举起抱枕部。②按顺序叩诊,由肺尖部向下,先胸后背,自上而下,左右对比,进行叩诊。注意叩诊音的轻微改变。③叩诊力量要均匀,可分别进行轻叩法和重叩法。④叩诊前胸及两侧时,板指应与肋间平行。叩背部板指可与脊柱平行,叩肩胛下区时,板指仍保持与肋间隙平行。叩诊力量要均匀一致,轻重适宜。

正常肺部叩诊音为清音,由于生理差异,前胸上部较下部叩诊音稍浊,因为肺上叶体积较下叶小,含气量较小,且胸上部肌肉比较发达;右肺上部比左肺上部稍浊,是因右肺尖位置较低,右胸大肌较发达;左侧第3、4肋间处靠近心脏,较右侧稍浊;右腋下部受肝脏影响,叩诊音稍浊;背部肌肉发达,背部较前胸稍浊,背上部较背下部相对稍浊,因有肩胛骨的影响;左下肺靠近胃泡区,叩诊呈鼓音,胃泡含气量的改变可使鼓音或大或小。

正常肺部定界叩诊方法:

(1)肺上界:即肺尖的上界,又称为 Kronig 峡,正常为 4 ~ 6cm。

(2)肺前界:正常的肺前界相当于心脏的绝对浊音界,右肺前界沿胸骨右缘。心脏扩大、心包积液、主动脉瘤时,左右肺前界间的浊音区增大,肺气肿时缩小。

(3)肺下界:正常人平静呼吸时,正常人肺下界位于锁骨中线上第6肋间隙,腋中线第8肋间隙,肩胛下角线上第10肋间。矮胖者肺下界上升一肋间隙,瘦长者肺下界下降一肋间隙,妊娠时上升;慢性阻塞性肺疾病、腹腔脏器下垂时两侧肺界下移;腹水、巨大腹腔肿瘤肺界上升。

(4)肺下界移动度:肺下界移动的范围相当于膈肌的移动范围。叩诊方法:先于平静呼吸时肩胛下角线上叩出肺下界,然后分别在受检者深呼气和深吸气后屏住呼吸,重新测定肺下界,最高点与最低点之间的距离即肺下界移动度。正常约 6 ~ 8cm。

4.听诊　受检者最好采取坐位,听诊的顺序由右肺尖开始,自上而下、先胸后背、在左右对称部位进行对比。听诊时让受检者微张口作均匀呼吸,必要时可做深呼吸或咳嗽几声再听诊。听诊时应注意听诊音的部位、强度、音调、时相和性质等。肺部听诊是胸部检查最重要的方法。内容有正常呼吸音、异常呼吸音、啰音、语音共振、胸膜摩擦音。

(1)正常呼吸音　正常人可听到三种呼吸音。

1)支气管呼吸音:气流通过声门、气管及主支气管形成的湍流所产生的声音,颇似抬舌后经口腔呼气发出"ha"的音。正常人在喉部、胸骨上窝、胸骨柄、背部第六、七颈椎及第一、二胸椎附近可听到支气管呼吸音。

2)肺泡呼吸音:吸气时气流经气管、支气管进入肺泡,使肺泡壁由松弛变为紧张状态;呼气时气流经气管,使肺泡壁由紧张变为松弛状态,肺泡这种弹性变化,气流振动即产生肺泡呼吸音。声音柔和,像上齿咬下唇吸气时发出的"fu"音。声音柔软而有吹风性质,吸气比呼气音响较强,音调较高,时间较长。正常人,除支气管呼吸音和支气管肺泡呼吸音部位外,肺的其余部分均为肺泡呼吸音,其强弱与呼吸深浅、肺组织的弹性大小、胸壁厚薄及患者的年龄、性别、体型等因素有关。正常在乳房下部、肩胛下部、腋窝下部呼吸音较强,肺尖及肺下缘较弱。

3)支气管肺泡呼吸音:又称混合性呼吸音,是兼有支气管呼吸音和肺泡呼吸音特点的混合声音。吸气时近似肺泡呼吸音,但音响较强,音调较高;呼气时近似支气管呼吸音,但音响较弱,音调稍低。正常人胸骨角附近、肩胛间第3、4胸椎水平可听到此种呼吸音。在右肺尖、锁骨上、下窝处听诊也像支气管呼吸音,是由于右侧支气管较短、直而粗、近声门且右肺尖气量较少之故。

(2)啰音　是呼吸音以外的附加音,依性质不同可分为干啰音和湿啰音两种。

1)干啰音:是由于气道狭窄或部分阻塞,气流通过时发生湍流而产生的音响。当支气管壁黏膜肿胀、充血、管腔内分泌物增多、小支气管痉挛以及腔内有异物或管壁被肿瘤压迫致使管腔狭窄时,均可产生干啰音。干啰音按其性质可分为鼾音、哨笛音两种。鼾音是一种音调低而短的干啰音,类似鼾睡时打呼噜的声音,多发生于气管或较大支气管;哨笛音是一种音调高而尖的干啰音,多发生于较细的支气管,通常称哮鸣音。吸气、呼气均可听到,呼气时更明显;有易变性,部位容易变换,在短时间内其数量也可增多或减少,咳嗽常可使啰音消失。

2)湿啰音:又称为水泡音,是由于气流通过含有稀薄分泌物(渗出液、黏液、脓液、血液)的支气管时,形成的水泡破裂后所发生的音响。多出现于吸气时,以吸气末最为清晰。有时也出现在呼气早期。有易变性,咳嗽后可出现或消失。部位较为恒定。由于支气管口径不同,湿啰音可分为大、中、小水泡音和捻发音。老年人或长期卧床受检者,可在肺底听到捻发音,一般认为无临床意义。捻发音是一种极细而均匀一致的声音,在呼吸末期听到,调高,听诊好像在耳边用手捻搓一束头发所产生的声音。捻发音可发生在早期肺结核、肺炎早期、肝淤血、纤维性肺泡炎。局限于某部的湿啰音,表示有肺部的局部的炎症如肺炎、肺结核、支气管扩张;发生于双肺底的湿啰音,常见于左心功能不全、支气管肺炎。全肺布满湿啰音,常见于急性肺水肿、严重的支气管肺炎。

(3)胸膜摩擦音:当胸膜由于炎症或肿瘤等原因变得粗糙不平,致呼吸时两层胸膜互相摩擦,便可出现胸膜摩擦音。颇似用一手之掌心贴在耳孔,而用另一手指摩擦其手背时所发出的声音。特点是:最明显部位常在肺移动度大的部位听到,如腋前、后线第 5 ~ 7 肋间处;吸气、呼气均可听到,一般在吸气末或呼气开始时较为明显,在极短时间内可出现、消失或再出现,也可持续数日或更久。常见于急性纤维性结核性胸膜炎,严重脱水受检者、尿毒症、胸膜肿瘤。当靠近心脏的胸膜发炎时,在呼吸和心脏跳动时都可听到摩擦音,称为胸膜心包摩擦音。

四、心脏检查

心脏检查时,应根据病情,让受检者采取仰卧位或坐位,身体勿左右倾斜,以免影响心脏的位置,如为重症受检者,应尽量减少运动,保持安静舒适的体位。

1. 视诊

(1)心前区隆起:正常人胸部两侧大致是对称的。心前区隆起多见于儿童期即已患心脏病且心脏显著增大者,如先天性心脏病或风湿性心脏病。成人有大量心包积液时,心前区可明显饱满。

(2) 心尖搏动:正常成人心尖搏动(apical impulse)位于胸骨左缘第五肋间锁骨中线内0.5 ~ 1.0cm 处,搏动范围直径 2.0 ~ 2.5cm。少数正常人的心尖搏动看不见。观察心尖搏动时,应注意其位置、强度、范围、节律及频率改变。

引起心尖搏动移位的病理因素有:①心脏疾病:左心室增大时,心尖搏动向左下方移位;右心室增大时,心尖搏动向左移位;右侧气胸或大量胸腔积液可使心尖搏动向左侧移位;先天性右位心时,心尖搏动则位于右侧第五肋间隙锁骨中线内侧。②胸部疾病:凡能使纵隔及气管移位的胸部疾病,均可使心脏及心尖搏动移位。③腹部疾病:凡能使腹压增加而影响膈位置改变,均可使心尖搏动位置发生改变,如腹腔内大量腹水、巨大肿瘤等均可使心尖搏动向上移位。

心尖搏动强弱及范围的改变:病理情况下,左心室肥大,心尖搏动增强,范围亦较大,直径多大于 2cm;右心室肥大,在心前区可见弥漫性搏动;甲状腺功能亢进时,心尖搏动增强;心肌炎、心包积液、肺气肿、左侧气胸、胸腔积液时心尖搏动常减弱甚至消失。

(3)心尖搏动以外异常搏动右心室增大时,心尖搏动在胸骨左缘第三、四肋间;肺动脉扩张时,心尖搏动在胸骨左缘第二、三肋间;肺气肿伴右心室增大时剑突下可见心尖搏动。

2.触诊　触诊压力要适当,以免影响检查效果。

(1)心尖搏动:触诊法检查心尖搏动的位置、强弱和范围较视诊更为准确。心尖搏动冲击手指的时间标志着心室收缩期的开始,可以判断心音、杂音及震颤出现的时期。左心室肥大时,心前区搏动增强,故心脏收缩时,可将指端抬起片刻,称为抬举性心尖搏动,是左心室肥厚的特征性体征。

(2)震颤:也称猫喘。是指用手触摸时感觉到的一种微细的振动感,为器质性心血管疾病的特征性体征之一。按震颤出现的时期,可分为收缩期、舒张期及连续性3种,其出现部位及临床意义见表2-4-1。

表2-4-1　心脏各种震颤的意义

时期	部位	疾病
收缩期	胸骨右缘第2肋间	主动脉瓣狭窄(风湿性、先天性、老年性)
收缩期	胸骨左缘第2肋间	肺动脉瓣狭窄(先天性)
收缩期	胸骨左缘3、4肋间	室间隔缺损(先天性)
舒张期	心尖区	二尖瓣狭窄(风湿性)
连续性	胸骨左缘第2肋间及附近	动脉导管未闭(先天性)

(3)心包摩擦感:正常心包腔内有少量液体以润滑心包的脏、壁两层。当心包发生炎症时,由于纤维蛋白的沉着,使心包膜变粗糙,随着心脏的搏动而互相摩擦发生震颤,可在心前区触及即为心包摩擦感。在胸骨左缘第三、四肋间处最为明显。坐位前倾或在呼气末明显。当心包渗液增多时,摩擦感可消失。

3.叩诊　心脏叩诊在于确定心脏(包括所属的大血管)的大小、形状及其在胸腔内的位置。叩诊时嘱咐患者采取仰卧位或坐位,平静呼吸,叩诊用间接叩诊法,沿肋间隙先左后右、由外向内、自下而上顺序进行。用力要均匀,应尽可能轻叩。叩诊板指坐位时要与测定的心脏边缘平行,仰卧位时与肋间平行。

(1)心脏浊音界:心右界的叩诊,一般从肝浊音界的上一肋间开始,依次按肋间上移,直至第二肋间;心左界的叩诊,从心尖冲动外2~3cm处,由外向内沿肋间叩出浊音界,并做记号。依次按肋间上移,直至第二肋间。当沿肋间间隙由外向内进行叩诊发现叩诊音由清音变为相对浊音,表示已达心脏边界,此界称为心脏相对浊音界,再继续向内侧叩诊,叩诊音变为实音,表示已达心脏不被肺遮盖区域的边界,此界称为心脏绝对浊音界。

(2)正常心界:正常人心右界几乎与胸骨右缘相合,但在第4肋间胸骨右缘稍外;心左界在第2肋间几乎与胸骨左缘相合,其下方则逐渐左移向左下形成向外突起的弧形。正常心脏相对浊音界见表2-4-2。

表 2-4-2 正常心脏相对浊音界

肋间	右 (cm)	左 (cm)
2	2 ~ 3	2 ~ 3
3	2 ~ 3	3.5 ~ 4.5
4	3 ~ 4	5 ~ 6
5		7 ~ 9

附:正常成人左锁骨中线至前正中线的距离为 8 ~ 10cm。

(3)心脏浊音界的改变　心浊音界的大小、形态、位置可受多种因素的影响而改变:①心脏因素:左心室增大时,心左界常向左下增大,使心浊音界呈靴形,可见于主动脉瓣狭窄或关闭不全,高血压病等,又称为主动脉型心;右心室显著增大时心浊音界向左右扩大,见于肺心病;双心室增大时,心浊音界向两侧扩大呈普大心,见于扩张性心肌病、全心衰竭;左房与肺动脉扩张时,胸骨左缘第2、3间心浊音界向外增大,使心腰部膨出成梨形,可见于二尖瓣狭窄,又称二尖瓣型心;主动脉扩张与主动脉瘤时,心底部第1、2肋间心浊音界增宽。心包积液时,心浊音界并随体位改变而变化,坐位时心浊音区呈三角烧瓶形;仰卧时心底浊音区明显增宽。②心外因素:胸腔积液和气胸时,心浊音界在患侧叩不出,向健侧移位;肺气肿时心浊音界显著缩小或消失;腹水、腹内巨大肿瘤、妊娠等,因横膈位置抬高,可使心脏呈横位,心脏左右界均扩大。

4.听诊　听诊内容包括心率、心律、心音、杂音及心包摩擦音等,并注意心音、杂音的性质、时期强度、部位及传导等特征。听诊心脏时,受检者可取坐位、仰卧位或左侧卧位,必要时可变化体位。

(1)心脏瓣膜听诊区,见心脏瓣膜解剖位置及瓣膜听诊区图2-4-1。

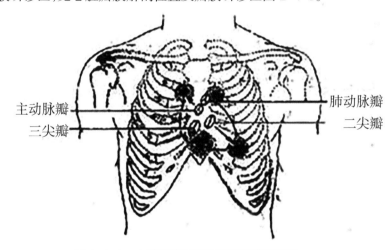
主动脉瓣　肺动脉瓣
三尖瓣　二尖瓣

图 2-4-1　心脏瓣膜解剖位置及瓣膜听诊区

主动脉瓣区:有两个听诊区,即胸骨右缘第2肋间隙及胸骨左缘第3、4肋间隙,后者称为主动脉第二听诊区。肺动脉瓣区:在胸骨左缘第2肋间。三尖瓣区:在胸骨体下端靠近剑突,稍偏右或稍偏左处。二尖瓣区:正常在心尖部即锁骨中线内侧第五肋间处。

听诊顺序多由二尖瓣听诊区开始,依次为肺动脉瓣听诊区、主动脉瓣区、主动脉第二听诊区和三尖瓣听诊区。

(2)听诊内容

1)心率　每分钟心跳次数,以第一心音为准。

2)心律　正常成人心律规整。临床上最常见的心律失常有过早搏动和心房颤动。期前收缩的第一心音增强,第二心音减弱,有时由于心室充盈度过小而收缩时不能使半月瓣开启,故只能听到一个心音,此时脉搏亦不能触及;心房颤动特点主要为心律完全不规则,心率快慢不一,第一心音强弱不等,可发现脉率少于心率,这种现象称为短绌脉(脉搏短绌)。

3)心音　通常听诊听到的是第一心音、第二心音,即交替出现的两个不同性质的声音。在部分健康儿童及青少年中可听到第三心音。正确区别第一心音与第二心音,才能准确判定心室的收缩期和舒张期,进而确定异常心音和杂音是在收缩期还是舒张期及第一心音与第二心音的关系。额外心音指在原有的第一心音和第二心音之外,出现一个额外的附加心音,如喷射音、奔马律,它对心脏病的诊断及病情的判断有重要意义。

4)心脏杂音　是指在心音及额外心音以外的一种持续时间较长的异常声音。可与心音分开或相连续,甚至完全遮盖心音。它对心脏瓣膜病及先天性血管疾病的诊断有重要意义。听到杂音时,应注意杂音发生的时期、最响的部位、性质、音调、强度、传导方向和杂音与呼吸、运动及体位的关系来判断其临床意义。

(徐　蓉)

第五节　腹部检查

腹部以膈为顶、骨盆为底,其范围前面上自肋弓下缘,下至耻骨联合和腹股沟。后面以肋骨、脊柱、骨盆壁及骶骨为支架,其内有消化系统,泌尿系统和部分生殖系统,以及脾和肾上腺等。

腹部的体表标志(landmarks of abdomen) 有:肋骨下缘(costal margin);胸骨剑突(xiphoid process);腹中线(midline of abdomen)(即腹白线,至前正中线延伸至耻骨联合处);脐(umbilicus);髂前上棘;腹直肌外缘(external margin);腹股沟韧带(inguinal ligament);第十二肋骨;脊肋角(costalspinal angle)(第十二肋骨与脊柱的夹角顶点);耻骨联合(pubic symphysis)。

一、腹部分区临床上常将腹部分为九区分法或四分法。

1.九区分法　井字型分区,用两条水平线和两条垂直线将腹部分成九个区,上水平线为两侧肋弓下缘连线,下水平线为两侧髂前上棘的连线;左、右两条垂直是在髂前上棘至腹正中线的水平线的中点上所做的垂直线。这9个区即右上腹部(右季肋部)、上腹部、左上腹部(左季肋部)、右腰部(右侧腰部)、脐部(中腹部)、左腰部(左侧腰部)、右下腹部(右髂部)、下腹部、左下腹部(左髂部)。

2.四区分法　通过脐部划一水平线与一垂直线,两线相交将腹部分为四区。即右上腹部、左上腹部、右下腹部、左下腹部。

二、视诊

腹部视诊时,室内需温暖,受检者取仰卧位,充分暴露全腹,检查者站在受检者右边,从不同角度和方向进行全面的观察。视诊时光线要充足,最好采取自然光线,如借助光源,当受检者取仰卧位时,光源最好置于头部,如受检者取坐位或立位时,光源应置于腹部一侧,与腹部表面形成切线的角度,便于观察包块、搏动、蠕动等。腹部视诊的主要内容有腹部外形、腹壁静脉、蠕动波等。

1. 腹部外形　正常人腹部两侧对称,仰卧位时腹部平坦或稍凹陷。仰卧位时前腹壁明显高于肋缘至耻骨联合的水平面称为腹部膨隆;而仰卧位前腹壁明显低于肋缘至耻骨联合的水平面称腹部凹陷(abdominal retraction)。

2. 呼吸运动　正常男性及儿童以腹式呼吸为主,当有腹膜炎症、大量腹水、巨大肿块时,腹式呼吸运动减弱或消失。

3. 腹壁皮肤　除须注意皮肤颜色、湿度,有无苍白、水肿、脱水、皮疹、体毛分布、弹性外还应注意检查腹部有无瘢痕、色素沉着、腹纹、疝等,注意脐部的凹凸程度,以及有无红肿、溃疡、分泌物的气味等。

4. 腹壁静脉　正常人腹壁静脉一般看不清楚。正常时脐水平线以上的腹壁静脉血流自下向上;脐水平线以下的腹壁静脉血流自上向下。腹壁静脉曲张常见门静脉或上、下腔静脉回流受阻的受检者,这是由于静脉回流受阻,在腹壁形成侧支循环所致。门静脉阻塞时的血流方向与正常人相同,即脐上者向上流,脐下者向下流;上腔静脉阻塞时的血流方向是脐上与脐下均向下流;下腔静脉阻塞时的血流方向是脐上与脐下均向上流。

判断血流方向的方法:受检者取仰卧位,检查者站在受检者右边,用右手食指和中指并拢,压迫在一段无分支的曲张静脉上,然后将一指沿静脉紧压而向外移动挤出静脉中的血液,到一定距离后放松这一手指,而另一指仍紧压在静脉上,如果这一段被挤空的静脉很快充盈,说明血流的方向是从放松的手指流向紧压的手指一端。

5. 蠕动波　当幽门梗阻或胃肠道梗阻时,可分别看到胃肠蠕动,称为蠕动波(peri-stalsis)。观察蠕动波最好让患者采取仰卧、双腿伸直的体位,检查者从患者腹部侧面水平方向进行检查。

三、触诊

受检者采用仰卧位,头垫低枕,两手平放于躯干两侧,两腿并拢屈曲,使腹壁肌肉放松,作缓慢的腹式呼吸运动。医生站在受检者右侧,手掌放于腹部,宜先采用浅触诊法,逐渐增加对腹部的压力,待受检者逐渐适应后,腹壁即放松,以保证触诊顺利进行。

触诊主要内容有腹壁紧张度、压痛和反跳痛、腹部包块、液波震颤及肝脾等腹内脏器。

1. 腹壁紧张度　正常人腹壁柔软无抵抗。腹壁紧张度增加是指当按压腹壁时,阻力较大,有明显的抵抗感。急性弥漫性腹膜炎时,可见弥漫性腹肌紧张,此时腹壁强直,硬如木板,称板状腹;结核性腹膜炎、癌肿的腹膜转移,可使腹膜增厚,腹壁柔韧而具抵抗感,触诊有时如揉面团一样,称揉面感。腹壁紧张度减弱或消失是按压腹壁时,腹壁松软无力,失去弹性。

2. 压痛和反跳　正常人进行腹诊时一般不引起疼痛,如由浅入深按压发生疼痛,称为压痛。检查时首先根据受检者症状来估计可能出现压痛的部位,然后再自其远方开始逐渐按压到此部位,按压时要由浅入深。通常有明确而固定的压痛点者,常提示病变之所在部位,为腹部急性炎症的一个重要体征。如阑尾炎右髂前上棘与脐连线中外 1/3 与内 2/3 交界处常有压痛,此处常称麦氏点(McBurney point)。触诊发现压痛后,手指在该处稍停片刻,然后将手迅速抬起,在这一瞬间患者感到腹痛加重,并有痛苦表情,称为反跳痛,提示炎症已波及腹膜壁层。临床上把腹肌紧张、压痛及反跳痛称为腹膜刺激征,是诊断急性腹膜炎的可靠体征。

3. 腹部包块　当腹腔内脏器的肿大、异位、肿瘤、囊肿或脓肿、炎性组织粘连或肿大的淋巴结等,均可形成包块。如触到包块要鉴别其来源于何种脏器;是炎症性还是非炎症性;是实质性还是囊性;是良性还是恶性;在腹腔内还是在腹壁上。注意观察包块的位置、大小、形状、表面是否光滑、有无结节、边缘是否规则、硬度、质地、有无压痛、活动度与腹壁的关系等。

4. 液波震颤　又称液波感或波动感,是腹腔内存在大量游离腹水的一个体征。检查方法是:受检者平卧,检查者用一手的掌面轻贴患者腹壁一侧;另一手的手指并拢屈曲,在对侧腹部用手指叩击,如腹腔内存在大量游离液体,则弹击所产生的液波冲动可借助液体传至对侧腹壁,从而使紧贴腹壁的手掌有液波冲动的感觉。

5. 肝脏触诊　主要了解肝下缘情况。受检者采取仰卧位,上肢平伸置于躯干两侧,两下肢屈曲,使腹壁尽量放松,临床上常用的肝脏触诊方法有以下两种。

(1)双手触诊法　检查者位于受检者的右侧,左手托住受检者右腰,大拇指张开置于季肋上,右手掌平放于受检者髂前上棘连线水平、右腹直肌外侧的腹壁上,腕关节自然伸直,手指并拢,示指与中指的指端指向肋缘,自下而上,逐渐向右肋缘下移动。触诊时嘱受检者作均匀而较深的腹式呼吸,触诊的手应与呼吸运动密切配合。吸气时,腹壁隆起,右手继续加压向肋缘方向触诊,同时左手向前推进,使肝下缘紧贴前腹壁下移,并限制右下胸扩张,以增加膈下移的幅度。此时,随着呼吸而下移的肝下缘即可碰到右手手指。呼气时,腹壁松弛下陷,检查者右手应及时向深处加压,如有肿大的肝,则可再一次触及手下划过的肝下缘。

(2)单手触诊法　检查者位于受检者的右侧,右手掌关节伸直,中间三指的指端并齐,与肋弓垂直置于估计的肝下缘的下方,嘱患者深呼吸,吸气时,施压的指端于原位向肋缘方向触诊;呼气时,指端压向深处,如此,随着呼吸而下移的肝下缘即可碰到右手手指。

用上述任一种触诊方法,触及肝时,应详细描述其大小、质地、表面形态、边缘、有无压痛及搏动等。

1)大小:正常成人的肝脏一般在右肋缘下约 1cm 以内,剑突下多在 3cm 以内。肝下缘超过上述标准,为肝大或肝下移。

2)质地:肝脏质地分为三个等级:质软(如触嘴唇)、质韧(如触鼻尖)和质硬(如触额部)。正常肝脏质地柔软;急、慢性肝炎、脂肪肝、肝淤血质韧;肝硬化质硬;肝癌质最坚硬。

3)表面形态及边缘:正常肝脏表面光滑,边缘整齐、稍锐利,较薄或稍钝;右心衰竭所致的肝淤血,边缘圆钝,表面光滑;肝硬化时表面可略不平,有时可触及小结节,边缘较薄且不规则;癌肿表面高低不平,有结节样或巨块样隆起,边缘厚薄不一。

4)压痛:正常肝脏无压痛。弥漫性压痛见于急性肝炎。右心衰竭所致的肝淤血;局限性压痛常见于肝脓肿。

5)肝颈静脉回流征:右心衰竭、心包积液等原因及上腔静脉回流受阻时,均可出现颈静脉怒张,此时,可借助肝颈静脉回流征加以鉴别。方法是:先仔细观察颈静脉有无怒张及怒张程度,然后将右手手掌平放于右肋下肝区部位,并逐渐适当加压,如此时颈静脉逐渐充盈怒张或原有怒张更明显,停止压迫肝区时则颈静脉充盈处复原,即为肝颈静脉回流征阳性,是右心衰竭、心包积液或心包缩窄的一个重要体征。

6)肝区腹膜摩擦感:让受检者用力做腹式呼吸,检查者右手紧贴于受检者肝区腹壁,此时,如听到断续而粗糙的震动,即为肝区腹膜摩擦感。肝周围炎时,肝表面和邻近的腹膜有纤维性渗出物而变得粗糙,二者相互摩擦可触及肝区腹膜摩擦感,如用听诊器听时,可闻肝区腹膜摩擦音。

6. 胆囊触诊　正常胆囊不能触到。胆囊肿大时,在右肋弓与腹直肌外缘交界处可触到一梨形或卵圆形,自肝缘下凸出,其下缘圆钝,向前翘起,与肝缘之间有一浅沟,随呼吸上下移动。

检查方法:受检者采取仰卧位,腹壁放松,检查者以左手掌放于受检者的前胸下部,左拇指置于右肋下缘与腹直肌交界处,并按压腹部,然后嘱受检者缓慢地进行深吸气,如果深吸气时受检者因疼痛而突然屏气,则称胆囊触痛征阳性,又称 Murphy 征阳性。此乃由于发炎的胆囊随吸气的下移,碰到检查者预先压在其下的左手拇指引起疼痛所致。

7. 脾脏触诊　正常脾脏不能触及,除非有脾下垂,一旦触及,则表示脾肿大。触诊时受检者采取卧位,两下肢屈曲,放松腹壁,检查者立于受检者右侧,触诊时,左手自受检者前方绕过,手掌置于左腰部并向前托起,右手掌平放于髂前上棘连线水平左前腹壁上,与肋弓成垂直方向,以手指末端轻轻向腹部加压,自下而上随受检者的腹式呼吸逐渐向左肋缘下移动触诊。当受检者深吸气时,右手于原位稍向肋缘方向深压,随着腹壁的抬起而被动地抬起,左手则向前托起,形成两手互相对压。如有脾肿大,则右手手指可触及脾边缘,并可触及其下极随呼吸运动而向下移动。当脾仅有轻度肿大,平卧位不易触及者,一定要让受检者改用右侧卧位,右下肢伸直、左下肢屈髋、屈膝,用同样方法进行触诊,则易触及。

脾肿大的测量方法:在左锁骨中线左肋缘交点至脾下缘间的距离(以 cm 表示),为第 1 线,也可称为甲乙线。当脾有轻度肿大时,可仅测量此距离代表脾肿大程度。第 2 线测量又称甲丙线,交叉点至脾的最远端距离。第 3 线测量又称丁戊线,表示脾右缘到前正中线的垂直距离,超过正中线以"+"号表示,未超过则以"－"号表示。临床上常将肿大的脾脏分为轻度、中度、高度肿大。深吸气时,脾脏在肋下不超过 3cm 者为轻度肿大,质地较柔软;中度肿大脾脏肿大在肋缘下 3cm 至脐水平线之间,质地较硬;高度肿大超过脐水平以下。确诊时如确系脾肿大,除注意其大小外,还应注意其形状、有无压痛及切迹、质地软硬、表面是否光滑、有无摩擦感等。

8. 肾脏触诊　除肾下垂或腹壁松弛者外,肾一般不能触及。肾触诊采用双手触诊法,受检者采取卧位,两下肢屈曲,放松腹壁,检查者立于受检者右侧,触诊右肾时,左手置于右侧后腰部,右手掌平放于右肋弓下,手指对向肋弓;触诊左肾时,左手绕过受检者的前面置于左侧后腰部,右手掌平放于右肋弓下,手指微弯,指端对向肋弓。如未触及肾,则让受检者深吸气,如有肾肿大,在两手之间即可触及肾。在触诊时如能触及肾,应注意其大小形状、有无压痛及切迹、质地软硬、表面是否光滑等。正常肾表面光滑,下极圆钝,质地结实而有弹性,容易向上推动,当肾被触及时,受检者常有轻微的恶心和不适感。

9. 膀胱触诊　正常膀胱空虚时不能触到。当膀胱积尿而充盈时,在下腹正中部可触到。膀胱触诊采用单手滑行触诊法。受检者采取卧位,两下肢屈曲,放松腹壁,检查者立于受检者右侧,左手至脐水平方向向耻骨方向触诊。肿大的膀胱多由尿潴留所致,故触之有囊性感,轻度肿大时,仅在耻骨联合上触及;中度肿大时,则可触及横置于耻骨上方呈椭圆形的膀胱;明显肿大时,则下腹部高度膨胀,膀胱呈球形,其底部可高达脐的水平。

四、叩诊

叩诊的目的在于检查肠道的充气情况,胃肠和膀胱的扩大情况,腹腔内有无积气、积液、包块,确定肝脾的上下界,以叩击肝脾肾了解该区有无疼痛。腹部叩诊多采用间接叩诊法,叩诊内容如下:

1. 腹部叩诊音　腹部除肝、脾部位及两侧腹呈浊音,大部分区域呈鼓音。

2. 肝及胆囊叩诊　叩诊肝上下界是动态观察肝增大或缩小的一种简便检查方法。叩诊时用力要适当,以轻叩为宜。叩诊时,一般都是沿右锁骨中线,右腋中线和右肩胛线,由肺区向下叩向腹部。当由清音转浊音时,即为肝上界,又称肝相对浊音界;再向下叩,则浊音变为实音,为肺下界,称肝绝对浊音界,一般较相对浊音界低一个肋间;再向下叩,由实音变为鼓音时,为肝下界。肝下界亦可由腹部向胸部叩诊,当由鼓音转为实音,且此实音下缘可随呼吸上下移动时,即为肝下界。一般叩出的肝下界较触诊所得到的肝下缘高 2～3cm。匀称体型的正常人肝上界在右锁骨中线,其上界位于第 5 肋间,下界位于右肋弓缘上,上下界的距离即锁骨中线上浊音界的上下径为 9～11cm;在右腋中线上,其上界为第 7 肋间,下界为第 10 肋间;在右肩胛线,其上界为第 9 肋间,下界为第 10 肋间。矮胖体型者肝上、下界均可高出一个肋间,瘦长体型者均可低一个肋间。

3. 胃泡鼓音区　又称胃半月形鼓音区或特劳勃鼓音区(Traube),是正常胃内空气所造成的鼓音区,在左前胸下部,叩诊呈鼓音,其上界为肺下缘,右界为肝左缘,左界为脾脏,下界为肋弓。胃泡区的大小与胃内含气量的多少和邻近器官的情况有关。

4. 脾叩诊　正常脾浊音区在左腋中线 9～11 肋间,宽度为 4～7cm,前缘不超过腋前线。

5. 肾叩诊　肾叩诊主要检查有无叩击痛。受检者采取坐位或侧卧位,检查者左手平放在受检者的肾区(即脊肋角处),右手半握拳在左手背上叩击,用力要均匀适中,分别叩击两侧肾区。正常无肾叩击痛。

6. 膀胱叩诊　膀胱叩诊一般由脐水平开始叩向耻骨联合。排空的膀胱,位于耻骨联合后方,不能叩及,叩诊呈鼓音。当其被尿液充盈时,耻骨联合上方叩诊呈圆形浊音区,叩诊呈实音。

7. 移动性浊音叩诊　此为诊断腹水的重要方法。检查时先让受检者仰卧位,因重力关系液体积于腹部两侧,故腹部两侧叩诊呈浊音,腹部中间因肠管内有气体而浮在液面上,故叩诊呈鼓音;再嘱受检者侧卧位,因腹水积于下部而肠管上浮,故下侧腹部叩诊为浊音,上部呈鼓音。检查者自腹中部脐水平向患者左侧叩诊至叩诊浊音时,板指固定不动,让受检者右侧卧位,在此叩诊,如呈鼓音,提示浊音移动。这种因体位不同而出现浊音区变化的现象,称移动性浊音(shifting dull-ness)。腹腔内有游离液体超过 1000mL 以上时,移动性浊音呈阳性。

五、听诊

听诊内容包括:肠鸣音、振水音、血管杂音、胎心音、腹膜摩擦音、搔弹音等。

1. 肠鸣音　肠蠕动时,肠管内气体和液体随之流动,产生一种断断续续的咕噜声,称肠鸣音(borborygmus),其频率、强度和音调因进食时间、胃肠功能、神经精神状态等影响,而有较大的差异,因而听诊时间不得少于 5 分钟,或反复多次地进行听诊。正常情况下肠鸣音低调而柔和,一般每分钟约 4～5 次。若肠鸣音每分钟在 10 次以上,称肠鸣音亢进;如持续 3～5 分钟以上才听到一次或听不到肠鸣音者,称肠鸣音减弱或消失。

2. 振水音　胃内有气体、液体潴留时,检查者将听诊器置于受检者上腹部,用弯曲的手指迅速叩击上腹部即可听到胃内气体与液体相撞击而发出的声音称振水音(succussion splash)。正常人在进食多量的液体后可出现振水音,但若在空腹或饭后 6～8 小时以上仍有振水音,则表示胃内有液体潴留,见于幽门梗阻或胃扩张。

3. 血管杂音　肾动脉狭窄时,杂音多在脐周及其左右上方处听到,多为收缩期血管杂音;主动脉狭窄时,在上腹部听到粗糙的收缩期血管杂音,结合下肢血压低于上肢,应考虑此病;左叶肝癌可在肿大的部位或上腹部听到收缩期血管杂音;胰癌压迫腹主动脉分支时,可在左上腹部听到收缩期血管杂音。

4. 胎心音　在妊娠 18～20 周起,腹壁上可听到胎心音。正常情况下,每分钟胎心音为 120～160 次,律齐。如过快、过缓或不规则则常提示宫内缺氧。胎心音位置可帮助判断胎位。

(徐　蓉)

第六节　脊柱与四肢检查

一、脊柱

脊柱是维持正常立位姿势的重要支柱。正常人脊柱有四个生理弯曲,即颈、腰段向前凸,胸、骶段向后凸。脊柱病变主要表现为疼痛、姿势的异常和活动受限等。检查时应注意脊柱弯曲度、有无畸形、脊柱活动度及有无压痛、叩击痛等。检查脊柱有无侧弯时,用手指沿脊柱棘突尖以适当压力从上向下划压,划压后皮肤即出现一条红色充血线,借此可观察脊柱有无侧弯。检查脊柱活动度时,医生让患者作前屈、后伸、侧弯、旋转等动作,以观察脊柱的活动情况。检查脊柱压痛的方法是,被检者取端坐位,医生用右手拇指自上而下逐个按压脊椎棘突,观察有无压痛。

二、四肢

四肢检查以视诊与触诊为主,两者相互配合。检查时注意肢体位置、形态、软组织的状态及运动情况等有无异常。

(徐　蓉)

第七节　神经系统检查

神经系统检查包括脑神经、运动系统、感觉系统、反射和自主神经系统检查。

一、脑神经检查

脑神经共 12 对,脑神经检查对颅脑损害的定位诊断很有意义,检查时应按顺序进行检查。

二、运动功能检查

运动功能分为随意运动和不随意运动,随意运动由锥体束管理,不随意运动与锥体外系和小脑系的功能密切相关。肌力是随意运动时肌肉收缩的力量,检查时嘱受检者作肢体伸屈运动,检查者从相反的方向测试受检者对阻力的克服力量,注意两侧肢体的对比。一般将肌力分为六级:

0 级——完全瘫痪。

1 级——肌肉可收缩,但不能产生动作。

2 级——肢体在床面上能移动,但不能抬离床面。

3 级——肢体能抬离床面,但不能抗阻力。

4 级——能做抗阻力动作,但较正常差。

5 级——正常肌力。

肌张力是指静息状态下的肌肉紧张度。检查者可触摸肌肉的硬度及伸屈其肢体时感知的阻力,判断肌张力高低。肌张力增高时,肌肉坚实,伸屈其肢体时阻力增加。肌张力降低时,触诊肌肉松软,伸屈其肢体时阻力低。

三、感觉功能检查

检查应在受检者意识清晰及精神状态正常时进行。检查时向受检者说明检查目的和方法,取得患者合作。在确定感觉障碍区的范围时,应从感觉障碍区移向正常部位,注意双侧肢体对比及远近端对比,不明确时要反复检查。感觉的分类及检查如下:

1. 浅感觉检查　大头针的针尖轻刺被检者皮肤以检查痛觉,用盛有热水(40～50℃)或冷水(5～10℃)的试管测试皮肤温度觉,用棉签或软纸片轻触被检者的皮肤或黏膜检查触觉。

2. 深感觉检查　包括运动觉和位置觉、震动觉的检查。

3. 复合感觉检查　是大脑皮层对深浅感觉分析综合的结果,包括体表图形觉和实体辨别觉等。检查时患者应闭目。

四、神经反射检查

反射是通过反射弧形成的。反射弧包括感受器、传入神经元、中枢、传出神经元及效应器五部分。反射弧任何部位发生病变或受损害时,均可导致反射异常,表现为反射亢进、减弱或消失。检查时应转移患者注意力,使肌肉放松,并注意双侧对比,正常人双侧反射对称。

1. 深反射　刺激骨膜、肌腱引起的反应是通过深感受器的反射完成的,称深反射或腱反射,包括肱二头肌反射、肱三头肌反射、桡骨骨膜反射、尺反射、跟腱反射等。

2. 浅反射　刺激皮肤或黏膜引起的反应称浅反射。包括角膜反射、腹壁反射、提睾反射和跖反射。

3. 病理反射　病理反射是指锥体束病损时,失去了脑干和脊髓的抑制作用而出现的异常反射。1 岁半以内的婴幼儿由于锥体束发育不完善,也可出现此反射,但不属于病理性。

(1)巴宾斯基征(Babinski sign)　被检查者仰卧,下肢伸直,左手托扶被检者踝部,右手持钝竹签划足底外侧,由后向前至第五跖趾关节处转向拇指方向。阳性表现为拇指缓缓背伸,其余四肢扇形外展。

(2)奥本海姆征(Oppenheim sign)　受检查者仰卧,下肢可伸直或屈曲分立,用拇、示指沿胫骨嵴前缘两侧用力由上向下捏压推滑。阳性表现同 Babinski 征。

(3)Gordon 戈登征(Gordon sign)　拇指和其余四指分别置于被检查者腓肠肌两侧,适度用力捏压腓肠肌。阳性表现同 Babinski 征。

上述 3 征的测试方法不同,但阳性结果表现一致,临床意义相同。

4. 脑膜刺激征　为脑膜受激惹的体征,见于脑膜炎、蛛网膜下腔出血和颅压增高等。表现为颈强直、克尼格(Kernig)征和布鲁金斯(Brudzinski)征阳性。

五、自主神经功能检查

自主神经包括相互拮抗的两部分,交感和副交感神经,但在大脑皮质的调节下,可协调整个机体内、外环境的平衡。

1. 一般观察

(1)皮肤及黏膜　注意颜色及光泽,有无苍白、发绀、潮红或色素沉着,有无脱屑、干燥、增厚或变薄发亮;有无水肿、溃疡或压疮。

(2)毛发及指甲　毛发有无稀少,增多或局部脱落;指甲是否粗糙变脆或增厚变形。

(3)出汗　有无全身、局部或半身多汗、少汗或无汗。

2. 括约肌障碍　有无排尿困难、大小便潴留或失禁。

3. 自主神经反射

(1)眼心反射　眼球加压 20 ~ 30 秒后,心率减慢 10 ~ 12 次 /min,减慢超过 12 次提示副交感神经功能增强,心率加快提示交感神经功能亢进,迷走神经麻痹则无反应。

(2)卧立位试验　由卧位到立位脉率增加超过 10 ~ 12 次 /min 为交感神经兴奋性增强,由立位到卧位,脉率减慢超过 10 ~ 12 次 /min,则为副交感神经(迷走神经)兴奋性增强。

(3)皮肤划痕试验　用钝头竹签在皮肤上适度加压画一条线,数秒钟后,皮肤先出现白色划痕(血管收缩)高出皮面,以后变红属正常反应。如白色划痕持续较久,超过 5 分钟,提示交感神经兴奋性增高。如红色划痕迅速出现且持续时间长,提示副交感神经兴奋性增高或交感神经麻痹。

(4)竖毛反射　用冰块或搔划刺激受检者颈后或腋窝皮肤,可见竖毛肌收缩,毛囊处隆起呈鸡皮状，7～10 秒最明显，15～20 秒后消失。竖毛肌由交感神经支配，因此竖毛反射扩展至脊髓横贯性损害平面即停止。由此可协助判断脊髓病灶部位。

(5) 发汗试验　用碘 1.5g、蓖麻油 10.0ml 与 95% 乙醇 100ml 混合成淡碘酊涂布于皮肤，待干后再敷以淀粉；皮下注射毛果云香碱 10mg，作用于交感神经节后纤维而引起出汗，淀粉遇湿后与碘发生反应，使出汗处皮肤变蓝，无汗处颜色不变。由此可协助判断交感神经功能障碍的范围。

（徐　蓉）

第五章 护理伦理

第一节 护理伦理概述

一、护理伦理学的概念

护理伦理学(nursing ethics)是一般伦理学原理在护理学科学活动和临床护理实践中的具体应用,是以一般伦理学原理为指导,研究护理道德的科学。护理伦理学隶属于伦理学的范畴,是伦理学的一个分支学科,与一般伦理学之间是特殊与一般、个性与共性的关系。

二、护理伦理学的研究对象与内容

1. 护理人员与患者之间的关系　护理人员与患者的关系是护理伦理学的核心问题和主要的研究对象。

2. 护理人员与其他医务人员之间的关系　在护理活动中,护理人员与其他医务人员之间有着广泛的联系,其直接影响着护理工作,甚至影响着整个医疗工作的进行和集体力量的发挥,影响着医学人才的成长和良好护患关系的建立。

3. 护理人员与社会之间的关系　护理工作中面临的社会伦理难题,不仅关系着患者的切身利益,也直接涉及社会的利益,需要护理人员在不同患者之间,以及患者与社会之间进行利益权衡,正确处理护理人员与社会的关系。

三、护理伦理学的基本观点

1. 生命观　生命观是指人们对待人的生命的基本看法和观点。从伦理学上看,在人类历史发展过程中,人们对生命的认识主要有以下几种基本观点:生命神圣论、生命质量论和生命价值论、生命统一论等。

2. 健康观　健康观是人们关于什么是健康、健康责任、健康价值、健康影响因素等问题的基本看法和态度。1948 年世界卫生组织(WHO)首先提出了包含人类生物属性和社会属性的健康概念:"健康不仅是人体免于疾病和衰弱,而是保持体格方面、精神方面和社会方面的完美状态"。

3. 死亡观　死亡观是人们关于什么是死亡、如何面对死亡以及如何看待安乐死、脑死亡等死亡问题的基本观点和态度。科学的死亡观是科学地认识死亡,理性地对待死亡、全面地界定死亡标准的重要基础,对死亡概念的理解直接影响着死亡标准的界定。同时,也影响着人们对待人生和死亡的态度,影响着人们处理生死问题的方法。

4. 人道观 人道观是关于人生和为人之道的基本观点,即应当把人当作人来对待的基本观念。医学人道观要求医务人员应当尽量排除非医疗因素的干扰,珍惜生命,尊重人的价值和权利,尽力救治患者,让每个患者都能够得到人道的、平等的对待。

四、护理伦理学的任务

1. 运用伦理学的一般原理,紧密结合护理学和护理实践,探讨和揭示护理道德的本质及其发生、发展的规律。

2. 向护理人员进行深入、系统的道德伦理宣传和教育,提高广大护理工作者的道德水平。促进护患关系、护际关系的和谐,为患者提供满意的服务。

3. 使学生有能力识别护理实践中的道德问题。

五、护理伦理学的方法

学习护理伦理学的方法很多,如理论联系实际的方法、比较分析方法、社会调查方法、归纳方法、讨论方法等。这里主要介绍以下两种方法:

(一)理论联系实际的方法

护理伦理学不仅具有一定的理论性,也具有较强的应用性,这要求我们在学习和研究护理伦理学的过程中必须采用理论联系实际的方法。

(二)案例分析法

1. 案例分析法一般要求

(1)明确护患双方的价值理念:价值理念决定了人们处理、分析、评价和解决问题的方法。

(2)明确有哪些伦理问题:由于伦理学是研究道德的,是调节人际关系的行为规范,因此,伦理问题必然要涉及两个以上的人的利益,并且必须有行为的发生。

(3)明确如何分析和解决伦理问题:由于文化传统、风俗习惯、价值追求等因素的不同,每个人对一种行为都会有自己的判断,需要掌握分析和解决伦理问题的一般程序。

2. 案例分析法的一般程序

(1)确定具体的人和事 通过认真阅读案例,归纳案例中的事实材料和涉及的人际关系。

(2)找出护理伦理问题 分析哪些事实情节与护理行为有关,是否涉及护患双方的利益问题,排除与护理行为、护患利益无关的非伦理问题,明确有哪些伦理问题。

(3)分析产生问题的原因 根据存在的伦理问题及原因进行分析,列举尽可能多的护理伦理规范。

(4)选择适用的伦理原则 分析在所给案例中应当适用规范及原则。

(5)进行伦理学分析 某一案例可能适用多个原则,而且在原则的适应上也可能存在冲突。这就要进一步分析多个原则之间是否存在隐含关系,如果原则之间存在隐含关系,就可以用上一层次的原则来涵盖下一层次的原则。

(6)做出伦理判断和建议 根据以上分析,总结出最终的伦理判断和评价,提出解决伦理问题的具体建议。

(田 露 陈 英)

第二节　护理伦理的规范体系

一、护理伦理学基本原则

(一)尊重原则

尊重原则(the principle of respect)指对人的人格、权利尤其是自主性的尊重。疾病认知、知情选择等均是患者自主性的体现。医护人员尊重患者的自主性,可以使患者感到自身的价值,因而能够调动其主动参与医护决策的主观能动性,也会增强患者对医护人员的尊重和信任,从而有利于建立和谐的护患关系,有利于医护决策的合理性及顺利实施。

(二)有利原则

有利原则(the principle of beneficence):有利原则有狭义和广义之分。狭义的有利原则是指护士履行对患者有利的德行;广义的有利原则不仅对患者有利,而且护士的行为有利于护理科学的发展,有利于促进人群和人类的健康。有利原则强调了一切为患者的利益着想,尽力做对患者有益的事情,同时也要尽量避免对患者的伤害,这是护理人员最主要的职责之一。但护理人员在护理工作中应注意,不能为了坚持有利原则而损害患者的自主权。

(三)不伤害原则

不伤害原则(the principle of nonmaleficence)是指在诊治、护理过程中不使患者的身心受到损害。即避免对患者造成心理和生理上的伤害或避免给患者带来伤害的风险。

(四)公正原则

公正原则(the principle of justice)的含义:公正即公平和正义。公正原则指基于正义与公道,以公平合理的处事态度来对待患者及其利益相关者。

二、护理伦理学基本规范

(一)护理伦理学基本规范的含义

护理伦理学的基本规范是护理伦理学基本原则的具体体现,是护理道德行为和道德关系普遍规律的反映,它不仅包括临床护理方面的规范,而且包括护理科研、预防等领域的规范。

(二)护理伦理学基本规范的形式和内容

1.护理伦理学基本规范的形式　护理伦理学基本规范一般由国家、卫生行政部门、社会卫生组织等颁布实施,通常以"规范""守则""条例""戒律""宣言""誓词"等条文式的语言出现,用以强调护理人员的义务和责任,规范护理行为。

2.护理伦理学基本规范的内容

(1)以人为本,践行宗旨。坚持救死扶伤、防病治病的宗旨,发扬大医精诚理念和人道主义精神,以患者为中心,全心全意为人民健康服务。

(2)遵纪守法,依法执业。自觉遵守国家法律法规,遵守医疗卫生行业规章和纪律,严格执行所在医疗机构各项制度规定。

(3)尊重患者,关爱生命。遵守医学伦理道德,尊重患者的知情同意权和隐私权,为患者保守医疗秘密和健康隐私,维护患者合法权益;尊重患者被救治的权利,不因种族、宗教、地域、贫富、地位、残疾、疾病等歧视患者。

(4)优质服务,医患和谐。言语文明,举止端庄,认真践行医疗服务承诺,加强与患者的交流与沟通,积极带头控烟,自觉维护行业形象。

(5)廉洁自律,恪守医德。弘扬高尚医德,严格自律,不索取和非法收受患者财物,不利用执业之便谋取不正当利益。

(6)严谨求实,精益求精。热爱学习,钻研业务,努力提高专业素养,诚实守信,抵制学术不端行为。

(7)爱岗敬业,团结协作。确处理同行、同事间关系,互相尊重,互相配合,和谐共事。

(8)乐于奉献,热心公益。安排的指令性医疗任务和社会公益性的扶贫、义诊、助残、支农、援外等活动,主动开展公众健康教育。

三、护理伦理学基本规范的特点和作用

(一)护理伦理学基本规范的特点

1.现实性与理想性的统一　社会所倡导的护理道德规范是现实护理行为评价的反映,必须符合医务界道德的实际情况,同时也反映人们的价值观和理想人格与目标,具有前瞻性,所以具备现实性与理想性的统一。

2.普遍性与先进性的统一　护理道德规范是行为准则,是依据护理人员不同的医德现状,分别提出统一的底线伦理要求与高标准的价值导向要求,故而体现护理道德规范普遍性与先进性的统一。

3.一般性和特殊性的统一　护理道德规范的一般性与特殊性相统一的特点体现在两个方面:一是既要符合社会道德的一般要求,又要突出医疗护理职业的特定要求;二是既要提出护理服务的共性要求,又要注意具体护理服务岗位的个性要求。

4.稳定性与变动性的统一　护理道德规范的稳定性取决于护理道德关系与基本思想的相对稳定;护理道德规范的变动性取决于护理道德关系变化以及人民对护理道德关系认识的拓展深化。

5.实践性与理论性的统一　护理道德规范的内容体现实践性,而形式体现了理论性。

(二)护理伦理学基本规范的作用

1.是确立护理伦理道德规范体系的基础　护理人员在医疗活动中应该做什么,不应该做什么,主要是由护理道德规范作明确而具体的规定,它比较全面地指明了护理人员应该如何在医疗实践中去选择自己的行为,是护理伦理道德规范体系得以确立的必要前提。

2.是护理道德评价中的衡量标准　护理人员的医技水平、护理道德修养都离不开护理道德评价,护理道德规范是评价护理道德行为和护理道德生活的基本准则。

3.是调节护理道德修养的根本途径　在医疗护理活动中,以护理道德指导和检验自身言行,护理人员就可能实现护理道德规范的内化作用,从而提高和完善医学道德人格。

四、护理伦理学基本范畴

(一)权利与义务

1. 权利　护理道德范畴中的权利包括两个方面:其一,是指患者的权利,即患者在护理活动中所享有的权利和利益;其二,是指护理人员的权利,即护理人员在护理活动中所享有的权利和利益。

2. 义务　护理道德范畴中的义务包括护理人员的义务和患者的义务两个方面。权利意味着权益、能力或资格,义务意味着约束、限制或责任;权利意味着获得,义务则意味着付出;权利是主动的,而义务是被动的;权利可以放弃,而义务必须或应当遵守。

(二)尊严与价值

1. 尊严　在诊疗护理活动中,医护人员不仅应当尽力维护患者的生命健康,还应当维护患者的尊严。同时,护理人员的尊严也需要得到维护和尊重。

2. 价值　在护理工作中,护理人员价值的实现有两种情形:其一,正确认识护理人员的价值,从职业能力、职业态度、职业行为等方面加强自身修养,努力提高自身价值,继而达到提高行业整体价值的目的;其二,将提高自身价值作为筹码,用来获取更大、更多的个人利益,模糊个人价值和行业价值的关系,一味通过提高自身价值来获利,其结果将会得不偿失。

(三)情感与理智

1. 情感　护理道德情感指护理人员对患者、对他人、对集体、对社会和国家所持态度的内心体验,是建立在对人的生命价值、人格和权利尊重的基础上,表现出对患者、对护理事业的真挚热爱,这种情感具有自觉性、纯洁性和理智性的特点。它包括同情感、责任感、事业感。

2. 理智　理智作为护理人员必备的道德理性修养,包含较低层次的道德认知素质和自制能力,以及较高层次的道德决策能力和智慧素质。它指导护理人员在面临急、危、重症的紧急情况之时,保持清醒、专业的职业素养,利用所掌握的医疗护理知识快速、准确、及时、有效地做出反应,挽救患者生命。

(四)良心与荣誉

1. 良心　护理道德良心是护理人员在履行护理道德义务过程中所形成的一种道德意识,是其道德观念、情感、意志和信念的有机统一,主要是对所负道德责任的自我感知能力和对道德行为的自我评价能力,并且具有稳定性和深刻性。护理道德良心的实质就是自律,是慎独精神的体现。

2. 荣誉　荣誉是护理人员理性上自尊的表现,在社会层面显示着对护理人员道德行为及其价值的肯定和褒奖。荣誉包括主观和客观两方面的含义:从客观方面来讲,荣誉是指人们履行了社会责任,对社会做出一定贡献之后,得到社会舆论的认可和褒奖;从主观方面来讲,荣誉是指个人对自己行为的社会价值的自我意识。

(五)审慎与胆识

1. 审慎　审慎(circumspection)指护理人员在护理过程中应具备的处事慎重、严谨、周密、准确、无误的护理道德作风。护理道德审慎的深层本质是对患者高度负责的精神和严谨的科学作风。

2. 胆识　是指护理人员在患者面临风险和难题而自己可以有所作为也必须有所作为的时候，能为患者预见到风险，敢于承担风险，并善于化解风险。胆识的深层本质是关心患者和尊重科学。

（田　露　陈　英）

第三节　患者的权力及义务

权利是指法律上认可或伦理学上可得到的辩护的权利和利益。义务是指特定的角色要求，即主体必须或应当承担的职责。权利与义务是相对的，一个人若要享有某些权利，便应当相对地履行一些义务。护士与患者能否建立良好的护患关系，主要看双方能否按照护理伦理要求来维护彼此的权利，履行各自的义务。

一、患者的权力与义务

（一）患者的权利

患者的权利(patient's rights)是指患者在接受医疗卫生服务时，为实现自己的人身健康利益而应该做出一定行为或不做出一定行为的一种能力或资格。患者的权利既包括依法所拥有的法律权利，也包括作为患者角色在护理伦理上所享有的道德权利。一般来说，法律权利都是道德权利，但道德权利并不一定是法律权利。

1. 生命健康权(right of life and health)　包括生命权和健康权两大部分。生命权是指自然人的生命安全不受侵犯的权利。健康权是指自然人(公民)维护自己身体组织和器官结构完整、功能正常，不受非正常医疗行为侵害以及精神心理免受侵害的权利。公民的生命非经司法程序，任何人不得随意剥夺，如安乐死的问题要以立法为前提。公民的健康包括肉体的健康和心理的健康两个方面。

2. 人格尊严权(right of personal dignity)　是指以人格尊严为内容的不受侵害的权利。患者的人格尊严权是一项宪法权利，主要包括姓名权、名誉权、肖像权、荣誉权、隐私权等。它要求在医护实践中医护人员要尊重患者的身体、隐私及民族习惯、信仰等。严禁在治疗时，用嘲讽、侮辱、不礼貌的语言对待患者，不能借检查之机猥亵患者身体。对于少数民族患者，不得借故在语言和行为上侵犯他们的民族风俗和忌讳等。

3. 平等医疗权(equal right of medical care)　医疗权是指任何人都有获得为治疗其疾病所必需的医疗服务的权利，包括就医权、获得诊断权、获得治疗权等。任何医护人员和医疗机构不得拒绝患者的求医要求，不得以任何借口推诿和拖延对急危重症患者的紧急救护。对于危重患者，在情况紧急时，要先行救治，后缴费办理入院等手续。

4. 知情同意权(informed consent rights)　指患者有权了解和认识自己所患疾病，包括检查、诊断、治疗、处理及预后等方面的情况，并有做出选择的权利。知情同意由知情、理解、同意三个要素构成。知情是指患者及其家属有权知悉患者的病情、治疗方案，以及医疗风险、替代医疗方案等情况，医护人员有告知的义务，并应针对患者的具体情况做必要的解释，以帮助患者对信息和资料进行理解。不宜向患者说明的,应当向患者的近亲属说明,并取得其书面同意。同意是指对患者进行的医疗护理措施必须得到患者的同意,同意并不是仅指患者对诊疗护理措施的承诺或认同,还包括患者对诊疗护理措施的选择和否定。对于无行为能力或限制行为能力的患者,应当依法履行代理知情同意。

5. 隐私权(right to privacy)　指公民享有的个人不愿公开的有关私生活的事实不被公开的权利,包括为患者保密、对患者保密和保守医务人员秘密三部分。未经患者同意或无法定理由,医护人员不得对第三方泄露患者的隐私,更不得用于商业用途;不得以医学研究或教学为名,未经患者同意而对其进行试验或摄影,不得公开患者的真实姓名或照片等信息,不能暴露患者身体的隐私部位。

6. 医疗监督权(right of medical supervision)　指患者享有为实现自己医疗保健权利,而对医疗行为人的具体医疗行为进行批评和建议的权利。为了这种医疗监督权利的实现,必须要赋予患者对医疗侵害的申诉权,同时,也需要禁止患者在行使监督权中不得捏造或歪曲事实进行诬告陷害。医疗监督权是国家和社会赋予公民的监督权的延伸与扩展。

7. 损害赔偿权(right of compensation for damages)　指患者在接受医疗卫生服务过程中,医疗行为主体因过失而造成患者损害的,患者依法要求其赔偿的权利。也就是说侵害公民身体造成伤害的,应当赔偿医疗费、因误工减少的收入、残疾者生活补助费等费用;造成死亡的,并应当支付丧葬费、死者生前抚养的人必要的生活费等费用。

(二)患者的义务

权利与义务是相对的,患者在享受权利的同时,也应履行相应的义务。

1. 实事求是提供客观病史的义务　在医护人员诊疗时,患者应客观、真实地提供病史资料、身体感受,不能隐瞒有关信息,这既是诊疗的需要,也是医患信托关系的要求。

2. 遵守医疗机构规章制度的义务　患者就医时必须自觉遵守医院的规章制度,患者不得利用特权故意破坏医疗机构的规章制度,不得干扰、破坏医疗机构医疗服务行为的正常进行;不能有意寻衅滋事、毁坏医疗机构的公有财产和给医务人员造成人身伤害。

3. 按时、足额支付医疗费用的义务　医疗机构按收费标准收取患者的医疗费用,并每天发放费用明细清单,患者有义务支付相应医疗费用,即使享受医疗保险的患者,也要承担以上费用的一部分。而且与一般的商业服务不同,医疗收费不以最终的治疗效果为标准,只要医疗机构及其医护人员不存在过错,患方就应当按时、足额交费。

4. 尊重医护人员及其专业权威的义务　在医疗过程中,护患双方的地位是平等的协作与互信的关系,患者对医护人员专业判断应予以尊重,不得擅自修改医护人员所制订的医疗方案,对于医护人员要求其配合的诊疗事项,应该遵守执行,以使医疗过程顺利进行,进而减轻病痛,促进康复。

5. 接受强制治疗的义务　当患者患有某种可能危害公共卫生安全的疾病时,赋予医疗机构强制医疗的权利。与此相适应,患者应承担接受该种强制治疗的义务。

6. 配合医学教育的义务　患者配合临床医学教学的义务是医学发展的必然要求,其目的最终也是更好地服务于患者,解除患者的痛苦,恢复患者的健康。但是,这一义务的履行必须在患者知情同意权和隐私权受到充分尊重的条件下来实现,决不能与患者的权利相冲突,这就要求我们要正确处理好两者之间的关系。

二、护士的权力与义务

依据我国的《医疗机构从业人员行为规范》《护士条例》等相关规定,借鉴国际护士协会《护士职业道德准则》等要求,护士享有的基本的权利和义务如下:

(一)护士的权利

1. 人格尊严权　人格尊严权是宪法赋予每个公民的基本权利,任何单位和个人都不得以任何方式来干扰护士执业,诋毁其人格。护士履行职责,受到法律保护。患者与其家属如果对护理服务不满意,应以理性的态度,采取合法的途径解决,不得限制护士的人身自由或暴力袭击。

2. 护理决策权　护士有获得基本诊疗、护理相关信息的权利和其他与履行护理职责相关的权利,可以对医疗卫生机构和卫生主管部门的工作提出意见或建议。同时享有相关医疗设备使用权。

3. 专业发展权　护士享有专业发展权,护士有从事学术研究和交流、参加行业协会和专业学术团体的权利。

4. 继续教育权　护士有按照国家有关规定获得与本人业务能力和学术水平相应的专业技术职务、职称的权利;有参加专业培训等继续教育的权利。

5. 人身安全权　护士在工作期间具备人身财产利益不受侵犯的权利。

6. 经济待遇权　执业护士有按照国家有关规定获取工资报酬、享受福利待遇、参加社会保险的权利。任何单位或者个人不得克扣护士工资、降低或者取消护士福利等。

7. 医疗监督权包括　护士依法有获得与疾病诊疗及医疗相关信息的权利;有获得其他与其医疗职责相关的权利;有对医疗卫生机构和卫生主管部门的工作批评、建议的权利。

8. 特殊干涉权　这是指医护人员在特殊情况下,为了维护患者及他人的生命健康利益,根据医护工作需要有对患者自主权进行适度限制的权利。如患者行使权利而伤害自身利益或危害社会利益时,护士应当行使权利予以干涉。

(二)护士的义务

1. 依法执业的义务　依法执业既是护士的权利,更是护士的义务。

2. 先行处置的义务　护士在执业活动中,发现患者病情危急,应当立即通知医生,在紧急情况下为抢救患者生命,应当首先实施必要的紧急救护,为挽救患者生命争取宝贵的救治时间。

3. 保护患者隐私的义务　在护理工作中,护士应当尊重患者的生命、人格、尊严、价值观、宗教信仰及风俗习惯,隐私权属于患者的基本人格权,护士应予以保护。当患者的隐私与维护患者的生命、他人或社会的利益发生矛盾时,应当以患者的生命及大局利益为重。

4. 告知的义务　护士除了给予患者告知病情外,还包括对医生告知的义务。

5. 参与处置公共卫生事件的义务　发生自然灾害、公共卫生事件等严重威胁公众生命健康的突发事件,护士应当服从县级以上人民政府卫生主管部门或者所在医疗卫生机构的安排,参加医疗救护。"

三、护患权利与义务之博弈

在一般情况下,护患双方的权利与义务是统一,但在某些情况下护患双方的权利与义务也会出现冲突,存在利益博弈的情形。

(一)患者权利与护士权利的博弈

护士的权利是为履行其救死扶伤的基本义务而存在的,因此,护士的权利与患者的权利在本质上是一致的。然而,在医疗实践中,两者之间有时也会发生冲突。如手足口病患儿家属拒绝隔离,解决该矛盾,需要护患双方充分认识到个人权利与公共权利之间的相互关系,护士要利用相关知识做好解释工作,在患者或其家属都能理解的基础上让个人权利让位于公共权利。

(二)患者权利与护士义务的博弈

一般情况下,患者的权利与护士的义务是一致的。当患者的特殊权利与护士履行义务相冲突时,患者需要充分认识到只有当个人隐私对他人或社会不构成任何危害时,才享有绝对保密的权利。护士要做好患者的解释工作,以取得患者的理解与支持。

(田 露 陈 英)

第四节 和谐护患关系的伦理构建

一、护患关系的伦理解读

(一)护患冲突的伦理概念

护患冲突(nurse-patient conflict)是指护患双方在诊疗护理过程中,为了自身利益或对某些医疗护理方法、态度、行为及后果等存在理解、认识上的分歧,以致发生争执或对抗。

(二)护患冲突发生的原因

1. 护士方面的因素

(1)技术因素　护理是技术与道德的统一体,技术是基础,道德是灵魂。护士在工作上敬业爱岗、在技术上精益求精是良好护患关系的基础。

(2)非技术因素

1)职业道德的欠缺:尊重和爱护患者是护患关系最基本的道德要求,护患关系的好坏很大程度上取决于护士护理道德境界的高低。

2)服务意识的淡薄:在工作中,个别护士利用其与患者地位的不平衡性、选择的不对等性忽视患者的权益,缺乏主动服务意识,未以同理心与患者进行有效沟通,造成患者及其家属不满而引发冲突。

3)缺乏良好的沟通技巧:如语言过于简单或过于生硬;以自我为中心,不顾及患者的想法;使用说教式语言,主观判断;谈话中随意改变话题,阻止患者表达自己的感情和传递信息等。

2. 患者方面的因素

(1)对疗效的期望值过高　部分患者及其家属不能理解和接受治疗效果的不理想或正常出

现的并发症以及不可预料的医疗意外等,对医护人员产生怀疑、发泄怒气,从而引发护患冲突。

(2)传统重医轻护观念　少数患者及家属常常能够服从医生的权威,尊重医生的诊断、治疗,但歧视护理工作,很大程度上伤害了护士的自尊心和积极性。同时,护士在医疗服务中与患者接触时间最长,引起冲突的机会较多,患者对医院产生的不满情绪也容易发泄到护士身上,从而导致护患冲突。

(3)不当的维权行为　患者在维护自己权益时,不能尊重护士的尊严和考虑护理人员的权力,甚至采取一些极端方式,导致护理人员不再把治病救人作为基本出发点,而是想方设法保护自己,避免意外,从而影响患者的有效治疗,加剧护患冲突。

(4)不良的求医行为　个别患者未能履行其应尽的义务,不遵从医护的要求,当出现不良后果时,就将责任推向护士,发生争议后又无理取闹,导致护患关系紧张。患者不能有效控制这些情绪反应时,容易向医护人员发泄而导致护患冲突。

3. 医院方面的因素

(1)工作目标出现偏差　医院管理者过分追求经济效益,导致医疗服务"过度",极大地增加了患者的经济负担。一旦患者认为医疗费用不合理,存在乱收、多收等情况,护士在执行收费和解释中将可能成为冲突的对象。

(2)缺乏有效管理、监督和处理机制　医院管理机制不健全、制度不完善、方法不科学或缺乏有效的监督和处理机制,造成医疗秩序不规范、医疗流程不合理、医疗环境差等状况,或缺乏有效的护患冲突应对和处理机制,一旦发生护患冲突,部分护理管理者应对不当导致事态扩大。

(3)护理人力资源缺乏　护理人力资源配置不足,以及人力资源未能有效利用,导致临床护士工作强度和负荷过大,使护士忙于繁重的护理操作而只注重患者生理上的康复,无暇顾及与患者的沟通交流、健康教育、心理护理等,使患者合理的需求得不到及时和有效的满足,导致护患关系紧张从而引发护患冲突。

4. 社会方面的因素

(1)医疗卫生服务供需矛盾。

(2)卫生法律法规亟待健全。

(3)新闻媒体导向问题。

二、和谐护患关系的伦理诉求

(一)护士方面

1. 加强业务学习,增强伦理道德规范。

2. 加强护理伦理知识学习,合理判断患者及其家属的价值观。

3. 加强道德自律,提升道德修养。

4. 提升沟通技巧。

(二)患者方面

1. 调整心态,做好角色转换。

2. 客观面对治疗效果或预后。

3.尊重护士,爱护护士。

(三)医院方面

1.合理配置人力资源,减轻护士超负荷工作。

2.提高管理水平,提高医患满意度。

(四)社会方面

1.优化医疗卫生资源配置,提升基层医疗机构的建设。

2.完善医疗卫生法规,加大司法执法力度。

3.利用新闻媒体的正能量传播,转变公众的负面认识。

（田　露　陈　英）

第六章　护理行为与法律

第一节　法律概述

一、法律的概念

法律(Law)是国家制定或认可的、由国家强制力保证实施的、以规定当事人权利和义务为内容的具有普遍约束力的社会规范。法律有狭义及广义之分,狭义的法律专指由拥有立法权的国家机关依照立法程序制定的规范性文件。广义上的法律指法律规范的总和,除国家立法机关制定的规范性文件之外,还包括国家行政机关制定的行政法规、地方国家权力机关制定的地方性法规等。

二、法律的特征和作用

(一)法律的特征

法律体现国家统治阶级的意志,主要特征表现为:

1. 规范和普遍性法　律规范不是针对具体事或具体人,而是一种一般的、抽象的行为规则,在相同的条件下可以反复适用。法律规范在国家权力所及的范围内具有普遍的约束力,对社会全体成员有效,人人必须遵守。

2. 结构和层次性　法律的每个法律规范在逻辑上都由假定、处理和制裁三个部分组成,不同规范之间有紧密的联系,不同法律部门和法律制度构成紧密联系的整体。

3. 权利和义务性　在法律上,把一定的行为自由规定为法律权利,把与之相对应的社会责任规定为法律义务。

4. 明确公开性　明确是指法律的规定应该清楚明了且无歧义,便于人们遵守和执行。公开是指法律应该为公众所知悉或能够知悉。这使法律具有了社会规范的意义,能够使人们普遍遵行、进行行为的评价及对自我行为的调整。另外,法律的公开明确也有利于司法的公开和公正。

5. 国家意志性　法律是由国家制定或认可的行为规范。制定是指由国家机关在某职权范围内按照法定的程序创制规范性法律文件的活动,一般是指成文法创制的过程。认可是指国家承认某些社会上已有的行为规则具有法律效力。法律是一种特殊的社会规范,具有国家意志性。

6. 国家强制性　法律体现国家权力并由国家强制力保证实施,这是法律和其他社会规范相区别的一个重要标志。法律的国家强制性,既表现为国家对违法行为的否定和制裁,也表现为国家对合法行为的肯定和保护;既表现为国家机关依法行使权力,也表现为公民可以依法请求国家保护其合法权利。

(二)法律的作用

法律的作用也称法律的功能,是法律对社会发生影响的体现,表现为应用法律手段调节各种社会关系。

1. 规范作用　包括指引、评价、教育、预测及强制作用。

2. 社会作用　包括法律的政治作用、经济作用及社会公共作用。

三、法律基本范畴

1. 法律的核心范畴　权利、义务、权力是法律的核心范畴。权利是正当化的利益;义务是人们必须履行的某种责任,表现为必须依法做出某种行为或抑制某种行为;权力是合法确认和改变人际关系、处理他人财产或人身的能力。在三者关系中,权利和义务不可分割,权利是目的、义务是手段,权利是义务存在的依据和意义。

2. 法律关系　是法律规范在调整人们行为过程中所形成的权利义务关系,由主体、内容、客体构成。主体是法律关系的参加者,即法律关系中权利、义务、权力的享有者和承担者,包括公民、机构、组织和国家。内容是特定法律主体之间的权利义务关系以及权利和权力的关系。客体是法律关系主体之间权利、义务、权力所指向的对象,包括物质、人身、非物质财富及行为,是将法律关系主体间的权利、义务、权力联系在一起的客观基础。没有客体为中介,就不可能形成法律关系。

3. 法律行为　行为是法律调整的直接对象,是法律实现其价值功能的着眼点和立足点。法律行为是人们所实施的能够发生法律上效力、产生一定法律效果的行为。

4. 法律责任　指人们对自己的违法行为所应承担的带有强制性、否定性的法律后果。法律责任的构成要素主要有责任主体、违法行为、损害结果、因果关系以及主观心态。法律责任由国家授权的机关依法追究,其他组织和个人无权行使此项职权。

5. 法律制裁　包括刑事制裁、民事制裁、行政制裁及违宪制裁。

(陈　淳　田　露)

第二节　卫生法规及医疗纠纷与医疗损害

一、卫生法规

(一)卫生法概念

卫生法是由国家制定或认可、由国家强制力保证实施的关于医疗卫生方面法律规范的总和,用于调控国家卫生事业的发展,调整卫生行政机关与相对人相互关系的法律规范。

(二)卫生法基本原则

1. 卫生保护原则　保护公民生命健康是我国一切医疗卫生工作和医疗卫生立法的根本宗

旨和最终目的。根据这一原则,我国每个人都依法享有改善卫生条件、获得基本医疗保健的权利。

2. 预防为主原则 此原则有以下几个基本含义:①任何卫生工作都必须立足于预防;②强调预防,并不是轻视医疗;③预防和医疗都是保护人体健康的方法和手段。无病防病,有病治病,防治结合,是预防为主原则的总要求。

3. 保护社会健康原则 是指个人在行使自己的权利时,不得损害社会健康利益。这种对社会整体利益的保护有可能是对个人权利的限制,如对某些传染病患者的隔离、法律规定患有某些疾病的人不得参加接触直接入口食品的工作等。

4. 依靠科技进步原则 卫生事业是科技含量很高的一个领域,生命科学是当今世界科技发展最活跃、最重要的领域之一。卫生事业的发展、健康目标的实现、归根到底有赖于科技的发展。

5. 患者权利自主原则 指在医疗活动中,患者有独立的、自愿的决定权。这种自主决定权从根本上表达的是患者的选择权,包括:①自己决定选择医疗机构、医生及其医疗服务的方式;②除法律、法规另有规定外,患者有权自主决定接受或不接受某一项医疗服务;③患者有权拒绝医疗机构的非医疗性服务等。这一原则要求医务人员或研究人员在医疗活动或试验前必须取得患者的知情同意。

(三)卫生法特点

1. 保护公民的健康权 公民的健康权是指自然人依法享有保持身体功能正常及其健康状况不受侵犯的权利。卫生法通过保证公民享有国家规定的健康权和治疗权、惩治侵犯公民健康权利的违法行为来保护公民的健康。

2. 技术规范和法律相结合 卫生法将防治疾病、保护健康的客观规律加以法律化,使其成为人人必须遵守的规范,以求最大限度地趋利避害。对不遵从卫生法中的医疗卫生技术规范并造成严重后果者实行严惩。

3. 调整手段多样化 维护健康是一项非常复杂的工程,涉及复杂的社会关系及一系列技术问题,包括生活环境的状况、防治疾病的技术、爱国卫生运动等。因此,卫生法吸收并利用其他部门法律多样化的调节手段,如行政制裁、民事制裁、刑事制裁等。

(四)卫生法律关系的构成

卫生法律关系的构成包括主体、客体及内容三个要素。

1. 主体 也就是卫生法律关系的参与者,包括享受权利、承担义务的卫生行政部门、医疗卫生保健机构,与医疗卫生单位发生直接或间接关系的企事业单位,我国的公民及境内的外国人。

2. 客体 卫生法以保护公民的健康权为宗旨,因此卫生法律关系的客体包括:①公民的生命健康权:生命权是指公民生命不被非法剥夺的权利,健康权是指公民的身心健康不受非法侵害的权利;②行为:医药企业生产药品的计量标准,医疗、护理服务等;③医疗物资:进行各种医疗和卫生管理工作时需要的生产资料和生活资料;④智力成果或精神产品:卫生法律关系主体从事智力活动所取得的成果,如医疗卫生技术发明、专利、学术著作等。

3.内容　是指卫生法律关系的主体依法享有的权利及承担的义务,如护士的权利是依法实施护理服务,并获得相应的报酬;其义务是为服务对象提供及时、准确的护理服务。如果护士不履行或没有按要求履行其义务,将承担相应的后果。

（五）卫生违法行为及法律责任

根据违法行为的性质、情节、动机和对社会危害程度的不同,卫生法律责任可分为行政责任、民事责任、刑事责任。

1.行政责任(administrative liability)　是指医疗卫生机构及其工作人员或从事与卫生事业有关的企事业单位工作人员或公民,违反卫生法中有关卫生行政管理方面的规范,尚未构成犯罪所应承担的法律后果。卫生行政责任的主要形式有行政处罚和行政处分。行政处罚的种类有:警告、罚款、没收违法所得、没收非法财物、责令停产停业、暂扣或吊销卫生许可证和生产许可证或营业执照等。行政处分包括警告、记过、记大过、降级、降职、撤职、留用察看和开除 8 种形式。

2.民事责任(civil liability)　是指医疗卫生机构及其工作人员或从事与卫生事业有关的机构违反了卫生法律规定,侵害了公民的生命健康权、财产权,依法应向受害人承担的以财产为主的损害赔偿的法律责任。根据《民法典》第一百七十九条规定,承担民事责任的方式主要有以下 11 种:停止侵害;排除妨碍;消除危险;返还财产;恢复原状;修理、重做或更换;继续履行;赔偿损失;支付违约金;消除影响、恢复名誉;赔礼道歉。

3.刑事责任(criminal liability)　是指行为人实施了违反卫生法律法规的行为,严重侵害了卫生管理秩序及公民的生命健康权益,构成犯罪,依刑法所应承担的法律后果。我国刑法对违反卫生法的行为所应承担的刑事责任包括:生产、销售假药罪,生产销售有毒有害食品罪,妨害传染病防治罪,非法组织卖血罪,医疗事故罪,非法行医罪等。

二、医疗纠纷与医疗损害

（一）医疗纠纷

1.概念　医疗纠纷(medical disputes)是指医患双方对诊疗护理过程中发生的不良后果及产生原因认识不一致而引起的纠纷。医疗纠纷包含医疗侵权纠纷和医疗损害赔偿纠纷。医疗纠纷只代表着一种责任不确定的争议状态,而真正体现法律意义的应该是其下行概念,如医疗损害纠纷、医疗事故纠纷和医疗合同纠纷等。

2.分类　根据我国目前的司法实践,将引发医疗纠纷的原因概括分为六大类:①诊疗行为存在过失并造成损害结果,如各种医疗事故;②虽有诊疗过失但未造成损害结果,如手术中误伤相邻组织但及时处理并愈合;③不存在诊疗过失但确有损害结果,如麻醉意外、手术并发症、药品不良反应等;④生物药品、器械设备、耗材敷料等医疗供应品发生意外,包括涉嫌产品质量责任而出现的纠纷;⑤患方对医疗风险认识不足而引起单方面误解的,如一些重病后期不断恶化是疾病本身的自然转归,而非医疗不当行为所致;⑥与诊疗行为本身无关的其他纠纷,如患者自残自杀或非医疗行为导致的人身财产损失等。

3.处理流程　发生医疗纠纷时,医患双方可以通过下列五个途径解决:医患双方自愿协商;向人民调解委员会申请调解;向医疗机构所在地所属卫生行政部门反映,申请行政调解;向人民法院提起医疗损害赔偿诉讼:法律、法规规定的其他途径,如医患双方共同委托第三方机构进行鉴定,得出结论后再进行协商解决。

4. 医疗纠纷处理的具体步骤

(1)报告 医务人员在医疗活动中出现可能引起医疗损害的医疗过失行为或者对医疗行为的合法性有争议的,应当按照规定逐级报告。医疗服务质量监控负责部门或负责人应当立即进行调查、核实,将有关情况如实向本地医疗机构的负责人报告,并向患者通报、解释。发生重大过失行为的,如导致患者死亡或可能二级以上的医疗事故、导致三人以上人身损害后果等情形,医疗机构应当在 12 小时内向所在地卫生行政部门报告。

(2)证据封存 医疗机构应该妥善保存病历资料和现场实物等证据材料。发生医疗损害责任争议时,死亡病例讨论记录、疑难病例讨论记录、上级医生查房记录、会诊意见、病程记录等病历资料应当在医患双方在场的情况下封存和启封,由医疗机构保管;疑似输液、输血、注射、药物等引起不良后果的,医患双方应当共同对现场实物进行封存和启封,封存的现场实物由医疗机构保存;患者死亡,医患双方当事人不能确定死因或对死因有异议的,应当在患者死亡后48 小时内进行尸检;具备尸体冷冻保存条件的,可以延长至 7 天。尸检应当由死者近亲属同意并签字。

(3)技术鉴定 对于需要进行医疗损害鉴定以明确责任的,由医患双方共同委托医学会或者司法鉴定机构进行鉴定;协商不成的,可以由人民法院直接指定鉴定单位。鉴定机构组织具有鉴定资格的专家组成鉴定小组,依照相应法律法规,运用医学、法医学等专业知识,综合分析患者的病情和个体差异,实事求是做出鉴定结论。

(4)赔偿和处罚 医患双方在医疗纠纷处理中,造成人身、财产或者其他损害需要赔偿的,赔付金额依照法律的规定确定。医疗机构有明显违法行为的,由卫生主管部门给予警告、罚款等处罚;对于直接负责的主管人员和其他直接责任人员给予降级、撤职或开除的处分;构成犯罪的,依法追究刑事责任。

(二)医疗损害

1. 概念 医疗损害(medical damage)是指在诊疗护理过程中,医疗过失行为对患者造成不利的后果与事实。不利后果与事实包括:人身伤残死亡、财产损失、肉体疼痛和精神痛苦以及对患方的隐私权、名誉权等人身权的侵害。医疗损害可分为医疗事故损害和非医疗事故损害。

2. 分类及举证责任归责原则 根据《最高人民法院关于审理医疗损害责任纠纷案件适用法律若干问题的解释》,将医疗损害分为以下四个基本类型:

(1)医疗技术损害:是指医疗机构及医务人员从事病情的检验、诊断、治疗方法的选择,治疗措施的执行,病情发展过程的追踪,以及术后照护等医疗行为,不符合当时既存的医疗专业知识或技术水准的过失行为。医疗技术损害适用过错责任原则,即证明医疗机构及医务人员的医疗损害责任由原告即受害患者方承担。

(2)医疗伦理损害:是指医疗机构及医务人员从事各种医疗行为时,未对患者充分告知或者说明其病情,未提供患者及时有用的医疗建议,未保守与病情有关的各种秘密,或未取得患者同意即采取某种医疗措施或停止继续治疗等,而违反医疗职业良知或职业伦理上应遵守的规则的过失行为。医疗伦理损害适用过错推定原则,即直接推定医疗机构的过失。除非医疗机构能够证明自己已经履行了相应义务,否则应当就其医疗伦理过错造成的损害承担赔偿责任。

(3)医疗产品损害:是指医疗机构在医疗过程中使用有缺陷的药品、消毒药剂、医疗器械以及血液及血液制品等医疗产品,因此造成患者人身损害的行为。对于医疗产品损害责任,适用无过错责任原则,即无论医疗机构或者医疗产品的制造者、销售者是否具有过错,都应当承担侵权赔偿责任。过错的依据不是行为人的过错,而是基于损害的客观存在。

(4)医疗管理损害:是指医疗机构和医务人员违反医政管理规范和医政管理职责的要求,出现医疗管理过错,造成患者人身损害、财产损害。医疗管理损害责任的类型包括:①违反紧急救治义务;②违反病历资料管理职责;③救护车急救不及时;④违反管理职责致使产妇抱错孩子;⑤违法处理患者医疗废物侵害患者权利;⑥医务人员擅离职守;⑦医疗机构违反安全保障义务。医疗管理损害责任适用的归责原则是过错责任原则,由原告方承担举证责任。

3.构成要件

(1)存在医患关系:患者应提供在该机构接受医疗服务的挂号单、交费凭证、病历、出院证等单据证明与医院之间存在医患关系。

(2)医方存在过错医疗行为,包括:违反医疗卫生法律、法规、规章实施诊疗活动;违反相关诊疗技术规范实施医疗行为;未尽与当时医疗水平相应的诊疗注意义务;未尽法定告知义务及知情同意义务;未尽法定的病历管理义务;未尽使用合格医疗产品实施医疗活动的义务;未尽合理检查义务;未尽保护患者隐私义务。

(3)医方的过错造成患者以下三种损害后果。①死亡。②身体损害:组成人体的躯干、肢体、组织及器官受到损害使其正常功能不能得到发挥;或者虽然表面上并未使患者的肢体、器官受到损坏,但致其功能出现障碍,如大脑受药物刺激造成的精神障碍。③精神损害:医疗损害所导致的受害人心理和感情遭受创伤和痛苦。

(4)医疗过错与损害后果之间存在因果关系:分为事实上的因果关系和法律上的因果关系两个层面。出现医疗损害纠纷时,首先需要证明医疗过错行为与损害结果之间存在事实上的因果关系,再在法律上确认医方对损害后果是否应该承担赔偿责任。

4.法律责任　医疗损害责任是指医疗机构及医务人员在医疗过程中因过失,或者在法律规定的情况下无论有无过失,造成患者人身损害或者其他损害,应当承担的以损害赔偿为主要方式的侵权责任。医疗损害事实发生后,对于患者和医疗机构可能分别引发医疗损害责任的民事纠纷处理和医疗事故的行政调查处理两个程序。医疗损害责任的民事纠纷处理解决的是患者与医疗机构之间可能存在的民事赔偿责任问题;医疗事故的行政调查处理则是卫生行政部门对医疗机构或其医务人员违反行政法规的过错诊疗行为进行查处。

5.责任程度　医疗事故鉴定部门综合分析医疗过失导致医疗事故损害后果的作用、患者原有疾病状况等因素,判定医疗过失行为的责任程度。具体包括五种。①完全责任:医疗损害后果完全由诊疗过失行为造成,医疗机构承担100%的责任;②主要责任:医疗损害后果主要由医疗过失行为造成,其他因素起次要作用,医疗机构承担60%~90%的责任;③同等责任:医疗损害后果由诊疗过失行为和其他因素共同造成,医疗机构承担50%的责任;④次要责任:医疗损害后果主要由其他因素造成,诊疗过失行为起次要作用,医疗机构承担20%~40%的责任;

⑤轻微责任:医疗损害后果绝大部分由其他因素造成,诊疗过失行为起轻微作用,医疗机构承担不超过 10%的责任。

(三)医疗事故

1. 概念　医疗事故(medical malpractice)属于医疗损害的一种特殊形式,指医疗机构及其医务人员在医疗活动中,违反医疗卫生管理法律、行政法规、部门规章和诊疗护理规范、常规,过失造成患者人身损害的事故。

2. 分级　根据对患者人身造成的损害程度,医疗事故分为四级:造成患者死亡、重度残疾的为一级医疗事故;造成患者中度残疾、器官组织损伤导致严重功能障碍的为二级医疗事故;造成患者轻度残疾、器官组织损伤导致一般功能障碍的为三级医疗事故;造成患者明显人身损害的其他后果的为四级医疗事故。

3. 医疗事故的处理　对诊疗活动中医疗事故的行政调查处理,依照《医疗事故处理条例》的相关规定执行。《医疗事故处理条例》第五十五条规定:医疗机构发生医疗事故的,由卫生行政部门根据医疗事故等级和情节,给予警告;情节严重的,责令限期停业整顿直至由原发证部门吊销执业许可证,对负有责任的医务人员依照刑法关于医疗事故罪的规定,依法追究刑事责任;尚不够刑事处罚的,依法给予行政处分或者纪律处分。

（陈　淳　田　露）

第三节　护理工作中的法律问题

一、护士的法律责任

1. 处理及执行医嘱　医嘱是医生根据病情和治疗的需要对患者在饮食、用药、化验等方面的书面嘱咐,也是护士执行治疗护理的重要依据。在执行医嘱时,护士应熟知各项医疗护理处理常规,各种常见药物的作用、副作用及使用方法。在此基础上,还应注意以下几个方面:

(1)一般情况,护士应一丝不苟、严格执行医嘱,不得随意篡改或无故不执行医嘱。

(2)患者对医嘱提出疑问时,护士应核实医嘱的准确性。

(3)患者病情发生变化时,护士应及时通知医生,并根据专业知识及临床经验判断是否暂停医嘱。

(4)慎重对待口头医嘱,一般情况下不执行口头医嘱或电话医嘱。在抢救等特殊情况下必须执行口头医嘱时,护士应向医生复述一遍,双方确信无误后方可执行,并保留用过的安瓿和物品,经在场二人核对无误后再弃去。抢救结束后,尽快记录医嘱的执行时间、内容、患者当时的病情,并督促医生及时补上书面医嘱。

(5)慎对必要时医嘱。这种医嘱是由护士决定是否使用和具体使用时间,一般出现在术前使用安眠药或术后使用镇痛等情况。护士需要判断和确认是否需要使用该药物和使用的具体时间。

(6)试用期医师及实习医师的医嘱必须经上级医师签字后方可执行。

(7) 如果发现医嘱有明显的错误,护士有权拒绝执行;如护士向医生指出了医嘱中的错误后,医生仍执意要求护士执行医嘱,护士应报告护士长或上级主管部门。如果护士对明知有误的医嘱不提出质疑,或由于疏忽大意忽视了医嘱中的错误,由此造成严重后果的,护士与医生共同承担法律责任。

2. 实施护理措施　所有护理行为前,护士都应认真核查,确认无误后方可实施。在护理工作中,护士可能独立完成护理措施,也可能与他人合作或委托他人实施。独立实施护理措施时,应明确自己的职责范围及工作规范。若超出自己职能范围或没有遵照规范要求进行护理,而对服务对象产生了伤害,护士将负相应的法律责任。如果护士认识到自己不能独立实施护理措施时,应请求他人协助,避免发生意外。在委托他人实施护理时,必须明确被委托人有胜任此项工作的资格、能力及知识;否则,由此产生的后果,委托者负有不可推卸的责任。

3. 书写护理记录　护理记录是护士针对患者所进行的一系列护理活动的真实反映,既是医生观察诊疗效果、调整治疗方案的重要依据,也是衡量护理质量高低的重要资料。在出现医疗纠纷时,病历资料等原始记录将成为法律证据。护理记录应客观、真实、及时、准确,不得丢失、涂改、伪造或销毁。护理活动的执行者要及时签名,并承担相应的法律责任。因抢救患者,未能及时书写病历的,在抢救结束六小时内及时补记,并就此情况加以说明。

4. 麻醉药品及物品管理　麻醉药品要求由专人锁于专柜内保管,护士只能凭专用的医嘱领取及使用这些药物。若护士私自窃取、倒卖或自己使用这些药物,则会构成贩毒或吸毒罪。此外,若护士利用职务之便,将贵重物品、医疗设备和办公用品等据为己有,情节严重者,将受到法律制裁。

5. 患者入院与出院管理　医院接收患者入院的唯一标准是患者的病情。当护士接待急需抢救的危重患者时,应熟练运用自己的专业知识、技能和临床经验,创造各种抢救条件,配合医生及其他医务人员对患者进行救治。若因护士拒绝、不积极参与或工作拖沓而使患者致残或死亡,责任人可被起诉,承担相应的法律责任。

6. 患者死亡及有关问题的处理　遗嘱是患者死亡前的最后嘱托。如果护士作为遗嘱的见证人,应注意以下几点:①应有 2～3 个人见证;②见证人必须听到或看到,并记录患者遗嘱的内容;③见证人必须当场签字,证明遗嘱是该患者的;④遗嘱的形式包括公证遗嘱、自书遗嘱、代书遗嘱、录音遗嘱、口头遗嘱等;⑤注意患者立遗嘱时意识完全清醒,有良好的判断和决策能力;⑥护士是遗嘱的受益人时,患者立遗嘱时应回避,不能作为见证人,否则易产生道德及法律上的争端。

7. 护生的法律责任　护生进入临床实习前,应该明确自己的法定职责范围,并严格按照学校及医院的要求和专业团体的操作规范进行护理工作。在实习期间,护生只能在专业教师或注册护士的指导下,严格按照护理操作规范对患者实施护理。如果脱离专业护士和带教护士的监督指导,擅自行事并对服务对象造成损害时,护生应对自己的行为负法律责任;带教护士对护生负有指导和监督的责任。若由于给护生指派的工作超出其能力,而发生护理差错或事故,带教护士应负有主要的法律责任,护生自己及其所在医院也负相关的法律责任。

二、护理工作中的违法与犯罪

（一）侵权与犯罪

1. 侵权（torts）

（1）定义　侵权是指侵害了国家、集体、个体的财产及人身权利，包括生命健康权、医疗自主权、知情同意权、医疗隐私权、名誉权等，给他人造成损失的行为。

（2）侵权行为分类　可分为有意侵权行为（intentional torts）和无意侵权行为（unintentional torts）。有意侵权行为表现为当事人具有相关法律知识，但仍故意侵犯他人的权益。在护理实践中，有意侵权行为包括欺骗、诽谤、威胁、侵犯患者身体或隐私。无意侵权行为包括疏忽大意（negligence）和渎职（malpractice）。疏忽大意的过失指行为人应当预见自己的行为可能发生危害患者的结果，因为疏忽大意而没有预见，以致发生不良后果。渎职是指医护人员在专业实践过程中因玩忽职守、滥用职权或者徇私舞弊，导致患者受到较大伤害的行为，这是临床护理工作中最常见的过失，例如忘记发药、洗漱水温过高烫伤患者等。

2. 犯罪（offence）

（1）定义　是指危害社会、触犯国家刑律，应当受到法律惩处的行为。

（2）分类　犯罪可根据行为人主观心理状态的不同而分为故意犯罪和过失犯罪。故意犯罪指明知自己的行为会发生危害社会的结果，并且希望或者放任这种结果发生，从而构成犯罪的。过失犯罪指应当预见自己的行为可能发生危害社会的结果，因为疏忽大意而没有预见，或者已经预见而轻信能够避免，以致发生不良结果而构成的犯罪。例如注射青霉素出现变态反应可导致死亡，护士必须在注射前按照规范为服务对象做皮试。如果护士没有给患者做皮试，导致患者死亡，则属于犯罪。

（二）收礼与受贿

受贿指国家工作人员利用职务上的便利，索取或非法收受他人财物，为他人谋取利益的行为。护士的职责是救死扶伤，采取各种有效措施减轻患者痛苦，帮助患者恢复健康，获得法律规定的报酬。但如果护士借工作之便主动向患者家属索要大额现金、物品等不义之财，就构成受贿罪。不过患者在痊愈后，出于对护士优质服务的感激向护士赠送一些小礼品，则不属于贿赂范围。

三、护理工作中法律问题的防范

1. 强化法治观念　护士应通过多种途径，学习专业知识和护理技能，及时了解最新的护理质量标准及要求。护士还要强化法治观念，做到知法、懂法、守法，并将掌握的法律知识应用到实践中，依法从事护理工作，准确履行护士职责。

2. 加强护理管理　医院护理主管部门应加强职业资格审核，按照规定的护士配置标准合理配置人力，在杜绝无证上岗的同时减少护士超负荷工作状态，保证护士工作环境安全，最大限度地消除安全隐患。

3. 规范护理行为　护士应严格按照专业团体及工作单位的护理操作规程及质量标准要求开展临床护理工作，全面履行医学照顾、病情观察、协助诊疗、心理支持、健康教育和康复指导等护理职责,为患者提供安全优质的护理服务。

4. 建立良好护患关系 在护理实践中,护士应尊重患者的人格、尊严、信仰及价值观。注意换位思考,以自己的专业知识及能力,为患者提供高质量的身心护理。建立良好的护患关系,减少法律纠纷的产生。

5. 促进信息沟通 护士应与服务对象、医生、其他医务人员做好沟通,及时准确地交流与治疗护理有关的信息,也应澄清一些模糊不清的问题,以确保患者的安全。

6. 做好护理记录 护士应及时准确地做好各项护理记录。如果护士确实按照规定实施了护理措施,但没有详细的护理记录,一旦产生医疗纠纷,便有可能由于没有确凿的证据而处于被动局面。

7. 参加职业保险 职业保险是指从业者通过定期向保险公司交纳保险费,一旦在职业保险范围内发生责任事故,由保险公司承担对受损害者的赔偿。职业保险是护士保护自己从业及切身利益的重要措施之一。

(陈 淳 田 露)

第七章　护理文件书写

医疗与护理文件包括医疗文件和护理文件两部分,是医院和患者重要的档案资料,也是教学、科研、管理以及法律上的重要资料。医疗文件记录了患者疾病发生、诊断、治疗、发展及转归的全过程,其中一部分由护士负责书写。护理记录是护士对患者进行病情观察和实施护理措施的原始文字记载,是临床护理工作的重要组成部分。因此,医疗和护理文件必须书写规范并妥善保管,以保证其正确性、完整性和原始性。目前全国各医院医疗与护理文件记录的方式不尽相同,但遵循的基本原则是一致的。

第一节　体温单书写要求

一、体温单的绘制要求

1. 用蓝(黑)笔填写患者姓名、年龄、性别、科别、床号、入院日期及住院病历号等项目。

2. 填写日期栏时,第1页第1天应填写年、月、日,其余6天只写日,如在6天当中遇到新的月份或年度时,则应填写月、日或年、月、日,续页只填月、日。

3. "住院天数"从入院后第一天开始填写,直至出院。

4. 用红笔填写手术(分娩)后天数,以手术(分娩)的次日为手术(分娩)后第1日,以阿拉伯数字"1、2、3…"表示,依次填写至14日。如果在14日内进行第2次手术,则停写第1次手术天数,在第2次手术当日填写"Ⅱ-0",然后依次填写到14日为止。

5. 用红笔在体温单40~42℃相应的时间格内纵向填写患者入院、转入、手术、分娩、出院、死亡时间,除了手术不写具体时间外,其余均采用24小时制,精确到分钟。

6. 入院、转入、分娩、出院、死亡等项目后写"于"或画一竖线,其下用中文书写时间。如"入院于十时二十分"。

7. 手术不写具体手术名称和具体手术时间。

8. 转入时间由转入病区填写,如"转入于二十时三十分"。

二、体温、脉搏、呼吸等的记录

1. 体温的记录

(1)体温符号:口温为蓝点"●",腋温为蓝叉"×",肛温为蓝圈"○"。

(2)如体温、脉搏在体温单的同一点上,体温以蓝"×"表示,脉搏用红圈画在蓝"×"外。

(3)常规体温每天测 1 次(2pm)。新入院受检者每天测体温、脉搏、呼吸 4 次,连续测量 3 天体温正常者改为常规测试。发热受检者每天测 4 次,高热受检者每 4 小时测 1 次,体温恢复正常 3 天后改为常规测试。

(4)物理或药物降温半小时后测量的体温应以红圈"○"表示,划在物理降温前的同一纵格内,并用红虚线与降温前温度相连,下次测得的温度仍与降温前温度相连。

(5)若受检者体温与上次温度差异较大或与病情不符时,应重复测量,重测相符者在原体温符号上方用蓝笔写上一小写英文字母"v"(verified,核实)。

(6)每一小格为 0.2℃,将实际测量的度数,用蓝笔绘制与体温单在 35～42℃的相应时间格内,相邻温度用蓝线相连,相同两次体温间可不连线。

(7)体温低于 35℃时,为体温不升,应在 35℃线以下相应纵格内用红钢笔写"不升",不再与相邻温度相连。

(8)若患者因拒测、外出进行诊疗活动或请假等原因未能测量体温时,则在体温单 40～42℃横线之间用红钢笔在相应时间纵格内填写"拒测""外出"或"请假"等,并且前后两次体温断开不相连。

(9)需每 2 小时测一次体温时,应记录在 q.2h. 体温专用单上。

2. 脉搏、心率的记录

(1)脉搏以红点"●"表示,心率以红圈"○"表示,相邻脉搏以红线相连。

(2)每一小格为 4 次 /min,将实际测量的脉率或心率,用红笔绘制于体温单相应时间格内,相邻脉率或心率用红线相连,相同两次脉率或心率间可不连线。

(3)脉搏与体温重叠时,先画体温符号,再在体温标志外画一红圈"○"。如系肛温,则先以篮圈表示体温,其内以红点表示脉搏。

(4)脉搏短绌时,心率以红圈表示,相邻心率用红线相连,在脉搏与心率之间用红笔画线填满。

3. 呼吸的记录

(1)将实际测量的呼吸次数,以阿拉伯数字表示,免写计量单位,用红笔填写在相应的呼吸栏内,相邻的两次呼吸上下错开记录,每页首记呼吸从上开始写。

(2)使用呼吸机受检者的呼吸以 ® 表示,在体温单相应时间内顶格用黑笔画 ®。

三、底栏

1. 尿量   以毫升(mL)为单位,记前一天 24 小时的尿液总量,每天记录一次。导尿以"C"表示;尿失禁以"※"表示。例如:"1500/C"表示导尿患者排尿 1500mL。

2. 入量   以毫升(mL)为单位,记前一天 24 小时的总入量在相应的日期栏内,每天记录 1 次。也有的体温单中入量和出量合在一栏内记录,则将前一天 24 小时的出入总量填写在相应日期栏内,分子为出量、分母为入量。

3. 体重   以千克(kg)为单位填入。入院时应当测量受检者体重并记录在体温单相应栏内,住院受检者每周应记录体重 1 次,病情危重或卧床不能测量的受检者,应在体重栏内注明"卧床"。

4. 大便

(1)应于每天常规测体温时询问受检者24小时内大便次数,并记录在相应栏内。

(2)大便失禁者,用"※"字表示;未解大便以"0"表示;人工肛门用"☆"表示。

(3)灌肠符号用"E"字表示,^{1}/E表示灌肠后大便1次,^{0}/E表示灌肠后无大便排除,1^1/E表示自行排便1次,灌肠后又排便1次,^{4}/2E表示灌肠2次后排便4次。

5. 血压 以毫米汞柱(mmHg)为单位填入。

(1)入院时应测量血压,根据患者病情及医嘱测量并记录。

(2)以收缩压/舒张压方式记录。

(3)一日内连续测量血压时,则上午血压写在前半格,下午血压写在后半格内;术前血压写在前面,术后血压写在后面。

(4)如为下肢血压应当标注。

6. 身高 以厘米(cm)为单位填入,一般新入院受检者当日测量身高并记录。

7."其他"栏作为机动,根据病情需要填写,如特殊用药、腹围、药物过敏试验、记录管路情况等。

8. 页码。用蓝(黑)钢笔逐页填写。

(张 梦 陈 英)

第二节　医嘱的处理要求

医嘱是指医生根据受检者病情的需要,为达到诊疗目的而拟定的书面嘱咐,由医护人员共同执行。医嘱的内容包括:日期、时间、床号、姓名、护理常规、护理级别、饮食、体位、药物(注明剂量、用法、时间等)、各种检查及治疗、术前准备和医生护士的签名。一般由医生开写医嘱,护士负责执行。

1. 护士根据长期医嘱的不同类别将其转抄至各种执行单上(如服药单、注射单、治疗单、输液单和饮食单等),转录时需注明时间并签全名。定期执行的长期医嘱应在执行卡上注明执行的具体的执行时间。如硝苯地平10mg t.i.d.,在服药单上则应注明硝苯地平8a.m、12n.、4p.m.。护士执行长期医嘱后应在长期医嘱执行单上注明执行的时间,并签全名。若使用序号式长期医嘱执行单,务必保证长期医嘱执行单上的序号与长期医嘱序号对应,与执行医嘱的内容一致。

2. 执行临时医嘱后,执行者必须写上执行时间并签全名。有限定执行时间的临时医嘱,护士应及时抄录至临时治疗本或交班记录本上。会诊、手术、检查等各种申请单应及时送到相应科室。

3. 备用医嘱的处理

(1)长期备用医嘱的处理:由医生开写在长期医嘱单上,必须注明执行时间,如哌替啶50mg im q6h prn(每次50mg、肌肉注射、6小时一次、长期备用医嘱,后类同)。护士每次执行后,在临时医嘱单内记录执行时间并签全名,以供下一班参考。

(2)临时备用医嘱的处理:自医生开写临时医嘱单上,12小时内有效。如地西泮5mg po sos,过时未执行,则由护士用红笔在该项医嘱栏内写"未用"二字。

4.在一般情况下不执行口头医嘱,在抢救或手术过程中可接受口头医嘱,执行护士应先复诵一遍,双方确认无误后方可执行,并及时补写医嘱,护士及时加以处理。

5.停止医嘱的处理 停止医嘱时,应把相应执行单上的有关项目注销,同时注明停止日期和时间,并在医嘱单原医嘱后,填写停止日期、时间、最后在执行者栏内签全名。

6.重整医嘱的处理 凡长期医嘱单超过3张,或医嘱调整项目较多时需重整医嘱。重整医嘱时,由医生进行,在原医嘱最后一行下面画一红线,在红线下用蓝(黑)钢笔填写"重整医嘱",再将红线以上有效的长期医嘱,按原日期、时间的排列顺序转红线下。转录完毕核对无误后签全名。当受检者手术、分娩或转科后,也需重整医嘱,即在原医嘱最后一项下面画一红横线,并在其下用蓝(黑)钢笔写"术后医嘱""分娩医嘱""转入医嘱"等,然后再开写新医嘱,红线以上的医嘱自行停止。医生重整医嘱后,由当班护士核对无误后在整理之后的有效医嘱执行者栏内签上全面。

7.注意事项

(1)医嘱必须经医生签名后方为有效 在一般情况下不执行口头医嘱,在抢救或手术过程中医生下口头医嘱时,执行护士应先复诵一遍,双方确认无误后方可执行,事后应及时据实补写医嘱。

(2)处理医嘱时,应先急后缓,即先执行临时医嘱,再执行长期医嘱。

(3)对有疑问的医嘱,必须核对清楚后方能执行。

(4)医嘱需每班、每天核对,每周总查对,查对后签全名。

(5)凡需下一班执行的临时医嘱应交班,并在护士交班记录上注明。

(6)凡需做过敏试验的药物,医师开医嘱后,必须先作过敏试验,阴性者方可处理。各种医嘱必须由两人核对,每天总查对,查对后签名。

(7)凡已写在医嘱单上而又不需执行的医嘱,不得贴盖、涂改,应由医生在该项医嘱的第二字上重叠用红笔写"取消"字样,并在医嘱后用蓝(黑)钢笔签全名。

各医院医嘱的书写和处理方法不尽相同,目前,有些医院使用医嘱本;有的则由医生将医嘱直接写在医嘱记录单上,护士执行;有的使用计算机医嘱处理系统。

(张 梦 陈 英)

第三节 病区交班报告书写要求

病区交班报告是由值班护士书写的书面交班报告,其内容为值班期间病区的情况及受检者病情的动态变化。通过阅读病区交班报告,接班护士可全面掌握整个病区的受检者情况、明确需继续观察的问题和实施的护理。

一、书写要求

1. 在经常巡视和了解病情的基础上认真记录。

2. 记录内容必须及时、准确、真实、简明扼要、重点突出,正确应用医学术语。

3. 字迹清楚,不得随意涂改、粘贴,日间用蓝(黑)钢笔书写,夜间用红钢笔书写。

4. 填写时,先写床号、姓名、住院病历号、诊断;再简要记录病情、治疗和护理。

5. 对新入院、转入、手术、分娩患者,在诊断的右下角分别用红笔注明"新""转入""手术""分娩",危重患者用红笔注明"危"或红色标记"※"。

6. 写完后,注明页数并签全名。

7. 护士长应对每班病区交班报告进行检查,符合书写要求后签全名;对于不符合要求的病区交班报告,护士长应告知交班护士按要求补充完善。

二、书写顺序

1. 用蓝(黑)钢笔填写眉栏各项,如病区、日期、时间、受检者总数和入院、出院、转出、转入、手术、分娩、病危及死亡患者数等。

2. 先写离开病区的受检者(出院、转出、死亡)。

3. 再写当日进入本病区的受检者,包括入院及转入的受检者。

4. 最后写病区重点护理的受检者,包括手术、分娩、危重及有异常情况的受检者。

5. 同一栏内的内容,按照床号先后顺序书写报告。

三、交班内容

1. 出院、转出、死亡受检者。出院者写明离开时间;转出者注明转往医院、科别及转出时间;死亡受检者简明扼要记录抢救过程及死亡时间。

2. 新入院及转入受检者应写明受检者入科原因、时间、主诉、主要症状、体征、既往重要病史(尤其是过敏史),存在的护理问题以及下一班所需观察及注意的事项,给予的治疗,护理措施及效果。

3. 危重受检者和病情有异常变化者、特殊检查后的受检者,应写明主诉、生命体征、神志、病情动态、特殊抢救及治疗护理,下一班需重点观察和注意的事项。

4. 手术受检者　准备手术的患者应写明术前准备和术前用药情况等。当天手术患者需写明麻醉种类、手术名称及经过、麻醉清醒时间、回病房后情况,如生命体征、切口敷料有无渗血、各种引流管是否通畅及引流液情况、镇痛药的使用等。

5. 产妇　应记录胎次、产式、产程、分娩时间、会阴切口或腹部切口及恶露等情况;自行排尿时间;新生儿性别及评分。

6. 老年、小儿及生活不能自理的患者　应报告生活护理情况,如口腔护理、压疮护理及饮食护理等。

还应报告上述受检者的心理状态和需要接班者重点观察内容及应完成的事项。夜间记录应注明受检者睡眠情况。

(张　梦　陈　英)

第八章 护理研究

第一节 护理研究概述

一、护理研究的基本概念

护理研究(nursing research)。是通过系统地科学探究,解释护理现象的本质,探索护理活动的规律,产生新的护理思想和护理知识,解决护理实践、护理教育、护理管理中的问题,为护理决策提供可靠的、有价值的证据,以提升护理学科水平的过程。护理学是生命科学中的一门综合自然科学与社会科学知识、独立完整的应用学科,是促进健康、预防疾病、维护健康和减轻痛苦的理论和技术的科学体系。因此,护理学需运用科学的方法开展研究,这不仅是提高护理工作质量和工作效率的需要,而且是培养新一代护理科技人员队伍的需要,更是护理专业化和护理学科发展的需要。

护理研究可分为基础性研究和应用性研究,目前护理领域中大部分为应用性研究。护理研究的范畴十分广泛,不仅包括与人的健康密切相关的问题,还包括与护理专业自身发展有关的问题:如研究影响人体新陈代谢和生长发育的因素对健康的危害,如何识别、处理和干预等与人的生物属性有关的健康问题;研究如何识别人对社会环境因素的反应以及社会环境对健康的影响,有效的护理干预措施等与人的社会属性有关的健康问题;研究护理教育、护理管理、护理学历史等与护理专业发展方向和护理人员自身发展的问题等。护理研究对提升护理实践科学性、促进持续护理质量改进和丰富护理学科内涵具有十分重要的意义。

二、护理研究的发展趋势

21 世纪是生命科学的世纪,作为生命科学的重要组成部分,护理学必将有很大的发展空间。尽管我国护理研究起步较晚,尚属薄弱环节,但随着社会经济的发展和护理教育水平的提高,我国护理研究取得了长足的进步,对护理实践起到了积极的推动作用,并呈现以下发展趋势。

通过多中心、证实性的方式,形成牢固的研究基础,护理人员将会更倾向于以设计严谨的研究为基础,开展多中心临床试验,以保证研究结果的科学性。

通过循证实践,不断提高临床护理质量,护理人员正逐渐关注探索促进证据向临床转化的实施性研究,以及如何将研究结果以最佳方式转化到护理实践中。

强调多学科合作研究,发挥重要的作用,临床护理人员、护理研究者通过与相关学科专业人士的合作,共同解决生物行为领域、心理社会领域的基础问题,让卫生保健领域认识到护理工作者在制定国际、国内卫生政策中的价值。

拓宽研究的关注点,丰富护理学科内涵,护理研究紧跟着时代的发展,研究领域不断扩大,选题将更加关注文化、信念、行为因素对健康的影响,注重健康差异和健康公平性等问题,强调患者参与医疗照护决策,深化健康信息技术的研究等。

(曾铁英)

第二节 研究过程和研究类型

一、护理研究的基本过程

护理研究应遵循普遍性的研究规律,强调在现有知识指导下,对尚未研究或尚未深入研究的护理现象和护理问题进行系统探究。护理研究的基本过程包括以下 9 个步骤。

1. 提出研究问题 选题是研究活动的第一步,也是最关键的一步。在一定程度上,它对科研的成败起着决定性的作用,也预示着科学研究的水平和研究成果的价值。研究选题要避免完全重复别人的工作,体现创新性,并最好结合护理的专业和专长进行研究。

2. 开展文献检索 通过系统、全面和深入的文献检索,明确研究中相关概念的内涵和操作性定义,分析相关的理论框架和概念框架,了解国内外的研究现况、动态和水平,思考已有的研究优势和不足,以此构建清晰的研究目标和研究方案。

3. 选择研究类型和研究设计 研究分为量性研究和质性研究两大类型。量性研究的研究设计可包括实验性研究、类实验性研究和非实验性研究。质性研究包括现象学研究、描述性质性研究、扎根理论研究、人种学研究、历史研究、个案研究、行动研究等。它们各自包含不同的研究设计,即对研究方法的设想和安排。

4. 确定研究对象 明确研究对象的属性,包括研究总体、可及研究总体、研究样本的特征、样本的纳入排除标准、样本量大小、计算样本量依据;抽样方法、分组方法、随机方法及具体实施方案等。研究场所也需详细描述,并阐明研究场所与研究变量相关的背景信息。

5. 明确研究变量和测量工具 研究变量包括自变量和因变量。量性研究中,需明确可测量指标、主要结局指标、次要结局指标等。研究指标的有效测量依靠合适的研究工具,需根据其信度、效度、敏感度等指标进行合理选择。

6. 收集研究资料 研究资料的收集是从研究对象处直接获得原始资料,方法包括生物测量法、问卷法、访谈法和观察法等。收集的原始资料必须可靠、真实、可信,应完整保存,经过原始资料整理后,可进行资料分析。

7. 分析研究资料 量性研究的研究资料可分为计量资料、计数资料和等级资料,需根据不同的资料类型,选择适合的统计分析方法。而质性研究的资料分析则采用描述、编码、分类、提取主题等方式进行。

8. 撰写研究报告 研究报告是研究工作的书面总结,具有一定的格式规范及要求,包括选题新颖、目的明确、技术路线清晰、资料翔实、研究过程清晰等。其内容一般包括前言、研究对象和研究方法、结果和结论。

9.研究结果的推广和应用 研究结果需要在公开发行的期刊上发表,以此推广研究成果。其发表过程,需要进行同行评议,以论证并确定研究结果的严谨性与推广价值。研究结果的应用则是利用已有的研究结果,指导相关的护理实践工作。

二、研究类型

1.根据研究哲学观和研究资料的不同,可分为量性研究和质性研究两种类型。

(1)量性研究(quantitative study):是实证主义哲学观下的研究流派,强调客观、精确,认为事物是可以寻求规律的。量性研究将研究对象的结构特征转化为可测量变量,常用统计学的方法进行分析,将结果量化,可揭示各变量之间真实关系和事物本质属性,验证理论和假设。常用研究方法包括问卷法、实验法和定量观察法等。

(2)质性研究(qualitative study):是诠释主义、社会批判主义以及后现代主义哲学观下的研究流派,强调主观体验和真理的多元化,反对将人类的情感体验、社会现象用数据进行统计分析,主张用语言反映人类丰富和复杂的心理过程,强调研究者本人深入现场进行观察与访谈,结合记录或查询等方式整理资料,使用归纳、分类、推理、提炼等方式进行资料分析,最终用文字呈现研究结果。质性研究的常用研究方法包括现象学研究(phenomenological research)、描述性质性研究(descriptive qualitative research)、扎根理论研究(grounded research)、人种学研究(ethnographic research)、历史研究(historical research)、个案研究(case study)、行动研究(action research)等。

2.根据研究设计内容是否施加干预措施、设立对照组和随机分组,可分为实验性研究、类实验性研究和非实验性研究3种。

(1)实验性研究(experimental study):根据研究目的,研究者人为地对研究对象设置干预措施,按重复、对照、随机化原则控制干预措施以外的影响因素,评判干预的效果。常用的研究设计有随机对照试验设计、实验前后对照设计、单纯实验后对照设计、所罗门四组设计等。如随机对照试验(randomized controlled trial,RCT),即采用严格规定的随机分配的方法,将合格的研究对象分别分配到试验组和对照组,基线调查后,分别给予不同的干预措施,在一致的条件下或环境中,可同步多次地进行观察和研究两组的结果,对实验结果进行科学的测量和评价,是目前评估护理干预措施效果最严谨、最可靠的研究设计方法。但由于护理研究对象的复杂性,且往往涉及医学伦理问题,该法在应用上受到一定的限制。

(2)类实验性研究(quasi-experimental study):根据研究目的,研究者人为地对研究对象设置干预措施,比较不同干预措施的效果。该类研究设计可能做不到随机分组或没有设置平行对照试验,也可能随机和对照二者均做不到。常用的方法有不对等对照组设计、自身对照设计、时间连续性设计等,虽该类研究结论的论证强度低于随机对照试验,但其适用性强,因此其在护理研究中应用更广。

(3)非实验性研究(non-experimental study):对研究对象不施加任何干预措施,主要观察研究对象在自然状态下的某些现象和特征,可操作性较强。主要包括描述性研究和分析性研究。

1)描述性研究(descriptive study):是指利用已有资料或通过专门调查获得的资料,按不同地区、时间及人群特征等分组,描述人群中的疾病、健康状况或暴露因素的分布情况,在此基础上,通过比较分析,获得疾病或健康状况的分布特征,进而获得病因线索,提出病因假设和进一步研究方向。护理描述性研究中最常用的方法是横断面研究,是指对特定时点或期间和特定范围人群中某疾病或健康状况及有关因素的情况进行调查,描述该疾病或健康状况的分布特征及其与有关因素的关系。

2)分析性研究(analytical study):是对所假设的病因或流行因素进一步在选择的人群中探索疾病发生的条件和规律,检验所提出的病因假说。根据研究性质不同,可分为2类:①队列研究(cohort study)是将研究人群按是否暴露于某个因素或暴露程度分为暴露组和非暴露组,追踪观察并比较两组成员在特定时间内与暴露因素相关结局发生率的差异,从而得出暴露因素与结局之间有无关联及关联大小。②病例对照研究(case-control study)是按照有无某种疾病或健康事件,将研究对象分为病例组和对照组,分别追溯其既往所研究因素的暴露情况,并进行比较,以推测疾病与因素之间有无关联及关联强度大小。

(曾铁英)

第三节　护理论文的撰写

一、护理研究论文的概述

研究论文(research paper)。是聚焦护理学科相关主题的学术论文,是研究工作和实践工作的书面总结。科研论文写作是发布科研成果的重要手段,科研论文的数量和质量是评价专业人员学术水平的主要标志之一。因此,阅读、分析和撰写科研论文是每位护理人员须具备的能力。

研究论文要求立意创新、内容真实、结果可靠、经得起重复验证,对实践有指导意义和参考价值。护理学术论文的内容和形式多种多样,一般可分为研究论文、文献综述、案例报告、短篇报告等。无论哪种类型的护理学术论文都会经历选题、查阅文献、收集资料和写作四个过程。其中,写作又包括构思、拟写提纲、执笔写作和反复修改等步骤。一篇好的护理科研论文不仅是撰写者护理学及相关学科知识深度、广度和综合能力的体现,也是护理学发展的结晶。撰写者须秉持严肃的态度、严谨的学风及严密的方法,勤于动笔,在写作实践中不断提高写作水平。

二、研究论文的写作

论文要求一定格式,一般由文题、署名、摘要、关键词、正文和参考文献等几部分组成。

1. 文题(title)　是全文的中心,应与文章内容相符。读者常常根据文题来判断论文的阅读价值,故文题要确切、简短、醒目、新颖、富有吸引力、具有可检索性。文题不能太长,不超过20个汉字为宜,英文题目一般不超过10个英文实词,文题一般不加标点符号。若遇文题较长,可用副标题说明,在副标题前以破折号与主题分开。

2. 署名(signature)　文题下面就是作者姓名和工作单位,既是对文章内容负责任的表现,又能便于编辑、读者与作者联系或咨询,同时是对作者及其工作单位劳动的认可。署名是一件严肃的事情,作者排名一般按参加研究工作的多少和实际贡献大小排列,一般不超过 6 人。作者工作单位必须用全称标注,一般不超过 3 个。

3. 摘要和关键词(abstract and keywords) 摘要是文章内容高度概括的简短陈述。通过这一内容提要,编辑和读者能够迅速、准确地把握论文的主要内容,节约时间和精力。摘要一般从目的、方法、结果、结论这 4 个方面来叙述。摘要要求客观、简练、明确、忠于原文。摘要一般独立成章,以第三人称进行陈述。关键词是科技论文的文献检索标识,是反映论文主要内容的自由词。一篇论文一般选 3~8 个关键词,可从文题、摘要、正文,特别是文中层次标题中选择,也可从《医学主题词表》中查找。关键词尽可能用规范语言,以便于检索,提高论文的引用率。

4. 正文(main text) 尽管科研论文正文的写作格式并非完全一样,但大多具有相对固定的写作格式,即前言、对象与方法、结果和讨论等四段式撰写。英文简称为 IMRaD,即 introduction(前言), materials and methods(材料与方法), results(结果), discussion and conclusions(讨论和结论)。

(1)前言(introduction) 亦称导言、引言等,是文章的引子、开场白。前言可采用"背景阐述、提出问题、概述全文、引出下文"的"十六字"法撰写。写作时,篇幅不宜过长,要求实事求是,突出重点,紧扣主题,引人入胜。

(2)对象与方法(samples and methods) 主要介绍研究对象和材料的特征、抽样方法、观察指标、研究步骤、收集资料场所、测量方法、研究工具的信效度、资料整理与统计学处理方法等。这部分内容是获得研究结果和论点依据的重要步骤,也是判断论文科学性和先进性的主要依据,因此,该部分的论述应该清晰、具体、真实。

(3)结果(results) 是将观察和收集到的最能说明问题的现象和数据,经过整理和必要的统计学处理后,用文字或图表的形式叙述出来。图表力求少而精,凡能用文字说明清楚的就不必用图表,更不能将文字与图表重复表述。结果是论文的关键部分,是结论的依据。要实事求是、准确具体地报告结果。

(4)讨论与结论(discussion and conclusions) 是对研究结果的理性分析、比较、解释、推论和预测。是论文的中心内容,也是写作的难点,一定要紧紧围绕结果,分析内在联系和规律性,要言之有据,突出新发现、新观点,要呼应和回答前言部分提出的问题。讨论的最后一般要有结论。结论是从研究结果中概括出来的判断,具有普遍性,主要反映论文所解决的问题、实用意义和价值、深入研究的建议及最后的结论等。

5. 致谢(acknowledgement) 不是必需内容,写在正文的最后,表达对资助、参与、支持和指导研究的组织或个人的感谢,致谢时应征得被致谢人的同意。常用的句式为"本文承蒙某单位/某教授/某主任护师的大力帮助,特此致谢"。

6. 参考文献(references) 论文最后应列出所参考过的主要文献目录。它既可以证实论文写作是言之有据,反映作者对文献掌握的广度和深度,又表现对他人研究成果的尊重,体现严肃认真的科学态度。文献按引文的先后顺序排列,仅限作者亲自阅读过的最必要、最新的文献,一般以近 3~5 年为主,且仅著录正式出版物上公开发表的文献,还需采用标准化的格式书写和标注。

三、综述的写作

护理文献综述(review)。是通过大量地收集、阅读护理某一领域或研究范围内文献资料，在深入了解某一护理问题研究进展的基础上，对各种资料进行整理对照、综合归纳、分析提炼而形成的概述性、评述性的专题学术论文。综述文章一般较长，引文较多，内容丰富，信息量大，对促进科技发展起到巨大的作用。撰写综述既是护理科技工作者的基本功，也是培养资料综合能力，提高科研能力的重要途径。

文献综述的写作主要步骤包括：①选题，多源于近年来与自己科研内容和方向有关的，发展较快的新理论、新技术、新动向等。②收集和阅读文献资料，充分、大量地收集和阅读与选题相同或相近的中文和外文文献。参考文献的数量、级别和质量常常是衡量一篇综述价值的重要指标之一。③整理加工文献，将文献进行筛选、整理、排序、归类，确定论证方法，安排层次结构，拟定书写提纲，再根据提纲进行写作。护理综述论文的文题、署名、摘要、关键词等部分的写作要求同研究论文。其参考文献数量要比一般科研论文多，作者应仔细检查文献编码顺序，最好使用 Endnote 或 NoteExpress 等文献管理软件，以帮助进行文献的管理和标引。

护理文献综述正文写作格式如下。

1. 前言　具有概括和点题的作用，主要阐述综述的有关的概念或定义、有关护理问题的历史回顾、研究的现状、争论的焦点、发展的趋势，说明综述讨论的范围以及目的和意义等，让读者对全文有一个初步了解。

2. 主体　是综述全文的重点，以论据和论证的形式，提出问题、分析问题和解决问题。一般可分设若干小标题进行分段论述。通过比较和分析各派学说、各项研究结论的异同，启发人们思考，并结合作者自己的研究成果、经验和观点，围绕写作提纲，从不同角度进行分析推论和阐述。所有资料要注明出处，言之有据，内容要紧扣主题，切忌主观臆断。主体部分常用以下3种写作思路。

(1)纵式写法按照问题的发展年代顺序展开，即勾画出某一护理问题的来龙去脉和发展趋势。

(2)横式写法按照护理问题分别论述，也可围绕某一护理问题的国内外研究现况，通过横向对比分析各种观点、见解、方法、成果的优劣利弊。

(3)综合纵式和横式的写法如历史背景采用纵式写法，目前状况采用横式写法。

3. 小结　是对全文主要内容概括性总结，注意与前言部分相呼应，并着眼于研究的趋势、存在的问题和今后研究方向，提出自己的观点和见解。

四、个案报告的写作

个案报告(case study)。是针对临床实践中单个或多个具有特殊性或典型代表性病例的护理研究和临床上新技术、新方法和新理论的应用研究报告。选择病例常为临床罕见病、疑难重症，或是病例本身没有特殊性，但护理措施有特殊。个案研究既可以是针对某一个特殊病例，也可以是针对一个团体或社区的多个病例的研究，资料收集要求尽可能丰富和全面。

个案研究论文的文题、作者署名、摘要、关键词等部分的要求基本同前所述，此处仅介绍前言、案例介绍/临床资料、主体和小结。

1. 前言主要陈述本文关注的临床护理问题和写作目的。内容包括某疾病的概念、流行病学特征、治疗护理现状或特点,引出个案。

2. 案例介绍/临床资料病例介绍要有重点,要为后文护理计划和措施所要解决的问题埋下伏笔。在病例介绍时,要注意为患者保密,不能暴露其姓名、住院号等信息。

3. 案例报告主体常见两种格式。

(1)护理程序格式。按照护理程序的思路,从健康评估、护理诊断、护理计划、护理实施、护理效果和效果评价6个部分进行资料组织。

(2)医学案例报告格式。目前国内期刊上多采用护理措施、讨论来进行论文写作。

4. 小结与前言相呼应,总结本案例护理特点、临床工作的体会、感受以及经验和教训等。

五、各类研究论文的报告规范

报告规范是为了增强科研论文的清晰性、完整性、透明性和一致性,而对报告内容的推荐。报告规范已经成为越来越多高水平期刊的要求,也是我国科研论文投稿的趋势。了解报告规范不仅可以促进科研论文的质量提升,还可促进科研人员改进将来的试验设计。下面介绍几种常见的科研论文的报告规范。

1. 随机对照研究的报告规范 随机对照试验(randomized controlled trails, RCT)。是评估医疗保健干预效果的最佳研究,随机对照试验报告规范(consolidated standards of reporting trials, CONSORT)声明可为报告各种随机对照临床试验提供指导。它于1996年首次发表,2010年最后一次更新。CONSORT 2010声明包括一个清单和一个流程图。其中,清单包含25项条目,从文题和摘要、引言、方法、结果、讨论和其他信息6部分对RCT结果报告给出了建议。流程图是一个展示从研究登记到临床试验分析整个过程中参与者分配和顺序流程的示意图。CONSORT 2010声明中的绝大多数条目适用于所有类型的随机对照试验,完整的CONSORT清单和流程图、CONSORT扩展版及使用说明等可在CONSORT官方网站(http://www.consort-statement.org/)获取。

2. 非随机对照研究的报告规范 受实际条件和伦理学等因素的限制,护理研究中随机对照试验有时难以实现,需要通过非随机对照试验来评价干预措施的效果。为了更透明地报告非随机对照试验的设计过程与研究结果,美国疾病预防控制中心发布了非随机对照设计报告(transparent reporting of evaluations with non-randomized designs, TREND)声明。TREND声明的报告框架与CONSORT清单基本一致,包含22个条目。完整的TREND清单表及使用说明可在美国疾病预防控制中心网站(https://www.cdc.gov/trendstatement/index.htmL)获取。

3. 观察性研究的报告规范 观察性研究(observational studies)。是在不对研究对象施加任何干预措施的情况下,客观记录被研究事物状况的一类方法。为提高观察性研究的报告质量,2004年由流行病学家、方法学家、统计学家、杂志编辑及医生讨论并制订了《加强观察性流行病学研究报告质量声明(Strengthening the reporting of observational studies in epidemiology, STROBE)》第一版。2007年制定了STROBE声明第4版。STROBE声明包含6个部分共22个条目,从文题和摘要,引言,方法,结果,讨论,其他信息6个方面规范观察性研究的完整准确报告,帮助读者客观评价观察性研究的内部和外部真实性。SRTOBE 声明和相应的解释文件均可在官方网站(http://www.strobe-statement.org/)上获取。

4. 系统评价的报告规范　系统评价(systematic reviews, SR)是指针对具体医学问题系统全面地收集相关研究并进行定量或定性合成,得出当前最佳证据的一类研究。为增加系统评价报告的透明度和优化系统评价的报告质量,研究者制订了《系统综述和荟萃分析优先报告的条目: PRISMA 声明》(Preferred Reporting Items for Systematic Reviews and Meta-Analyses, PRISMA)。2020 年最新发布的 PRISMA 声明由 27 个条目组成的清单以及一个四阶段(检索、初筛、纳入和综合)的流程图组成,从标题、摘要、前言、方法、结果、讨论和其他信息 7 个部分对系统评价报告提供指导。相关的材料可在 PRISMA 官方网站(http://www.prisma-statement.org/)获取。

5. 临床试验方案的报告规范　临床试验方案是临床研究计划制定、实施、汇报和评估的基础,规范化的临床试验方案能够使研究质量更高,也可为研究者、受试者、资助者、研究伦理委员会等相关人员带来便利。基于改进临床试验方案内容的目的,国际相关组织于 2007 年首次提出了临床试验方案规范指南(Standard Protocol Items: Recommendations for Interventional Trials, SPIRIT),于 2013 年形成最终版本。SPIRIT 2013 条目清单包含 33 个条目,完整描述了临床方案应该准备什么,通过提供关键内容的指引,能够提高所设计试验的透明度和内容的全面性,该清单条目 1~5 为管理信息,条目 6~8 为介绍,条目 9~23 为方法,条目 24~31 为伦理和宣传,条目 32~33 为附录。相关资料可在 SPIRIT 官方网站(https://www.spirit-statement.org)获取。

6. 临床实践指南的报告规范　临床实践指南(clinical practice guidelines)对提高卫生保健质量起到重要作用,规范化的指南报告能够帮助使用者准确快捷地获取指南信息,促进指南的传播与实施。2003 年,临床指南研究与评价国际工作组发布了指南研究与评价工具(Appraisal of Guidelines Research and Evaluation in Europe, AGREE),并于 2009 年进行修订,推出了 AGREE Ⅱ。AGREE Ⅱ 是评价临床实践指南开发方法严谨性和透明度的重要工具,包括 6 个领域(范围和目的、参与人员、严谨性、清晰性、应用性、独立性)共 23 个条目,以及 2 个总体评估条目(对指南质量的全面评估,以及是否推荐在实践中使用该指南)。目前 AGREE Ⅱ 已经成为国际公认的评价指南的“金标准”。相关资料可在 agreetrust 官方网站(https://www.agreetrust.org/agree-ii/)获取。

2013 年,由中国学者发起,联合来自美国、加拿大、英国等 12 个国家以及包括 WHO、EQUATOR 协作网、AGREE 工作组等 7 个国际组织的 30 余名专家,共同成立了国际实践指南报告规范(Reporting Items for Practice Guidelines in healthcare, RIGHT)工作组,并于 2017 年发布了 RIGHT 清单。RIGHT 清单包含基本信息、背景、证据、推荐意见、评审和质量保证、资助和利益冲突声明及管理、其他 7 个部分共 22 个条目,为临床、公共卫生和其他卫生保健领域的指南制定者撰写和报告指南提供了指导,其相关资料可在内科学年鉴网站(www.annals.org)获取。

7. 质性研究的报告规范　质性研究(qualitative research)是在自然情境下采用多种资料收集方法对社会现象进行整体性探究的一种研究,可获得通过量性研究无法得到的研究结果,在护理领域中有着重要的作用。为提高质性研究的报告质量, 2007 年澳大利亚学者制定了针对个体／焦点小组访谈的《质性研究统一报告标准》(Consolidated Criteria for Reporting Qualitative Research，COREQ)。COREQ 清单共 32 个条目,包含三个部分的内容:研究团队和过程反应、研究设计、分析和结果。但其应用范围仅限于个体访谈和焦点小组访谈,不适合作为其他质性研究方法的报告标准。相关资料可在官方网站(http://www.coreq.org/)获取。

为制定适用范围较广的质性研究报告标准,美国医学教育研究理事协会,美国加利福尼亚大学医学院等组织在 2014 年构建了可用于广义质性研究的报告标准——《质性研究报告标准》(Standards for Reporting Qualitative Research，SRQR)。SRQR 指南包含 21 个条目,是在现有发表文献的基础上融入了研究者自身的经验和多样性观点制定形成,且由来自 3 个国家的专家进行审查,适用范围更广,可操作性更强。相关资料可在官方网站(https://www.equator-network.org/reporting-guidelines/srqr/)获取。

8.质量改进研究的报告规范　质量改进研究(quality improvement studies)是指在真实情境分析的基础上,提出研究问题,并针对关键问题构建干预措施,在真实情境中应用干预措施,以改进卫生保健中的不足,并维持长期的改进效果。为了规范质量改进研究报告,提升质量改进研究的价值,由美国卫生保健促进研究所和达特茅斯医学院卫生保健促进研究所的方法学家、研究者、期刊编辑共同组成国际性合作组,于 2008 年发布了第一版《质量改进研究的报告标准》(Standards for Quality Improvement Reporting Excellence，SQUIRE),并于 2015 年进行修订形成 SQUIRE2.0 清单。SQUIRE2.0 包含标题与摘要、引言、方法、结果、讨论、其他信息 6 个部分共 18 个条目,所有通过干预来改善临床医疗保健质量的研究,均可以使用该清单来报告研究过程和结果。相关资料可在官方网站(http://www.squire-statement.org/)获取。

9.其他报告规范　诊断准确性研究报告规范(Standards for reporting diagnostic accuracy studies，STARD)是 2000 年发布的,目前权威的诊断试验准确性研究报告规范是 2015 年更新版本。案例报告的报告规范(case report guidelines checklist，CARE)最早于 2013 年发布，2016 年进行了更新,强调在写作应遵循时间轴,指出本次案例报告能够为临床实践带来的启示,注重充分保护患者及其信息的隐私,尊重患者的知情权和治疗参与。以上报告规范均能从相关网站获取。

(曾铁英)

第四节　护理研究中的伦理原则及学术诚信

一、护理研究中的伦理原则

护理学的服务对象是人,因此,护理研究的主要对象也是人。护理人员在研究中经常会遇到有关人类权利的伦理问题或困境,在以人为受试对象的研究中,必须以伦理原则指引护理研究。伦理审查委员会是保证研究者在实施研究过程中遵守伦理原则的机构。

1.尊重人的尊严原则(respect for human dignity)　该原则是指受试对象有权享有自主决定权、隐私权、匿名权和要求所收集资料被保密的权利。要求研究对象被告知足够的有关研究的信息,且充分理解被告知的信息,能够自由选择参与或退出研究,这就是常说的"知情同意(informed consent)"。知情同意书的内容包括完整的研究名称、研究目的、研究对象的参与情形、研究的风险及可能带来的不适、研究的益处、可能得到的补偿、匿名和保密的保证、自由选择权、退出研究的权利、咨询方法和联络信息和同意者签名等。

2. 有益原则(beneficence) 该原则指研究本身对受试对象是无毒的、无伤害的和不增加痛苦的。研究者不能直接把不成熟的措施或方法应用到人体上,这要求开展研究前就必须谨慎评估研究给研究对象带来的益处和风险,并尽最大可能将风险减小到最低水平。

3. 公正原则(justice) 该原则要求要公平选择和对待研究对象。研究对象的选择应取决于研究问题本身,而不应该根据研究对象的地位、是否容易得到或易受操纵等进行选择,如果条件允许,最好可以使用随机抽样和随机分组的方法以保证选择的公平。无论研究对象的年龄、性别、种族、经济水平等,研究者都应该一视同仁,对不参加研究或中途退者,研究者不能歧视或打击报复等。

二、科学研究中的学术诚信

科研诚信是指在研究过程中科研人员潜心研究、诚实守信,遵守学术规范,是社会信用体系的重要组成部分。科研不端行为(research misconduct)是指在立项、实施、评审或报告研究结果等活动中伪造(falsification)、篡改(falsification)或剽窃(plagiarism),简称为 FFP。其中伪造是指捏造数据或结果,并将其记录或报告;篡改是指操弄研究材料、仪器、过程,改变或删除数据或结果,以致研究不能准确地反映在记录中;剽窃是指盗用他人的研究创意、过程、结果或论文词句,但没有给予相应的承认。

科学研究是人类为了认识世界、增进知识、运用知识而开展的一系列创造性工作,必须诚实地实施研究,报告和出版研究结果来产生科学知识。其本质是去伪存真、追求真理的过程,容不得半点虚假和欺骗。因此,每一位护理研究者需要对研究设计、研究实施和文章发表等负责,避免科研不端行为,遵循规范的研究行为,以诚信准则,才能在追求科学真理、创造学术价值、促进社会发展方面发挥真正的作用。

(曾铁英)

第九章 常用统计方法

第一节 统计学基础知识

一、统计学常用基本概念

1. 总体(population)与样本(sample) 总体是指研究事物的全体,又称母体,是根据研究目的而确定的性质相同的所有观察对象的集合。样本是从总体中抽出部分以供研究的个体的集合,又称子样。

2. 变量(variable)与资料(data) 确定总体之后,研究者对每个观察单位的某项特征进行观察或测量,这种能表现观察单位变异性的特征,称为变量。变量的观测值为变量值,变量值构成资料。

3. 参数(parameter)与统计量(statistics) 描述总体特殊性的有关指标(如总体平均数),称为参数。通过随机化抽样,研究样本特性的有关指标,以估计总体参数,是统计推断的基本任务。反映样本特性的有关指标(如样本均数),称为统计量,以及样本观察值的函数。统计学习惯用希腊字母代表总体参数,用拉丁字母代表样本统计量。

4. 随机化(randomization) 是使总体或样本中每个个体发生某事件的概率均等的方法。在临床研究中,随机化可分为选取样本的随机抽样和将研究对象进行随机分组两种形式,可防止来自研究者与被研究者两个方面主观因素的干扰,避免结果失真。随机抽样(random sampling)是指抽样过程中,采用随机化方法,使总体中所有对象都有同等的机会被抽中进入研究样本,以保证样本的代表性,避免发生选择偏倚。随机分组(random allocating)是指在研究样本确定后,进一步采用随机的方法,将研究部对象以同等的机会分配进入试验组(experimental group)或对照组(control group)中,以提高组间的均衡性,减少非研究因素的干扰。

5. 概率(probability) 是事件发生可能性大小的量度。如某药治愈某病的可能性为80%(或0.8),也就是说某药治愈某病的概率估计为0.8。统计学常用符号P表示。某事件发生的可能性愈大,其概率P值愈接近于1;发生的可能性愈小,则其概率P值愈接近于0。当事件发生概率P=1,称为必然事件;概率P=0,如人的长生不老(不死)事件必定不会发生,称为不可能事件;某事件在一定条件下,其发生的可能性,即概率P值在0与1之间,称为随机事件。

6. 误差(error) 是指测量值与真值之差,以及样本指标(统计量)与总体指标(参数)之差。根据产生原因和性质大致分为随机误差与非随机误差。随机误差是一类随机变化的误差,由多种无法控制的因素引起,如在极力控制或消除系统误差后,同一条件下对同一对象反复施测,测量结果仍会出现随机变化,即随机测量误差,以及由于抽样的偶然性而产生的抽样误差。

非随机误差又可分为系统误差与非系统误差,系统误差是实验过程中产生的,一般与测量仪器或装置本身的准确度有关;与测量者本身的状况及测量时的外界条件有关。系统误差可通过周密的实验设计和技术措施来消除或使之减弱。非系统误差是在实验过程中由研究者偶然失误而造成的误差,如仪器故障、数据错误记录等。

二、医学统计资料类型

1.计量资料是对每个观察单位的某项指标所测得的数值资料,是用定量方法测定所获得的数值资料。一般用度量衡单位表示,如身高、体重、浓度、脉搏、血压。

2.计数资料是先将观察单位按属性或类别分组,然后清点各组观察单位个数所得的资料。分两种类别,一种为二分类,如观察某种药物的治疗效果,可将患者分类为治愈组和未治愈组,构成相互独立的两个类别;另一种为多分类,如调查某人群血型分布,按照 A、AB、B、O 血型分组,清点得出该人群中各血型组的人数,划分为互不相容的四个类别。

3.等级资料是将观察资料按某项指标的等级、顺序分组然后清点观察单位个数所得的资料。这类资料具有计数资料的特性,同时又兼有半定量的特性。如观察某病的治疗效果,将被治疗对象按治愈组、显效组、无效组等疗效等级分组,再清点各组的人数。如某组患者某项化验结果按＋、＋＋、＋＋＋、＋＋＋＋等级分组,清点各组患者数。

4.各类型资料的特点及转化

(1)各类型资料的收集是依据研究目的确定的:计量资料是每个观察单位均可观测到一个数值;计数资料是清点观察单位个数所得的,每个观察单位的结果不是数值,而只能用文字表示,如某调查人群选用标志是性别,即把性别分为两类,计数各有多少个观察单位。

(2)不同类型的资料可依研究目的进行转化:如血压值属于计量资料,但可按临床血压值划分为正常组和异常组,然后清点各组人数,就成为计数资料。若根据临床标准分为低血压组、正常血压组、临界高血压组、高血压组,然后清点各组人数就得到等级资料。

5.常用统计分析方法的选择应根据研究目的及数据资料类型,选择相应的统计分析方法。见表 2-9-1、表 2-9-2 和表 2-9-3。

表 2-9-1　计量资料统计分析方法

分析目的	可采用的指标或方法
了解变量值的平均水平或集中趋势	均数、几何均数、中位数
了解变量值的变异情况或离散趋势	极差、百分位数、标准差、变异系数
样本均数与总体均数比较	单样本 t 检验
配对样本均数比较	配对样本 t 检验
两个样本均数比较	两样本 t 检验、u 检验、秩和检验
两个以上样本均数比较	F 检验、秩和检验

表 2-9-2　计数资料统计分析方法

分析目的	可采用的指标或方法
反映某随机事件发生的频率强度	率
反映某一事物内部各构成部分所占比例	构成比
反映某一指标是另一指标的多少倍或百分之几	相对比
反映某现象的动态变化过程	发展速度与增长速度
样本率与总体率的比较	u 检验,二项分布的直接概率法
两个样本率的比较	u 检验,四格表检验
多个样本率或构成比的比较	行 × 列表 χ^2 检验
配对样本率比较	配对 χ^2 检验
了解分类变量间有无联系	四格表或行 × 列表 χ^2 检验
了解分类变量间关联强度	列联系数 C

表 2-9-3　等级资料统计分析方法

分析目的	可采用的指标或方法
两组单向等级资料内部构成比较	行 × 列表 χ^2 检验(直线趋势检验专用公式)
等级资料两样本比较	两样本比较的秩和检验,两组平均 Ridit 比较
等级资料多个样本比较	多样本比较的秩和检验,多组平均 Ridit 比较

（吴梅利洋　曾铁英）

第二节　计量资料统计分析

一、集中趋势指标

是反映一组变量集中趋势的指标。常用指标有:算术平均数(均数)、几何均数、中位数。在了解各指标的优缺点及主要用途后才可能正确运用这些指标。

1.算术平均数简称均数,反映一组数据的平均水平或集中趋势。可作为同类现象比较的指标;也可作为某个或某些特定值进行评价的基准;还可用于估计、计算其他有关的指标。计算方法有直接法和加权法。直接法适于观察值例数不多的情况,一般总例数 <20;加权法适于观察值个数较多情况。对称分布或正态分布资料可用均数描述,注意如果资料中存在极大值或极小值时不宜选用该指标。

2.几何均数可描述观察值之间变化较大,甚至呈倍数增长资料、对数正态分布资料以及数据中存在极大值或极小值资料的平均水平。计算方法有直接法和频数表法。直接法适于观察值个数不多的情况;频数表法适于观察值个数较多的情况。数据中有观察值为 0 或同时有正值或负值的情况不能计算该指标。若观察值全是负值,运算中全取正值,得出结果后再加上负号。

3. 中位数是一组观察值按大小顺序排列,位次居中的那个数。计算方法有直接法,适于观察值个数不多的情况。不封口资料(资料两端有≥或≤符号)、偏态分布及分布情况不明的资料均可用中位数描述其集中趋势。中位数虽然不受原始数据中极端值的影响,但未充分利用每个观察值,做进一步统计分析也不如均数方便。

二、离散趋势指标

一组资料只有用集中趋势指标与离散趋势指标相结合评价才能较客观反映其实际情况。常用指标有:全距、标准差、变异系数。

1. 全距也称极差,是一组观察值中最大值与最小值之差。因其考虑了数据中最大值与最小值,未考虑其他变量值,故较粗略不够稳定,但应用上不受限制。

2. 标准差是一组数据中各观察值距其平均值远近的平均水平。比较两组资料时,在观察值单位相同时,均数相近条件下,可反映观察值的离散程度;用于计算变异系数,也用于估计观察值的频数分布情况以及计算标准误差。标准差愈大,反映个体间变异愈大,数据愈分散。计算方法有直接法和频数表法两种,后者是在均数简捷法计算表的基础上进行的,适于观察例数较多的情况。该指标仅限于对称分布或(近似)正态分布资料的应用。该指标是有单位的。

3. 变异系数用于反映资料的相对变化程度。它是相对指标,变异系数愈小,说明观察值的变化程度愈小。变异系数是两组或多组资料比较时的量度单位,该指标消除了均数大小和观察单位不同的影响,便于数据资料进行比较。但因计算中消除了单位,故不能反映数据的实际情况。

三、样本均数与某一已知总体均数的比较

总体均数可以是以往经过大量观察所得的稳定值或标准值,记为 μ_0。比较的目的是推断样本所代表的未知总体均数 μ 与 μ_0 有无差别。通常采用单样本 t 检验,计算公式可参考专业统计学书籍。

四、两个样本均数比较

将观察对象随机分为两组进行比较或从拟定欲进行的两总体中分别随机抽样,再作两样本的比较。当两样本 n 均小于 50,且两资料服从正态分布,方差齐时可采用两样本 t 检验;当两样本服从正态分布,方差不等,可用 t' 检验。具体计算方法可参考专业统计学书籍。

五、配对均数的比较

1. 资料设计要求研究对象条件相同或相似,配对数据资料可来源于同对受试对象随机给予两种处理方法;同一实验对象某种处理方法前后的比较或两种处理方法的比较。

2. 比较目的由每对实验对象两次实验结果差值的平均数来推断某处理因素对实验结果有无影响或某两种处理因素的效果有无差别。配对设计资料因受配对条件限制多为小样本资料,故对样本例数不及其他 t 检验方法要求那么严格。

六、两个以上样本方差的比较

1. 方差分析应用前提。各样本是相互独立的随机样本;各样本均来自正态分布的总体;各比较组的方差是一致的。

2. 成组设计的多个样本均数比较及多个方差样本齐性检验可参见统计学书籍,需要指出的是各组例数相同的设计效率高于各组例数小相同的设计效率。

3. 配伍组设计的多个样本的比较。设计目的是判断某一因素的作用,将另一可能对这种因素的作用有影响的因素通过配伍,使之均衡,排除这种因素干扰,提高实验效率。

七、多个样本均数间的两两比较

经方差分析,各组均数之间差别无显著性,则不需做进一步统计分析。但是当各组均数之间差别有显著性时,是对所有各组均数的整体而言,而未回答哪两个均数间存在差别,因此,需进一步做 q 检验。具体计算方法参见有关统计书籍。检验假设时应注意:

(1)样本应有代表性,各比较组间具有可比性。

(2)比较的两均数之间大小无实际意义时,不必进行检验假设。

(3)样本含量应足够,以便能得到确切结论。

(4)应根据研究目的及资料特点选择合格的统计方法。

(5)分析目的在于确定两者有无差别,用双侧检验。根据专业知识已知孰好孰差,可选用单侧检验。

(6)$P<0.05$,习惯上称"差异有显著性",不应误解为差别很大;同理, $P<0.01$,称差异有高度显著性,而不应误解为差别极大。$P<0.01$ 与 $P<0.05$ 相比,前者更有理由认为两总体均数有差别,并不表示差别更大。

(7)假设检验包括统计结论和专业结论两部分。

（吴梅利洋　曾铁英）

第三节　计数资料统计分析方法

一、相对数指标

原始资料按某一指标分组,清点各组观察值的例数,得到一些绝对数。它虽可以反映实际情况,但不便于相互比较。常用相对数种类有:率、构成比、相对比、动态数列。

1. 率　又称频率指标或强度指标,说明某随机事件发生的频繁强度或程度,常以％，‰，1/ 万，1/10 万等表示。比例基数的选用主要根据习惯用法和算得的率有整数而且整数不致太大或太小。

2. 构成比　又称构成指标、结构指标或百分比。说明某一事物内部各构成部分所占的比重或分布。用于描述事物内部各构成部分所占的比重或数量的分布情况,是深入研究事物内在联系,探索事物变化原因的有效指标。

3. 相对比 两个相关指标之比。用来说明一个指标是另一个指标的若干倍或几分之几,比较的两个指标多为两个地域或两个时期的同类指标。比较的指标可以是相对数,也可以是绝对数或平均数。有时性质不同但相关的两个指标也可进行标准化后用于比较。

二、样本率与总体率的比较

实际工作中,总体率极少知道,一般根据大量观察及以往的经验,把人们公认的某些率当作总体率。服从二项分布的资料以及服从泊松分布,欲比较某样本率与已知总体率,可参考相应的统计书籍。

三、两个样本率或构成的比较

通常采用 χ^2 检验,其用途在于:

(1)两个样本率或多个样本率之间的比较;

(2)两组多组资料内部构成之间的比较;

(3)某一频数分布是否符合某一理论分布的判定。计算公式可参考相应的统计学书籍。

当 $n \geq 40$ 且各格子数的理论数 T 均 ≥ 5 时,不用校正;当 $n \geq 40$ 且最小理论数 $T \geq 1$ 且 $T < 5$ 时,须用校正公式;当 $n < 40$ 或有 $T < 1$ 时,用 Fisher 精确概率计算法。当两个观察样本数较大时,样本率的频数分布近似正态分布,可用正态分布规律性来检验率的差异显著性。

四、多个样本率或构成比的比较

行(R)和列(C)均超过 2 时,称 R×C 表。该类型资料可进行多个样本率的比较;多个构成比的比较及计数资料的相关分析。

注意事项:行 × 列表资料中,当 $T < 5$ 的格子数超过总格子数的 1/5 时,可根据实际情况做处理:

(1)性质相似的资料可考虑合并,增大每组的合计数,使 $T \geq 5$。

(2)继续调查或试验以增大各组样本含量。

(3)R×C 表法的检验结果只能笼统地说明各组之间总的差别情况,不能说明其中某两组或几组之间的差别情况。

五、配对资料的 χ^2 检验

计算公式见相关统计学书籍。注意事项:当 $b + c \geq 40$ 时,可用配对计数资料 χ^2 检验公式;如 $b + c < 40$ 时,则需用配对计数资料 χ^2 检验校正公式。若配对四格表资料选用四格表专用 χ^2 检验公式,则是做独立检验。

(吴梅利洋 曾铁英)

第四节　非参数统计分析方法

非参数统计分析方法是一种不要求变量值为某种特定分布,不依赖某种特定分布理论的统计方法。其适用范围包括:未知分布型,或样本含量太小,分布的状态尚未显示出来;不能测量具体数值,只能以严重程度,优劣等级,效果大小,名次先后以及综合判断等方式记录其符号或等级者;分布极度偏态;本组内个别变量值偏离过大;相互比较的各组变异程度相差悬殊;用于筛选或只需获得初步结果的资料。

非参数统计分析方法包括:符号检验、符号秩和检验、两样本比较的秩和检验、多组资料的秩和检验、等级资料的秩和检验。具体的计算方法及适用范围见相关统计学书籍。

(吴梅利洋　曾铁英)

第五节　统计表与统计图

统计表和统计图都是表达统计资料的重要工具。统计表是以表格的形式,简明地表达事物间的数量关系。统计图是用不同图形、线段长短、面积大小等几何图形把统计资料形象化,直观地表达统计量的变化情况。

一、统计表

1. 格式及特点应简明表达实验结果,易于计算、分析、比较、节省篇幅。应是分析表,而不是原始表。

2. 制表通则

(1)标题说明表格主要内容、时间、地点、测量单位等。

(2)标目　指明表内数字含义,有横、纵标目之分。横标目:位于表的左侧,是表的主语;纵标目:位于表的上方,说明事物标志的各种统计指标。应按逻辑顺序排列,如时间先后、数量大小,并注明单位。

(3)线条　一般需顶线、底线及表头、表体分隔线。不应有纵线或斜划线。

(4)数字　数字应准确,位置应对齐,小数的位数应取齐。暂缺未记用"…"符号,实际不存在该现象时用"—"记。数字若是"0",则填写"0",表中不应留有空格。

3. 统计表种类。一般分为简单表和复合表。

二、统计图

1. 特点　用图形使统计资料更明晰易懂,并能表示变量的分布、对比、构成、变异、相关和动态。

2. 制图通则

(1)图形　图形的选择是依据资料性质和研究目的。

(2)标题　位于图下方中央位置,应说明图的中心内容,必要时注明时间、地点,其前有图形的编号。

(3)标目　在第一象限绘制以纵横轴为坐标的图形,纵横轴应有标目,并注明单位。

(4)尺度　横纵轴尺度分别自左至右,自下而上,一律从小到大,需等距标明。

(5)图例　比较不同事物时,须用不同线条表示,要附图例说明。

3.统计图标类

(1)直条图　用相同宽度的直条长短来表示各相互独立的指标的数字大小。常用的有复式和单式两种。应用范围:直条图适用于彼此独立的统计资料的相互比较,表达的统计指标可以是绝对数、相对数、平均数。注意事项:①纵轴尺度从"0"开始。②各直条宽度应相等,各直条(直条组)间隔一般与直条等宽或为其一半。③被比较指标一般按一定顺序排列,也可按自然顺序排列。④复式直条图每组直线条数不应太多,且各组内长条排列顺序应一致。

(2)构成比直条图　以长条代表整体即100%,长条中各段的长度代表其百分比。①该图可表示组成成分的比例。②绘一等宽直条作为100%,其旁绘一等长标尺,并平分10等份,每份相当10%。据各部分百分比,把该直条分成若干段。③各段可按资料数值大小或自然顺序排列,并标出各段所占百分比。④用不同线条表示各段时,应标该图例。⑤多种性质类似的资料的百分构成相互比较,可绘多个平行的相同直条,直条间留有适当空隙。

(3)线图　是根据对应的数据在图内定点,并连接有关的各点画成一条或几条高低起伏的曲线图。①线图用于连续性资料,说明某些事物因时间、条件推移变化的趋势。②通常用横轴表示某一连续变量,如时间、年龄等,纵轴表示某种频率或频数。纵轴一般从"0"开始。纵轴与横轴的比例一般为7∶5或5∶7。③相邻两点用直线连接。④同一图内有多条线做对比时,应用不同线型表示,并用图例说明。

除已介绍的统计图外,医学上常用的还有圆饼图、直方图等,这里不做详细介绍。

4.常用统计图及适用范围,见表2-9-4。

表2-9-4　常用几种统计图及其适用范围

分析目的	图形	适用资料
表示或比较几个数值的大小	直条图	性质相似,相互独立的资料
表示或比较事物内部各部分构成比的大小	百分条图、圆饼图	性质相仿的百分构成资料
表示事物的动态变化趋势	线图	随时间变化的连续性资料
表示各组数据频数分布或频率	直方图	连续变量的频数表资料

(吴梅利洋　曾铁英)

第十章　循证护理实施

第一节　循证护理的概述

一、循证护理的基本概念

1. **概念**　循证护理(evidence-based nursing, EBN)。是指护理人员在计划护理活动的过程中,审慎地、明确地、明智地将科研结论与临床经验、患者愿望相结合,获取证据,作为临床护理决策依据的过程。循证护理建构在护理人员的临床实践上,强调以临床问题为出发点,将科研结论与护理人员的专业知识和经验、患者偏好相结合,促进直接经验和间接经验在实践中的综合应用,并在实施过程中激发团队精神和协作气氛,同时,它注重效果评价和质量控制,能有效地提高护理质量,节约卫生资源。

2. **核心要素**　循证护理的核心要素包括:获得最新、最可靠的证据;充分考虑患者需求;充分结合专业判断;深入分析应用证据的临床情景。

(1) **获得最新、最可靠的证据**　并非所有的研究结论都可作为循证护理的证据。循证护理中的证据是经过严格筛选和评价获得的。对通过各种途径获取的护理研究结果,需应用流行病学的基本理论、临床研究的方法学,以及有关质量评价的标准去筛选,以判断研究设计是否科学合理、研究结果是否真实可靠。只有经过认真分析和评价获得的最新、最真实可靠、有重要临床应用价值的研究证据才是循证护理应采纳的证据。

(2) **充分考虑患者需求**　任何先进的诊疗护理手段都必须得到患者的认可和配合才能取得最好的效果。因此,循证护理必须充分考虑患者需求。护理人员、医生、患者之间平等友好的合作关系与临床决策是否正确密切相关,同时也是成功实施循证护理的重要条件。因而强调在开展循证护理实践的过程中,护理人员必须具备关怀照护的人文素质和利他主义精神,以患者为中心。

(3) **充分结合护理人员的专业判断**　首先,开展循证护理时,护理人员必须具备对临床问题的敏感性。能否敏锐地察觉到临床问题,将证据与临床问题实事求是地结合而不是单纯地照搬照套,这些都是解决临床问题的突破口,其重要前提是护理人员丰富的临床经验、敏锐的思维能力以及熟练的临床实践技能。其次,护理人员是实施循证护理的主体。由于对患者的任何处置都是通过护理人员去实施完成的,因此,护理人员具备扎实的医学基础理论知识、牢固的护理知识和技能,以及丰富的临床护理实践经验尤为重要。此外,临床流行病学的基本理论和临床研究的方法学是实施循证护理的学术基础,如在筛选最佳证据时,需判断研究设计是否科学合理;对文献质量评价时,需要掌握评价标准;分析研究结果的真实性时,要分析其是否存在偏倚和混杂因素的影响等。因此,护理人员需要不断更新丰富新理论和新方法,将其与个人专业技能和临床经验密切结合。

(4)深入分析应用证据的临床情景　证据的应用必须强调情景,在某一特定情景有明显效果的研究结论并不一定适用于所有的临床情景。证据的应用效果与医疗资源的分布情况,以及患者的经济承受能力、文化信仰等均有密切的关系。因此,在开展循证护理实践的过程中,除了要考虑拟采纳证据的科学性和有效性外,还应考虑其可行性、适宜性、临床意义:①可行性是指证据在物理上、文化上、经济上是行得通的;②适宜性是指应用证据的实践活动与其所处的情景相适合、相匹配的程度;③临床意义是指应用证据的实践活动是否可被患者以积极的方式体验,临床意义与患者个人经历、价值观、信念等相关。

二、循证护理实践的基本步骤

循证护理实践是一个系统的过程,涉及护理组织和各层级护理人员。循证护理实践主要包括4个阶段:证据生成,证据综合,证据传播,以及证据应用。具体过程包括8个步骤:①明确循证问题;②系统的文献检索;③严格评价证据;④证据汇总和整合;⑤传播证据;⑥引入证据;⑦应用证据;⑧评价证据应用效果并持续改进。

1.证据生成　即证据的产生。证据可来源于研究结果、专业共识、专家临床经验、成熟的专业知识、逻辑演绎和推理等。证据的来源是多样化的,专业人员对于证据属性的理解是宽泛的,证据需考虑可行性、适宜性、有效性及意义,即证据的FAME属性(feasibility, appropriateness, meaningfulness and effectiveness, FAME)。

2.证据综合　即通过系统评价寻找并确立证据。该阶段包括以下4个步骤:①明确循证问题:将临床实践中的问题特定化、结构化;②系统检索文献:根据所提出的问题进行系统的文献检索,以寻找证据;③评价文献:严格评价研究设计的科学性和严谨性、结果推广的可行性和适宜性,以及研究的临床意义,筛选合适的研究;④汇总证据:对筛选后纳入的研究进行汇总,即对具有同质性的同类研究结果进行meta分析,对不能进行meta分析的同类研究进行定性总结和分析。

3.证据传播　即将证据通过杂志期刊、电子媒介、教育和培训等方式传递到卫生保健人员、卫生保健机构、卫生保健系统中。证据的传播不是简单的证据和信息发布,而是通过周密的规划,设计专门的途径,精心组织证据和信息传播的内容、形式以及传播方式,以容易理解、接受的方式将证据和信息传递给明确的目标人群(如临床人员、管理者、政策制定者、消费者等),使之应用于决策过程中。证据传播主要由以下4个步骤组成:①标注证据的等级或推荐意见;②将证据资源组织成相应易于传播并利于临床专业人员理解、应用的形式;③详细了解目标人群对证据的需求;④以最经济的方式传递证据和信息。

4.证据应用　即遵循证据改革护理实践活动。该阶段包括以下3个步骤:①情景分析,了解证据与实践之间的差距。通过系统/组织变革引入证据,临床护理人员将证据与临床专门知识和经验、患者需求相结合,根据临床情境,做出适合的护理计划。②促进变革。循证护理实践就是改革原有的护理实践活动的过程。需评估变革的动力和阻碍因素,根据证据和情景,制定可操作的护理流程、质量标准、激励政策等,并通过培训使护士达成共识,遵从新的流程和标准。③评价证据应用效果。通过动态评审的方法监测证据实施过程,评价证据应用后对卫生保健系统、护理过程、患者结局的效果。

(吴梅利洋)

第二节 证据资源检索与文献质量评价

一、证据资源检索

1. 证据与文献 《辞海》中"证据"是一个法律名词,是指能够证明案情真相的事实或材料。是分析和确定案情、辨明是非、区分真伪的根据。循证医学创始人 Gordon Guyatt 等指出,任何经验性的观察都可以构成潜在的证据,无论其是否被系统地收集。David Sackett 等将临床证据定义为"以患者为研究对象的各种临床研究(包括防治措施、诊断、病因、预后、经济学研究与评价等)所得到的结果和结论",即证据是由研究得出的结论。

文献是用一定的方式(文字、图像、声音)记录在一定的载体(纸张、缩微胶卷、磁带、磁盘、光盘)上的知识的总称。文献是循证护理证据的主要来源。

2. 证据资源的类型 加拿大麦克马斯特大学的 Brian Haynes 教授在 2009 年提出证据的"6S"金字塔模式,是目前国内外关于循证证据资源最经典的分类,其中每个"S"代表一种证据资源类型,见图 2-10-1。从塔顶自上而下代表证据强度由高到低,现将各种证据资源类型介绍如下:

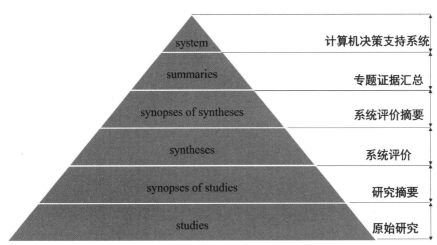

图 2-10-1　循证证据资源的"6S"分类模型

(1)计算机决策支持系统(Computerized Decision Support System, CDSS) 是循证医学证据资源的最高等级。一个完美的计算机决策支持系统包含完整且精准的医学信息和证据链接。计算机决策支持系统勾勒了一个快捷方便、界面友好的人机对话系统。通过与计算机的互动,能够解答各种重要临床问题。

(2) 专题证据汇总(summaries)　主要包括基于证据的临床实践指南(clinical practice guideline, CPG)、证据总结及集束化照护方案(care bundles)。CPG 是以系统评价为依据的证据汇集,由专业学会组织专家研制和发布,具有权威性,对临床实践有重要的指导意义。目前常用的专题证据汇总资源库有国际指南协作网(Guidelines International Network, GIN)、英国国家卫生与临床优化研究所(National Institute for Health and Clinical Excellence, NICE)、苏格兰院际指南网(Scottish Intercollegiate Guidelines Network, SIGN)、美国国立临床诊疗指南数据库(National Guideline Clearinghouse, NGC)。

(3) 系统评价摘要(syntheses of synopses)　是一种把系统评价按固定格式整合提炼后所形成的摘要。系统评价摘要可方便、快捷地获取相关循证问题的证据信息,即使在不清楚全文信息的情况下,也能够及时采取相应的措施,为患者提供最适宜、最有效的照护。常用的系统评价摘要数据库有 Cochrane 疗效评价摘要文献和 Cochrane Clinical Answers 等。

(4) 系统评价(syntheses)　即系统综述(systematic review),是针对某一具体临床问题,系统全面地收集国内外所有发表或未正式发表的研究结果,并进行文献质量评价,筛选出符合纳入标准的研究文献,对其进行定量和定性的分析、综合,最终得出可靠的结论。常用的系统评价数据库有 Cochrane 系统评价、JBI 系统评价以及 Campbell 系统评价。

(5) 研究摘要(synopses of studies)　是为了让临床实践者快捷、有效地利用研究结果,对高质量原始研究摘要的结构化提取。研究摘要的提取不仅符合严格的质量评价标准,并且以临床相关问题和有趣的形式汇编成册。常见的研究摘要数据库有 Cochrane 临床对照试验中心注册数据库(Cochrane Central Register of Controlled Trials, CENTRAL)。

(6) 原始研究(studies)　是指针对研究对象所收集的有关病因、诊断、预防、治疗和护理等方面的研究。通过原始研究得到的证据,须通过严格的文献质量评价及综合考量才能使用,不建议将未经评价的原始研究直接作为证据。常见的用于检索原始研究的数据库有 PubMed、EMBASE、Web of Science、CINAHL、中国知网、万方、维普、CBM 数据库。

3. 证据资源检索的步骤　证据资源的检索分为以证据应用为目的(即"用证")和以证据综合为目的(即"创证")的检索。以"用证"为目的的检索强调基于"6S"模型从上到下的检索,且强调查准率,便于临床护理人员在短时间内检索到最佳证据。而以"创证"为目的的检索则主要检索原始研究,通过立题、检索文献、筛选文献、评价文献质量、收集资料、解释结果,最终产生证据的过程。

循证证据资源的检索可分为以下几个步骤:明确临床问题及问题类型以确定检索词;选择合适的数据库;根据选择的数据库制订相应的检索策略;评估检索结果,调整检索策略。

(1) 确定检索词

1) 文献外部特征检索语言　即依据文献外部特征作为检索入口的检索词,如题名(书名、篇名、刊名)、著者(作者姓名、译者姓名、编者姓名、学术团体名称)、文献序号(专利号、技术标准号)、引文等。

2) 文献内容特征检索语言　即检索文献内容所属学科范围以及所包含的主题,常用分类号、主题词、关键词等来描述。其中,关键词是指从文献的标题(篇名、章节名)、摘要或正文中提取的能够反映文献主要内容的词语。关键词是未经规范化处理的自然语言,具有灵活性、易于掌握、查找方便等特点,并方便查找最新出现的专业名词术语。而主题词是指经过规范化处理的能够反映文献主题内容的专业名词或词组。对于提高文献信息检索的准确率具有十分重要的意义。

(2)选择文献数据库　文献数据库是指计算机可读的、按照一定格式组织的相关文献信息的集合。文献数据库选择的准确与否直接影响着检索效果。要做到正确选择数据库,首先应熟悉了解各种数据库的收录学科范围和语种,还应考虑数据库的类型、数据库的知名度、数据库收录文献的年限、文献类型及收录规模、收费情况等。文献数据库包括:①文摘型数据库,是一种不仅提供文献外部特征,而且还提供文献内容摘要信息的数据库。②数值型数据库,是存储各种数值数据的数据库,如各种统计数据、科学实验数据、测量数据等。③全文数据库,是一种存储文献全文或其中主要部分的数据库。④事实型数据库,是存储某种具体事实、知识数据的数据库。

选择文献数据库的原则:

1)根据检索目的确定所需数据库的类型。

2)明确课题所涉及的学科范围和专业面,根据数据库的收录范围选择数据库。

3)满足检索效果查全或查准的要求。

4)数据库检索费用问题也是选择文献数据库要考虑的原因之一。

(3)制订检索策略　在制订具体的检索策略时,研究者应根据所选择数据库的特点,确定适宜的检索途径,编写检索策略表达式,然后进行预检索,并根据检索得到的结果对检索策略进行调整,直到得到所需要的文献为止。具体包括:

1)检索方式:如基本检索、高级检索、二次检索、专业检索等。

2)检索途径:如主题词途径、关键词途径、题名途径、著者途径、分类途径、序号途径、其他途径。

3)检索表达式的构建。检索表达式,又称检索式、检索提问式或检索策略式,一般由检索词和检索运算符组成,是检索策略的具体表现。它是用检索系统规定的各种运算符将检索词之间的逻辑关系、位置关系等连接起来,构成计算机可以识别和执行的检索命令式。常用命令式有:①布尔逻辑检索,如"AND""OR""NOT"。②截词检索,按截断位置的不同可分为右截词、左截词、中间截词;按截断的字符数量不同可分为无限截词检索、有限截词检索。③限定字段检索。④精确与模糊检索。⑤扩展检索。

(4)检索策略的调整　在实际操作过程中,常常需要研究者根据初步检索结果对检索策略进行调整。

1)扩大检索范围。主要方法有重新选择数据库、重新选择检索途径、重新构建检索表达式。其中重新构建检索表达式的具体方法有:主题词检索时采用扩展检索;关键词(或自由词)检索时考虑其同义词、近义词等,并用"OR"组配;采用截词检索,且截词不宜太长;去掉次要的主题词或非核心的检索词,减少"AND"组配;对检索词不做限定;采用模糊检索。

2)缩小检索范围。主要方法有重新选择数据库、选择最佳检索方式、重新选择检索途径、重新构建检索表达式。其中重新构建检索表达式的具体方法有:尽量采用主题词检索,并借助主题词表选择更专指的下位词进行检索,或增加副主题词进行检索;关键词(或自由词)检索时进行各种限定;增加"AND"的组配,使检索表达式更为准确地表达检索需求;减少"OR"的组配;用"NOT"排除带有干扰性的概念或不需要包含的概念;词语检索时采用精确检索。

4. 文献的整理与引用

(1)文献的整理是指利用科学方法把收集到的杂乱无序的文献进行加工处理,使之有序化,以便存储和及时提取利用。文献资料的整理与分析贯穿于整个研究过程的始终。

1)阅读文献:应遵循先粗读,后通读,再精读;先中文后外文;先近期后远期;先综述后专题的原则。

2)鉴别文献:依据所检索到文献的篇名和文摘对文献进行初步鉴别,将检索结果分为有重要参考价值的关键文献、一般相关文献、无关文献等几类。对于关键文献和相关文献,再通过阅读原文进一步鉴别文献的质量,并从文献信息的可靠性、先进性和适用性等方面判断文献的可用程度。

3)记录文献:①记录的内容,主要包括文献资料中具有独创性的观点、见解和看法;具有说服力的事实材料、数据或新颖的论据资料;有争议性的意见或与他人进行争议的内容;阅读文献过程的心得。②记录的方法,包括做标注,在文献的空白处写下见解和批语,或者在文献的重点、难点及精彩处做上标记。这样不仅重点突出,也便于阅读、查找和加深理解。做摘录,将文献中比较精彩的论述或重要的内容摘抄下来,以备日后写作时引用,同时还需要准确注明资料的出处,便于写作时引用。写提要,将原文中的基本内容、主要观点或重要事实加以总结概括,用自己的语言写下来。写读书笔记,将阅读文献过程中的心得体会、联想思路等记录下来。

4)文献的管理:文献信息管理的方法从早期的制作文献卡片、在计算机中建立文件夹,进一步发展到专门的文献管理软件。国外常用的文献管理软件有EndNote、Mendeley Reference Manager、Zotero,国内有NoteExpress、Notefirst、医学文献王等。文献管理软件的主要功能包括文献信息收集、文献信息检索、文献信息管理、文献信息应用等。

(2)文献的引用。引用参考文献应遵循以下原则:①凡是引用他人的数据、观点、方法或结论,均应在正文中标明,并在注释或文后参考文献中注明文献出处。②只引用自己直接阅读过的参考文献,尽量不转引,不得将阅读过的某一文献的参考文献表中所列的文献作为文章的参考文献。③引用以必要、适当为限,不可过量引用。④引用不得改变或歪曲被引内容的原貌、原义。⑤所引用的文献应尽量是最新的,能够反映当前某学科领域的研究动向或水平,应优先引用著名期刊上发表的论文。⑥所引用文献的主题应与论文密切相关,可适量引用高水平的综述性论文。⑦引用的文献首选公开发表的,不涉及保密问题的内部资料也可以列入参考文献。

5. 常用的循证资源检索工具及数据库

(1)常见临床实践指南库介绍

1)国际指南协作网(Guidelines International Network,GIN):是全球最大的国际指南数据库,目前为止收录了近3000篇全球各地不同机构构建的多语种的基于证据的实践指南。

2)英国国家卫生与临床优化研究所(National Institute of Health and Clinical Excellence,

NICE）：是英国独立的卫生研究机构，提供国家层面的指南，有成熟、严谨的指南构建程序，其网站上有近1700份完整的临床实践指南。

3）苏格兰校际指南网(Scottish Intercollegiate Guidelines Network, SIGN)：是苏格兰指南网，通过制定临床实践指南，减少临床实践变异，改善医疗保健质量。SIGN指南的制定有相应的规范，并对指南有评价、更新等质量控制措施，但指南的数量较少。

4）美国国立临床诊疗指南数据库(National Guideline Clearinghouse, NGC)：是由美国卫生保健研究和质量管理局、美国医学会、美国卫生保健计划联合会联合制作的一个临床实践指南库，其网站上检索到近2400份临床实践指南或指南概要。

5）加拿大安大略省注册护士协会网站(Registered Nurses' Association of Ontario, RNAO)：从1999年开始构建、评价、传播最佳实践指南。目前RNAO已经发布了54部最佳实践指南，包括43部临床实践指南和11部健康工作环境相关的指南，主要涉及领域包括妇女和儿童健康、成瘾和心理健康、临床管理、慢病管理和老年照护等。

6）各种专业协会：目前全球有相当多的享有盛名的各种专业协会，如美国心脏病协会、美国艾滋病资讯协会、美国输液护士协会等。

（2）常见系统评价数据库介绍

1）Cochrane图书馆(Cochrane Library)：是目前最全面、最可靠的临床循证证据信息来源，由Cochrane协作网发行。

2）JBI循证卫生保健数据库：总部设在澳大利亚的阿德莱德大学，JBI循证卫生保健数据库也是目前全球最大的循证护理领域的证据资源数据库。

3）Campbell图书馆：2000年由Campbell协作网在美国宾夕法尼亚大学成立，其主要任务是与Cochrane协作网合作，为社会、心理、教育、司法犯罪学及国际发展政策等非医学领域提供科学严谨的系统评价决策依据。

（3）其他证据资源

1）Up To Date：包括荷兰威科集团(Wolters Kluwer)开发的ProVation MD和Up To Date临床顾问。其中，后者已有中文产品，主要致力于协助临床医务人员进行诊疗上的高效判断和合理决策。

2）临床证据(Clinical Evidence, CE)：CE由英国医学会(British Medical Association, BMA)发行，是全球最权威的循证医学数据库之一。

3）最佳实践(Best Practice)："Best Practice"由英国医学杂志(BMJ)和美国内科医师协会(ACP)联合发行，整合了BMJ"Clinical Evidence"中的证据。

（4）循证护理实践相关期刊

1）Evidence Based Medicine：双月刊，由英国医学杂志和美国内科医师协会联合主办，该杂志提供已经出版的研究报告和文献综述的详细文摘。

2）Evidence Based Nursing：季刊，由1998年英国约克大学与加拿大麦克马斯特大学联合创办。

3）Worldviews on Evidence-based Nursing：季刊，由国际护理荣誉学会(The Honor Society of Nursing, Sigma Theta Tau International)创办，主要刊登循证护理的相关论文，是目前在护理领域

影响因子较高的知名国际护理期刊。

二、文献质量评价

1. 文献质量评价的概念　文献质量评价又称研究的真实性评价、偏倚风险评价,是对研究内部效度的评价。为方便研究者进行文献质量评价,国际循证机构的网站通常会根据常见研究设计公认的要求和原则,发布文献质量严格评价的具体工具和评价方法。较常见的有英国牛津大学循证医学中心的文献严格评价项目(critical appraisal skills program, CASP)、Joanna Briggs 循证卫生保健中心(JBI)的"各类设计的文献质量严格评价工具"、Cochrane 协作网推出的针对随机对照试验的质量评价工具。这些评价工具的共同点是根据研究设计的基本要求和原则,评价研究设计的科学性和严谨性。

2. 文献质量评价方法　在进行文献质量评价时,应首先判断研究类型(主要包括随机对照试验、非随机对照试验、队列研究、病例对照研究、描述性研究、质性研究、病例报告、专家报告以及系统评价等),然后选用不同类型的文献质量评价工具,由 2 人分别对同一篇文献进行质量评价,每个条目按照"符合要求""不符合要求""不清楚"进行评价。结果不一致者,2 人协商或请第三方共同讨论决定。最后对该文献做出纳入排除或审慎纳入的决定。以下介绍几种不同研究类型的文献质量评价工具。

(1)随机对照试验研究(randomized controlled trails, RCT)。RCT 的偏倚风险评价通常采用 Cochrane 协作网推荐的偏倚风险评价工具(最新版本为 2019 年修订版 Risk of Bias Tool 2, RoB 2)。该工具设置了 5 个评价领域:随机化过程中的偏倚、偏离既定干预措施的偏倚、结局数据缺失的偏倚、结局测量的偏倚和选择性报告结果的偏倚。其中,偏离既定干预措施的偏倚领域按照不同的研究目的分为了两种情况:一是研究干预措施分配的效果,二是干预措施依从的效果(表 2-10-1)。评价者可给出是(Yes, Y)、很可能是(Probably Yes, PY)、很可能否(Probably No, PN)、否(No, N)、没有信息(No Information, NI)5 种答案。

表 2-10-1　Cochrane 手册随机对照试验文献质量评价工具

领域	信号问题
随机化过程中的偏倚	1.1 分配序列是否随机?
	1.2 直至受试者参加并分配到干预措施,分配序列是否隐藏?
	1.3 组间基线差异是否提示随机化过程中有问题?
偏离既定干预措施的偏倚(干预措施分配的效果)	2.1 在试验中受试者是否知道他们分配到哪种干预措施?
	2.2 在试验中护理人员和干预措施提供者是否知道受试者分配到哪种干预措施?
	2.3 若 2.1 或 2.2 回答 Y/PY/NI:是否存在由于研究环境造成的偏离既定干预措施的情况?
	2.4 若 2.3 回答 Y/PY:偏离既定干预措施的情况是否很可能影响结局?
	2.5 若 2.4 回答 Y/PY/NI:偏离既定干预措施的情况是否在组间均衡?
	2.6 是否采用了恰当的分析方法估计干预措施分配的效果?
	2.7 若 2.6 回答 N/PN/NI:分析受试者时分组错误是否有(对结果)造成实质影响的潜在可能?

续表

领域	信号问题
偏离既定干预措施的偏倚（干预措施依从的效果）	2.1 在试验中受试者是否知道他们分配到哪种干预措施？
	2.2 在试验中护理人员和干预措施提供者是否知道受试者分配到哪种干预措施？
	2.3 [如果适用]若 2.1 或 2.2 回答 Y/PY/NI：重要的计划外的干预措施是否在组间均衡？
	2.4 [如果适用]未完成干预措施的情况是否有可能影响结局？
	2.5 [如果适用]不依从干预措施的情况是否有可能影响受试者结局？
	2.6 若 2.3 回答 N/PN/NI，或 2.4 或 2.5 回答 Y/PY/NI：是否采用了恰当的分析方法估计干预措施依从的效果？
结局数据缺失的偏倚	3.1 是否可以获取全部或者几乎全部受试者的结局数据？
	3.2 若 3.1 回答 N/PN/NI：是否有证据证明结局数据的缺失没有对结果造成偏倚？
	3.3 若 3.2 回答 N/PN：结局数据的缺失是否有可能依赖于其真值？
	3.4 若 3.3 回答 Y/PY/NI：结局数据的缺失是否很可能依赖于其真值？
结局测量的偏倚	4.1 结局测量方法是否不恰当？
	4.2 结局测量或认定是否有可能有组间差异？
	4.3 若 4.1 回答 N/PN/NI：结局测量者是否知道受试者接受哪种干预措施？
	4.4 若 4.3 回答 Y/PY/NI：如果知道接受哪种干预措施，是否有可能影响结局测量？
	4.5 若 4.4 回答 Y/PY/NI：如果知道接受哪种干预措施，是否很可能影响结局测量？
选择性报告结果的偏倚	5.1 结果的数据分析是否与在获取揭盲的结局数据之前就已预先确定的分析计划相一致？
	5.2 正在评价的数值结果是否很可能是从多个合格的结局测量（例如：多个分值、多个定义标准、多个时间点）的结果中选择性报告的？
	5.3 正在评价的数值结果是否很可能是从多个合格的数据分析的结果中选择性报告的？

注：Y/PY/PN/N/NI 分别表示"Yes（是）""Probably yes（可能是）""Probably no（可能不是）""No（不是）""No information（未获得评估信息，即不清楚）"。

（2）队列研究 队列研究评估工具主要有 CASP 队列研究清单，纽卡斯尔—渥太华量表（the New-Castle-Oltawa Scale，NOS），以及用于队列研究的 JBI 清单。NOS 由澳大利亚纽卡斯尔大学和加拿大渥太华大学合作研发，是目前队列研究文献质量评价最常用的工具，使用者可以根据特定主题进行修改。NOS 采用半量化星级系统评价偏倚风险（表 2-10-2），满分为 9 分。

表 2-10-2 队列研究的 NOS 文献质量评价工具

栏目	条目	得分
研究人群选择	暴露组的代表性如何	1
	非暴露组的选择方法	1
	暴露因素的选择方法	1
	确定研究起始时尚无要观察的结局指标	1

续表

栏目	条目	得分
组间可比性	设计和统计分析是考虑暴露组和非暴露组的可比性	2
结果测量	研究对结果的评价是否充分	1
	结果发生后随访是否足够长	1
	暴露组和非暴露组的随访是否充分	1

(3)质性研究　质性研究又称定性研究,是研究者根据深入访谈、参与式观察、查询档案或记录获得研究对象的主观资料,通过分析、归类、提炼,找出某些共同特征和内涵,用文字阐述研究结果。与定量研究相比,质性研究评价工具较少,Joanna Briggs 循证卫生保健中心(JBI) 2015 年版对质性研究的真实性评价工具较常用,该工具包含 10 个评价项目(表 2-10-3)。评价者需对每个评价项目做出"是""否""不清楚""不适用"的判断。

表 2-10-3　澳大利亚 JBI 循证卫生保健中心对质性研究的真实性评价工具(2015 年)

评价项目	评价结果			
(1)哲学基础和方法学是否一致?	是	否	不清楚	不适用
(2)方法学与研究问题或研究目标是否一致?	是	否	不清楚	不适用
(3)方法学与资料收集的方法是否一致?	是	否	不清楚	不适用
(4)方法学和资料的代表性及资料分析的方法是否一致?	是	否	不清楚	不适用
(5)方法学与结果的阐释是否一致?	是	否	不清楚	不适用
(6)是否从文化背景、价值观的角度说明研究者自身的状况?	是	否	不清楚	不适用
(7)是否阐述了研究者对研究的影响或研究对研究者的影响?	是	否	不清楚	不适用
(8)研究对象是否具有典型性? 是否充分反映研究对象及其观点?	是	否	不清楚	不适用
(9)研究是否符合当下的伦理学标准,或者通过合适的伦理审查委员会批准?	是	否	不清楚	不适用
(10)结论的得出是否源于对资料的分析和阐释?	是	否	不清楚	不适用

对文献进行严格的质量评价,从而审慎地将最佳证据应用到临床决策中,是循证护理的精髓。目前,护理文献数量的增长速度很快,但并非所有的研究都设计严谨,结论可信。因此,在证据综合之前要对相关文献质量进行严格评价。然而,由于文献报道不恰当或不具体,或评价者科研基础知识或能力不同,使得文献质量评价的结果可能会存在一定的差异。因此,为了客观、公正地评价文献质量,研究者必须具备扎实的临床流行病学和科研设计的基础。

(吴梅利洋)

第三节　证据传播和临床转化

一、证据传播

传播是指两个相互独立的系统之间,利用一定的媒介和途径所进行的、有目的的信息传递活动。在循证护理领域,传播指那些可能使证据的潜在用户得到证据的方法和过程。

证据传播则指采取有效的方法促进证据在机构层面和个人层面的积极传播。如构建临床实践指南、证据总结、循证实践方案、开展教育培训,或正式出版、网上发布、邮寄证据载体等。证据传播的对象是临床实践中的利益关联人群,包括决策者、护理管理者、临床护理实践者、患者等。

二、证据临床转化

证据的临床转化即知识转化和证据的临床应用。不同学者对于如何促进知识转化和证据应用有不同看法。鉴于循证护理实践本身是一个发现问题、寻找证据解决问题的持续质量改进过程,可将知识转化和证据应用的过程归纳为以下 4 个步骤。

1. 确定问题　确定需要解决的临床问题是证据临床转化的第一步。确定问题时,不仅要充分考虑其重要性、严重性、可解决性,还要考虑证据和实践之间存在差距。研究者 / 实践者需要通过临床情境分析,根据临床现状及需求才能确定具体的临床问题。临床规范或操作流程欠缺导致实践变异性较大、与患者利益密切相关、临床结局有可能被改善。花费成本高、该领域欠缺高质量证据等问题可作为确定临床问题的优先领域。初步的文献检索对于确定问题而言,十分重要。这一过程不仅有助于明确问题,还能够确定证据和实践之间的差距,以及现有知识是否可以解决这些问题。如果现有知识能够解决问题,可开展证据转化;如果不能,则应开展原始研究。

临床问题包括 5 个要素:研究对象(population, P)、干预措施或暴露因素(intervention/exposure, I)、对照(control/comparator, C)、评价的结局指标(outcome, O)和研究设计类型(study design, S),即 PICO(S)。采用上述格式对临床问题进行结构化界定,有助于明确临床问题的主要核心变量,也便于有效地开展证据检索。

2. 检索证据　确定临床问题后,应进行系统、规范的文献检索,为循证护理实践获取最佳证据。以证据应用为目的的检索包含两步:

(1)检索经过整合的循证资源　根据证据的"6S"模型,从证据顶端开始检索,如计算机决策支持系统、循证知识库、循证临床实践指南、证据总结及系统评价等。这些资源大多是研究者对原始研究的评价和整合,能帮助检索者迅速了解临床问题概况。但该类资源存在更新缓慢的问题。

(2)当循证资源缺乏或不足时,应开始检索原始研究。该类资源具有信息量大、质量参差不齐、未经梳理的特点。因此,检索原始研究时,需要制订规范的检索策略,确保检索的全面和高效。

3. 评价、整合证据　检索到的资源,无论是整合的循证资源,还是原始研究,都应采取相应的文献评价工具进行严谨的质量评价,确保证据真实、严谨、可靠。如前所述,单个原始研究存在样本量不足,研究质量参差不齐的问题。如果没有经过系统的评价和整合,其可信度并不高。将这些研究的结果/结论作为证据应用到临床,很有可能误导临床决策。因此,应采用系统评价、系统整合的方式进行证据整合,或制定临床实践指南评价汇总专题证据。证据整合的过程应遵循科学、严谨、透明、可重复原则。

对检索到的证据进行评价、整合后,还要根据原始研究的质量对证据标注证据级别,并清楚标注证据的出处,以确保证据的可靠性和可追溯性。综合考虑证据质量、利弊风险患者价值观和意愿及成本后,形成明确的推荐意见,并标注推荐级别。最终结果可归纳为以下3种情况:①有益的最佳证据:可推荐给临床专业人员应用;②无效或有害的证据:建议临床人员停止或废弃使用;③无肯定结论的证据:建议开展原始研究。

4. 应用证据　证据的临床实践应用是高挑战性环节,在此环节中,利益相关人群的合作与互动极为重要。不仅需要全面分析临床情景,还需要裁剪最佳证据,将证据系统化、流程化、工具化地引入临床实践中。

(1)情景分析在证据应用过程中,证据、组织环境及障碍因素是影响证据应用的三个要素。因此,在证据应用环节,需要通过情景分析进行三方面的评估。①证据评估:即评估证据对当地临床情景的可行性、适宜性、临床意义和有效性,了解证据是否适用于当地的目标人群、干预措施实施的成本、患者是否接受等,从而确定证据是否能够被引入当地情景。②组织环境评估:环境和文化是影响循证实践的重要因素,因此,需要评估临床情景对引入证据的准备度,包括领导力组织结构、组织文化及资源配置等。具体而言,组织环境评估需要了解当地环境在物理上、社会上、文化上、结构上、系统上及专业上是否适宜于证据应用,以明确组织环境是否有利于证据转化。③障碍因素评估:变革会导致原有的工作模式被打破、工作流程需要重造、利益相关人群的习惯被改变。证据应用作为一个系统变革过程,必然会遇到系统层面和个体层面的阻力。因此,需要评估证据应用过程可能遇到的障碍因素。可采用的方法包括鱼骨图分析、SWOT分析、柏拉图等。评估中,应从系统、实践者、患者及家属三个层面开展。系统层面的障碍因素包括制度、流程、规范、资源等;实践者层面障碍包括实践者的知识、态度技能、偏好、习惯等;患者及家属层面包括知识、态度需求、偏好、经济状况等。只有充分明确障碍因素,才能构建有效的行动策略,促进变革成功。

(2)构建策略通过情景分析后,应基于证据的科学遴选,构建多元化干预策略和行动方案,准备开展证据的应用试点。此外,还要提升组织环境准备度,发掘可利用资源(人、财、物、时间、空间信息),从人力资源配置、必要的经费支持、合理的资源(如仪器、设备、材料等)配备、充足的信息支持(发展培训资料、提供评估表、制订健康教育资料等)、多学科团队的合作等多个方面进行准备,促进证据向临床实践的转化。干预/行动方案的工具化、流程化、系统化,以及组织支持和激励也是证据应用前必需的准备。

(3)采取行动指根据干预策略和行动方案,采用干预行动,实施循证实践变革。在组织层面上,可构建自上而下的支持体系、组建多学科团队、优化沟通渠道、完善管理规范,进行流程再造、领导力培训等,为证据应用提供良好的顶层设计;实践者层面上,可发展操作规范、提供教育培训技能指导、提供简便有效的操作性工具等,促进护士专业知识的提高和态度行为的转变,提升护士的专业胜任力;患者及家属层面上,鼓励患者参与、提供多种形式的健康指导、发放教育资料、提高与疾病相关的技能提供支持性工具等,提高患者依从性,改善患者结局。

5.评价效果　证据应用后,为了了解证据引入对组织及利益相关群体的影响,应制订护理敏感性指标,从结构、过程及结果层面全面评价证据应用的效果,包括对系统、实践者及患者的影响。

首先,需评价证据应用对系统资源的影响(如环境改善、设备更新、信息表单完善等)和对组织管理的影响(如制度完善、流程规范、标准形成等)。其次,需评估对实践者的影响。包括实践者对证据应用的态度、对最佳实践的执行率、对临床决策的建议,以及知识应用过程中实践者专业知识、技能及信念的改变。最后,需评估证据应用对患者的改变,这也是证据应用的最终目标。对患者影响的评价包括患者疾病知识/态度、自我护理能力、临床结局、不良事件发生率、成本与费用的改变等。

经过结果评价,被证实可行、适宜、有效的证据,应该以流程、规范、工具等形式植入到医院系统中,并进行持续、周期性的监测和评估,以维持证据的应用。对尚存在的及新出现的问题,则进入下一轮的证据转化循环或开展原始研究,探索有效的干预措施。

证据的临床应用实质上是一个实践变革的过程,该过程旨在通过证据的引入,促进系统的完善,提升卫生保健人员的临床决策能力,最终达到改善患者健康的目的。因此,临床护理质量的持续改进,也是不断发现问题,并通过以上五个环节解决问题的过程。

（吴梅利洋）

第三篇　常见病症护理

第一章　急危重症救护

第一节　心搏骤停与心肺脑复苏

心搏骤停(sudden cardiac arrest, SCA)是指心脏有效射血功能的突然终止,是心脏性猝死的最主要原因。一旦发生,将立即导致脑和其他脏器血液供给中断,组织严重缺氧和代谢障碍。对心搏骤停者立即采取恢复有效循环、呼吸和大脑功能的一系列抢救措施,称为心肺复苏(cardiopulmonary resuscitation, CPR)。

一、临床特点

1. 病因

(1)心源性原因　心源性原因是因心脏本身的病变所致。心源性原因中最常见的是冠心病,它引起冠状动脉供血不足,引发心室颤动。其他病因包括:①心肌病变;②主动脉疾病;③主动脉发育异常。

(2)非心源性原因　非心源性原因包括:①呼吸停止;②严重的电解质与酸碱平衡失调;③药物中毒或过敏;④电击、雷击或溺水;⑤麻醉和手术意外;⑥精神压力、过度疲劳。

2. 类型

心搏骤停时最常见的心律失常为心室颤动或无脉性室性心动过速,其次为心脏停搏和无脉性电活动。

(1)心室颤动(ventricular fibrillation, VF)指心室肌发生快速、不规则、不协调的颤动。心电图表现为 QRS 波群消失,代之以大小不等、形态各异的颤动波,频率可为 200~400 次 /min。

(2)无脉性室性心动过速(pulseless ventricular tachycardia, PVT)因心室颤动而猝死的患者,常先有室性心动过速,可为单形性或多形性室速表现,但大动脉没有搏动。

(3)心脏停搏(asystole)也称心搏停止,指心肌完全失去机械收缩能力。此时,心室没有电活动,可伴或不伴心房电活动。心电图往往呈一条直线,或偶有 P 波。

(4)无脉性电活动(pulseless electrical activity, PEA)指心脏有持续的电活动,但失去有效的机械收缩功能。心电图可表现为不同种类或节律的电活动节律,但心脏已经丧失排血功能,因此往往摸不到大动脉搏动。

3. 判断指征

心搏骤停患者可发生典型"三联征"：突发意识丧失、呼吸停止和大动脉搏动消失。这也是判断心搏骤停的主要依据。临床上具体表现：①意识突然丧失，可伴有全身短暂性抽搐和大小便失禁，随即全身松软。②大动脉搏动消失，触摸不到颈动脉搏动。③呼吸停止或先呈叹息样呼吸，继而停止。④面色苍白或青紫。⑤双侧瞳孔散大。

如果呼吸先停止或严重缺氧，则表现为进行性发绀、意识丧失、心率逐渐减慢随后心跳停止。

4. 处理要点

（1）识别心脏骤停：判断患者反应、呼吸运动、大动脉搏动。

（2）呼救：如果患者无反应，立即高声呼救，请求他人帮助，在院外拨打"120"。迅速置患者于复苏体位，即仰卧位，头颈应与躯干保持同一轴面上，双上肢放置在身体两侧，解开衣服，暴露胸壁。

（3）初级心肺复苏：即基础生命支持。主要措施包括胸外按压、开放气道、人工呼吸、除颤。

1）判断大动脉搏动，时间不超过 10 秒。

2）胸外按压（Compression, C）：是建立人工循环的主要方法。

按压部位：胸部正中央，胸骨下半段。

定位方法：两乳头连线的中点。

按压频率：100 ～ 120 次 /min。

按压深度：至少 5cm，不超过 6cm。

每次按压完后，让胸廓充分回弹。

按压 – 通气之比：30∶2。

按压中断时间 < 10 秒。

避免过度通气。

3）开放气道：常用方法：仰头举颏法、仰头抬颈法、双手托颌法。

4）人工呼吸：畅通气道是实施人工呼吸的首要条件。面罩球囊控制呼吸，给氧气 8 ～ 10L/min，如有条件者立即气管插管，进行加压给氧。无条件时应行口对口人工呼吸，一次吹气量为 400 ～ 600mL。

5）早期除颤：尽快在 3 ～ 5 分钟内使用 AED，除颤能量为 120 ～ 200J，除颤之后立即给予 5 个循环 30∶2 的高质量 CPR（2 分钟）后再检查脉搏和心律。

（4）高级生命支持：即高级心血管生命支持，是以基础生命支持为基础，应用辅助设备、特殊技术等建立更有效的通气和血液循环。主要措施包括气管插管、给氧、除颤、电复律、起搏和药物治疗。

1）控制气道：可采用口咽通气导管、鼻咽通气导管、气管插管等建立人工气道。

2）氧疗和人工通气：可采用球囊面罩通气法、机械通气进行人工通气方法。

3）循环支持：持续心电监测或进行有创血流动力学监测，同时迅速建立静脉或骨内通路，以保证准确给药。

4）明确诊断：在心肺复苏过程中，迅速明确病因，以便及时针对病因采取相应的救治措施。

(5)复苏后治疗

1)原则 ①维持有效的循环和呼吸功能,特别是脑灌注,预防再次心脏骤停。②维持水、电解质和酸碱平衡,防治脑缺氧和脑水肿、急性肾衰竭和继发感染等。③做好心理护理,减轻患者恐惧,更好地配合治疗。

2)脑复苏是心肺复苏后成功的关键 脑复苏的措施:①降温:自主循环恢复后几分钟至几小时将体温降至 32~34℃为宜,应及早降温,心脏复跳能测得血压后就应开始。头部为降温重点,置冰帽,全身大血管经过的部位:颈侧、腋窝、腹股沟、腘窝处置冰袋。应用丙嗪类药、安定等药可以防治寒战反应。降温至足以使肌张力松弛、呼吸血压平稳为准,持续到恢复听觉或神志开始恢复或好转为止。复温也应缓慢,温度恢复 1~2 天后再停辅助药,持续 12~24 小时。②脱水:以渗透性利尿为主,快速利尿药(如呋塞米)为辅,以减轻脑水肿。亦可联合静注呋塞米、25% 白蛋白或地塞米松,有助于避免或减轻渗透性利尿导致的"反跳现象"。③防治抽搐:应用冬眠药物,如异丙嗪稀释后静滴或地西泮静注。④高压氧治疗:通过增加血氧含量及弥散,提高脑组织氧分压,改善脑缺氧,以降低颅内压。⑤促进早期脑血流灌注。

二、护理要点

(一)常见护理诊断/问题

1.清理呼吸道无效 与气管插管、意识障碍有关

2.有休克的风险 与血容量不足有关

3.低效型呼吸型态 与不能进行有效呼吸有关

4.有皮肤受损的风险 与意识障碍有关

5.潜在并发症 重要器官缺氧性损伤

(二)护理措施

1.病情观察

(1)观察患者的通气效果:保持呼吸道通畅,吸氧(流量为 5~6L/min),必要时行气管插管和使用呼吸机。使用呼吸机通气的患者每小时吸痰 1 次,每次吸痰时间不超过 15 秒,定时进行血气分析,根据结果调节呼吸机参数。

(2)观察循环复苏效果:观察有无窦性心律,心搏的频率、节律,心律失常的类型以及对复苏药物的反应;观察血压的变化,随时调整升压药,在保持血容量的基础上,使血压维持在正常高水平,以保证心、脑、肾组织的血供;密切观察瞳孔的大小及对光反射、角膜反射、吞咽反射和肢体活动等;密切观察皮肤的色泽、温度。

(3)观察重要脏器功能:留置导尿管,观察尿液的量、颜色、性状,定时监测血尿素氮、肌酐等,保护肾功能。

(4)复苏有效指征:面色、口唇由发绀转为红润;自主呼吸恢复;能触及大动脉搏动,肱动脉收缩压≥60mmHg;瞳孔由大变小;有眼球活动或睫毛反射、瞳孔对光反射出现。

(5)复苏终止指征:

脑死亡:对任何刺激无反应;自主呼吸停止;脑干反射全部消失(瞳孔对光反射、角膜反射、吞咽反射、睫毛反射);脑电活动消失。

心脏停搏至开始心肺复苏的时间超过 30 分钟,又坚持心肺复苏 30 分钟以上,无任何反应,心电图示波屏上呈一条直线。

2. 一般护理

(1)预防感染,严格遵守各项无菌操作,做好口腔护理、皮肤护理、眼部护理等。

(2)准确记录 24 小时出入液量,维持电解质酸碱平衡,防止并发症发生。

(江　敏)

第二节　急性肺水肿

急性肺水肿(acute pulmonary edema)。是心内科急症之一,其临床表现为突然出现严重的呼吸困难,端坐呼吸,伴咳嗽,常咳出粉红色泡沫样痰,患者烦躁不安,口唇发绀,大汗淋漓,心率增快,两肺布满湿啰音及哮鸣音,严重者可引起晕厥及心脏骤停。

一、临床特点

1. 病因

(1)心肌有急性弥漫性损害导致心肌收缩力减弱,如急性广泛性心肌梗死、急性心肌炎等。

(2)急性机械性阻塞致心脏压力负荷过重及排血受阻,如严重高血压、主动脉瓣狭窄或二尖瓣狭窄等。

(3)急性心脏容量负荷过重,如急性心肌梗死或感染性心内膜炎、心脏外伤等引起心瓣膜损害、腱索断裂、乳头肌功能不全、室间隔穿孔等,此外静脉输血、输液过多过快时也可导致急性肺水肿发生。

(4)急性心室舒张受限,如急性大量心包积液所致的急性心脏压塞导致心排出量减少和体循环淤血等。

(5)组织代谢增加和循环加速如甲状腺功能亢进、严重贫血等。

2. 临床表现　根据水肿发展的过程分为肺间质水肿期和肺泡水肿期。

(1)肺间质水肿期　①症状:患者常感到胸闷,恐惧,咳嗽,有呼吸困难。②体征:面色苍白、呼吸急速、心动过速、血压升高,可闻及哮鸣音。③X 线检查:肺血管纹理模糊,肺门阴影不清楚。肺小叶间隔加宽,形成 Kerley A 线和 B 线。④血气分析:$PaCO_2$ 偏低,血 pH 酸碱度↑,呈呼吸性碱中毒。

(2)肺泡水肿期　①症状:患者面色更苍白,更觉呼吸困难,出冷汗等。②体征:口唇、甲床发绀,涌出大量粉红色泡沫痰,全麻患者可表现呼吸道阻力增加和发绀,经气管导管喷出大量粉红色泡沫痰;双肺听诊:满肺湿啰音,血压下降。③X 线检查:主要是肺泡状增密阴影,相互融合呈不规则片状模糊影,弥漫分布或局限于一侧或一叶,或见于肺门两侧,由内向外逐渐变淡,形成所谓蝴蝶状典型。④血气分析:$PaCO_2$ 偏高和 / 或 PaO_2 下降,pH 偏低,表现为低氧血症和呼吸性酸中毒。

3. 治疗要点

(1)病因治疗　缓解和根本消除肺水肿的治疗措施。

(2)维持气道,充分供 O_2 和机械通气治疗,纠正低氧血症。

(3)降低肺血管静水压,提高血浆胶体渗透压,改善肺毛细血管通透性。

二、护理要点

(一)常见护理诊断/问题

1. 恐惧　与严重窒息有关。

2. 气体交换受损　与肺间质、肺泡内液体异常增多有关。

3. 清理呼吸道无效　与呼吸道大量泡沫痰有关

4. 体液过多　与心脏前后负荷加重有关

(二)护理措施

1. 体位:取坐位或半卧位,两腿下垂,以减少静脉回流。

2. 吸氧:高流量氧气吸入,使用 20%~50% 乙醇湿化,降低泡沫表面张力,使泡沫破裂,从而改善通气。必要时使用无创呼吸机辅助通气。

3. 立即执行医嘱:镇静剂:皮下或肌内注射吗啡 5~10mg 或哌替啶 50mg,对于昏迷休克严重肺部疾病患者禁用。利尿剂:静注快速利尿剂,减少回心血量。强心剂:缓慢静注毛花苷C 0.2~0.4mg。血管扩张剂:降低前后负荷。氨茶碱:解除支气管痉挛,稀释后缓慢静注。

4. 糖皮质激素:地塞米松,减少毛细血管通透性,降低周围血管阻力。

5. 减慢输液速度,保持静脉通道通畅。减少静脉回流,必要时,可加止血带于四肢,轮流结扎三个肢体,每 5 分钟换一个肢体,平均每肢体扎 15 分钟,放松 5 分钟,以保证肢体循环不受影响。

6. 密切观察神志、面色、心率、心律、呼吸、血压等。记录 24 小时液体出入量,同时密切监测尿常规、血尿素氮、血肌酐、血浆蛋白等变化,评估组织灌注及肾功能。

7. 急查血气及电解质等。

8. 及时、准确、详细地记录。

9. 提供安全舒适的治疗环境,病室内设置整洁,减少机器报警声及噪声对患者情绪的影响。加强基础护理。给予患者及家属精神安慰,耐心解释病情,稳定患者及家属情绪。

10. 待患者症状缓解后,嘱患者绝对卧床休息直至病情稳定期,制定康复计划,逐步增加活动量,以不出现心悸、气短为原则,避免过度劳累。

(江　敏)

第三节　急性呼吸窘迫综合征

急性呼吸窘迫综合征(acute respiratory distress syndrome, ARDS)是急性肺损伤(acute lung injury, ALI)的严重阶段,是指由各种肺内和肺外致病因素所导致的急性弥漫性和进行性发展的急性呼吸衰竭。临床表现为呼吸急促、呼吸窘迫、顽固性低氧血症和呼吸衰竭,常伴有肺泡出血。ARDS 患者约占机械通气患者的 25%,院内病死率超过 30%,许多患者后期仍有持续的功能和(或)心理后遗症。

一、临床特点

1. 病因　ARDS 的病因或危险因素很多,可分为直接因素(肺内因素)和间接因素(肺外因素)。

(1)直接因素(肺内因素)

1)物理因素:如肺挫伤、淹溺、咽放射性损伤等;

2)化学因素:如吸入毒气、烟尘、胃内容物,长时间吸入纯氧和药物过量等;

3)生物因素:如重症肺炎。在我国,重症肺炎是 ARDS 最主要的危险因素。

(2)间接因素(肺外因素)

1)严重感染及感染性休克;

2)严重的非胸部创伤;

3)急诊复苏导致高灌注状态;

4)心肺移植术后(少见);

5)大面积烧伤;

6)急性重症胰腺炎;

7)神经源性,见于脑干或下丘脑损伤等。

2. 发病机制　ARDS 是一种以肺泡炎症和肺泡毛细血管屏障破坏为特征的弥漫性肺泡损伤。内皮细胞通透性增加、肺泡上皮细胞死亡和功能障碍、表面活性物质功能丧失、凝血级联激活以及触发肺部复杂的先天免疫途径等步骤均参与了 ARDS 的发生发展。炎症反应失调、内皮细胞和上皮细胞通透性的增加是 ARDS 发病机制的核心。最初急性肺损伤是由过度炎症反应引起的,微生物或细胞损伤相关分子激活先天免疫防御机制,中性粒细胞胞外陷阱形成和组蛋白释放可捕获病原体,加重肺损伤。免疫系统产生的活性氧、白细胞蛋白酶、趋化因子、细胞因子亦会导致肺损伤。肺内皮细胞通透性增加可导致肺微血管屏障破坏。肺损伤期间,凝血酶、肿瘤坏死因子 $-\alpha$、血管内皮生长因子和白细胞在肺中的浓度增加会破坏维持血管内皮完整性的血管内皮钙黏蛋白的稳定性,导致内皮通透性增加和肺泡液的积聚,进而导致肺水肿形成。肺上皮通透性增加也是 ARDS 发病的重要因素,病理条件下,中性粒细胞迁移通过破坏细胞间连接并导致细胞凋亡和剥脱、上皮细胞通透性增加,进而发生 ARDS。

3. 临床表现

(1)症状　ARDS 大多数于原发病起病后 72 小时内发生,几乎不超过 7 天。除原发病相应症状外,最早出现的症状是呼吸增快,并出现进行性加重的呼吸困难、发绀,常伴有烦躁、焦虑、出汗等症状。呼吸困难的特点为呼吸深快、费力,患者感到胸廓紧束,严重憋气,即呼吸窘迫,吸氧不能改善症状,也不能用原发心肺疾病(气胸、肺气肿、肺不张、肺炎、心力衰竭等)解释。

(2)体征　早期体征可无异常,或仅在双肺间及少量细湿啰音;后期多可闻及水泡音,可有管状呼吸音。

4. 辅助检查

(1)胸部 X 线检查 以演变快速多变为特点。早期可无异常或呈轻度间质改变,表现为边缘模糊的肺纹理增多。继之出现斑片状以至融合成大片状的浸润阴影,大片阴影中可见支气管充气征。后期可出现肺间质纤维化的改变。

(2)动脉血气分析 典型的改变为 PaO_2 降低,$PaCO_2$ 降低,pH 升高。根据动脉血气分析和吸入氧浓度,可计算肺氧合功能指标。肺氧合功能指标包括肺泡 – 动脉氧分压差 [$P(A-a)O_2$]、肺内分流(QS/QT)、呼吸指数 [$P(A-a)O_2/PaO_2$]、氧合指数(PaO_2/FiO_2,P/F)等,其中 P/F 最为常用,正常值为 400~500mmHg,≤ 300 是诊断 ARDS 的必要条件。柏林定义在超过 4000 例患者数据中得到验证:在低氧血症的基础上,依据 P/F,将 ARDS 分为轻度(P/F 200~300 mmHg),中度(P/F 100~200 mmHg)、重度(P/F ≤ 100 mmHg)。

(3)血流动力学监测 通常仅用于与左心衰竭鉴别有困难时,一般肺毛细血管楔压(pulmonary artery wedge pressure,PCWP)<12mmHg,若 >18mmHg 则支持左心衰竭的诊断。如果呼吸衰竭的临床表现不能完全用左心衰竭解释时,应考虑 ARDS 诊断。

(4)床旁呼吸功能监测 顺应性降低,无效腔通气量比例(VD/VT)增加,但无呼气流速受限。上述改变对 ARDS 疾病严重性评价和疗效判断有一定的意义。

5. 治疗要点 ARDS 的治疗原则与一般急性呼吸衰竭相同。主要治疗措施包括:积极治疗原发病,纠正缺氧、机械通气、限制性液体管理、营养支持与监护、其他治疗等。

(1)治疗原发病 是治疗 ARDS 的首要原则的基础,应积极寻找原发病灶并予以彻底治疗。原因不能明确时,都应怀疑感染的可能,治疗上宜选择广谱抗生素。

(2)氧疗 一般需用面罩进行高浓度(>50%)给氧,使 PaO_2 ≥ 60mmHg 或 SaO_2 ≥ 90%。

(3)机械通气 ARDS 患者的机械通气需采用肺保护性通气,主要措施如下:

1)呼气末正压:适当的 PEEP 可以使萎陷的小气道和肺泡重新开放,防止肺泡随呼吸周期反复开闭,并可减轻肺泡水肿,从而改善肺泡弥散功能和通气 / 血流比例,达到改善氧合功能和肺顺应性的目的。但 PEEP 可增加胸腔正压,减少回心血量,因此使用时应注意:①对于血容量不足的患者,应补充足够的血容量,但要避免过量而加重肺水肿;②从低水平开始,先用 $125pxH_2O$,逐渐增加到合适水平,一般为 8~$450pxH_2O$,以维持 PaO_2>60mmHg。

2)小潮气量:由于 ARDS 导致肺泡萎陷和功能性残气量减少,有效参与气体交换的肺泡数减少,因此,要求以小潮气量通气,以防止肺泡过度充气。通气量为 6~8mL/kg,使吸气平台压控制在 30~$875pxH_2O$ 以下。可允许一定程度的 CO_2 潴留和呼吸性酸中毒,酸中毒严重时需适当补碱。

3)通气模式的选择:目前尚无统一的标准,压力控制通气可以保证气道吸气压不超过预设水平,避免肺泡过度扩张而导致呼吸机相关损伤,较常用。反比通气的吸气相长于呼气相,与正常吸呼比相反,可以改善氧合,当与压力控制通气联合使用时,延长的吸气时间可以产生一延长的低压气流,从而改善气体的弥散功能。联合使用肺复张法、俯卧位辅助通气等可进一步改善氧合。

(4)液体管理 为了减轻肺水肿,需要比较低的循环容量来维持有效循环,保持双肺相对"干"的状态。在血压稳定的前提下,出入液量宜呈轻度负平衡。适当使用利尿剂可以促进肺水肿的消退。必要时需要放置肺动脉导管监测PAWP,指导液体管理。一般ARDS早期不宜输胶体液,因内皮细胞受损,毛细血管通透性增加,胶体液可渗入间质加重肺水肿。大量出血患者必须输血时,最好输新鲜血,用库存一周以上的血时应加用微过滤器,避免发生微血栓而加重ARDS。

(5)营养支持与监护 ARDS时机体处于高代谢状态,应补充足够的营养。由于在禁食24~48小时后即可以出现肠道菌群异位,且全静脉营养可引起感染和血栓形成等并发症,因此宜早期开始营养。患者应安置在ICU,严密监测呼吸、循环、水、电解质、酸碱平衡等,以便及时调整治疗方案。

(6)其他治疗 糖皮质激素、表面活性物质替代治疗、吸入一氧化二氮等可能有一定的价值。

二、护理要点

(一)常见护理诊断/问题

1. 潜在并发症 重要器官缺氧性损伤。

2. 清理呼吸道无效 与呼吸道感染,分泌物过多或黏稠,咳嗽无力及大量液体和蛋白质漏入肺泡有关。

3. 低效型呼吸型态 与不能进行有效呼吸有关。

4. 焦虑 与呼吸窘迫、疾病危重以及对环境和事态失去自主控制有关。

5. 自理缺陷 与严重缺氧,呼吸困难,机械通气有关。

(二)护理措施

1. 潜在并发症:重要器官缺氧性损伤。

(1)体位、休息与活动:帮助患者取舒适且有利于改善呼吸状态的体位,一般呼吸衰竭的患者取半卧位或坐位,趴伏在床桌上,借此增加辅助呼吸肌的效能,促进肺膨胀。为减少体力消耗,降低氧耗量,患者需卧床休息,并尽量减少自理活动和不必要的操作。ARDS在必要时可采用俯卧位辅助通气,以改善氧合。

(2)给氧:氧疗能提高肺泡内氧分压,使PaO_2和SaO_2升高,从而减轻组织损伤,恢复脏器功能;减轻呼吸做功,减少耗氧量;降低缺氧性肺动脉高压,减轻右心负荷。因此,氧疗是低氧血症患者的重要处理措施,应根据其基础疾病、呼吸衰竭的类型和缺氧的严重程度选择适当的给氧方法和吸入氧浓度。I型呼吸衰竭和ARDS患者需吸入较高浓度($FiO_2>50\%$)氧气,使PaO_2迅速提高到60mmHg或$SaO_2>90\%$。II型呼吸衰竭的患者一般在$PaO_2<60$mmHg时才开始氧疗,应予低浓度($<35\%$)持续给氧,使PaO_2控制在60mmHg或SaO_2在90%或略高,以防因缺氧完全纠正,使外周化学感受器失去低氧血症的刺激而导致呼吸抑制,反而会导致呼吸频率和幅度降低,加重缺氧和CO_2潴留。

1)给氧方法:常用的给氧法有鼻导管、鼻塞和面罩给氧。鼻导管和鼻塞法使用简单方便,不影响咳痰和进食;但吸入氧浓度不稳定,高流量时对局部黏膜有刺激,故氧流量不能大于7L/min,用于轻度呼吸衰竭和II型呼吸衰竭的患者。面罩包括普通面罩(simple face mask)、无重吸面罩(non-rebreather mask)和文丘里面罩(Ventri mask)。使用普通面罩以5~8L/min的氧流量给氧时，FiO_2 约分别为 40%(5L/min)、45%～50%(6L/min)和 55%～60%(8L/min)，用于低氧血症比较严重的 I 型呼衰和 ARDS 患者。无重吸面罩带有储氧袋，在面罩和储氧袋之间有一单向阀，患者吸气时允许氧气进入面罩内，而呼气时避免呼出废气进入储氧袋。面罩上还有数个呼气孔，并有单向皮瓣，允许患者呼气时将废气排入空气中，并在吸气时阻止空气进入面罩内，因此，这种面罩的吸入氧浓度最高，可达 90%以上，常用于有严重低氧血症、呼吸状态极不稳定的 I 型呼衰和 ARDS 患者。文丘里面罩能够提供准确的吸入氧浓度，在面罩的底部与供氧源之间有一调节器，可以准确控制进入面罩的空气量，并通过调节氧流量精确地控制空气与氧气混合的比例，因此能够按需要调节吸入氧浓度，对于慢性阻塞性肺疾病引起的呼吸衰竭尤其适用。

2)效果观察：氧疗过程中，应注意观察氧疗效果，如吸氧后呼吸困难缓解、发绀减轻、心率减慢，表示氧疗有效；如果意识障碍加深或呼吸过度表浅、缓慢，可能为 CO_2 潴留加重。应根据动脉血气分析结果和患者的临床表现，及时调整吸氧流量或浓度，保证氧疗效果，防止氧中毒和 CO2 麻醉。如通过普通面罩或无重复呼吸面罩进行高浓度氧疗后，不能有效地改善患者的低氧血症，应做好气管插管和机械通气的准备，配合医生进行气管插管和机械通气，机械通气的护理。

3)注意事项：氧疗时应注意保持吸入氧气的湿化，以免干燥的氧气对呼吸道产生刺激作用，并促进气道黏液栓形成。输送氧气的导管、面罩、气管导管等应妥善固定，使患者舒适；保持其清洁与通畅，定时更换消毒，防止交叉感染。向患者及家属说明氧疗的重要性，嘱其不要擅自停止吸氧或变动氧流量。

(3)促进有效通气：指导 I 型呼吸衰竭的患者进行腹式呼吸和缩唇呼吸，通过腹式呼吸时膈肌的运动和缩唇呼吸促使气体均匀而缓慢地呼出，以减少肺内残气量，增加有效通气量，改善通气功能。

(4)用药护理：按医嘱及时准确给药，并观察疗效和不良反应。患者使用呼吸兴奋剂时应保持呼吸道通畅，适当提高吸入氧浓度，静脉滴注时速度不宜过快，注意观察呼吸频率、节律、神志变化以及动脉血气的变化，以便调节剂量。如出现恶心、呕吐、烦躁、面色潮红、皮肤瘙痒等现象，需减慢滴速。若经 4～12 小时未见疗效，或出现肌肉抽搐等严重不良反应时，应及时通知医生。

(5)心理支持：呼吸衰竭和 ARDS 患者因呼吸困难、预感病情危重、可能危及生命等，常会产生紧张、焦虑情绪。应多了解和关心患者的心理状况，特别是对建立人工气道和使用机械通气的患者，应经常巡视，让患者说出或写出引起或加剧焦虑的因素，指导患者应用放松、分散注意力和引导性想象技术，以缓解紧张和焦虑情绪。

(6)病情监测：呼吸衰竭和 ARDS 患者均需收住 ICU 进行严密监护，监测内容包括：①呼吸状况：呼吸频率、节律和深度，使用辅助呼吸肌呼吸的情况，呼吸困难的程度。②缺氧及 CO_2 潴留情况：观察有无发绀、球结膜水肿、肺部有无异常呼吸音及啰音。③循环状况：监测心率、心律及血压，必要时进行血流动力学监测。④意识状况及神经精神状态：观察有无肺性脑病的表现，如有异常应及时通知医生。昏迷者应评估瞳孔、肌张力、腱反射及病理反射。⑤液体平衡状态：观察和记录每小时尿量和液体出入量，有肺水肿的患者需适当保持负平衡。⑥实验室检查结果：监测动脉血气分析和生化检查结果，了解电解质和酸碱平衡情况。

(7)配合抢救:备齐有关抢救用品,发现病情恶化时需及时配合抢救,赢得抢救时机,提高抢救成功率。同时做好患者家属的心理支持。

2. 清理呼吸道无效与呼吸道感染、分泌物过多或黏稠、咳嗽无力及大量液体和蛋白质漏入肺泡有关。

(1)保持呼吸道通畅,促进痰液引流:呼吸衰竭及 ARDS 患者的呼吸道净化作用减弱,炎性分泌物增多,痰液黏稠,引起肺泡通气不足。在氧疗和改善通气之前,必须采取各种措施,使呼吸道保持通畅。具体方法包括:①指导并协助患者进行有效的咳嗽、咳痰。②每 1~2 小时翻身 1 次,并给予叩背,促使痰液排出。③病情严重、意识不清的患者因其口、咽及舌部肌肉松弛,咳嗽无力,分泌物黏稠不易咳出,可导致分泌物及舌后坠堵塞气道,应取仰卧位,头后仰,托起下颌,并用多孔导管经鼻或经口进行机械吸引,以清除口咽部分泌物,并能刺激咳嗽,有利于气道内的痰液咳出。如有气管插管或气管切开,则给予气管内吸痰,必要时也可用纤维支气管镜吸痰并冲洗。吸痰时应注意无菌操作。严重 ARDS 患者使用 PEEP 后常会出现“PEEP 依赖”,如中断 PEEP,即使是吸痰时的短时间中断也会出现严重低氧血症和肺泡内重新充满液体,此时需要更大的 PEEP 和较长的时间(常 >30 分钟)才能使患者恢复到吸痰前的血氧水平。因此,宜使用密闭系统进行吸痰和呼吸治疗,保持呼吸机管道的连接状态,避免中断 PEEP。④饮水、口服或雾化吸入祛痰药可湿化和稀释痰液,使痰液易于咳出或吸出。

(2)痰的观察与记录:注意观察痰的色、质、量、味及痰液的实验室检查结果,并及时做好记录。按医嘱及实验室检查要求正确留取痰液检查标本。发现痰液出现特殊气味或痰液量、色及黏稠度等发生变化,应及时与医生联系,以便调整治疗方案。

(3)应用抗生素的护理:按医嘱正确使用抗生素,以控制肺部感染。密切观察药物的疗效与不良反应。

（江　敏）

第四节　严重创伤

创伤(trauma)从广义而言,是指人体受到外界因素(物理性、化学性或生物性等)作用后导致组织结构的破坏和 / 或功能障碍;狭义而言,是机械力(如跌倒、钝器打击、交通事故、运动等)作用于人体造成的机体组织结构完整性的破坏和 / 或功能障碍。严重创伤是指危及生命或肢体的创伤,常为多部位、多脏器的多发伤,病情危重,伤情变化迅速,死亡率高。

多发性创伤(multiple injuries),简称多发伤,指在同一致伤因素作用下,人体同时或相继有两个或两个以上的解剖部位的损伤,其中至少一处损伤危及生命。多发伤绝非伤情简单地叠加,而是对全身多系统产生深远影响的严重创伤,需要多学科参与,常常分阶段处理。

一、临床特点

1. 致伤机制　致伤机制指能量从外界转移到人体造成损伤的过程。损伤的程度取决于外界能量类型(钝性、穿透性、热力等)、传递的速度和传递到人体的部位。能量是导致物理损伤的最主要因素,而产生能量的来源多种多样,包括机械能量、热力学能量、化学能量、电力学能量和放射学能量等。

2. 创伤的分类　创伤所涉及的范围很广,可累及各种组织和器官,部位可遍及全身,可以从不同角度对创伤进行分类。

(1)根据致伤因素分类　可分为刺伤、坠落伤、火器伤、冷武器伤、挤压伤、挫伤、烧伤、冻伤、放射损伤及多种因素所致的复合伤等。

(2)根据损伤部位分类　可分为颅脑伤、颌面颈部伤、胸部伤、腹部伤、骨盆部伤、脊柱脊髓伤、上肢伤、下肢伤、多发伤等。

(3)根据损伤类型分类　①开放性损伤:指皮肤或黏膜表面有伤口,伤口与外界相通。常见的如擦伤、撕裂伤、切割伤、砍伤、刺伤、贯通伤、非贯通伤(只有入口没有出口)、反跳伤(入口和出口在同一个点上)、切线伤(致伤物沿体表切线方向擦过所致的沟槽状损伤)、开放性骨折、火器伤等;②闭合性损伤:是指皮肤或黏膜表面完整,无伤口。常见的如挫伤、扭伤、挤压伤、震荡伤、关节脱位和半脱位、闭合性骨折和闭合性内脏损伤等。

(4)按受伤组织与器官的多少分类　根据受伤组织器官的多少可分为单发伤、多发伤。

3. 病理生理特点

(1)局部反应　创伤的局部反应主要表现为局部炎症反应,即局部红、肿、热、痛。其轻重程度与致伤因素的种类、作用时间、组织损害程度和性质、污染程度和是否有异物存留等有关。对多发伤,因局部组织细胞损伤较重,多存在组织破坏及细胞严重变性坏死,加之伤口常有污染、异物存留,局部微循环障碍、缺血、缺氧及各种炎性介质和细胞因子释放而造成的继发性损伤,从而使局部炎症反应更为严重,血管通透性及渗出更加明显,炎症细胞浸润更为显著,炎症持续时间可能更长,对全身的影响将更大。一般情况下,局部反应在伤后3-5天后趋于消退,炎症反应被抑制。

(2)全身反应(全身性应激反应)　严重创伤可以通过炎症介质及细胞因子网络,使局部损伤影响到全身,即致伤因素作用于人体后引起的一系列神经内分泌活动增强,继而引发全身炎症反应综合征(systemic inflammatory response syndrome SIRS),由此产生各种功能和代谢改变,是一种非特异性全身性应激反应。

4. 创伤评估

(1)初级评估　初级评估的目的:①确认是否存在致命性损伤并需要处理。②明确潜在的损伤。③判定处理患者的优先次序。④根据评估实施恰当的救护,以降低死亡率及伤残率,改善预后。初级评估包括ABCDE,即气道及颈椎保护(airway with simultaneous cervical spine protection, A)、呼吸(breathing, B)、循环(circulation, C)、神经系统(disability, D)及暴露与环境控制(exposure and environmental controls, E)。

(2)进一步评估　在了解损伤机制并完成初级评估及其维持生命的干预措施后,可开始进行进一步评估,即从头到脚的评估(head-to-toe assessment),评估过程中始终保持颈椎固定。

(3)再评估　多发伤是一种变化多端的动态损伤,对于其损伤范围和伤情严重程度,经过全身系统检查后得出的初期估计多不够全面,原因有以下4点:①有的深部而隐匿的损伤在早期评估时其体征还不明显。②继发性损伤的发生。③外伤后果,如出血性休克和其他应激反应的动态表现。④对治疗的反应。因此,对多发伤患者的伤情及体征进行持续及详细的再观察与再评估是十分重要的。

5.急救原则　整个过程中可以按 VIPCO 程序进行抢救。① V(ventilation):保持呼吸道通物、通气和充分给氧。在处理多发伤患者时,特别是头、颈、胸部创伤患者时,维持呼吸道通畅必须占最优先的位置。② I(infusion):迅速建立静脉通路,保证输液、输血、扩充血容量及细胞外液等抗休克治疗。多发伤休克主要的病理变化是有效循环血量不足、微循环障碍。当患者已呈现出明显休克状态时,预计失血量在 1000～2000mL 以上,因此,恢复血容量和纠正缺氧处于同等重要的位置,对已有休克症状患者迅速建立多个静脉通道,开始液体复苏。③ P(pulsation):监测心泵功能,监测心电和血压等。如发现心搏骤停者,应立即心肺复苏。多发伤患者除低血容量休克外,亦要考虑到心源性休克,特别是伴有胸部外伤的多发伤,可因气胸、心肌挫伤、心脏压塞、心肌梗死或冠状动脉气栓而导致心脏衰竭。有些患者低血容量休克和心源性休克可同时存在。针对病因给予胸腔闭式引流、心包穿刺以及控制输液量或应用血管活性药等措施。④ C(control bleeding):控制出血,包括紧急控制明显或隐匿性的出血。对于明显的外在出血,可以通过局部加压止血、抬高患肢的方法控制出血。隐匿性出血判断往往比较困难,如骨折患者可能有大量血液丢失在软组织里。因此,在处理多发性骨折休克的患者时,需要考虑各骨折部位丢失在软组织里的血液,如较为严重的骨盆骨折。同时,在大量快速输血、输液的情况下,仍出现不能解释的低血压,应高度警惕胸、腹、腹膜后有大出血的可能,明确诊断后可紧急手术止血。⑤ O(operation):急诊手术治疗。严重多发伤手术处理是创伤治疗中的决定性措施,而且手术控制出血是最有效的复苏措施。危重患者应抢在伤后的黄金时间(伤后 1 小时)内尽早手术治疗。

二、护理要点

(一)常见护理诊断/问题

1.疼痛　与损伤刺激神经末梢,炎性物质刺激细胞壁,致通透性增加,引起组织水肿有关。

2.体液不足　与大量失血、失液有关。

3.组织完整性受损　与组织器官损伤,结构破坏有关。

4.焦虑　与伤口、出血及疼痛,担心预后有关。

5.躯体移动障碍　与损伤、疼痛限制活动等有关。

6.体温异常　与感染、组织灌注不良有关。

7.潜在并发症　休克、创伤致死三联征、感染、静脉血栓、多器官功能障碍、创伤后应激障碍、挤压综合征等。

(二)护理措施

1.现场救护

(1)尽快脱离危险环境:尽快将患者脱离危险环境,排除可能继续造成伤害的原因。如将患者从倒塌的建筑物或战场中抢救出来,转移到通风、安全、防雨的地方进行急救。

(2)保护脊柱脊髓:对已经存在严重脊柱骨折脊髓损伤或怀疑有脊柱损伤者应立即予以制动,颈托固定,保证有效气体交换,避免脊柱及脊髓继发性损伤而造成瘫痪。

(3)注意保暖:对已经低体温或伴有明显出血、休克的患者要积极采取复温措施。

(4)保存好离断肢体:患者离断的肢体应先用无菌敷料或干净布包好后置于无菌或洁净的无漏孔塑料袋内,扎紧袋口,再放入注满冰水混合液的塑料袋内低温(0~4℃)保存,以减慢组织的变性和防止细菌繁殖,冷藏时防止冰水浸入离断创面,切忌将离断肢体浸泡在任何液体中。离断肢体应随同患者一起送往医院,以备再植手术。

(5)伤口处理:保护伤口,减少污染,压迫止血,固定骨折。不要随意去除伤口内异物或血凝块;创面中有外露的骨折断端、肌肉、内脏,严禁现场回纳入伤口;脑组织脱出时,应先在伤口周围加垫圈保护脑组织,不可加压包扎。

2. 院内救护

(1)创伤气道的建立　低氧血症和失血是创伤患者早期死亡的最常见原因。气道损伤或梗阻与创伤患者低氧血症的发生密切相关。在创伤救治中,应注意保持气道通畅,确保有效的氧供。

(2)循环支持、控制出血　大部分创伤患者都存在不同程度的休克,尤其当患者已经出现血压偏低,应尽快进行液体复苏以恢复有效血容量。迅速用16~18G留置针建立2条以上静脉通路,常选用肘前静脉(如肘正中静脉或贵要静脉)、颈外静脉,注意不要在受伤体的远端选择静脉通路,以避免补充的液体进入损伤区内。积极的液体复苏疗法是多发伤早期救治的关键环节,但对于胸腔部活动性内出血尚未得到控制的患者,则不主张快速提升血压至正常水平,即所谓的"限制性液体复苏"策略。指机体处于有活动性出血的创伤失血性休克时,通过限制液体输注速度和输液量,使血压维持在相对较低的水平(即允许性低血压),直至彻底止血。此外,需要控制显的外部出血,加压包扎伤口敷料。对大血管损伤经压迫止血后应迅速做手术止血的准备。尽快备血及输血,补充有效循环血量。遵医嘱留置导尿,观察每小时尿量,若患者出现创伤性心搏或呼吸骤停,立刻进行心肺复苏术,并尽快找出原因,如多发肋骨骨折或胸骨骨折,张力性气胸或大出血,必要时协助进行开胸手术。若发现心包填塞,协助进行心包穿刺。

(3)保温和复温　低体温、凝血功能障碍、代谢性酸中毒是导致严重创伤者死亡的三大主要原因,而其中低体温又在很大程度上将导致或加重 DIC 和酸中毒的发生,是创伤患者一个重要的损伤机制,往往会增加其死亡率。对低体温或高风险患者除进行被动复温外,应积极采取被动复温及主动复温相结合的综合复温方法,帮助患者恢复到正常体温。

(4)加强生命体征监测和辅助检查　获取患者的血压、脉搏、呼吸频率,氧饱和度和体温参数,同时配合医生进行诊断性操作或辅助检查,如描记心电图、监测血氧饱和度、抽血化验、配血、育龄妇女妊娠试验等。必要时,可置胃管以预防呕吐减轻对肺部压力,协助超声及放射影像检查等。

(5)损伤控制性复苏　损伤控制性复苏则要求迅速识别大出血和潜在大出血的患者,积极寻找出血部位并控制出血、允许性低血压复苏、预防和识别低体温、预防、识别和纠正酸中毒;早期补充各种凝血药物,早期使用止血药,纠正创伤性凝血病等。

(6)注重人文关怀　护士在评估过程中均应注重患者疼痛评估及内心感受。应注意昏迷的患者仍可能感到疼痛;受伤和检查过程可导致疼痛。护士应观察患者的体征、面部表情、流泪等情况,及时发现患者不适及不安情绪。鼓励家属陪同患者,共同参与创伤患者救治及知情同意,评估及了解家庭成员的需求和愿望。

(7)防治感染　遵循无菌操作原则,按需使用抗菌药物。开性创伤需加用破伤风抗毒素血清治疗。

(8)支持治疗　维持水、电解质和酸碱平衡保护重要脏器功能并给予营养支持。

(9)协助治疗　配合医生对各脏器损伤的治疗。

(10)信息沟通　协助创伤团队中辅助科室人员、会诊人员与指挥者及时沟通并获取支持。

(程　晶)

第五节　急性中毒

急性中毒(acute poisoning)　是指有毒的化学物质短时间内或一次超量进入人体而造成组织、器官器质性或功能性损害。主要包括有机磷杀虫药中毒、百草枯中毒、一氧化碳中毒、急性酒精中毒等。急性中毒发病急骤、症状凶险、变化迅速,如不及时救治,常危及生命。

一、有机磷杀虫药中毒

急性有机磷杀虫药中毒(acute organophosphorus pesticide poisoning, AOPP)是常见危急重症,因有机磷抑制胆碱酯酶活性,使乙酰胆碱在体内蓄积过多,产生先兴奋后衰竭的一系列毒覃碱样、烟碱样和中枢神经系统症状,导致患者昏迷和呼吸衰竭,甚至死亡。在我国每年发生的中毒病例中急性有机磷杀虫药中毒占20% ~ 50%,病死率为3% ~ 40%。

(一)临床特点

1. 病因　有机磷农药主要经胃肠道、呼吸道及皮肤黏膜吸收,常见的原因有:

(1)生活性中毒　主要因误服或自杀,摄入了有机磷农药污染的饮水或食品,或滥用有机磷农药治疗皮肤病,驱虫等而引起。

(2)生产或使用不当　在有机磷农药生产或运输过程中安全防护不到位,或因生产设备密闭故障造成泄漏,污染皮肤、吸入呼吸道而发生。经皮肤吸收进展缓慢,经口及呼吸道吸入进展快速。

2. 药物分类　有机磷杀虫药属于有机磷酸酯或硫化磷酸酯类化合物,分为磷酸酯、硫代磷酸酯、二硫代磷酸酯、磷酸酯、氟磷酸酯等七类。有机磷农药毒性按动物实验的半数致死量(median lethal dose, LD50)分为四类。

(1)剧毒类:LD50< 10mg/kg,如甲拌磷、内吸磷、对硫磷等。

(2)高毒类:LD50 10 ~ 100mg/kg,如甲基对硫磷、甲胺磷、敌敌畏等。

(3)中毒类:LD50 100 ~ 1000mg/kg,如乐果、碘依可酯、敌百虫等。

(4)低毒类:LD50 1000 ~ 5000mg/kg,如马拉硫磷、辛硫磷、氯硫磷等。

3. 发病机制　有机磷杀虫药吸收后6 ~ 12小时血药浓度达到高峰,在肝分布的浓度最高,肾、肺、脾次之,脑和肌肉最少。有机磷农药主要在肝内代谢,一般先经氧化反应使毒性增强,而后经水解反应降低毒性。代谢产物主要通过肾排泄,少量经肺排出。多数有机磷农药及代谢产物 48 小时后可完全排出体外,但少数剧毒类药物可在体内存留数周以上。

有机磷杀虫药的毒性主要是对胆碱酯酶的抑制。其进入体内可与胆碱酯酶结合,形成稳定的磷酰化胆碱酯酶,而胆碱酯酶失去分解乙酰胆碱的功能,导致体内乙酰胆碱大量蓄积,胆碱能神经持续冲动,产生先兴奋后抑制的一系列毒蕈碱样症状(M 样症状)、烟碱样症状(N 样症状)以及中枢神经系统症状,严重者因呼吸衰竭而死亡。

中间综合征(intermediate syndrome, IMS)又称为中间期肌无力综合征,发生可能与有机磷农药排出延迟、再吸收或解毒剂用量不足有关。主要因神经肌肉接头传递功能障碍、突触后膜,上骨骼肌型烟碱样乙酰胆碱受体(nicotinic acetylcholine receptor, nAChR)失活引起。迟发性多发性神经病(delayed polyneuropathy)的发生可能与胆碱酯酶长期抑制,影响神经肌肉接头处突触后功能及轴突变性等有关。

4. 临床表现

(1)一般表现　一般口服中毒在 10 分钟至 2 小时发病,吸入者在数分钟至半小时内发病,皮肤吸收者 2~6 小时发病。典型的中毒症状有呼出气大蒜味、瞳孔缩小(针尖样瞳孔)、大汗、流涎、气道分泌物增多、肌纤维颤动及意识障碍等。

(2)胆碱能危象表现

1)毒蕈碱样症状:为中毒后最早出现的症状,主要是副交感神经末梢兴奋所致,表现为平滑肌痉挛和腺体分泌增加。平滑肌痉挛表现为瞳孔缩小,胸闷气短及呼吸困难,恶心呕吐,腹痛腹泻,大小便失禁等;腺体分泌增加表现为大汗,流泪流涎,气道分泌物明显多表现为咳嗽、气促,双肺有干、湿啰音,严重者发生肺水肿。

2)烟碱样症状:由乙酰胆碱在横纹肌神经肌肉接头处蓄积过多所致,主要表现为肌纤维颤动(面、眼睑、舌、四肢和全身骨骼肌肌束震颤),甚至全身肌肉强直性痉挛,也可出现肌力减退或瘫痪,严重者因呼吸肌麻痹可引起呼吸衰竭。交感神经节受乙酰胆碱刺激,其节后交感神经纤维末梢释放儿茶酚胺使血管收缩,引起血压增高、心跳加快和心律失常。③中枢神经系统症状:早期可表现出头晕头痛、疲乏、无力等,继而出现烦躁不安、谵妄、运动失调、言语不清、惊厥抽搐,严重者可出现昏迷及中枢性呼吸循环功能衰竭。

(3)全身脏器损害表现

1)心脏损害:与有机磷农药对心脏具有直接和间接的毒性作用有关,导致心肌缺氧、干扰心肌细胞膜离子通道、炎症等。

2)肺损害:早期肺水肿主要是乙酰胆碱堆积引起的 M 效应使腺体分泌增加,大量分泌物积聚于肺泡内而引起。有机磷农药及其肺内氧化产物对肺毛细血管及间质产生直接损害作用,使肺毛细血管通透性增强,也可导致肺水肿。

3)肝肾损害:有机磷农药及其代谢产物对肝细胞有直接损伤作用,可致肝细胞水肿、变性、坏死,并对肝微粒体酶有抑制作用,部分患者可出现不同程度肝功能异常,偶有发生急性暴发性肝功能衰竭。肾脏损害大多表现轻微,主要以血尿、蛋白尿为主,急性肾损伤则少见,且多数为可逆性。

4)造血系统损害:有机磷农药尚有溶血作用,可发生急性溶血,相对少见。

(4)中间综合征(IMS)　是在急性中毒症状缓解后和迟发性神经病变发生之前(多在急性中

毒 24~96 小时后,个别在 1 周后)出现的以屈颈肌、四肢近端肌肉及第 3~7 对和第 9~12 对脑神经所支配的部分肌肉以及呼吸肌麻痹为特征性临床表现的综合征。患者表现为转颈、耸肩、抬头、咀嚼无力,睁眼张口、四肢抬举困难,腱反射减弱或消失,不伴感觉障碍。严重者出现呼吸肌麻痹,迅速出现呼吸衰竭,如无呼吸支持则很快死亡。

(5)迟发性神经病 个别患者在急性中毒症状消失后 2~3 周出现感觉及运动型多发神经病,主要累及肢体末端,表现为肢体末端烧灼、疼痛感,进行性肢体麻木、无力,严重者出现下肢瘫痪、四肢肌肉萎缩等症状。

(6)反跳 指急性有机磷农药中毒患者经积极抢救治疗,临床症状好转后数日至 1 周病情突然急剧恶化,再次出现急性有机磷农药中毒症状。可能与皮肤、毛发、胃肠道或误吸入气道内残留的有机磷毒物继续被吸收或解毒剂减量,停用过早有关。

(7)局部损害 部分患者接触有机磷农药(如敌敌畏、敌百虫、对硫磷等)后可发生过敏性皮炎,并可出现水疱和脱皮;消化道损害可表现为化学性炎症甚至黏膜糜烂及消化道出血;眼部污染时可出现结膜充血、接触性结膜炎等。

5. 辅助检查

(1)全血胆碱酯酶活力(cholinesterase,CHE)测定:是诊断有机磷农药中毒的特异性实验室指标,对判断中毒程度、疗效和预后极为重要。一般以正常人的 CHE 值为 100%,降至 70% 以下即有意义。但需注意的是,CHE 下降程度并不与病情轻重完全平行。

(2)尿中有机磷农药分解产物测定:如对硫磷和甲基对硫磷在体内氧化分解生成对硝基酚,敌百虫分解转化为三氯乙醇,检测尿中的对硝基酚或三氯乙醇有助于中毒的诊断。

6. 治疗要点

(1)迅速清除毒物 立即将患者撤离中毒现场。彻底清除未被机体吸收的毒物,如迅速脱去污染衣物,用肥皂水彻底清洗污染的皮肤、毛发、外耳道、手部、指甲,然后用微温水冲洗干净。口服中毒者,用清水反复洗胃,直至洗出液清亮为止,然后用硫酸钠导泻。

(2)紧急复苏 急性有机磷杀虫药中毒常因肺水肿、呼吸肌麻痹、呼吸衰竭而死亡。一旦发生上述情况,应紧急采取复苏措施:清除呼吸道分泌物,保持呼吸道通畅并给氧,必要时应用机械通气。心搏骤停时,立即行心肺复苏等抢救措施。

(3)解毒剂的应用包括

1)抗胆碱药:代表性药物为阿托品和盐酸戊乙奎醚;

2)胆碱酯酶复能剂:能使被抑制的胆碱酯酶恢复活力,常用药物有碘解磷定、氯解磷定等;

3)解磷注射液:为含有抗胆碱剂和复能剂的复方注射液,起效快,作用时间较长解毒剂的应用原则为早期、足量、联合、重复用药。

(4)对症治疗重度有机磷农药中毒患者常伴有多种并发症,如酸中毒、低钾血症、严重心律失常、休克、消化道出血、肺内感染、DIC、MODS 等,应及时予以对症治疗。

(二)护理要点

1. 常见护理诊断 / 问题

(1)清理呼吸道无效 与有机磷农药中毒致支气管分泌物增多有关

(2)气体交换受损 与有机磷农药中毒导致呼吸抑制有关

(3)体液不足　与有机磷农药中毒导致呕吐、腹泻、大汗等有关

(4)有反跳的风险　与残留毒物继续吸收,阿托品与胆碱酯酶复能剂应用不规范有关

(5)焦虑、恐惧　与担心治疗效果有关

2.护理措施

(1)急救处理　①立即脱离现场,脱去污染的衣服,用肥皂水彻底清洗污染的皮肤、毛发和指甲等,减少毒物吸收。②经口服中毒6小时内者,应用清水、氯化钠溶液、2%碳酸氢钠溶液[如为美曲膦酯(敌百虫)中毒,忌用碳酸氢钠溶液,因碱性溶液能使其转化成毒性更强的敌敌畏(DDV)]或1∶5000高锰酸钾溶液(硫代磷酸中毒忌用1∶5000高锰酸钾溶液)反复洗胃,直至洗出液清亮无气味为止。洗胃结束,予以50%的硫酸镁50~100mL导泻。③保持呼吸道通畅,及时清除呼吸道分泌物,根据病情给予心电监护、氧气吸入,必要时应用机械通气。心搏骤停时,立即行心肺脑复苏等抢救措施。④建立静脉通道,遵医嘱给予特效解毒剂及其他抢救药物。

(2)一般护理　①病情观察:严密观察生命体征、神志及瞳孔的变化,以及有无中毒后"反跳"现象等。②药物护理:观察解毒剂的疗效及不良反应。③对症护理:重度中毒出现呼吸抑制者应迅速进行气管内插管,清除气道内分泌物,保持气道通畅,给氧;呼吸衰竭者,应用机械通气支持;发生休克、急性脑水肿及心搏骤停的患者给予相应的急救处理。④基础护理:保证充足的睡眠,合理饮食,做好口腔护理。⑤心理护理:了解患者服毒或染毒的原因,根据不同的心理特点予以心理疏导,以诚恳的态度为患者提供情感上的支持,并认真做好家属的思想工作。

(3)健康指导　①健康教育,普及宣传有机磷杀虫药急性中毒防治知识。②严格执行有机磷杀虫药管理制度,加强生产、运输、保管和使用的安全常识和劳动保护措施教育。③因自杀而中毒者出院后,患者应学会如何应对应激原的方法,树立生活的信心,并应争取获得社会多方面的情感支持。

(江　敏)

二、急性一氧化碳中毒

一氧化碳(CO)中毒俗称煤气中毒。一氧化碳为无色、无味、无刺激性的气体。一氧化碳微溶于水,易溶于氨水。通常一氧化碳由含碳物质在不完全燃烧时产生。在空气中燃烧,其火焰呈蓝色。通常在空气中含量甚少,若空气中含量达到12.5%~74.2%,有发生爆炸的危险。如果短时间内吸入高浓度的一氧化碳,浓度虽低但吸入时间较长,均可造成急性一氧化碳中毒。人吸入空气中一氧化碳含量>0.01%,即有引起急性中毒的危险;>0.5%,1~2分钟即可使人昏倒,并迅速死亡。

(一)临床特点

1.病因

(1)生产性中毒　生产中接触一氧化碳的常见机会有:炼钢、炼焦等冶金生产,煤气生产,煤矿瓦斯爆炸,氨、丙酮、光气、甲醇等的化学合成,煤气灶或煤气管道泄漏,汽车尾气,使用其他燃煤、燃气、燃油动力装备等。

(2)生活性中毒　生活性中毒主要是由使用煤炭、家用煤气、石油液化气、煤油、柴油、沼气、柴草、木炭等做燃料,因通风不良、烟囱堵塞、倒烟、排气管漏气或安装不规范等原因,导致室内大量一氧化碳积聚而引起中毒。

2.中毒机制　因一氧化碳与血红蛋白的亲和力比氧与血红蛋白的亲和力大240倍,故少量的一氧化碳即可与氧竞争,一氧化碳进入人体后极易与血红蛋白结合,形成 HbCO,由于血中 HbCO 增加而致 HbO_2 减少,从而造成低氧血症;血中一氧化碳使血红蛋白的氧离曲线左移,加重了已有的低氧血症;溶解于血液中的一氧化碳直接造成细胞的呼吸障碍。除 HbCO 的原因外,一氧化碳与氧竞争细胞色素氧化酶造成细胞内窒息,对一氧化碳毒性具有更重要的意义。

3.临床表现

(1)皮肤黏膜　一氧化碳中毒时口唇黏膜及面颊、胸部皮肤可呈特有的樱桃红色,此种征象仅部分患者出现。某些患者的胸部和四肢皮肤可出现水疱和红肿,主要是由于自主神经营养障碍所致。

(2)神经系统　轻度一氧化碳中毒时可引起头痛、头晕、眼花、恶心、呕吐、四肢无力等症状,此时及时吸入新鲜空气后,这些症状可迅速消除。随着脑缺氧的进一步加重,可产生意识障碍,其程度与脑缺氧程度一致,表现为:嗜睡、昏睡、谵妄、昏迷。脑缺氧严重时造成细胞内水肿及血管源性脑水肿,表现为:病理反射阳性、出现抽搐、癫痫持续状态、去大脑强直。若形成小脑扁桃体疝可导致呼吸抑制。脑干、下丘脑受损,可出现中枢性高热。部分患者因局部缺氧或中毒损害而致周围神经炎,且多为单神经损害,主要表现为受损神经支配区麻木、疼痛、色素减退、水肿,甚至瘫痪等。部分一氧化碳中毒患者经抢救急性中毒症状消失,经过一段所谓"假愈期",又出现一系列神经精神行为异常,称为迟发性脑病。最常见的症状是精神行为异常,大小便失禁,步态不稳和缄默症,最常见的体征是面具脸、眉间征、抓握反射等。

(3)循环系统　主要表现为心悸、气短、全身乏力、脉搏细数、血压下降等。心电图检查可见 QT 间期延长、T 波改变、各种心律失常。心肌损害时常伴有各种心肌酶的升高。一氧化碳中毒导致的缺氧还可诱发或加重心绞痛及心肌梗死,增加室颤的发生率。

(4)呼吸系统　患者多表现为呼吸急促,呈现不同程度的呼吸困难,表现为点头样、叹息样或潮式呼吸。肺水肿征象也十分常见,如泡沫痰、双肺水泡音,X 线示两肺阴影。

(5)消化系统　轻度一氧化碳中毒时常伴有恶心、呕吐症状;重度一氧化碳中毒时出现大便失禁;消化道应激性溃疡,出现呕血或黑便。

(6)泌尿系统　小便失禁是一氧化碳中毒患者经常出现的症状,重度中毒者可出现急性肾衰竭症状,部分患者表现为排尿困难或尿潴留。

(7)其他　患者可伴发急性胰腺炎、血栓性血小板减少性紫癜、红细胞增多症等。

4.中毒的分级

(1)轻度一氧化碳中毒　HbCO 含量在10%～20%,主要症状为头痛、头晕、颈部搏动感、乏力、眼花、恶心、呕吐、心悸、胸闷、四肢无力、站立不稳、行动不便,甚至有短暂意识障碍。如能尽快脱离中毒环境,呼吸新鲜空气或氧气,数小时后症状就可消失。

(2)中度一氧化碳中毒　血中 HbCO 含量在30%～40%,伴出汗、心率加快、步态蹒跚、表情淡漠、嗜睡,有时躁动不安或出现昏迷。如果积极抢救可恢复正常,一般无并发症和后遗症。

(3)重度一氧化碳中毒　血中 HbCO 含量在 50% 以上,患者可在短时间内突然昏倒,主要表现为昏迷,严重者昏迷可持续数小时,甚至数天。此时往往出现严重的并发症,如脑水肿、肺水肿、心肌损害、酸中毒、肾功能不全、休克等,有的并发肺部感染而发生感染性休克。此型经抢救清醒后,部分患者常遗留神经系统的后遗症,如癫痫、帕金森病、周围神经炎等。

5. 辅助检查

(1)碳氧血红蛋白测定　正常人血液中 HbCO 含量可达 5%～10%,其中有少量来自内源性一氧化碳,为 0.4%～0.7%。轻度一氧化碳中毒者血中 HbCO 可高于 10%,中度中毒者可高于 30%,重度中毒时可高于 50%。但血中 HbCO 测定必须及时,脱离一氧化碳接触 8 小时后 HbCO 即可降至正常且与临床症状间可不呈平行关系。

(2)动脉血气分析　一氧化碳中毒后机体处于缺氧状态,组织无氧代谢增加,血液乳酸等酸性产物浓度增加,形成代谢性酸中毒,动脉血气分析的主要特点是:动脉血氧分压(PaO_2)、氧饱和度(SaO_2)、动脉血二氧化碳分压($PaCO_2$)下降,碱丢失,BE 负值增大。

(3)血乳酸测定　因缺氧后组织有氧氧化降低,无氧酵解增强,大量丙酮酸被还原成乳酸,导致血乳酸浓度升高。

(4)脑电图　脑电图多数异常,以中、重度中毒者多见,迟发性脑病异常率达 100%。主要为弥漫性低幅度慢波增多。脑电图对判断病情的轻重有重要的参考价值。

(5)头颅 CT　主要表现为病理性低密度区,以双侧皮质下白质最为多见,范围可波及额、顶、颞、枕叶和半卵圆中心,两侧苍白球可出现类圆形低密度影,重者可波及壳核。内囊密度亦可见降低。迟发性脑病者头颅 CT 异常更为明显。

(6)其他　血液检查中常可见肝、肾、心功能等异常。部分患者血常规检查提示红细胞总数及血红蛋白轻度增高。尿常规检查可见少量红细胞、白细胞及蛋白。

6. 治疗要点

(1)现场急救　迅速将患者脱离中毒现场,转移到空气新鲜的地方,解开衣扣、裤带,注意保暖,保持呼吸道通畅,充分给予氧气吸入。患者本人如发现有一氧化碳中毒的迹象,应立即开门、开窗,如行动不便时,也可打破玻璃窗,使新鲜空气进入室内。对于病情危重者应及早建立静脉通道。若患者已停止呼吸及(或)心脏停搏,移离现场后立即进行心肺复苏术。同时迅速转运至就近、有高压氧的医院进行救治。

(2)急诊科救治　应采取高流量、高浓度氧疗和积极的支持治疗,包括气道管理、血压支持、稳定心血管系统、纠正酸碱平衡和水电解质平衡失调,合理脱水、纠正肺水肿和脑水肿,改善全身缺氧所致主要脏器(脑、心、肺、肾)功能失调。当严重低氧血症持续,经吸痰、吸氧等积极处理低氧血症不能改善时,应及时行气管插管。

(二)护理要点

1. 常见护理诊断 / 问题

(1)急性意识障碍　与急性中毒引起中枢神经损害有关。

(2)组织缺氧　与 CO 中毒有关。

(3)颅内压增高　与脑水肿有关。

(4)有误吸的危险　与意识不清、呕吐有关。

(5)有皮肤完整性受损危险 与昏迷和大小便失禁有关。

(6)潜在并发症 迟发性脑病、肺水肿、心肌损害、呼吸衰竭、上消化道出血等。

(7)恐惧、焦虑 与突发疾病和环境陌生及预后情况有关。

2.护理措施

(1)呼吸心跳停止者,立即进行心肺复苏。保持呼吸道通畅,给予吸氧。立即给予高浓度氧气吸入 8～10L/min 或纯氧以迅速纠正缺氧,有条件者应尽早(4 小时内)行高压氧治疗。必要时使用呼吸兴奋剂和建立人工气道。心搏骤停者给予心肺脑复苏。

(2)监测 HbCO 的变化

(3)防治并发症 ①防治脑水肿:可给予20% 甘露醇注射液脱水治疗,也可用呋塞米、皮质激素减轻脑水肿。②补充营养,注意水、电解质平衡。③防止肺部感染,选择广谱抗生素。④防止肺水肿及心脏并发症:注意液体的选择与输液速度。

(4)高热患者给予降温处理,可采用人工冬眠和头部降温等,严重者可考虑换血疗法。

(5)支持治疗 可给予维生素、ATP、辅酶 A、脑活素(脑蛋白水解物)、胞磷胆碱等药物辅助治疗,以促进脑细胞功能恢复,改善脑组织缺氧。

(6)加强基础护理 预防坠积性肺炎、泌尿系感染和压力性损伤的发生,昏迷患者按昏迷护理常规护理。

(7)密切观察病情 ①密切观察意识及生命体征的变化。尤其是呼吸和体温。高热和抽搐患者更应密切观察,防止坠床和自伤。②瞳孔大小、液体出入量及静脉滴速等,防治脑水肿、肺水肿及水、电解质代谢紊乱等并发症的发生。③神经系统的表现及皮肤、肢体受压部位损害情况,如有无急性痴呆性木僵、癫痫、失语、惊厥、肢体瘫痪、压力性损伤、皮肤水疱及破溃,防止受伤和皮肤损害。

(8)健康教育 针对发生的原因有目的性地进行指导,加强预防一氧化碳中毒的健康教育和急救常识,避免再次发生意外。

(江 敏)

第六节 环境及理化因素损伤

一、中暑

中暑(heat illness)是指人体在高温环境下,由于水和电解质丢失过多、散热功能障碍,所引起的以中枢神经系统和心血管功能障碍为主要表现的热损伤性疾病。

(一)临床特点

1.病因

(1)机体产热增加 在高温或在强热辐射下从事长时间劳动,机体产热增加,容易发生热蓄积,如果没有足够的防暑降温措施就容易发生中暑。

(2)机体散热减少 在湿度较高和通风不良的环境下从事重体力劳动也可发生中暑。

（3）机体热适应能力下降　热负荷增加时机体产生应激反应，通过神经内分泌的各种反射调节来适应环境变化，维持正常的生命活动，当机体这种调节能力下降时，对热的适应能力下降，机体容易发生代谢紊乱而发生中暑。

2. 发病机制　正常人体在下丘脑体温调节中枢的控制下，体内产热与散热处于动态平衡，体温维持在 37℃ 左右。当环境温度在 35℃ 以下时，通过辐射、传导与对流途径散发的热量约占人体总散热量的 70%。当空气干燥、气温超过 35℃ 时，蒸发散热几乎成为机体最重要也是唯一的散热方式。当机体产热大于散热或散热受阻，体内就有过量热蓄积，产生高热，引起组织损害和器官功能障碍。

当外界环境温度增高时，机体大量出汗，引起失水，失盐。当机体以失盐为主或仅补充大量水而补盐不足造成低钠、低氯血症，导致肌肉痉挛，发生热痉挛；大量液体丧失会导致失水、血液浓缩、血容量不足，若同时发生血管舒缩功能障碍，则易发生外周循环衰竭，导致热衰竭。当外界环境温度增高，机体散热绝对或相对不足，汗腺疲劳，引起体温调节中枢功能障碍，致体温急剧增高，产生严重的生理和生化异常而发生热射病。实验证明，体温达 42℃ 以上可使蛋白质变性，体温超过 50℃ 数分钟细胞即死亡。

3. 临床表现

（1）先兆中暑　在高温环境下工作一段时间后，出现大汗、口渴、头晕、头痛、注意力不集中、眼花、耳鸣、胸闷、心悸、恶心、四肢无力、体温正常或略升高，不超过 38℃。如及时将患者转移到阴凉通风处安静休息，补充水、盐，短时间即可恢复。

（2）轻症中暑　除上述先兆中暑症状加重外，体温至 38℃ 以上，出现面色潮红，大量出汗，皮肤灼热等表现；或出现面色苍白、皮肤四肢湿冷、血压下降、脉搏增快等虚脱表现。如进行及时有效处理，可于数小时内恢复。

（3）重症中暑　包括热痉挛、热衰竭和热射病三型。①热痉挛。是在训练中或训练后出现的短暂、间歇性发作的肌肉痉挛，可能与钠盐丢失相关。表现为四肢肌肉、咀嚼肌、腹直肌痉挛，最常见于腓肠肌，也可发生于肠道平滑肌，无明显体温升高和意识障碍。②热衰竭。指热应激时液体丢失所致的有效血容量不足为特征的临床综合征。表现为多汗、疲乏、无力、眩晕、恶心、呕吐、头痛等。可有明显脱水征，如心动过速、直立性低血压或晕厥。可出现呼吸增快、肌痉挛。体温可轻度升高，无明显中枢神经系统损害表现。③热射病。由于暴露于热环境和/或剧烈运动导致机体产热与散热失衡，出现机体核心温度 > 40℃ 和中枢神经系统异常，伴有多器官功能损害、危及生命的临床综合征。根据发病原因和易感人群不同，分为劳力型热射病和经典型热射病。经典型热射病常发生在年老、年幼、体弱和慢性疾病患者，一般为逐渐起病。而劳力性热射病见于健康年轻人。

4. 辅助检查　中暑时，应紧急行血生化检查、动脉血气分析及尿常规检查，血尿素氮、血肌酐可升高。发病早期因脱水致血液浓缩可出现血红蛋白升高，血细胞比容增加。白细胞、中性粒细胞增高，其增高的程度与中暑的严重程度相关。血清电解质检查可有高钾，低钠，低氯血症。尿常规可有不同程度的蛋白尿、血尿、管型尿改变，严重病例常出现肝、肾、胰和横纹肌损害的实验室改变。

5. 救治要点　急救原则为尽快脱离高温环境、迅速降温和保护重要脏器功能。

（1）现场救护　①先兆及轻症中暑。立即将患者安置于阴凉、通风的环境中平卧休息,口服淡盐水或含盐的饮料。对有循环功能紊乱者,可静脉补充5%葡萄糖盐水,密切观察,直至恢复。②重症中暑。现场早期处置建议"边降温边转运"原则,当降温与转运存在冲突时,应遵循"降温第一、转运第二"的原则,在现场至少实施以下关键救治措施,其中快速、有效、持续降温是最重要的。

1）快速、有效、持续降温:①立即脱离热环境。转移患者至阴凉通风处,尽快除去全身衣物以利散热。有条件的可将患者转移至有空调的房间。②快速测量体温。测量体温是有效降温治疗的前提,建议使用直肠温度来反映体核温度,如果现场不具备测量直肠温度的条件,也可测量腋温或耳温作参考。③积极有效降温:由于病死率与体温过高及持续时间密切相关,因此,快速、有效、持续降温是首要治疗措施,可采用蒸发降温、冷水浸泡、冰敷降温、体内降温等方法。

2）液体复苏:现场快速建立双通道输液通路,液体首选含钠液体(如生理盐水或林格液)。应避免早期大量输注葡萄糖注射液,以免导致血钠在短时间内快速下降,加重神经损伤。

3）气道保护与氧疗:昏迷患者应将头偏向一侧,保持其呼吸道通畅,及时清除气道内分泌物,防止呕吐物误吸。首选鼻导管吸氧方式,目标是维持 $SpO_2 \geqslant 90\%$。若鼻导管吸氧未能达标,应给予面罩吸氧。

4）控制抽搐:可给予镇静药物使患者保持镇静,防止舌咬伤等意外伤。

（2）医院内救护　早期有效治疗是决定预后的关键。有效治疗的关键点为迅速降低体核温度、血液净化、防治弥散性血管内凝血。①目标温度管理。对于在现场和后送途中已实施降温治疗的患者,如果体核温度仍高于目标温度,则应在医院内继续降温治疗;如果入院时体核温度已达到目标温度,仍应持续监测体温,避免体温过低或再次升高。②循环功能监测与管理。

1）连续监测血压、心率、呼吸频率、血氧饱和度、中心静脉压、血气分析、乳酸、每小时尿量及尿液颜色,有条件可进行有创监测。

2）在现场液体复苏的基础上进一步评估循环状态和组织灌注情况,若存在循环不稳定或组织低灌注表现,应进一步评估心功能(建议床旁超声)和液体反应性(补液试验或被动抬腿试验)。既要充分液体复苏,又要避免液体过负荷。①血液净化。连续性血液净化是热射病脏器支持的重要手段,同时也可实现血管内降温作用。②其他。保持呼吸道通畅,必要时呼吸机辅助通气;对症支持治疗。

（二）护理要点

1.常见护理诊断/问题

（1）体液不足　脱水与中暑热衰竭引起血容量不足有关。

（2）体温过高　与中暑高热有关。

（3）疼痛　肌肉痉挛性痛与中暑后补充钠、氯不足引起中暑痉挛有关。

（4）急性意识障碍　昏迷与中暑引起头部温度过高有关。

2.护理措施

（1）观察病情　测患者的生命体征、意识、面色、四肢末梢循环、中心静脉压、尿量及尿比重等变化。病情稳定前应持续监测体核温度,或者至少10分钟测量一次,测量时应避免损伤直肠及其周边组织。

(2)高热患者护理 ①口腔护理。防止感染与口腔溃疡发生。②皮肤护理。高热大汗者应及时更换衣裤及被褥,保持皮肤清洁卫生,定时翻身,防止压力性损伤的发生。③高热惊厥护理。应置患者于保护床内,防止坠床和碰伤,惊厥时注意防止舌咬伤。

3.呼吸道管理 保持气道通畅,及时清理呼吸道分泌物,充分供氧,做好机械通气治疗患者的护理。

4.健康教育 ①大量饮水。注意补充盐分和矿物质,在高温天气里,不应等到口渴时才喝水。如果需要在高温的环境里进行体力劳动或剧烈运动,至少每小时喝2~4杯凉水(500~1000mL)。不饮用含酒精或大量糖分的饮料,以免导致失去更多的液体。同时,还应避免饮用过凉的冰冻饮料,以免造成胃部痉挛。②注意饮食及休息。少食高油、高脂食物,饮食尽量清淡,多吃水果蔬菜。保证充足的睡眠。③减少室外活动。高温天气里应尽量在室内活动;户外活动时穿着合适的衣服并涂抹防晒霜,活动时间最好避开正午时段,尽量将时间安排在早晨或者傍晚。④适应环境。锻炼自己的耐热能力,学会适应热环境。⑤避免剧烈活动。中暑患者恢复后,数周内避免在阳光下剧烈活动。

(周　婷)

二、淹溺

淹溺(drowning),又称溺水,是人淹没于水或其他液体中,由于液体、污泥、杂草等物堵塞呼吸道和肺泡,或因咽喉、气管发生反射性痉挛,引起窒息和缺氧,肺泡失去通气、换气功能,使机体所处于的一种危急状态。

(一)临床特点

1.病因 淹溺多见于儿童、青少年和老年人,常见的原因有误落水、意外事故如遇洪水灾害等,偶有投水自杀者。

2.发病机制 人淹没于水中后,本能地出现反射性屏气和挣扎,避免水进入呼吸道。但由于缺氧,被迫深呼吸,从而使大量水进入呼吸道和肺泡,阻滞气体交换,加重缺氧和二氧化碳潴留,造成严重缺氧、高碳酸血症和代谢性酸中毒。

根据浸没的介质不同,分为淡水淹溺和海水淹溺两种类型。

(1)淡水淹溺 一般江、河、湖、池中的水渗透压较血浆或其他体液渗透压低,属于淡水,约占全部淹溺90%。浸没淡水后,通过呼吸道和胃肠道进入体内的淡水迅速进入血液循环,血容量剧增可引起肺水肿和心力衰竭,并可稀释血液,引起低钠、低氯和低蛋白血症。低渗液体使红细胞肿胀、破裂,发生溶血、出现高钾血症和血红蛋白尿。淡水吸入最重要的临床意义是肺损伤,低渗性液体经肺组织渗透迅速渗入肺毛细血管、损伤气管、支气管和肺泡壁的上皮细胞,使肺泡表面活性物质灭活,肺顺应性下降,肺泡表面张力增加、肺泡容积急剧减少,肺泡塌陷萎缩,进一步阻滞气体交换,造成全身严重缺氧。

(2)海水淹溺 海水含钠量约是血浆的3倍以上,还有大量的钙盐和镁盐。因此,吸入海水其高渗压使血管内的液体或血浆大量进入肺泡内,引起急性肺水肿、血容量降低、血液浓缩、低蛋白血症、高钠血症,发生低氧血症。

(3)其他 如不慎跌入粪池、污水池和化学物贮槽时,可附加腐生物和化学物的刺激、中毒作用,引起皮肤和黏膜损伤、肺部感染以及全身中毒。

3. 临床表现　缺氧是淹溺者最重要的表现,落水时间短者或人体吸入水量 2.2mL/kg 时,可出现轻度缺氧表现,如口唇及四肢末梢青紫、面部肿胀、四肢发硬、呼吸浅表。人体吸入水量 10mL/kg 以上者,1 分钟内即可出现低氧血症,或落水时间长着,出现严重缺氧,表现为面色青紫,口鼻腔充满血性泡沫或泥沙,四肢冰冷,昏迷,瞳孔散大,呼吸、心跳停止,甚至溺死。

4. 辅助检查

(1)血、尿检查　淹溺者常有白细胞轻度增高,淡水淹溺者可出现血液稀释或红细胞溶解,出现低钠、低氯血症、血钾升高,血和尿中出现游离血红蛋白。海水淹溺者出现血液浓缩,轻度高钠血症或高氯血症,可伴血钙、血镁增高。

(2)心电图检查　常有窦性心动过速、非特异性 ST 段和 T 波改变,病情严重时出现室性心律失常、完全性心脏传导阻滞。

(3)动脉血气分析　约 75% 病例有明显混合性酸中毒,几乎所有患者都有不同程度低氧血症。

(4)X 线检查　胸片常显示斑片状浸润,有时出现典型肺水肿征象。

5. 救治要点

(1)现场急救　淹溺所致死亡主要原因是缺氧,缺氧时间和程度决定淹溺预后重要因素。快速、有效的现场救护,尽快对淹溺者进行通气和供氧是最重要的紧急抢救措施。

1)水中营救:现场目击者在初步营救和复苏中发挥关键作用,应在保证施救者安全前提下积极开展营救。①可将木棍或衣服等作为救援设施递送给淹溺者,并让其尽量抓住。有条件可借助浮力救援设备或船接近淹溺者。②如果需下水营救,施救者应脱去衣裤,尤其要脱去鞋靴,迅速游到淹溺者附近,并从背后接近淹溺者,一手托着他的头颈,将面部托出水面,或抓住腋窝仰游,将淹溺者救上岸。救护时应防止被淹溺者紧紧抱住。

2)水中复苏:接受过训练的施救人员在漂浮救援设施的支持下可实施水上人工呼吸。

3)救离水中:立即将淹溺者移离水中。去除湿衣物,擦干身体,防止出现低体温。

4)初期复苏:淹溺这一旦被救离水中,即应遵循标准基础生命支持顺序进行,首先检查患者反应,开放气道,检查有无生命迹象。①畅通气道。迅速清除口、鼻腔中的污水、污物、分泌物及其他异物,有义齿者取出义齿,并将舌拉出,对牙关紧闭者,可先捏住两侧颊肌然后再用力将口启开,松解领口和紧裹的内衣和腰带,保持呼吸道通畅。②心肺复苏。清理呼吸道后应尽快实施心肺复苏。淹溺复苏反映了快速缓解缺氧的重要性。

(2)院内急救　①机械通气。尽早进行合理有效的机械通气是淹溺救治的关键。对意识不清、呼吸急促、全身发绀、咳粉红色泡沫痰、血压下降及血氧饱和度 < 85%,并有酸碱失衡、电解质紊乱患者气管插管机械通气。②纠正低血容量、水电解质和酸碱失衡。淡水淹溺者,应适当限制入水量,补充氯化钠溶液、血浆和白蛋白。海水淹溺者,补充葡萄糖溶液、低分子右旋糖酐、血浆,纠正高钾血症及酸中毒。③防治急性肺损伤。早期、短程、足量应用糖皮质激素,防治淹溺后急性肺损伤或急性呼吸窘迫综合征。④防治脑缺氧损伤。淹溺后存在不同程度缺氧性脑损害,尤其是发生呼吸衰竭,改善通气、维持血液中二氧化碳于正常水平及降低颅内压是关键,需要根据不同病情使用减轻脑水肿、降低脑组织损害药物。⑤防治低体温。淹溺后体温若低

于30℃,需要为患者复温,使中心温度至少达到32～35℃,减少脑及肺再灌注损伤。⑥对症处理。积极防治感染及多器官功能障碍等并发症的发生。

(二)护理要点

1. 常见护理诊断/问题

(1)不能维持自主呼吸　与淹溺、窒息、呼吸中枢受损有关。

(2)清理呼吸道无效　与深昏迷、痰液无法自主排出有关。

(3)体温过高　与淹溺导致误吸及下丘脑体温调节中枢障碍有关。

(4)营养失调、低于机体需要量　与意识障碍、高热、机械通气消耗增多有关。

(5)潜在并发症　便秘、呼吸机相关性肺炎、压力性损伤等。

2. 护理措施

(1)观察病情　密切观察生命体征、神志和尿液的变化。观察有无咳嗽,痰的颜色、性质,听诊肺部啰音。有条件者行中心静脉压监测,指导输液治疗。

(2)加强气道管理　勤翻身、扣背及保持呼吸道通畅。

(3)液体管理　淡水淹溺者严重控制输液速度,小剂量、低速度开始,防止短时间大量液体进入机体,加重血液稀释和肺水肿。

(4)复温管理　复温要求稳定、安全。①体表复温法:迅速将低体温者移入温暖环境,脱掉潮湿的衣服、鞋袜,采取全身保暖措施。加盖棉被或毛毯,将热水袋(注意不要直接放在皮肤上,以防烫伤)用毛巾、衣服或毯子隔开,放腋下或腹股沟;有条件者用电毯包裹躯体,亦可用热辐射(红外线和短波透热)进行复温等。②中心复温法:低体温严重者,除体表复温外,也可采用中心复温法,如采用加温加湿给氧、加温静脉输液(43℃)等方法。③做好心理护理。消除患者焦虑与恐惧心理,解释治疗措施及目的,使其能积极配合。对自杀淹溺的患者应尊重其隐私,引导其积极对待人生、事业、他人等,提高心理承受能力。④健康教育。重视对初学游泳儿童的安全教育;对从事水上作业者,定期进行健康检查;进行水上自救相关知识和技能的训练,水上作业时应备有救生器材;下水前要做好充分准备活动,不宜在水温较低的水域游泳;乙醇会损害判断力和自我保护能力,下水作业前严禁饮酒;避免在情况复杂的自然水域游泳或者在浅水区跳水或潜泳;有慢性或者潜在疾病者不宜从事水活动。

（周　婷）

三、电击伤

电击伤(electrical injury),俗称触电,是指一定量的电流通过人体引起全身或局部的组织损伤和功能障碍,甚至发生心搏骤停。电击伤可以分为超高压电击伤或雷击伤、高压电击伤和低压电击伤三种类型。

(一)临床特点

1. 病因　电击伤常见的原因主要是缺乏安全用电知识、违反用电操作常规、风暴、地震或火灾致电线折断等导致人体直接接触电源,或在高压电和超高压电场中,电流或静电电荷经空气或其他介质电击人体。

2. 发病机制　人体作为导电体,接触电流时成为电路中的一部分。电击伤对人体的危害与接触电流类型、电流强度、电压高低、通电时间、电流方向和所在环境的气象条件都有密切关系。

（1）电流类型　交流电能使肌肉持续抽搐，能"牵引住"接触者，使其脱离不开电流，因而危害性较直流电大。家用低频（50～60Hz）交流电较高频电流危险，人体对交流电敏感性为直流电的3～4倍。小于250V的直流电很少引起死亡，而交流电在50V以上即可产生危险。同样500V以下的电流，交流电比直流电危险性大3倍。50～60Hz低压交流电最易产生致命性的心室颤动。

（2）电流强度　不同强度的交流电，可产生不同的生理效应。通过人体的电流越强，对人体造成的损害越重，危险也越大。

（3）电压高低　电压越高，流经人体的电流量越大，机体受到的损害也越严重。低压电击伤伴心搏呼吸停止的情况大多不能有效地复苏，没有到达医院，患者多数已经死亡。高电压电流易引起深部灼伤，而低电压则易导致接触肢体被"固定"于电路。电压在220V可造成心室颤动，1000V以上电流可使呼吸中枢麻痹而致死，220～1000V间的致死原因两者兼有。

（4）电阻　电流在体内一般优先沿电阻小的组织前行，引起损伤。在一定电压下，皮机体组织电阻越低，通过的电流越大，造成的损伤越大。人体不同组织的电阻不同，由大到小依次为骨、皮肤、脂肪、肌肉、血管和神经。

（5）通电时间　电流对人体的损害程度与通电时间（接触电源时间）的长短有关。通电时间越长，机体造成的损害也越重。

（6）通电途径　电流通过人体的途径不同，对人体造成的伤害也不同。例如电流从头顶或上肢流入体内，纵贯身体由下肢流出，或由一手进入，另一手流出，可致室颤或心搏骤停，危险性较大。如电流从一侧下肢进入，由另一侧下肢流出，则危险性较小。

3.临床表现　轻者仅有瞬间感觉异常，重者可致死亡。

（1）全身表现　触电后，轻者表现为痛性肌肉收缩、惊恐、面色苍白、四肢软弱、表情呆滞。呼吸及心跳加速、头痛、头晕、心悸等，皮肤灼伤处疼痛。高压电击时，常发生神志丧失，呼吸、心搏骤停。有些患者可转入"假死"状态：心跳、呼吸极其微弱或暂停，心电图可呈心室颤动状态，经积极治疗一般可恢复。昏迷或心搏骤停，如不及时复苏则会发生死亡。心室颤动是低压电电击后常见的表现，也是伤者致死的主要原因。

（2）局部表现　高压电击伤：①烧伤面积不大，但可深达肌肉、血管、神经和骨骼，有"口小底大，外浅内深"的特征；②有一处进口和多处出口；③肌肉组织常呈夹心性坏死；④电流可造成血管壁变性、坏死或血管栓塞，从而引起继发性出血或组织的继发性坏死。

低压电击伤：①伤口小，呈桶圆形或圆形，焦黄或灰白色，干燥，边缘整齐，与正常皮肤分界清楚。②一般不损伤内脏。③如有衣服点燃可出现与触电部位无关的烧伤。

（3）并发症和后遗症　电击伤24～48小时常出现心肌损伤、严重心律失常、心功能障碍；若有大量组织损伤和溶血会引起高钾血症；低血压、电解质紊乱和严重的肌球蛋白尿引起的急性肾损伤；出现失明、耳聋、周围神经病变、上升性或横断性脊髓病变和侧索硬化症，可发生肢体瘫痪或偏瘫。

4.辅助检查　心电图检查可出现传导阻滞或房性、室性期前收缩等心律失常，急性心肌损伤、非特异性S-T段改变。生化检查可出现心肌酶、血淀粉酶、血肌酐、尿素、血钾升高。尿液检查可见血红蛋白尿或肌红蛋白尿。

5.救治要点　救护原则为迅速脱离电源,分秒必争地实施有效的心肺复苏。

(1)现场救护

1)迅速切断电源　根据触电现场情况,采用最安全、最迅速的办法切断电源。在使接触者脱离电源的抢救过程中应注意:①避免给触电者造成其他伤害,如人在高处触电时,应采取适当的安全措施,防止脱离电源后从高处坠下。②强调确保现场救助者自身的安全。抢救者必须严格保持自己与触电者绝缘,未离断电源前绝不能手牵拉触电者,脚下垫放干燥的木块、厚塑料等绝缘物品,使自己与地面绝缘。

2)心肺复苏　①对心搏骤停和呼吸停止者,立即行心肺复苏术。②纠正心律失常,电击伤常引起心肌损害发生心律失常,严重者发生室颤,尽早给予除颤。

(2)院内急救

1)补液　组织严重烧伤和低血容量性休克患者应迅速静脉补液,维持尿量在50～75mL/h,结合周围循环和中心静脉压监测结果调整补液量。

2)创面处理　①积极清除电击烧伤创面坏死组织。②深部组织损伤、坏死,伤口予开放治疗,注射破伤风抗毒素。

3)筋膜松解术和截肢　肢体受高压电热灼伤,大块软组织灼伤引起局部水肿和小血管内血栓形成,可使电热灼伤远端肢体发生缺血性坏死,需要进行筋膜松解术,减轻灼伤部位周围压力,改善肢体远端血液循环,严重时需截肢处理。

4)对症处理　监测和防治高钾血症,纠正心功能不全,防治脑水肿,治疗急性肾功能不全,维持酸碱平衡。

(二)护理要点

1.常见护理诊断/问题

(1)焦虑/恐惧　与电击伤后出现短暂的电休克、知识的缺乏有关。

(2)皮肤完整性受损　与皮肤烧伤,失去皮肤屏障功能有关。

(3)心排出量减少　与电灼伤后心律失常有关。

(4)体液不足　与大面积电击伤后大量体液自创面丢失、血容量减少有关。

(5)疼痛　与电击伤后创面疼痛及局部炎症有关。

(6)潜在并发症　急性肾功能衰竭、感染、继发性出血、高血钾症等。

2.护理措施

(1)配合医生抢救　根据最新指南流程行心肺复苏,尽早建立人工气道机械通气。

(2)观察病情　①注意神志变化。监测生命体征,判断有无窒息发生。②心律失常监测。行心电监护,观察心电图变化,及时发现心律失常。③心肌损伤监测。根据心肌酶学检查、肌钙蛋白测定评估有无心肌损伤。④肾功能监测。观察尿颜色和量,准确记录。

(3)用药护理　遵医嘱给药,恢复有效循环血容量。应用抗生素预防感染,注射破伤风抗毒素预防破伤风。

(4)合并伤护理　触电后弹离电源或高空跌下,伴有颅脑损伤、血气胸、内脏破裂、四肢与骨盆骨折。搬运过程中防止患者发生二次损伤。

（5）做好基础护理　①病情严重者注意口腔护理、皮肤护理,预防口腔炎和压力性损伤。②保持患者伤口敷料清洁干燥。

（6）健康教育　①普及安全用电常识,加强自我保护意识,掌握预防措施。②经常对所用电器和线路检修。③雷雨天气留在室内关好门窗,室外工作者切勿站在高处或树下;不能接触天线、水管或金属装置,不宜打伞,远离树木和桅杆;空旷场地遇雷电立即卧倒。

（周　婷）

第七节　脓毒症

脓毒症(sepsis)为机体对感染的反应失调而导致的危及生命的器官功能障碍。它是一种全身性感染,是急危重症医学面临的重要临床问题,病死率可高达 30% ~ 50%。近年来尽管脓毒症的基础研究取得进展,但临床治疗并未取得突出进展,死亡率仍居高不下。

一、临床特点

1. 病因

细菌、病毒、真菌、衣原体、支原体及其他特殊病原体均可导致脓毒症。细菌感染是最常见的病因,医院获得性感染以革兰氏阴性杆菌多见,且耐药菌株远多于社区获得性感染。社区获得性感染以革兰氏阳性细菌常见。真菌性感染以念珠菌最常见,多见于免疫功能低下或长时间应用超广谱抗菌药物,免疫抑制剂者。病毒也是脓毒症感染的重要病原,如甲型 HIN1 流感病毒引起感染,可见于所有人群。

宿主防御功能减退是引起脓毒症的另一个重要原因,主要包括创伤、手术、烧伤、某些介入性操作等造成人体局部防御屏障受损;先天性免疫系统发育障碍或受放射疗法、免疫抑制剂、细胞毒性药物、人类免疫缺陷病毒感染等因素影响造成的后天性免疫功能缺陷:滥用抗菌药物导致菌群失调,削弱人体各部位正常菌群的生物屏障等。

2. 发病机制

（1）炎症反应失控与免疫功能紊乱　原微生物及其毒素刺激机体产生免疫应答,不仅分泌大量细胞因子,产生过度的炎症反应,而且引起凝血、神经内分泌等一系列失控反应,导致组织器官损害。以细菌内毒素为例,脂多糖在血液循环中可与脂多糖结合蛋白结合形成复合物,并与细胞表面受体作用,激活受体,调控合成下游促炎因子和抗炎因子,导致促炎 / 抗炎反应平衡失调、机体免疫应答障碍和组织器官的损伤。脓毒症病情进展和组织器官损害主要是致病微生物所致失控性机体反应,而非微生物或毒素直接损害的结果。

（2）循环衰竭与呼吸衰竭　炎性介质释放导致血管扩张,心肌抑制等会患者发生休克,造成组织低灌注而发生氧输送障碍。此外,炎症介质介导的内环境紊乱及毛细血管通透性异常引起组织水肿而导致组织氧摄取障碍,加重组织缺氧,促使炎症反应级联放大。另一方面,炎症介质还可导致肺组织水肿,从而引起呼吸病理生理改变,甚至发生 ARDS,进一步造成缺氧。

(3)肠道菌群和毒素移位　脓毒症使肠道黏膜屏障遭到损害,尤其由于小肠黏膜血管的特殊解剖构造,在组织低灌注和缺氧时,致小肠绒毛顶端组织缺血缺氧甚至坏死,破坏了细胞结构和功能的完整性,导致机械屏障和化学屏障受损,引起细菌和毒素移位。

(4)内皮细胞受损及血管通透性增加　组胺、缓激肽等炎症介质损伤血管内皮细胞,使血管通透性增加,引起全身组织氧弥散距离增加,摄氧能力下降。在肺部导致非心源性肺水肿,严重时引起 ARDS。

(5)内环境紊乱　低灌注导致组织无氧酵解,乳酸蓄积,酸碱失衡,造成内环境紊乱。低灌注和缺氧影响肝的解毒功能和蛋白质合成功能。肾功能因毒素和缺氧的影响而受损,导致代谢产物蓄积,加重水、电解质、酸碱度失衡。

(6)凝血功能障碍　脓毒症时,凝血系统活化,并促进炎症的发展。炎症反应也可引起凝血系统活化,两者相互影响,共同促进脓毒症的恶化。

(7)高代谢和营养不良　过度炎症反应导致机体代谢紊乱,表现为蛋白分解增强等高代谢反应,机体可在短期内出现重度营养不良,加重组织器官损伤。

(8)受体与信号传导　外界刺激对免疫、炎症等细胞功能的调节与受体及细胞内多条信号传导通路的活化密切相关,引起细胞应激、生长、增殖、分化、凋亡、坏死等生物学效应。

(9)基因多态性　严重创伤或感染后全身炎症反应失控及器官损害受体内众多基因调控,表现出高度的个体差异。

3. 临床表现

(1)全身表现　主要表现为发热、寒战、心率加速、呼吸加快等。

(2)感染　白细胞计数和分类改变、血清 C 反应蛋白和降钙素原增高。

(3)血流动力学改变　如低血压、休克等

(4)代谢变化　胰岛素需求量增多,血糖升高。

(5)组织灌注变化　组织灌注减少、如意识改变、皮肤湿冷、尿量减少、血乳酸升高等

(6)器官功能障碍　如呼吸困难、急性少尿、尿素氮或血肌酐增高、血小板减少、高胆红素血症等。

4. 救治原则

(1)早期液体复苏　脓毒症休克患者的液体复苏应尽早开始。对脓毒症所致的低灌注,推荐在拟诊为脓毒症休克起,3 小时内输注至少 30mL/kg 的晶体溶液进行初始复苏;完成初始复苏后,评估血流动力学状态以指导下一步的液体使用;初始液体复苏及随后的容量替代治疗中,推荐使用晶体溶液。推荐去甲肾上腺素作为首选缩血管药物;对于快速性心律失常风险低或心动过缓的患者,可将多巴胺作为替代药物。

(2)抗感染治疗　对于怀疑脓毒症或脓毒症休克患者,在不显著延迟启动抗菌药物治疗的前提下,推荐常规进行微生物培养(至少包括两组血培养)。在留取合适的微生物标本后尽早经验性抗感染治疗,应在入院后或判断脓毒症以后尽快实施,1 小时内最佳,延迟者不超过 3 小时。

(3)感染源的处理　脓毒症和脓毒症休克的感染源控制原则是感染部位的快速诊断和及时处理。

（4）糖皮质激素　脓毒症休克患者在经过充分的液体复苏及血管活性药物治疗后，如果血流动力学仍不稳定，可考虑小剂量短疗程使用激素，推荐静脉使用氢化可的松，剂量为每天200mg。

（5）支持对症治疗　① 并发急性肺损伤和 ARDS 的患者需行机械通气治疗。② 贫血和凝血功能障碍患者选择使用红细胞、新鲜冰冻血浆和血小板制剂等。③ 肾脏替代治疗清除体内过多的水、代谢产物和炎性介质，抑制炎症反应，避免多器官功能障碍综合征的发生。④ 进行营养支持，预防应激性溃疡发生。

5. 诊断标准　根据 Spsis3.0，脓毒症指有细菌学证据或有高度可疑的感染灶，同时序贯 / 感染相关器官衰竭评估(sequential/sepsis related organ failure assessment, SOFA)（表 3-1-1）评分增加值 ≥ 2。若患者尚无 SOFA 翔实数据，可行 qSOFA(quiek SOFA) 评分（表 3-1-2），满足两项及以上者可初步诊断为脓毒症，并进一步行 SOFA 评分确认。经充分液体复苏，仍需要升压药物维持平均动脉压 ≥ 65mmHg，并且血乳酸 > 2mmol/L 的脓毒症患者可诊断为脓毒症休克。

表 3-1-1　SOFA 评分

评估内容	分值				
	0	1	2	3	4
呼吸功能 PaO_2/FiO_2 （mmHg）	≥ 400mmHg （53.3kPa）	< 400mmHg （53.3kPa）	< 300mmHg （40kPa）	< 200mmHg （26.7kPa） （呼吸机支持下）	< 100mmHg （13.3kPa） （呼吸机支持下）
凝血系统 血小板 计数	≥ 150×10⁹/L	< 150×10⁹/L	< 100×10⁹/L	< 50×10⁹/L	< 20×10⁹/L
肝功能 胆红素	< 1.2mg/dL （20umol/L）	1.2~1.9mg/dL （20~32umol/L）	2.0~5.9mg/dL （33~101umol/L）	6.0~11.9mg/dL （102~204umol/L）	> 1.2mg/dL （204umol/L）
循环功能 药物剂量	MAP ≥ 70mmHg	MAP < 70mmHg	多巴胺 ≤ 5ug/ (kg·min) 或多巴酚丁胺（任 何剂量）	多巴胺 5.1~15ug/ (kg·min) 或肾上 腺素 ≤ 0.1ug/ (kg·min) 或去甲 肾上腺素 ≤ 0.1ug/ (kg·min)	多巴胺 > 15ug/ (kg·min) 或肾上 腺素 > 0.1ug/ (kg·min) 或去甲 肾上腺素 > 0.1ug/ (kg·min)
中枢神经系统 Glasgow 昏迷 评分	15	13~14	10~12	6~9	< 6
肾功能 血肌酐或尿量	血肌酐 < 1.2mg/ dL （110umol/L）	血肌酐 1.2~1.9mg/dL （110~170 umol/L）	血肌酐 2.0~3.4mg/dL （171~299umol/L）	血肌酐 3.5~4.9mg/dL （300~440umol/ L）或尿量 201~500mL/d	血肌酐 > 5.0mg/ dL （440umol/L）或尿 量 < 200mL/d

注：PaO_2 动脉氧分压；FiO_2 给氧浓度；MAP 平均动脉压。

表 3-1-2   qSOFA 评估

评估内容	判断标准
呼吸频率	≥ 22 次 /min
意识状态	意识改变
收缩压	≤ 100mmHg

二、护理要点

1. 常见护理诊断 / 问题

(1)焦虑、恐惧   与疾病知识缺乏、担心预后有关。

(2)活动无耐力   与呼吸功能受损导致机体缺氧状态有关。

(3)体液不足   与肾功能不全、水钠潴留有关。

(4)营养失调、低于机体需要量   与摄入量减少,机体消耗量增多有关。

(5)水、电解质紊乱   与患者循环功能差及肾功能损伤有关。

2. 护理措施

(1)术前护理

急救护理措施   一旦医生确诊患者为脓毒症,应立即开始液体复苏治疗。目标在最初 6 小时内达到:① CVP8 ~ 12cmH₂O;②平均动脉压 ≥ 65mmHg;③尿量 ≥ 0.5mL/(kg·h);④中心静脉血氧饱和度 ScvO₂ ≥ 70% 或混合静脉血氧饱和度 SvO₂ ≥ 65%。护士应:①尽快建立至少两条静脉通路,有条件者协助建立中心静脉通路和有创动脉测压通路,以方便进行 CVP 动脉血用及 SvO₂ 或 ScvO₂ 的监测。②在液体复苏过程中,应严密观察患者尿量、心律、血压、CVP 等指标,及时评估器官灌注改善情况,同时预防肺水肿的发生。③为预防呼吸衰竭,必须保持呼吸道通畅,合理氧疗,需要时配合医生建立人工气道进行机械通气支持。④遵医嘱留置尿管,监测每小时尿量。⑤对高热患者进行物理降温,对体温不升者加强保暖。

(2)常规护理

1)严密监测患者生命体征,及时发现病情变化,积极配合医生进行处理。

2)保持各种留置管道通畅、固定妥善,防止堵塞、移位或脱落等发生。

3)严密观察和记录患者各种出入量,及时、准确、完整计算液体平衡,为医疗决策提供准确依据。

4)遵医嘱及时、正确、合理给药,保证治疗措施有效进行。

5)根据患者病情提供合适的营养支持,改善营养状况。

6)根据病情选择合适的体位,若无休克等禁忌一般选择床头抬高 35° ~ 45° 半卧位。病情许可时尽早开展早期活动,降低长期卧床和制动可能带来的 1CU 获得性虚弱、坠积性肺炎等并发症的发生。

7)做好压力性损伤、失禁性皮炎等危重症患者容易出现的皮肤问题管理。

8)对烦躁、昏迷患者应采取保护性措施,如约束、使用床挡等。

9)加强与患者交流沟通,消除其焦虑、恐惧等不良情绪,帮助患者树立战胜疾病的信心。

（3）器官功能检测与护理

1）系统功能：密观察患者意识状态并进行 Glasgow 评分，及时发现精神错乱、活动、定向障碍、意识障碍等表现。镇静患者严密评估镇静水平，及早发现神经功能障碍或药物的毒、副作用。严密观察患者瞳孔大小、形状和对光反射。及时发现颅内病变征象

2）呼吸功能：① 密切观察患者呼吸状况，评估有无呼吸急促或呼吸困难、发绀等低氧血症表现。监测患者呼吸频率、SpO_2 和动脉血气，及早发现呼吸衰竭。② 正确提供氧疗，呼吸机通气支持护理和气道护理，防止缺氧、人工气道堵塞和误拔出、肺部感染、窒息和气压伤等发生。③ ARDS 时做好肺保护性通气的各项措施，在允许性高碳酸血症通气时，应密切注意脑血管扩张和血压升高等改变。④ 除有禁忌证外，应维持半卧位（床头抬高 30°～45°），防止机械通气过程中出现呼吸机相关性肺炎。⑤ 实施镇痛和轻度镇静、每天唤醒镇静等方案，提高机械通气患者的舒适度，缓解焦虑，减少氧耗和降低人机对抗，利于各项治疗和护理操作。

3）循环功能：监测患者心电图、血压和外周循环状况，评估有无心律失常、低血压、毛细血管充盈时间延长等心功能障碍和组织灌注不良的表现。观察患者对液体复苏和血管活性药物的反应。

4）肾功能：监测每小时尿量、尿液性状、血清肌酐和尿素氮，及时发现少尿、肾灌注不足或功能不全的表现。做好肾脏替代治疗监测与护理。加强留置尿管护理，预防泌尿系统感染。

5）消化系统功能：应严密观察患者有无恶心、呕吐、腹胀、肠鸣音减弱、黄疸等，观察大便及胃管引流物性状，并进行胃肠黏膜内 pH 监测与肝功能监测

6）凝血功能：通过血小板计数、凝血时间等辅助检查严密监测患者出凝血功能情况。观察患者伤口、穿刺点有无渗血，皮肤黏膜有无瘀点、瘀斑形成。抗凝治疗患者应严密监测凝血功能指标，防止出血等并发症。

（4）血管活性药物使用的护理　熟悉常用血管活性药物的种类、使用指征、用法、不良反应和注意事项。严密监测心电图、血压等变化，观察使用药物后血流动力学状况及氧代谢指标，血乳酸。

（5）感染防治与护理　各项治疗和护理操作严格遵循无菌技术和手卫生原则。做好口腔护理雾化护理和胸部物理治疗等，预防呼吸道感染和呼吸机相关性肺炎。留置中心静脉导管和动脉管的患者应防止发生导管相关性血流感染。留置尿管患者严格进行会阴和尿管护理、防止发生导管相关性尿路感染。对可疑感染部位必要时正确采集标本进行病原学检查，以明确有无感染和选择敏感抗生素。使用抗生素治疗期间严密监测药物的疗效和副作用，以便医生及时调整治疗方案。

（6）并发症观察　做好各器官、系统功能的观察和支持，及时发现与报告器官功能障碍现，并配合医生进行处理，防止疾病恶化，改善预后。

（程　晶）

第二章　内科常见疾病患者护理

第一节　支气管哮喘

支气管哮喘(bronchial asthma)简称哮喘,是一种以慢性气道炎症和气道高反应性为特征的异质性疾病。主要特征包括气道慢性炎症,气道对多种刺激因素呈现的高反应性,多变的可逆性气流受限,以及随病程延长而导致的一系列气道结构的改变,即气道重塑。根据全球和我国哮喘防治指南提供的资料,经过长期规范化治疗和管理,80% 以上的患者可以达到哮喘的临床控制。

一、临床特点

1. 病因

(1)遗传因素　哮喘是一种复杂的具有多基因遗传倾向的疾病,其发病具有家族聚集现象,亲缘关系越近,患病率越高。

(2)环境因素　包括:①变应原性因素,如室内变应原(尘螨、家养宠物、蟑螂)、室外变应原(花粉、草粉)、职业变应原(油漆、活性染料)、食物(鱼、虾、蛋类、牛奶)、药物(阿司匹林、抗生素);②非变应原性因素,如大气污染、吸烟、运动、肥胖等。

2. 发病机制及病理

(1)哮喘的发病机制尚未完全阐明,目前可概括为气道免疫 – 炎症机制、神经调节机制及其相互作用。气道免疫 – 炎症机制包括:气道炎症形成机制;气道高反应性;气道重构。

(2)病理　气道慢性炎症作为哮喘的基本特征,存在于所有的哮喘患者,表现为气道上皮下肥大细胞、嗜酸性粒细胞、巨噬细胞、淋巴细胞及中性粒细胞等的浸润,以及气道黏膜下组织水肿、微血管通透性增加、支气管平滑肌痉挛、纤毛上皮细胞脱落、杯状细胞增殖及气道分泌物增加等病理改变。若哮喘长期反复发作,可见支气管平滑肌肥大 / 增生、气道上皮细胞黏液化生、上皮下胶原沉积和纤维化、血管增生以及基底膜增厚等气道重构的表现。

3. 临床表现

(1)症状　典型症状为发作性伴有哮鸣音的呼气性呼吸困难,可伴有气促、胸闷或咳嗽。症状可在数分钟内发作,并持续数小时至数天,可经平喘药物治疗后缓解或自行缓解。夜间及凌晨发作或加重是哮喘的重要临床特征。有些患者尤其是青少年,其哮喘症状在运动时出现,称为运动性哮喘。此外,临床上还存在没有喘息症状的不典型哮喘,患者可表现为发作性咳嗽、胸闷或其他症状。不典型哮喘以咳嗽为唯一症状的称为咳嗽变异性哮喘(cough variant asthma, CVA),以胸闷为唯一症状称为胸闷变异性哮喘(chest tightness variant asthma, CTVA)。哮喘的具体临床表现形式及严重程度在不同时间表现为多变性。

(2)体征　发作时典型的体征为双肺可闻及广泛的哮鸣音,呼气音延长。但非常严重的哮喘发作,哮鸣音反而减弱,甚至完全消失,表现为"沉默肺",是病情危重的表现。非发作期体检可无异常发现,故未闻及哮鸣音,不能排除哮喘。

4.辅助检查

(1)痰液检查:痰嗜酸性粒细胞计数可作为评价哮喘气道炎症指标之一。

(2)肺功能检查包括:①通气功能检测;②支气管激发试验(BPT);③支气管舒张试验(BDT);④呼吸流量峰值(PEF)及其变异率测定。

(3)影像学检查:胸部X线/CT检查。

(4)特异性变应原检测:外周血变应原特异性IgE增高有助于病因诊断。

(5)动脉血气分析:哮喘发作时,可出现PaO_2下降。

(6)呼出气一氧化氮(FeNO)检测:可作为评估气道炎症和哮喘控制水平的指标。

5.治疗要点　目前哮喘无特效的治疗方法,但长期规范化治疗可使大多数患者达到良好或完全的临床控制。哮喘治疗的目标是长期控制症状、预防未来风险的发生,即使在使用最小剂量药物治疗或不用药物的基础上,能使患者与正常人一样生活、工作和学习。

(1)确定并减少危险因素接触:使患者脱离并长期避免接触危险因素是防治哮喘最有效的方法。

(2)药物治疗:包括控制药物和缓解药物。

(3)急性发作期的治疗:治疗目标为尽快缓解气道痉挛,纠正低氧血症,恢复肺功能,预防进一步恶化或再次发作,防治并发症。

二、护理要点

(一)常见护理诊断/问题

1.气体交换受损　与支气管痉挛、气道炎症、气道阻力增加有关。

2.清理呼吸道无效　与支气管黏膜水肿、分泌物增多、痰液黏稠、无效咳嗽有关。

3.知识缺乏　缺乏正确使用定量雾化吸入器用药的相关知识。

(二)护理措施

1.气体交换障碍

(1)环境与体位:有明确过敏原者应尽快脱离,提供安静、舒适、温湿度适宜的环境,保持室内清洁、空气流通。根据病情提供舒适体位,如为端坐呼吸者提供床旁桌支撑,以减少体力消耗。病室不宜摆放花草,避免使用皮毛、羽绒或蚕丝织物等。

(2)饮食护理:大约20%的成年患者和50%的患儿可因不适当饮食而诱发或加重哮喘,应提供清淡、易消化、足够热量的饮食,避免进食硬、冷、油煎食物。若能找出与哮喘发作有关的食物,如鱼、虾、蟹、蛋类、牛奶等,应避免食用。某些食物添加剂如酒石黄和亚硝酸盐可诱发哮喘发作,应当引起注意。有烟酒嗜好者应戒烟酒。

(3)口腔与皮肤护理:哮喘发作时,患者常会大量出汗,应每天进行温水擦浴,协换衣服和床单,保持皮肤的清洁、干燥和舒适。协助并鼓励患者咳嗽后用温水漱口,保持口腔清洁。

(4)缓解紧张情绪:哮喘新近发生和重症发作的患者,通常会出现紧张,甚至惊恐不安的情绪,应多巡视患者,耐心解释病情和治疗措施,给予心理疏导和安慰,消除过度紧张情绪、对减轻哮喘发作症状和控制病情有重要意义。

(5)用药护理:观察药物疗效和不良反应。①糖皮质激素:指导患者吸药后及时用清水含漱口咽部。口服用药宜在饭后服用,以减少对胃肠道黏膜的刺激。气雾吸入糖皮质激素可减少其口服量,当用吸入剂替代口服剂时,通常需同时使用2周后再逐步减少口服量,指导患者不得自行减量或停药。②β2受体激动药:a.指导患者按医嘱用药、不宜长期、规律、单一、大量使用,避免引起β2受体功能下降和气道反应性增高,出现耐药性。b.指导患者正确使用雾化吸入剂以保证药物的疗效。c.用药过程观察患者有无心悸、骨骼肌震颤、低血钾等不良反应。③茶碱类药物:静脉注射时浓度不宜过高,速度不宜过快,注射时间宜在10分钟以上。

(6)氧疗护理:重症哮喘患者常伴有不同程度的低氧血症,应遵医嘱给予鼻导管或面罩吸氧,吸氧流量为每分钟1～3L,氧浓度一般不超过40%。在给氧过程中,监测动脉血气分析。如哮喘严重发作,经一般药物治疗无效,或患者出现神志改变,$PaO_2 < 60mmHg$,$PaCO_2 > 50mmHg$时,应准备进行机械通气。

(7)病情观察:观察哮喘发作的前驱症状,如鼻咽痒、喷嚏、流涕、眼痒等黏膜过敏症状。哮喘发作时,观察患者意识状态、呼吸频率、节律、深度,是否有辅助呼吸肌参与呼吸运动等,监测呼吸音、哮鸣音变化,监测动脉血气分析和肺功能情况,了解病情和治疗效果。哮喘严重发作时,如经治疗病情无缓解,须做好机械通气的准备工作。加强对急性期患者的监护,尤其夜间和凌晨是哮喘易发作的时间,应严密观察有无病情变化。

2. 清理呼吸道无效　①促进排痰:痰液黏稠者可定时给予蒸汽或氧气雾化吸入。指导患者进行有效咳嗽、协助叩背,或使用排痰仪,以促进痰液排出。无效者可用负压吸引器吸痰。②补充水分:哮喘急性发作时,患者呼吸增快、出汗、常伴脱水、痰液黏稠,形成痰栓,阻塞小支气管,加重呼吸困难。应鼓励患者每天饮水2500～3000ml以补充丢失的水分,稀释痰液。重症者应建立静脉通道,遵医嘱及时、充分补液,纠正水、电解质和酸碱平衡紊乱。③病情观察:观察患者咳嗽情况、痰液性状和量。

3. 知识缺乏　缺乏正确使用定量雾化吸入器用药的相关知识。根据患者文化层次、学习能力,提供雾化吸入器的学习资料并进行演示,是使患者知晓雾化吸入器的种类、适应证和注意事项,掌握正确使用方法。

4. 健康指导　①疾病知识指导。指导患者增加对哮喘的激发因素、发病机制、控制目的和效果的认识,以提高患者的治疗依从性。②避免诱因指导。针对个体情况,指导患者有效控制可诱发哮喘发作的各种因素。③病情监测指导。指导患者识别哮喘发作的先兆表现和病情加重的征象,学会哮喘发作时简单的紧急自我处理方法。④用药指导。哮喘患者应了解自己所用各种药物的名称、用法、用量及注意事项、了解药物的主要不良反应及如何采取相应的措施来避免。指导患者或家属掌握正确的药物吸入技术,遵医嘱使用β2受体激动药和(或)糖皮质激素吸入剂。⑤心理指导。培养良好的情绪和战胜疾病的信心,积极参加体育锻炼。

(邱　翔)

第二节　慢性阻塞性肺疾病

慢性阻塞性肺疾病(chronic obstructive pulmonary disease，COPD)简称慢阻肺,近年来对我国 7 个地区 20245 名成人的调查数据显示,慢阻肺的患病率占 40 岁以上人群的 8.2%。在我国, COPD 是导致慢性呼吸衰竭和慢性肺源性心脏病最常见的病因,由于慢阻肺可引起肺功能进行性减退,严重影响患者的劳动力和生活质量,从而造成巨大的社会和经济负担。

一、临床特点

1. 病因　本病的病因与慢性支气管炎相似,可能是多种环境因素与机体自身因素长期相互作用的结果。吸烟、职业粉尘和化学物质、空气污染大气中的有害气体如二氧化硫、二氧化氮、氯气等使气道净化能力下降、黏液分泌增多,为细菌感染创造条件;感染因素如病毒、支原体、细菌等感染是慢阻肺发生发展的重要原因之一。

2. 病理　支气管上皮细胞变性、坏死、脱落,后期出现鳞状上皮化生,纤毛变短、粘连、倒伏、脱失。各级支气管壁均有多种炎症细胞浸润,黏膜充血、水肿,大量黏液潴留。病情继续发展,炎症由支气管壁向其周围组织扩散,黏膜下层平滑肌束可断裂萎缩,黏膜下和支气管周围纤维组织增生。支气管壁的损伤 – 修复过程反复发生,进而引起支气管结构重塑,胶原含量增加,瘢痕形成。肺泡腔扩大、肺泡弹性纤维断裂,进一步发展成阻塞性肺疾病。

3. 临床表现

(1)症状　起病缓慢,病程较长。主要症状包括:①慢性咳嗽:常晨间咳嗽明显,夜间有阵咳或伴有排痰,随病程发展可终身不愈。②咳痰:一般为白色黏液或浆液性泡沫痰,偶可带血丝,清晨排痰较多。急性发作期痰量增多,可有脓性痰。③气短或呼吸困难:早期在较剧烈活动时出现,逐渐加重,以致在日常活动甚至休息时也感到气短,是慢阻肺的标志性症状。④喘息和胸闷:部分患者特别是重度患者或急性加重时可出现喘息。⑤晚期患者有体重下降,食欲减退等。

(2)体征　早期可无异常,随疾病进展出现以下体征:视诊有桶状胸,有些患者呼吸变浅、频率增快, 严重者可有缩唇呼吸等。触诊语颤减弱。叩诊呈过清音,心浊音界缩小,肺下界和肝浊音界下降。听诊两肺呼吸音减弱、呼气期延长,部分患者可闻及湿啰音和(或)干啰音。

4. 辅助检查

(1)肺功能检查　是判断持续气流受限的主要客观指标,吸入支气管舒张药后 FEV1/FVC 小于 70% 可确定为持续气流受限。

(2)影像学检查　X 线胸片改变对慢阻肺诊断特异性不高,但作为与其他肺疾病的鉴别诊断具有重要价值。胸部 CT 检查可见小气道病变的表现、肺气肿的表现以及并发症的表现。

(3)动脉血气分析　对判断 COPD 晚期患者发生低氧血症、高碳酸血症、酸碱平衡失调以及呼吸衰竭有重要价值。

(4)其他合并细菌感染时,外周血白细胞增高,核左移。痰培养可能检出病原菌。

5. 治疗要点

（1）稳定期治疗　主要目的是减轻症状,阻止慢阻肺病情发展,缓解或阻止肺功能下降,改善慢阻肺患者的活动能力,提高其生活质量,降低死亡率。①避免诱发因素教育与劝导患者戒烟,因职业或环境粉尘、刺激性气体所致者,应脱离污染环境。②支气管舒张药:包括肾上腺素受体激动药、抗胆碱能药、茶碱类药。③糖皮质激素:常用剂型有沙美特罗加氟替卡松、福莫特罗加布地奈德。④祛痰药:盐酸氨溴索和 N– 乙酰半胱氨酸。⑤长期家庭氧疗（LTOT）:对 COPD 伴有慢性呼吸衰竭的患者可提高生活质量和生存率,对血流动力学、运动能力、精神状态产生有益影响。使用指征: a. $PaO_2 < 55mmHg$ 或 $SaO_2 \leqslant 88\%$, 有或没有高碳酸血症; b. PaO_2 在 $55 \sim 60mmHg$ 或 $SaO_2 < 89\%$, 并有肺动脉高压、右心力衰竭所致水肿或红细胞增多症。一般用鼻导管吸氧,氧流量为 $1 \sim 2L/min$, 吸氧时间 $> 15h/d$。目的是使患者在静息状态下,达到 $PaO_2 \geqslant 60mmHg$ 和（或）使 SaO_2 升至 90% 以上。

（2）急性加重期治疗　①确定病因:首先确定导致急性加重期的原因,最常见的是细菌或病毒感染,并根据病情严重程度决定门诊或住院治疗。②支气管舒张药:同稳定期,有严重喘息症状者可给予较大剂量雾化吸入治疗。③低流量吸氧:发生低氧血症者可用鼻导管吸氧,或通过文丘里面罩吸氧。一般吸入氧浓度为 28% ~ 30%,应避免吸入氧浓度过高而引起二氧化碳潴留。④抗生素:当患者呼吸困难加重、痰量增加和咳脓性痰时,根据常见或确定的病原菌种类及药物敏感情况选用抗生素。⑤糖皮质激素:对需住院治疗的急性加重期患者可口服泼尼松龙 $30 \sim 40mg/d$, 或静脉给予甲泼尼龙 $40 \sim 80mg/d$, 连续 $5 \sim 7$ 天。⑥祛痰药:溴己新或盐酸氨溴索,酌情选用。

二、护理要点

（一）常见护理诊断 / 问题

1. 气体交换受损　与气道阻塞、通气不足、呼吸肌疲劳、分泌物过多和肺泡呼吸面积减少有关。

2. 清理呼吸道无效　与分泌物增多而黏稠、气道湿度减低和无效咳嗽有关。

3. 焦虑　与健康状况的改变、病情危重、经济状况有关。

4. 活动耐力下降　与疲劳、呼吸困难、氧供与氧耗失衡有关。

5. 营养失调　低于机体需要量　与食欲降低、摄入减少、腹胀、呼吸困难、痰液增多有关。

（二）护理措施

1. 休息与活动:中度以上急性加重期患者应卧床休息,协助患者采取舒适体位,极重度患者宜采取身体前倾位,使辅助呼吸肌参与呼吸。视病情安排适当的活动,以不感到疲劳、不加重症状为宜。室内保持合适的温湿度,冬季注意保暖,避免直接吸入冷空气。

2. 病情观察:观察咳嗽、咳痰及呼吸困难的程度,监测动脉血气分析和水、电解质、酸碱平衡情况。

3. 氧疗护理:呼吸困难伴低氧血症者,遵医嘱给予氧疗。一般采用鼻导管持续低流量吸氧,氧流量 $1 \sim 2L/min$, 应避免吸入氧浓度过高而引起二氧化碳潴留。提倡长期家庭氧疗,氧疗有效的指标:患者呼吸困难减轻、呼吸频率减慢、发绀减轻、心率减慢、活动耐力增加。

4. 用药护理:遵医嘱应用抗生素、支气管舒张药和祛痰药,注意观察疗效及不良反应。

5. 保持呼吸道通畅:①湿化气道:痰多黏稠、难以咳出的患者需多饮水,以达到稀释痰液的目的。也可遵医嘱每天进行雾化吸入。②有效咳痰:如晨起时咳嗽,排出夜间聚集在肺内的痰液,就寝前咳嗽排痰有利于患者的睡眠。咳嗽时,患者取坐位,头略前倾,双肩放松,屈膝,前臂垫枕,如有可能应使双足着地,有利于胸腔的扩展,增加咳痰的有效性。咳痰后恢复坐位,进行放松性深呼吸。③协助排痰:护士或家属给予胸部叩击或体位引流,有利于分泌物的排出。也可用特制的按摩器协助排痰。

6. 呼吸功能锻炼:慢阻肺患者需要增加呼吸频率来代偿呼吸困难,这种代偿多数依赖于辅助呼吸肌参与呼吸,即胸式呼吸。然而胸式呼吸的效能低于腹式呼吸,患者容易疲劳,因此,护士应指导患者进行缩唇呼吸、膈式或腹式呼吸、吸气阻力器的使用等呼吸训练,以加强胸、膈呼吸肌的肌力和耐力,改善呼吸功能。

(1)缩唇呼吸:缩唇呼吸的技巧是通过缩唇形成的微弱阻力来延长呼气时间,增加气道压力,延缓气道塌陷。患者闭嘴经鼻吸气,然后通过缩唇(吹口哨样)缓慢呼气,同时收缩腹部。吸气与呼气时间比为 1:2 或 1:3。缩唇的程度与呼气流量以能使距口唇 15~20cm 处、与口唇等高水平的蜡烛火焰随气流倾斜又不至于熄灭为宜。

(2)膈式或腹式呼吸:患者可取立位、平卧位或半卧位,两手分别放于前胸部和上腹部。用鼻缓慢吸气时,膈肌最大程度下降,腹肌松弛,腹部凸出,手感到腹部向上抬起。呼气时经口呼出,腹肌收缩、膈肌松弛,膈肌随腹腔内压增加而上抬,推动肺部气体排出,手感到腹部下降。另外,可以在腹部放置小枕头、杂志或书本帮助训练腹式呼吸。如果吸气时,物体上升,证明是腹式呼吸。缩唇呼吸和腹式呼吸每天训练 3~4 次,每次重复 8~10 次。腹式呼吸需要增加能量消耗,因此只能在疾病恢复期或出院前进行训练。

7. 去除产生焦虑的原因:慢阻肺患者因长期患病、社会活动减少、经济收入降低等因素失去自信,易形成焦虑和抑郁的心理状态,部分患者因此不愿意配合治疗,护士应帮助患者消除导致焦虑的原因。

8. 帮助患者树立信心:护士应针对患者及其家属对疾病的认知和态度,以及由此引起的心理、性格、生活方式等方面的改变,与患者和家属共同制订和实施康复计划,避免诱因,定期进行呼吸肌功能锻炼,坚持合理用药,减轻症状,增强战胜疾病的信心。

9. 指导患者放松技巧:教会患者缓解焦虑的方法,如听轻音乐、下棋、做游戏等娱乐活动,以分散注意力,减轻焦虑。

10. 健康教育

(1)疾病预防指导:戒烟是预防 COPD 的重要措施,吸烟者戒烟能有效延缓肺功能进行性下降。控制职业和环境污染,减少有害气体或粉尘、通风不良的烹饪环境或燃料烟雾的吸入。防治呼吸道感染对预防慢阻肺也十分重要。对于患有慢性支气管炎等高危人群应定期进行肺功能监测,尽可能及早发现并及时采取干预措施。

(2)疾病知识指导:教会患者及家属依据呼吸困难与活动之间的关系,或采用呼吸困难问卷或自我评估测试问卷,判断呼吸困难的严重程度,以便合理安排工作和生活。使患者理解康复锻炼的意义,发挥患者的主观能动性,制订个体化锻炼计划,进行腹式呼吸或缩唇呼吸训练等,以及步行、慢跑、气功等体育锻炼。指导患者识别使病情恶化的因素,在呼吸道传染病流行期间尽量避免到人群密集的公共场所;潮湿、大风、严寒气候时避免室外活动,根据气候变化及时增减衣物,避免受凉感冒。

(3)饮食指导:呼吸功能的增加可使热量和蛋白质消耗增多,导致营养不良。应制订足够热量和蛋白质的饮食计划。正餐进食量不足时,应安排少量多餐,避免在餐前和进餐时过多饮水。腹胀的患者应进软食。避免进食产气食物,如汽水、啤酒、豆类、马铃薯和胡萝卜等;避免易引起便秘的食物,如油煎食物、干果、坚果等。避免摄入高碳水化合物和高热量饮食,以免产生过多二氧化碳。

(张晓琦)

第三节　呼　吸　衰　竭

呼吸衰竭(respiratory failure)简称呼衰,指各种原因引起的肺通气和／或换气功能严重障碍,以致在静息状态下亦不能维持足够的气体交换,导致低氧血症伴(或不伴)高碳酸血症,进而引起一系列病理生理改变和相应临床表现的综合征。由于临床表现缺乏特异性,明确诊断需依据动脉血气分析,若在海平面、静息状态、呼吸空气条件下,动脉血氧分压(PaO_2)<60mmHg,伴或不伴二氧化碳分压($PaCO_2$)>50mmHg,即可诊断为呼吸衰竭。

一、临床特点

1. 病因　呼吸过程由外呼吸、气体运输和内呼吸三个环节组成,当参与外呼吸(肺通气和肺换气)的任何一个环节发生严重病变,都可导致呼吸衰竭,包括:气道阻塞性病变、肺组织病变、肺血管疾病、心脏疾病、胸廓与胸膜病变、神经肌肉病变。

2. 分类　按动脉血气分析分类。① I 型呼吸衰竭:又称缺氧性呼吸衰竭,无 CO_2 潴留。血气分析特点:PaO_2<60mmHg,$PaCO_2$ 降低或正常,见于换气功能障碍(肺通气／血流比例失调,弥散功能损害和肺动－静脉分流)疾病。② II 型呼吸衰竭:又称高碳酸性呼吸衰竭,既有缺氧,又有 CO_2 潴留,血气分析特点为:PaO_2<60mmHg,$PaCO_2$ > 50mmHg,系肺泡通气不足所致。

(1)按发病急缓分类　①急性呼吸衰竭:由于多种突发致病因素使通气或换气功能迅速出现严重障碍,在短时间内发展为呼吸衰竭。因机体不能很快代偿,如不及时抢救,将危及患者生命。②慢性呼吸衰竭:由于呼吸和神经肌肉系统的慢性疾病,导致呼吸功能损害逐渐加重,经过较长时间发展为呼吸衰竭。

(2)按发病机制分类　①泵衰竭:由呼吸泵(驱动或制约呼吸运动的神经、肌肉和胸廓)功能障碍引起,以 II 型呼吸衰竭表现为主。②肺衰竭:由肺组织及肺血管病变或气道阻塞引起,可表现为 I 型或 II 型呼吸衰竭。

3. 临床表现　除呼吸衰竭原发疾病的症状、体征外,主要为缺氧和 CO_2 潴留所致的呼吸困难和多脏器功能障碍。

呼吸困难多数患者有明显的呼吸困难,急性呼吸衰竭早期表现为呼吸频率增加,病情严重时出现呼吸困难,辅助呼吸肌活动增加,可出现三凹征。慢性呼衰表现为呼吸费力伴呼气延长,严重时呼吸浅快,并发 CO_2 麻醉时,出现浅慢呼吸或潮式呼吸。

(1)发绀是缺氧的典型表现

(2)神经精神症状急性呼衰可迅速出现精神紊乱、躁狂、昏迷、抽搐等症状。慢性呼衰随着 $PaCO_2$ 升高,出现先兴奋后抑制症状。兴奋症状包括烦躁不安、昼夜颠倒,甚至谵妄。二氧化碳潴留加重时导致肺性脑病,出现抑制症状,表现为表情淡漠、肌肉震颤、间歇抽搐、嗜睡,甚至昏迷等。

(3)循环系统表现多数患者出现心动过速,严重缺氧和酸中毒时,可引起周围循环衰竭、血压下降、心肌损害、心律失常甚至心脏骤停。CO_2 潴留者出现体表静脉充盈、皮肤潮红、温暖多汗、血压升高;慢性呼衰并发肺心病时可出现体循环淤血等右心衰竭表现。因脑血管扩张,患者常有搏动性头痛。

(4)消化和泌尿系统表现急性严重呼衰时可损害肝、肾功能,并发肺心病时出现尿量减少。部分患者可引起应激性溃疡而发生上消化道出血。

4. 辅助检查

(1)动脉血气分析 $PaO_2<60mmHg$,伴或不伴 $PaCO_2>50mmHg$, pH 可正常或降低。

(2)影像学检查 X 线胸片、胸部 CT 和放射性核素肺通气 / 灌注扫描等可协助分析呼衰的原因。

其他检查肺功能的检测能判断通气功能障碍的性质及是否合并有换气功能障碍,并对通气和换气功能障碍的严重程度进行判断。纤维支气管镜检查可以明确大气道情况和取得病理学证据。

5. 治疗要点 呼吸衰竭的处理原则是保持呼吸道通畅、迅速纠正缺氧、改善通气、积极治疗原发病、消除诱因、加强一般支持治疗和对其他重要脏器功能的监测与支持、预防和治疗并发症。

(1)保持呼吸道通畅:①清除呼吸道分泌物及异物;②昏迷患者采用仰头提颏法打开气道并将口打开;③缓解支气管痉挛;④建立人工气道。

(2)氧疗:原则是 II 型呼吸衰竭应给予低浓度(<35%)持续吸氧; I 型呼吸衰竭则可给予较高浓度(>35%)吸氧。急性呼吸衰竭的给氧原则:在保证 PaO_2 迅速提高到 $60mmHg$ 或 SpO_2 达 90% 以上的前提下,尽量降低吸氧浓度。

(3)增加通气量、减少 CO_2 潴留:①正压机械通气和体外膜肺氧合:对于呼吸衰竭严重、经上述处理不能有效地改善缺氧和 CO_2 潴留时,需考虑无创或有创正压机械通气。当机械通气无效时,可采用体外膜氧合器(ECMO),为一种体外生命支持技术,通过部分或全部替代心肺功能,使其充分休息,为原发病的治疗争取更多的时间。②呼吸兴奋药:呼吸兴奋药通过刺激呼吸中枢或外周化学感受器,增加呼吸频率和潮气量,改善通气。由于正压机械通气的广泛应用,呼吸兴奋药的应用不断减少。使用原则:a. 必须在保持气道通畅的前提下使用,否则会促发呼吸肌疲劳,并进而加重二氧化碳潴留;b. 脑缺氧、脑水肿未纠正而出现频繁抽搐者慎用;c. 患者的呼吸肌功能应基本正常;d. 不可突然停药。主要用于以中枢抑制为主、通气量不足所致的呼衰,不宜用于以换气功能障碍为主所致的呼衰。

(4)病因治疗

(5)一般支持疗法:包括纠正酸碱平衡失调和电解质紊乱、加强液体管理、维持血细胞比容、保证充足的营养及能量供给等。

(6)重要脏器功能的监测与支持:重症患者需进行积极抢救和监测,预防和治疗肺动脉高压、肺源性心脏病、肺性脑病、肾功能不全和消化道功能障碍,尤其要注意预防多器官功能障碍综合征(multiple organ dysfunction syndrome,MODS)的发生。

二、护理要点

(一)常见护理诊断/问题

1.气体交换受损　与非心源性水肿、通气/血流比例失调等有关。

2.清理呼吸道无效　与呼吸道感染、分泌物过多或黏稠、咳嗽无力及大量液体和蛋白质漏入肺泡有关。

(二)护理措施

1.气体交换受损　与非心源性水肿、通气/血流比例失调等有关。

(1)体位、休息与活动:帮助患者取舒适且有利于改善呼吸状态的体位,一般呼吸衰竭的患者取半卧位或坐位。为减少体力消耗,降低氧耗量,患者需卧床休息,并尽量减少自理活动和不必要的操作。

(2)氧疗护理:应根据其基础疾病、呼吸衰竭的类型和缺氧的严重程度选择适当的给氧方法和吸入氧分数。Ⅰ型呼吸衰竭患者需吸入较高浓度($FiO_2>50\%$)氧气,使 PaO_2 迅速提高到 60mmHg 或 $SaO_2>90\%$。Ⅱ型呼吸衰竭的患者一般在 $PaO_2<60$mmHg 时才开始氧疗,应予低浓度(<35%)持续给氧,使 PaO_2 控制在 60mmHg 或 SaO_2 在 90% 或略高,以防因缺氧完全纠正,使外周化学感受器失去低氧血症的刺激而导致呼吸抑制,反而会导致呼吸频率和幅度降低,加重缺氧和 CO_2 潴留。氧疗过程中,应注意观察氧疗效果,如吸氧后呼吸困难缓解、发绀减轻、心率减慢,表示氧疗有效;如果意识障碍加深或呼吸过度表浅、缓慢,可能为 CO_2 潴留加重。应根据动脉血气分析结果和患者的临床表现,及时调整吸氧流量或浓度,保证氧疗效果,防止氧中毒和 CO_2 麻醉。如通过普通面罩或无重复呼吸面罩进行高浓度氧疗后,不能有效地改善患者的低氧血症,应做好气管插管和机械通气的准备,配合医生进行气管插管和机械通气。氧疗时应注意保持吸入氧气的湿化;输送氧气的导管、面罩、气管导管等应妥善固定;保持其清洁与通畅,定时更换消毒,防止交叉感染;向患者及家属说明氧疗的重要性,嘱其不要擅自停止吸氧或变动氧流量。

(3)促进有效通气:指导Ⅱ型呼吸衰竭的患者进行腹式呼吸和缩唇呼吸,通过腹式呼吸时膈肌的运动和缩唇呼吸促使气体均匀而缓慢地呼出,以减少肺内残气量,增加有效通气量,改善通气功能。

(4)用药护理:按医嘱及时准确给药,并观察疗效和不良反应。

(5)预防 ICU 谵妄和虚弱:谵妄和虚弱是 ICU 患者两个最常见且具有严重不良后果的并发症,呼吸衰竭通常需在 ICU 进行治疗和监护,同时,严重缺氧、病情危重、机械通气、使用镇静和止痛药物等因素使患者处于并发 ICU 谵妄和虚弱的高危状态。因此,主要采用针对多种危险因素的集束化预防措施,常用 ABCDEF 集束化干预。

A：对疼痛进行评估、预防和管理。

B：针对使用镇静药的患者进行早期苏醒试验，对于有创机械通气的患者需进行早期自主呼吸试验，以达到早期撤机的目的。

C：指镇静药和止痛药的选择，由于应用镇静药和止痛药是 ICU 患者发生谵妄的主要危险因素之一，因此，需选用相对导致谵妄风险较低的药物。

D：需对 ICU 患者进行常规的 ICU 谵妄评估和管理，包括进行谵妄常规评估（每天 2 次）、反复定向训练、改善昼夜睡眠 – 苏醒周期、减少听力和视力障碍等。

E：进行早期活动和早期锻炼。

F：指给家属赋能并鼓励家属参与患者的照护。

(6)心理护理：呼吸衰竭患者因呼吸困难、预感病情危重、可能危及生命等，常会产生紧张、焦虑情绪。应多了解和关心患者的心理状况，特别是对建立人工气道和使用机械通气的患者，应经常巡视，让患者说出或写出引起或加剧焦虑的因素，指导患者应用放松、分散注意力和引导性想象技术，以缓解紧张和焦虑情绪。

(7)病情监测：呼吸衰竭患者需收住 ICU 进行严密监护，监测内容包括：①呼吸状况：呼吸频率、节律和深度，使用辅助呼吸肌呼吸的情况，呼吸困难的程度。②缺氧及 CO_2 潴留情况：观察有无发绀、球结膜水肿、肺部有无异常呼吸音及啰音。③循环状况：监测心率、心律及血压，必要时进行血流动力学监测。④意识状况及神经精神状态：观察有无肺性脑病的表现，如有异常应及时通知医生。昏迷者应评估瞳孔、肌张力、腱反射及病理反射。⑤液体平衡状态：观察和记录每小时尿量和液体出入量，有肺水肿的患者需适当保持负平衡。⑥实验室检查结果：监测动脉血气分析和生化检查结果，了解电解质和酸碱平衡情况。

(8)急救配合与护理：备齐有关抢救用品，发现病情恶化时需及时配合抢救，赢得抢救时机，提高抢救成功率。同时做好患者家属的心理支持。

2. 清理呼吸道无效　与呼吸道感染、分泌物过多或黏稠、咳嗽无力及大量液体和蛋白质漏入肺泡有关。

(1)保持呼吸道通畅，促进痰液引流：具体方法包括：①指导并协助患者进行有效的咳嗽、咳痰。②每 1～2 小时翻身 1 次，并给予叩背，促使痰液排出。③病情严重、意识不清的患者因其口、咽及舌部肌肉松弛，咳嗽无力，分泌物黏稠不易咳出，可经鼻或经口进行机械吸引，以清除口咽部分泌物，并能刺激咳嗽，有利于气道内的痰液咳出。如有气管插管或气管切开，则给予气管内吸痰，必要时也可用纤维支气管镜吸痰并冲洗。吸痰时应注意无菌操作。④饮水、口服或雾化吸入祛痰药可湿化和稀释痰液，使痰液易于咳出或吸出。

(2)痰的观察与记录：注意观察痰的色、质、量、味及痰液的实验室检查结果，并及时做好记录。

(3)应用抗生素的护理：按医嘱正确使用抗生素，以控制肺部感染。密切观察药物的疗效与不良反应。

三、健康指导

1.疾病知识指导　向患者及家属讲解疾病的发生、发展和转归。可借助简易图片进行讲解,使患者理解康复保健的意义与目的。与患者一起回顾日常生活中所从事的各项活动,根据患者的具体情况指导患者制订合理的活动与休息计划,教会患者避免氧耗量较大的活动,并在活动过程中增加休息。指导患者合理安排膳食,加强营养,改善体质。避免劳累、情绪激动等不良因素刺激。

2.康复指导　教会患者有效呼吸和咳嗽咳痰技术,如缩唇呼吸、腹式呼吸、体位引流、叩背等方法,提高患者的自我护理能力,延缓肺功能恶化。指导并教会患者及家属合理的家庭氧疗方法及注意事项。鼓励患者进行耐寒锻炼和呼吸功能锻炼,如用冷水洗脸等,以提高呼吸道抗感染的能力。避免吸入刺激性气体,劝告吸烟患者戒烟并避免二手烟。告诉患者尽量少去人群拥挤的地方,避免与呼吸道感染者接触,减少感染的机会。

3.用药指导与病情监测　出院时应将患者使用的药物、剂量、用法和注意事项告诉患者,并写在纸上交给患者以便需要时使用。若有气急、发绀加重等变化,应尽早就医。

(熊佰如)

第四节　肺部感染性疾病患者的护理

肺炎(pneumonia)　指终末气道、肺泡和肺间质的炎症,可由多种病因引起,如感染、理化因素、免疫损伤等,是呼吸系统的常见病,尽管新的强效抗生素和有效的疫苗不断投入临床应用,但其发病率和病死率仍很高。

一、临床特点

1.病因　以感染为最常见病因,如细菌、病毒、真菌、寄生虫等,还有理化因素、免疫损伤、过敏及药物等因素。

2.分类

(1)按病因分类:①细菌性肺炎;②非典型病原体所致肺炎;③病毒性肺炎;④真菌性肺炎;⑤其他病原体所致肺炎;⑥理化因素所致肺炎。

(2)按患病环境分类:①社区获得性肺炎(CAP);②医院获得性肺炎(HAP)。

(3)按解剖分类:①大叶性肺炎;②小叶性肺炎;③间质性肺炎。

3.临床表现

(1)症状　一般急性起病,典型表现为突然畏寒、发热,或先有短暂"上呼吸道感染"史,随后咳嗽、咳痰或原有呼吸道症状加重,并出现脓性痰或血痰,伴或不伴胸痛。病变范围大者可有呼吸困难、发绀。

(2)体征　早期肺部体征不明显,典型体征为肺实变体征、湿啰音。

4.辅助检查

(1)血常规　细菌性肺炎可见血白细胞计数和中性粒细胞增高。病毒性肺炎和其他类型肺炎,白细胞计数可无明显变化。

(2)胸部X线　可为肺炎发生的部位、严重程度和病原学提供重要线索。

5. 治疗要点

(1) 抗感染治疗　是肺炎治疗的最主要环节。治疗原则:初始采用经验治疗(根据 HAP 或 CAP 选择抗生素),初始治疗后根据临床反应、细菌培养和药物敏感试验,给予特异性的抗生素治疗。抗生素治疗后 48～72 小时应对病情进行评价,治疗有效表现为体温下降、症状改善、白细胞逐渐降低或恢复正常,而 X 线胸片病灶吸收较迟。

(2) 对症和支持治疗　包括祛痰、降温、吸氧、维持水电解质平衡、改善营养及加强机体免疫功能等治疗。

(3) 预防并及时处理并发症。

二、护理要点

(一)常见护理诊断/问题

1. 体温过高　与肺部感染有关。

2. 清理呼吸道无效　与气道分泌物多、痰液黏稠、胸痛、咳嗽无力等有关。

3. 潜在并发症　感染性休克。

(二)护理措施

1. 体温过高

(1) 病情观察:监测并记录生命体征,重点观察儿童、老年人、久病体弱者的病情变化。

(2) 休息与环境:高热患者应卧床休息,以减少氧耗量,缓解头痛、肌肉酸痛等症状。病室应尽可能保持安静并维持适宜的温、湿度。

(3) 饮食护理:提供足够热量、蛋白质和维生素的流质或半流质食物,以补充高热引起的营养物质消耗。鼓励患者多饮水,以保证足够的入量并有利于稀释痰液。

(4) 发热护理:可采用温水擦浴、冰袋、冰帽等物理降温措施,以逐渐降温为宜,防止虚脱。必要时遵医嘱使用退热药或静脉补液。

(5) 口腔护理:做好口腔护理,防止继发感染。

(6) 用药护理:遵医嘱使用抗生素,观察疗效和不良反应。

2. 清理呼吸道无效

(1) 病情观察:密切观察咳嗽、咳痰情况,详细记录痰液的颜色、量和性质。

(2) 体位:使患者保持舒适体位,采取坐位或半坐卧位有助于改善呼吸和咳嗽。

(3) 促进有效排痰:包括深呼吸、有效咳嗽、胸部叩击、体位引流和机械吸痰等一组胸部物理治疗措施。

(4) 用药护理:遵医嘱给予抗生素、止咳及祛痰药物,用药期间注意观察药物的疗效及不良反应。

3. 潜在并发症:感染性休克

(1) 病情监测:①生命体征:有无心率加快、脉搏细速、血压下降、脉压变小、体温不升或高热、呼吸困难等,必要时进行心电监护。②精神和意识状态:有无精神萎靡、表情淡漠、烦躁不安、神志模糊等。③皮肤、黏膜:有无发绀、肢端湿冷。④出入量:有无尿量减少,疑有休克应测每小时尿量。⑤辅助检查:有无动脉血气分析等指标的改变。

(2)感染性休克抢救配合:发现异常情况,立即通知医生,并备好物品,积极配合抢救。

1)体位:患者取仰卧中凹位,头胸部抬高约20°,下肢抬高约30°,以利于呼吸和静脉回流。

2)氧疗护理:给予中、高流量吸氧,维持PaO_2> 60mmHg,改善缺氧状况。

(3)补充血容量:快速建立两条静脉通道,遵医嘱补液,以维持有效血容量,降低血液黏滞度,防止弥散性血管内凝血。随时监测患者生命体征、意识状态的变化,必要时留置导尿以监测每小时尿量;补液速度的调整应考虑患者的年龄和基础疾病,尤其是患者的心功能状况,可以中心静脉压作为调整补液速度的指标,中心静脉压<5cmH₂O可适当加快输液速度;中心静脉压达到或超过10cmH₂O时,输液速度则不宜过快,以免诱发急性心力衰竭。下列证据提示血容量已补足:口唇红润、肢端温暖、收缩压>90mmHg、尿量>30mL/h以上。在血容量已基本补足的情况下,尿量仍<20mL/h,尿比重< 1.018,应及时报告医生,警惕急性肾损伤的发生。

(4)用药护理:①遵医嘱输入多巴胺、间羟胺(阿拉明)等血管活性药物。根据血压调整滴速,维持收缩压在90~100mmHg为宜,以保证重要器官的血液供应,改善微循环。输注过程中注意防止药液溢出血管外引起局部组织坏死。②有明显酸中毒时可应用5%碳酸氢钠静滴,因其配伍禁忌较多,宜单独输入。③联合使用广谱抗菌药物控制感染时,应注意药物疗效和不良反应。

(熊佰如)

第五节　心力衰竭

心力衰竭(heart failure)是由于任何心脏结构或功能异常导致心室充盈和(或)射血能力受损,心排血量不能满足组织代谢需要,而引起的一组临床综合征,其主要临床表现是呼吸困难、乏力和液体潴留。根据心衰发生的时间、速度、严重程度可分为慢性心衰和急性心衰,以慢性居多。在原有慢性心脏疾病基础上逐渐出现心衰症状体征的为慢性心衰,本节重点介绍慢性心力衰竭的护理。

一、临床特点

1.病因

(1)基本病因　原发性心肌损害;心脏负荷过重。

(2)诱因　感染:呼吸道感染是最常见、最重要的诱因;心律失常:心房颤动是诱发心力衰竭的重要因素;过度体力消耗或情绪激动;血容量增加;其他:治疗不当、风湿性心脏瓣膜病出现风湿活动等。

2.病理生理与分型　代偿机制:Frank-Starling机制、神经体液机制;心室重塑;舒张功能不全;体液因子的改变。

3.临床表现

(1)左心衰竭以肺循环淤血和心排血量降低表现为主。不同程度的呼吸困难是左心衰最主要的症状;咳嗽、咳痰和咯血,开始常发生于夜间,常为白色浆液性泡沫痰;心排血量降低症状,如疲倦、乏力、头晕、心悸;少尿及肾功能损害症状。体征有呼吸加快左心室增大心率加快、两肺底可闻及湿啰音、心尖区舒张期奔马律肺动脉瓣区第二心音亢进。

(2)右心衰竭以体循环淤血为主。食欲不振恶心、呕吐时消化系统症状是右心衰最常见的症状;呼吸困难。体征有颈静脉充盈或怒张、肝大、水肿、肝颈静脉返流征阳性。

(3)全心衰竭左、右心衰竭的表现同时存在。

(4)心功能分级按照心力衰竭的严重程度常采用美国纽约心脏病学会(NYHA)提出的分级方案。

Ⅰ级:患者患有心脏病但体力活动不受限制。平时一般活动不引起疲乏心悸、呼吸困难、心绞痛等症状。

Ⅱ级:体力活动轻度受限。休息时无自觉症状,但平时一般的活动可出现上述症状,休息后很快缓解。

Ⅲ级:体力活动明显受限。休息时无症状,轻于平时一般的活动即可出现上述症状,休息较长时间后症状方可缓解。

Ⅳ级:不能从事任何体力活动。休息时亦有心衰的症状,体力活动后加重。

4. 辅助检查

(1)血液检查:B 型脑钠肽前体(NT-proBNP)是心衰诊断、患者管理和临床事件风险评估中的重要指标。

(2)X 线检查:心影大小及外形可为病因诊断提供重要依据。

(3)超声心动图:比 X 线检查更准确地提供各心腔大小变化及心瓣膜结构及功能情况,是诊断心衰最主要的仪器检查。

(4)放射性核素检查:行心肌灌注显像可评价存活缺血心肌。

(5)心肺运动试验。

(6)有创性血流动力学检查。

5. 治疗要点

(1)病因治疗。

(2)消除诱因,积极选用适当抗生素控制感染。

(3)药物治疗:①利尿剂:利尿药通过排钠排水减轻心脏的容量负荷,是心衰治疗中改善症状的基石。血管紧张素转化酶抑制药(ACEI):是治疗慢性心衰的首选用药。②血管紧张素受体拮抗药(ARB):当心衰患者因 ACEI 引起干咳而不能耐受时,可改用 ARB。③醛固酮受体拮抗药:螺内酯是应用最广泛的醛固酮受体拮抗药,对抑制心血管重塑、改善慢性心衰的远期预后有很好的作用。④β 受体阻断药主要用于拮抗代偿机制中交感神经兴奋性增强的效应,抑制心室重塑,长期应用能显著改善预后,从而提高患者运动耐量,降低死亡率,尤其是猝死率,其静息目标心率为 60 次 /min。⑤正性肌力药物:洋地黄类药物;非洋地黄正性肌力药:人重组脑钠肽(奈西立肽)、左西孟旦,适用于急性失代偿性心衰。⑥钠 – 葡萄糖协同转运蛋白 2 ($SGLT_2$)抑制剂。⑦扩血管药物:慢性心衰的治疗并不推荐血管扩张药物的应用,仅在伴有心绞痛或高血压的患者可考虑联合治疗,对存在心脏流出道或瓣膜狭窄的患者禁用。

(4)非药物治疗:心脏再同步化治疗、左心辅助装置、心脏移植、细胞替代治疗。

二、护理要点

(一)常见护理诊断 / 问题

1. 气体交换受损　与左心功能不全 导致肺淤血有关。

2. 体液过多　与右心衰导致体循环淤血、水钠潴留、低蛋白血症有关。

3. 活动无耐力　与心排血量减少有关。

4. 有洋地黄中毒的风险。

(二)护理措施

1. 体位　急性期及呼吸困难者应卧床休息,取半卧位或端坐位,端坐卧位患者应注意骶尾部皮肤护理,宜使用减压敷料保护皮肤,缓解后根据心功能制定活动计划,并行活动过程监测。

2. 饮食　给予易消化、低盐、低脂饮食限制总热量的摄入,钠 2 ~ 3 g/d,少量多餐,忌饱餐,戒烟酒等刺激物,可适当使用醋、代糖、葱姜等调味品以改善饮食。

3. 氧疗　仅用于低氧血症时。

4. 病情监测与控制出入量　建议患者每天同一时间段、着同类服装、同一体重秤测量体重,建议安排在晨起排尿后、餐前进行测量,若 3 天体重大于 2kg,考虑隐性水肿的可能。液体入量限制在 1.5 ~ 2.0L/d,一般保持出入负平衡 500ml。

5. 药物治疗的护理

(1)输液时要控制输液速度和量,防止诱发急性肺水肿。

(2)使用洋地黄类药物时,剂量要求准确,经稀释后缓慢注射,静脉注射时间不应少于 10 分钟,使用前测脉搏或心率,心率或脉搏小于 60 次 /min,应暂停用药并通知医生。

(3)在使用洋地黄类药物过程中,应特别注意有无洋地黄中毒现象。

(4)应用扩管药物时应注意观察血压变化及有无头痛症状,应用硝普钠时需现配现用、注意避光。

(5)观察利尿剂效果,准确记录 24 小时出入的液量,关注血钾情况。

6. 制订活动计划,告知方法及意义;活动过程监测患者生命体征及症状。

7. 健康教育方面　根据心功能情况合理安排休息与活动;避免劳累、情绪激动感染等诱发因素;保持大便通畅;戒烟酒;告知患者按医嘱服药的重要性,不可自行增减药量或擅自换药;教会患者自我防护,及时发现病情变化,有异常时立即就诊。

（罗　雪　曲军妹）

第六节　心　律　失　常

心律失常(cardiac arrhythmia)是指心脏冲动的频率、节律、起源部位、传导速度与激动次序的异常。

一、临床特点

1. 分类　心律失常按其发生机制可分为冲动形成异常和冲动传导异常两大类。冲动形成异常包括窦性心律失常和异位心律。冲动传导异常包括生理性传导异常、病理性传导异常、房室间传导途径异常。按照心律失常发生时心率的快慢,可将心律失常分为快速性心律失常和缓慢性心律失常两大类。

2. 临床表现

(1)心律失常患者主要表现为心悸、乏力、头晕、胸闷、气短,严重者可发生心功能不全、休克甚至猝死。

(2)体格检查有心率、心律异常。

(3)心电图监测是诊断心律失常最重要的无创检查技术,各型心律失常有不同的表现。

3. 辅助检查　十二通道常规心电图检查、24 小时动态心电图检查、食道调搏检查。

4. 治疗要点

(1)积极治疗原发病。

(2)根据心律失常类型选择抗心律失常药物。

(3)射频消融术。

二、护理要点

(一)常见护理诊断 / 问题

1. 活动耐力下降　与心律失常导致心排血量减少有关。

2. 潜在并发症　猝死、血栓、栓塞。

3. 有受伤的风险　与心力失常引起头痛头晕有关。

4. 焦虑　与心律失常反复发作、疗效欠佳有关。

(二)护理措施

1. 体位与休息:保证患者充分睡眠与休息,评估心律失常类型及临床表现,与患者和家属共同制订活动计划。

2. 做好心理护理,因为心律失常者病情变化突然,常产生濒死、恐惧和焦虑等心理反应,不良刺激又可导致心律失常的变化和加重,故护士应耐心解释,安慰、关心患者以稳定患者情绪,使之更好地配合治疗和护理。

3. 评估猝死、血栓、出血危险因素,观察病情变化,注意监测心率、心律的变化及伴随症状,发现频发室性早搏、多源性室早、短阵室速、R-on-T、心室颤动、心室扑动等,应及时与医生联系,进行紧急处理。严格遵医嘱使用抗凝药物并观察疗效及不良反应,华法林最佳抗凝强度为INR2.0 ~ 3.0,此时出血与血栓风险最低,新型抗凝药半衰期短,12 ~ 24 小时作用消失。

4. 健康教育:向患者及家属讲解心律失常的常见病因、诱因及防治知识;注意劳逸结合,避免劳累、情绪激动、感染。遵医嘱服药,不可自行减量、停药或擅自改用其他药物教会患者自行测脉搏的方法以利于自我监测病情;对反复发生严重心律失常、危及生命者,教会家属心肺复苏方法以备急用。

(罗 雪 曲军妹)

第七节 冠状动脉粥样硬化性心脏病

冠状动脉粥样硬化性心脏病(coronary atherosclerotic heartdisease),是指冠状动脉粥样硬化使血管腔狭窄或阻塞,导致心肌缺血、缺氧,甚至坏死而引起的心脏病,简称冠心病。本病多发生在 40 岁以后,男性多于女性,脑力劳动者较多,主要与下列因素有关:血脂异常、高血压、吸烟、糖尿病等。临床分型为:隐匿型冠心病、心绞痛、心肌梗死、缺血性心肌病、猝死型等,近年来根据发病原则及治疗特点分为慢性冠状动脉病和急性冠脉综合征,前者包括稳定型心绞、隐匿性心绞痛、缺血性心肌病,后者包括非 ST 段抬高性心肌梗死、ST 段抬高性心肌梗死、不稳定型心绞痛。本文重点介绍稳定型心绞痛和心肌梗死。

一、稳定型心绞痛

稳定型心绞痛(stable angina pctors)又称劳力性心绞痛,是在冠脉狭窄的基础上,由于心肌负荷的增加而导致心肌急剧的、暂时的缺血与缺氧所引起的临床综合征。

(一)临床特点

1. 病因 本病的基本病因是冠状动脉粥样硬化导致冠脉狭窄或者部分闭塞。冠状动脉粥样硬化致冠状动脉狭窄或部分分支闭塞时,其扩张性减弱,血流量减少,当心肌的血供减少到尚能应付平时的需要,则休息时无症状。一旦心脏负荷突然增加,如劳累、激动、心力衰竭、饱餐、寒冷等情况下使心脏负荷增加,心肌耗氧量增加时,对血液的需求增加,而冠状动脉的供血已不能相应增加,即可引起心绞痛。

2. 临床表现

(1)症状 以发作性胸痛为主要临床表现,疼痛部位位于胸骨体上段或中段之后,可波及胸前区约手掌大小范围,常放射至左上肢:胸痛压迫发闷或紧缩感,常因体力劳动或情绪激动而诱发,持续时间 1～5 分钟,原来的活动停止或舌下含服硝酸甘油后 1～5 分钟内缓解。

(2)体征 心绞痛发作时常见面色苍白、表情焦虑、皮肤湿冷或出汗、血压升高、心率增快。

3. 辅助检查

(1)心电图是发现心肌缺血、诊断心绞痛最常用的检查方法。主要包括静息心电图、运动心电图和 24 小时动态心电图。约有半数患者静息心电图为正常,可有陈旧性心肌梗死的改变或非特异性 ST 段和 T 波异常。心电图检查发作时常出现暂时性心肌缺血性的 ST 段压低,有时出现 T 波倒置。

(2)实验室检查 血糖血脂检查有助于了解危险因素,胸痛明显需要查心肌损伤标志物。

(3)多层螺旋冠状动脉 CT 成像 通过二维和三维重建,有助于了解冠脉管腔狭窄。

(4)放射性核素。

(5)冠状动脉造影 是目前诊断冠心病的金标准。

4. 治疗要点

(1)发作时的治疗发作时应立即休息,宜选用作用较快的硝酸酯制剂,如硝酸甘油舌下含服,1～2 分钟开始起作用,作用持续 30 分钟左右,必要时用镇静剂。

(2)缓解期的治疗积极治疗及预防诱发冠心病的危险因素:使用作用持久的抗心绞痛药物。

(3)非药物治疗:运动锻炼疗法、血管重建治疗、增强型体外反搏治疗。

(二)护理要点

1.常见护理诊断/问题

(1)疼痛 与心肌缺血、缺氧有关。

(2)活动无耐力 与心肌氧的供需失调有关。

(3)知识缺乏 控制诱发因素及预防性药物应用知识。

2.护理措施

(1)心绞痛发作时,观察病情变化注意监测生命体征。观察疼痛的部位、性质、程度持续时间等。观察心绞痛发作的规律。及时解除诱因,嘱患者停止活动,就地休息,安抚患者紧张情绪,减少心肌耗氧。

(2)评估患者活动受限情况,制定活动计划,观察处理活动中不良反应。遵医嘱用药,注意观察药物的疗效和副作用。如给予硝酸甘油舌下含服时,注意观察疼痛缓解的时间,如3~5分钟不能缓解可重复使用,并及时就医。

(3)开展健康教育,讲解疾病相关知识,避免诱发心绞痛的因素,保持大便通畅,合理饮食,低盐低脂、低热量、低胆固醇饮食。戒烟酒。保持心理平衡,避免情绪激动。随身携带硝酸甘油以应急,在家中硝酸甘油应放在易取处,遵医嘱服用药物,有异常时立即就诊。

(罗 雪 曲军妹)

二、心肌梗死

急性心肌梗死(acute myocardial infarction,AMI)。是指急性心肌缺血性坏死,为在冠状动脉病变的基础上,发生冠状动脉血供急剧减少或中断,使相应心肌严重而持久的急性缺血导致心肌细胞死亡。临床表现有持久的胸骨后剧烈疼痛、发热、白细胞计数和血清心肌坏死标志物增高以及心电图进行性改变;可发生心律失常、休克或心力衰竭,属急性冠状动脉综合征的严重类型。

(一)临床特点

1.本病的基本病因是冠状动脉粥样硬化(偶为冠状动脉栓塞、炎症、先天性畸形、痉挛和冠状动脉口阻塞所致),造成一支或多支血管管腔狭窄和心肌供血不足,而侧支循环尚未充分建立。一旦血供急剧减少或中断,使心肌严重而持久的急性缺血达20分钟以上,即可发生AMI。

2.促使粥样斑块破溃出血及血栓形成的诱因有:①晨起6时至12时交感神经活性增加,机体应激反应增强,心肌收缩力、心率、血压增高,冠状动脉张力增高;②饱餐特别是进食大量高脂饮食后,血脂增高,血黏度增高;③重体力活动、情绪过分激动、寒冷刺激血压剧升或用力排便时,左心室负荷明显加重,心肌需氧量增加;④休克、脱水、出血、外科手术或严重心律失常,使心排血量骤降,冠状动脉灌流量锐减。

3.临床表现

(1)症状 胸痛为最早出现的、最突出的症状,其性质和部位与心绞痛相似,但多无明显诱因,且程度更剧烈,常人难以忍受的压榨、窒息或灼烧样疼痛。伴有大汗烦躁不安恐惧及濒死感,持续时间长达数小时或数天服硝酸甘油无效。伴有发热、恶心、呕吐、上腹胀痛、心律失常、休克、心力衰竭等。多数患者会出现心律失常,前壁 AMI 以室性心律失常多见,室颤是 AMI 入院前死亡的主要原因。下壁 AMI 易发生房室传导阻滞和窦性心动过缓。部分患者会出现急性左心衰、心源性休克。

(2)体征 心率多增快,心律不齐,血压降低。

4.辅助检查

(1)心电图特征性改变 STEMI 心电图表现特点为:1)面向坏死区周围心肌损伤的导联上出现 ST 段抬高呈弓背向上形,面向透壁心肌坏死区的导联上出现宽而深的 Q 波(病理性 Q 波),面向损伤区周围心肌缺血区的导联上出现 T 波倒置;2)在背向心肌坏死区的导联则出现相反的改变,即 R 波增高、ST 段压低和 T 波直立并增高。心电图可以协助 STEMI 定位和范围诊断。

(2)动态性改变 STEMI 的心电图演变:①在数小时内可无异常或出现异常 高大两支不对称的 T 波,为超急性期改变。②数小时后, ST 段明显抬高,弓背向上,与直立的 T 波连接,形成单相曲线;数小时 ~ 2 天内出现病理性 Q 波,同时 R 波减低,为急性期改变,Q 波在 34 天内稳定不变,此后 70% ~ 80% 永久存在。③如果早期不进行治疗干预,抬高的 ST 段可在数天至 2 周内逐渐回到基线水平,T 波逐渐平坦或倒置,为亚急性期改变。④数周至数月后,T 波呈 V 形倒置,两支对称,为慢性期改变。T 波倒置可永久存在,也可在数月至数年内逐渐恢复。

(3)超声心动图 了解室壁运动和左心室功能,诊断室壁瘤和乳头肌功能断裂。

(4)实验室检查 血清心肌坏死标志物,对心肌坏死标志物的测定应综合评价,建议于入院即刻、2 ~ 4 小时、6 ~ 9 小时、12 ~ 24 小时测定血清心肌坏死标志物。心肌肌钙蛋白 I 或 T 含量的增高是诊断心肌坏死最特异和敏感的首选指标。

5.治疗要点

(1)一般治疗急性期绝对卧床休息 5 ~ 7 天,保持环境安静;间断或持续吸氧:进行心电、血压、呼吸监测:保持大便通畅。急性心肌梗死患者应入住重症监护病房。

(2)无禁忌证者口服拜阿司匹林,一般首次剂量达到 150 ~ 300mg,每天 1 次, 3 天后, 75 ~ 150mg 每天 1 次长期维持。镇痛治疗吗啡,哌替啶肌内注射或吗啡静脉推注,硝酸甘油舌下含服再灌注疗法可以缓解疼痛。

(3)再灌注治疗:溶栓法、经皮冠状动脉腔内成形术。

(4)消除心律失常:控制休克、治疗心力衰竭。

(5)其他治疗:抗凝治疗、β 受体阻断药、钙通道阻滞药和血管紧张素转化酶抑制药、极化液疗。

(二)护理要点

1.常见护理诊断 / 问题

(1)疼痛 胸痛 与心肌缺血坏死有关。

(2)活动耐力下降 与心肌氧的供需失调有关。

(3)恐惧 与剧烈疼痛产生濒死感、陌生环境有关。

(4)有便秘的危险 与进食少、活动少、不习惯床上排便有关。

(5)潜在并发症 心律失常、心力衰竭、心源性休克。

2.护理措施

(1)发病 12小时内应绝对卧床休息,保持环境安静,限制探视。评估疼痛,遵医嘱及时给予止痛药物,并观察作用及副作用。

(2)低氧血症时给予氧疗。

(3)心理护理 安定情绪,向患者讲解疾病及治疗相关知识,有针对性地进行解释和安慰、使其知晓,良好的情绪有利于疾病的康复。护士应以通过语言和非语言沟通形式使患者得到安全感情绪得以稳定。

(4)需急诊 手术、恶心呕吐需暂禁食,起病后4~12小时给予流质饮食,逐渐过渡到低脂、低胆固醇清淡饮食。少量多餐。准确记录出入液量。保持大便通畅,3天未解大便应通知医生。遵医嘱给予缓泻剂,指导患者勿用力排大便。

(5)密切观察病情变化,持续进行心电、呼吸,血压监测,观察疼痛的部位、性质、程度、持续时间等,发现异常及时处理。观察药物的疗效和副作用,如进行溶栓治疗后,应定时描记心电图、抽血查心肌酶、询问患者胸痛情况。密切关注患者电解质情况。

(6)评估运动康复适应证,制定个性化活动计划,活动中密切监测心率、血压及患者主诉。

(7)再灌注治疗 PCI护理详见冠脉造影术,对于溶栓治疗患者评估患者是否有溶栓禁忌证,建立好静脉通路,遵医嘱使用溶栓药物,观察药物疗效及副作用。

(8)健康宣教 ①调整生活方式,给予低脂、低胆固醇的饮食,避免过饱,肥胖者限制热量摄入,控制体重和烟酒,克服极端、焦虑情绪,保持乐观、平和的心态,防止便秘。②告诉家属应给患者创造一个良好的身心休养环境。③建议患者出院后继续到康复门诊随访,进行康复治疗。④遵医嘱用药,定期复查等。

(罗 雪 曲军妹)

第八节 原发性高血压

高血压(hypertension)是以体循环动脉血压升高为主要表现的心血管临床综合征。原发性高血压又称高血压病,是心血管疾病最重要的危险因素。

一、临床特点

1.病因 遗传因素;环境因素:饮食、精神应激、吸烟;其他因素(体重增加、睡眠呼吸暂停综合征、口服药物如避孕药、麻黄碱、肾上腺皮质激素等)。

2.病理生理与分型 原发性高血压机制:神经机制、肾脏机制、激素机制、血管机制、胰岛素抵抗。

表 3-2-1 诊断分型

分类	收缩压(mmHg)	舒张压(mmHg)
正常血压	<120(和)	<80

续表

分类	收缩压(mmHg)	舒张压 (mmHg)
正常高值	120～139 和(或)	80～89
高血压:	≥140 和(或)	≥90
1 级高血压(轻度)	140～159 和(或)	90～99
2 级高血压(中度)	160～179 和(或)	100～109
3 级高血压(重度)	≥180 和(或)	>110
单纯收缩期高血压	≥140 和(或)	<90

3.临床表现

(1)症状 大多数患者起病缓慢,早期多无症状,偶尔体检时发现血压升高,可有头痛、头晕、心悸、耳鸣、失眠、疲劳等症状。但并不一定与血压水平一致。

(2)体征 一般较少,应重点检查周围血管搏动、血管杂音、心脏杂音等。

(3)高血压急症 原发性或继发性高血压患者在某些诱因下,血压急剧升高(一般超过180/120mmHg)同时伴有心、脑、肾重要靶器官功能不全的情况。高血压亚急症:血压显著升高不判断有靶器官功能损害。

(4)并发症 脑血管病、心力衰竭和冠心病、慢性肾功能不全、主动脉夹层、视网膜病变。

4.辅助检查 实验室及其他检查的目的是直接提供危险因素、寻找继发性高血压存在的证据,检查是否伴有靶器官损害,检查应遵从由简入繁的顺序。

(1)基本项目 血生化;全血细胞计数、血红蛋白和血细胞比容;尿液分析;心电图。

(2)推荐项目 24 小时动态血压监测、超声心动图、颈动脉超声、餐后 2 小时血糖、血同型半胱氨酸、尿白蛋白定量、眼底、胸片等。

(3)选择项目 对疑似继发性高血压的患者,根据需要可以选择以下检查项目:血浆肾素活性、血和尿醛固酮、血和尿皮质醇、血游离甲氧基肾上腺素及甲氧基去甲肾上腺素、血和尿儿茶酚胺、动脉造影、肾和肾上腺超声、CT 或 MRI、睡眠呼吸监测等。对有并发症的高血压患者,应进行相应的心、脑、肾功能。

5.治疗要点

(1)非药物治疗 ①合理膳食,限制钠盐摄入。②减轻体重。③适当运动等。④戒烟限酒。⑤减轻精神压力。⑥必要时补充叶酸。

(2)降压药物治疗目前常用降压药物有六类,即利尿剂、血管紧张素转换酶抑制剂、β 受体阻滞剂、钙通道阻滞剂、血管紧张素受体阻滞剂、α 受体阻滞剂等。

(3)遵医嘱应用降压药物。

二、护理要点

(一)常见护理诊断 / 问题

1.头痛 与血压升高有关。

2.知识缺乏 对疾病、治疗饮食控制的正确认识有关。

3.焦虑 与血压控制不满意、发生并发症有关。

4.潜在并发症 高血压危象、脑卒中。

（二）护理措施

1.控制体重与血压呈正相关，应限制过量饮食，适当增加运动量。

2.低脂、低胆固醇饮食限制摄入动物脂肪、内脏、鱼子、软体动物、甲壳类食物、多吃新鲜蔬菜、水果等。

3.心理护理 学会自我调整心理状态，消除紧张和压抑的心理，保持心理平衡。

4.观察病情变化 定期监测血压发现血压急剧升高、剧烈头痛、呕吐、大汗、视物模糊、面色及神志改变、肢体运动障碍等症状，立即通知医师，及时处理。

5.药物治疗的护理 遵医嘱使用降压药物，注意观察药物的疗效和副作用。测量用药后的血压变化以判断疗效，避免急性低血压反应。

6.高血压危重症护理 绝对卧床休息，抬高床头，避免一切不良刺激，协助生活护理；保持呼吸道通畅，吸氧；安定患者情绪，必要时用镇静剂；遵医嘱尽早准确给药，首选硝普钠静脉滴注，以后根据血压情况逐渐加量，直至血压降至安全范围，注意避光；如脱水剂注意滴速宜快等。

7.健康教育 向患者及家属解释高血压对健康的危害，以引起患者足够的重视。坚持长期合理饮食、适当运动、药物治疗指导患者。遵医嘱服药，不可随意增减药量或突然撤换药物改变不良生活方式，戒烟酒，保证充足睡眠，保持乐观情绪；注意安全，防止摔倒，不要在高空作业，不从事过度紧张的工作。

（罗 雪 曲军妹）

第九节 消化性溃疡

消化性溃疡(pepticalcer)指胃肠道黏膜发生的炎症缺损，通常与胃液的胃酸和消化作用有关，可发生于食管、胃、十二指肠、胃－空肠吻合口附近以及含有胃黏膜的梅克尔(Meckel)憩室。

一、临床特点

1.病因 由于对胃十二指肠黏膜有损害作用的侵袭因素(aggressivefactors)，比如微生物、胆盐、酒精、药物与其他有害物质，与黏膜自身防御／修复因素(defensive／repairing factors)，比如黏液／碳酸氢盐、黏膜屏障、丰富的血流、上皮细胞更新、前列腺素和表皮生长因子等，两者之间失去平衡，胃酸和胃蛋白酶对黏膜产生自我消化，是导致本病发生的直接原因。

2.分型 胃溃疡(gastric ulcer, GU)和十二指肠溃疡(duodenal ulcer, DU)最为常见。临床上 DU 较 GU 多见，两者之比约为 3∶1。DU 好发于青壮年，GU 多见于中老年，后者发病高峰较前者约迟 10 年。男性患病较女性多。秋冬和冬春之交是本病的好发季节。

GU 主要是防御／修复因素减弱，DU 则主要是侵袭因素增强。

3. 临床表现　临床表现不一,部分患者可无症状,或以出血、穿孔等并发症为首发症状。典型的消化性溃疡有以下临床特征:①慢性过程,病史可达数年至数十年;②周期性发作,发作与自发缓解相交替,发作期可为数周或数月,缓解期也长短不一,发作常呈季节性,多在秋冬或冬春之交发病,可因精神情绪不良或过劳而诱发;③发作时上腹痛呈节律性,与进食有关。

(1)症状

1)腹痛:上腹部疼痛是本病的主要症状,可为钝痛、灼痛、胀痛甚至剧痛,或呈饥饿样不适感。疼痛部位多位于上腹中部、偏右或偏左。多数患者疼痛有典型的节律,DU 表现为空腹痛,即餐后 2~4 小时或(及)午夜痛,进食或服用抗酸剂后可缓解;GU 的疼痛多在餐后 1 小时内出现,经 1~2 小时后逐渐缓解,至下餐进食后再次出现疼痛,午夜痛也可发生,但较 DU 少见。部分患者无上述典型疼痛,而仅表现为无规律性的上腹隐痛不适。也可因并发症而发生疼痛性质及节律的改变。

2)其他:消化性溃疡除上腹疼痛外,尚可有反酸、嗳气、恶心、呕吐、食欲减退等消化不良症状,也可有失眠、多汗、脉缓等自主神经功能失调表现。

(2)体征　溃疡活动期可有上腹部固定而局限的轻压痛,DU 压痛点常偏右。缓解期则无明显体征。

(3)并发症

1)出血:是消化性溃疡最常见的并发症,大约 50%~70% 的非静脉曲张破裂出血是由于消化性溃疡所致。出血引起的临床表现取决于出血的速度和量。轻者仅表现为黑粪、呕血,重者可出现周围循环衰竭,甚至低血容量性休克,应积极抢救。

2)穿孔:溃疡病灶向深部发展穿透浆膜层则并发穿孔。1/3~1/2 的穿孔与服用 NSAID 有关多数是老年患者,穿孔前可以没有症状。穿透、穿孔临床常有 3 种后果:①溃破入腹腔引起弥漫性腹膜炎。②穿透于周围实质性脏器,如肝、胰、脾等(穿透性溃疡)。③穿破入空腔器官形成瘘管。

3)幽门梗阻:主要由 DU 或幽门管溃疡引起。急性梗阻多因炎症水肿和幽门部痉挛所致,梗阻为暂时性,随炎症好转而缓解;慢性梗阻主要由于溃疡愈合后瘢痕收缩而呈持久性。幽门梗阻使胃排空延迟,患者可感上腹饱胀不适,疼痛于餐后加重,且有反复大量呕吐,呕吐物为酸腐味的宿食,大量呕吐后疼痛可暂缓解。严重频繁呕吐可致失水和低氯低钾性碱中毒,常继发营养不良。上腹部空腹振水音、胃蠕动波以及空腹抽出胃液量 > 200mL 是幽门梗阻的特征性表现。

4)癌变:少数 GU 可发生癌变,DU 则极少见。对长期 GU 病史,年龄在 45 岁以上,经严格内科治疗 4~6 周症状无好转,粪便隐血试验持续阳性者,应怀疑癌变,需进一步检查和定期随访。

4. 辅助检查

(1)胃镜和胃黏膜活组织检查　是确诊消化性溃疡的首选检查方法,其目的在于:①确定有无病变、部位及分期;②鉴别良恶性;③治疗效果的评价;④对合并出血者给予止血治疗。

(2)X 线钡餐检查　适用于对胃镜检查有禁忌或不愿接受胃镜检查者。溃疡的 X 线直接征象是龛影,对溃疡诊断有确诊价值。

(3)CT 检查　对于穿透性溃疡或者穿孔,CT 很有价值,对幽门梗阻也有鉴别诊断意义。

(4)幽门螺杆菌检测　是消化性溃疡的常规检测项目。可通过侵入性(如快速尿素酶测定、组织学检查和幽门螺杆菌培养等)和非侵入性(如 ^{13}C 或 ^{14}C 尿素呼气试验、粪便幽门螺杆菌抗原检测等)方法检测出幽门螺杆菌。

(5)粪便隐血试验　试验阳性提示溃疡有活动,如 GU 患者持续阳性,应怀疑有癌变的可能。

5.治疗要点　治疗的目的在于消除病因、缓解症状、愈合溃疡、防止复发和防治并发症。

(1)抑制胃酸分泌　目前临床上常用的抑制胃酸分泌的药物有 H_2 受体拮抗药(H₂RA)和质子泵抑制剂(PPI)两大类。

(2)根除幽门螺杆菌　消化性溃疡不论活动与否,都是根除 Hp 的主要指征之一。目前推荐以 PPI 或胶体铋剂为基础加上两种抗生素的三联治疗方案。

(3)保护胃黏膜　药物硫糖铝和枸橼酸铋钾(胶体次枸橼酸铋,CBS)目前已少用作治疗消化性溃疡的一线药物。但枸橼酸铋钾因兼有较强的抑制幽门螺杆菌作用,可在根除幽门螺杆菌联合治疗时使用。

(4)手术治疗　对于大量出血经内科治疗无效、急性穿孔、瘢痕性幽门梗阻、胃溃疡疑有癌变及正规治疗无效的顽固性溃疡可选择手术治疗。

二、护理要点

(一)常用护理诊断／问题

1.疼痛　腹痛与胃酸刺激溃疡面,引起化学性炎症反应有关。

2.营养失调　低于机体需要量与疼痛致摄入量减少及消化吸收障碍有关。

3.焦虑　与疾病反复发作、病程迁延有关。

4.知识缺乏　缺乏有关消化性溃疡病因及预防的知识。

5.潜在并发症　上消化道大量出血、穿孔、幽门梗阻、癌变。

(二)护理措施

1.疼痛:腹痛。

(1)帮助患者认识和去除病因:向患者解释疼痛的原因和机制,指导其减少或去除加重和诱发疼痛的因素:①对服用 NSAID 者,若病情允许应停药;若必须用药,可遵医嘱换用对胃黏膜损伤少的 NSAID,如塞来昔布或罗非昔布。②避免暴饮暴食和进食刺激性饮食,以免加重对胃黏膜的损伤。③对嗜烟酒者,劝其戒除,但应注意突然戒断烟酒可引起焦虑、烦躁,反过来也会刺激胃酸分泌,故应与患者共同制订切实可行的戒烟酒计划,并督促其执行。

(2)指导缓解疼痛:注意观察及详细了解患者疼痛的规律和特点,并按其疼痛特点指导缓解疼痛的方法。如 DU 表现为空腹痛或夜间痛,指导患者在疼痛前或疼痛时进食碱性食物(如苏打饼干等)或服用制酸剂。也可采用局部热敷或针灸止痛。

(3)休息与活动:溃疡活动期且症状较重者,嘱其卧床休息几天至 1~2 周,可使疼痛等症状缓解。病情较轻者则应鼓励其适当活动,以分散注意力。

(4)用药护理:根据医嘱给予药物治疗,并注意观察药效及不良反应。

1)质子泵抑制剂:奥美拉唑可引起头晕,特别是用药初期,应嘱患者用药期间避免开车或做其他必须高度集中注意力的工作。此外,奥美拉唑有延缓地西泮及苯妥英钠代谢和排泄的作用,联合应用时需慎重。兰索拉唑的主要不良反应包括皮疹、瘙痒、头痛、口苦、肝功能异常等,轻度不良反应不影响继续用药,较为严重时应及时停药。泮托拉唑的不良反应较少,偶可引起头痛和腹泻。

2)H_2受体拮抗药:药物应在餐中或餐后即刻服用,也可把1天的剂量在睡前服用。若需同时服用抗酸药,则两药应间隔1小时以上。若静脉给药应注意控制速度,速度过快可引起低血压和心律失常。西咪替丁对雄激素受体有亲和力,可导致男性乳腺发育、阳痿以及性功能紊乱,且其主要通过肾脏排泄,用药期间应监测肾功能。此外,少数患者还可出现一过性肝损害和粒细胞缺乏,亦可出现头痛、头晕、疲倦、腹泻及皮疹等反应,如出现上述反应需及时协助医生进行处理。因药物可随母乳排出,哺乳期应停止用药。

3)弱碱性抗酸剂:如氢氧化铝凝胶等,应在饭后1小时和睡前服用。服用片剂时应嚼服,乳剂给药前应充分摇匀。抗酸药应避免与奶制品同时服用,因两者相互作用可形成络合物。酸性的食物及饮料不宜与抗酸药同服。氢氧化铝凝胶能阻碍磷的吸收,引起磷缺乏症,表现为食欲不振、软弱无力等症状,甚至可导致骨质疏松。长期大量服用还可引起严重便秘、代谢性碱中毒与钠潴留,甚至造成肾损害。若服用镁制剂则易引起腹泻。

2. 营养失调:低于机体需要量

(1)进餐方式:指导患者有规律地定时进食,以维持正常消化活动的节律。在溃疡活动期,以少食多餐为宜,每天进餐4～5次,避免餐间零食和睡前进食,使胃酸分泌有规律。一旦症状得到控制,应尽快恢复正常的饮食规律。饮食不宜过饱,以免胃窦部过度扩张而增加促胃液素的分泌。进餐时注意细嚼慢咽,避免急食,咀嚼可增加唾液分泌,后者具有稀释和中和胃酸的作用。

(2)食物选择:选择营养丰富、易消化的食物。除并发出血或症状较重外,一般无须规定特殊食谱。症状较重的患者以面食为主,因面食柔软易消化,且其含碱能有效中和胃酸,不习惯于面食则以软米饭或米粥替代。由于蛋白质类食物具有中和胃酸作用,可适量摄取脱脂牛奶,宜安排在两餐之间饮用,但牛奶中的钙质吸收有刺激胃酸分泌的作用,故不宜多饮。脂肪到达十二指肠时虽能刺激小肠分泌抑促胃液素,抑制胃酸分泌,但同时又可引起胃排空减慢,胃窦扩张,致胃酸分泌增多,故脂肪摄取应适量。应避免食用机械性和化学性刺激性强的食物。机械性刺激强的食物指生、冷、硬、粗纤维多的蔬菜、水果,如洋葱、韭菜、芹菜等。化学性刺激强的食物有浓肉汤、咖啡、浓茶和辣椒、酸醋等调味品等。

(3)营养监测:监督患者采取合理的饮食方式和结构,定期测量体重、监测血清蛋白和血红蛋白等营养指标。

三、健康指导

1. 疾病知识指导　向患者及家属讲解引起和加重消化性溃疡的相关因素。指导患者保持乐观情绪,规律生活,避免过度紧张与劳累,选择合适的锻炼方式,提高机体抵抗力。指导患者建立合理的饮食习惯和结构,戒除烟酒,避免摄入刺激性食物。

2. 用药指导　教育患者遵医嘱正确服药,学会观察药效及不良反应,不随便停药或减量,防止溃疡复发。指导患者慎用或勿用致溃疡药物,如阿司匹林、咖啡因、泼尼松等。

3.定期复诊 若上腹疼痛节律发生变化或加剧,或者出现呕血、黑便时,应立即就医。

(王 曼)

第十节 上消化道出血

上消化道出血(upper gastrointestinal hemorrhage)指十二指肠悬韧带以上的消化道,包括食管、胃、十二指肠和胰、胆等病变引起的出血,以及胃空肠吻合术后的空肠病变出血。

一、临床特点

上消化道大出血一般指在数小时内失血量超过 1000mL 或循环血容量的 20%,主要临床表现为呕血和(或)黑便,常伴有血容量减少而引起急性周围循环衰竭,严重者导致失血性休克而危及患者生命。

1.病因 上消化道出血的病因很多,可为上消化道疾病或全身性疾病。其中常见的有消化性溃疡、急性糜烂出血性胃炎、食管胃底静脉曲张破裂和胃癌,这些病因约占上消化道出血的 80%~90%。食管贲门黏膜撕裂综合征(Mallory-Weiss syndrome)引起的出血亦不少见。

2.临床表现 其临床表现取决于出血病变的性质、部位、失血量与速度,并与患者的年龄、出血前的全身状况,如有无贫血及心、肾、肝功能有关。

(1)呕血与黑便 是上消化道出血的特征性表现。

(2)失血性周围循环衰竭 由于循环血容量急剧减少,静脉回心血量相应不足,导致心排血量降低,常发生急性周围循环衰竭,其程度轻重因出血量大小和失血速度快慢而异。患者可出现头昏、心悸、乏力、出汗、口渴、晕厥等一系列组织缺血的表现。需警惕休克的发生。

(3)贫血及血象变化 出血早期血红蛋白浓度、红细胞计数与血细胞比容的变化可能不明显,经 3~4 小时后,因组织液渗入血管内,使血液稀释,才出现失血性贫血的血象改变。贫血程度取决于失血量、出血前有无贫血、出血后液体平衡状态等因素。

(4)氮质血症 可分为肠源性、肾前性和肾性氮质血症。上消化道大出血后,肠道中血液的蛋白质消化产物被称为肠性氮质血症。血尿素氮多在一次出血后数小时上升,24~48 小时达到高峰,一般不超过 14.3mmol/L(40mg/dL),3~4 天恢复正常。如患者血尿素氮持续增高超过 3~4 天,血容量已基本纠正且出血前肾功能正常,则提示有上消化道继续出血或再次出血。如无活动性出血的证据,且血容量已基本补足而尿量仍少,血尿素氮不能降至正常,则应考虑是否因严重而持久的休克造成急性肾损伤(肾小管坏死),或失血加重了原有肾病的肾损害而发生肾衰竭。

(5)发热 大出血后多数患者在 24 小时内出现发热,一般不超过 38.5℃,可持续 3~5 天。发热机制可能与循环血容量减少,急性周围循环衰竭,导致体温调节中枢功能障碍有关,失血性贫血亦为影响因素之一。临床上分析发热原因时,要注意寻找有无并发肺炎或其他感染等引起发热的因素。

3. 辅助检查

(1)实验室检查 测定红细胞、白细胞和血小板计数,血红蛋白浓度、血细胞比容、肝功能、肾功能、大便隐血等,有助于估计失血量及动态观察有无活动性出血,判断治疗效果及协助病因诊断。

(2)内镜检查 是上消化道出血定位、定性诊断的首选检查方法。出血后 24～48 小时内行急诊内镜(emergency endoscopy)检查,可以直接观察病灶的情况,有无活动性出血或评估再出血的危险性,明确出血的病因,同时对出血灶进行止血治疗。在急诊胃镜检查前应先补充血容量、纠正休克、改善贫血,在患者生命体征平稳后进行,并尽量在出血的间歇期进行。胶囊内镜对排除小肠病变引起的出血有特殊价值。

(3)X 线钡餐造影检查 对明确病因亦有价值。主要适用于不宜或不愿进行内镜检查者;或胃镜检查未能发现出血原因,需排除十二指肠降段以下的小肠段有无出血病灶者。一般主张在出血停止且病情基本稳定数日后进行检查。

(4)其他检查 放射性核素扫描或选择性动脉造影如腹腔动脉、肠系膜上动脉造影可帮助确定出血部位,适用于内镜及 X 线钡餐造影未能确诊而又反复出血者。

二、护理要点

(一)常用护理诊断／问题

1. 潜在并发症 血容量不足。

2. 活动耐力下降 与失血性周围循环衰竭有关。

3. 活动有受伤的危险 创伤、窒息、误吸与气囊压迫使食管胃底黏膜长时间受压、气囊阻塞气道、血液或分泌物反流入气管有关。

4. 恐惧 与生命或健康受到威胁有关。

5. 知识缺乏 缺乏有关引起上消化道出血的疾病及其防治的知识。

(二)护理措施

1. 体位与保持呼吸道通畅:大出血时患者取平卧位并将下肢略抬高,以保证脑部供血。呕吐时头偏向一侧,防止窒息或误吸;必要时用负压吸引器清除气道内的分泌物、血液或呕吐物,保持呼吸道通畅,给予吸氧。

2. 治疗护理:立即建立静脉通道。配合医生迅速、准确地实施输血、输液、各种止血治疗及用药等抢救措施,并观察治疗效果及不良反应。输液开始宜快,必要时测定中心静脉压作为调整输液量和速度的依据。避免因输液、输血过多、过快而引起急性肺水肿,对老年患者和心肺功能不全者尤应注意。肝病患者忌用吗啡、巴比妥类药物;宜输新鲜血,因库存血含氨量高,易诱发肝性脑病。血管升压素可引起腹痛、血压升高、心律失常、心肌缺血,甚至发生心肌梗死,故滴注速度应准确,并严密观察不良反应。患有冠心病的患者忌用血管升压素。准备好急救用品、药物,三腔二囊管压迫止血以及急诊内镜治疗的准备。

3. 饮食护理:急性大出血伴恶心、呕吐者应禁食。少量出血无呕吐者,可进温凉、清淡流质,这对消化性溃疡患者尤为重要,因进食可减少胃收缩运动并可中和胃酸,促进溃疡愈合。出血停止后改为营养丰富、易消化、无刺激性半流质、软食,少量多餐,逐步过渡到正常饮食。食管胃底静脉曲张破裂活动性出血时应禁食。止血后 1~2 天渐进高热量、高维生素流质，限制钠和蛋白质摄入，避免粗糙、坚硬、刺激性食物，且应细嚼慢咽，防止损伤曲张静脉而再次出血。

4. 心理护理：观察患者有无紧张、恐惧或悲观、沮丧等心理反应，特别是慢性病或全身疾病致反复出血者，有无对治疗失去信心，不合作。解释安静休息有利于止血，关心、安慰患者。抢救工作应迅速而不忙乱，以减轻患者的紧张情绪。经常巡视，大出血时陪伴患者，使其有安全感。呕血或解黑便后及时清除血迹、污物，以减少对患者的不良刺激。解释各项检查、治疗措施，听取并解答患者或家属的提问，以减轻他们的疑虑。

5. 病情监测

(1) 监测指标：①生命体征：有无心率加快、心律失常、脉搏细弱、血压降低、脉压变小、呼吸困难、体温不升或发热，必要时进行心电监护。②精神和意识状态：有无精神疲倦、烦躁不安、嗜睡、表情淡漠、意识不清甚至昏迷。③观察皮肤和甲床色泽，肢体温暖或是湿冷，周围静脉特别是颈静脉充盈情况。④准确记录出入量，疑有休克时留置导尿管，测每小时尿量，应保持尿量 > 30mL/h。⑤观察呕吐物和粪便的性质、颜色及量。⑥定期复查血红蛋白浓度、红细胞计数、血细胞比容、网织红细胞计数、血尿素氮、大便隐血，以了解贫血程度、出血是否停止。⑦监测血清电解质和血气分析的变化：急性大出血时，经由呕吐物、鼻胃管抽吸和腹泻，可丢失大量水分和电解质，应注意维持水电解质、酸碱平衡。

(2) 周围循环状况的观察：周围循环衰竭的临床表现对估计出血量有重要价值，关键是动态观察患者的心率、血压。可采用改变体位测量心率、血压并观察症状和体征来估计出血量：先测平卧时的心率与血压，然后测由平卧位改为半卧位时的心率与血压，如改为半卧位即出现心率增快 > 10 次 / 分以上、血压下降幅度 > 15 ~ 20mmHg、头晕、出汗甚至晕厥，则表示出血量大，血容量已明显不足。如患者烦躁不安、面色苍白、四肢湿冷提示微循环血液灌注不足，而皮肤逐渐转暖、出汗停止则提示血液灌注好转。

(3) 出血量的估计：详细询问呕血和(或)黑便的发生时间、次数、量及性状，以便估计血量和速度：①大便隐血试验阳性提示每天出血量 > 5 ~ 10mL；②出现黑便表明每天出血量在 50 ~ 100mL 以上，一次出血后黑便持续时间取决于患者排便次数，如每天排便 1 次，粪便色泽约在 3 天后恢复正常；③胃内积血量达 250 ~ 300mL 时可引起呕血；④一次出血量在 400mL 以下时，可因组织液与脾贮血补充血容量而不出现全身症状；⑤出血量超过 400 ~ 500mL，可出现头晕、心悸、乏力等症状；⑥出血量超过 1000mL，临床即出现急性周围循环衰竭的表现，严重者引起失血性休克。

呕血与黑便的频度与数量虽有助于估计出血量，但因呕血与黑便分别混有胃内容物及粪便，且出血停止后仍有部分血液贮留在胃肠道内，故不能据此准确判断出血量。

(4) 继续或再次出血的判断：观察中出现下列迹象，提示有活动性出血或再次出血：①反复呕血，甚至呕吐物由咖啡色转为鲜红色；②黑便次数增多且粪质稀薄，色泽转为暗红色，伴肠鸣音亢进；③周围循环衰竭的表现经充分补液、输血而改善不明显，或好转后又恶化，血压波动，中心静脉压不稳定；④血红蛋白浓度、红细胞计数、血细胞比容持续下降，网织红细胞计数持续增高；⑤在补液足够、尿量正常的情况下，血尿素氮持续或再次增高；⑥门静脉高压的患者原有脾大，在出血后常暂时缩小，如不见脾恢复肿大亦提示出血未止。

(5)患者原发病的病情观察:例如肝硬化并发上消化道大出血的患者,应注意观察有无并发感染、黄疸加重、肝性脑病等。

6.活动无耐力　与失血性周围循环衰竭有关。

(1)休息与活动:精神上的安静和减少身体活动有利于出血停止。少量出血者应卧床休息。大出血者绝对卧床休息,协助患者取舒适体位并定时变换体位,注意保暖,治疗和护理工作应有计划集中进行,以保证患者的休息和睡眠。病情稳定后,逐渐增加活动量。

(2)安全的护理:轻症患者可起身稍事活动,可上厕所大小便。但应注意有活动性出血时,患者常因有便意而至厕所,在排便时或便后起立时晕厥。指导患者坐起、站起时动作缓慢;出现头晕、心慌、出汗时立即卧床休息并告知护士;必要时由护士陪同如厕或暂时改为在床上排泄。重症患者应多巡视,用床栏加以保护。

(3)生活护理:限制活动期间,协助患者完成个人日常生活活动,例如进食、口腔清洁、皮肤清洁、排泄。卧床者特别是老年人和重症患者注意预防压疮。呕吐后及时漱口。排便次数多者注意肛周皮肤清洁和保护。

三、健康指导

1.疾病预防指导　①注意饮食卫生和饮食的规律;进营养丰富、易消化的食物;避免过饥或暴饮暴食;避免粗糙、刺激性食物,或过冷、过热、产气多的食物、饮料;应戒烟、戒酒。②生活起居有规律,劳逸结合,保持乐观情绪,保证身心休息。避免长期精神紧张,过度劳累。③在医生指导下用药,以免用药不当。

2.疾病知识指导　引起上消化道出血的病因很多,各原发病的健康指导参见有关章节。应帮助患者和家属掌握自我护理的有关知识,减少再度出血的危险。

3.病情监测指导　患者及家属应学会早期识别出血征象及应急措施:出现头晕、心悸等不适,或呕血、黑便时,立即卧床休息,保持安静,减少身体活动;呕吐时取侧卧位以免误吸;立即送医院治疗。慢性病者定期门诊随访。

(王　曼)

第十一节　急性胰腺炎

急性胰腺炎(acute pancreatitis, AP)指多种病因使胰酶在胰腺内被激活引起胰腺组织自身消化,从而导致水肿、出血甚至坏死的炎症反应,属于消化内科急症之一。

一、临床特点

1.病因　本病可见于任何年龄,但以青壮年居多。引起急性胰腺炎的病因较多,胆石症及胆道疾病是我国常见原因,酗酒和暴饮暴食为西方国家多见,除此以外还有胰管阻塞、手术创伤、内分泌与代谢障碍、感染、药物等原因。

2.病生理及分型

急性胰腺炎临床表现的轻重与其病因、病理类型和治疗是否及时等因素有关。急性胰腺炎从病理上可以分为急性水肿型和急性坏死型;按照病情轻重,分为以下三种类型:

轻症急性胰腺炎(mildacute pancreatitis, MAP)以胰腺水肿为主,临床多见,病情常呈自限性,预后良好。

重症急性胰腺炎(severe acute pancreatitis, SAP)常继发感染、腹膜炎和休克等多种并发症,病死率高。

中度重症急性胰腺炎(moderatelySAP, MSAP)临床表现介于 MAP 和 SAP 之间,在常规治疗基础上,器官衰竭可于 48 小时内恢复。

3.临床表现

(1)腹痛:为本病的主要表现和首发症状常位于中左上腹,疼痛剧烈而持续,呈钝痛、钻痛、绞痛或刀割样痛,可有阵发性加剧。向腰背部呈带状放射,取弯腰抱膝位可减轻疼痛,一般胃肠解痉药无效。水肿型腹痛一般 3~5 天后缓解。坏死型腹部剧痛,持续较长,由于渗液扩散可引起全腹痛。极少数年老体弱患者腹痛极轻微或无腹痛。检查时有上腹压痛、腹肌紧张甚至反跳痛,重者可有移动性浊音、包块等。

(2)恶心、呕吐及腹胀:起病后多出现恶心、呕吐,有时颇频繁,呕吐物为胃内容物,重者可混有胆汁,甚至血液,呕吐后无舒适感。常同时伴有腹胀,甚至出现麻痹性肠梗阻。

(3)发热:多数患者有中度以上发热,一般持续 3~5 天。若持续发热 1 周以上并伴有白细胞升高,应考虑有胰腺脓肿或胆道炎症等继发感染。

(4)低血压或休克:重症胰腺炎常发生。患者烦躁不安,皮肤苍白、湿冷等;极少数患者可突然出现休克,甚至发生猝死。其主要原因为有效循环血容量不足、胰腺坏死释放心肌抑制因子致心肌收缩不良、并发感染和消化道出血等。

(5)并发症:①局部并发症:主要表现为假性囊肿和胰腺脓肿。②全身并发症:重症急性胰腺炎常并发不同程度的多器官衰竭。常在病后数天出现,如急性肾损伤、急性呼吸窘迫综合征、心力衰竭、消化道出血、胰性脑病、败血症及真菌感染、高血糖等,病死率极高。

(6)水、电解质及酸碱平衡紊乱:多有轻重不等的脱水,呕吐频繁者可有代谢性碱中毒。重症者可有显著脱水和代谢性酸中毒,伴血钾、血镁、血钙降低,部分可有血糖增高,偶可发生糖尿病酮症酸中毒或高渗昏迷。

4.辅助检查

(1)白细胞计数 多有白细胞增多及中性粒细胞核左移。

(2)淀粉酶测定 ①血清淀粉酶:发病 2~12 小时后即升高,大于 350U(Somogyi 法)应考虑本病,大于 500U 即可确诊。一般持续 3~5 天后即可恢复。②尿淀粉酶:较血清淀粉酶升高稍晚且下降也较慢,一般发病后 12~24 小时上升,可持续 1~2 周,尿淀粉酶大于 500~1000U(Somogyi 法)者具诊断价值。

(3)血清脂肪酶测定 常在病后 24~72 小时开始升高,持续 7~10 天,对病后就诊较晚的急性胰腺炎患者有诊断价值,且特异性也较高。

(4)C 反应蛋白 是组织损伤和炎症的非特异性标志物,有助于评估与监测急性胰腺炎的严重性,在胰腺坏死时 CRP 明显升高。

(5)其他生化检查 暂时性血糖升高常见,持久的空腹血糖高于 11.2mmol/L 反映胰腺坏死,提示预后不良。可有暂时性低钙血症,低血钙程度与临床严重程度平行,若低于 2mmol/L 则预后不良。

(6)影像学检查 腹部 X 线检查可见"哨兵祥"和"结肠切割征",为胰腺炎的间接征象,并可发现肠麻痹或麻痹性肠梗阻征象;腹部 B 超和 CTMRI 成像"见胰腺体积增大,其轮廓与周围边界模糊不清,坏死区呈低回声或低密度图像,对并发胰腺脓肿或假性囊肿的诊断有帮助。通过磁共振胆胰管造影(magnetic resonance cholangiopancreatography, MRCP),可以判断有无胆胰管梗阻。

5. 治疗要点 治疗原则为减轻腹痛、减少胰腺分泌、防治并发症。

(1)轻症急性胰腺炎治疗 ①禁食及胃肠减压;②静脉输液:补充血容量,维持水、电解质和酸碱平衡;③吸氧:予鼻导管、面罩给氧,保证患者动脉氧饱和度大于 95%;④止痛:腹痛剧烈者可予哌替啶;⑤预防和抗感染:可口服硫酸镁或芒硝导泻,以清洁肠道,减少肠腔内细菌过量生长,促进肠蠕动,口服抗生素可进一步清除肠腔内的致病菌;⑥抑酸治疗:静脉给予 H2 受体拮抗药或质子泵抑制药。

(2)重症急性胰腺炎治疗 除上述治疗措施外,还应采取的措施是①监护:转入重症监护病房(ICU)进行病情监测。②维持水、电解质平衡:积极补充液体和电解质,维持有效循环血容量。伴有休克者,应给予白蛋白、鲜血或血浆代用品。③营养支持:早期一般采用全胃肠外营养(TPN),如无肠梗阻,应尽早过渡到肠内营养(EN)。以增强肠道黏膜屏障。④抗感染治疗:重症患者常规使用抗生素,以预防胰腺坏死并发感染。⑤减少胰液分泌:生长抑素具有抑制胰液和胰酶分泌。抑制胰酶合成的作用。尤以生长抑素和其拟似物奥曲肽疗效较好,生长抑素剂量为 250～500μg/h,奥曲肽为 25～50μg/h,持续静滴,疗程 3～7 天。⑥抑制胰酶活性:仅用于重症胰腺炎的早期,常用药物有抑肽酶 20 万～50 万 U/d,分 2 次溶于葡萄糖液静滴,加贝酯 100～300mg 溶于 500～1500mL 葡萄糖盐水,每小时 2.5mg/kg,静滴。

(3)并发症治疗 对急性出血坏死型胰腺炎伴腹腔内大量渗液者,或伴急性肾损伤者,可采用腹膜透析治疗;急性呼吸窘迫综合征除药物治疗外,可作气管切开和应用呼吸机治疗;并发糖尿病者可使用胰岛素。

(4)其他治疗

1)急诊内镜:治疗性 ERCP 适用于胆总管结石性梗阻、急性化脓性胆管炎、胆源性败血症等胆源性急性胰腺炎。内镜下 Oddi 括约肌切开术、取石术等可降低胰管内高压,还可迅速控制感染。

2)中医治疗:对急性胰腺炎有一定疗效。主要有柴胡、黄连、黄芩、枳实、厚朴、木香、白芍、芒硝、大黄(后下)等,随症加减。

3)外科治疗:①腹腔灌洗可清除腹腔内细菌、内毒素、胰酶、炎性因子等。②对干急性出血坏死型胰腺炎经内科治疗无效,或胰腺炎并发脓肿、假性囊肿、弥漫性腹膜炎、肠穿孔、肠梗阻及肠麻痹坏死时,需实施外科手术治疗。

二、护理要点

（一）常用护理诊断 / 问题。

1. 腹痛　与胰腺化学性炎症有关。

2. 体液不足的危险　与频繁呕吐、禁食、炎性渗出有关。

3. 焦虑　与剧烈腹痛、担心疾病预后有关。

4. 潜在并发症　休克、消化道出血、感染、静脉血栓等。

（二）护理措施

1. 患者应绝对卧床休息，协助患者取弯腰、屈膝侧卧位，以减轻疼痛。保持安静，减少刺激，防止患者坠床。

2. 禁食、禁水、胃肠减压，多数患者需禁食 1 ~ 3 天，明显腹胀者行胃肠减压。应向患者及家属解释禁食的意义，患者口渴时可含漱或湿润口唇，并做好口腔护理。准确记录 24 小时出入液量。

3. 腹痛护理　遵医嘱给予解痉、镇痛药，如 654-2、哌替啶、地西泮等，6 ~ 8 小时可重复使用，但禁用吗啡。指导并协助患者采用非药物止痛方法，如松弛方法、皮肤刺激疗法等。

4. 需观察生命体征、神志、腹痛、恶心、呕吐等病情变化，尤其注意有无水电解质紊乱及低血容量休克的表现；有无感染性休克的表现；还应注意监测血栓相关指标，防止静脉血栓的发生。

5. 遵医嘱用药，注意观察药物的疗效及副作用。静脉滴注生长抑素时，确保输液通畅，不能中断。

6. 心理护理　关心和鼓励患者，及时解决患者的痛苦和护理要求，做各种治疗、护理时动作应轻、快、尽量减少刺激。向患者介绍本病的基础知识、治疗方法和效果，使其消除紧张、恐惧心理，增强治疗信心，积极配合治疗。

7. 转内镜及外科急诊手术时，应做好术前准备，返回病房做好术后护理。

三、健康指导

1. 疾病知识指导　向患者讲解本病的主要诱发因素、预后及并发症知识。教育患者积极治疗胆道疾病，避免复发。如出现腹痛、腹胀、恶心等表现时及时就诊。谨慎用药，如氢氯噻嗪、硫唑嘌呤等可诱发胰腺炎，需要在医生指导下使用。

2. 饮食指导　腹痛缓解后，应从少量低脂饮食开始逐渐恢复正常饮食，应避免刺激性强、产气多、高脂和高蛋白食物。康复期进食仍要注意，如出现腹痛腹胀或腹泻等消化道症状，说明胃肠对脂肪消化吸收还不能耐受，饮食中脂肪、蛋白质的量还要减少，甚至暂停。戒除烟酒防止复发。

（王　曼）

第十二节 肝 硬 化

肝硬化(hepatic cirrhosis)是一种由不同病因引起的慢性进行性弥漫性肝病,病理特点为广泛的肝细胞变性坏死、再生结节形成、纤维组织增生,正常肝小叶结构破坏和假小叶形成。

一、临床特点

1. 病因 病毒性肝炎、慢性酒精中毒、营养障碍、药物或化学毒物、胆汁淤积、遗传和代谢疾病、循环障碍、免疫疾病、寄生虫感染、隐源性肝硬化,在我国以病毒性肝炎最为常见。

2. 临床表现

(1)症状 代偿期肝硬化早期无症状或症状轻,常见乏力、食欲不振、腹胀、恶心、厌油腻、上腹隐痛及腹泻。失代偿期肝硬化主要为肝功能减退和门静脉高压所致的临床表现。①肝功能减退的表现:肝病面容、消瘦、乏力、营养不良及消化道症状,如厌油、腹胀、恶心、呕吐等;出血和贫血;内分泌失调,②门脉高压的表现:脾大;侧支循环的建立和开放、浆膜腔积液等。

(2)体征 早期肝脏大,表面尚平滑,质中等度硬;晚期肝脏缩小,可呈结节状、表面不光滑、质硬,多无压痛,但当肝细胞进行性坏死或并发炎症时可有压痛。

(3)常见并发症:①上消化道出血;②感染;③肝性脑病;④原发性肝癌;⑤肝肾综合征;⑥电解质和酸碱平衡紊乱;⑦肝肺综合征;⑧门静脉血栓形成。

3. 辅助检查

(1)实验室检查 血常规、尿常规、肝功能检查、免疫功能检查、腹水检查

(2)影像学检查 B超、CT、MRI检查有无静脉高压征象

(3)其他检查 胃镜检查、钡餐造影检查有无食管胃底静脉曲张;肝穿刺活检组织检查若有假小叶形成,可确诊为肝硬化。

4. 治疗要点

(1)一般治疗 加强病因治疗,乙型肝炎肝硬化者抗病毒治疗、酒精性肝硬化戒酒,不滥用护肝药物,失代偿期主要是对症治疗、改善肝功能和护理并发症。

(2)腹水的治疗:①限制钠和水的摄入。②利尿药③提高血浆胶体渗透压。④大量放腹水加输注白蛋白。⑤经颈静脉肝内门体分流术。

(3)手术治疗。

二、护理要点

(一)常见护理诊断/问题

1. 营养失调 低于机体需要量与肝功能减退有关。

2. 体液过多 与肝功能减退、门静脉高压引起水钠潴留有关。

3. 潜在并发症 上消化道出血、肝性脑病。

(二)护理措施

1. 休息与体位 休息可以减轻肝脏负担,利于肝细胞再生和修复。代偿期患者可参加轻

度工作,但应避免过度疲劳、保持良好的精神状态和充足的睡眠时间,失代偿期时应卧床休息,不能有效呼吸的患者可采取坐卧位或半坐卧位,用枕头支撑手臂和前胸来减轻膈肌的压力,以利于呼吸。

2. 饮食护理 根据营养评估结果制定个体化饮食治疗原则:营养不良的肝硬化患者每天能量摄入 126~147kJ/kg,(30~35cal/kg),以碳水化合物为主的易消化饮食,严禁饮酒,适当摄入脂肪,动物脂肪不宜过多摄入,并根据病情变化及时调整。肝功能显著损害或有肝性脑病先兆时,应限制蛋白质,建议每天摄取蛋白质 1.2~1.5g/ kg ,以保证血浆渗透压的平衡,含蛋白质高的食物有肉类、鱼类、家禽、蛋类、奶制品。有腹水或水肿的患者,应限制摄入钠 80~120mmol/d(盐 4~6g/d),进水量 1000ml/d 以内,如有低钠血症,应限制在 500ml/d 左右,高钠食物尽量少食用,进食新鲜蔬菜和水果保证每天维生素的摄取,避免进食粗糙的食物以防损伤曲张的静脉导致出血。

3. 病情观察 观察腹水和下肢水肿的消长,准确记录出入量,测量腹围、体重,并教会患者正确的测量和记录方法。对于进食量不足、呕吐、腹泻者,在遵医嘱应用利尿剂、放腹水后更应密切观察。监测血清电解质和酸碱度的变化,以及时发现并纠正,防止肝性脑病、肝肾综合征的发生。

4. 用药护理 遵医嘱用药,加用药物需征得医生同意,以免服药不当加重肝脏负担和肝功能损害,向患者详细介绍所用药物的名称、剂量、给药时间和方法,教会其观察药物的疗效和不良反应。

5. 心理护理 患者在经历了急性威胁生命的并发症后,出院时容易发生焦虑和恐惧。由于学习能力下降,家属需要帮助患者获取信息和执行治疗计划。有时患者也需要从心理医生那里获得帮助来减轻焦虑。

6. 健康教育 护士应帮助患者和家属掌握本病的有关知识和自我护理方法,把治疗计划落实到日常生活中,合理饮食,做好皮肤护理,按医嘱服药,预防和早期发现并发症,发现异常及时就医,疾病恢复期应定时复诊。

(秦昌芬)

第十三节 慢性肾衰竭

慢性肾衰竭(chronic renal failure, CRF),简称慢性肾衰,指各种原发性或继发性慢性肾脏病进行性进展引起 GFR 下降和肾功能损害,出现以代谢产物潴留,水、电解质和酸碱平衡紊乱和全身各系统症状为主要表现的临床综合征。

一、临床特点

1. 病因 我国慢性肾衰竭常见病因依次为原发性肾小球肾炎、糖尿病肾病、高血压肾小动脉硬化、狼疮性肾炎、梗阻性肾病、多囊肾等。

2. 临床表现 慢性肾脏病起病缓慢,早期(CKD1–3 期)常无明显临床症状或仅有乏力、夜尿增多等症状。当发展至残余肾单位无法代偿满足机体最低需求时,才出现明显症状。尿毒症时出现全身多个系统的功能紊乱。

(1)水、电解质和酸碱平衡紊乱 可出现水、钠潴留或脱水、低钠血症、高钾或低钾血症、高磷血症、低钙血症、高镁血症、代谢性酸中毒等。

(2)糖、脂肪、蛋白质代谢障碍 可表现为糖耐量减低、低血糖、高甘油三酯血症、高胆固醇血症,蛋白质合成减少、分解增加及负氮平衡。

(3)系统症状 ①消化系统:食欲不振是常见的最早期表现。②心血管系统:高血压、心包炎、尿毒症性心肌病、心力衰竭、动脉粥样硬化,心力衰竭是慢性肾衰竭常见的死亡原因。③呼吸系统:常表现为气促,合并代谢性酸中毒时呼吸深而长。④血液系统。贫血及出血倾向。⑤神经、肌肉系统:晚期常出现尿毒症脑病、周围神经病变,患者可有谵妄、昏迷、肌无力等表现。⑥肾性骨营养不良症。⑦皮肤瘙痒是慢性肾衰竭最常见症状之一。⑧内分泌紊乱:常有性功能障碍及糖耐量异常。⑨免疫功能低下,易并发感染。

(4)治疗要点

1)非透析治疗 ①治疗原发病,纠正加重肾衰竭的因素。②优质低蛋白饮食配合必需氨基酸或 α-酮酸。③控制高血压和肾小球内高压力。④纠正贫血。⑤防治心衰,纠正水、电解质和酸碱失衡。⑥控制感染。⑦对症治疗。

2)替代疗法 血液透析、腹膜透析,肾移植。

3)中医中药治疗。

二、护理要点

(一)常见护理诊断/问题

1.营养失调 低于机体需要量 与食欲减退、消化吸收功能紊乱、长期限制蛋白质摄入等因素有关。

2.潜在并发症 水、电解质、酸碱平衡失调。

3.有皮肤完整性受损的危险 与皮肤水肿、瘙痒,凝血机制异常、机体抵抗力下降有关。

4.潜在并发症 贫血。

5.有感染的危险 与机体免疫功能低下、白细胞功能异常、透析等有关。

(二)护理措施

1.活动与休息 终末期患者绝对卧床休息,患者有躁动不安时上床栏架,以防坠床或其他意外的发生,并设专人守护。

2.饮食护理 遵医嘱给予易消化、高热量、高维生素、低磷、低盐、优质低蛋白饮食。

3.密切观察病情 及时发现少尿、无尿和神志的改变,及时发现急性左心衰竭、肺水肿等并发症,做好对症处理。

4.控制体液平衡 根据医嘱准确记录 24 小时出入液量、测体重。对血压高、水肿、心力衰竭及尿少、无尿者应严格控制入量。

5.贫血与出血患者 遵医嘱应用促红细胞生成素,必要时输注新鲜血,滴速宜慢,并注意观察输血反应及时处理。

6.口腔及皮肤护理　预防口腔感染,防止皮肤破溃。宜用温水擦洗皮肤(忌用肥皂、乙醇)。水肿者忌用气圈,阴囊水肿者宜用托带,皮肤皱褶处可以用透明皮肤贴膜预防破溃和糜烂。

7.透析护理　如行腹膜透析者,应做好透析前后的护理,严格无菌操作。血液透析的患者按血液透析术前准备及术后护理。

8.健康指导　指导患者生活规律,预防感冒,保持口腔、皮肤清洁卫生,按时测量血压,保持精神愉快,定期复查。

(徐冬辉)

第十四节　慢性肾小球肾炎

慢性肾小球肾炎(chronic glomerulonephritis, CGN)是指一组以蛋白尿、血尿、高血压和水肿为临床表现的肾小球疾病。

一、临床特点

1.临床表现　起病隐匿,病程长;蛋白尿、血尿出现早;不同程度高血压;晚期水肿持续;随着病情发展至肾衰竭,而出现相应临床表现。

2.治疗要点

(1)积极控制高血压和减少蛋白尿。

(2)限制食物中蛋白及磷的摄入量。

(3)免疫抑制剂治疗。

(4)防治引起肾损害的原因:①预防感染;②禁用肾毒性药物;③及时治疗高脂血症、高尿酸血症等。

二、护理要点

(一)常见护理诊断/问题

1.体液过多　与肾小球滤过率下降导致水钠潴留等因素相关。

2.营养失调　低于机体需要量与低蛋白饮食、长期蛋白尿致蛋白丢失过多有关。

3.焦虑　与疾病反复发作、预后不良有关。

4.潜在并发症　慢性肾衰竭。

(二)护理措施

1.活动与休息　急性发作期及水肿严重时,绝对卧床休息,恢复期可适当活动。

2.饮食护理　急性期严格限制钠摄入(<3g/d)。尿量减少时,控制水和钾的摄入。根据肾功能调整蛋白摄入量,定期营养监测,遵医嘱给予口服补充营养制剂或者静脉营养剂补充。

3.密切观察病情　根据医嘱记录出入液量,测血压、体重并记录。注意有无尿毒症脑病症状及电解质情况,及时告知医生处理。

4.用药护理　使用利尿药物时,观察有无低钾血症、低钠血症、低氯性碱中毒。如应用降压药 ACEI 时,应注意监测有无高血钾。应用血小板解聚药时注意观察有无出血倾向等。

5. 口腔护理　以除去氨味,增进食欲,预防口腔炎。

6. 皮肤护理　保持皮肤清洁,禁用肥皂,减轻尿素对皮肤刺激。水肿明显者,可酌情抬高患肢,减轻水肿,预防压疮发生。

7. 预防感染　注意保暖,避免受凉和过度劳累,防止上呼吸道感染。

8. 心理护理　加强心理护理,要多安慰、鼓励患者。

9. 健康指导　①疾病知识指导。向患者及家属介绍该疾病特点,及时发现病情变化;讲解影响病情进展因素。②饮食指导。优质低蛋白、低磷、低盐、高热量饮食。③药物及病情监测。告知药物使用不良反应及注意事项,定期随访。

(徐冬辉)

第十五节　肾病综合征

肾病综合征(nephrotic syndrome, NS)指由各种肾脏疾病所致的,以大量蛋白尿、低蛋白血症、水肿、高脂血症为临床表现的一组综合征。

一、临床特点

1. 病因　分为原发性和继发性。原发性病因不明,继发性主要指继发于全身或其他系统疾病所致的肾损害。本节主要指原发性肾病综合征。

2. 临床表现　大量蛋白尿:典型病例 24 小时蛋白尿 > 3.5g/d;低蛋白血症:血浆白蛋白 < 30g/L;水肿:主要表现为下肢水肿,严重者可表现为腹腔、胸腔及心包积液;高脂血症:以高胆固醇血症常见。并发症:感染、血栓(栓塞)、急性肾损伤。

3. 治疗要点

(1)一般治疗:休息为主,根据疾病严重程度,床上或床旁活动;遵医嘱予以营养治疗。

(2)对症治疗:利尿消肿,减少尿蛋白,降血脂。

(3)免疫抑制剂:主要治疗方法。

二、护理要点

(一)护理诊断

1. 体液过多　与低蛋白血症有关。

2. 营养失调　与摄入减少及大量蛋白尿有关。

3. 有感染的危险　与免疫抑制剂使用有关。

4. 有皮肤完整性受损的危险　与水肿、营养不良有关。

5. 有跌倒的危险　与大量利尿引起低钾血症有关。

(二)护理措施

1. 体液过多　严重水肿者,严格控制水和钠盐的摄入,量入为出;每天早上排空大小便后,着同质衣服空腹测量体重;准确记录出入量。

2. 营养失调　予以低盐(2~3g/d)、低脂、优质低蛋白(0.8~1.0g/kg.d)饮食;动态进行营养评估与监测。

3. 有感染的危险　保持环境清洁,定期进行环境消毒,减少人员探视,避免不洁饮食,预防感染;做好病情观察,每天监测体温,定期复查尿常规,观察有无咳嗽咳痰等感染征象。

4. 有皮肤完整性受损的危险　保持皮肤的清洁,着宽松柔软的棉质衣物,定期更换衣物和被服;严重水肿者,做好压疮风险评估与监测。使用抗凝剂者,观察有无皮下出血征象,异常时及时通知医生并采取相应措施。

5. 有跌倒的危险　大量利尿者,注意有无电解质紊乱,及时复查电解质,发生低钾血症时及时遵医嘱正确补钾,告知患者跌倒的风险与危害,采取预防跌倒相应措施。

(徐冬辉)

第十六节　急性白血病

急性白血病(acute leukemia)是造血干细胞的恶性克隆性疾病,发病时骨髓中异常的原始细胞及幼稚细胞(白血病细胞)大量增殖并广泛浸润肝、脾、淋巴结等脏器,抑制正常造血。

一、临床特点

1. 病因　目前认为与生物、化学、放射、遗传等因素有关。

2. 分型　目前临床并行使用 FAB 分型和 WHO 分型。

FAB 分型将急性白血病分为急性淋巴细胞白血病(ALL,简称急淋)和急性非淋巴细胞白血病(ANLL,简称非急淋)或急性髓系白血病(AML)。成人以 AML 多见,儿童以 ALL 多见。

(1)ALL 又分为 3 个亚型 L_1 型　原始和幼淋巴细胞以小细胞为主(直径≤12μm); L_2 型,原始和幼淋巴细胞以大细胞为主(直径>12μm); L_3 型,原始和幼淋巴细胞以大细胞为主,大小较一致,细胞内有明显空泡,胞质嗜碱性,染色深。

(2)AML 又分为 8 个亚型　急性髓细胞白血病微分化型(M_0);急性粒细胞白血病未分化型(M_1);急性粒细胞白血病部分分化型(M_2);急性早幼粒细胞白血病(M_3);急性粒 – 单核细胞白血病(M_4);急性单核细胞白血病(M_5);急性红白血病(M_6);急性巨核细胞白血病(M_7)。

3. 临床表现

(1)贫血　常为首发症状,呈进行性加重,半数患者就诊时已为重度贫血。

(2)发热　持续发热是急性白血病最常见的症状和就诊的主要原因之一,50% 以上的患者因发热起病。①继发感染:是导致急性白血病患者死亡最常见的原因之一。主要表现为持续低热或高热,甚至超高热,可伴畏寒或寒战及出汗等。②肿瘤性发热:与白血病细胞的高代谢状态及其内源性致热原类物质的产生等有关。主要表现为持续低至中度发热,可有高热。常规抗生素治疗无效,但化疗药物可使患者体温下降。

(3)出血　几乎所有的患者在整个病程中都有不同程度的出血。

(4) 器官和组织浸润的表现

1) 肝、脾和淋巴结肿大；

2) 骨骼和关节疼痛；

3) 口腔牙龈增生肿胀,皮肤出现蓝灰色斑丘疹；

4) 中枢神经系统白血病(CNSL):多数化疗药物难以通过血脑屏障,隐藏在中枢神经系统的白血病细胞不能被有效杀灭,因而引起 CNSL,成为白血病髓外复发的主要根源；

5) 睾丸:睾丸出现无痛性肿大,多为一侧性,另一侧虽无肿大；

6) 其他:白血病还可浸润其他组织器官,如肺、心、消化道、泌尿生殖系统等。

4. 实验室及其他检查

(1) 血象　白细胞多在 $(10 \sim 50) \times 10^9/L$,少部分低于 $4 \times 10^9/L$ 或高于 $100 \times 10^9/L$,白细胞过高或过低者预后较差。血涂片分类检查可见数量不等的原始和幼稚细胞。

(2) 骨髓象　骨髓穿刺检查是急性白血病的必查项目和确诊的主要依据

(3) 细胞化学检查　主要用于急性白血病分型诊断与鉴别诊断。

(4) 免疫学检查　通过针对白血病细胞表达的特异性抗原的检测,分析细胞所属系列、分化程度和功能状态,以区分急淋与急非淋,以及其各自的亚型。

(5) 染色体和基因检查　急性白血病常伴有特异的染色体和基因异常改变,并与疾病的发生、发展、诊断、治疗及预后关系密切。

(6) 其他　血清尿酸浓度增高,主要与大量细胞被破坏有关,尤其在化疗期间,甚至可形成尿酸结晶而影响肾功能。并发 DIC 时可出现凝血异常。血清和尿溶菌酶活性增高是 M4 和 M5 的特殊表现之一。CNSL 患者脑脊液压力升高,脑脊液检查可见白细胞计数增加,蛋白质增多,而糖定量减少,涂片可找到白血病细胞。

5. 治疗要点

(1) 对症支持治疗　①高白细胞血症($>100 \times 10^9/L$)的紧急处理；②防治感染；③改善贫血；④防治出血；⑤防治高尿酸性肾病；⑥营养支持

(2) 抗白血病治疗

1) 诱导缓解治疗:是急性白血病治疗的第一阶段。主要是通过联合化疗,迅速、大量地杀灭白血病细胞,恢复机体正常造血,使患者尽可能在较短的时间内获得完全缓解(complete remission, CR)。

2) 缓解后治疗:是 CR 后患者治疗的第二阶段,主要方法为化疗和造血干细胞移植。

二、护理要点

(一)常见护理诊断 / 问题

1. 有出血的危险　与血小板减少、白血病细胞浸润等有关。

2. 有感染的危险　与正常粒细胞减少、化疗有关。

3. 潜在并发症　化疗药物的不良反应。

4. 悲伤　与急性白血病治疗效果差、死亡率高有关。

5. 活动耐力下降　与大量、长期化疗,白血病引起代谢增高及贫血有关。

6. 体温过高　与感染、肿瘤细胞代谢亢进有关。

7. 口腔黏膜受损　与白血病细胞浸润、化疗反应及继发真菌感染等有关。

8. 营养失调　低于机体需要量与白血病代谢增加、高热、化疗致消化道反应及口腔炎无法进食等有关。

9. 疼痛　各关节疼痛。与白血病细胞浸润骨骼和四肢肌肉、关节有关。

（二）护理措施

1. 病情监测　密切观察患者体温。

2. 预防感染

（1）呼吸道感染的预防：保持病室内空气清新，物品清洁，定期使用消毒；限制探视，避免到人群聚集的地方或与上呼吸道感染的患者接触。严格执行各项无菌操作。成熟粒细胞绝对值 $\leqslant 0.5 \times 10^9/L$ 者，应给予保护性隔离，条件允许宜住无菌层流病房或消毒隔离病房。

（2）口腔感染的预防：加强口腔护理。

（3）皮肤感染的预防：保持皮肤清洁、干燥，勤沐浴、更衣；勤剪指甲；蚊虫蜇咬时应正确处理，避免抓伤皮肤。女患者尤其要注意会阴部的清洁卫生，适当增加对局部皮肤的清洗。

（4）肛周感染的预防：睡前、便后用 1 : 5000 高锰酸钾溶液坐浴。保持大便通畅，避免用力排便诱发肛裂，增加局部感染的概率。

（5）血源性感染的预防：肌内、静脉内等各种穿刺时，要严格无菌操作。中心静脉置管应严格按照置管流程，并做好维护。

3. 加强营养支持　患者多进食高蛋白、高热量、富含维生素的清淡食物，必要时遵医嘱静脉补充营养素，以满足机体需要，提高患者的抗病能力。

4. 治疗配合与护理　遵医嘱输注浓缩粒细胞悬液，增强机体抗感染能力。遵医嘱正确应用抗生素。

5. 化学性静脉炎及组织坏死的防护　化疗时应注意：①合理使用静脉：首选中心静脉置管。②输入刺激性药物前后，要用生理盐水冲管，以减轻药物对局部血管的刺激。③输入刺激性药物前，一定要证实针头在血管内（液体低置看回血）。④联合化疗时，先输注对血管刺激性小的药物，再输注刺激性发疱性药物。

6. 骨髓抑制的防护　多数化疗药物骨髓抑制作用最强的时间为化疗后第 7～14 天，恢复时间多为之后的 5～10 天。但存在个体差异，因此化疗期间要遵医嘱定期复查血象。

7. 胃肠道反应的防护

（1）良好的休息与进餐环境。

（2）选择合适的进餐时间。

（3）饮食指导：给予高热量、富含蛋白质与维生素、适量纤维素、清淡、易消化饮食，以半流质为主，少量多餐。

8. 口腔溃疡的护理　指导患者正确含漱漱口液及掌握局部溃疡用药的方法。

9. 健康教育

（1）疾病预防指导　避免接触对造血系统有损害的各种理化因素。

（2）疾病知识指导　指导患者饮食、饮水，保证充足的休息和睡眠，适当加强健身活动，以提高机体的抵抗力。

(3)用药指导　向患者说明急性白血病缓解后仍应坚持定期巩固强化治疗,以延长疾病的缓解期和生存期。

(4)预防感染和出血指导　注意保暖,避免受凉;讲究个人卫生,少去人群拥挤的地方;经常检查口腔、咽部有无感染,学会自测体温。勿用牙签剔牙,刷牙用软毛刷;勿用手挖鼻孔,发热及骨、关节疼痛应及时就医。

(5)心理指导　向患者及其家属说明白血病是造血系统肿瘤性疾病,虽然难治,但近年来白血病治疗已取得较大进展,疗效明显提高,应树立信心。

(张元圆)

第十七节　淋　巴　瘤

淋巴瘤(lymphoma)为起源于淋巴结和淋巴组织的恶性肿瘤。其发生大多与免疫应答过程中淋巴细胞增殖分化产生的某种免疫细胞恶变有关。组织病理学上将淋巴瘤分为霍奇金淋巴瘤(Hodgkin lymphoma, HL)和非霍奇金淋巴瘤(non-Hodgkin lymphoma, NHL)两大类,两者虽均发生于淋巴组织,但它们在流行病学、病理特点和临床表现方面有明显的不同。

2019年我国癌症中心的统计数据显示,淋巴瘤男性发病率为7.43/10万,女性相对较低;男女合计死亡率3.62/10万,居全国恶性肿瘤死亡率原因第10位。

一、临床特点

1.病因　病因与发病机制尚不清楚,病毒学说颇受重视。

(1)病毒感染。

(2)免疫缺陷。

(3)其他因素。

2.病理与分型

(1)霍奇金淋巴瘤(Hodgkin lymphoma, HL)

(2)非霍奇金淋巴瘤(non-Hodgkin lymphoma, NHL)

3.临床表现　HL多见于青年,儿童少见。NHL可见于各年龄组,随年龄的增长而发病增多,男性多于女性。

(1)淋巴结肿大多　以进行性、无痛性的颈部或锁骨上淋巴结肿大为首发症状,其次是腋下、腹股沟等处的淋巴结肿大;肿大的淋巴结可以活动,也可相互粘连,融合团块,触诊有软骨样的感觉。

(2)发热　热型多不规则,可呈持续高热,也可间歇低热,30%~40%的HL患者以原因不明的持续发热为首发症状,少数HL患者出现周期热。但NHL一般在病变较广泛时才发热,且多为高热。热退时大汗淋漓可为本病特征之一。

(3)皮肤瘙痒　为HL较特异的表现,也可为HL唯一的全身症状。

(4)酒精疼痛 约 17%～20%HL 患者,在饮酒后 20 分钟,病变局部发生疼痛即称为"酒精疼痛"。

(5)组织器官受累 为肿瘤远处扩散及结外侵犯的结果,常见于 NHL。

4. 辅助检查

(1)病理学检查 淋巴结活检做病理形态学、组织学检查、免疫组化是淋巴瘤确诊和分型的主要依据。

(2)血象及骨髓象检查 HL 血象变化较早,常有轻或中度贫血,少数有白细胞计数轻度或明显增加,中性粒细胞增多,约 20% 患者嗜酸性粒细胞升高。骨髓浸润广泛或有脾功能亢进时,全血细胞减少。骨髓象多为非特异性,若能找到 R-S 细胞则是 HL 脊髓浸润的依据,活检可提高阳性率;NHL 白细胞多正常,伴淋巴细胞绝对或相对增多。

(3)影像学检查 胸部 X 线和 CT、腹部 B 超和 CT、全身 CT、MRI 或 PET-CT 等有助于确定病变的部位及其范围,其中 MRI 和 PET-CT 现已作为评价淋巴瘤疗效的重要指标。

(4)其他 疾病活动期有血沉增快、血清乳酸脱氢酶活性增加,其中乳酸脱氢酶增加提示预后不良;骨髓受累时血清碱性磷酸酶活力或血钙增加。NHL 可并发溶血性贫血,抗人球蛋白试验阳性。中枢神经系统受累时脑脊液中蛋白含量增加。

5. 治疗要点 以化疗为主、化疗与放疗相结合,联合应用相关生物制剂的综合治疗,是目前淋巴瘤治疗的基本策略。

(1)以化疗为主,联合放疗的综合治疗。

(2)生物治疗。

(3)骨髓或造血干细胞移植。

(4)手术治疗。

二、护理要点

(一)常见护理诊断 / 问题

1. 体温过高 与 HL 的症状或并发感染有关。
2. 有皮肤完整性受损的危险 与放疗引起局部皮肤烧伤有关。
3. 潜在并发症 化疗药物不良反应。
4. 营养失调 低于机体需要量与肿瘤对机体的消耗或放、化疗有关。
5. 悲伤 与治疗效果差或淋巴瘤复发有关。

(二)护理措施

1. 发热护理

(1)休息 卧床休息,必要时可吸氧。维持室温在 20～24℃、湿度 55%～60%,且经常通风换气,若有寒战应给予有效保暖。

(2)补充营养及水分 鼓励患者进食高热量、高维生素、营养丰富的半流饮食或软食。指导患者摄取足够的水分以防止脱水,必要时可遵医嘱静脉补液,维持水和电解质平衡。

(3)降温 高热患者可先给予物理降温;有出血倾向者禁用酒精或温水拭浴,以防局部血管扩张而进一步加重出血。必要时,遵医嘱给予药物降温。

（4）病情观察与诊治配合 定期监测体温并记录；同时还应注意观察感染灶的症状、体征及其变化情况。

2. 皮肤护理

（1）病情观察：评估患者放疗后的局部皮肤反应，有无发红、瘙痒、灼热感以及渗液、水疱形成等放射性皮炎的表现。

（2）局部皮肤护理：避免局部皮肤受到强热或冷的刺激，尽量不用热水袋、冰袋，沐浴水温以37～40℃为宜；外出时避免阳光直接照射；不要用有刺激性的化学物品，如肥皂、乙醇、油膏、胶布等。放疗期间应穿着宽大、质软的纯棉或丝绸内衣，洗浴毛巾要柔软，擦洗放射区皮肤时动作轻柔，减少摩擦，并保持局部皮肤的清洁干燥，防止皮肤破损。

（3）放射损伤皮肤的护理：局部皮肤有发红、痒感时，应及早涂油膏以保护皮肤。如皮肤为干反应，表现为局部皮肤灼痛，可给予 0.2% 薄荷淀粉或氢化可的松软膏外涂；如为湿反应，表现为局部皮肤刺痒、渗液、水疱，可用 2% 甲紫、冰片蛋清、氢化可的松软膏外涂，渗出明显时可用 3% 硼酸溶液湿敷，也可用硼酸软膏外敷后加压包扎 1～2 天，渗液吸收后暴露局部；如局部皮肤有溃疡坏死，应全身抗感染治疗，局部外科清创、植皮。

3. 健康教育

（1）疾病知识指导 缓解期或全部疗程结束后，患者仍应保证充分休息、睡眠，适当参与室外锻炼。食谱应多样化，避免进食油腻、生冷和容易产气的食物。有口腔及咽喉部溃疡者可进牛奶、麦片粥及淡味食物。若唾液分泌减少造成口舌干燥，可饮用柠檬汁、乌梅汁等。注意个人卫生，皮肤瘙痒者避免抓搔，以免皮肤破溃。沐浴时避免水温过高，宜选用温和的沐浴液。

（2）心理指导 耐心与患者交谈，了解患者对本病的知识和对患病、未来生活的看法，给予适当的解释，鼓励患者积极接受和配合治疗。

（3）用药指导与病情监测 向患者说明近年来由于治疗方法的改进，淋巴瘤缓解率已大大提高，应坚持定期巩固强化治疗，可延长淋巴瘤的缓解期和生存期。若有身体不适应及早就诊。

（张元圆）

第十八节　再生障碍性贫血

再生障碍性贫血（aplastic anemia, AA），简称再障，是一种可能由不同病因和机制引起的骨髓造血功能衰竭症。再障的年发病率在我国为 7.4/100 万人口，可发生于各年龄段，老年人发病率较高；男、女发病率无明显差异。

一、临床特点

1. 病因 据统计，目前有 50% 以上的患者无法找到明确的发病原因。但大量临床观察与调查结果发现，再障的发生与下列因素有关：

（1）药物及化学物质：为最常见的致病因素。已知具有高度危险性的药物有抗癌药、抗癫痫药，氯霉素、磺胺药、保泰松、苯巴比妥、阿司匹林、吲哚美辛、甲巯咪唑、卡比马唑、异烟肼等。

化学物质以苯及其衍生物最为常见,如油漆、塑料、染料、杀虫剂及皮革制品黏合剂等。氯霉素、磺胺类药及接触杀虫剂是否引起再障与个体的敏感性有关,而其他药物与化学物质对骨髓的抑制与剂量有关。

(2)病毒感染:各型肝炎病毒、EB 病毒、巨细胞病毒、微小病毒 B19 等均可引起再障。其中以病毒性肝炎与再障的关系较明确,主要与丙型肝炎有关,其次是乙型肝炎,临床上又称为病毒性肝炎相关性再障,预后较差。

(3)电离辐射:长期接触各种电离辐射如 X 射线、γ 射线及其他放射性物质,可阻碍 DNA 的复制而抑制细胞的有丝分裂,使造血干细胞的数量减少,对骨髓循环和基质也有损害。

2. 发病机制　近年来,多数学者认为再障的主要发病机制是免疫异常。造血微环境与造血干 / 祖细胞量的改变是异常免疫损伤所致的结果。

(1)造血干 / 祖细胞缺陷:包括质与量的异常。

(2)造血微环境异常。

(3)免疫异常。

3. 临床表现

(1)症状　与全血细胞减有关,主要表现为进行性贫血、出血、反复感染。

(2)体征　肝、脾、淋巴结多无肿大。

重型再障(SAA)起病急,进展快,病情重。少数可由非重型再障进展而来。

1)贫血:苍白、乏力、头昏、心悸和气短等症状进行性加重。

2)出血:皮肤可出现出血点、紫癜或大片瘀斑,口腔黏膜有血疱,并可出现眼结膜出血、鼻出血、牙龈出血等。深部脏器出血时可见呕血、咯血、便血、血尿、阴道出血、眼底出血和颅内出血,后者常危及患者的生命。

3)感染:多数患者有发热,体温在 39℃以上,个别患者自发病到死亡均处于难以控制的高热之中。以呼吸道感染最常见,其次有消化道、泌尿生殖道及皮肤、黏膜感染等。感染菌种以革兰阴性杆菌、金黄色葡萄球菌和真菌为主,常合并败血症。

非重型再障(NSAA)起病和进展较缓慢,贫血、感染和出血的程度较重型轻,也较易控制。

4. 辅助检查

(1)血象检查　全血细胞减少,但三系细胞减少的程度不同,少数病例可呈双系或单系细胞减少;淋巴细胞比例相对性增高,网织红细胞绝对值低于正常。其中,SAA 呈重度全血细胞减少,重度正细胞正色素性贫血,网织红细胞百分数多在 0.005 以下且绝对值 $< 15 \times 10^9/L$,多有中性粒细胞 $< 0.5 \times 10^9/L$,血小板计数 $< 20 \times 10^9/L$。其中,VSAA 的中性粒细胞绝对 $< 0.2 \times 10^9/L$。NSAA 也呈全血细胞减少,但达不到 SAA 的程度。

(2)骨髓象检查　为确诊再障的主要依据。骨髓涂片肉眼观察有较多脂肪滴。SAA:骨髓增生低下或极度低下,粒、红细胞均明显减少,常无巨核细胞;淋巴细胞及非造血细胞比例明显增多。NSAA:骨髓增生活跃或呈灶性增生;三系细胞均有不同程度减少;淋巴细胞相对性增多。骨髓活检显示造血组织均匀减少,脂肪组织增加。

(3)发病机制相关性检查　外周血和骨髓细胞生物学及免疫学相关的检查,有助于再障发病机制的临床判断、指导选择治疗方案及对预后的估计。相关结果主要包括:CD4$^+$ 细胞:CD8$^+$

细胞比值减低；CD8$^+$T 抑制细胞和 γδTCR$^+$T 细胞比例增高。Th1：Th2 型细胞比值增高；血清 IL－2、IFN－γ、TNF 的水平增高；骨髓细胞染色体核型正常，骨髓铁染色示贮铁增多。溶血检查是阴性的。其中细胞免疫表型 CD8$^+$T 细胞内 INF－γ 的水平变化与免疫抑制疗法的疗效显著相关，并为再障复发的可靠预测指标之一。

5. 治疗要点

(1)支持疗法　①加强保护措施：预防感染，避免诱发或加重出血，去除病因。②对症治疗：控制感染、控制出血和纠正贫血的各项措施。

(2)针对不同发病机制的治疗　①免疫抑制：抗胸腺细胞球蛋白(ATG)或抗淋巴细胞球蛋白(ALG)和环孢素(CYA)合用被认为是重型再障非移植治疗的一线方案。②促进骨髓造血：雄激素(目前治疗非重型再障的常用药)和造血细胞因子(主要用于重型再障)。

(3)造血干细胞移植　主要用于重型再障，最佳移植对象是年龄＜40 岁、未接受输血、未发生感染者。

二、护理要点

(一)常见护理诊断/问题

1. 有感染的危险　与粒细胞减少有关。

2. 潜在并发症　药物的不良反应。

3. 活动耐力下降　与贫血所致机体组织的缺氧有关。

4. 有出血的危险　与血小板减少有关。

5. 形象紊乱　与雄激素的不良反应有关。

6. 悲伤　与治疗效果差、反复住院有关。

7. 知识缺乏　缺乏有关再障治疗及预防感染和出血的知识。

(二)护理措施

1. 休息与活动　根据患者贫血程度合理安排休息与活动，重型再障患者绝对卧床休息，以减少出血和体内氧消耗。

2. 饮食　给予高蛋白、高热量、高维生素、清淡易消化饮食，合并消化道出血者禁食。

3. 心理护理　了解患者心理状况和思想顾虑，做好解释和安慰，消除不良情绪，增强康复信心积极配合治疗。

4. 病情观察　观察神志和生命体征的变化，有无出血征象，如皮肤黏膜出血点、皮下血肿、牙龈和鼻腔出血、便血、头晕、头痛、血压下降、呕吐等情况，如有异常及时通知医生并配合处理。发热时注意体温变化和观察局部感染情况。

5. 用药指导　主要包括免疫抑制剂、雄激素类药物与抗生素的使用。为保证药物疗效的正常发挥，减少药物不良反应，需向患者及家属详细介绍药物的名称、用量、用法、疗程及不良反应，应叮嘱其必须在医生的指导下按时、按量、按疗程用药，不可自行更改或停用药物，定期复查血象。

6. 健康指导　①预防出血，进行各种注射或穿刺后，局部按压时间要延长，避免渗血。穿柔软棉质衣服，皮肤瘙痒不要用力搔抓；刷牙用软毛牙刷，不能用手挖鼻孔以及用牙签剔牙；避免剧烈活动或碰撞;保持大便通畅,以免用力排便加重出血。②注意口腔和皮肤清洁,防止感染;晨起、进餐前后用生理盐水或朵贝氏液交替漱口;女性患者注意会阴部清洁,清水冲洗2次/天,月经期增加清洗次数;每次便后温水清洁肛周或用1∶5000的高锰酸钾坐浴,防止肛周感染。③戒烟酒,注意饮食卫生,不吃生冷食物,瓜果削皮后食用,避免肠道感染。④加强保暖,避免受凉,尽量少去人多的场所,必要时戴口罩。⑤保证充足的睡眠和休息,病情允许时可适当活动。⑥疾病预防指导　尽可能避免或减少再障发病相关的药物和理化物质的接触。针对危险品的职业性接触者,如油漆工、喷漆工、从事橡胶与制鞋、传统印刷与彩印、室内装修的工人等,除了要加强生产车间或工厂的室外通风外,必须严格遵守操作规程,做好个人防护,定期体检,检查血象。使用绿色环保装修材料,新近进行室内装修的家居,要监测室内的甲醛水平,不宜立即入住或使用。使用农药或杀虫药时,做好个人防护。加强锻炼,增强体质,预防病毒感染。⑦疾病知识指导　简介疾病的可能原因、临床表现及目前的主要诊疗方法,增强患者及家属的信心,以积极配合治疗和护理。⑧病情监测指导　主要是贫血、出血、感染的症状、体征和药物不良反应的自我监测。具体包括头晕、头痛、心悸、气促等症状,生命体征(特别是体温与脉搏),皮肤、黏膜(苍白与出血),常见感染灶的症状(咽痛、咳嗽、咳痰、尿路刺激征、肛周疼痛等),内脏出血的表现(黑便与便血、血尿、阴道出血等)。若有上述症状或体征出现或加重,提示有病情恶化的可能,应及时向医务人员汇报或及时就医。

(雷　路)

第十九节　甲状腺功能亢进症

甲状腺功能亢进症(hyperthyroidism),简称甲亢,是由多种因素导致甲状腺腺体本身产生过多甲状腺激素(TH)释放入血,引起以神经、循环、消化等系统兴奋性增高和代谢亢进为主要表现的一组临床综合征。各种病因所致的甲亢中,以Graves病(Graves disease, GD)最多见。GD又称弥漫性毒性甲状腺肿,我国临床甲亢的患病率为0.8%,其中80%以上是由GD引起的,GD女性患病率高于男性,高发年龄为20～50岁。本节主要讨论Graves病。

一、临床特点

1. 病因　GD的发病机制未明,目前公认是遗传因素和环境因素共同作用的自身免疫性甲状腺疾病。

2. 病理生理与分型　甲状腺呈不同程度的弥漫性肿大。甲状腺滤泡上皮增生,呈高柱状或立方状,滤泡内的胶质减少或消失,滤泡间可见不同程度的淋巴细胞浸润,以T细胞为主,伴少数的B细胞和浆细胞。

3. 临床表现

(1)症状　主要由血液循环中甲状腺激素过多引起,主要表现为:易激动、烦躁失眠、心悸、乏力、怕热、多汗、消瘦、食欲亢进、大便次数增多或腹泻、女性月经稀少等。可伴发周期性瘫痪(亚洲青壮年男性多见)和甲亢性肌病,后者表现为近端肌肉进行性无力、萎缩,以肩胛带和骨盆带肌群受累为主。Graves 病有 1% 伴发重症肌无力。

(2)体征　GD 大多数患者有不同程度的甲状腺肿大,常为弥漫性、对称性肿大,质地中等,无压痛,随吞咽上下活动,甲状腺上、下极可以触及震颤,闻及血管杂音。

(3)眼部表现　眼部表现分为两类:一类为单纯性突眼,病因与甲状腺毒症所致的交感神经兴奋性增高有关;单纯性突眼表现为:眼球轻度突出,眼裂增宽,瞬目减少。另一类为浸润性突眼即 Graves 眼病。

(4)特殊临床表现

1)Graves 眼病(Graves ophthalmopathy, GO):又称浸润性突眼,眼球明显突出,超过眼球突度参考值上限的 3mm 以上(中国人群突眼度女性 16mm,男性 18.6mm),患者自诉眼内异物感、胀痛、畏光、流泪、复视、斜视、视力下降。查体可见眼睑肿胀,结膜充血水肿,眼球活动受限,严重者眼球固定。眼睑闭合不全、角膜外露而形成角膜溃疡、全眼炎甚至失明。

2)胫前黏液性水肿(pretibail myxedema):也称为 Graves 皮肤病变。多见于胫骨前下 1/3 部位,皮损大多为对称性。早期皮肤增厚、变粗,有广泛大小不等的棕红色或红褐色或暗紫红色突起不平的斑块或结节。后期皮肤粗厚如橘皮或树皮样。

3)甲状腺危象(thyroid storm):是甲状腺毒症急性加重的一个综合征,发生原因与短时间甲状腺激素大量进入循环血液中有关。多发生于较重甲亢较重而未予治疗或治疗不充分的患者。常见诱因有感染、手术、创伤、精神刺激等。临床表现:高热(常在 39℃ 以上)或过高热、大汗、心动过速(140 次 /min 以上)、烦躁、焦虑不安、谵妄、恶心、呕吐、腹泻,严重者可导致心衰、休克及昏迷等。

4. 辅助检查

(1)促甲状腺激素(TSH)血清 TSH 浓度的变化是反映甲状腺功能最敏感的指标。

(2)甲状腺激素测定。血清总甲状腺素(TT_4)、游离甲状腺素(FT_4)、游离三碘甲状腺原氨酸(FT_3)。

(3)TSH 受体抗体(TRAb)是鉴别甲亢病因、诊断 GD 的重要指标之一。

(4)甲状腺刺激抗体(TSAb)是鉴别甲亢病因、诊断 GD 的重要指标之一。未经治疗的 GD 患者血中 TSAb 阳性检出率可达 85% ~ 100%。

(5)彩色多普勒(color flow doppler, CFD)甲状腺血流的半定量测定。

(6)电子计算机 X 线体层显像(CT)和磁共振显像(MRI)。眼部 CT 和 MRI 可以排除其他原因所致的突眼,评估眼外肌受累情况。

(7)甲状腺放射性核素扫描。主要用于甲亢的鉴别诊断。

5. 治疗要点。目前尚无针对 GD 的病因治疗。主要采用的治疗方法有抗甲状腺药物(ATD)、放射性 I^{131} 及手术治疗。

二、护理要点

(一)常见护理诊断 / 问题

1. 营养失调　低于机体需要量　与代谢率增高导致机体需求大于营养摄入有关。

2. 活动无耐力　与蛋白质分解、甲亢性心肌病、肌无力有关。

3. 组织完整性受损 与浸润性突眼有关。

4. 体象紊乱 与甲状腺肿大及突眼有关。

5. 潜在并发症 窒息、切口内出血、喉返和喉上神经损伤、甲状腺危象等。

(二)护理措施

1. 活动与休息 保持环境安静,病情轻者可下床活动,以不感到疲劳为度。病情重、心力衰竭或合并严重感染者应严格卧床休息,协助患者进行日常生活,如洗漱、进餐、如厕等,对大量出汗者,及时更换浸湿的衣服及床单,防止受凉。

2. 饮食和营养

(1)给予高热量、高蛋白、高维生素及矿物质丰富的饮食,以纠正过度消耗。一般总热量摄入较正常增加50%～70%,蛋白质1.5～2g/(kg·d)。矿物质主要为钾、镁、钙等,增加奶类、蛋类、瘦肉类等优质蛋白以纠正体内的负氮平衡,且两餐之间增加点心。不吸烟,不饮咖啡、茶等兴奋性饮料。勿进食增加肠蠕动及导致腹泻的食物,如高纤维食物。每天饮水2000～3000mL以补充出汗、腹泻、呼吸加快等所丢失的水分;对有心脏疾病的患者应避免大量饮水,以防止加重水肿与心衰。

(2)忌食含碘高的食物,如海带、海鱼、海蜇皮等,宜食用无碘食盐。如服用高碘食物或药物,可引起甲亢复发或加重。另外,如甲状腺摄I^{131}率检查及I^{131}治疗前需禁碘。

3. 病情观察

注意观察患者的生命体征、体重等变化,评估易激动、烦躁失眠、心悸、乏力、怕热、多汗、消瘦、食欲亢进、大便次数增多或腹泻、女性月经稀少等症状是否改善或加重,评估突眼、甲状腺肿大等是否加重。

4. 心理护理 向患者及家属解释,患者身体外形的改变、精神神经症状等均可能通过有效治疗而改善。支持、理解和同情患者,鼓励其表达内心的感受,避免不良情绪,减少激动、易怒的精神症状。

5. 药物治疗及护理

(1)抗甲状腺药物(ATD)分为硫脲类和咪唑类两类。硫脲类有甲硫氧嘧啶(MTU)及丙硫氧嘧啶(PTU);咪唑类有甲巯咪唑(MMI,他巴唑)和卡比马唑(CMZ,甲亢平)。患者使用抗甲状腺药期间,应严格遵循医嘱,不可自行减量或停药,以免造成甲亢复发。密切观察药物副作用:①粒细胞缺乏症:用药前需常规查血常规做对照,定期观察白细胞计数变化;②皮疹;③中毒性肝病:ATD治疗前后需要监测肝功能。

(2)碘剂。减少碘摄入是甲亢的基础治疗之一。甲亢患者应该食用无碘食盐,忌用含碘药物和含碘造影剂,以免加重病情。复方碘化钠溶液仅在手术前和甲状腺危象时使用。

(3)β受体阻断药。该类药除可阻断甲状腺激素对心脏的兴奋作用外,还可阻断外周组织T_4向T_3的转化,在ATD治疗初期使用,可较快控制甲亢的临床症状。

6. 放射性I^{131}治疗及护理 放射性I^{131}治疗的机制是碘被甲状腺摄取后释放出β射线,破坏甲状腺组织细胞。

常见并发症及护理:①甲状腺功能减退:是I^{131}治疗甲亢后的主要并发症,发生原因与电离辐射损伤和继发自身免疫损伤有关,需用TH替代治疗。②放射性甲状腺炎:发生在治疗后

7～10天,严重者可给予阿司匹林或糖皮质激素治疗。③诱发甲状腺危象:主要发生在未控制的甲亢重症患者。

7. 手术治疗及护理

甲亢通常采取甲状腺次全切手术,主要并发症是手术损伤导致永久性甲状旁腺功能减退症和喉返神经损伤。因此,应注意掌握手术治疗指征,运用加速康复外科(enhanced recovery after surgery, ERAS)理念,做好围术期护理,预防手术后并发症。

8. 特殊治疗及护理:甲状腺危象

(1)病情监测:严密观察体温、呼吸、脉搏、血压、神志等变化,并准确记录24小时出入量。若原有甲亢症状加重,并出现发热(体温 >39℃)、乏力、烦躁、多汗、心悸、心率在140次 /min 以上、恶心、呕吐、腹泻、脱水等,应警惕甲状腺危象发生,立即报告医师并协助处理。

(2)配合医生紧急救护:①一旦出现甲状腺危象,嘱咐患者绝对卧床;呼吸困难时取半坐卧位,立即给氧,迅速建立静脉通路。必要时上心电监护。②及时准确按医嘱用药。③针对诱因治疗。

(3)对症护理:体温过高者给予冰敷等物理降温;出汗较多时,及时协助患者更换衣服,保持皮肤清洁干燥,避免受凉。躁动不安者使用床栏保护患者安全;昏迷者加强皮肤、口腔护理,定时翻身,防止压力性损伤、肺炎、下肢静脉血栓等并发症的发生。

(4)甲状腺危象的预防:危象控制后应积极治疗甲亢,指导患者自我心理调整,避免感染、严重精神刺激、创伤等诱发因素,防止甲亢危象再次发生。

9. 健康指导

(1)生活指导　向患者讲解有关甲亢的疾病知识和突眼的护理措施,指导患者学会自我护理。保持身心愉快,避免过度劳累和精神刺激。上衣领宜宽松,避免压迫甲状腺,严禁用手挤压甲状腺,以免 TH 分泌过多,加重病情。

(2)定期复查指导　服用抗甲状腺药物的开始3个月,每周查血象1次,每隔1～2个月做甲状腺功能测定,每天清晨卧床时自测脉搏,定期测量体重。脉搏减慢、体重增加是治疗有效的标志。若出现高热、恶心、呕吐、腹泻、突眼加重等,警惕甲状腺危象的可能,应及时就诊。

(3)妊娠指导　对育龄女性患者,妊娠可加重甲亢,宜治愈后再妊娠。对妊娠期甲亢患者,应指导其避免各种对母亲和胎儿造成影响的因素,宜选用抗甲状腺药物治疗,禁用 ^{131}I 治疗,慎用普萘洛尔。

(黄国敏)

第二十节　糖　尿　病

糖尿病(diabetes mellitus, DM)是一组由多病因引起的以慢性高血糖为特征的代谢性疾病,是由于胰岛素分泌和(或)作用缺陷所引起。其典型症状为"三多一少",即多尿、多饮、多食和体重减轻,可伴有皮肤瘙痒。长期碳水化合物以及脂肪、蛋白质代谢紊乱还可引起多种慢性并发症的产生,如眼、肾、神经、心脏、血管等组织器官慢性进行性病变、功能减退及衰竭;病情严重或应激时可发生急性严重代谢紊乱,如糖尿病酮症酸中毒(DKA)、高渗高血糖综合征。

一、临床特点

1. 发病机制　糖尿病主要的发病机制是因为体内的胰岛 β 细胞功能受损，导致体内胰岛素分泌不足或者胰岛素作用的缺陷，比如出现肌肉对葡萄糖的摄取下降，胰岛素抵抗出现在脂肪和肝脏当中，脂解作用增强，肝糖原合成也出现了障碍呈下降的趋势，从而出现了肝糖原分解输出逐渐增多导致患者血糖的升高。

2. 临床分型　目前国际上通用 WHO 糖尿病专家委员会提出的分型标准(1999)。

(1)1 型糖尿病(T1DM)

1)免疫介导性(1A)：急性型及缓发型。

2)特发性(1B)：无自身免疫证据。

(2)2 型糖尿病(T2DM)　从以胰岛素抵抗为主伴胰岛素进行性分泌不足到以胰岛素进行性分泌不足为主伴胰岛素抵抗。

(3)其他特殊类型糖尿病　是在不同水平上(从环境因素到遗传因素或两者间的相互作用)病因学相对明确的一些高血糖状态。

(4)妊娠糖尿病(GDM)　指妊娠期间发生的不同程度的糖代谢异常，不包括孕前已诊断或已患糖尿病的患者，后者称为糖尿病合并妊娠。GDM 主要和妊娠期体内激素变化有关，通常是在妊娠中、末期出现，一般只有轻度无症状性血糖增高。GDM 妇女分娩后血糖一般可恢复正常，但未来发生 2 型 DM 的风险显著增加，故 GDM 患者应在产后 4～12 周筛查糖尿病，并长期追踪观察。

3. 临床表现

(1)多饮、多尿　血糖升高后因渗透性利尿引起多尿，继而口渴多饮。

(2)多食　患者常有易饥、多食。

(3)体重减轻　外周组织对葡萄糖利用障碍，脂肪分解增多，蛋白质代谢负平衡，渐见乏力、消瘦，儿童生长发育受阻；

(4)视物模糊　如血糖升高较快，可使眼房水、晶状体渗透压改变而引起屈光改变致视物模糊。

(5)伴随症状　部分患者可伴有皮肤瘙痒，尤其外阴瘙痒。

4. 并发症

(1)急性并发症

1)糖尿病酮症酸中毒(DKA)。为最常见糖尿病急症。以高血糖、酮症和酸中毒为主要表现，是胰岛素不足和拮抗胰岛素激素过多共同作用所致的严重代谢紊乱综合征。

2)高渗高血糖综合征(HHS)。以严重高血糖、高血浆渗透压、脱水为特点，患者可有不同程度的意识障碍或昏迷。无明显酮症，常有不同程度的意识障碍和昏迷。

(2)感染　糖尿病容易并发各种感染，血糖控制差者更易发生也更严重。

(3)慢性并发症

1)糖尿病大血管病变。是糖尿病最严重和突出的并发症，主要表现为动脉粥样硬化，侵犯主动脉、冠状动脉、脑动脉、下肢动脉等，引起冠心病、缺血性或出血性脑血管病、高血压、下肢血管病变等。

2）糖尿病微血管病变：①糖尿病肾病。②糖尿病视网膜病变。③糖尿病心肌病。

3）糖尿病神经病变。

4）糖尿病足。

5）低血糖症。对于非糖尿病患者来说，低血糖的诊断标准为血糖低于 2.8mmol/L，而接受药物治疗的糖尿病患者只要血糖≤ 3.9mmol/L 就属于低血糖范畴。

5. 辅助检查

（1）尿糖测定　尿糖阳性是诊断糖尿病的重要线索。但尿糖阳性只是提示血糖值超过肾糖阈（约 10mmol/L），因而尿糖阴性不能排除糖尿病可能。

（2）血糖测定　是诊断糖尿病的最主要证据，也是监测糖尿病病情变化，反映饮食控制、运动治疗和药物治疗效果的主要指标。通常采用静脉血试验或毛细血管血试验测定。静脉血浆葡萄糖测定用于糖尿病的诊断，毛细血管血葡萄糖测定仅用于糖尿病的监测。FPG（空腹血糖）$3.9 \sim 6.0$mmol/L（$70 \sim 108$mg/dl）为正常；$6.1 \sim 6.9$mmol/L（$110 \sim 125$mg/dL）为 IFG；≥ 7.0mmoL/L（126mg/dL）应考虑糖尿病。

（3）糖耐量试验　有口服葡萄糖耐量试验（OGTT）和静脉葡萄糖耐量试验（IVGTT）两种。在临床上通常使用口服葡萄糖耐量试验作为诊断糖尿病的依据。当血糖高于正常范围而又未达到糖尿病诊断标准时，须进行 OGTT。OGTT 应在无摄入任何热量 8 小时后，清晨空腹进行，成人口服 75g 无水葡萄糖，溶于 300mL 水中，5 分钟内饮完，测定空腹及开始饮葡萄糖水后 2 小时静脉血浆葡萄糖。OGTT2hPG<7.8mmoL（139mg/dl）为正常糖耐量；$7.8 \sim 11.0$mmoL（$140 \sim 19$mg/dL）为 IGT；≥ 11.1mmol/L（200mg/dL）应考虑糖尿病。

（4）糖化血红蛋白（GHbA1）测定　GHbA1 是葡萄糖或其他糖和红细胞内的血红蛋白形成的非酶催化的稳定糖基化产物，可反映患者 8 ~ 12 周的血糖平均水平。

6. 治疗原则　通过糖尿病饮食、运动、药物、血糖监测以及糖尿病自我管理教育五个环节，以纠正患者不良的生活方式和代谢紊乱，降低血糖，防止急性并发症的发生和减少各种慢性并发症。同时，在综合治疗中也应考虑降糖、降压、调脂以及改变不良的生活习惯。在饮食和运动不能使血糖控制达标时应及时应用降糖药物治疗。

二、护理要点

（一）常见护理诊断／问题

1. 营养失调　低于或高于机体需要量与胰岛素分泌或作用缺陷有关

2. 有感染的危险　与血糖增高、脂代谢紊乱、营养不良、微循环障碍等因素有关

3. 潜在并发症　低血糖、酮症酸中毒、高渗高血糖综合征

4. 知识缺乏　缺少糖尿病相关知识

（二）护理措施

1. 饮食护理　根据患者的营养状况设定合理的营养治疗目标，调整总能量的摄入，合理、均衡分配各种营养素，以达到患者的代谢控制目标。

糖尿病饮食原则：

(1)合理饮食,吃动平衡,控制血糖。

(2)主食定量,粗细搭配,全谷物、杂豆类占 1/3。

(3)多吃蔬菜、水果适量,种类、颜色要多样。

(4)常吃鱼禽,蛋类和畜肉适量,限制加工肉类。

(5)奶类豆类天天有,零食加餐合理选择。

(6)清淡饮食,足量饮水,限制饮酒。

(7)定时定量,细嚼慢咽,注意进餐顺序。

(8)注重自我管理,定期接受个体化饮食指导。

2.运动护理　根据患者的年龄、病情及身体承受能力制度运动计划,适时调整并记录运动日记,养成良好的生活习惯。

(1)运动时间与强度:成年 2 型糖尿病患者每周至少运动 150 分钟(每次 30 ~ 40 分钟)中等强度(50% ~ 70% 最大心率,运动时有点用力,心跳和呼吸加快但不急促)的有氧运动。

(2)中等强度的体育运动包括快走、打太极拳、骑车、乒乓球、羽毛球和高尔夫球。较大强度运动包括快节奏舞蹈、有氧健身操、慢跑、游泳、骑车上坡、足球、篮球等。

(3)适当进行抗阻运动:如无禁忌证,每周最好进行 2-3 次抗阻运动(两次锻炼间隔 ≥ 48 小时),锻炼肌肉力量和耐力。

3.用药护理

(1)胰岛素应根据起效时间在饭前 5 ~ 30 分钟皮下注射,注意药量准确,无菌操作,并轮流更换注射部位,防止引起皮下脂肪硬结。

(2)口服磺胺类降糖药应在餐前 30 分钟服用;双胍类降糖药在进餐时或餐后 30 分钟 ~ 1 小时服用;α – 糖苷酶抑制剂与第一口饭同服。

4.急性并发症的观察及护理

(1)低血糖　如患者有头晕、心悸、面色苍白、出冷汗、强烈饥饿感、抽搐,甚至昏迷等低血糖症状,应立即告知医生并测量手指血糖,口服含糖食物,必要时静脉补充高渗葡萄糖。

(2)糖尿病酮症酸中毒　如患者出现食欲减退、恶心、呕吐、呼吸深快且伴有烂苹果气味、脱水等酮症酸中毒表现,应及时通知医生,准确执行医嘱,确保液体和胰岛素的输入。

5.糖尿病足的预防及护理　常用温水泡脚,避免烫伤;穿舒适透气的鞋袜,不要过紧过硬;修剪脚指甲不宜剪得过短,以免损伤皮肤、甲沟而造成感染;保持个人卫生,经常检查足部有无红肿、水泡等。

6.糖尿病的三级预防　正确实施糖尿病的三级预防策略,提高患者的自我管理能力,并改善患者的生存质量。

7.做好健康指导　每天定时监测手指血糖,了解血糖波动情况,如有异常及时告知医生。血糖控制目标应分层管理。为患者提供个体化、多形式的糖尿病自我管理教育。指导患者积极预防危险因素,帮助患者提高自我监护意识和能力;指导患者正确使用各种新型胰岛素注射装置如胰岛素皮下泵、无针注射等,并坚持定期检查心血管、肾脏系统及眼底有无病变,以便早发现、早治疗。

(付小庆)

第二十一节　高尿酸血症和痛风

高尿酸血症(hyperuricemia，HUA)是一种常见的生化异常,由尿酸盐生成过量和/或肾脏尿酸排泄减少,或两者共同存在而引起。临床上分为原发性和继发性两大类。少数患者可以发展为痛风(gout)。痛风是嘌呤代谢紊乱和/或尿酸排泄障碍所致的一组异质性疾病,其临床特征为高尿酸血症、反复发作的痛风性关节炎、痛风石、间质性肾炎、关节畸形、尿酸性尿路结石。痛风可分为原发性和继发性两大类,临床为原发性痛风占绝大多数。

一、临床特点

1.病因　高尿酸血症病因和发病机制不清。原发性痛风属遗传性疾病,由于先天性嘌呤代谢异常所致,大多数有阳性家族史,属多基因遗传缺陷,但其确切原因未明。继发性痛风可由肾病、血液病、药物及高嘌呤食物等多种原因引起。

(1)高尿酸血症的形成　尿酸是嘌呤代谢的最终产物,主要由细胞代谢分解的核酸和其他嘌呤类化合物以及食物中的嘌呤经酶的作用分解而来。人体尿酸的80%来源于内源性嘌呤代谢,20%来源于富含嘌呤或核酸蛋白食物。因此,高尿酸血症的形成更多受内源性嘌呤代谢紊乱的影响。导致高尿酸血症的原因主要为:①尿酸生成过多,在嘌呤核苷酸代谢缺陷、功能异常时,则引起嘌呤合成增加而导致尿酸水平升高。②肾对尿酸排泄减少,包括肾小球尿酸滤过减少,肾小管对尿酸的分泌下降、重吸收增加,以及尿酸盐结晶在泌尿系统沉积。80%~90%的原发性痛风患者有尿酸排泄障碍,其上述因素不同程度存在,但以肾小管尿酸的分泌减少最为重要,而尿酸生成大多正常。

(2)痛风的发生　仅有5%~15%高尿酸血症者发展为痛风。当血尿酸浓度过高或在酸性环境下,尿酸可析出结晶,沉积在骨关节、肾脏和皮下组织等,造成组织病理学改变,导致痛风性关节炎、痛风石和痛风性肾病等。急性关节炎是由于尿酸盐结晶沉积引起的急性炎症反应。长期尿酸盐结晶沉积形成的异物结节即痛风石。痛风性肾病也是痛风特征性病理变化之一。

2.分型　高尿酸血症分为肾脏排泄不良型、肾脏负荷过多型、混合型和其他型。

痛风分为亚临床痛风和难治性痛风。亚临床痛风即无症状高尿酸血症患者,关节超声双能CT或X线发现尿酸钠晶体沉积和(或)痛风性骨侵蚀。难治性痛风:指具备以下三条中至少一条:

(1)单用或联用常规降尿酸药物足量、足疗程,血尿酸仍≥360umol/L。

(2)接受规范化治疗,痛风仍发作≥2次/年。

(3)存在多发性和(或)进展性痛风石。

3.临床表现　临床多见于40岁以上的男性,女性多在更年期后发病。近年发病有年轻化趋势。常有家族遗传史。

(1)无症状期　仅有波动性或持续性高尿酸血症。从血尿酸增高至症状出现的时间可长达数年至数十年,有些可终身不出现症状。但随着年龄增长,痛风的患病率增加,并与高尿酸血症的水平和持续时间有关。

(2)急性关节炎期及间歇期 中青年男性多见。表现为突然的单个、偶尔双侧或多个关节红肿热痛、功能障碍,可有关节腔积液,伴发热、白细胞增多等全身反应。常在午夜或清晨突然发作,关节剧痛,呈撕裂样、刀割样或咬噬样疼痛,数小时出现关节的红肿热痛和功能障碍。最易受累部位是第一跖趾关节,其后依次为趾、踝、膝、腕、指、肘等关节。初次发作常呈自限性,一般数天至 2 周内自行缓解,受累关节局部皮肤偶可出现脱屑和瘙痒。痛风急性发作时可伴高尿酸血症,但部分患者发作时血尿酸水平正常。饮酒、劳累、关节受伤、手术、感染、寒冷、摄入高蛋白高嘌呤食物等为常见的病诱因。间歇期是指两次痛风发作之间的无症状期。

(3)痛风石及慢性关节炎期 痛风石(tophi)是痛风的一种特征性损害,由尿酸盐沉积所致。典型部位在耳郭,也常见于反复发作的关节周围,以及鹰嘴、跟腱、髌骨滑囊等处,呈黄白色大小不一的隆起,小如芝麻,大如鸡蛋;初起质软,随着纤维增多逐渐变硬如石;严重时痛风石处皮肤发亮、菲薄,容易经皮破溃排出白色豆渣样尿酸结晶,瘘管不易愈合,但很少感染。关节内大量沉积的痛风石可造成关节骨质破坏、关节周围组织纤维化、继发退行性改变等。临床表现为持续关节肿痛、压痛、畸形,关节功能障碍。

(4)肾脏病变期 主要表现在两方面:①痛风性肾病,起病隐匿,临床表现为尿浓缩功能下降,出现夜尿增多、低比重尿、白细胞尿等。晚期可发生高血压、水肿、氮质血症和肌酐升高等肾功能不全表现;少数患者表现急性肾损伤,出现少尿或无尿,尿中可见大量尿酸晶体。②尿酸性肾结石,10% ~ 25% 的痛风患者有尿酸并尿路结石,呈泥沙样,常无症状,较大者引起肾绞痛、血尿等。

(5)眼部病变 肥胖痛风患者常反复发生睑缘炎,在眼睑皮下组织中发生痛风石。部分患者可出现发作性结膜炎、角膜炎与巩膜炎。

4. 辅助检查

(1)血尿酸测定。

(2)尿酸测定。

(3)滑囊液或痛风石检查。在偏振显微镜下可见针形尿酸盐结晶。

(4)其他 X 线检查、超声检查、CT 检查、关节镜等有助于发现骨、关节的相关病变或尿酸性尿路结石影。

5. 治疗要点

(1)一般治疗 控制饮食总热量;限制高嘌呤食物摄入,严禁饮酒;适当运动,保持理想体重,防止超重和肥胖;每天饮水 2000mL 以上以增加尿酸的排泄;避免使用抑制尿酸排泄的药物,如噻嗪类利尿药物;避免各种诱发因素并积极治疗相关疾病等。

(2)高尿酸血症的治疗 治疗目的是使血尿酸维持在正常水平。

(3)急性痛风性关节炎期的治疗 秋水仙碱、NSAID 和糖皮质激素是急性痛风性关节炎治疗的一线药物,应尽早使用。急性发作期不进行降尿酸治疗,但已服用降尿酸药物者不需停用,以免引起血尿酸波动,导致发作时间延长或再次发作。

(4)发作间歇期和慢性期的处理 治疗目标是使血尿酸 <360umol/L,以减少或清除体内沉积的单钠尿酸盐晶体。

(5)继发性痛风的治疗除治疗原发病外,对痛风的治疗原则同前。

二、护理要点

(一)常见护理诊断/问题

1. 疼痛:关节痛　与尿酸盐结晶沉积在关节引起炎症反应有关。

2. 躯体移动障碍　与关节受累、关节畸形有关。

3. 知识缺乏　与缺乏与高尿酸血症和痛风相关的知识有关。

(二)护理措施

1. 休息与活动　急性关节炎期,患者关节出现红肿热痛和功能障碍,还伴有发热,应卧床休息,在病床上安放支架支托盖被,抬高患者,避免受累关节负重,也减少患部受压。待关节肿痛缓解 72 小时后,方可下床活动。

2. 局部护理　手、腕或肘关节受累时,可用夹板固定制动,也可给予冰敷或 25% 硫酸镁湿敷受累关节,减轻关节肿痛。痛风石严重时,可能导致局部皮肤溃疡发生,应做好皮肤护理,避免发生感染。

3. 病情观察　①观察疼痛的部位、性质、间隔时间,有无午夜因剧痛而醒等;②受累关节有无红肿和功能障碍;③有无过度疲劳、寒冷、潮湿、紧张、饮酒、饱食、脚扭伤等诱发因素;④有无痛风石的体征,了解结石的部位及有无症状;⑤观察患者的体温变化,有无发热等;⑥监测尿酸的变化。

4. 用药护理　指导患者正确用药,观察药物疗效,及时处理不良反应。①苯溴马隆等可有皮疹、发热、胃肠道反应等不良反应。使用期间,嘱患者多饮水、口服碳酸氢钠等碱性药物。②使用别嘌醇者除有皮疹、发热、胃肠道反应外,还有肝损害、骨髓抑制等不良反应;肾功能不全者,宜减半量应用。③秋水仙碱一般口服,但常有胃肠道反应。若患者一开始口服即出现恶心、呕吐、水样腹泻等严重胃肠道反应,应立即停药。④应用 NASID 时,注意观察有无活动性消化性溃疡或消化道出血发生。⑤使用糖皮质激素时,应观察其疗效,密切注意有无症状"反跳"现象。

5. 并发症用药　高尿酸血症和痛风患者合并高血压时,建议降压药物首选氯沙坦和(或)钙通道阻滞剂,不推荐噻嗪类利尿药物等单独用于降压;合并高三酰甘油血症时,调脂药物建议首选非诺贝特;合并高胆固醇血症时,调脂药物建议首选阿托伐他汀钙;合并糖尿病时,建议优先选择兼有降尿酸作用的降糖药物,次选不升高尿酸的药物。

6. 手术治疗　如痛风石出现局部并发症(感染、破溃、压迫神经等)或严重影响生活质量时,可考虑手术治疗。

7. 健康教育

(1)饮食指导:每天进食总热量应限制在 5040 ~ 6300kJ(1200 ~ 1500kcal)。蛋白质控制在 1g/(kg·d)。避免进食高嘌呤食物,如动物内脏、鱼虾类、蛤、蟹、肉类、菠菜、蘑菇、豌豆、浓茶等。饮食宜清淡、易消化,忌辛辣和刺激性食物,严禁饮酒,尤其是啤酒和白酒。多进食碱性食物,如牛奶、鸡蛋、马铃薯、各类蔬菜、柑橘类水果,使尿液的 pH 在 7.0 或以上,减少尿酸盐结晶的沉积。

(2)知识指导:告知患者高尿酸血症和痛风是终身性疾病,让患者关注血尿酸水平,生活规律,肥胖者应减轻体重;防止发生受凉、劳累、感染、外伤等诱发因素。

(3)关节保护指导:指导痛风患者日常生活中注意事项,尽量使用大肌群,避免长时间持续进行重体力劳动,经常改变姿势,保持受累关节舒适;若有关节局部温热和肿胀,尽可能避免其活动,如运动后疼痛超过 1~2 小时,应暂时停止此项运动。

(易　芮)

第二十二节　系统性红斑狼疮

系统性红斑狼疮(systemic lupus erythematosus, SLE)是一种具有多系统损害表现的慢性自身免疫性疾病。患者血清具有以抗核抗体为代表的多种自身抗体,通过免疫复合物等途径,损害各个系统、脏器和组织。SLE 的患病率因人群而异,全球平均患病率为(12~39)/10 万,我国患病率为(30.13~70.41)/10 万,以女性多见,尤其是 20~40 岁的育龄女性。汉族人 SLE 发病率位居全世界各种族第二。

一、临床特点

1. 病因　病因未明,可能与遗传、环境、雌激素等有关。

2. 发病机制　外来抗原(如病原体、药物等)引起人体 B 细胞活化。免疫异常主要体现在以下 3 个方面:①致病性自身抗体的形成。②致病性免疫复合物的形成。③T 细胞和 NK 细胞功能失调。

3. 临床表现　SLE 临床表现多种多样,变化多端。其起病可为暴发性、急性或隐匿性。早期可仅侵犯 1~2 个器官,表现不典型,容易误诊,以后可侵犯多个器官,而使临床表现复杂多样。缓解与发作交替病程。

(1)全身症状　活动期患者大多数有全身症状,主要包括发热、疲倦、乏力、体重下降等。其中约 90% 患者出现发热,热型不一,以低、中度热多见,偶有高热。

(2)皮肤与黏膜　80% 患者出现皮疹,多见于日晒部位,鼻梁和双颧颊部呈蝶形分布的蝶形红斑最具特征性。亦可为其他皮疹,如盘状红斑、指掌部和甲周红斑、指端缺血、面部及躯干皮疹等。

(3)肌肉关节　约 85% 患者有关节痛,常见于指、腕、膝关节,伴红肿者少见。常出现对称性多关节疼痛、肿胀。10% 患者因关节周围肌腱受损而出现 Jaccoud 关节病,可以出现肌痛和肌无力,5%~10% 出现肌炎。有个别患者出现股骨头坏死。

(4)多器官受损表现

1)肾脏　狼疮性肾炎(LN)约 50% 以上 SLE 患者有肾脏损害表现,肾活检显示肾脏受累几乎为 100%。慢性肾衰竭是 SLE 患者死亡的常见原因。早期多无症状,随着病程进展,患者可出现大量蛋白尿、血尿(肉眼或显微镜下)各种管型尿、氮质血症、水肿和高血压等,甚至慢性肾衰竭。

2)心脏　心包炎最为常见,疣状心内膜炎是 SLE 的特殊表现之一。约 10% 患者有心肌损害,可有气促、心前区不适、心律失常,严重者可发生心力衰竭而致死亡。

3)呼吸系统　约35%患者出现双侧、中小量胸腔积液、肺间质性病变、约2%患者可并发弥漫性肺泡出血、还可出现肺动脉高压、肺梗死等。

4)神经系统　神经精神狼疮(neuropsychiatric lupus,NP-SLE),又称为狼疮脑病。NP-SLE的出现提示疾病处于活动期,病情严重且预后不佳。主要表现为无菌性脑膜炎、脑血管病变、运动障碍、脊髓病、癫痫、急性意识错乱、焦虑状态、认知功能减退、情绪障碍及精神病、吉兰-巴雷综合征、自主神经病、单神经病、重症肌无力、脑神经病变及神经丛病等。

5)消化系统　可有食欲减退、腹痛、呕吐、腹泻或腹水等消化系统症状,少数患者可发生急腹症,如胰腺炎、肠穿孔、肠梗阻等。

6)血液系统　常有血红蛋白下降、白细胞和(或)血小板减少,部分患者可以有无痛性轻或中度淋巴结肿大,少数患者有脾大。

7)眼　主要包括结膜炎、葡萄膜炎、眼底病变和视神经损害等。

4.辅助检查

(1)一般检查　血象可表现为全血细胞减少、单纯性白细胞减少或血小板减少;蛋白尿、血尿及各种管型尿;血沉增快;肝肾功能异常等。

(2)免疫学检查

1)抗核抗体谱:出现在SLE的有抗核抗体(ANA)、抗双链DNA(dsDNA)抗体、抗ENA(可提取核抗原)抗体等。①ANA几乎见于所有的SLE患者,是目前SLE首选的筛查项目。②抗dsDNA抗体是诊断SLE的标记抗体之一,多出现在SLE活动期。③抗ENA抗体谱包括抗Sm抗体:诊断SLE的标记抗体之一,特异性99%,但敏感性仅为25%;抗RNP抗体阳性率40%;抗SSA(Ro)抗体:与SLE患者出现光过敏、血管炎、皮损、白细胞减低、平滑肌受累、新生儿狼疮等相关;抗SSB(La)抗体与抗SSA抗体相关联,与继发干燥综合征有关;抗rRNP抗体:阳性者多提示有NP-SLE或其他重要脏器损害。

2)其他自身抗体。①抗磷脂抗体:与继发性APS有关。②抗神经元抗体:与NP-SLE有关。③抗组织细胞抗体:包括抗红细胞膜抗体(与溶血性贫血有关)、抗血小板抗体(与血小板减少有关)、抗中性粒细胞胞浆抗体(与白细胞减少有关)等。④其他:RF阳性等。

3)补体:目前常用的有总补体(CHSO)、C3和C4的检测。补体低下,尤其是C3低下常提示SLE活动。C4低下除表示SLE活动外,尚可能是SLE易感性(C4缺乏)的表现。

4)病情活动度指标包括症状反复的相应检查(新发皮疹、集落刺激因子变化、蛋白尿增多)和炎症指标升高(血流增快、血清C反应蛋白升高、高γ球蛋白血症、RF阳性、血小板计数减少等)。

5)肾活检病理。指导狼疮性肾炎的治疗。

(3)其他 CT、X线及UCG检查分别有利于早期发现出血性脑病、肺部浸润及心血管病变。

5.治疗要点

(1)原则　急性期积极用药诱导缓解,控制病情活动;缓解后,维持性缓解治疗。宜早诊断,早治疗,选择个体化的治疗方案。

(2)糖皮质激素　目前治疗重症自身免疫病的首选药物。诱导缓解期,根据病情用泼尼松 0.5～1mg/(kg.d),晨起顿服,病情稳定后 2 周或疗程 6 周内,缓慢减量;若病情允许,以 10mg/d 泼尼松小剂量长期维持治疗。对于有重要脏器急性进行性损伤时(如肺泡出血、NP-SLE 的癫痫发作或明显精神症状、严重溶血性贫血等),可采用激素冲击治疗,即用甲泼尼龙 500～1000mg,缓慢静滴,每天 1 次,连用 3～5 天为 1 个疗程。

(3)免疫抑制剂　有利于更好地控制 SLE 活动,减少激素的剂量和不良反应。有重要脏器受累的 SLE 患者,诱导缓解期首选环磷酰胺(CTX)或霉酚酸酯(MMF)治疗。在维持治疗中,根据病情选择 1～2 种免疫抑制剂长期维持。目前认为羟氯喹(HCQ)应作为 SLE 的背景治疗,可全程长期应用。

(4)生物制剂　目前用于临床和临床试验治疗 SLE 的主要有抗 CD20 单抗(利妥佳单抗)和贝利木单抗(belimumab)。

(5)其他　对于病情危重或治疗困难病例,可根据情况应用静脉注射大剂量免疫球蛋白、血浆置换、干细胞移植等。

二、护理要点

(一)常见护理诊断／问题

1. 皮肤完整性受损　与疾病所致的血管炎性反应等因素有关。

2. 疼痛　慢性关节疼痛与自身免疫反应有关。

3. 口腔黏膜受损　与自身免疫反应、长期使用激素等因素有关。

4. 潜在并发症　慢性肾衰竭。

5. 焦虑　与病情反复发作、迁延不愈,面容毁损及多脏器功能损害等有关。

(二)护理措施

1. 休息　急性活动期应卧床休息,以减少消耗,保护脏器功能,预防并发症发生。

2. 营养支持　鼓励进食高糖、高蛋白和高维生素饮食,少食多餐,宜软食,忌食芹菜、无花果、蘑菇、烟熏食物及辛辣等刺激性食物,以促进组织愈合。肾功能不全者,应给予低盐、优质低蛋白饮食,限制水钠摄入。意识障碍者,鼻饲流质饮食。必要时遵医嘱给予静脉补充足够的营养。

3. 病情监测　观察神志、皮肤黏膜及关节肿痛情况,定时测量生命体征、体重,观察水肿的程度、尿量、尿色、尿液检查结果的变化,监测血清电解质、血肌酐、血尿素氮的改变。

4. 用药护理　①非甾体抗炎药:最主要的不良反应为胃肠道反应,表现为消化不良、上腹痛、恶心、呕吐等,严重者可致出血性糜烂性胃炎,应指导患者饭后服药或同时服用胃黏膜保护剂、H_2 受体拮抗药或抗酸药米索前列醇等,可减轻损害。②糖皮质激素:长期服用糖皮质激素可引起医源性库欣综合征,加重或引起消化性溃疡、骨质疏松,可诱发精神失常。在服药期间,应给予低盐、高蛋白、高钾、高钙饮食,补充钙剂和维生素 D;定期测量血压,监测血糖、尿糖的变化。③缓解病情抗风湿药:主要的不良反应有白细胞减少,可引起胃肠道反应、黏膜溃疡、皮疹、肝肾功能损害、脱发、出血性膀胱炎、畸胎等。应鼓励患者多饮水,观察尿液颜色,及早发现出血性膀胱炎。育龄女性服药期间应避孕。④生物制剂:主要不良反应是感染、过敏反应,部分药物可能增高肿瘤发病风险。

5.心理护理　常表现出情绪低落、忧虑、孤独,对生活失去信心。与患者接触时应态度和蔼,采取疏导、解释、安慰、鼓励等方法做好心理护理。①认识和疏导负性情绪;②鼓励患者自我护理;③参与集体活动;④建立社会支持体系。

6.口腔护理　注意保持口腔清洁。有口腔黏膜破损时,每天晨起、睡前和进餐前后用漱口液漱口;有口腔溃疡者在漱口后用中药冰硼散或锡类散涂敷溃疡部,可促进愈合;对有口腔感染病灶者,遵医嘱局部使用抗生素。

7.健康指导

(1)疾病知识指导　向患者及家属解释本病若能得到及时正确的有效治疗,病情可以长期缓解,正常生活。嘱家属给患者以精神支持和生活照顾,以维持其良好的心理状态,树立乐观情绪。在疾病的缓解期、患者可逐步增加活动,参加社会活动和日常工作,但要注意劳逸结合,避免过度劳累。避免切可能诱发成加重病情的因素,如日晒、妊娠、分娩、口服避孕药及手术等。为避免日晒和寒冷的刺激,外出时可戴宽边帽子,穿长袖衣及长裤。

(2)用药指导　坚持严格按医嘱治疗,不可擅自改变药物剂量或突然停药,保证治疗计划得到落实。应向患者详细介绍所用药物的名称、剂量、给药时间和方法等,并教会其观察药物疗效和不良反应。

(3)生育指导　无中枢神经系统、肾脏或其他脏器严重损害,病情处于缓解期达半年以上者,一般能安全妊娠,并分娩出正常婴儿。非缓解期的 SLE 患者容易出现流产、早产和死胎,发生率约 30%,故应避孕。免疫抑制剂必须停用半年以上方能妊娠。但目前认为羟氯喹和硫唑嘌呤对妊娠影响相对较小,尤其是羟氯喹可全程使用。产后避免哺乳。妊娠可诱发 SLE 活动,多数药物对胎儿发育存在风险,因此,备孕阶段及妊娠期,应及时就医,遵医嘱调整用药或停药。

(杜明艳)

第二十三节　类风湿关节炎

类风湿关节炎(rheumatoid arhritis, RA)是以侵蚀性、对称性多关节炎为主要临床表现的慢性、全身性自身免疫性疾病。确切发病机制不明。RA 呈全球性分布,是造成人类丧失劳动力和致残的主要原因之一。我国的患病率为 0.32% ~ 0.36%。80% 发病于 35 ~ 50 岁,男女比例 1∶3。

一、临床特点

1.病因　病因尚无定论,可能与下列多种因素有关。

(1)环境因素　某些细菌、支原体和病毒等感染与 RA 关系密切。

(2)遗传易感性　本病的发病有家族聚集趋向。

2.临床表现　RA多缓慢隐匿起病,在出现明显的关节症状前可有数周的低热,少数患者可有高热、乏力、全身不适、体重下降等症状,以后逐渐出现关节症状。少数患者急性起病,数日内便出现多个关节症状。

（一）关节表现

典型患者表现为对称性多关节炎。主要侵犯小关节,以腕关节、近端指间关节、掌指关节最常见,其次为足趾、膝、踝、肘、肩等关节。远端指间关节、脊柱、腰骶关节极少受累。其表现有:

1.晨僵　95%以上的RA患者可出现晨僵。持续时间超过1小时者意义较大。晨僵常被作为观察本病活动的指标之一,但主观性很强。其他原因的关节炎也可出现晨僵,但不如本病明显和持久。

2.关节痛与压痛　是最早的症状,初期可以是单一关节或呈游走性多关节肿痛,呈对称性、持续性,时轻时重,伴有压痛。受累关节的皮肤可出现褐色色素沉着。

3.关节肿胀　常见部位为腕、掌指关节、近端指间关节、膝关节等,多呈对称性,其中指间呈梭形肿胀是RA的特征。

4.关节畸形　多见于较晚期患者。最为常见的关节畸形是:腕和肘关节强直、掌指关节半脱位、手指向尺侧偏斜而呈"天鹅颈"样及"纽扣花"样表现。重症者关节呈纤维性或骨性强直。

5.特殊关节症状　①颈椎的可动小关节及周围腱鞘受累,出现颈痛、活动受限,有时甚至因颈椎半脱位而出现脊髓压迫。②肩、髋关节常出现局部疼痛和活动受限,髋关节受累表现为臀部和下腰部疼痛。③1/4的RA患者出现颞颌关节受累症状,早期表现为讲话或咀嚼时疼痛加重,严重者张口受限。

6.功能障碍　美国风湿病学会将因本病而影响生活的程度分为4级:Ⅰ级:能照常进行日常生活和各项工作;Ⅱ级:可进行一般的日常生活和某种职业工作,但参与其他项目活动受限;Ⅲ级:可进行一般的日常生活,但参与某种职业工作或其他项目活动受限;Ⅳ级:日常生活的自理和参与工作的能力均受限。

（二）关节外表现

1.类风湿结节　20%～30%患者有类风湿结节,常提示本病活动。结节常位于关节隆突部以及经常受压部位的皮下,如前臂伸面、肘鹰嘴突附近、枕、跟腱等处。数量不等,大小不一,其直径可由数毫米至数厘米,质硬、无压痛,呈对称性分布。也可累及心、肺、眼等实质组织及脏器。

2.类风湿血管炎　体检可见指甲下或指端出现的小血管炎,少数引起局部组织的缺血性坏死。眼受累多为巩膜炎。RF阳性的患者可出现亚临床型的血管炎。

3.器官系统受累　①呼吸系统:肺受累常见,男性多于女性,有时可为首发症状。②循环系统:心包炎最常见,伴RF阳性,多数无相关临床表现,超声心动图可见约30%出现小量心包积液。③神经系统:神经受压是RA患者出现神经系统病变的常见原因。最常受累的神经有正中神经、尺神经以及桡神经。④血液系统:RA患者的贫血程度通常和病情活动度(尤其是和关节的炎症程度)相关,多为正细胞正色素性贫血。

4. 其他　30%～40% 患者在病程的各个时期均可出现干燥综合征、很少累及肾脏,长期 RA 偶见轻微膜性肾病、肾小球肾炎、肾内小血管炎以及肾淀粉样变等。

5. 辅助检查

(1)血液检查　有轻至中度贫血。活动期患者血小板增高、血沉(ESR)加快、C 反应蛋白(CRP)增高。

(2)免疫学检查

1)RF　其滴度一般与本病的活动性和严重性成比例。但 RF 并非 RA 特异性抗体。

2)抗角蛋白抗体谱　包括抗核周因子(APF)抗体、抗角蛋白抗体(AKA)、抗聚角蛋白微丝蛋白抗体(AFA)和抗环瓜氨酸肽(CCP)抗体。抗 CCP 抗体在此抗体谱中对 RA 有较其他抗体更高的敏感性和特异性。这些抗体均有助于 RA 的早期诊断,尤其是血清 RF 阴性、临床症状不典型的患者。

3)免疫复合物和补体　70% 的 RA 患者血清中可检出不同类型的免疫复合物,尤其是活动期和急性期患者。急性期和活动期患者的血清补体均升高,少数有血管炎的患者可出现低补体血症。

(3)关节滑液检查　正常人的关节腔内滑液不超过 3.5ml。RA 患者滑液的黏度差,含葡萄糖量低于血糖,白细胞明显增多,可达 $2000 \times 10^6 \sim 75000 \times 10^6$/L,且中性粒细胞占优势。

(4)关节影像学检查对本病的诊断、关节病变的分期、监测病变的演变均很重要。

(5)类风湿结节活检其典型的病理改变有助于本病的诊断。

6. 治疗要点

(1)治疗目标　达到没有明显的炎症活动症状和体征的临床缓解或疾病低活动度。按照早期、达标、个体化方案的治疗原则,密切监测病情,减少致残。

(2)一般治疗　包括健康教育、休息、关节制动(急性期)关节功能锻炼(恢复期)、物理疗法等。卧床休息只适宜于急性期、发热以及脏器受累的患者。

(3)药物治疗　根据药物性能不同,治疗 RA 常用药物分为 5 类,包括 NSAIDs、DMARDs、糖皮质激素、生物制剂和植物药。

1)非甾体抗炎药(NSAIDs)。具有镇痛抗炎作用,是改善关节炎症状的常用药。

2)缓解病情抗风湿药(disese-modifyinganti-rheumaticdrugs, DMARDs)。起效比 NSAIDS 慢,症状明显改善约需 1～6 个月,有改善和延缓病情进展的作用,同时又有抗炎作用,多与 NSAIDS 联合应用。一般首选甲氨蝶呤(MTX),并可作为联合治疗的基本药物。

3)糖皮质激素。激素治疗 RA 的原则是小剂量、短疗程。必须同时应用 DMARDs,低至中等剂量的激素与 DMARDs 药物联合应用,在初始治疗阶段对控制病情有益,当临床条件允许时应尽快递减激素用量至停用。使用激素应注意补充钙剂和维生素 D,警惕感染、高血压、血糖增高等不良反应。

4)生物制剂靶向治疗。是目前治疗 RA 快速发展的治疗方法,疗效显著,目前使用最普遍的是 TNF-α 拮抗药、IL-6 拮抗药。其主要的不良反应包括注射部位局部的皮疹、感染,尤其是结核感染。

5)植物药制剂。已有植物药制剂有雷公藤总苷、青藤碱、白芍总苷等。

(4)外科手术治疗　包括关节置换和滑膜切除手术。

二、护理要点

(一)常见护理诊断/问题

1. 有失用综合征的危险　与关节疼痛、畸形引起功能障碍有关。

2. 悲伤　与疾病久治不愈、关节可能致残、影响生活质量有关。

3. 疼痛　慢性关节疼痛与关节炎症性反应有关。

4. 自理缺陷　与关节功能障碍、疼痛、疲乏有关。

(二)护理措施

1. 休息与体位　急性活动期,应卧床休息,但不宜绝对卧床。限制受累关节活动,保持关节功能位。每天至少俯卧位 2～3 次,每次半小时,以预防髋关节屈曲挛缩。

2. 病情观察　①了解关节疼痛的部位、疼痛性质、关节肿胀和活动受限的程度,有无畸形,晨僵的程度等。②注意关节外症状,如胸闷、心前区疼痛、腹痛、消化道出血、头痛、发热、咳嗽、呼吸困难等,提示病情严重。

3. 晨僵护理　鼓励患者晨起后行温水浴,或用热水浸泡僵硬的关节,而后活动关节。夜间睡眠戴弹力手套保暖,可减轻晨僵程度。

4. 预防关节失用　指导患者锻炼:在症状基本控制后,鼓励患者及早下床活动,必要时提供辅助工具(如滑轮、弹簧、沙袋等)。

5. 心理护理　常表现出情绪低落、忧虑、孤独,对生活失去信心。与患者接触时应态度和蔼,采取疏导、解释、安慰、鼓励等方法做好心理护理。①认识和疏导负性情绪。②鼓励患者自我护理。③参与集体活动。④建立社会支持体系。

6. 日常生活活动能力锻炼　鼓励患者生活自理。根据日常生活活动需要选择适宜的锻炼方式;由易到难,循序渐进,突出重点;锻炼时间以不影响正常作息为宜。

7. 健康指导

(1)疾病知识指导　帮助患者及家属了解疾病的性质、病程和治疗方案。避免感染、寒冷潮湿、过劳等诱因,注意保暖。注意休息和治疗性锻炼,保护关节功能,延缓功能损害的进程。

(2)用药指导与病情监测　指导患者用药方法和注意事项,遵医嘱用药,切勿自行停药、换药、增减药量,坚持规则治疗,减少复发。病情复发时及早就医,以免重要脏器受损。

(杜明艳)

第三章　外科常见疾病患者护理

第一节　手术前后患者的护理

围术期是指从确定手术治疗时起,至与这次手术有关的治疗基本结束为止的一段时间。包括手术前期、手术期和手术后期 3 个阶段。

一、手术前护理

1. 相关知识　手术前准备与疾病的轻重缓急、手术范围的大小等有密切关系。根据手术时限,大致可分为三类:①急诊手术:病情危急,需在最短时间内进行必要的准备后迅速实施手术,以抢救患者生命。②限期手术:手术时间可以选择,但有一定限度,不宜过久以免延误手术时机,应在限定时间内做好手术准备。③择期手术:手术时间没有期限的限制,可在充分的术前准备后进行手术。

2. 心理护理　与患者建立良好的护患关系。鼓励患者表达感受,倾听其诉说。帮助患者正确认识病情,指导患者提高认知和应对能力。

3. 一般准备和护理

(1)饮食和休息　加强饮食指导,鼓励患者摄入营养丰富、清淡易消化食物。保证患者充足睡眠,必要时遵医嘱予以镇静安眠药。

(2)术前检查　遵医嘱协助患者完成术前各项心、肺、肝、肾功能、血型、凝血功能等检查,检查方式有抽血、B 超、心电图、X 片、CT、磁共振、内镜检查等。

(3)术前适应性训练　指导患者床上使用便盆,练习床上大小便;教会患者自行调整卧位和床上翻身;部分患者还应指导其进行手术体位训练。

(4)皮肤准备　术前 1 天下午或晚上,清洁皮肤。并按要求做好备皮,手术区皮肤准备范围包括切口周围至少 15cm 的区域,不同手术部位的皮肤准备范围可见表 3-3-1。

(5)胃肠道准备　除胃肠道功能异常、急诊手术等特殊情况,患者术前应禁饮 2 小时,禁食 6 小时。术前一般不放置胃管,消化道手术等除外。遵医嘱术前一天口服缓泻剂或术前晚进行灌肠。

(6)备血、药物过敏试验。

4. 其他特殊准备和护理

(1)吸烟者,术前至少戒烟 2 周,指导患者行呼吸训练和有效咳嗽。

(2)高血压者,血压控制在 160/100mmHg 以下。

(3)糖尿病者,术前积极控制血糖及相关并发症。

(4)营养不良者,应予以适当的营养支持以改善患者的营养状况之后再施行手术。

表3-3-1　常用手术皮肤准备的范围

手术部位	备皮范围
颅脑手术	剃除全部头发及颈部头发、保留眉毛
颈部手术	上自唇下,下至乳头水平线,两侧至斜方肌前缘
胸部手术	上自锁骨上及肩上,下至脐部水平,包括患侧上臂和腋下,胸背均超过中线5cm以上
上腹部手术	上自乳头水平,下至耻骨联合,两侧至腋后线
下腹部手术	上自剑突,下至大腿上1/3前内侧及会阴部,两侧至腋后线,剃除阴毛
腹股沟手术	上自脐平线,下至大腿上1/3内侧,两侧至腋后线,包括会阴部,剃除阴毛
肾手术	上自乳头平线,下至耻骨联合,前后均过正中线
会阴部及肛门手术	上自髂前上棘,下至大腿上1/3,包括会阴部及臀部,剃除阴毛
四肢手术	以切口为中心包括上、下方各20cm以上,一般超过远、近端关节或整个肢体

5. 术日晨护理

(1)测量患者生命体征,详细询问患者有无不宜手术的情况。

(2)遵医嘱留置胃管、尿管。

(3)遵医嘱术前用药。

(4)送手术室前,查对患者姓名、住院号,仔细核对手术标记、手术部位和手术名称,嘱患者取下活动义齿、金属饰品等。将病历、X线片、领血证、术中用药随患者带至手术室。

(5)送手术室后,根据患者手术类型及麻醉方式准备麻醉床,备好床旁用物。如输液架、心电监护、氧气吸入装置等。

二、手术后护理

1. 体位　全麻未清醒者,取平卧位,头偏向一侧。蛛网膜下隙阻滞麻醉者,去枕平卧6~8小时。硬膜外阻滞麻醉者平卧4~6小时后、局麻或全麻清醒者,可根据手术部位及患者情况调整体位:颈、胸部手术者,取高半坐卧位;腹部手术者取低半坐卧位;脊柱或臀部手术者,取俯卧或仰卧位。

2. 病情观察　定时测量生命体征;观察切口敷料有无渗血、渗液及移位,必要时更换,保持敷料清洁、干燥;保持各项引流管通畅,妥善固定,注意观察引流量及性质并记录上报。

3. 饮食护理　非腹部手术,全麻清醒后,无恶心呕吐后即可进食。一般先给予流食,以后逐步过渡到半流质或普食。腹部手术、消化道术后,一般需禁食24~48小时,待胃肠道功能恢复后方可进食。

4. 休息与活动　原则上应早期床上活动,争取在短期内下床活动。患者麻醉清醒后,在病情允许的情况下,鼓励患者深呼吸、翻身、活动非手术部位的肢体等。

5. 术后不适护理　术后 48 小时内切口疼痛,首先评估患者疼痛情况,协助患者变换体位、转移患者注意力等方法缓解疼痛,必要时遵医嘱使用镇痛、镇静药物;术后发热,应及时检查切口部位有无红肿热痛或波动感,遵医嘱应用退热药物和 / 或物理降温。

(刘　娟　王萧萧)

第二节　外 科 休 克

休克是机体有效循环血量骤减、组织灌注不足引起的以微循环障碍、细胞代谢紊乱和功能受损为特征的病理生理综合征,是严重的全身性应激反应。常见于机体受到强烈的致病因素(如大出血、创伤、烧伤、感染、过敏、心功能衰竭等)侵袭后所致。

一、临床特点

1. 分类　通常将休克分为低血容量性(包括失血性及创伤性)、感染性、心源性、神经源性和过敏性休克五类。低血容量性和感染性休克在外科最常见。

2. 病理生理　主要有微循环障碍(包括微循环收缩期、微循环扩张期、微循环衰竭期)、代谢改变(包括能量代谢障碍和代谢性酸中毒)、炎症介质释放和缺血再灌注损伤、内脏器官继发性损害等病理生理表现。

3. 临床表现　按休克的发病过程,临床表现分为休克代偿期和失代偿期。

(1)休克代偿期　精神紧张、兴奋或烦躁不安、口渴、面色苍白、四肢湿冷、脉搏加快、呼吸急促,脉压缩小($< 30mmHg$),尿量正常会减少等。

(2)休克失代偿期　神情淡漠、反应迟钝,甚至出现意识模糊或昏迷。口唇、肢端发绀、四肢冰冷、脉搏细速、呼吸浅促、血压进行性下降、尿少或无尿等。

4. 处理原则　尽早针对原因及休克不同发展阶段采取相应的治疗措施,迅速恢复有效循环血量,纠正微循环,增强心肌功能,恢复正常代谢,防止多器官功能障碍综合征(Multiple Organ Dysfunction Syndrome, MODS)发生。

(1)急救　现场救护,包括损伤处加压包扎、固定、制动及控制大出血,必要时采取中凹卧位;保持呼吸道通畅,早期经鼻导管或面罩给氧,必要时行气管插管或气管切开,予呼吸机辅助呼吸。

(2)补充血容量　是纠正休克引起的组织低灌注和缺氧的关键。原则为及时、快速、足量、先晶后胶,必要时进行成分输血或输入新鲜全血。

(3)处理原发疾病　外科疾病引起的休克如内脏大出血、消化道穿孔等,需在恢复有效循环血量后进行手术处理,才能有效纠正休克。

(4)纠正酸碱平衡失调　轻症酸中毒在积极扩容、微循环障碍改善后即可缓解,故不主张早期使用碱性药物。由于酸性环境有利于氧与血红蛋白解离,增加组织供氧,有助于休克复苏,故提倡遵循"宁酸勿碱"原则。对于重度休克合并严重酸中毒时可给予碱性药物 5% 碳酸氢钠。

(5)应用血管活性药物　主要包括血管收缩剂(多巴胺、去甲肾上腺素和间羟胺等)、血管扩张剂(酚妥拉明、阿托品、山莨菪碱等)和/或强心剂(多巴酚丁胺、毛花苷C等)。

(6)治疗DIC,改善微循环　对诊断明确的DIC,早期可使用肝素抗凝。DIC晚期则使用抗纤溶药物,如氨甲苯酸、氨基己酸等。

(7)应用皮质醇类药物或其他药物　严重休克或感染性休克患者可使用皮质醇类药物。休克纠正后可进行营养支持和免疫调节治疗。其他药物如钙通道阻滞剂、吗啡类拮抗剂等也有助于休克的治疗。

二、护理要点

(一)常见护理诊断/问题

1.体液不足　与失血、失液有关。

2.心排血量减少　与有效循环血量不足、微循环障碍有关。

3.气体交换受损　与微循环障碍、缺氧和呼吸型态改变有关。

4.有体温失调的危险　与感染或组织灌注不足有关。

(二)护理措施

1.急救护理　优先处理危及生命的问题,注意保持呼吸道通畅,遵医嘱给氧,必要时行气管插管或气管切开,予呼吸机辅助呼吸迅速控制明显的外出血,妥善固定受伤肢体。需急诊手术者,积极做好术前准备。

2.安置体位　将患者置中凹卧位,改善重要脏器血液供应。

3.补液　迅速建立2条以上静脉通路,合理安排补液的种类、量及速度,扩容液体首选平衡盐溶液,补液的速度和量需根据患者的临床表现、心功能和失血量等综合权衡。

4.血管活性药物的使用　在血容量补足的情况下方可遵医嘱使用血管活性药物。从低浓度、慢速度开始,根据血压及时调整药物的浓度和速度,以防血压骤升或骤降。用药过程中注意监测生命体征及药物副作用,避免药物外渗。

5.严密观察病情变化　生命体征、意识、面色、肢端温度及色泽、CVP、血糖等,准确记录患者的出入量。

6.防治感染　严格按照无菌原则进行各项护理操作。有创面或伤口者及时更换敷料、预防肺部感染,遵医嘱合理应用抗生素,加强营养支持,增强抵抗力。

7.镇痛　疼痛剧烈者应及时予以镇痛。存在呼吸障碍者禁用吗啡,以免抑制呼吸。

(刘　娟　王萧萧)

第三节　颅内压增高及脑疝

颅内压(intracranial pressure,ICP)是指颅腔内容物对颅腔壁所产生的压力。当颅腔内容物体积增加或颅腔容积缩小超过颅腔可代偿的容量,使颅内压持续高于200mmH$_2$O(20kPa)时,称为颅内压增高(increased intracranial pressure)。当颅内压增高到一定程度时,尤其是局部占位性病变使颅内各分腔之间的压力不平衡,脑组织从高压力区向低压力区移位,导致脑组织、血管及脑神经等重要结构受压和移位,被挤入小脑幕裂孔、枕骨大孔、大脑镰下间隙等生理性或病理性间隙或孔道中,从而出现一系列严重的临床症状,称为脑疝(brain hernia)。

一、临床特点

1. 病因　颅腔内容物的体积或量增大包括:颅内占位性病变、脑脊液增多、脑血流量增加以及颅内空间或颅腔体积缩小包括:颅内占位性病变、先天性畸形等使颅腔的容积变小。

2. 病理生理与分型　颅内压增高可引起一系列中枢神经系统功能紊乱和病理变化。

(1)脑血流量减少　颅内压增高时,脑灌注压下降,机体通过脑血管扩张来降低脑血管阻力,维持脑血流量稳定。

(2)脑水肿　颅内压增高可直接影响脑的代谢和血流量导致脑水肿,使脑的体积增大,进而加重颅内压增高,造成恶性循环。

(3)脑移位和脑疝　脑疝是颅内压增高的严重后果,移位的脑组织压迫脑的重要结构或生命中枢,如不及时救治常危及患者生命。

(4)库欣(Cushing)反应　随着颅内压不断上升,脑血流量减少,机体通过自主神经系统调节,使全身周围血管收缩、血压升高、心率减慢,同时呼吸减慢加深,以提高血氧饱和度。

根据颅内压增高的范围分类分为弥漫性和局灶性颅内压增高2类;根据病变进展速度分类,分为急性、亚急性和慢性颅内压增高3类。

3. 临床表现　头痛、呕吐和视神经盘水肿是颅内压增高的典型表现,称为颅内压增高"三主征"。

(1)头痛　颅内压增高的最常见症状之一,头痛程度随颅内压的增高而进行性加重。

(2)呕吐　常在头痛剧烈时出现,呈喷射性,可伴有恶心,与进食无直接关系,呕吐后头痛可有所缓解。

(3)视神经盘水肿　是颅内压增高的重要客观体征之一,因视神经受压、眼底静脉回流受阻引起。

(4)意识障碍及生命体征变化　急性颅内压增高时常有明显的进行性意识障碍,由嗜睡、淡漠逐渐发展成昏迷。严重病例可伴有瞳孔散大、对光反射消失、发生脑疝、去大脑强直。生命体征变化为血压升高、脉搏徐缓、呼吸不规则、体温升高等病危状态甚至呼吸停止,终因呼吸循环衰竭而死亡。

(5)其他症状和体征　还可引起外展神经麻痹或复视、头晕、猝倒等。

4. 辅助检查

(1)影像学检查　CT是诊断颅内病变首选检查。

(2)腰椎穿刺　可直接测量颅内压力,同时取脑脊液检查。但颅内压增高明显时,腰椎穿刺有导致枕骨大孔疝的危险,应避免进行。

(3)颅内压监测　可以通过植入颅内压力传感器,进行持续颅内压监测,指导药物治疗和手术时机选择。

5. 治疗要点

(1)原则 积极治疗原发病,降低颅内压。

(2)非手术治疗 一般采用脱水治疗、激素治疗、亚低温冬眠疗法、辅助过度换气等降低颅内压以及一些对症支持治疗。

(3)手术治疗 手术祛除病因是最根本和最有效的治疗方法。如手术切除颅内肿瘤、清除颅内血肿、处理大片凹陷性骨折等;有脑积水者行脑脊液分流术,将脑室内的液体通过特殊导管引入蛛网膜下腔、腹腔或心房。

二、护理要点

(一)常见护理诊断 / 问题

1. 疼痛 头痛与颅内压增高有关。

2. 有脑组织灌注无效的危险 与颅内压增高、脑疝有关。

3. 有体液不足的危险 与颅内压增高引起剧烈呕吐及应用脱水剂有关。

4. 潜在并发症 脑疝。

(二)护理措施

1. 一般护理

(1)休息 保持病室安静、舒适;抬高床头 15°~30°,以利于颅内静脉回流,减轻脑水肿。

(2)给氧 保持呼吸道通畅,持续或间断氧气吸入,根据情况使用辅助过度通气,降低 $PaCO_2$,使脑血管收缩,减少脑血流量,降低颅内压。

(3)饮食与补液 成人每天静脉输液量在 1500~2000mL,保持每天尿量不少于 600mL,应控制输液速度,防止短时间内输入大量液体,加重脑水肿。适当限制钠盐摄入量。

(4)病情观察 观察患者意识、生命体征、瞳孔和肢体活动变化,警惕颅内高压危象的发生,有条件者可监测颅内压。

(5)维持正常体温和防治感染 及时给予有效的降温措施。遵医嘱应用抗生素预防,控制感染。

2. 预防颅内压增高

(1)劝慰患者安心休养,避免情绪剧烈波动。

(2)保持呼吸道通畅,预防呕吐物吸入气道,及时清除呼吸道分泌物;有舌后坠影响呼吸者,应及时安置口咽通气管;昏迷或排痰困难者,应配合医师及早行气管切开术。

(3)避免剧烈咳嗽和用力排便,预防并及时治疗呼吸道感染,避免咳嗽;鼓励多吃蔬菜和水果等粗纤维素类食物,对便秘者嘱其勿用力屏气排便,可用轻泻剂或低压小量灌肠通便,避免高压大量灌肠。

(4)处理躁动和控制癫痫发作。遵医嘱按时给予抗癫痫药物,并要注意观察有无癫痫发作。

3. 脑疝的急救处理

(1)一旦确诊,立即紧急降低颅内压。遵医嘱立即使用 20% 甘露醇 200~500mL,并快速静脉滴注地塞米松 10mg,静脉推注呋塞米 40mg,并观察脱水效果。

(2)保持呼吸道通畅,给予氧气吸入,枕骨大孔疝发生呼吸骤停者,立即进行气管插管和辅助呼吸。

(3)密切观察意识、生命体征、瞳孔变化和肢体活动。

(4)紧急完善相关检查,明确病因,做好术前准备。

4.用药护理

(1)脱水剂 脱水治疗期间,应准确记录出入水量,并注意纠正利尿药引起的电解质紊乱。停止使用脱水剂时,应逐渐减量或延长给药间隔时间,以防止颅内压反跳现象。

(2)糖皮质激素 常用地塞米松 5～10mg 静脉注射,每天 1～2 次。在治疗中应注意防止并发高血糖、感染和应激性溃疡。

5.亚低温冬眠疗法 亚低温冬眠疗法是应用药物和物理方法降低体温,使患者处于亚低温状态。目的是降低脑耗氧量和脑代谢率,增加脑对缺血缺氧的耐受力,减少脑血流量,减轻脑水肿。

6.心理护理 鼓励患者和家属说出其心理感受,帮助接受疾病带来的改变。介绍疾病有关的知识和治疗方法,消除疑虑和误解,指导学习康复知识和技能。

7.健康教育

(1)指导患者安静休息,避免情绪激动。

(2)合理饮食,多吃蔬菜水果,保持大便通畅,避免剧烈咳嗽、提重物等。

(3)对有神经系统后遗症者,鼓励其积极参与各项治疗和功能训练,最大限度地恢复其生活自理能力。

(厉春林)

第四节　颅脑损伤

颅脑损伤(craniocerebral injury)是常见的外科急症,可分为头皮损伤(scalp injury)、颅骨损伤(skullinjury)和脑损伤(brain injury),三者可单独或合并存在。严重颅脑损伤患者昏迷时间长、病情变化快、并发症多、治疗困难、护理复杂、死亡率高,正确的急救处理和完善的护理措施可巩固手术治疗效果和促进患者康复、减少致残率。

一、临床特点

1.头皮损伤患者的临床基础与特点

头皮损伤的类型是多样的,大体可以概括为闭合性头皮损伤和开放性头皮损伤两大类。前者可分为皮下血肿、帽状腱膜下血肿、骨膜下血肿,而后者主要指头皮裂伤和头皮撕脱伤等。

(1)头皮血肿(scalp hematoma) 多由钝器伤所致,按血肿出现于头皮的层次分为皮下血肿、帽状腱膜下血肿、骨膜下血肿。主要以保守治疗为主,一般不需要穿刺抽吸。

(2)头皮裂伤(scalp laceration) 是常见的开放性头皮损伤,多为锐性切割或较大的钝力直接作用所致。头皮裂伤在紧急处理时主要是止血,最常用的方法是加压包扎。

(3)头皮撕脱伤(scalp avulsion) 是一种严重的头皮缺损,常因发辫受机械力牵拉,使大块头皮自帽状腱膜下层或连同骨膜一并撕脱。治疗基本原则为镇痛、止血、抗炎、防休克。

2. 颅骨骨折的临床基础与特点

颅骨骨折(skull fracture)是颅骨受外力作用所致的颅骨结构改变。骨折的临床意义不在于骨折本身，而在于所引起的脑膜、脑组织、血管和神经的损伤。按骨折的部位可分为颅盖骨折和颅底骨折；按骨折的形态分为线性骨折、凹陷性骨折、粉碎性骨折以及洞形骨折；按骨折与外界是否相通，分为开放性骨折和闭合性骨折。

(1)颅盖骨折(fracture of skull vault)　颅盖骨折分为线形骨折和凹陷骨折 2 种。

1)线形骨折(linear fracture)　是最为常见的颅骨骨折。本身无需特殊处理，但应警惕继发性硬脑膜外血肿。

2)凹陷骨折(depressed fracture)　多发生于额颞部，局部可扪及局限性下陷区。非功能区的轻度凹陷可暂不手术，如果：①凹陷深度＞ lcm；②位于重要功能区；③骨折片刺入脑内；④骨折引起瘫痪、失语等功能障碍或局限性癫痫者，需手术整复，或摘除碎骨片后作颅骨成形术。

(2)颅底骨折(fracture of skull base)　颅底骨折绝大部分为线性骨折，颅底部的硬脑膜与颅骨贴附紧密，故颅底骨折时易撕裂硬脑膜，产生脑脊液外漏而成为开放性脑损伤。依骨折的部位不同可分为颅前窝、颅中窝和颅后窝骨折，主要临床表现为皮下或黏膜下瘀斑、脑脊液外漏和脑神经损伤 3 个方面。颅底骨折本身无须特殊治疗，重点是预防颅内感染。

3. 脑损伤的临床基础与特点

脑损伤(brain injury)是指脑膜、脑组织、脑血管以及脑神经在受到外力作用后所发生的损伤，是颅脑损伤中最重要、最易致患者出现神经功能障碍的损伤。

(1)根据脑损伤发生的时间和机制分类　分为原发性脑损伤(primary brain injury)和继发性脑损伤(secondary brain injury)。

(2)按伤后脑组织与外界是否相通分类　分为闭合性脑损伤(closed cranioverebral injury)和开放性脑损伤(open craniocerebral injury)。凡硬脑膜完整的脑损伤均属闭合性脑损伤；有硬脑膜破裂、脑组织与外界相通者为开放性脑损伤。

(3)按照颅脑损伤严重程度分类　根据格拉斯哥昏迷评分分级，分为：①轻型：GCS 13 ~ 15 分，伤后昏迷时间＜ 20 分钟。②中型：GCS 9 ~ 12 分，伤后昏迷时间为 20 分钟 ~ 6 小时。③重型 GCS 3 ~ 8 分，伤后昏迷＞ 6 小时，或在伤后 24 小时内意识障碍加深并昏迷 6 小时以上。

脑损伤治疗的重点是处理继发性脑损伤，早期发现和处理颅内血肿，着重于尽早发现并处理脑疝。对于原发性损伤处理，除了病情观察以外，主要是对昏迷高热进行对症护理，预防并发症。

4. 辅助检查　主要靠头颅 X 线、CT 及 MRI。

二、护理要点

(一)常见护理诊断 / 问题

1. 疼痛　与颅脑损伤、颅内高压有关。

2. 意识障碍　与脑损伤、颅内高压有关。

3. 清理呼吸道无效　与脑损伤后意识不清有关。

4. 营养失调　低于机体需要量，与脑损伤后机体高代谢、呕吐及高热等有关。

5. 潜在并发症　脑脊液漏、颅内出血、颅内压增高、颅内低压综合征等

6. 潜在废用综合征的危险　与脑损伤后意识和肢体功能障碍及长期卧床有关。

(二)护理措施

1. 缓解疼痛　遵医嘱合理使用镇静及止痛药物,观察用药效果。

2. 消除脑水肿,积极防治颅内压增高以及脑疝的发生。

(1)体位　抬高床头 15°~30°,利于脑静脉回流,减轻脑水肿。

(2)病情观察和记录　患者病情变化最快常出现在损伤发生后的 72 小时内,故在此期间应给予高度关注,护理的重点是密切观察病情,及时发现继发性病变。

(3)积极防治脑水肿,避免颅内压进一步升高　遵医嘱积极降低颅内压,如脱水、激素、过度换气或低温冬眠治疗等。同时应尽量避免各种可能导致颅内压升高的因素:如高热、呼吸道梗阻、剧烈咳嗽、用力排便、躁动、屏气、癫痫发作等。

3. 保持呼吸道通畅

(1)及时清除呼吸道分泌物　颅脑损伤患者常有不同程度的意识障碍,吞咽及咳嗽反射减弱或丧失,不能有效地自主排出呼吸道分泌物,应及时清除,预防误吸的发生。

(2)畅通气道　对于昏迷的患者可肩下垫软枕或放置口咽通气导管以开放气道,避免舌根后坠阻碍呼吸。根据患者病情,必要时行气管插管或气管切开,予呼吸机辅助呼吸。

(3)人工气道的护理　对于建立人工气道的患者,应积极做好气道的护理,维持气道通畅。

(4)积极预防感染　遵医嘱合理使用抗生素,预防呼吸道感染。

4. 加强营养支持

(1)肠内、外营养。早期可采用肠外营养,待肠蠕动恢复后,可过渡到肠内营养。

(2)定期评估患者的营养状况,如体重、血糖、血浆蛋白、电解质以及氮平衡等,以便及时调整营养素的搭配和供给量。

(3)对于年轻、高热等消耗较大的患者,在实行肠内营养时应酌情加量,确保机体恢复所需。

(4)可静脉应用营养神经药物以供应能量、改善细胞代谢,促进脑细胞功能恢复。

5. 脑脊液漏的护理

(1)绝对卧床休息,抬高床头 15°~30°,头下垫无菌巾,保持干燥、清洁。耳漏患者头偏向患侧,维持到脑脊液漏停止后 3~5 天。

(2)维持局部清洁干燥,及时清除鼻前庭或外耳道污垢,并保持液体流出通畅,防止逆流。

(3)正确估算脑脊液外漏量:于鼻孔或外耳道处放置干棉花,浸透后及时更换(视棉球大小,约 3~5mL 估算),24 小时计算棉球数,估计脑脊液量。

(4)预防脑脊液返流,禁忌做耳鼻道填塞、冲洗、滴药,脑脊液鼻漏者严禁经鼻腔插胃管或经鼻吸痰,禁忌腰椎穿刺。指导患者避免擤鼻涕、打喷嚏、屏气、剧烈咳嗽或用力排便,以免脑脊液压力骤升后又降低从而使脑脊液逆流。

(5)遵医嘱按时使用抗生素及 TAT,并观察用药效果。

6. 颅脑损伤后遗症的观察与护理

(1)心理指导　轻型颅脑损伤的患者鼓励其尽早自理生活,对于在恢复的过程中出现头痛、耳鸣、记忆力下降的患者应给予适当解释和安慰,使其树立信心。

(2)外伤性癫痫　指导患者应定期服用抗癫痫的药物,不可突然中断服药。不能单独外出、登高、游泳等,以防意外。

(3)功能障碍　脑损伤后遗留的语言、运动或智力障碍在伤后1~2年内有部分恢复的可能,应鼓励患者,树立信心;协助患者制定康复计划,进行功能训练,如语言、记忆力等方面的训练,以提高生活自理能力及社会适应能力。

(4)颅骨缺如综合征　是指颅骨较大缺损引起的一系列不适的感觉。向患者详细解释疾病发生的相关知识,理解其心理,给予及时地的关心,指导其取健侧卧位,防止脑组织受压;改变体位时避免过于剧烈,避免劳累。伤后3~6个月可做颅骨修补术。

7. 健康教育

(1)加强营养,进食高热量、高蛋白、富含纤维素、维生素的饮食,发热时多饮水。

(2)神经功能缺损者应继续坚持功能锻炼,进行辅助治疗(高压氧、针灸、理疗、按摩、中医药、助听器等)。

(3)复诊指导3~6个月门诊复查,如出现原有症状加重、头痛、呕吐、抽搐、不明原因发热、手术部位发红、积液、渗液等应及时就诊。

(4)颅骨缺损者应避免局部碰撞,以免损伤脑组织,嘱半年左右行颅骨修补术。

(厉春林)

第五节　颅内动脉瘤

颅内动脉瘤(intracranial aneurysm)是指颅内动脉管壁上的异常膨出部分,多因动脉壁局部薄弱和血流冲击而形成,极易破裂出血,是蛛网膜下隙出血最常见的原因。主要见于40~60岁中老年人。

一、临床特点

1. 病因　尚未完全明确,但目前多认为与先天性缺陷、动脉粥样硬化、高血压、感染和外伤有关。

2. 临床症状与体征　可分为三类,出血症状、局灶症状和缺血症状,小而未破裂的动脉瘤无症状。目前我国患者多因破裂出血而就诊。

(1)动脉瘤破裂出血症状　85% 为单纯蛛网膜下腔出血,表现为突然头痛、呕吐、意识障碍、脑膜刺激征等。15% 为颅内血肿,表现为头痛、呕吐、惊厥、局部神经症状、意识迅速丧失和血压升高,不及时手术治疗可因脑疝而死亡。

(2)局灶症状　由瘤体压迫的位置不同而异,除瘤体的直接压迫外,动脉瘤出血或有血肿形成都会引起局灶症状,如偏瘫、失语、癫痫等。

(3)缺血症状　脑动脉痉挛(cerebral vasospasm, CVS)为动脉瘤破裂出血后发生脑缺血的重要原因。CVS 为脑底大动脉的一支或多支,由于动脉壁平滑肌的收缩或血管损伤引起其管腔形态学变化,从而在动脉造影时表现为管腔狭窄。多发生在出血后3~15天。严重者可造成脑缺血和脑梗死,引起迟发性神经功能障碍,表现为逐渐出现的意识障碍、偏瘫失语甚至死亡。

3.辅助检查

(1)CT 目前已成为诊断SAH首先应该进行的检查方法。最好在SAH出血24小时内进行。可以明确蛛网膜下腔出血及出血后的继发改变,如脑水肿等。

(2)CTA(CT血管造影) 具有无创性、易于操作、能进行三维重建、可显示病变与周围骨性结构直观的三维关系。

(3)MRI 优于CT,磁共振血管造影(MRA)可提示动脉瘤部位,用于颅内动脉瘤筛选。

(4)数字减影血管造影(DSA)是确诊颅内动脉瘤的检查方法,能显示动脉瘤的部位、大小、形态、数目、内径,囊内有无血栓,动脉硬化、动脉痉挛的范围和程度等。

4.治疗要点

(1)非手术治疗 主要目的在于预防出血或再出血、控制脑血管痉挛等。适当镇静,绝对卧床休息、镇痛、抗纤维蛋白溶解剂、控制血压,并使患者保持安静,避免情绪激动,同时保持大便通畅。

(2)手术治疗 是最根本的治疗方法。开颅动脉瘤颈夹闭术可彻底消除动脉瘤,保持动脉瘤的载瘤动脉通畅。高龄、病情危重或不接受手术者,可采用血管内介入治疗。术后均应复查脑血管造影证实动脉瘤是否闭塞。

二、护理要点

(一)常见护理诊断/问题

1.疼痛 与蛛网膜下腔出血后的血性脑脊液刺激引起脑动脉痉挛有关。

2.有受伤的危险 与意识障碍有关。

3.躯体移动障碍 与肌无力、偏瘫有关。

4.清理呼吸道无效 与颅内出血致意识障碍有关。

5.潜在并发症 颅内压增高、动脉瘤再次破裂出血、CVS。

6.知识缺乏 与缺乏颅内动脉瘤相关疾病知识有关。

(二)护理措施

1.术前护理

(1)预防出血或再出血

1)卧床休息:抬高床头30°,以利于颅内静脉回流,勿频繁搬动。保持病室安静,光线柔和,谢绝探视,避免情绪激动,保证充足睡眠,预防再出血。

2)控制颅内压:颅内压波动可诱发再出血。①预防颅内压骤降:颅内压骤降会加大颅内血管壁内外压力差,诱发动脉瘤破裂,应维持颅内压在100mmH$_2$O左右;应用脱水剂时,控制输注速度,不能加压输入;行脑脊液引流者,引流速度要慢,脑室引流者,引流瓶(袋)位置不能过低。②避免颅内压增高的诱因:如躁动、便秘、咳嗽、癫痫发作等。

3)控制血压:血压的波动也可能会引起动脉瘤的破裂。未夹闭动脉瘤患者使收缩压维持在150mmHg以下,平均动脉压维持在100~110mmHg。如果有症状性血管痉挛则需维持较高的血压。疼痛、呕吐、躁动均可使血压升高,遵医嘱给予镇痛或镇静剂。密切观察病情,注意血压的变化,避免血压偏低造成脑缺血。

(2)术前准备　除常规术前准备外,介入栓塞治疗还需双侧腹股沟备皮。

2. 术后护理

(1)体位　待意识清醒后抬高床头 30°,以利于颅内静脉回流。避免压迫手术伤口。介入栓塞治疗术后穿刺点加压包扎,患者卧床休息 24 小时,术侧下肢制动 6 小时。

(2)病情观察　密切监测患者意识、瞳孔、呼吸、血压、脉搏等神经系统体征及生命体征变化。特别应注意血压的变化,控制血压以基础血压为准,一般增高 10%~20%,以增加脑灌注,防止脑组织缺血缺氧。观察患者头痛、呕吐情况等颅内压增高的因素,及时遵医嘱使用脱水及止痛剂。介入治疗患者术后应加强观察穿刺处有无血肿或渗血,穿刺侧下肢末梢血液循环情况,如皮肤的色泽、温度、足背动脉搏动等。

(3)切口及引流护理　行开颅手术患者,注意保持头部切口敷料干燥,发现渗血、渗液情况应做好记录,并及时更换敷料。保持引流管持续通畅,观察引流液的色、质、量,注意无菌操作。

(4)药物护理　采用支架辅助技术栓塞动脉瘤的患者术后遵医嘱口服抗凝剂,注意观察患者有无出血倾向,并定期监测出凝血时间。

(5)并发症护理

1)脑血管痉挛　①表现:一过性神经功能障碍,如头痛、短暂的意识障碍、肢体瘫痪和麻木、失语等。②护理:早期发现,及时处理。可遵医嘱继续使用尼莫地平,同时注意观察患者头痛、意识及肢体活动情况,必要时遵医嘱使用止痛剂。

2)脑梗死　①表现:患者表现出一侧肢体无力、偏瘫、失语甚至意识障碍等。②护理:绝对卧床休息,遵医嘱予扩血管、扩容、溶栓治疗(3H 治疗),注意维持水、电解质平衡,定期监测血电解质,并严格记录 24 小时出入水量。

(6)健康教育

1)疾病预防　①指导患者注意休息,避免情绪激动,禁忌劳累、饮酒、饮咖啡。②饮食宜采取低盐、易消化食物,注意少食多餐;保持大便通畅,避免排便用力。③遵医嘱按时服药,包括降压药、抗癫痫药、抗凝药等,不可随意减量或停药。④有癫痫病史者应避免单独外出、高空作业及其他危险活动。⑤自我监测血压变化。

2)复诊指导　术后 3 个月须复查 CTA 或 DSA。出现头痛、呕吐、意识障碍或偏瘫等症状时及时诊治。

(厉春林)

第六节　肺　癌

肺癌(lung cancer)是起源于支气管黏膜上皮或肺泡上皮的恶性肿瘤,又称原发性支气管肺癌。肺癌的发病年龄大多在 40 岁以上,男性居多。在工业发达国家和我国大城市中,肺癌发病率居男性肿瘤首位,女性肿瘤的第 2 位。其病死率居恶性肿瘤的首位,成为危害生命健康的主要疾病。

一、临床特点

1. 病因　肺癌的病因至今不完全明确,但与吸烟、职业暴露、空气污染、病毒感染、饮食因素及遗传因素等因素有关。

2. 病理生理分型

肺癌的分布,右肺多于左肺,上叶多于下叶。起源于主支气管、肺叶支气管,靠近肺门者称为中心型肺癌;起源于肺段支气管开口以下,位于肺周围部分的肺癌称为周围型肺癌。

(1)组织学分型　目前采用 2015 年世界卫生组织(WHO)修订的病理分型标准对肺癌进行分类。通常分为非小细胞肺癌和小细胞肺癌两大类,非小细胞肺癌分为:腺癌、鳞癌。此外,肺癌还包括大细胞癌、腺鳞癌、肉瘤样癌等。少数肺癌同时存在不同的组织类型,如腺癌和鳞癌混合,非小细胞癌与小细胞癌并存。

(2)扩散与转移途径　①直接扩散;②淋巴转移,是常见的扩散途径;③血行转移。

3. 临床表现　肺癌的临床表现与癌肿的大小、类型、所在部位、有无并发症或转移密切相关。按照部位可分为原发肿瘤、肺外胸内扩散、胸外转移和胸外表现四类。

(1)原发肿瘤引起的症状和体征　咳嗽、痰中带血或咯血、胸痛、呼吸困难、喘鸣、发热、体重下降。

(2)肺外胸内扩散引起的症状和体征　膈肌麻痹、声音嘶哑、吞咽困难、上腔静脉综合征、胸腔积液或心包积液、肺上沟瘤(Pancoast 瘤)。

(3)胸外转移引起的症状和体征脑转移、骨转移、肝和肾上腺转移、淋巴结转移。

(4)胸外表现　肥大性肺性骨关节病、神经 – 肌肉综合征、血液系统表现、库欣综合征(Cushing 综合征)、高钙血症、抗利尿激素分泌异常综合征、类癌综合征。

4. 辅助检查

(1)实验室检查　痰脱落细胞检查、血清学肿瘤标志物。

(2)影像学检查　胸部 X 线检查、胸部 CT、PET、MRI 检查、超声、骨扫描。

(3)内镜检查　支气管镜检查、纵隔镜检查、胸腔镜检查。

(4)针吸细胞学检查　经皮穿刺肺活检术、经纤维支气管镜肺活检术、支气管超声内镜引导下针吸活检术、电磁导航支气管镜检查、食管超声内镜引导下针吸活检术。

(5)其他　如转移病灶组织学检查、胸腔积液检查、开胸探查等。

5. 治疗要点　肺癌的治疗方法主要有外科手术治疗、放射治疗、化学药物治疗、靶向治疗、免疫治疗、中医中药、介入、超低温冷疗、光动力疗法等治疗方法。

二、护理要点

(一)常见护理问题 / 诊断

1. 气体交换受损　与肿瘤浸润肺组织、组织细胞被破坏、气体交换面积减少、继发胸腔积液、切除肺组织及肺部未完全膨胀、术后疼痛有关。

2. 知识缺乏 与患者不了解肺部手术知识、未经历此类手术有关。

3. 焦虑 与环境改变、担心预后、经济负担重有关。

4. 疼痛 与手术切口及术后放置引流管有关。

5. 清理呼吸道无效 与术后疼痛、气道分泌物增加有关。

6. 潜在并发症 胸腔出血、肺炎和肺不张、心律失常、肺水肿、肺栓塞、支气管胸膜瘘等。

（二）护理措施

1. 术前护理

（1）心理护理 关心、抚慰、同情患者，做好解释宣教指导工作，取得患者信任。

（2）饮食与营养 给予高热量、高蛋白、丰富维生素易消化饮食，必要时可静脉补充营养。术前 6 小时禁食，2 小时禁饮。

（3）呼吸道护理 劝告吸烟患者戒烟 2 周，观察记录痰液量、色、性质，痰液多时行体位引流，痰液黏稠不易咳出者行雾化吸入、吸痰等处理，遵医嘱应用抗生素或祛痰剂。

（4）口腔卫生 加强口腔清洁，指导患者早晚刷牙及餐后漱口，积极治疗口腔疾患。

（5）术前指导

1）术前呼吸训练 指导患者进行缩唇呼吸、腹式呼吸、有效咳嗽和主动循环呼吸技术等呼吸功能锻炼，可结合呼吸操及各种呼吸训练器械。

2）术前运动训练 指导患者进行快走、慢跑、爬楼梯等运动训练，活动的强度以不感觉疲劳为宜。

3）讲解术后配合要点、疼痛表达的方法及放置各类引流管的目的、注意事项。

2. 术后护理

（1）体位护理 予渐进式半卧位，床头抬高 30°～40°，床尾抬高 5°～10°；肺段切除术或楔形切除术者选择健侧半卧位，全肺切除术者侧 1/4 卧位，若有呼吸功能差或支气管瘘管，取患侧半卧位。

（2）饮食护理 患者意识恢复且无恶心、呕吐现象，拔除气管插管后即可少量饮水。6 小时后可进流质、半流质饮食逐渐过渡至普食，给予高热量、高蛋白、高维生素、易消化饮食。

（3）病情观察 术后应严密观察患者的生命体征，若有异常，立即通知医师。

（4）呼吸道护理

1）术后 24～36 小时予氧气吸入 2～4L/min，观察患者呼吸频率、节律及幅度，以及双肺呼吸音，有无气促、发绀等征象，有缺氧症状时查明原因积极对症处理。

2）鼓励患者早期咳嗽排痰，可采用翻身叩背、指压刺激气管、雾化吸入协助排痰，必要时行纤维支气管镜、气管插管、气管切开吸痰保持气道通畅。

（5）胸腔闭式引流护理 保持引流通畅，观察引流液的颜色、量及性状，当引流血量 ≥ 200mL/h，持续 2～3 小时以上，警惕有活动性出血。全肺切除患者术后所置的胸腔引流管一般呈钳闭状态，定时开放，5～10mL/h，每次放液量不宜超过 100mL，速度宜慢，以维持气管、纵隔处于中间位置，避免纵隔移位。

（6）输液管理 遵医嘱补液，注意输液的量和速度，全肺切除术后患者应控制钠盐摄入，24 小时补液量应在 2000mL 内，速度以 20～30 滴/min 为宜。

(7)疼痛护理 采取多模式镇痛,指导镇痛药物使用、疗效观察及不良反应预防处理。

(8)并发症 观察有无出血、感染、肺不张、心律失常、支气管胸膜瘘、肺水肿、肺栓塞、呼吸窘迫综合征等并发症。如有异常及时通知医生处理。

(9)心理护理 关心、安慰患者,耐心解释,消除其顾虑及恐惧,帮助树立战胜疾病的信心,使其积极配合。

(10)健康指导

1)活动与休息:鼓励患者早期下床活动。术后第1天,生命体征平稳,协助患者下床或在床旁站立移步;第2天起,可扶持患者绕病床在室内行走3~5分钟,根据病情逐渐增加活动量。全肺切除患者需卧床休息1周,适度床上活动,预防深静脉血栓形成。

2)功能锻炼:指导正确呼吸功能训练,促进肺膨胀;进行抬肩、抬臂、举手过头或拉床带等活动训练手术侧手臂及肩部运动,预防术侧肩关节强直及失用性萎缩。

3)出院指导:出院后数周内,继续进行呼吸功能锻炼及有效咳嗽练习,加强营养,注意口腔卫生,戒烟,定期复查,不适随诊。

(董翠萍)

第七节 食 管 癌

食管癌(esophageal carcinoma)是原发于食管上皮的肿瘤,是消化道最常见的恶性肿瘤之一。在我国恶性肿瘤中,食管癌的发病率和死亡率分别居第五位和第四位。好发年龄在40岁以上,男女发病率之比约为(1.3~3)∶1。

一、临床特点

1.病因 病因尚未明确,可能与下列因素有关:亚硝胺类化合物和真菌、吸烟和饮酒、不良饮食习惯、营养不良和微量元素缺乏、遗传因素和基因、肥胖、病毒感染、心理社会因素以及经济状况,等等。

2.病理生理分型

(1)按原发肿瘤所在部位划分 颈段、胸段、腹段。

(2)形态学分型 早期食管癌分为隆起型、表浅型和溃疡型,这些类型的病变均局限于黏膜表面或黏膜下层。中晚期食管癌分为髓质型、蕈伞型、溃疡型、缩窄型(硬化型)及腔内型。

(3)组织病理学分型 食管癌包括鳞状细胞癌、腺癌、腺鳞癌、未分化癌、神经内分泌癌等类型。我国90%的食管癌为鳞状细胞癌,少数为腺癌,后者与Barrett食管恶变有关;欧美以腺癌为主,占70%。

(4)扩散与转移 ①直接扩散;②淋巴转移:是食管癌最主要的转移途径;③血行转移。

3.临床表现

(1)早期食管癌 症状不明显,时轻时重,进展缓慢,主要表现:①吞咽哽咽感;②吞咽时胸骨后闷胀隐痛不适感;③食管内异物感;④食物下行缓慢并有停滞感。

(2)中晚期食管癌

1)症状　进行性吞咽困难为中晚期食管癌最典型的症状。首先表现为进干食困难,随之半流质,最后流质及唾液亦不能吞咽,严重者可有食物反流或呕吐。随着肿瘤发展及外侵可出现相应的晚期症状:持续而严重的胸背疼痛是肿瘤外侵的表现;侵犯气管、支气管可形成食管 – 气管瘘或食管 – 支气管瘘,吞咽水或食物出现呛咳;食管梗阻致内容物反流入呼吸道引起呼吸系统感染;侵犯喉返神经出现声音嘶哑;穿透大血管可出现致死性大呕血。

2)体征　中晚期患者可触及锁骨上淋巴结肿大,出现恶病质状态。若伴有肝、脑等脏器转移,可出现黄疸、腹水、昏迷等。

4. 辅助检查　①纤维胃镜检查是发现与诊断食管癌的首选方法;②超声内镜检查;③食管吞钡双重造影检查;④胸部 CT;⑤正电子发射计算机断层显像(PET–CT) 检查;⑥气管镜检查;⑦放射性核素检查;⑧肿瘤标志物检查。

5. 治疗原则　食管癌的治疗原则是多学科综合治疗,包括内镜治疗、手术治疗、放射治疗、化学药物治疗、免疫治疗、靶向治疗、中医中药治疗等。

二、护理要点

(一)常见护理问题 / 诊断

1. 低效性呼吸型态　与术后肺膨胀不全、呼吸功能不全、深刻疼痛有关。

2. 疼痛　与手术创伤及引流管置入有关。

3. 营养失调　低于机体需要量与术前长期进食困难、手术后禁食及胃肠减压有关。

4. 有感染的危险　与空肠(胃)管、胃肠减压管堵塞、移位、脱出有关。

5. 潜在并发症　肺炎和肺不张、吻合口瘘、乳糜胸。

6. 恐惧 / 焦虑　与担心疾病的预后、惧怕手术有关。

7. 知识缺乏　缺乏康复相关知识。

(二)护理措施

1. 术前常规护理

(1)饮食与营养　患者入院时需进行营养筛查,筛查工具为 NRS 2002。对于营养筛查有营养风险的患者,应该进一步接受营养状况评价,以判断患者有无营养不良并评估其严重程度。食管癌患者每天能量需求量一般为 25 ~ 30kcal/(kg·d)。对具备以下 3 项条件的患者进行营养支持:术前 6 个月体重丢失 > 10% ~ 15%;体质量指数 < 18.5kg/m2;人血白蛋白 < 30g/L。术前这些患者应根据风险程度分别给予饮食建议、蛋白质和管饲喂养。能进食者予高热量、高蛋白、高维生素易消化、无刺激性饮食;仅能进流食或不能进食且营养状况较差者可给予肠内、肠外营养,维持水、电解质、酸碱平衡。

(2)口腔护理　指导早晚刷牙和餐后刷牙漱口,保持口腔卫生,积极治疗口腔疾病。

(3)呼吸道准备　指导进行有效咳嗽、咳痰和腹式深呼吸训练,吸烟者劝其戒烟。

(4)心肺评估　使用心肺运动测试评估接受手术的患者,指导术前优化,预测术后心肺并发症,并评估患者是否能耐受手术。

(5)心理护理　加强与患者及家属沟通,建立良好护患关系,构建患者亲情支持系统,耐心讲解手术和治疗的方法过程及问题应对,缓解焦虑情绪。

(6)胃肠道准备

1)术前1周遵医嘱餐后口服抗生素溶液冲洗食管,减少食物残渣和预防感染。

2)术前6小时禁食、2小时禁水。在术前2小时内摄入高碳水化合物能量饮料以减少应激。对进食后有滞留或返流者,术前1天用生理盐水加抗生素口服或置胃管行食管冲洗。结肠代食管患者,按普通外科术前肠道清洁准备。

3)术晨常规置胃管,通过梗阻部位时不能强行进入,以免穿破食管。

2. 术后常规护理

(1)体位护理 予渐进式半卧位,床头抬高30°~40°,床尾抬高5°~10°。

(2)饮食护理

1)术后禁食水,持续胃肠减压,早晚刷牙,漱口液漱口4~6次/d,保持口腔清洁卫生。

2)术后24小时可经十二指肠营养管或空肠(胃)造瘘管滴入肠内营养液。第一次可用5%葡萄糖盐水缓慢滴入150~250mL,如无腹胀腹痛等不适,可滴注肠内营养液,遵循量由少到多,浓度由低到高,速度由快到慢的原则。

3)术后经检查确定吻合口愈合良好后开始进食全清流质,并逐渐过渡至普食。注意少量多餐、细嚼慢咽、逐渐加量,避免进食过硬、刺激性食物和碳酸饮料。饭后勿立即平卧,睡眠时将枕头垫高,防止胃液反流至食管。

4)术后经检查有咽功能紊乱者,需通过容积——黏度吞咽测试评估吞咽安全性和有效性,量化食物稠度,指导患者进食性状和稠度适宜的食物,观察患者进食过程中有无刺激性呛咳、哽噎感、胸闷、发绀等不适症状,防止患者误吸。

(3)生命体征及指脉氧监测 术后2~3小时每15分钟测量1次,稳定后改为0.5~1小时测量1次,术后24~36小时严密监测。

(4)呼吸道护理

1)术后24~36小时予氧气吸入2~4L/min,观察患者呼吸频率、节律及幅度,以及双肺呼吸音,有无气促、发绀等征象,有缺氧症状时查明原因积极对症处理。

2)保持呼吸道通畅,鼓励患者早期咳嗽排痰,可采用翻身叩背、指压刺激气管、雾化吸入方法予协助排痰,必要时行纤维支气管镜、气管插管、气管切开等方法吸痰保持气道通畅。

(5)胸腔闭式引流护理 妥善固定、定时挤压、保持通畅,观察记录引流液的颜色、量及性状,当引流血量≥200mL/h,持续2~3小时以上,警惕有活动性出血;引流液中出现食物残渣或由清亮转浑浊,应考虑吻合口瘘或乳糜胸。

(6)胃肠减压的护理 定时抽吸胃液,保持胃管通畅,观察记录引流液的颜色、量及性状,当引流出大量鲜血或血性液体时应考虑吻合口出血,需通知医生积极处理;妥善固定,防止脱出,若胃管脱出,不可盲目插入,以免发生吻合口瘘。

(7)结肠代食管术后护理

1)严密观察腹腔引流管引流液的颜色、量及性状变化,若引流出大量血性液体或呕吐大量咖啡样液体并全身中毒症状时,应考虑结肠袢坏死,须配合医生积极处理。

2)注意观察腹部体征,发现异常及时报告医生。

3)告知患者术后半年内会常嗅到粪便味,以后会逐步缓解,多注意口腔卫生。

(8)并发症 进食后如出现呼吸困难、胸腔积液、全身中毒等症状,应警惕发生吻合口瘘,立即停止进食,行胸腔闭式引流、抗感染及营养支持治疗。若胸腔闭式引流量多,性状由清亮逐渐转为浑浊,患者出现胸闷、气急、心悸,甚至血压下降等症状,提示有乳糜胸,应尽早行胸导管结扎术及胸腔闭式引流术。

(9)药物应用 遵医嘱使用抗生素,予肠内、肠外营养,维持水、电解质、酸碱平衡。

(10)疼痛护理 在食管切除术后,胸椎硬膜外镇痛应被视为术后镇痛的第一道途径;同时椎旁阻滞是胸椎硬膜外镇痛一种很好的替代方式;其余镇痛药物包括非甾体抗炎药应遵从个体化原则。选择静脉和黏膜吸收镇痛药物,做好超前镇痛及集束化护理,降低痛阈,提高依从性。

(11)心理护理 关心、鼓励患者,耐心解释,消除其顾虑及恐惧,帮助树立战胜疾病的信心,使其积极配合。

(12)康复指导 适当运动,充分睡眠,避免疲劳;合理饮食,保证营养,避免进食过快、过量、过热、过硬,硬质药片碾碎后服用,避免后期吻合口瘘发生;定期复查,坚持治疗。

(董翠萍)

第八节 主动脉夹层

主动脉夹层(aortic dissection,AD)是主动脉夹层动脉瘤的简称,指主动脉壁内膜与部分中层裂开,血液在主动脉压力作用下进入裂开间隙,形成血肿并主要向远端延伸扩大。主动脉夹层常发生于近端胸主动脉。该病隐匿、凶险,诊断率较低,易发生主动脉夹层破裂,死亡率极高。

一、临床特点

1.病因与发病机制 目前发病机制仍不清楚。普遍认为主动脉壁中层结构的异常和/或血压升高作用于主动脉壁是夹层发生的基础,在此基础上主动脉内膜撕裂,血液进入中层撕裂处,进一步发展为夹层,另外主动脉滋养血管不同程度闭塞、破裂形成主动脉壁内血肿,当壁内血肿压力增加至一定程度,在主动脉中层也可发展为夹层。其发病因素包括:遗传性疾病、先天性心血管畸形、主动脉壁中层退行性变、高血压及创伤。

2.病理生理与分型 主动脉夹层的基本病理生理改变是动脉内膜撕裂,血液进入动脉壁内形成血肿,也就是假腔。假腔向血管外破裂可以造成急性心脏压塞或是腔内大出血,患者即刻死亡。假腔也可以向血管内破裂,形成一个入口和一个出口,这样假腔内的压力减低,血肿缩小,假腔延展暂时放慢或停止,危险度降低。在急性期,假腔一般只有一个入口,没有出口,血肿向大动脉的远端和大动脉的分支扩展,血肿压迫分支造成狭窄或闭塞,引起各分支血管供应器官的缺血症状。颈动脉缺血可以出现神经系统症状,如意识障碍、偏瘫等;脊髓缺血可导致截瘫;肾动脉缺血出现难以控制的高血压和肾衰竭;肠道缺血出现急腹症的表现;髂股动脉缺血出现下肢缺血的症状。

传统的 AD 分型方法中应用最为广泛的是 Stanford 分型和 Debakey 分型。Debakey 将 AD 分为 3 型：Ⅰ型 AD 起源于升主动脉并累及腹主动脉；Ⅱ型 AD 局限于升主动脉；Ⅲ型 AD 起源于胸降主动脉，向下未累及腹主动脉者称为 ⅢA，累及腹主动脉者称为 ⅢB。Stanford 大学的 Daily 等将 AD 分为两型：无论夹层起源于哪一部位，只要累及升主动脉者称为 Stanford A 型；夹层起源于胸降主动脉且未累及升主动脉者称为 Stanford B 型。

3.临床表现

(1)疼痛 是主动脉夹层的主要特征。表现为突发前胸、后背、腰或腹部的剧烈疼痛，呈撕裂样或刀割样锐痛，难以忍受，多呈持续性，并沿动脉走行向胸、后背放射性传导。剧烈疼痛时可出现烦躁不安，大汗淋漓，有濒死感。疼痛的部位和性质可提示夹层破口的部位及进展情况。Stanford A 型夹层常表现为前胸痛或背痛，Stanford B 型夹层常表现为背痛或腹痛，两者疼痛部位可存在交叉，出现迁移疼痛常提示夹层进展。

(2)累及症状 急性主动脉夹层压迫和阻塞主动脉的分支表现：①累及主动脉瓣，出现主动脉瓣关闭不全的症状；②累及冠状动脉，出现心绞痛和心肌梗死；③累及头臂动脉，出现脑供血不足，甚至昏迷等。

4.辅助检查

(1)胸部 X 线 纵隔影增宽，主动脉扩大。

(2)超声心动图 简便、安全，可用于诊断大部分主动脉夹层。

(3)全主动脉 CTA 快速、简便、准确率高，可显示内膜撕裂口、假腔内血栓、异常血流等。

(4)MRI 可准确提供主动脉夹层形态结构变化、破口的位置、受累血管分支和血流动态，主要用于病情稳定者。

5.治疗要点

主动脉夹层的严重并发症多发生在发病后数小时内，因此积极的药物治疗以降低血流对主动脉的冲击极为重要。应同时降低血压和减慢心率。强止痛药如哌替啶、吗啡等，通过缓解疼痛和镇静来降低血压，防止患者用力，对预防严重并发症也有益处。

Stanford A 型主动脉夹层，一经确诊，原则上应立即急诊手术，开胸在体外循环下行病损段血管置换。急性 Stanford B 型主动脉夹层，应在药物控制血压、心率稳定后，限期行血管腔内修复术。如果内科治疗下高血压难以控制，疼痛无法缓解出现主动脉破裂征象或急性下肢、肾脏缺血等情况，应急诊行血管腔内修复术。急性 A 型主动脉夹层合并器官缺血的患者可行杂交手术。

二、护理要点

(一)常见护理诊断/问题

1.急性疼痛 与主动脉夹层发生、发展有关。

2.焦虑与恐惧 与病情凶险及对疾病预后的不确定性有关。

3.活动无耐力 与心功能下降、疾病和手术有关。

4.潜在并发症 感染、出血、动脉瘤破裂、急性心脏压塞、急性呼吸功能不全、神经系统功能障碍、肾功能不全等。

（二）护理措施

1. 术前护理

（1）卧床休息 保持环境安静，绝对卧床休息。避免情绪波动，必要时应用镇静剂。

（2）病情观察 严密监测生命体征和重要脏器的功能。

（3）疼痛管理 评估疼痛的位置、性质、持续时间、诱因等。集中护理操作，减少环境刺激。

（4）营养支持 嘱患者摄入高蛋白、高纤维素、丰富维生素、易消化的软食。防止便秘发生。

（5）控制血压 遵医嘱使用降压药严格控制血压。

（6）预防感染 严格无菌操作，治疗潜在感染灶。

（7）心理护理 向患者及家属介绍疾病和手术相关知识，缓解其对手术的恐惧和焦虑。

2. 术后护理

（1）病情观察 观察患者生命体征、呼吸功能、主动脉分支血供情况；定期监测患者血清电解质和血气分析。

（2）维持血压稳定 遵医嘱合理使用利尿剂和血管扩张剂等降压药；适当镇静镇痛；复温保暖。

（3）保持呼吸道通畅 气管插管患者按需吸痰，注意气道温湿化。

（4）引流管的护理 保持引流通畅、密切观察引流液的颜色、性状及量。

（5）纠正水、电解质、酸碱失衡术后积极补液，根据检验结果适当补充钾、钙和镁。

（6）并发症的护理

1）急性呼吸功能不全 急性呼吸功能不全表现为严重低氧状态。术后早期采取肺保护性通气策略，保持适当的呼吸末正压；定期肺复张；加强体位管理；必要时早期行俯卧位通气；早期拔除气管插管，缩短有创机械通气时间；及时清理呼吸道分泌物，防止呼吸道感染。

2）神经系统功能障碍 包括脑部并发症和脊髓损伤，主要表现为苏醒延迟、昏迷、躁动、癫痫发作、偏瘫、双下肢肌力障碍等症状。术后应严密观察患者的意识、瞳孔、肢体活动情况；对于苏醒延迟神志不清者，遵医嘱给予营养神经和脱水药物；保证充分供氧，防止脑部缺血缺氧。

3）肾功能不全 术后加强肾功能监护，密切观察尿量，每小时记录1次；疑为肾功能不全者，限制水和钠的摄入，控制高钾食物的摄入，并停止使用肾毒性药物；若证实为急性肾衰竭，应遵医嘱做透析治疗。

（7）健康教育

1）健康生活方式指导 养成良好的生活习惯，健康饮食、规律作息、适量运动。

2）预防感染 注意个人卫生，避免呼吸道感染。

3）自我血压管理 指导患者正确测量血压的方法，告知患者血压正常值。遵医嘱服用控制血压的药物。

4）定期复查，不适随诊。

（吴前胜 陈 钊）

第九节 甲 状 腺 癌

甲状腺癌(thyroid carcinoma)是最常见的甲状腺恶性肿瘤,占全球癌症发病率的 3.1%,是目前发病率增长最快的恶性肿瘤之一,在女性中的发病率是男性的 2～3 倍。除髓样癌外,大多数甲状腺癌起源于滤泡上皮细胞。

一、临床特点

1. 病理

(1)乳头状癌　是成人甲状腺癌的最主要类型,儿童甲状腺癌几乎全部为乳头状癌。多见于 30～45 岁的中青年女性,低度恶性,生长缓慢,较早出现颈部淋巴结转移,预后较好。

(2)滤泡状癌　占 15%。多见于 50 岁左右妇女,中度恶性,发展较快,有侵犯血管倾向,33% 可经血运转移至肺、肝、骨及中枢神经系统,预后不如乳头状癌。

(3)未分化癌　占 5%～10%。多见于 70 岁左右的老年人,高度恶性,发展迅速,约 50% 早期便有颈部淋巴结转移,或侵犯喉返神经、气管或食管,常经血运向肺、骨等远处转移,预后较差。

(4)髓样癌　仅占 7%,常有家族史。来源于滤泡旁降钙素(calcitonin)分泌细胞(C 细胞),可分泌大量降钙素。恶性程度中等,可经淋巴结转移和血运转移,预后不如乳头状癌及滤泡状癌,但较未分化癌预后好。

2. 临床表现

(1)甲状腺肿大或结节　乳头状癌和滤泡状癌初期多无明显症状,前者有时可因颈部淋巴结肿大而就诊。淋巴结肿大最常见于颈深上、中、下淋巴结,体表可触及。随着病程进展,肿块逐渐增大、质硬、可随吞咽上下移动,吞咽时肿块移动度变小。髓样癌除有颈部肿块表现外,因其能产生激素样活性物质(5- 羟色胺、降钙素和前列腺素等),还可导致患者出现腹泻、心悸、颜面潮红、多汗和血钙降低等类癌综合征。合并家族史者,可能存在内分泌失调表现。

(2)压迫症状　随着病情进展,肿块迅速增大,压迫周围组织,可产生一系列症状。特别是未分化癌,上述症状发展迅速,并侵犯周围组织。晚期癌肿增大压迫气管,使气管移位,可产生不同程度的呼吸障碍;癌肿侵犯气管可导致呼吸困难或咯血;癌肿压迫或浸润食管,可引起吞咽困难;癌肿侵犯喉返神经可出现声音嘶哑;颈交感神经受压会引起同侧上眼睑下垂、瞳孔缩小、眼球内陷、面部无汗等,称为颈交感神经综合征(cervicalsympathetic syndrome),又称霍纳综合征(Horner syndrome);颈丛浅支受侵犯时,患者可有耳、枕、肩等处疼痛。

(3)远处转移症状　乳头状癌颈部淋巴结转移灶发生率高、出现早、范围广、发展慢、可有囊性变。滤泡状癌易发生远处转移,以血行转移为主,常转移至肺和骨。颈部淋巴结转移在未分化癌发生较早,可出现颈部淋巴结肿大,有少部分患者甲状腺肿块不明显,而因转移灶就医时,应考虑甲状腺癌的可能;远处转移部位多见于扁骨(颅骨、椎骨、胸骨、盆骨等)和肺。

3. 辅助检查

(1)影像学检查　①超声检查:是分化型甲状腺癌的首选评估手段,对于确定结节的性质有很大帮助,实体性结节有微小钙化、低回声和丰富血流,则可能为恶性结节。②X 线检查:胸部及骨骼摄片可了解有无肺、纵隔及骨转移;颈部摄片可了解有无气管受压、移位及肿瘤内钙化灶。若甲状腺部位出现细小的絮状钙化影,可能为癌。③CT/MRI:适用于有压迫症状的肿物、巨大结节或胸骨后甲状腺结节者,能清楚界定病变范围及淋巴结转移灶。④其他检查:甲状腺癌手术前应进行喉部检查以评估声带功能。如怀疑病变及气管或食管,还需行气管镜、食管镜等检查。

(2)实验室检查 ①细针穿刺细胞学检查:对于甲状腺结节直径超过 1cm 或较小但临床可疑的结节(既往头颈部放疗、甲状腺癌家族史、可疑触诊特征和/或颈部淋巴结),均推荐行细针穿刺细胞学检查。该检查是术前诊断甲状腺癌最有效和最实用的方法,细胞学阳性结果一般表示甲状腺恶性病变,而细胞学阴性结果则 90% 为良性。②血清降钙素测定:有助于诊断髓样癌。

(3)放射性核素扫描 直径>1cm 且伴有血清促甲状腺素(TSH)降低的甲状腺结节,应行甲状腺 131I 或 99mTc 核素显像,以判断结节是否有自主摄取功能。甲状腺癌 ^{131}I 或 99mTc 扫描多提示为冷结节,边缘一般较模糊。

4. 处理原则

手术切除是各型甲状腺癌(除未分化癌外)的基本治疗方法。根据患者情况再辅以放射性核素治疗、TSH 抑制治疗及放射外照射等疗法。

(1)非手术治疗

1)放射性核素治疗 131I 已成为分化型甲状腺癌术后治疗的主要手段之一,利用 131I 发射出的 β 射线的电离辐射生物效应可破坏甲状腺组织和癌细胞,从而达到治疗目的。适用于 45 岁以上高危乳头状癌、滤泡状癌接受甲状腺全切术后者。

2)TSH 抑制治疗 甲状腺癌做全/近全切除者及 131I 治疗后均应及时、长期、足量地服用甲状腺素制剂进行 TSH 抑制治疗,预防甲状腺功能减退及抑制 TSH。甲状腺素制剂包括甲状腺素片和左甲状腺素(L-T4),首选 L-T4 口服制剂。

3)放射外照射治疗 是一种采用高能量的射线来杀死颈部或者癌灶转移部位的癌细胞的疗法。主要用于未分化型甲状腺癌。

4)射频消融治疗 是通过电磁能量的聚集对组织诱导产生热损失,即通过高频电流交替刺激提升组织温度,从而对肿瘤组织进行精准原位灭活。该治疗方法目前主要应用于甲状腺良性结节患者,在甲状腺癌中主要用于甲状腺癌复发及术后淋巴结转移,拒绝二次手术或手术风险高不能耐受手术的患者。

5)其他治疗 对于合并远处转移的甲状腺未分化癌,建议行化学治疗,同时可行基因检测选择靶向治疗。对于碘难治性或其他治疗失败的甲状腺癌也可选择行靶向治疗。

(2)手术治疗 包括甲状腺切除及颈部淋巴结清扫。甲状腺切除主要有甲状腺全/近全切除术和甲状腺腺叶加峡部切除术等方式。目前,分化型甲状腺癌甲状腺的切除范围虽有分歧,但最小范围为腺叶切除已达成共识。而对肿瘤直径 1~4cm 者,既可行甲状腺腺叶加峡部切除术,也可做甲状腺全近全切除术。甲状腺癌手术类型除了开放性手术外,还有腔镜手术。手术方式和类型的选择,需结合术前评估、复发危险度和患者意愿综合考虑。其疗效与肿瘤的病理类型有关,并应根据病情及病理类型决定是否加行颈部淋巴结清扫术或放射性碘治疗等。

二、护理要点

(一)常见护理诊断/问题

1.急性疼痛　主要为咽喉痛,与手术创伤、术中气管插管、术中头颈过伸位和术后咳嗽有关。

2.清理呼吸道无效　与咽喉部及气管受刺激、分泌物增多及切口疼痛有关。

3.恐惧　与颈部肿块性质不明、担心手术及预后有关。

4.潜在并发症　呼吸困难和窒息、吞咽困难、喉返神经损伤、喉上神经损伤、甲状旁腺功能减退、乳糜漏和皮下气肿等。

(二)护理措施

1.术前护理

(1)心理护理　加强沟通,采用多元化、个性化的方式告知患者甲状腺癌的有关知识,说明手术的必要性、手术的方法、术后恢复过程及预后情况,消除其顾虑和恐惧;了解其对疾病的感受、认知和对拟行治疗方案的理解,提供心理支持。

(2)饮食指导　给予高热量、高蛋白质和富含维生素的食物,加强营养支持,保证术前营养。禁用对中枢神经有兴奋作用的浓茶、咖啡等刺激性饮料,勿进食富含粗纤维的食物以免增加肠蠕动而导致腹泻。无胃肠动力障碍或肠梗阻的患者术前可缩短禁食禁饮时间。禁食、禁饮期间,应关注患者的生命体征、血糖等指标,如有异常及时进行处理。

(3)术前适应性训练　术前指导患者进行颈部放松运动和头颈过伸位训练,以适应术中体位变化。每天数次,训练时长以患者最大可耐受限度为宜,每次训练完给予颈部按摩以缓解不适。指导患者学会深呼吸、有效咳嗽的方法,以保持呼吸道通畅。

(4)术前准备　为更好地配合手术,建议患者术前停止吸烟、饮酒2周以上。常规情况下,患者只需进行皮肤清洁,对手术区毛发浓密者可进行相应剪毛或脱毛。必要时,为患者剃除耳后毛发,以便行颈部淋巴结清扫术。经口腔前庭入路腔镜甲状腺手术患者术前须进行严格口腔准备,应使用具有杀菌或抑菌功能的漱口液漱口。术前晚遵医嘱予以镇静安眠类药物,使其身心处于接受手术的最佳状态。

2.术后护理

(1)体位和引流　术后取平卧位,待全麻清醒生命体征平稳后逐步取半卧位,以利于呼吸和引流。指导患者在床上变换体位,病情允许时,鼓励患者早期下床活动。伤口处酌情放置引流管,做好固定,并注意观察引流液的颜色、性状和量,保持引流通畅,及时更换伤口处敷料,评估并记录出血情况。病情允许时,尽早拔除引流管。

(2)饮食与营养

1)原则　术后尽早经口进食,有利于促进身体恢复。甲状腺手术对胃肠道功能影响很小,只是在吞咽时感觉疼痛不适,应鼓励患者少量多餐,加强营养,促进康复。必要时遵医嘱静脉补充营养和水电解质。

2)预防和处理恶心、呕吐　由于甲状腺手术的特殊体位,在术中颈部过度后仰,造成脑部血流供应失调,可产生中枢性恶心呕吐。频繁的术后恶心、呕吐会增加血管压力,引起伤口出血。因此,术后应根据情况使用止吐药物,预防和处理恶心、呕吐的发生,既避免血管压力升高导致出血,又促进患者术后尽早进食。

3)进食顺序　术后患者清醒后,若无恶心呕吐,可给予少量温水或凉水。若无呛咳、误咽等不适,可逐步给予便于吞咽的微温流质饮食,以免食物过热引起手术部位血管扩张,加重伤口渗血。再逐步过渡到半流质和软食。

(3)保持呼吸道通畅

1)注意避免引流管阻塞导致颈部出血形成血肿压迫气管而引起呼吸不畅。

2)指导患者进行深呼吸和有效咳嗽,先进行深而慢的腹式呼吸5~6次,然后深吸气至膈肌完全下降,屏气3~5秒,继而缩唇,缓慢地经口将肺内气体呼出,再深吸一口气屏气3~5秒,身体前倾,从胸腔进行2~3次短促有力的咳嗽,咳嗽的同时收缩腹肌,或用手按压上腹部,帮助痰液咳出。

3)必要时进行超声雾化吸入,使痰液稀释易于排出。

(4)疼痛护理

1)观察患者疼痛的时间、部位、性质和规律,鼓励患者表达疼痛的感受。

2)根据评估结果,对患者实施个性化的镇痛方案。

3)指导患者正确使用非药物镇痛方法,减轻机体对疼痛的敏感性,如分散注意力等。

4)保持室内适宜的温湿度,避免刺激气味引起患者打喷嚏或咳嗽,多饮水,按需雾化吸入,以缓解咽痛、咳嗽症状等。

5)指导患者咳嗽时用手固定颈部以减少震动导致的伤口处疼痛,因伤口疼痛而不敢或不愿意咳嗽排痰者,遵医嘱适当给予镇痛药,如非甾体类药物,尽量减少阿片类药物的使用。

(5)并发症的护理密切监测呼吸、体温、脉搏和血压的变化,观察患者发音和吞咽情况,及早发现术后并发症,并通知医师,配合抢救。

1)呼吸困难和窒息:是最危急的并发症,多发生于术后48小时内。

原因:①出血及血肿压迫气管:多因手术时止血(特别是腺体断面止血)不完善,偶尔为血管结扎线滑脱所引起;②喉头水肿:主要是手术创伤所致,也可因气管插管引起;③气管塌陷:是气管壁长期受肿大甲状腺压迫,发生软化,切除甲状腺体的大部分后软化的气管壁失去支撑的结果;④声带麻痹:由双侧喉返神经损伤导致。

表现:患者出现呼吸频率增快,呼吸费力,出现三凹征,甚至窒息死亡。

护理:①对于引流通畅、出血速度慢、颈部肿胀较轻且无明显不适者,可暂时给予局部加压等保守治疗,并密切关注患者呼吸情况、颈前区肿胀程度等。对于血肿压迫所致呼吸困难,若出现颈部疼痛、肿胀,甚至颈部皮肤出现瘀斑者,应立即返回手术室,在无菌条件下拆开伤口。如患者呼吸困难严重,已不允许搬动,则应在床边拆开缝线,消除血肿,严密止血,必要时行气管切开。②轻度喉头水肿者无须治疗,中度者应嘱其不说话,可采用皮质激素作雾化吸入,静脉滴注氢化可的松300mg/d;严重者应紧急作环甲膜穿刺或气管切开。气管软化者一般不宜行气管切开。

2)喉返神经损伤:发生率约为0.5%

原因:多数系手术直接损伤,如神经被切断、扎住、挤压或牵拉等,少数为术后血肿压迫或瘢痕组织牵拉所致。

表现:一侧喉返神经损伤可由健侧向患侧过度内收而代偿,但不能恢复原音色;双侧喉返神经损伤可导致失声或严重的呼吸困难,甚至窒息。

护理:①钳夹、牵拉或血肿压迫所致损伤多为暂时性,在术后2周至2个月内宜进行声音评估,声音异常者宜行喉镜检查,经理疗等及时处理后,一般在3~6个月内可逐渐恢复;②严重呼吸困难时应立即行气管切开。

3)喉上神经损伤

原因:多在处理甲状腺上极时损伤喉上神经内支(感觉)或外支(运动)所致。

表现:若损伤外支,可使环甲肌瘫痪,引起声带松弛、声调降低、无力;损伤内支,则使咽喉黏膜感觉丧失,患者进食特别是进水时,丧失喉部的反射性咳嗽,易引起误咽或呛咳。

护理:对于声音嘶哑的患者,视情况可行声音治疗。对于存在误咽或呛咳风险的患者,可行吞咽功能评估,根据评估结果选择合适性状的食物,并采取合适的吞咽姿势进行吞咽功能训练。一般经康复治疗后可逐渐恢复。

4)甲状旁腺功能减退(hypoparathyroidism)

原因:多系手术时甲状旁腺被误切、挫伤或其血液供应受累,导致甲状旁腺功能低下、血钙浓度下降、神经肌肉应激性显著提高,引起手足抽搐。

表现:多数患者临床表现不典型,起初仅有面部、唇部或手足部的针刺感、麻木感或强直感,症状轻且短暂,经过2~3周,未损伤的甲状旁腺增生、代偿后症状可消失。严重者可出现面肌和手足伴有疼痛的持续性痉挛,每天多次发作,每次持续10~20分钟或更长,甚至可发生喉和膈肌痉挛,引起窒息而死亡。

护理:①预防的关键在于切除甲状腺时注意保留腺体背面的甲状旁腺;②一旦发生应适当限制肉类、乳品和蛋类等食品,因其含磷较高,影响钙的吸收;③症状轻者可口服钙剂或静脉注射钙剂,并同时服用维生素 D_2 或维生素 D_3,5万~10万 U/d;严重低血钙、手足抽搐时,立即遵医嘱予以 10% 葡萄糖酸钙或氯化钙 10~20mL 缓慢静脉推注,必要时4~6小时后重复注射。葡萄糖酸钙注射液浓度较高,需稀释后再使用,且应控制速度,不宜过快,否则易发生恶心、呕吐、心律失常甚至心搏骤停。使用时应选择安全的静脉,避免局部渗漏,如出现外渗,应立即停止用药,并进行相应处理,避免局部组织坏死的发生。补钙期间需定期监测血清钙浓度,以调节钙剂的用量。

5)乳糜漏

原因:乳糜漏是甲状腺癌手术中较少见但严重的并发症之一。多系颈侧区淋巴结清扫术时损伤胸导管、淋巴导管或其分支所致。

表现:术后引流管引出粉红色或乳白色液体,进食高脂食物会引起引流量增多,引流液做乳糜试验检查呈阳性反应。乳糜漏可导致低蛋白血症、水电解质紊乱等,严重者可出现乳糜胸。

护理:发生乳糜漏时宜先行局部加压包扎(中央区乳糜漏加压包扎往往无效),并给予持续负压引流、低脂饮食等保守治疗,必要时可禁食、给予静脉营养支持。乳糜漏经保守治疗多能自愈,对于保守治疗无效的乳糜漏可考虑手术治疗。

6)皮下气肿

原因:腔镜手术中,需要采取 CO_2 灌注建立操作空间获得满意的手术视野,当充气压力掌握不当时会出现皮下气肿。

表现:患者颈胸部会出现肿胀,按压可有握雪感和捻发音,部分患者会出现不同程度的胸闷、呼吸困难和心动过速等。

护理:①密切关注患者皮下气肿情况,患者有无呼吸困难等症状;②症状较轻者无须处理,气肿可自行吸收;若出现广泛皮下气肿、严重的呼吸困难等,应立即进行急救,给予氧气吸入或建立人工气道等。

3. 健康教育

(1)功能锻炼　卧床期间鼓励患者床上活动,促进血液循环和伤口愈合。根据患者情况,术后早期逐步开展个体化颈部功能锻炼计划,以避免伤口愈合纤维组织与周围组织的粘连以及组织挛缩,促进颈部功能尽早恢复。颈部淋巴结清扫术者,斜方肌存在不同程度受损,故伤口愈合后还应开始肩关节的功能锻炼,随时注意保持患侧高于健侧,以防肩下垂。功能锻炼应至少持续至出院后 3 个月。

(2)饮食指导　甲状腺癌患者可以正常进食含碘饮食。如果手术后行 ^{131}I 治疗,治疗前需要低碘饮食。

(3)心理调适　不同病理类型的甲状腺癌预后有明显差异,指导患者调整心态,积极配合后续治疗。

(4)后续治疗　指导甲状腺全 / 近全切除者遵医嘱坚持服用甲状腺素制剂,定期检测甲状腺功能,预防肿瘤复发。指导患者按时、按量、连续服药,不可随意增减药量,告知患者药物的不良反应及注意事项。术后遵医嘱按时行放射治疗等。

(5)定期复诊　教会患者自行检查颈部,若发现结节、肿块等异常及时就诊。出院后定期复诊,检查颈部、肺部及甲状腺功能等。

(夏　莹)

第十节　乳　腺　癌

2020 年,全球有 68.5 万人死于乳腺癌,有 226 万例新发乳腺癌,乳腺癌首次成为世界上最常见的癌症。其中,中国死于乳腺癌的人数为 11.7 万,乳腺癌新发病例数为 42 万。乳腺癌常居我国女性恶性肿瘤发病首位,且发病率呈逐年上升趋势,尤其是在东部沿海地区和经济发达的大城市,其发病率增加尤其显著。

一、临床特点

1. 病因与发病机制

乳腺癌的病因尚不清楚。目前认为与下列因素有关:

(1)激素作用　乳腺是多种内分泌激素的靶器官,其中雌酮、雌二醇与乳腺癌的发病有直接

关系;

(2)家族史　一级女性亲属中有乳腺癌病史者的发病危险性是普通人群的 2~3 倍;

(3)月经、婚育史　月经初潮年龄早、绝经年龄晚、未育、初次足月产年龄较大及未进行母乳喂养者发病率增加;

(4)乳腺良性疾病　与乳腺癌的关系尚有争论,多数认为乳腺小叶有上皮高度增生或不典型增生可能与本病发生有关;

(5)饮食与营养营养过剩、肥胖和高脂肪饮食可加强或延长雌激素对乳腺上皮细胞的刺激,从而增加发病机会;

(6)环境和生活方式　如北美、北欧地区乳腺癌发病率约为亚、非、拉美地区的 4 倍,而低发地区居民移居到高发地区后,第二、三代移民的发病率逐渐升高。

2. 病理生理

(1)病理分型

1)非浸润性癌　此型属早期,预后较好。①导管内癌:癌细胞未突破导管壁基底膜;②小叶原位癌:癌细胞未突破末梢乳管或腺泡基底膜;③乳头湿疹样乳腺癌(伴发浸润性癌者除外)。

2)浸润性特殊癌　此型一般分化较高,预后尚好,包括乳头状癌、髓样癌(伴大量淋巴细胞浸润)、小管癌(高分化腺癌)、腺样囊性癌、黏液腺癌、大汗腺样癌、鳞状细胞癌等。

3)浸润性非特殊癌　约 80% 的乳腺癌为此类型。此型一般分化低,预后较差,但判断预后需结合疾病分期等因素。此型包括浸润性小叶癌、浸润性导管癌、硬癌、髓样癌(无大量淋巴细胞浸润)、单纯癌、腺癌等。

4)其他罕见癌　如炎性乳腺癌(inflammatory breast carcinoma)。

(2)转移途径

1)局部浸润　癌细胞沿导管或筋膜间隙蔓延,继而侵及 Cooper 韧带和皮肤。

2)淋巴转移　乳房的淋巴网非常丰富,淋巴液输出有 4 个途径:①乳房大部分淋巴液流至腋窝淋巴结,部分乳房上部淋巴液可直接流向锁骨下淋巴结;②部分乳房内侧的淋巴液通过肋间淋巴管流向胸骨旁淋巴结;③两侧乳房间皮下有交通淋巴管;④乳房深部淋巴网可沿腹直肌鞘和肝镰状韧带通向肝。其中以第一条途径最多见,这也是乳腺癌患者淋巴结转移最常见于腋窝的原因。

3)血行转移　癌细胞可经淋巴途径进入静脉,也可直接侵入血液循环而致远处转移。最常见的远处转移依次为骨、肺、肝。有些早期乳腺癌已有血行转移。

3. 临床表现

(1)常见乳腺癌

1)乳房肿块

早期:表现为患侧乳房出现无痛性、单发小肿块,患者常在无意中发现。肿块多位于乳房外上象限,质硬、表面不光滑,与周围组织分界不清,在乳房内不易被推动。

晚期:①肿块固定:癌肿侵入胸筋膜和胸肌时,固定于胸壁不易推动。②卫星结节、铠甲胸:癌细胞侵犯大片乳房皮肤时,可出现多个坚硬小结节或条索,呈卫星样围绕原发病灶。若结节彼此融合,弥漫成片,可延伸至背部和对侧胸壁,致胸壁紧缩呈铠甲状,患者呼吸受限。

③皮肤破溃:癌肿处皮肤可溃破而形成溃疡,常有恶臭,易出血。

2)乳房外形改变随着肿瘤生长,可引起乳房外形改变。①酒窝征:若肿瘤累及 Cooper 韧带,可使其缩短而致肿瘤表面皮肤凹陷,出现"酒窝征";②乳头内陷:邻近乳头或乳晕的癌肿因侵入乳管使之缩短,可将乳头牵向癌肿一侧,进而使乳头扁平、回缩、凹陷;③橘皮征:如皮下淋巴管被癌细胞堵塞,引起淋巴回流障碍,可出现真皮水肿,乳房皮肤呈"橘皮样"改变。

3)转移征象　①淋巴转移。最初多见于患侧腋窝,肿大的淋巴结少数散在,质硬、无痛且可被推动,继而逐渐增多并融合成团,甚至与皮肤或深部组织粘连;②血行转移。乳腺癌转移至骨、肺、肝时可出现相应症状,如骨转移可出现局部疼痛,肺转移可出现胸痛、气促,肝转移可出现肝大或黄疸等。

(2)特殊类型乳腺癌

1)炎性乳腺癌。发病率低,年轻女性多见。表现为患侧乳房皮肤呈炎症样改变,包括发红、水肿、增厚、粗糙、表面温度升高等,无明显肿块。病变开始比较局限,短期内即扩展到乳房大部分皮肤,常可累及对侧乳房。本病恶性程度高,发展迅速,早期即转移,预后极差。

2)乳头湿疹样乳腺癌(Paget's carcinoma of the breast)。少见。乳头有瘙痒、烧灼感,之后出现乳头和乳晕皮肤发红、糜烂,如湿疹样,进而形成溃疡;有时覆盖黄褐色鳞屑样痂皮,病变皮肤较硬。部分患者于乳晕区可扪及肿块。本病恶性程度低,发展慢,腋窝淋巴结转移较晚。

4. 辅助检查

(1)影像学检查

1)钼靶 X 线　是早期发现乳腺癌的有效方法,表现为密度增高的肿块影,边界不规则,或呈毛刺状,或见细小钙化灶。

2)超声检查　能清晰显示乳房各层次软组织结构及肿块的形态和质地,主要用来鉴别囊性或实性病灶。结合彩色多普勒检查观察血液供应情况,可提高判断的敏感性,为肿瘤的定性诊断提供依据。

3)MRI　对软组织分辨率高,敏感性高于钼靶 X 线检查。该检查能三维立体观察病变,不仅能够提供病灶形态学特征,而且运用动态增强还能提供病灶的血流动力学情况。

(2)活组织病理检查　常用的活检方法有空芯针穿刺活检术(core needle biopsy, CNB),麦默通旋切术活检和细针针吸细胞学检查(fine needle aspiration cytology, FNAC)。前两者病理诊断的准确率可达 90% ~ 97%,细针针吸细胞学检查的确诊率为 70% ~ 90%。疑为乳腺癌者,若这些方法无法确诊,可将肿块连同周围乳腺组织一并切除,做冰冻活检或快速病理检查。乳头糜烂疑为湿疹样乳腺癌时,可做乳头糜烂部刮片细胞学检查。

5. 处理原则　乳腺癌的治疗采用手术治疗为主,辅以化学药物、内分泌、放射、生物治疗等的综合治疗措施。

(1)非手术治疗

1)化学治疗:乳腺癌是实体瘤中应用化学治疗最有效的肿瘤之一。化疗在整个治疗中占有重要地位,术后残存的肿瘤细胞易被化学抗癌药物杀灭。乳腺癌术后辅助化疗的指征为:①浸润性肿瘤直径大于 2cm;②淋巴结转移阳性;③激素受体阴性;④ HER-2 阳性;⑤组织学分级为 3 级。术前化学治疗又称新辅助化学治疗,治疗的目的主要包括将不可手术乳腺癌降期为可手术乳腺癌;将不可保乳的乳腺癌降期为可保乳的乳腺癌;探测肿瘤对药物的敏感性。化学治疗常选择联合化疗方案,应注意药物的给药顺序、输注时间和剂量强度,严格按照药品说明使用,注意药物配伍禁忌。

2)内分泌治疗(endocrinotherapy):肿瘤细胞中 ER 含量高者,称激素依赖性肿瘤,对内分泌治疗有效。ER 含量低者,称激素非依赖性肿瘤,对内分泌治疗效果差。因此,对手术切除标本除做病理检查外,还应测定 ER 和 PR。ER 和 / 或 PR 阳性者优先应用内分泌治疗,均为阴性者优先应用化学治疗。①他莫昔芬(tamoxifen)。又叫三苯氧胺。他莫昔芬的结构式与雌激素相似,可以在靶器官内与雌二醇争夺 ER。该药和 ER 复合物能影响 DNA 基因转录,从而抑制肿瘤细胞生长。他莫昔芬可降低乳腺癌术后复发及转移,减少对侧乳腺癌的发生率,对 ER 和 PR 阳性的妇女效果尤为明显。其治疗时间为 5～10 年,主要用于绝经前女性患者。该药安全有效,副作用有潮热、恶心、呕吐、静脉血栓形成、眼部副作用、阴道干燥或分泌物多等。他莫昔芬治疗与化学治疗同时应用可能会降低疗效,一般在化疗之后使用。②芳香化酶抑制剂(aromatase inhibitor, AI)。如阿那曲唑、来曲唑和依西美坦等。该药能抑制肾上腺分泌的雄激素转变为雌激素过程中的芳香化环节,从而降低雌二醇,达到治疗乳腺癌的目的。对于 ER 受体阳性的绝经后妇女,治疗时间一般为 5 年,其治疗效果优于他莫昔芬。长期服用该药可引起骨质疏松、关节疼痛、潮热和阴道干燥等不良反应,需积极预防和处理,提高患者的药物耐受性。

3)放射治疗:在保留乳房的乳腺癌手术后,应给予较高剂量的放射治疗。单纯乳房切除术后可根据患者年龄和疾病分期、分类等情况决定是否放射治疗。在乳腺癌根治术后的放射治疗,多数人认为对Ⅰ期病例无益,对Ⅱ期以后者可降低局部复发率。

4)生物治疗:又称分子靶向治疗。HER-2 基因是与乳腺癌预后密切相关的癌基因,当 HER-2 过度表达时,细胞会因过度刺激而引起不正常的快速生长,最终导致乳腺癌的发生。近年临床上已推广使用的曲妥珠单抗注射液,是通过转基因技术制备,选择性地作用于 HER-2,对 HER-2 有过度表达的乳腺癌患者起到降低其复发风险和死亡风险的效果。

(2)手术治疗 对病灶仍局限于局部及区域淋巴结患者,手术治疗是首选。手术适应证为 TNM 分期的 0、Ⅰ、Ⅱ和部分Ⅲ期的患者。已有远处转移、全身情况差、主要脏器有严重疾病、年老体弱不能耐受手术者为手术禁忌。

1)保留乳房的乳腺癌切除术(breast-conserving surgery)。完整切除肿块及其周围 1～2cm 的组织。适合于Ⅰ期、Ⅱ期患者,且乳房有适当体积,术后能保持外观效果者。临床Ⅲ期患者(炎性乳腺癌除外)经术前治疗降期后达到保乳手术标准时也可以慎重考虑。原则上接受保留乳房手术的患者均需要接受放射治疗。近年来随着医疗技术的发展和人们对形象要求的提高,保乳手术在我国的开展逐年增加。

2)乳腺癌改良根治术(modified radical mastectomy)。有 2 种术式:① Patey 手术:保留胸大肌,切除胸小肌,并进行腋窝淋巴结清扫;② Auchincloss 手术:保留胸大、小肌、清扫除腋上组淋巴结以外的各组淋巴结。改良根治术保留了胸肌,术后外观效果较好,适用于Ⅰ、Ⅱ期乳腺癌患者,与乳腺癌根治术的术后生存率无明显差异,目前已成为常用的手术方式。

3)乳腺癌根治术(radical mastectomy)和乳腺癌扩大根治术(extensive radical mastectomy)。前者切除整个乳房,以及胸大肌、胸小肌、腋窝及锁骨下淋巴结。后者在此基础上再切除胸廓内动脉、静脉及其周围淋巴结(即胸骨旁淋巴结)。这两种术式现已少用。

4)全乳房切除术(total mastectomy):切除整个乳腺,包括腋尾部及胸大肌筋膜。适用于原位癌、微小癌及年迈体弱不宜做根治术者。

5)前哨淋巴结活检术(sentinel lymph node biopsy, SLNB)和腋淋巴结清扫术(axillary lymph node disection, ALND)。对临床腋淋巴结阳性的乳腺癌患者常规行腋淋巴结清扫术,阴性者应先行前哨淋巴结活检术。前哨淋巴结指乳腺癌淋巴引流的第一枚(站)淋巴结,可用示踪剂显示后切除活检。根据前哨淋巴结的病理结果可预测腋淋巴结是否有肿瘤转移。前哨淋巴结阴性者可不做腋淋巴结清扫术。

6)乳腺癌根治术后乳房重建术(radical mastectomy and breast reconstruction)。根据重建的时机乳房重建可以分为即刻重建、延期重建及分期即刻乳房重建3类。根据重建的材料,乳房重建可以分为自体组织(皮瓣)重建、植入物重建及联合两种材料(如背阔肌联合植入物)的重建。

手术方式的选择应结合患者的意愿,根据病理分型、疾病分期及辅助治疗的条件综合确定。对病灶可切除者,手术应最大程度清除局部及区域淋巴结,以提高生存率,其次再考虑外观及功能。对Ⅰ、Ⅱ期乳腺癌可采用改良根治术及保留乳房的乳腺癌切除术。

二、护理要点

(一)常见护理诊断/问题

1.体象紊乱　与乳腺癌切除术造成乳房缺失和术后瘢痕形成有关。

2.有组织完整性受损的危险　与留置引流管、患侧上肢淋巴引流不畅、头静脉被结扎、腋静脉栓塞或感染有关。

3.知识缺乏　缺乏有关术后患肢功能锻炼的知识。

(二)护理措施

1.术前护理

(1)心理护理　患者面对恶性肿瘤对生命的威胁、不确定的疾病预后、乳房缺失导致外形受损、各种复杂而痛苦的治疗(手术、放射治疗、化学治疗、内分泌治疗等)及婚姻生活可能受到影响等问题容易产生焦虑、恐惧等心理反应。其主要护理措施包括:

1)关心患者,鼓励患者表达对疾病和手术的顾虑与担心,有针对性地进行心理护理;

2)向患者和家属解释手术的必要性和重要性,请曾接受过类似手术且已痊愈者现身说法,帮助患者度过心理调适期;

3)告诉患者行乳房重建的可能,鼓励其树立战胜疾病的信心;

4)对已婚患者,应同时对其丈夫进行心理辅导,使之逐渐接受妻子手术后身体形象的改变,鼓励夫妻双方坦诚相待,取得丈夫的理解、关心和支持。

(2)终止哺乳或妊娠　哺乳期及妊娠初期发生乳腺癌者应立即停止哺乳或妊娠,以减轻激素的作用。

(3)术前准备　做好术前常规检查和准备。对手术范围大、需要植皮者,除常规备皮外,同时做好供皮区(如腹部或同侧大腿区)的皮肤准备。乳房皮肤溃疡者,术前进行创面处理至创面好转。乳头凹陷者应清洁局部。

2. 术后护理

(1)体位　术后麻醉清醒、血压平稳后取半卧位,以利于呼吸和引流。

(2)病情观察　严密观察生命体征变化,观察伤口敷料渗血和渗液情况,并予以记录。乳腺癌扩大根治术有损伤胸膜可能,患者若感到胸闷、呼吸困难,应及时报告医师,以便早期发现和协助处理肺部并发症,如气胸等。

(3)伤口护理

1)有效包扎　手术部位用弹力绷带加压包扎,使皮瓣紧贴胸壁,防止积液积气。包扎的松紧度以能容纳 1 手指,维持正常血运,且不影响呼吸为宜。包扎期间告知患者不能自行松解绷带,皮肤瘙痒时不能将手指伸入敷料下搔抓。若绷带松脱,应及时重新加压包扎。

2)观察皮瓣血液循环　注意皮瓣的颜色及创面愈合情况,正常皮瓣的温度较健侧略低,颜色红润,并与胸壁紧贴;若皮瓣颜色暗红,提示血液循环欠佳,有坏死可能,应报告医师及时处理。

3)观察患侧上肢远端血液循环　若手指发麻、皮肤发绀、皮温下降、动脉搏动不能扪及,提示腋窝部血管受压,肢端血液循环受损,应及时调整绷带的松紧度。

(4)引流管护理　乳腺癌根治术后,皮瓣下常规放置引流管并接负压引流装置,如负压引流球或负压引流瓶。负压吸引可及时、有效地吸出残腔内的积液、积血,并使皮肤紧贴胸壁,从而有利于皮瓣愈合。

1)有效吸引　负压引流球或引流瓶应保持压缩(即负压)状态。压力大小要适宜。对连接墙壁负压吸引者,若引流管外形无改变,但未闻及负压抽吸声,应观察管道连接是否紧密,压力是否适当。

2)妥善固定　引流管的长度要适宜,患者卧床时将其固定于床旁,起床时固定于上衣。

3)保持通畅　定时挤压引流管,避免管道堵塞。防止引流管受压和扭曲。若有局部积液、皮瓣不能紧贴胸壁且有波动感,报告医师及时处理。

4)注意观察　包括引流液的颜色、性状和量。术后 1~2 天,每天引流血性液约 50~200mL,以后颜色逐渐变淡、减少。

5)拔管　若引流液转为淡黄色、连续 3 天每天量少于 10~15mL,创面与皮肤紧贴,手指按压伤口周围皮肤无空虚感,即可考虑拔管。若拔管后仍有皮下积液,可在严格消毒后抽液并局部加压包扎。

(5)患侧上肢肿胀的护理　腋窝淋巴结切除、头静脉被结扎、腋静脉栓塞、局部积液或感染等因素可导致上肢淋巴回流不畅和静脉回流障碍,从而引起患侧上肢肿胀。

1)避免损伤　避免患侧上肢测血压、抽血、注射或输液等。避免患肢过度活动、负重和外伤。

2)抬高患肢　平卧时患肢下方垫枕抬高 10°~15°,肘关节轻度屈曲;半卧位时屈肘 90°放于胸腹部;下床活动时用吊带托或用健侧手将患肢抬高于胸前,需要他人扶持时只能扶健侧,以防腋窝皮瓣滑动而影响愈合;避免患肢下垂过久。

3)促进肿胀消退　在专业人员指导下向心性按摩患侧上肢,或进行握拳、屈肘、伸肘和举重训练,举重要缓慢并逐渐增加负重,以促进淋巴回流;深呼吸运动可改变胸膜腔内压,并引起膈肌和肋间肌的运动,从而持续增加胸腹腔内的淋巴回流;肢体肿胀严重者,用弹力绷带包扎或戴弹力袖以促进淋巴回流;局部感染者,及时应用抗生素治疗。

(6)患侧上肢功能锻炼　因手术切除了胸部肌肉、筋膜和皮肤,患侧肩关节活动明显受限制。功能锻炼对于恢复患者的肩关节功能和预防及减轻水肿至关重要。为减少和避免术后残疾,应鼓励和协助患者早期开始患侧上肢的功能锻炼。锻炼时应遵守循序渐进的原则,以免影响伤口的愈合。

1)术后24小时内　活动手指和腕部,可作伸指、握拳、屈腕等锻炼。

2)术后1~3天　进行上肢肌肉等长收缩,利用肌肉泵作用促进血液和淋巴回流;可用健侧上肢或他人协助患侧上肢进行屈肘、伸臂等锻炼,逐渐过渡到肩关节的小范围前屈、后伸运动(前屈<30°,后伸<15°)。

3)术后4~7天　鼓励患者用患侧手洗脸、刷牙、进食等,并做以患侧手触摸对侧肩部及同侧耳朵的锻炼。

4)术后1~2周　术后1周皮瓣基本愈合后,开始做肩关节活动,以肩部为中心,前后摆臂。术后10天左右皮瓣与胸壁黏附已较牢固,做抬高患侧上肢(将患侧肘关节伸屈、手掌置于对侧肩部,直至患侧肘关节与肩平)、手指爬墙(每天标记高度,逐渐递增幅度,直至患侧手指能高举过头)、梳头(以患侧手越过头顶梳对侧头发、扪对侧耳朵)等的锻炼。指导患者做患肢功能锻炼时应根据患者的实际情况而定,一般以每天3~4次、每次20~30分钟为宜;循序渐进,逐渐增加功能锻炼的内容。值得注意的是,术后7天内限制肩关节外展,以防皮瓣移动而影响愈合。严重皮瓣坏死者,术后2周内避免大幅度运动。皮下积液或术后1周引流液超过50mL时应减少练习次数及肩关节活动幅度(限制外展)。植皮及行背阔肌皮瓣乳房重建术后要推迟肩关节运动。

3. 健康教育

(1)饮食与活动　加强营养,多食高蛋白、高维生素、高热量、低脂肪的食物,以增强机体抵抗力。近期避免患侧上肢搬动或提拉过重物品,继续进行功能锻炼。

(2)保护患肢保持患侧皮肤清洁　洗涤时戴宽松手套,避免长时间接触有刺激性的洗涤液;避免蚊虫叮咬;衣着、佩戴首饰或手表时要宽松;患侧手臂不要热敷,沐浴时水温不要过高;避免强光照射等高温环境。

(3)恢复性生活、避免妊娠　健康及适度的性生活有利于患者的身心康复。术后5年内避孕,防止乳腺癌复发。避孕方法推荐物理屏障避孕法,避免使用激素类药物避孕法。

(4)坚持治疗　遵医嘱坚持化学治疗、放射治疗或内分泌治疗。化学治疗期间定期检查肝、肾功能,每次化学治疗前1天或当天查血白细胞计数,化学治疗后5~7天复查,若血白细胞计数$<3×10^9$/L,须及时就诊。放射治疗、化学治疗期间因抵抗力差,应少到公共场所,以减少感染机会。放射治疗期间注意保护皮肤,出现放射性皮炎时及时就诊。内分泌治疗持续时间长,长期服药可导致胃肠道反应、月经失调、闭经、潮热、阴道干燥、骨质疏松和关节疼痛等不良反应。告诉患者坚持服药的重要性,并积极预防和处理不良反应,以提高服药依从性。

(5)乳房定期检查　定期的乳房自我检查(breast self-examination)有助于及早发现乳房的

病变,因此 20 岁以上的妇女,特别是高危人群每月进行 1 次乳房自我检查。术后患者也应每月自查 1 次,以便早期发现复发征象。检查时间最好选在月经周期的第 7～10 天,或月经结束后 2～3 天,已经绝经的女性应选择每个月固定的一日检查。40 岁以上女性或乳腺癌术后患者每年还应行钼靶 X 线检查。乳房自我检查方法如下:

1) 视诊　站在镜前取各种姿势(两臂放松垂于身体两侧、向前弯腰或双手上举置于头后),观察双侧乳房的大小和外形是否对称;有无局限性隆起、凹陷或皮肤橘皮样改变;有无乳头回缩或抬高等。

2) 触诊　患者平卧或侧卧,肩下垫软薄枕或将手臂置于头下进行触诊。一侧手的示指、中指和无名指并拢,用指腹在对侧乳房上进行环形触摸,要有一定的压力。从乳房外上象限开始检查,依次为外上、外下、内下、内上象限,然后检查乳头、乳晕,最后检查腋窝有无肿块,乳头有无溢液。若发现肿块和乳头溢液,及时到医院做进一步检查。

(6) 心理社会康复　可以在认知、决策、应对技能等方面提升患者的自我控制能力,合理地运用暗示、宣泄等应对技巧,以增加对于困境的忍耐力,尽快摆脱患者角色,积极面对生活。积极调动和利用社会网络的支持,如专业支持、家庭支持和同伴支持,通过接受帮助、鼓励和支持,最大限度地恢复患者的社会功能。

(夏　莹)

第十一节　胃　癌

胃癌(gastric carcinoma)是我国最常见的恶性肿瘤之一,死亡率居恶性肿瘤第二位,好发年龄 50 以上,男女比例 2∶1。

一、临床特点

1. 病因　目前认为与地域环境、饮食习惯、幽门螺杆菌感染、癌前疾病和癌前病变遗传和基因等因素有关,其中幽门螺杆菌(HP)感染是主要因素之一。

2. 病理生理与分型　胃癌好发于胃窦部,约占一半,其次为胃底贲门部,约占 1/3。

(1) 大体分型　根据胃癌发展所处阶段可分为早期和进展期胃癌。

(2) 组织学分型　世界卫生组织(WHO)于 2000 年将胃癌分为:①腺癌(包括肠型和弥漫型);②乳头状腺癌;③管状腺癌;④黏液腺癌;⑤印戒细胞癌;⑥腺鳞癌;⑦鳞状细胞癌;⑧小细胞癌;⑨未分化癌;其他类型。胃癌绝大部分为腺癌。

(3) 转移扩散途径。①直接浸润;②淋巴转移:为主要转移途径;③血行转移;④腹腔种植转移。

3. 临床表现

(1) 症状　早期多无明显症状,部分可有上腹部隐痛、嗳气、反酸、进食后饱胀等消化道症状。胃窦癌常出现类似十二指肠溃疡的症状。随病情发展,症状日益加重,常有上腹疼痛、食欲缺乏呕吐、乏力、消瘦等。贲门胃底癌可有胸骨后疼痛和进行性哽噎感;幽门附近的胃癌可有呕吐宿食的表现;肿瘤溃破血管后可有呕血和黑便。

(2)体征　早期可有上腹部深压不适或疼痛。晚期可扪及上腹部肿块。出现远处转移时,可有肝大、腹水、锁骨上淋巴结肿大等。

4.辅助检查

(1)胃镜检查　诊断胃癌最有效的方法。可直接观察胃黏膜病变的部位和范围,并可直接取病变组织作病理学检查。

(2)X线钡餐　通过黏膜相和充盈相的判断做出诊断,但不能取活检进行组织学检查。

5.治疗要点

(1)原则　早期发现、早期诊断和早期治疗。

(2)非手术治疗　化学治疗,是其最主要的辅助治疗方法。

(3)手术治疗　①根治性手术:原则为整块切除包括癌肿;②姑息性切除术:用于癌肿广泛浸润并转移、不能完全切除者。

二、护理要点

(一)常见护理诊断/问题

1.焦虑　与担心手术和疾病预后有关。

2.营养失调　低于机体需要量 与长期食欲减退、消化吸收不良及消耗增加有关。

3.潜在并发症　出血、十二指肠残端破裂、吻合口瘘、胃排空障碍、术后梗阻、倾倒综合征等。

(二)护理措施

1.术前护理

(1)心理护理　患者对癌症及预后有很大顾虑,常有消极悲观情绪,应鼓励患者表达自身感受,做好宣教,帮助患者消除负性情绪,增强对治疗的信心。鼓励家属和朋友给予患者关心和支持。

(2)改善营养状况　伴有梗阻和出血者,给予高蛋白、高热量、高维生素、低脂肪、易消化和少渣的食物;对不能进食者,遵医嘱予以静脉补液。

(3)胃肠道准备　幽门梗阻者,禁食＋术前3天起每晚用温生理盐水洗胃,以减轻胃黏膜水肿;对怀疑侵犯横结肠拟行联合脏器切除者行清洁肠道准备;慢性便秘者,术前给予生理盐水灌肠,以免术后排便困难。

2.术后护理

(1)观察病情　密切观察生命体征、神志、尿量、伤口渗血渗液和引流液情况。

(2)体位　全麻清醒前,取去枕平卧位,头偏向一侧;麻醉清醒后,若血压稳定,则取半卧位。

(3)胃肠减压　若术前有幽门梗阻、术中胃壁水肿或吻合口存在瘘及出血风险者,可留置鼻胃管。

(4)营养支持

1)肠外营养支持　及时输液,必要时输血清白蛋白或全血,记录24小时出入量。

2)肠内营养支持　对术中放置空肠喂养管的胃癌根治术患者,术后早期输注肠内营养液,护理应注意:①妥善固定;②保持通畅;③控制营养液的温度、浓度和速度;④观察有无恶心、呕吐、腹痛、腹胀、腹泻等并发症的发生。

3)饮食护理　早期经口进食,逐渐恢复至普食,宜少量清淡,注意观察患者有无腹部不适。

(5)镇痛　评估患者的疼痛程度,遵医嘱予以镇痛药物。

(6)早期活动　术后第 1 天鼓励患者下床活动,逐日增加活动量。

(7)并发症的护理

1)术后胃出血

表现:胃大部分切除术后,可有少许暗红色或咖啡色胃液自胃管抽出,一般 24 小时内不超过 300mL,且逐渐减少变淡直至自行停止。若术后短期内从胃管不断引流出鲜红色血性液体,24 小时后仍未停止,甚至出现呕血和黑便,则考虑术后出血。

护理:①术后严密观察患者的生命体征和神志变化;②加强对胃肠减压引流液的颜色、性状和量的观察;③若出血量 > 500mL/h,积极完善术前准备。

2)吻合口破裂或吻合口瘘:胃大部切除术后早期严重并发症之一。

表现:多发生于术后 1 周内,患者出现高热、脉速等全身中毒症状、腹膜炎以及腹腔引流管引流出含肠内容物的浑浊液体。

护理:①出现弥漫性腹膜炎的吻合口破裂患者需立即手术;②形成局部脓肿、外瘘或无弥漫性腹膜炎的患者进行局部引流,保持瘘口周围皮肤清洁干燥;③禁食、胃肠减压;④应用抗生素、肠外营养支持,纠正水电解质紊乱和维持酸碱平衡。

3)胃排空障碍

表现:发生于术后 4 ~ 10 天。

护理:禁食、胃肠减压,给予肠外营养支持并纠正低蛋白血症,维持水电解质和酸碱平衡,可应用胃动力促进剂,也可用 3% 温盐水洗胃。

4)术后梗阻:①输入袢梗阻:急性完全性输入袢梗阻呕吐物多不含胆汁,呕吐后不缓解;慢性不完全性输入袢梗阻呕吐出大量不含食物的胆汁,呕吐后缓解;②输出袢梗阻;③吻合口梗阻。

5)早期倾倒综合征

表现:多发生于进食后 30 分钟内,出现心悸、心动过速等循环系统症状和腹部饱胀不适或绞痛、恶心呕吐等胃肠道症状。

护理:①少食多餐,避免过甜、过咸、过浓流质饮食;②进低碳水化合物,高蛋白饮食;③用餐时限制饮水喝汤;④进餐后平卧 20 分钟。

(8)健康教育

1)生活方式　戒烟戒酒,宜高蛋白低脂饮食,少量多餐,补充铁剂与维生素,少食盐腌和熏制食品,避免刺激性食物。

2)心理调节　指导患者学会自我调节情绪。

3)用药指导　指导药物的服用时间、方式、剂量、作用及不良反应。

4)复诊指导　定期复查,不适随诊。

(施　婕　余洪兴)

第十二节 大 肠 癌

大肠癌是结肠癌(carcinoma of colon)及直肠癌(carcinoma of rectum)的总称,为常见的消化道恶性肿瘤之一。我国直肠癌比结肠癌发病率略高,比例为(1.2～1.5)∶1,中低位直肠癌在直肠癌中所占比例高,约为 70%。

一、临床特点

1. 病因 大肠癌的病因尚未明确,可能与以下因素有关:①饮食习惯:高脂肪、高蛋白和低纤维饮食,以及过多摄入腌制和油煎炸食品。②遗传因素:遗传易感性在大肠癌的发病中具有重要地位,如家族性肠息肉病等。③癌前病变:如家族性肠息肉病已被公认为癌前病变;大肠腺瘤、溃疡性结肠炎及血吸虫性肉芽肿等,均与大肠癌的发生有较密切的关系。

2. 病理与分型

(1)大体分型 分为隆起型、浸润型和溃疡型。隆起型,预后较好;浸润型,易引起肠腔狭窄和肠梗阻,分化程度低,转移早,预后差;溃疡型,最常见,分化程度较低,转移较早。

(2)组织学分类 分为:①腺癌;②腺鳞癌;③未分化癌,预后差。大肠癌具有一个肿瘤中可出现 2 种或 2 种以上的组织类型,且分化程度并非完全一致的组织学特征。

(3)转移扩散途径:①直接浸润;②淋巴转移:为最常见的转移途径;③血行转移;④种植转移。

3. 临床表现

(1)结肠癌 早期多无特异性表现或症状。进展后主要症状如下:

1)排便习惯和粪便性状改变:常为最早出现的症状,多表现为排便次数增多,腹泻,便秘,排血性、脓性或黏液性粪便。

2)腹痛或腹部不适:也是常见的早期症状。疼痛部位常不确切,为持续性隐痛或仅为腹部不适或腹胀感;当癌肿并发感染或肠梗阻时腹痛加剧,甚至出现阵发性绞痛。

3)腹部肿块:多为癌肿本身,也可能是梗阻近侧肠腔内的积粪,位于横结肠或乙状结肠的癌肿可有一定活动度。若癌肿穿透肠壁并发感染,可表现为固定压痛的肿块。

4)肠梗阻:多为中晚期症状。一般呈慢性、低位、不完全性肠梗阻,表现为便秘、腹胀,可伴腹部胀痛或阵发性绞痛,进食后症状加重。当发生完全性梗阻时,症状加剧,部分患者可出现呕吐,呕吐物含粪渣。有的左侧结肠癌患者以急性完全性肠梗阻为首发症状。

5)全身症状:可出现贫血、消瘦、乏力、低热等全身性表现。晚期可出现肝大、黄疸、浮肿、腹水及恶病质等。

因癌肿部位及病理类型不同,左、右结肠癌的临床表现存在差异:①右半结肠癌患者往往腹泻、便秘交替出现,便血与粪便混合;一般以贫血、腹部包块、消瘦乏力为主要表现,肠梗阻症状不明显。②左半结肠癌以肠梗阻症状较多见;肿瘤破溃时,可有便血或黏液。

(2)直肠癌 早期无明显症状,癌肿破溃形成溃疡或感染时才出现显著症状。

1)直肠刺激症状　癌肿刺激直肠产生频繁便意,引起排便习惯改变,便前常有肛门下坠、里急后重和排便不尽感;晚期可出现下腹痛。

2)黏液血便　最常见。可出现粪便表面带血和(或)黏液,多附于粪便表面;严重感染时可出现脓血便。

3)肠腔狭窄症状　初期粪便变形、变细,之后可有腹痛、腹胀、排便困难、肠鸣音亢进等不完全性肠梗阻症状。

4)转移症状　癌肿穿透肠壁,侵犯前列腺、膀胱时可出现尿道刺激征、血尿、排尿困难等;侵及骶前神经则出现骶尾部、会阴部持续性剧痛、坠胀感。侵及阴道后壁,引起白带增多;若穿透阴道后壁,则可导致直肠阴道瘘。发生远处脏器转移时,可出现相应脏器的病理生理改变及临床症状,可有腹水、肝大、黄疸、消瘦、水肿等。

4. 辅助检查

(1)直肠指诊　是诊断直肠癌最直接和最重要的方法,可查出癌肿的部位、与肛缘的距离、大小、范围、固定程度及其与周围组织的关系。

(2)实验室检查　①大便隐血试验:可作为高危人群的普查及初筛方法。②肿瘤标志物测定:癌胚抗原(CEA)和CA19~9是目前公认对大肠癌诊断和术后监测有意义的肿瘤标志物,主要用于预测大肠癌的预后和监测复发。

(3)内镜检查　可通过肛门镜、乙状结肠镜或纤维结肠镜检查,观察病灶的部位、大小、形态、局部浸润的范围等,并在直视下获取活组织行病理学检查,是诊断大肠癌最有效、可靠的方法。

(4)影像学检查

1)钡剂灌肠检查　是结肠癌的重要检查方法,可观察到结肠壁僵硬、皱襞消失、存在充盈缺损及小龛影,但对直肠癌诊断价值不大。

2)超声和CT检查　有助了解大肠癌的浸润深度及淋巴转移情况,还可提示有无腹腔种植转移、是否侵犯邻近组织器官或有无肝、肺转移灶等。

3)磁共振检查　可评估肿瘤在肠壁内的浸润深度,对中低位直肠癌的诊断和分期有重要价值。

4)经直肠腔内超声检查　用以检测癌肿浸润肠壁的深度及有无侵犯邻近脏器,可在术前对直肠癌的局部浸润程度进行评估。

5)PET、CT　对于病程较长、肿瘤固定的患者,可排除远处转移及评价手术价值。

5. 治疗要点

(1)原则　早期发现、早期诊断和早期治疗。

(2)非手术治疗　包括放射治疗、化学治疗、其他治疗(如:中医治疗、局部治疗、基因治疗、靶向治疗、免疫治疗等)。

(3)手术治疗　是大肠癌的主要治疗方法。包括:①根治性手术;②姑息性切除术。

二、护理要点

(一)常见护理诊断／问题

1. 焦虑　与对癌症治疗缺乏信心及担心肠造口影响生活、工作等有关。

2. 营养失调　低于机体需要量与癌肿慢性消耗、手术创伤、放化疗反应等有关。

3. 身体意象紊乱　与行肠造口后排便方式改变有关。

4. 知识缺乏　缺乏有关术前准备及术后注意事项的知识。

5. 潜在并发症　切口感染、吻合口瘘、造口及周围皮肤并发症等。

(二)护理措施

1. 术前护理

(1)心理护理　关心体贴患者,进行疾病相关知识宣教,帮助患者消除负性情绪。鼓励家属和朋友给予患者关心和支持。行肠造口手术者,通过术前宣教向患者解释造口相关知识;必要时,可介绍恢复良好、心理健康的术后患者与其交流,增强其治疗疾病的信心。

(2)营养支持　术前补充高蛋白、高热量、高维生素、易于消化、营养丰富的少渣饮食;必要时,遵医嘱予输血及白蛋白等,以纠正贫血和低蛋白血症。纠正机体水、电解质及酸碱平衡失调,提高患者对手术的耐受性。

(3)肠道准备

1)饮食准备　①传统饮食准备。术前3天进少渣半流质饮食;术前1~2天起进无渣流质饮食。根据患者有无长期便秘史及肠道梗阻等,遵医嘱给予缓泻剂,如蓖麻油等,以减少、软化粪便。②新兴饮食准备。一般术前3天起口服全营养制剂,每天4~6次,至术前12小时。一方面可满足机体的营养需求,另一方面又可减少肠腔粪渣形成,同时有利于肠黏膜的增生、修复,保护肠道黏膜屏障,避免术后肠源性感染并发症。

2)肠道清洁。一般于术前1天进行肠道清洁。①导泻法。包括高渗性导泻、等渗性导泻和中药导泻,以达到清洁肠道的作用。②灌肠法。目前临床多主张采用全肠道灌洗法,若患者年老体弱无法耐受或存在心、肾功能不全或灌洗不充分时,可考虑配合灌肠法,应洗至粪便清水样,肉眼无粪渣为止。直肠癌肠腔狭窄者,灌肠时应在直肠指诊引导下(或直肠镜直视下),选用适宜管径的肛管,轻柔通过肠腔狭窄部位,切忌动作粗暴。高位直肠癌应避免采用高压灌肠,以防癌细胞扩散。③口服肠道抗生素:多采用新霉素、甲硝哩、庆大霉素等。由于控制饮食及服用肠道杀菌剂,维生素K的合成及吸收减少,需适当补充。

(4)肠造口定位

1)部位选择　①根据手术方式及患者生活习惯选择造口位置;②造口位于腹直肌内;③患者自己能看清造口位置;④造口所在位置应避开瘢痕、皮肤凹陷、皱褶、皮肤慢性病变、系腰带及骨隆突处等影响造口袋粘贴的部位。

2)定位方法　医师／造口治疗师根据患者的情况选定造口位置,做好标记,嘱患者改变体位时观察预选位置是否满足上述要求,以便及时调整。

(5)阴道冲洗　女性患者为减少或避免术中污染、术后感染,尤其癌肿侵犯阴道后壁时,术前 3 天每晚行阴道冲洗。

(6)术晨留置胃管及导尿管。

2. 术后护理

(1)观察病情　密切观察生命体征、神志、尿量、伤口渗血渗液和引流液情况。

(2)体位　全麻未清醒者,取平卧位,头偏向一侧;麻醉清醒病情稳定后,可取半卧位,以利于患者呼吸和引流管引流。

(3)营养支持

1)肠外营养支持　术后早期禁食,需经静脉补充水、电解质及营养物质。

2)肠内营养支持　术后早期(约 6 小时)开始应用肠内全营养制剂可促进肠功能的恢复,维持并修复肠黏膜屏障,改善患者营养状况,减少术后并发症。

3)饮食护理　术后 48～72 小时肛门排气或肠造口开放后,若无腹胀、恶心、呕吐等不良反应,即可拔除胃管,饮水无不适后可进流质饮食,但忌进易引起胀气的食物;术后 1 周进少渣半流质饮食,2 周左右可进普食,注意补充高热量、高蛋白、低脂、维生素丰富的食品。

(4)早期活动　术后第 1 天,患者情况许可时,可协助患者下床活动,以促进肠蠕动的恢复,减轻腹胀,避免肠粘连。活动时注意保护伤口,避免牵拉。

(5)引流管护理　①导尿管:保持管道引流通畅、会阴部清洁,观察并记录尿液的颜色、性状和量,若出现脓尿、血尿、尿量少等,及时报告医师予以处理;拔管前先试行夹管以训练膀胱舒缩功能,防止排尿功能障碍。②腹腔引流管:妥善固定;保持管道引流通畅;保持引流管口周围皮肤清洁、干燥,定时更换敷料;根据需要接负压装置并调整压力大小,防止负压过大损伤局部组织或负压过小致渗血、渗液存留;观察并记录引流液的颜色、性状和量;术后 5～7 天,引流液量少、性状无异常时,遵医嘱拔除引流管。

(6)并发症的护理

1)切口感染　监测患者的生命体征情况,观察切口有无充血、水肿、剧烈疼痛等,遵医嘱预防性应用抗生素。有肠造口者,做好造口护理,避免从肠造口流出的排泄物污染腹壁切口;有会阴部切口,可于术后 4～7 天以 1∶5000 高锰酸钾温水坐浴。合理安排换药顺序,应先腹部切口后会阴部切口;若发生感染,选用抗菌类敷料或清创。

2)吻合口瘘　临床表现为:患者突发腹痛或腹痛加重,部分可有明显腹膜炎体征,甚至能触及腹部包块,留置引流管者可观察到管道引流出混浊液体。护理:为避免刺激吻合口,影响愈合,术后 7～10 天内切忌灌肠;严密观察患者有无吻合口瘘的表现;一旦发生吻合口瘘,应禁食、胃肠减压,行盆腔持续灌洗、负压吸引,同时予以肠外营养支持,必要时行急诊手术。

(7)造口护理

1)肠造口评估　包括肠造口黏膜颜色、高度、性状与大小。

2)造口袋的使用　指导患者及家属正确佩戴及定时更换造口袋。当造口袋内充满 1/3 的排泄物时,应及时倾倒,以防因重力牵拉而影响造口底盘的粘贴。

3)饮食指导　对肠造口患者进行饮食指导。①宜进食高热量、高蛋白、富含维生素的少渣食物;②适当进食含膳食纤维丰富的食物,以免引起粪便干结和排便困难,甚至出现肠梗阻;

③洋葱、大蒜、豆类、山芋等可产生刺激性气味或胀气,不宜过多食用;④少吃辛辣刺激食物,多饮水。

4)造口及周围皮肤常见并发症的护理　①造口出血。出血量少时,可用棉球和纱布稍加压迫;出血较多时,可用1%肾上腺素溶液浸湿的纱布压迫或用云南白药粉外敷;大量出血时,需缝扎止血。②造口缺血坏死。术后密切观察肠造口的颜色并解除一切可能对造口产生压迫的因素。若肠造口出现缺血坏死,均应及时报告医师予以处理。③造口狭窄。观察患者是否出现腹痛、腹胀、恶心、呕吐、停止排气、排便等肠梗阻症状,也可将示指缓慢插入造口进行探查。若造口狭窄,应在造口处拆线愈合后定期进行扩肛。④造口回缩。轻度回缩时,可用凸面底盘的造口袋;严重者需手术重建造口。⑤造口脱垂。轻度脱垂时,无须特殊处理;中度可手法复位并用腹带稍加压包扎;重症者需手术处理。⑥皮肤黏膜分离。分离较浅者,可先用水胶体敷料保护,再用防漏膏阻隔后粘贴造口袋;分离较深者,多用藻酸盐类敷料填塞,再用防漏膏阻隔后粘贴造口袋。⑦粪水性皮炎。指导患者使用合适的造口护理用品并正确护理造口。⑧造口旁疝。指导患者避免增加腹内压,如避免提举重物、治疗慢性咳嗽和排尿困难、预防便秘,可佩戴特制的造口腹带;严重者需行手术修补。

5)心理护理　术后面对造口时,许多患者表现出消极悲观情绪。应主动与患者交谈,鼓励其说出内心的真实感受,给予针对性指导与帮助;鼓励其与其他造口患者交流,消除不良情绪,以积极乐观的态度面对造口,逐步掌握造口自我护理技能并逐渐恢复正常生活。

(8)健康教育

1)社区宣教　定期体检,进行大便隐血试验、肠镜检查。结直肠的各种慢性炎症及癌前病变,如结直肠息肉、腺瘤、溃疡性结肠炎、克罗恩病等,做好积极预防和治疗。注意饮食及个人卫生,预防和治疗血吸虫性肉芽肿。多进食新鲜蔬菜、水果等高纤维、高维生素食物,减少食物中动物性脂肪摄入量。

2)饮食与运动　术后宜进食新鲜蔬菜、水果,多饮水,避免高脂肪及辛辣、刺激性食物;肠造口者注意控制过多粗纤维及易致胀气的食物等。养成规律生活,适量参加体育锻炼。

3)工作与社交。保持心情舒畅,尽可能地融入正常的生活、工作和社交活动中。肠造口患者,可参加造口患者联谊会,学习交流彼此的经验和体会,重拾自信。

4)复诊指导　定期复查,不适随诊。

(施　婕　余洪兴)

第十三节　肠　梗　阻

肠内容物由于各种原因不能正常运行,顺利通过肠道,称肠梗阻(intestinal obstruction)是常见的外科急腹症之一。

一、临床特点

1.病因与分类

(1)按肠梗阻发生的基本原因分类,分为:①机械性肠梗阻;②动力性肠梗阻;③血运性肠梗阻。其中,机械性肠梗阻最常见。

(2)按肠壁有无血运障碍分类,分为:①单纯性肠梗阻;②绞窄性肠梗阻。

(3)其他分类包括　根据梗阻部位分为高位(如空肠上段)和低位肠梗阻(如回肠末段与结肠);根据梗阻的程度分为完全性和不完全性肠梗阻;根据梗阻的发展快慢分为急性和慢性肠梗阻。当发生肠扭转、结肠肿瘤等时,病变肠袢两端完全阻塞,称为闭袢性肠梗阻。

2.病理生理

肠梗阻的病理生理分为局部及全身变化。

(1)不同类型肠梗阻的局部变化表现有所不同。

(2)全身变化表现为:①水、电解质、酸碱平衡失调;②感染和中毒;③休克及多器官功能障碍。

3.临床表现

不同类型肠梗阻的临床表现有其自身的特点,但存在腹痛、呕吐、腹胀及停止排便排气等共同表现。

(1)症状

1)腹痛　单纯性机械性肠梗阻表现为阵发性腹部绞痛;绞窄性肠梗阻者表现为腹痛间歇期不断缩短,呈持续性剧烈腹痛;麻痹性肠梗阻者腹痛为全腹持续性胀痛或不适;肠扭转所致闭袢性肠梗阻者多表现为突发腹部持续性绞痛并阵发性加剧;而肠蛔虫堵塞多为不完全性肠梗阻,以阵发性脐周腹痛为主。

2)呕吐　与肠梗阻发生的部位、类型有关。高位肠梗阻呕吐发生较早且频繁,呕吐物主要为胃及十二指肠内容物等;低位肠梗阻呕吐出现较晚,呕吐物初期为胃内容物,后期可呈粪样,若吐出蛔虫,多为蛔虫团引起的肠梗阻;麻痹性肠梗阻时呕吐呈溢出性;绞窄性肠梗阻呕吐物为血性或棕褐色液体。

3)腹胀　发生时间较腹痛、呕吐晚,程度与梗阻部位有关。高位肠梗阻由于呕吐频繁,腹胀较轻;低位肠梗阻腹胀明显。闭袢性肠梗阻患者腹胀多不对称;麻痹性肠梗阻则表现为均匀性全腹胀。肠扭转时腹胀多不对称。

4)停止排便排气　完全性肠梗阻,多不再排便排气;高位肠梗阻早期,可在灌肠后或自行排出,但不应因此而排除肠梗阻。不完全性肠梗阻可有多次少量排便排气;绞窄性肠梗阻可排血性黏液样便。

(2)体征　机械性肠梗阻可见肠型和蠕动波。单纯性肠梗阻可有轻度压痛,但无腹膜刺激征;绞窄性肠梗阻时,可有固定压痛和腹膜刺激征;蛔虫性肠梗阻,常在腹中部触及条索状团块;肠套叠时可扪及腊肠样肿块。绞窄性肠梗阻时,腹腔有渗液,移动性浊音可呈阳性。机械性肠梗阻时有肠鸣音亢进,气过水音;麻痹性肠梗阻时,则肠鸣音减弱或消失。

肠梗阻初期,患者全身情况可无明显变化。梗阻晚期或绞窄性肠梗阻患者可出现唇干舌燥、眼窝凹陷、皮肤弹性消失、尿少或无尿等明显脱水体征,还可出现脉搏细速、血压下降、面色苍白、四肢发冷等全身中毒和休克征象。

4. 辅助检查

(1) 实验室检查 若肠梗阻患者出现脱水、血液浓缩时可引起血红蛋白、血细胞比容、尿比重升高。绞窄性肠梗阻多有白细胞计数和中性粒细胞比值显著升高。存在水电解质及酸碱平衡失调或肾功能障碍,会出现血气分析、血清电解质、血尿素氮及肌酐检查出现异常结果。呕吐物和大便检查有大量红细胞或隐血试验阳性,提示肠管有血运障碍。

(2) 影像学检查 X 线检查对诊断肠梗阻有很大价值。当怀疑肠套叠、乙状结肠扭转或结肠肿瘤时,可行钡剂灌肠或 CT 检查,以明确梗阻的部位和性质。

5. 治疗要点

(1) 原则 纠正肠梗阻引起的全身生理紊乱和解除梗阻。

(2) 基础治疗主要措施 包括禁食、胃肠减压,纠正水、电解质及酸碱平衡失调,防治感染和中毒,给予生长抑素减少胃肠液的分泌量以减轻胃肠道膨胀,酌情应用解痉剂、镇静剂等。

(3) 解除梗阻 ①非手术治疗:适用于单纯性粘连性肠梗阻、麻痹性或痉挛性肠梗阻、蛔虫或粪块堵塞引起的肠梗阻、肠结核等炎症引起的不完全性肠梗阻等。方法包括中医中药治疗、口服或胃肠道灌注植物油、针刺疗法等。②手术治疗:适用于各种类型的绞窄性肠梗阻以及由肿瘤、先天性肠道畸形引起的肠梗阻,非手术治疗无效者。

二、护理要点

(一)常见护理诊断/问题

1. 急性疼痛 与肠蠕动增强或肠壁缺血有关。

2. 体液不足 与频繁呕吐、腹腔及肠腔积液、胃肠减压等有关。

3. 潜在并发症 术后肠粘连、腹腔感染、肠瘘。

(二)护理措施

1. 非手术治疗/术前护理

(1) 禁食、胃肠减压 肠梗阻时需禁食,并进行有效的胃肠减压,以解除单纯性肠梗阻和麻痹性肠梗阻的目的。胃肠减压期间保持管道通畅和减压装置有效的负压,注意观察并正确记录引流液的颜色、性状和量。

(2) 维持体液与营养平衡 严密监测呕吐次数、呕吐物的量和性状以及皮肤弹性、尿量、尿比重、实验室检查结果等,根据病情遵医嘱补充液体的量和种类。肠梗阻禁食期间,应给予肠外营养支持。若梗阻解除,遵医嘱可进流质饮食,忌食用易产气的甜食和牛奶等;如无不适,逐步过渡至半流质、软食等饮食。

(3) 缓解疼痛与腹胀 取低半卧位,减轻腹肌紧张,有利于患者的呼吸。若为不完全性、痉挛性或单纯蛔虫所致的肠梗阻,可适当顺时针轻柔按摩腹部,并遵医嘱配合应用针刺疗法,缓解疼痛。在确定无肠绞窄后,可应用解痉剂,以解除胃肠道平滑肌的痉挛,抑制胃肠道腺体的分泌,使患者腹痛得以缓解。

(4) 呕吐护理 呕吐时坐起或头偏向一侧,及时清除口腔内呕吐物,以免误吸引起吸入性肺炎或窒息。呕吐后给予漱口,保持口腔清洁。观察和记录呕吐物颜色、性状和量。

(5)病情观察 定时监测体温、脉搏、呼吸和血压,以及腹痛、腹胀和呕吐等变化,及时了解患者各项实验室指标。一旦发生绞窄性肠梗阻的表现,应立即通知医生,在抗休克、抗感染的同时,积极做好术前准备。

2. 术后护理

(1)观察病情 密切观察生命体征、神志、尿量、伤口渗血渗液和引流液情况。

(2)体位 全麻清醒前,取平卧位,头偏向一侧;麻醉清醒血压平稳后,取半卧位。

(3)饮食 术后暂禁食,禁食期间给予肠外营养。待肠蠕动恢复、肛门排气后可开始进少量流质;进食后若无不适,逐步过渡至半流质。

(4)并发症的护理

1)肠梗阻 鼓励患者术后早期活动,病情平稳者,术后 24 小时可床上活动, 3 天后下床活动,以促进机体和胃肠道功能的恢复,防止肠粘连的发生。一旦出现腹部阵发性腹痛、腹胀、呕吐等,应采取禁食、胃肠减压、纠正水、电解质及酸碱失衡、防治感染等措施。

2)腹腔内感染及肠瘘 留置腹腔引流管者,应妥善固定并保持通畅,观察记录引流液的颜 色、性状和量。更换引流装置时应注意无菌操作。监测生命体征变化及切口情况。若术后 3 ~ 5 天出现体温升高、切口红肿及剧痛时应怀疑切口感染;若出现局部或弥漫性腹膜炎表现,腹腔引流管周围流出液体带粪臭味时,应警惕腹腔内感染及肠瘘的可能。遵医嘱予营养支持、抗感染治疗、负压引流等。引流不畅或感染不能局限者需再次手术处理。

(5)健康教育

1)饮食调整 少食辛辣刺激性食物,宜进高蛋白、高维生素、易消化吸收的食物。避免暴饮暴食,饭后忌剧烈运动。

2)保持排便通畅 便秘者应注意通过调整饮食、腹部按摩等方法保持大便通畅。无效者,可适当给予缓泻剂,避免用力排便。

3)病情观察 指导患者自我监测病情,若出现腹痛、腹胀、呕吐、停止排便等不适,及时就诊。

(施　婕　余洪兴)

第十四节　急性阑尾炎

急性阑尾炎(acute appendicitis)是外科最常见的急腹症之一,可在各个年龄段、不同人群中发病,多发生于青壮年,以 20 ~ 30 岁多见,男性发病率高于女性。

一、临床特点

1. 病因 阑尾管腔阻塞和细菌入侵是导致阑尾炎的病因。其中,阑尾管腔阻塞是急性阑尾炎最常见的病因。

2. 病理生理

(1)病理类型　根据急性阑尾炎的临床过程和病理解剖学变化,可分为4种类型:①急性单纯性阑尾炎;②急性化脓性阑尾炎;③坏疽性及穿孔性阑尾炎;④阑尾周围脓肿。

(2)转归　①炎症消退;②炎症局限;③炎症扩散。

3.临床表现

(1)症状

1)腹痛　典型表现为转移性右下腹痛,疼痛发作多始于上腹部,逐渐移向脐周,位置不固定,6~8小时后疼痛转移并局限于右下腹。部分患者也可在发病初即表现为右下腹痛。

2)胃肠道症状　早期可出现轻度厌食、恶心或呕吐,呕吐多为反射性,程度较轻。晚期并发弥漫性腹膜炎时,可致麻痹性肠梗阻而出现持续性呕吐、腹胀和排气排便减少。部分患者可发生腹泻。

3)全身表现　早期有乏力。炎症严重时出现全身中毒症状,表现为心率增快,体温升高达38℃。阑尾穿孔形成腹膜炎者,可出现寒战、体温达39~40℃、反应迟钝或烦躁不安。若发生门静脉炎则可出现寒战、高热及轻度黄疸。

(2)体征

1)右下腹压痛　是急性阑尾炎的重要体征。发病早期腹痛尚未转移至右下腹时,右下腹便出现固定压痛。压痛点可随阑尾位置变化而改变,但通常位于麦氏点。压痛程度与病变程度相关。当阑尾炎症波及周围组织时,压痛范围亦相应扩大,但仍以阑尾所在部位的压痛最明显。

2)腹膜刺激征　包括腹肌紧张、压痛、反跳痛,提示阑尾炎症加重。但小儿、老人、孕妇、肥胖、虚弱者或盲肠后位阑尾炎时,腹膜刺激征不明显。

3)右下腹包块　阑尾炎性肿块或阑尾周围脓肿形成时,右下腹可扪及压痛性包块,边界不清,固定。

4)特殊体征　包括:结肠充气试验、腰大肌试验、闭孔内肌试验、直肠指诊。腰大肌试验阳性,常提示阑尾位于腰大肌前方,为盲肠后位或腹膜后位。闭孔内肌试验阳性,提示阑尾位置靠近闭孔内肌。盆腔位阑尾炎常在直肠右前方有触痛。阑尾穿孔,炎症波及盆腔时,直肠前壁有广泛触痛。若发生盆腔脓肿,可触及痛性肿块。

4.辅助检查

(1)实验室检查　多数急性阑尾炎患者血白细胞计数和中性粒细胞比值增高。

(2)影像学检查　①腹部X线:可见盲肠和回肠末端扩张和气液平面,偶尔可见钙化的粪石和异物。②超声检查:可发现肿大的阑尾或脓肿,推测病变的严重程度及病理类型。③CT检查:可显示阑尾周围软组织及其与邻近组织的关系,有助于阑尾周围脓肿的诊断。④腹腔镜检查,对明确诊断可起决定作用,同时也可行阑尾切除术的治疗。

5.治疗要点

(1)原则　一旦确诊,绝大多数急性阑尾炎应早期手术治疗。

(2)非手术治疗　适用于不愿意手术的单纯性阑尾炎、急性阑尾炎诊断尚未确定、病程已超过72小时、炎性肿块和(或)阑尾周围脓肿已形成等有手术禁忌者。治疗措施主要为使用有效的抗生素和补液治疗等。

(3)手术治疗。

二、护理要点

(一)常见护理诊断/问题

1. 急性疼痛　与阑尾炎症刺激壁腹膜或手术创伤有关。

2. 体温过高　与阑尾炎症有关。

3. 焦虑　与起病急、担心手术有关。

4. 潜在并发症　腹腔脓肿、门静脉炎、出血、切口感染、阑尾残株炎及粘连性肠梗阻等。

(二)护理措施

1. 非手术治疗/术前护理

(1)病情观察　严密观察患者的生命体征、腹痛及腹部体征的情况。在非手术治疗期间,出现右下腹痛加剧、发热,血白细胞计数和中性粒细胞比值上升,应做好急诊手术的准备。

(2)避免肠内压增高　非手术治疗期间禁食,必要时行胃肠减压,同时给予肠外营养;禁服泻药及灌肠,以免肠蠕动加快,增高肠内压力,导致阑尾穿孔或炎症扩散。

(3)控制感染　遵医嘱及时应用有效的抗生素;脓肿形成者可配合医师行脓肿穿刺抽液。高热患者给予物理降温。

(4)疼痛护理　协助患者取半卧位,可放松腹肌,减轻腹部张力,缓解疼痛。明确诊断或已决定手术者,疼痛剧烈时,遵医嘱给予镇痛或镇静、解痉药。

(5)心理护理　了解患者及家属的心理反应,适时地给其讲解有关知识,减轻患者对手术的焦虑与恐惧,使其能够积极配合治疗及护理。

(6)并发症的护理

1)腹腔脓肿　典型表现为压痛性肿块,麻痹性肠梗阻所致腹胀,也可出现直肠、膀胱刺激症状和全身中毒症状等。可采取超声引导下穿刺抽脓、冲洗或置管引流,必要时做好急诊手术的准备。

2)门静脉炎　主要表现为寒战、高热、剑突下压痛、肝大、轻度黄疸等。一经发现,应立即做好急诊手术的准备,并遵医嘱大剂量应用抗生素治疗。

(7)术前准备　拟急诊手术者应紧急做好备皮、配血、输液等术前准备。

2. 术后护理

(1)观察病情　监测生命体征并准确记录;关注患者的主诉,观察患者腹部体征的变化,发现异常及时通知医师并配合处理。

(2)体位与活动　全麻清醒或硬膜外麻醉平卧6小时后,生命体征平稳者可取半卧位。鼓励患者术后早期活动,以促进肠蠕动恢复,减少肠粘连的发生。

(3)营养护理　肠蠕动恢复前暂禁食,予以肠外营养。肛门排气后,逐步恢复饮食。

(4)引流管护理　引流管应妥善固定,保持引流通畅,注意无菌操作,观察并记录引流液的颜色、性状和量,如有异常,及时通知医生并配合处理。

(5)并发症的护理

1)出血　主要表现为腹痛、腹胀、失血性休克等。一旦发生,应立即遵医嘱输血、补液,并做好紧急手术止血的准备。

2）切口感染 阑尾切除术后最常见的并发症，多见于化脓性或穿孔性阑尾炎。表现为术后3天左右体温升高，切口局部胀痛或跳痛、红肿、压痛，形成脓肿时，局部可出现波动感。应遵医嘱予以抗生素，若出现感染，先行试穿抽出伤口脓液，或在波动处拆除缝线敞开引流，排出脓液，定期换药，保持敷料清洁、干燥。

3）粘连性肠梗阻 术后应鼓励患者早期下床活动。发生不完全性肠梗阻者，行胃肠减压；完全性肠梗阻者，应协助医师进行术前准备。

4）阑尾残株炎 临床表现同阑尾炎，X线钡剂检查可明确诊断。症状较重者再行手术切除阑尾残株。

5）肠瘘 临床表现与阑尾周围脓肿类似，术后数日内可见肠内容物经切口或瘘口溢出。通过保持引流通畅、创面清洁、加强营养支持等非手术治疗后，多可自行闭合，仅少数需手术治疗。

（6）健康教育

1）预防指导 指导健康人群改变不良的生活习惯，如改变高脂肪、高糖、低膳食纤维的饮食，注意饮食卫生。积极治疗或控制消化性溃疡、慢性结肠炎等。

2）疾病健康指导 向患者介绍阑尾炎护理、治疗知识。告知手术准备及术后康复方面的相关知识及配合要点。

3）复诊指导 不适随诊。阑尾周围脓肿未切除阑尾者，告知患者3个月后再行阑尾切除术。

（施 婕 余洪兴）

第十五节 胆石症与急性胆囊炎

胆石症（cholelithiasis）包括发生在胆囊和胆管内的结石，是胆道系统的常见病和多发病。胆囊结石主要为胆固醇结石、混合性结石或黑色素结石。胆管内结石分肝外胆管结石和肝内胆管结石，前者多为胆固醇结石或黑色素结石，而后者大多数为胆色素钙结石。胆囊结石常与急性胆囊炎并存，主要见于成年人，女性多见。

一、临床特点

1.病因 胆石的成因十分复杂，是多因素综合作用的结果。主要与胆道感染、胆道异物（包括蛔虫、华支睾吸虫等虫卵、胆道手术后的缝线线结等）、胆汁瘀滞、代谢因素、胆囊功能异常、胆管解剖变异等因素有关。

2.病理生理 胆道结石所致的病理生理改变与结石的部位、大小及病史长短有关。

（1）胆囊结石 若结石嵌顿于胆囊颈部，胆汁排出受阻，胆囊强烈收缩引发胆绞痛；若排入嵌顿予胆总管，临床可出现胆管炎或梗阻性黄疸。若小结石通过胆总管下端时损伤Oddi括约肌或嵌顿于壶腹部可引起胆源性胰腺炎。结石压迫引起胆囊慢性炎症导致穿孔，可造成胆囊十二指肠瘘或胆囊结肠瘘。此外,结石及炎症的长期刺激可诱发胆囊癌。

(2)胆管结石　结石可引起胆道不同程度的梗阻,长时间的梗阻导致梗阻以上的肝段或肝叶纤维化和萎缩,最终引起胆汁性肝硬化及门静脉高压症;梗阻所致胆汁的引流不畅,容易引起胆管内感染,急性感染可引起化脓性胆管炎、肝脓肿、胆道出血及全身脓毒血症;此外,肝胆管长期受结石、炎症刺激,可发生癌变。

3.临床表现

(1)胆囊结石　①腹痛,典型症状为胆绞痛,表现为右上腹或上腹部阵发性疼痛,或持续性疼痛阵发性加剧,可向右肩部或背部放射,常发生于饱餐、进食油腻食物后或睡眠中体位改变时。②消化道症状,常伴有恶心、呕吐,上腹部隐痛或饱胀不适、嗳气、呃逆等非特异性消化道症状。③白胆汁,若胆囊结石长期嵌顿或阻塞胆囊管但未合并感染时可导致胆囊积液,积液呈透明无色,称为白胆汁;④ Mirizzi 综合征,持续嵌顿和压迫胆囊颈部的结石,可引起肝总管狭窄或胆囊肝总管瘘,表现为反复发作的胆囊炎、胆管炎及梗阻性黄疸。

(2)胆道结石　平时无症状或仅有上腹不适,当结石造成胆管梗阻时可出现腹痛或黄疸,如继发感染,可出现典型的 Charcot 三联征,即腹痛、寒战高热及黄疸。肝内胆管结石梗阻和感染仅发生在某肝段、肝叶胆管时,患者可无黄疸,双侧肝内胆管结石或合并肝外胆管结石时可出现黄疸。

4.辅助检查

(1)实验室检查　合并胆管炎时,白细胞计数及中性粒细胞比值明显升高;血清总胆红素及结合胆红素升高;血清转氨酶、碱性磷酸酶升高;尿胆红素升高,尿胆原降低或消失。

(2)影像学检查　腹部超声检查可发现结石并明确大小和部位,是首选检查方法。CT、MRI 或 MRCP 等可显示梗阻部位、程度及结石大小、数量等。

5.治疗要点

(1)手术治疗　胆道结石以手术治疗为主。胆囊切除术是治疗胆囊结石的最佳选择。胆管结石原则为尽量取尽结石,解除胆道梗阻,去除感染病灶,通畅引流胆汁。肝外胆管结石首选方法是胆总管切开取石、T 管引流术。肝内胆管结石临床症状反复发作者应积极手术治疗,手术方式有胆管切开取石术、胆肠吻合术、肝切除术等,视临床情况而定。

(2)非手术治疗　无症状胆囊结石和肝内胆管结石不需积极手术治疗,定期观察、随访即可。

二、护理要点

(一)常见护理诊断问题

1.急性疼痛　与胆道结石突然嵌顿或胆道梗阻有关。

2.体温过高　与胆道感染、炎症有关。

3.皮肤完整性受损　与皮肤黄疸、瘙痒有关。

4.知识缺乏　缺乏胆道结石和手术的相关知识。

5.潜在并发症　出血、胆瘘、高碳酸血症等。

（二）护理措施

1. 术前护理

（1）控制疼痛　评估疼痛的程度，观察疼痛的部位、性质、程度；对诊断明确且疼痛剧烈者，给予消炎利胆、解痉阵痛药物。禁用吗啡，以免引起 Oddi 括约肌痉挛。

（2）降低体温　根据患者的体温情况，采取物理降温和（或）药物降温；遵医嘱应用抗生素控制感染。

（3）营养支持　给予低脂、高蛋白、高碳水化合物、高维生素饮食；禁食、不能经口进食或进食不足者，给予肠外营养支持。

（4）保持皮肤完整性　应指导患者修剪指甲，勿搔抓皮肤，防止破损；穿宽松棉质衣裤；保持皮肤清洁，用温水擦浴，勿使用碱性清洁剂，以免加重皮肤瘙痒。瘙痒剧烈者，遵医嘱使用炉甘石洗剂、抗组胺药或镇静药等。

（5）术前准备　按要求进行皮肤准备、药物准备、肠道准备，并指导患者术前进行呼吸功能锻炼。

2. 术后护理

（1）病情观察　观察生命体征、腹部体征及引流情况，评估有无出血及胆汁渗漏。术前有黄疸者，观察和记录大便颜色并监测血清胆红素变化。

（2）营养支持　禁食期间通过肠外营养途径补充足够的热量、氨基酸、维生素、水、电解质等。胃肠功能逐步恢复期间，饮食由无脂流食逐渐恢复至低脂饮食。

（3）T 管的护理

1）妥善固定　将 T 管妥善固定于腹壁，防止翻身、活动时牵拉造成管道脱出。

2）加强观察　观察并记录 T 管引流出胆汁的量、色、性状。正常成人每天分泌胆汁 800～1200mL，呈黄绿色、清亮、无沉渣。术后 24 小时内引流约 300～500mL，恢复饮食后可增至每天 600～700mL，以后逐渐减少至每天 200mL 左右。如胆汁过多，提示胆总管下端有梗阻的可能；如胆汁混浊，应考虑结石残留或胆管炎症未完全控制。

3）保持有效引流　防止 T 管扭曲、折叠、受压，经常予以挤捏，保持引流通畅。

4）预防感染　更换引流袋时严格无菌操作，长期带管者，应定期更换。始终保持腹部伤口引流管口平面高于引流管远端，防止胆汁逆流引起感染。注意观察引流管口处腹部敷料情况，有无渗血、渗液，保持局部敷料干燥。

5）拔管护理　若 T 管引流出胆汁色泽正常，引流量逐渐减少至 200mL/d，可在术后 10～14 天，试行夹管 1～2 天，夹管期间患者若无发热、腹痛、黄疸等症状，可经 T 管做胆道造影确认无狭窄、无结石或其他病变，待造影后持续引流 24 小时以上，可再次夹闭 T 管 24～48 小时，患者无不适可予拔管。年老体弱、低蛋白血症、长期使用激素者可适当延长 T 管留置时间，待窦道成熟后再拔出，避免胆汁渗漏至腹腔引起胆汁性腹膜炎。拔管后，残留窦道用凡士林纱布填塞，1～2 天内可自行闭合。若胆道造影发现有结石残留，则需保留 T 管 6 周以上，再做取石或其他处理。

（4）并发症的护理

1）出血　观察生命体征、腹部体征和伤口渗血情况；有腹腔引流管者，观察引流液的颜色、性状及量。

2）胆瘘　观察腹部体征及引流液情况，一旦发现异常，及时报告医生并协助处理：①充分引流胆汁：取半卧位，保持引流通畅，将漏出的胆汁充分引流至体外是治疗胆瘘最重要的措施。②维持水、电解质平衡：长期大量胆瘘者应补液并维持水、电解质。③防止胆汁刺激和损伤皮肤：及时更换引流管周围被胆汁浸湿的敷料，予氧化锌软膏或皮肤保护膜涂敷局部皮肤。

（5）健康教育

1）合理饮食　少量多餐，进食低脂、高维生素、高蛋白、易消化食物，忌辛辣刺激性食物。

2）疾病指导　告知患者胆囊切除后出现消化不良、脂肪性腹泻等情况的原因；出院后如出现腹痛、黄疸、发热等症状，及时就诊；非手术治疗患者定期复查。

3）带 T 管出院患者指导　穿宽松柔软的衣服，以防管道受压；淋浴室，可用塑料薄膜覆盖引流管口周围皮肤，以防感染；避免提举重物或过度活动，以免牵拉 T 管导致管道脱出；出现引流异常或管道脱出时，及时就诊。

（韩　娟　任小琼）

第十六节　急性梗阻性化脓性胆管炎

急性梗阻性化脓性胆管炎(acute obstructive suppurative，AOSC)是急性胆管炎的严重阶段，又称急性重症胆管炎，本病的发病基础是胆道梗阻及细菌感染。男女发病比例接近，青壮年多见。

一、临床特点

1. 病因　在我国，最常见的原因为肝内外胆管内结石，其次为胆道蛔虫、胆道狭窄。在国外，恶性肿瘤、胆道良性病变引起狭窄和先天性胆道解剖异常等较常见。近年来，因手术及介入治疗后胆肠吻合口狭窄，PTC、ERCP、安置内支架等引起者逐渐增多。

2. 病理生理　基本病理变化为胆管梗阻和胆管内化脓性感染，由此导致的梗阻以上胆管扩张、胆管壁肿胀、炎症细胞浸润，又进一步加重梗阻、胆管内压力升高，当胆管内压力超过 $30cmH_2O$ 时，肝细胞停止分泌胆汁，胆管内细菌和毒素逆行进入肝窦，产生严重的脓毒血症，引起全身炎症反应，甚至多器官功能衰竭(MODS)。

3. 临床表现

（1）腹痛　表现为突发剑突下或右上腹持续性疼痛，阵发性加重，并向右肩胛下及腰背部放射。

（2）寒战高热　体温持续升高，达 39～40℃或更高，呈弛张热。

（3）黄疸　多数患者可出现不同程度的黄疸，肝外梗阻者黄疸较肝内梗阻者明显。

（4）休克　口唇发绀，呼吸浅快，脉搏细速达 120～140 次/min，血压在短时间内迅速下降，可出现全身出血点或皮下瘀斑。

（5）神经系统症状　神志淡漠、嗜睡、神志不清，甚至昏迷；合并休克者可表现为烦躁不安、谵安等。

(6)胃肠道症状 多数患者伴恶心、呕吐等消化道症状。

4.辅助检查

(1)实验室检查 白细胞计数升高,可超过 $20 \times 10^9/L$,中性粒细胞比值明显升高;肝功能出现不同程度损害;凝血酶原时间延长。常伴有代谢性酸中毒、低钠血症等。

(2)影像学检查 腹部超声检查可了解胆道梗阻部位、肝内外胆管扩张情况及病变性质。

5.治疗要点

(1)手术治疗 多采用胆总管切开减压、T管引流术。在病情允许的情况下,也可采用经内镜鼻胆管引流术或 PTCD 治疗。其主要目的是解除梗阻、降低胆道压力,挽救患者生命。急诊手术常不能完全祛除病因,待患者一般情况恢复,1~3个月后根据病因选择彻底的手术治疗。

(2)非手术治疗 既是治疗手段,又是手术前准备。①抗休克治疗:补液扩容,恢复有效循环血量;休克者可使用多巴胺维持血压。②纠正水、电解质及酸碱平衡失调:常发生等渗或低渗性缺水、代谢性酸中毒,应及时纠正。③抗感染治疗:选用针对革兰氏阴性杆菌及厌氧菌的抗生素,联合、足量用药。④其他治疗:包括氧气吸入、禁食和胃肠减压、降温、解痉镇痛、营养支持等。

二、护理要点

(一)常见护理诊断/问题

1.疼痛 与胆道梗阻所致胆汁引流不畅及 Oddi 括约肌痉挛、胆道感染等有关。

2.体温过高 与胆道感染、炎症反应有关。

3.体液不足 与禁食、T管引流有关。

4.营养失调 低于机体需要量与发热、恶心、呕吐、食欲不振、感染、手术等有关。

5.低效性呼吸形态 与疼痛、呼吸功能受损有关。

6.皮肤完整性受损 与皮肤瘙痒、引流液刺激有关。

7.焦虑/恐惧 与胆道疾病反复发作、担心预后有关。

8.潜在并发症 黄疸、胆道出血、胆瘘。

(二)护理措施

1.术前护理

(1)病情观察 观察神志、生命体征、腹部体征及皮肤黏膜情况,监测血常规、电解质、血气分析等结果的变化。若患者出现神志淡漠、黄疸加深、少尿或无尿。肝功能异常、PaO_2 降低、代谢性酸中毒及凝血酶原时间延长等,提示发生 MODS,及时报告医生并做相应处理。

(2)维持体液平衡

1)观察指标:严密监测生命体征;准确记录24小时出入水量,必要时监测中心静脉压及每小时尿量,为补液提供可靠依据。

2)补液扩容:迅速建立静脉通路,使用晶体和胶体扩容,尽快恢复有效循环血量;必要时使用肾上腺皮质激素和血管活性药物,改善组织器官的血流灌注及供氧。

3)纠正水、电解质及酸碱平衡失调:监测电解质、酸碱平衡情况,确定补液的种类和量,合理安排补液的顺序和速度。

(3)维持有效气体交换

1)呼吸功能监测:密切观察呼吸频率、节律和幅度;动态监测 PaO_2 和血氧饱和度,了解患者的呼吸功能状况。

2)改善缺氧状况:非休克患者采取半卧位,使腹肌放松,膈肌下降,利于改善呼吸状况;休克患者取仰卧中凹位。根据患者呼吸型态及血气分析结果选择给氧方式和确定氧流量或浓度。

(4)维持正常体温

1)降温:根据体温升高的程度,采取物理降温或药物降温。

2)控制感染:联合应用足量有效的抗生素。

(5)营养支持　进行营养风险筛查评估,通过肠外营养途径补充能量、氨基酸、维生素、水及电解质,维持和改善营养状况。

(6)完善术前检查及准备　积极完善术前相关检查,如心电图、腹部超声检查、血常规、凝血功能、肝肾功能等;完善术中用药及患者皮肤准备,送手术室。

2. 术后护理

(1)病情观察

1)观察意识和生命体征的变化　若患者意识障碍,注意有无肝功能损害、低血糖、脑缺氧、休克等情况。

2)观察腹部体征及引流情况,评估有无出血及胆汁渗漏。

3)观察黄疸程度并监测血清胆红素变化。

(2)营养支持　禁食期间通过肠外营养途径补充足够的热量、氨基酸、维生素、水、电解质等,维持患者良好的营养状态。再根据患者胃肠功能恢复情况,由无脂流质逐渐过渡至低脂饮食。

(3)T 管引流的护理

1)妥善固定:将 T 管妥善固定于腹壁,防止翻身、活动时牵拉造成管道脱出。

2)加强观察:观察并记录 T 管引流出胆汁的量、色、性状。正常成人每天分泌胆汁 800～1200mL,呈黄绿色、清亮、无沉渣。术后 24 小时内引流约 300～500mL,恢复饮食后可增至每天 600～700mL,以后逐渐减少至每天 200mL 左右。如胆汁过多,提示胆总管下端有梗阻的可能;如胆汁混浊,应考虑结石残留或胆管炎症未完全控制。

3)保持有效引流:防止 T 管扭曲、折叠、受压,经常予以挤捏,保持引流通畅。

4)预防感染:更换引流袋时严格无菌操作,长期带管者,应定期更换。始终保持腹部伤口引流管口平面高于引流管远端,防止胆汁逆流引起感染。注意观察引流管口处腹部敷料情况,有无渗血、渗液,保持局部敷料干燥。

5)拔管护理:若 T 管引流出胆汁色泽正常,引流量逐渐减少至 200mL/d,可在术后 10～14 天,试行夹管 1～2 天,夹管期间患者若无发热、腹痛、黄疸等症状,可经 T 管做胆道造影确认无狭窄、无结石或其他病变,待造影后持续引流 24 小时以上,可再次夹闭 T 管 24～48 小时,患者无不适可予拔管。年老体弱、低蛋白血症、长期使用激素者可适当延长 T 管留置时间,待窦道成熟后再拔出,避免胆汁渗漏至腹腔引起胆汁性腹膜炎。拔管后,残留窦道用凡士林纱布填塞,

1～2天内可自行闭合。若胆道造影发现有结石残留,则需保留T管6周以上,再做取石或其他处理。

(4)并发症的护理

1)出血　可能发生在腹腔、胆管内或胆肠吻合口。

原因:①腹腔内出血多发生于术后24～48小时内,可能与术中血管结扎线脱落、断面渗血及凝血功能障碍有关;②胆管内或胆肠吻合口出血在术后早期或后期均可发生多因结石、炎症引起血管壁糜烂、溃疡或术中操作不慎引起。

护理:①严密观察生命体征及腹部体征;②一旦出现出血征兆,及时报告医生并采取相应措施,防止发生低血容量性休克。

2)胆瘘

原因:因术中胆管损伤、胆总管下端梗阻、T管脱出所致。

表现:患者出现发热、腹胀、腹痛、腹膜刺激征等表现,或腹腔引流液呈黄绿胆汁样,常提示发生胆汁渗漏。

护理:①充分引流胆汁:取半卧位,保持引流通畅,将漏出的胆汁充分引流至体外是治疗胆瘘最重要的措施。②维持水、电解质平衡:长期大量胆瘘者应补液并维持水、电解质。③防止胆汁刺激和损伤皮肤:及时更换引流管周围被胆汁浸湿的敷料,予氧化锌软膏或皮肤保护膜涂敷局部皮肤。

(5)健康指导

1)饮食指导　指导患者选择低脂、高热量、高蛋白、高维生素、易消化的食物,禁食油腻食物。

2)皮肤护理　黄疸患者指甲应剪短,防止抓破皮肤。温水擦洗皮肤,保持清洁。

3)带T管出院患者指导　穿宽松柔软的衣服,以防管道受压;淋浴时,可用塑料薄膜覆盖引流管口周围皮肤,以防感染;避免提举重物或过度活动,以免牵拉T管导致管道脱出;出现引流异常或管道脱出时,及时就诊。

(韩　娟　任小琼)

第十七节　胰　腺　癌

胰腺癌(pancreatic carcinoma)是一种发病隐匿,进展迅速,治疗效果及预后极差的消化道恶性肿瘤,其发病率呈明显增加的趋势。40岁以上好发,男性比女性多见。多发生于胰头部,约占70%～80%,其次为胰体尾部,全胰癌少见。

一、临床特点

1.病因　导致胰腺癌的直接病因尚不清楚。在胰腺癌的危险因素中,吸烟是唯一公认的危险因素。5%～10%的患者有家族遗传病史。高脂饮食、肥胖、酗酒、糖尿病、慢性胰腺炎以及长期的职业和环境暴露等亦可能是胰腺癌的危险因素。

2.病理

(1)组织学分型　以导管细胞癌最多见,腺泡细胞癌、黏液性囊腺癌等少见。

(2)转移扩散途径　①局部浸润;②沿神经丛转移:胰腺癌特有的转移方式;③淋巴转移;④血行转移。

3.临床表现

(1)上腹痛　是胰腺癌常见的首发症状。早期因肿块压迫导致胰管不同程度的梗阻,引起胰管扩张、扭曲、压力增高,出现上腹不适,或隐痛、钝痛、胀痛。中晚期因癌肿侵及后腹膜丛,出现持续性剧烈疼痛,向腰背部放射,屈膝卧位可稍有缓解。胰体尾部癌的疼痛部位在左上腹或脐周,出现疼痛时已多属晚期。

(2)黄疸　是胰头癌最主要的症状,多系胰头癌压迫或浸润胆总管所致,呈进行性加重,可伴皮肤瘙痒、茶色尿和陶土色大便。

(3)消化道症状　早期常有食欲减退、上腹饱胀、消化不良、腹泻等症状;部分患者可出现恶心、呕吐。晚期癌肿浸润或压迫胃十二指肠,可出现上消化道梗阻或消化道出血。

(4)消瘦、乏力　是主要临床表现之一,随着病情进展,可伴有贫血、低蛋白血症等,晚期可出现恶病质。

(5)其他　可出现发热、急性胰腺炎发作、糖尿病、脾功能亢进及血栓性静脉炎等。

4.辅助检查

(1)实验室检查　免疫学检查:诊断胰腺癌常用的肿瘤标志物有糖链抗原(CA19-9)、癌胚抗原(CEA)和胰胚抗原(POA),其中CA19-9对胰腺癌敏感性和特异性较好。

(2)影像学检查　常用的有:CT、MRI和PRCP、正电子发射型计算机断层成像(PET)、腹部超声。

5.治疗要点

(1)非手术治疗　吉西他滨是晚期胰腺癌治疗的一线化疗药物,也可使用氟尿嘧啶和丝裂霉素。还可选择介入治疗、放射治疗、基因治疗及免疫治疗等。

(2)手术治疗　手术切除是胰腺癌最有效的治疗方法。

1)胰十二指肠切除术(Whipple手术)　手术切除范围包括胰头、胆囊和胆总管、远端胃、十二指肠及空肠上段,同时清除周围淋巴结,再将胰腺、胆总管、胃和空肠吻合,重建消化道。

2)姑息性手术　对高龄、已有肝转移、肿瘤已不能切除或合并明显心肺功能障碍不能耐受较大手术者,可行胆肠吻合术以解除胆道梗阻,胃空肠吻合术解除或预防十二指肠梗阻,化学性内脏神经切断术或腹腔神经结节切除术减轻疼痛。

二、护理要点

(一)常见护理诊断/问题

1.疼痛　与癌肿压迫引起梗阻,或侵及神经丛有关。

2.营养失调:低于机体需要量　与食欲不振、消化不良、手术等有关。

3.皮肤完整性受损　与皮肤黄疸、瘙痒有关。

4.焦虑/恐惧与疾病严重程度、手术、担心预后有关。

5. 潜在并发症:出血、胰瘘、胆瘘、胃排空延迟。

（二）主要护理措施

1. 术前护理

(1)心理护理　多数患者就诊时已处于癌症中晚期,患者易产生不良情绪。护士应理解、同情患者,有针对性地进行健康指导,使患者能配合治疗与护理,促进疾病的康复。

(2)疼痛护理　对患者进行疼痛评估,合理使用镇痛药,保证患者良好的睡眠及休息。

(3)营养支持　监测营养相关指标,如人血白蛋白、血红蛋白、皮肤弹性、体重等。指导患者进食高热量、高蛋白、高维生素、低脂饮食。营养不良者,可经肠内或肠外营养途径改善患者营养状况。

(4)皮肤护理　黄疸伴瘙痒者,指导患者修剪指甲,勿搔抓皮肤,防止破损;穿宽松纯棉质衣裤;保持皮肤清洁,用温水擦浴,勿使用碱性清洁剂,以免加重皮肤瘙痒。

(5)其他　血糖异常者,通过饮食调节和注射胰岛素控制血糖。有胆道梗阻并继发感染者,予抗生素控制感染。

2. 术后护理

(1)病情观察　观察生命体征、腹部体征、伤口及引流情况、准确记录24小时出入量,必要时监测CVP及每小时尿量。

(2)营养支持　术后早期禁食,禁食期间予肠外营养支持,维持水、电解质平衡,必要时输注白蛋白。胃肠功能逐步恢复期间,饮食从清流食、半流食,逐渐过渡至低脂普食。术后因胰腺外分泌功能减退,已发生消化不良、腹泻等,可遵医嘱服用胰酶制剂。

(3)并发症的护理

1)出血:术后早期出血可发生在24~48小时内,晚期出血常发生在术后1周左右。根据出血部位可分为腹腔出血和消化道出血,两者可同时发生。

原因:术后早期出血常因凝血功能障碍导致创面广泛渗血、手术中止血不确切或吻合口出血引起;晚期出血多系腹腔感染严重、胰瘘、胆瘘使邻近血管受到腐蚀导致破裂出血,应激性溃疡或吻合口溃疡引起。

表现:患者出现心慌、面色苍白、血压下降、脉搏细速等休克表现,或出现呕血、黑便或便血等消化道出血的表现,腹腔引流管和胃肠减压管流出大量鲜红色血性液体。

护理:①监测生命体征;②观察胃肠减压及腹腔引流液的颜色、性状及量;③出血量少可予静脉补液,使用止血药、输血等治疗,出血量大者需急诊行介入或手术止血。

2)胰瘘:是胰十二指肠切除术后最常见的并发症。术前黄疸持续时间长、营养状况差、术中出血量大是术后胰瘘发生的危险因素。

表现:患者出现腹痛、持续腹胀,腹腔引流管引流出无色清亮液体或白色混浊液体。

护理:①取半卧位,保持引流通畅;②根据胰瘘程度,采取禁食、持续胃肠减压、静脉泵入生长抑素等措施;③观察引流液量、色和性状,准确记录;④必要时作腹腔灌洗引流,防止胰液积聚侵蚀内脏、腐蚀大血管或继发感染;⑤保护腹壁瘘口周围皮肤,可用凡士林纱布覆盖、皮肤膜或氧化锌软膏涂抹。

3)胆瘘:多发生于术后5~7天,表现为腹腔引流管流出胆汁样液体。此时,应保持引流管通畅,充分引流胆汁;注意维持水、电解质平衡;防止胆汁刺激和损伤皮肤。

4)感染:以腹腔内局部细菌感染最常见,若患者免疫力低下,还可合并全身感染。术后严密观察患者有无高热、腹痛和腹胀、白细胞计数增高等。遵医嘱合理使用抗生素,形成脓肿者,可在超声引导下行脓肿穿刺置管引流术。

5)胃排空延迟:是术后因非机械性梗阻因素引起的以胃排空障碍为主要表现的胃动力紊乱综合征,表现为患者手术10天以后仍不能进食或需胃肠减压。护理:①禁食、持续胃肠减压,每天观察并记录胃液量;②合理补液,监测电解质水平,维持水、电解质平衡;③使用肠外营养支持,可安置鼻肠管输注肠内营养液;④遵医嘱使用胃动力药物;⑤遵医嘱合理使用抗生素,必要时予针对性引流,促进胃动力恢复。

(4)健康教育

1)饮食指导　指导患者合理膳食,勿暴饮暴食,选择易消化、无刺激、少渣低脂饮食。

2)用药指导　指导患者按医嘱服用药物,必要时定时监测血压、血糖等,如有异常及时就诊。

3)复诊指导　术后每3~6个月复查一次,若出现贫血、发热、上腹部饱胀不适、黄疸等情况,应及时就诊。

(韩　娟　任小琼)

第十八节　门静脉高压症

门静脉高压症(portal hypertension)指当门静脉血流受阻、血流淤滞引起门静脉系统压力增高,临床出现脾大和脾功能亢进、食管胃底静脉曲张和呕血、腹水等症状的疾病。

一、临床特点

1.病因与分类

门静脉高压症按门静脉血流阻力增加所在部位,分为肝前、肝内和肝后3型。

(1)肝前型　常见原因有肝外门静脉血栓形成(脐静脉炎、阑尾炎、胆囊炎和胰腺炎所致感染、创伤等)、先天性畸形(闭锁、狭窄、海绵样变等)和外在压迫(上腹部肿瘤、转移癌等)。

(2)肝内型　在我国最常见,占95%以上。根据血流受阻部位又分为窦前、窦后和窦型。窦后型和窦型最常见,以肝炎后肝硬化(我国)和酒精性肝硬化(西方国家)为主要病因。窦前型多由血吸虫病引起,某些非硬化性肝病如先天性肝纤维化、脂肪肝、肝炎也可引起窦型门静脉高压症。

(3)肝后型　常因为巴德-吉亚利综合征(Budd-Chiari syndrome)、缩窄性心包炎、严重右心衰竭等,使肝静脉流出道(包括肝静脉、下腔静脉甚至右心)被阻塞而致。

2.病理生理

(1)脾大和脾功能亢进门静脉压力增高所致。

(2)静脉曲张　门静脉系与腔静脉系之间的交通支(胃底、食管下段交通支、直肠下端、肛管交通支、前腹壁交通支和腹膜后交通支)扩张而形成。

(3)腹水门静脉系统毛细血管床的滤过压增加,低蛋白血症,继发醛固酮分泌过多所致。

3. 临床表现

(1)脾大及脾功能亢进。

(2)上消化道出血:呕血、黑便。

(3)肝性脑病。

(4)全身症状:疲乏、嗜睡、厌食。

(5)腹水。

(6)部分患者出现黄疸、蜘蛛痣、肝掌、腹壁静脉曲张等体征。

4. 辅助检查

(1)实验室检查　血常规、肝功能等。

(2)影像学检查　食管 X 线钡餐检查、胃镜检查、腹部超声、CT、MRI 及门静脉造影。

5. 处理原则

(1)食管和胃底静脉曲张破裂出血。

1)非手术治疗:①补充血容量:开放静脉通道,快速补液、输血;维持呼吸道通畅。②药物止血:应用血管升压素或生长抑素控制出血。③三腔管压迫止血。④内镜治疗:注射硬化剂或经内镜食管曲张静脉套扎术。⑤经颈静脉肝内门体静脉分流术。

2)手术治疗:手术治疗方式主要有分流术和断流手术 2 种。

(2)严重脾大,合并明显脾功能亢进的治疗。最多见于晚期血吸虫患者,也见于脾静脉栓塞引起的左侧门静脉高压症。对于此类患者单纯行脾切除术效果良好。

(3)肝硬化引起的顽固性腹水的治疗。最有效的方法是肝移植。其他疗法包括 TIPS 和腹腔 – 上腔静脉转流术。

二、护理要点

(一)常见护理诊断 / 问题

1. 恐惧　与突然大量呕血、便血、肝性脑病、病情危重有关。

2. 体液不足　与食管胃底曲张静脉破裂出血有关。

3. 体液过多　腹水与肝功能损害致低蛋白血症、门静脉压增高、血浆胶体渗透压降低及醛固酮分泌增加有关。

4. 营养失调　低于机体需要量与肝功能损害、营养素摄入不足和消化吸收障碍等有关。

5. 潜在并发症　出血、肝性脑病、感染、门静脉血栓形成、肝肾综合征。

(二)护理措施

1. 非手术治疗的护理 / 术前护理

(1)心理护理　安抚患者稳定情绪,减轻患者紧张、恐惧,树立信心,配合抢救。

(2)控制出血,维持体液平衡:①补充血容量,纠正电解质紊乱:迅速建立静脉通路,按出血量补充液体,及时备血、输血。注意补钾、控制钠的摄入,纠正水电解质紊乱。②应用止血药物:用冰盐水或冰盐水加血管收缩剂行胃内灌洗至回抽液清澈;低温灌洗液可使胃黏膜血管收缩,减少血流,降低胃分泌及运动起止血作用。按时应用止血药,注意药物不良反应。

(3)病情观察　定时测量血压、脉搏、呼吸,监测中心静脉压和尿量。观察出血的特点,呕血前有无恶心感、上腹部不适等症状,准确记录呕血、黑便的颜色、性状、量。

(4)三腔二囊管压迫止血的护理　参见内科护理学相关章节。

(5)预防食管胃底静脉出血　①择期手术前可输全血,补充维生素 B、C、K 及凝血因子,以防术中和术后出血;②术前一般不放置胃管,必须放置时,应选择细、软胃管,插管时动作轻柔,涂大量润滑油;③避免腹压增高的因素。

(6)控制或减少腹水形成　①注意休息,术前尽量取平卧位,增加肝、肾血流灌注。如有下肢水肿,抬高患肢减轻水肿;②注意补充营养,纠正低蛋白血症;③限制液体和钠的摄入,每天钠摄入量限制在 500～800mg(氯化钠 1.2～2.0g),少食咸肉、酱菜、酱油、虾皮、味精等含钠高的食物;④遵医嘱使用利尿剂,记录 24 小时出入量,观察有无低钾、低钠血症;⑤测量腹围和体重:每天同一时间、同一体位在同一部位测腹围 1 次,每周测体重 1 次。

(7)保护肝功能,预防肝性脑病　①休息与活动:肝功能较差者以卧床休息为主,安排少量活动;②改善营养状况:给予高能量、适量蛋白、丰富维生素饮食,可输全血及白蛋白纠正贫血和低蛋白血症;③常规氧气吸入,保护肝功能;④药物应用:遵医嘱给予多磷脂酰胆碱、谷胱甘肽等保肝药物,避免使用对肝脏有损害的药物;⑤纠正水、电解质和酸碱失衡:积极预防和控制上消化道出血;及时处理严重的呕吐和腹泻;避免快速利尿和大量放腹水;⑥防止感染;⑦保持肠道通畅:及时清除肠道内积血;防止便秘,口服硫酸镁溶液导泻或酸性液(忌用肥皂水等碱性液)灌肠。

(8)做好急症手术的各项常规准备。

2. 术后护理

(1)休息与活动　①断流术和脾切除术后,麻醉清醒,生命体征平稳后取半卧位;②分流术者,防止分流术后血管吻合口破裂出血,取平卧位或 15°低半卧位,翻身动作宜轻柔;保持大、小便通畅;鼓励早期下床活动。

(2)严密观察病情　观察生命体征、神志、面色、尿量、引流液的量和颜色等并记录;分流术取自体静脉者,观察局部有无静脉回流障碍;取颈内静脉者观察有无头痛、呕吐等颅内压增高表现,必要时根据医嘱快速滴注甘露醇。

(3)营养支持　术后根据患者情况给予肠外或肠内营养支持。

(4)并发症观察及护理

1)出血:观察血压、脉搏、呼吸及有无伤口或消化道出血情况。置引流管者应注意记录引流液的性状和量,如短时内引出 200mL 以上血性液体应告知医师,及时妥善处理。

2)肝性脑病:分流术后患者定时测定肝功能、血氨浓度,观察患者有无性格异常、定向力减退、嗜睡与躁动交替,黄疸是否加深,有无发热、厌食、肝臭等肝功能衰竭表现。肝性脑病的护理参见内科护理学相关章节。

3)感染:常见为腹腔、呼吸系统和泌尿系统的感染,术后应加强观察。护理措施:①遵医嘱及时使用有效抗生素;②引流管护理:应保持有效负压,引流管通畅,观察和记录引流液的性状和量;引流液渐进减少、色清淡、每天少于 10mL 时可拔管;③加强基础护理:预防压疮发生;有黄疸者加强皮肤护理;注意会阴护理;禁食期做好口腔护理;鼓励深呼吸、咳嗽、咳痰,必要时给予雾化吸入,预防肺部并发症发生。

4)静脉血栓:手术后应注意监测血常规和凝血功能,观察有无血栓形成迹象,定时行 B 超等检查注意有无门静脉血栓形成。必要时遵医嘱给予阿司匹林等抗凝治疗。

(三)健康教育

1. 饮食指导 进食高热量、富含维生素无渣软食,避免粗糙、干硬及刺激性食物,以免诱发大出血;少量多餐,规律进食,维持足够能量;肝功能损害较轻者,摄取优质蛋白饮食(50～70g/d);肝功能严重受损及分流术后患者应限制蛋白质摄入;有腹水患者限制水和钠摄入。

2. 生活指导 ①避免劳累和过度活动,保证充分休息;若出现头晕、心慌、出汗等症状,应卧床休息,逐渐增加运动量;②避免引起腹内压增高的因素,如咳嗽、打喷嚏,用力排便,提举重物等,以免诱发曲张静脉破裂出血;③保持乐观、稳定的心理状态,避免精神紧张、抑郁等不良情绪;④用软毛牙刷刷牙,避免牙龈出血,防止外伤;⑤指导患者戒烟、酒,少喝咖啡和浓茶。

3. 定期复诊 指导患者及家属掌握出血先兆、基本观察方法和主要急救措施,熟悉紧急就诊途径和方法。

(罗鸿萍　李蓉蓉)

第十九节　原发性肝癌

原发性肝癌(primary Carcinoma of the liver)是我国常见的恶性肿瘤之一,发病率和死亡率分别居恶性肿瘤的第 3 位、第 2 位。高发于东南沿海地区,农村发病率高于城市,以 40～50 岁男性多见。

一、临床特点

1. 病因 目前认为该病可能与病毒性肝炎、肝硬化、黄曲霉毒菌及亚硝胺类致癌物等密切相关。

2. 病理生理与分型

(1)肝癌大体病理形态分为 3 型 结节型、巨块型和弥漫型。

(2)按肿瘤大小分为 4 类 微小肝癌(直径 ≤ 2cm),小肝癌(＞ 2cm,≤ 5cm),大肝癌(＞ 5cm,≤ 10cm)和巨大肝癌(＞ 10cm)。

(3)按病理组织分为 3 型 肝细胞癌、肝内胆管细胞癌和肝细胞胆管细胞混合癌,其中肝细胞癌占85%～90%。

3. 临床表现

肝癌早期缺乏典型临床表现,中、晚期可有局部和全身症状。

(1)症状:①肝区疼痛:多为右上腹或中上腹持续性钝痛、刺痛或胀痛,夜间或劳累后加重。②消化道症状:表现为食欲减退、腹胀等消化道症状,易被忽视,且早期不明显。③全身症状:消瘦、乏力、不明原因发热且抗生素治疗无效。④癌旁综合征(paracarcinoma syndrome):主要有低血糖症、红细胞增多症、高钙血症和高胆固醇血症等。

(2)体征：①肝大或右上腹肿块：为中晚期肝癌最常见的体征。②黄疸。③腹水：呈草黄色或血性。④其他：如肝掌、蜘蛛痣、男性乳房增大、脾大、腹壁静脉扩张以及食管胃底静脉曲张等表现。

4.辅助检查

(1)肝癌血清标志物检测　甲胎蛋白、血液酶学及其他肿瘤标志物检查。

(2)影像学检查腹部超声、CT、MRI、肝动脉造影。

(3)肝穿刺活组织检查　对诊断困难或不适宜术者指导下一步治疗时使用。

(4)腹腔镜检查适用于肿瘤位于肝表面，经过各种检查仍不能确诊者。

5.处理原则

(1)手术治疗　根治性或姑息性肝切除术、肝移植。

(2)非手术治疗　①放射治疗。②全身治疗：根据 Child-Pugh 分级，合理采用系统化疗、中医中药治疗、免疫治疗、靶向治疗、最佳支持治疗、舒缓治疗等。

(3)介入治疗经动脉化疗栓塞(transarterial chemoembolization，TACE)目前是公认的肝癌非手术治疗中常用的方法之一，用于不可切除的肝癌或肝癌切除术后的辅助治疗。

(4)超声引导下经皮穿刺肿瘤行微波、射频、冷冻或经皮无水乙醇注射等治疗适用于瘤体较小又不能或不宜手术的肝癌。

二、护理要点

(一)常见护理诊断／问题

1.疼痛　与肿瘤迅速生长导致肝包膜张力增加或手术、介入治疗、放射治疗后的不适有关。

2.营养失调　低于机体需要量与食欲减退、胃肠功能紊乱、放射治疗和化学治疗引起的胃肠道不良反应、肿瘤消耗、手术创伤等有关。

3.焦虑　与担心手术、疼痛、疾病的预后等因素有关。

4.潜在并发症　出血、感染、肝性脑病、膈下积液等。

(二)护理措施

1.术前护理

(1)疼痛护理　评估疼痛发生的诱因、时间、部位、性质和程度。遵医嘱给予镇痛药物，并观察药物疗效及不良反应。指导患者非药物镇痛方法。

(2)改善营养状况　术前行全面的营养风险筛查。宜采用高蛋白、高热量、高维生素、易消化饮食，少量多餐。合并肝硬化有肝功能损害者，适当限制蛋白质摄入；必要时给予肠内外营养支持，输血浆或白蛋白等，以改善贫血、纠正低蛋白血症，提高机体抵抗力。

(3)护肝治疗　评估患者肝功能状态，并予护肝、抗病毒治疗，调节肝功能至可耐受手术。嘱患者保证充分睡眠和休息，禁酒。遵医嘱给予支链氨基酸治疗，避免使用肝毒性药物；使用药物期间，应动态监测肝功能或其他指标。

(4)维持体液平衡　对肝功能不良伴腹水者，严格控制水、钠盐的摄入量。遵医嘱合理补液与利尿，注意纠正低钾血症等水、电解质失调。准确记录 24 小时出入量。定期观察，记录体重及腹围变化。

(5)预防出血　①多数肝癌合并硬化患者,术前 3 天开始给予维生素 K_1 补充血浆和凝血因子,预防术中、术后出血。②尽量避免剧烈咳嗽、用力排便等使腹压骤升的动作,避免外伤及进食干硬食物等,以免导致癌肿破裂出血或食管胃底静脉曲张破裂出血。③应用 H_2 受体阻断药预防出血。④密切观察腹部体征,若患者突发腹痛,伴腹膜刺激征,应怀疑肝癌破裂出血,及时通知医师,积极抢救,做好急诊手术的各项准备。⑤对不能手术的晚期患者,采用补液、输血、应用止血剂、支持治疗等综合性方法。

(6)心理护理尊重、同情、理解患者的悲痛,疏导、安慰患者,鼓励患者及家属说出感受和关心的问题,支持家属参与共同讨论制订诊疗措施,鼓励家属与患者多沟通交流。

(7)术前准备对需要行手术治疗的患者,除做好以上护理措施和常规腹部手术术前准备外,根据手术大小准备充足的全血和血浆,做好术中物品准备等。

2. 术后护理

(1)体位　清醒且血压稳定者,取半卧位,深呼吸。

(2)病情观察　观察生命体征、意识、尿量、全身皮肤黏膜有无出血点,有无发绀及黄疸等。观察伤口渗血、渗液情况。观察有无腹痛、腹胀及腹膜刺激征。观察引流液的颜色、性状及量。

(3)营养支持　禁食,胃肠减压,遵医嘱给静脉营养支持,待肠蠕动恢复后逐步给予流质、半流质、软食、普食,注意观察有无腹胀、阵发性腹痛、腹泻等。术后 2 周应补充适量白蛋白和血浆,提高机体抵抗力。广泛肝切除术后,可使用肠内和(或)肠外营养支持。

(4)并发症护理

1)出血:是肝切除术后常见的并发症之一。

原因:多由凝血机制障碍、腹内压力增高及手术缝合不佳引起。

表现:主要是失血性休克的表现,鲜红色血性引流液增多。

护理:①病情观察:密切、动态观察患者的生命体征变化;严密观察引流液的量、性状和颜色,手术后当天可从肝周引出血性液体 $100 \sim 300mL$,若血性液体增多,应警惕腹腔内出血。②预防:术后患者血压平稳,取半卧位;术后 $1 \sim 2$ 天应卧床休息,避免剧烈咳嗽和打喷嚏等,以防止术后肝断面出血;保持引流管引流通畅。③处理:若明确为凝血机制障碍性出血,遵长嘱给予凝血酶原复合物、纤维蛋白原,输新鲜血,纠正低蛋白血症;若短期内或持续引流较大量血性液体,或经输血、输液等对症治疗后,患者血压、脉搏仍不稳定时,应做好再次手术止血的准备。

2)膈下积液及脓肿:是肝切除术后严重并发症之一,多发生在术后 1 周左右。

原因:术后引流不畅或引流管拔除过早,使残肝旁积液、积血,或肝断面坏死组织及渗漏胆汁积聚造成膈下积液,如继发感染则形成膈下脓肿。

表现:患者术后体温正常后再度升高,或术后体温持续不降,同时伴上腹部或右季肋部胀痛、呃逆、脉速、白细胞计数增多,中性粒细胞比值达 90% 以上等。

护理:①妥善固定引流管,保持引流通畅;定期更换引流袋,严格无菌操作;观察引流液的颜色、性状及量;若引流量逐日少,一般在手术后 $3 \sim 5$ 天拔出引流管;对经胸手术放置胸腔引流管者,应按胸腔闭式引流的护理要求进行护理。②严密观察体温变化,高热者物理降温,必要时药物降温,鼓励患者多饮水。③若已形成的膈下脓肿,协助医师行超声引导下穿刺抽脓或置管引流,后者应加强冲洗和吸引护理;患者取半卧位,以利于呼吸和引流。④遵医嘱及时使用抗生素。⑤加强营养支持。

3)胆汁漏

原因:因肝断面小胆管渗漏或胆管结扎线脱落、胆管损伤所致。

表现:患者出现腹痛、发热和腹膜刺激征,切口有胆汁渗出和(或)腹腔引流液含胆汁。

护理:如怀疑胆汁漏,及时通知医师。保持引流通畅,注意观察引流液的量与性质变化。如发生局部积液,应尽早行超声引导下穿刺置管引流。

4)肝性脑病

原因:肝解毒功能降低和(或)手术创伤易致肝性脑病。

表现:患者出现性格行为变化,如欣快感、表情淡漠或扑翼样震颤等前驱症状,应警惕发生肝性脑病。

护理:①注意观察患者有无肝性脑病的早期症状,一旦出现及时通知医师。②半肝以上切除者,间歇氧气吸入 3~4 天。③避免肝性脑病的诱因,如上消化道出血、高蛋白饮食、感染、便秘、应用麻醉剂、镇静催眠药等。④禁用肥皂水灌肠。⑤口服新霉素,抑制肠道细菌繁殖,减少氨的产生。⑥使用降血氨药物,如谷氨酸钾或谷氨酸钠静脉滴注。⑦给予富含支链氨基酸的制剂或溶液,纠正支链/芳香氨基酸的比例失调。⑧限制蛋白质摄入,减少血氨的来源。⑨便秘者可口服乳果糖,促使肠道内氨的排出。

3. 介入治疗护理

(1)介入治疗前准备　注意各项检查结果,判断有无禁忌证。向患者解释介入治疗(以 TACE 为例)的目的、方法及治疗的重要性和优点,帮助患者缓解紧张、焦虑心理。术前 6 小时禁食,训练床上大小便,穿刺区行皮肤准备,建立静脉通道,备好所需物品及药品。

(2)介入治疗后护理

1)预防出血:患者取平卧位,拔管前注意患者血压的变化和纠正,拔管后压迫穿刺部位 15 分钟,再局部加压包扎,穿刺侧肢体伸直制动 6 小时,绝对卧床 24 小时以防止穿刺处出血。严密观察穿刺侧肢端皮肤的颜色、温度及足背动脉搏动,注意穿刺点有无出血现象。

2)导管护理:妥善固定和维护导管。严格遵守无菌原则,每次注药前消毒导管,注药后用无菌纱布包扎,防止逆行感染。注药后用肝素稀释液冲洗导管以防导管堵塞。

3)栓塞后综合征护理:TACE 术后常见的并发症,表现为发热、恶心、呕吐、肝区疼痛、腹胀、厌食等。护理措施包括:①若体温高于 38.5℃,给予物理和(或)药物降温。②恶心、呕吐可给予甲氧氯普胺等。③肝区疼痛可按三阶梯镇痛疗法予以镇痛。④当白细胞计数低于 4×10^9/L 时,暂停化学治疗并应用升白细胞药物。⑤嘱患者大量饮水,减轻化学治疗药物对肾的毒副作用,观察排尿情况。

4)并发症的护理:密切观察生命体征和腹部体征,因胃、胆、胰、脾动脉栓塞而出现上消化道出血及胆囊坏死等并发症时,及时通知医师并协助处理。注意观察患者意识状态、黄疸程度,注意补充高糖、高能量营养素,积极给予护肝治疗,防止肝衰竭。

4. 健康教育

(1)疾病指导注意防治肝炎,不吃霉变食物。有肝炎、肝硬化病史者和肝癌高发地区人群定期做 AFP 或超声检查,以早期发现。

(2)心理护理帮助患者及家属缓解紧张、焦虑心理,配合医师主动参与治疗。给予晚期患者精神支持及关怀。

(3)饮食指导多食高热量、优质蛋白质、富含维生素和纤维素的食物。食物以清淡、易消化为宜。若有腹水、水肿,应控制水和钠盐的摄入量。

(4)复诊指导 肝癌根治术治疗后,2 年内间隔 3 个月常规监测 1 次,采用增强 CT 或 MRI检查可发现肝癌早期复发转移。超过 2 年,间隔 6 个月常规监测 1 次。若患者出现水肿、体重减轻、出血倾向、黄疸和乏力等症状,及时就诊。

(罗鸿萍 李蓉蓉)

第二十节 尿 石 症

上尿路结石

上尿路结石是指肾结石和输尿管结石。

一、临床特点

(一)病因

影响结石形成的因素很多,如年龄、性别、种族、遗传、环境因素、饮食习惯和职业等均对结石的形成有影响。身体的代谢异常、尿路梗阻、感染、异物和药物使用因素是结石形成的常见病因。

1. 代谢异常 ①形成尿结石的物质增加;②尿 pH 值改变;③尿中抑制晶体形成和聚集的物质减少;④尿量减少。

2. 局部因素 ①尿液淤滞;②尿路感染;③尿路异物。

3. 药物相关因素。

(二)病理生理

泌尿系统结石在肾和膀胱内形成,绝大多数在排出过程中停留在输尿管和尿道。输尿管结石常滞留或嵌顿于 3 个生理狭窄处,即肾盂输尿管连接处、输尿管跨过髂血管处及输尿管膀胱壁段。其中以输尿管下 1/3 处最多见。泌尿系统结石所致的病理生理改变与结石部位、大小、数目、是否有继发性炎症和梗阻的程度等因素有关。

泌尿系统结石以草酸钙结石最常见,磷酸盐、尿酸盐次之,胱氨酸结石罕见。通常尿路结石以多种盐类混合形成。上尿路结石以草酸钙结石多见。

(三)临床表现

1. 症状

(1)疼痛 患者多有肾区疼痛,可伴肋脊角叩击痛。疼痛程度取决于结石大小和位置。发作时患者精神恐惧,坐卧不安,痛极时可伴恶心、呕吐、面色苍白、冷汗,甚至休克。

（2）血尿　多为镜下血尿,少数为肉眼血尿。

（3）恶心、呕吐。

（4）膀胱刺激征　结石伴感染或输尿管膀胱壁段结石时,可有尿频、尿急、尿痛。

（5）感染和梗阻　双侧上尿路完全性梗阻时可导致无尿,甚至出现尿毒症。

2. 体征

患侧肾区可有轻度叩击痛。结石所致梗阻引起肾积水时,可在上腹部触到增大的肾脏。

（四）辅助检查

1. 实验室检查　尿液分析、血液分析、结石成分分析

2. 影像学检查。

（1）超声检查。

（2）X 线检查　尿路平片、静脉尿路造影(IVU)、逆行肾盂造影(RP)、CT 和 MRU、放射性核素肾显像。

3. 内镜检查　包括肾镜、输尿管镜和膀胱镜检查。

（五）处理原则

1. 病因治疗

如切除甲状旁腺瘤、解除尿路梗阻;原发性高草酸尿症、肠源性高草酸尿症的治疗。

2. 非手术治疗适用于结石 < 0.6cm、表面光滑、结石以下尿路无梗阻者。

（1）饮食与运动。每天饮水 2500 ~ 3000mL,保持每天尿量在 2000mL 以上。对于高尿钙患者,限盐,保证每天钙摄入量 < 1000mg,少食富含草酸的食物;适当运动。

（2）药物治疗。

（3）中药和针灸　可解疼镇痛保证小结石的排出。

（4）肾绞痛的处理　药物治疗、外科治疗。

3. 体外冲击波碎石(ESWL)通过 X 线或超声检查对结石进行定位,利用高能冲击波聚焦后作用于结石,使之裂解、粉碎成细砂,随尿流排出。

4. 手术治疗

（1）内镜取石或碎石术　经皮肾镜碎石或取石术(PCNL)、输尿管镜取石或碎石术(URL)、腹腔镜输尿管切开取石(LUL)。

（2）开放手术少用。

二、护理要点

（一）常见护理诊断 / 问题

1. 疼痛　与结石刺激引起的炎症、损伤及平滑肌痉挛有关。

2. 潜在并发症　出血、感染、"石街"形成、双 J 管相关并发症、结石复发等。

3. 知识缺乏　缺乏预防尿石症的知识。

（二）护理措施

1. 非手术治疗的护理

（1）缓解疼痛　嘱患者卧床休息,局部热敷,指导患者做深呼吸、放松以减轻疼痛。遵医嘱

应用解痉、镇痛及抗生素等药物。

(2)饮食、饮水与活动 给予对应的饮食指导;指导大量饮水,在病情允许的情况下,适当做一些运动,有助于排出结石。

(3)病情观察 观察体温、尿常规,及早发现感染征象。观察结石排出情况。

2. 体外冲击波碎石的护理

(1)术前护理

1)心理护理 向患者及家属解释 ESWL 的方法、碎石效果及配合要求,解除患者的顾虑。

2)术前准备 术前 3 天忌食产气食物,术前 1 天口服缓泻药,术晨禁饮食;教患者练习手术配合体位、固定体位。

3)了解患者是否有 ESWL 禁忌证 如出血性疾病、结石远端梗阻、妊娠、尚未控制的泌尿系统感染性疾病、心脑血管病、主动脉瘤等情况。

(2)术后护理

1)鼓励患者多饮水 每天饮水 2500~3000mL,可根据出汗量适当增减饮水量,促进排石。

2)采取有效体位、促进排石。

3)病情观察 严密观察和记录碎石后排尿及排石情况,定时摄腹部平片观察结石排出情况。

4)并发症的观察与护理。①血尿:嘱患者多饮水并继续观察。②发热:遵医嘱应用抗生素,高热者采用降温措施。③疼痛:给予解痉、镇痛及抗感染等处理。④"石街"形成:是常见且较严重的并发症之一。出现梗阻、感染、肾功能受损和发热时,再次行 ESWL 或经皮肾穿刺造瘘术通常是最有效的,对于复杂病例可行手术治疗。

3. 手术治疗(内镜碎石、开放手术)的护理

(1)术前护理同体外冲击波碎石术的术前护理。

(2)术后护理

1)病情观察 观察患者生命体征、疼痛;关注患者血常规、肾功能、电解质等情况变化。

2)引流管的护理。①肾造瘘管:妥善固定,防止逆流保持通畅,观察引流液的颜色、性状和量,并做好记录,拔管:术后 3~5 天若引流尿液转清、体温正常,则可考虑拔管,拔管前先夹闭24~48 小时,如无不适则可拔除,拔除时或拔除后观察是否有出血。②双 J 管:术后指导患者尽早取半卧位,多饮水、勤排尿,鼓励早期下床活动,并避免引起腹压增加的动作。双 J 管一般留置 4~6 周,经复查腹部超声或 X 线确定无结石残留后,在膀胱镜下取出双 J 管。③肾周引流管妥善固定,保持引流通畅,观察、记录引流液颜色、性状与量。④尿管:尿管护理常规。

3)并发症的观察与护理 ①出血:避免便秘,以免增加腹压导致出血。若术后短时间内造瘘管引流出大量鲜红色血性液体,须警惕为出血。应安慰患者,嘱其卧床休息,并及时报告医师处理。②感染:术后应密切观察生命体征以及感染性休克的各项指标。遵医嘱应用抗生素,嘱患者多饮水;保持各引流管通畅,留置导尿管者做好尿道口与会阴部的清洁。③输尿管或周围脏器损伤:术后观察有无漏尿、腹膜刺激征及呼吸困难等征象。一旦发生,及时处理。

4. 健康教育

(1)尿石症的预防

1)大量饮水　以增加尿量,稀释尿中形成结石物质的浓度,减少晶体沉积,亦有利于结石排出。成人保持 24 小时尿量 2000mL 以上。

2)饮食指导　根据结石成分、代谢状态调节饮食。

3)药物预防　根据结石成分,血钙磷、尿钙磷、尿酸、胱氨酸和尿 pH 值,应用药物预防结石发生。

(2)双 J 管的自我观察与护理

1)自我护理　若出现排尿疼痛,多为双 J 管膀胱端刺激所致,一般经多饮水、减少活动和对症处理后均能缓解。嘱患者术后 4～6 周回院复查并拔除双 J 管。

2)自我观察　如果出现无法缓解的膀胱刺激征、尿中有血块、发热等症状,应及时就诊。

3)复诊指导定期行 X 线或超声检查,观察有无残余结石或结石复发。若出现腰痛、血尿等症状,及时就诊。

下尿路结石

下尿路结石包括膀胱结石和尿道结石。

一、膀胱结石

膀胱结石仅占尿路结石的 5% 以下。

(一)临床表现

膀胱结石的典型症状为排尿突然中断,疼痛放射至远端尿道及阴茎头部,伴排尿困难和膀胱刺激症状。

(二)辅助检查

超声检查能发现膀胱区的强光团及声影;X 线检查能显示绝大多数结石;膀胱镜检查能直接见到结石,并可发现膀胱病变。

(三)处理原则

1. 经尿道膀胱镜取石或碎石术大多数结石应用碎石钳机械碎石,并将碎石取出,适用于结石直径 < 2～3cm 者。较大的结石需采用超声、液电、激光或气压弹道碎石。

2. 耻骨上膀胱切开取石术为传统的开放手术方式。

3. 治疗引起膀胱结石的原发病膀胱感染严重时,应用抗菌药物;若有排尿困难,则应先留置导尿,以利于引流尿液及控制感染。

二、尿道结石

尿道结石绝大多数来自肾和膀胱,有尿道狭窄、尿道憩室及异物存在时亦可致尿道结石。

(一)临床表现

尿道结石多见于男性,多位于前尿道。典型症状为排尿困难、点滴状排尿及尿痛,甚至造成急性尿潴留。

(二)辅助检查

超声、X 线检查有助于明确诊断。

（三）处理原则

1. 前尿道结石 表面麻醉下，压迫结石近端尿道以阻止结石后退。向尿道内注入无菌液状石蜡，轻轻向尿道口推挤，然后将结石钳出。

2. 后尿道结石 用尿道探条将结石推入膀胱，再按膀胱结石处理。

（屈晓玲）

第二十一节 前 列 腺 癌

前列腺癌(prostate cancer)是指发生在前列腺的上皮性恶性肿瘤，发病率在男性肿瘤中居第二位。近年来，我国前列腺癌的发病率呈现明显持续增长趋势，前列腺癌正成为严重影响我国男性健康的泌尿系恶性肿瘤。

一、临床特点

1. 病因尚不明确，可能与年龄、前列腺癌家族史有关、吸烟和肥胖是前列腺癌的危险因素

2. 病理分型和病理分级

(1)前列腺癌病理类型包括腺泡腺癌、导管内癌、导管腺癌、尿路上皮癌、鳞状细胞癌、基底细胞癌和神经内分泌肿瘤等。

(2)前列腺腺癌的病理分级使用 Gleason 评分系统，病理分期采用 TNM 分期系统，根据前列腺癌预后分组为Ⅰ期、Ⅱ期、Ⅲ期和Ⅳ期。

3. 临床表现前列腺癌初期与良性前列腺增生症相似或无特殊症状，一般通过直肠指检(DRE)或联特异性抗原(PSA)检测来筛查。中晚期常见临床表现有：

(1)排尿梗阻症状

逐渐增大的前列腺腺体压迫尿道可引起进行性排尿困难，表现为尿频，尿急，尿不尽、夜尿增多，甚至尿失禁等。肿瘤压迫直肠可引起大便困难或肠梗阻。

(2)转移症状

前列腺癌可侵及膀胱、精囊、血管神经束，引起血尿、血精、勃起功能障碍等。盆腔淋巴结转移可引起双下肢水肿。前列腺癌常易发生骨转移，引起骨痛或病理性骨折、截瘫。前列腺癌也可侵及骨髓引起贫血或全血象减少。

4. 辅助检查

(1)直肠指检(DRE)有助于前列腺癌的诊断和分期。

(2)实验室检查前列腺特异性抗原(PSA)目前已成为诊断前列腺癌重要特异性肿瘤标记物。

(3)影像学检查经直肠超声(TRUS)可帮助寻找可疑病灶，初步判断肿瘤大小;辅助前列腺穿刺活检。MRI 是前列腺癌分期必做的检查，其结果也可以对后期穿刺起引导作用。全身核素骨显像检查(ECT)可发现骨转移灶。

(4)前列腺穿刺活检结果可以确诊前列腺癌。

5. 治疗要点

(1)局限性前列腺癌可采取主动监测,根治性切除,根治性放射治疗等,结合辅助内分泌治疗,来达到根治或控制肿瘤发展等目的。局限性前列腺癌是可以治愈的肿瘤。

(2)晚期前列腺癌主要包括内分泌治疗、冷冻治疗等。

二、护理要点

(一)常见护理诊断/问题

1. 焦虑　与担心手术和疾病预后有关。

2. 潜在并发症　出血、尿失禁、勃起功能障碍等。

(二)护理措施

1. 术前护理

(1)心理护理　向患者详细介绍前列腺癌病因、发展规律、治疗方式、并发症及康复锻炼、预后情况、正确用药及注意事项,疾病护理知识、饮食指导等相关知识,增强患者战胜疾病的信心。

(2)适应性训练　告知患者适应性训练的益处,教会其适应性训练的方法(呼吸训练,有效咳嗽,凯格尔运动,踝泵运动),并督促指导患者坚持练习至术前。

(3)肠道准备　由于前列腺与直肠毗邻,术中可能损伤会阴及直肠,因此要做好充分的肠道准备。让患者术前养成每天规律排便的习惯,长期便秘患者应通知医生,术后预防性使用缓泻剂。

2. 术后护理

(1)观察病情　密切观察生命体征、神志、尿量、伤口渗血渗液和引流液情况。

(2)体位管理　患者回到病房麻醉清醒后可枕枕头,若有恶心、呕吐,注意头偏向一侧术后6小时,患者完全清醒后在病情允许情况下可由低坡半卧位(10°~20°)改为半卧位(45°~60°)。术后1天鼓励患者下床活动,并逐步增加活动量。

(3)营养支持　患者完全清醒后无恶心、呕吐即可饮水(先饮水5mL,如无呛咳等不适,再逐渐增加饮水量),循序渐进,逐渐过渡到流食,待肠道通气、拔除胃管后,从流食开始慢慢过渡到半流食,正常饮食,少量多餐。避免甜食,牛奶、豆类等胀气食物。

(4)疼痛管理　做好疼痛评估,遵医嘱使用镇痛药物。

(5)引流管的护理　胃管:肠蠕动恢复后即可拔除胃管。尿管:术后早期,注意观察尿液的性质和量,一旦发现尿管堵塞,需立即通知医生及时冲洗。术后不可过早拔除尿管,须保留约3周,便于新尿道的建立。盆腔引流管:待患者麻醉清醒后逐渐过渡至半卧位,促进引流。保持引流管通畅,防止扭曲、折叠、受压或脱出。

(6)并发症的观察及护理

1)尿失禁:解除其心理负担,帮助患者树立自信心及生存的信念,告知患者尿失禁基本可在术后1年内治愈。术后可酌情进行盆底肌锻炼,可有效地减少尿失禁的发生。

2)尿外渗:术后严密观察盆腔引流管,若盆腔引流液的量突然增多或引流液颜色由血性液变成淡红色或淡黄色,患者出现腹痛、腹膜刺激等腹膜炎症状,说明患者可能出现了尿外渗的并发症。护理措施:①妥善固定尿管,保持引流通畅。②注意加强患者营养,促进吻合口的愈合。

3)尿道膀胱吻合口狭窄:手术损伤尿道、术后尿路感染、术后尿管拔除时间过早均可致尿道膀胱吻合口狭窄。前列腺癌根治术后尿管保留时间相对较长(约3周左右),以利于新尿道的重新建立。保持尿管引流通畅,积极预防尿路感染,避免过早拔除导尿管,同时尽量避免反复插尿管。

4)性功能障碍。前列腺癌根治术后性功能障碍是常见的并发症,术前、术后均要做好解释工作,消除患者的疑虑,避免其背负无谓的心理负担。

(7)健康教育

1)饮食指导:多吃高蛋白、高维生素的食物,忌辛辣、烟酒;保持大便通畅,必要时可口服缓泻剂或使用润肠剂帮助排便

2)药物指导:根据医嘱口服抗炎药物,部分患者根据医嘱定期行内分泌药物治疗

3)康复指导:针对患者出现的尿失禁或尿漏等并发症,有针对性地进行健康指导:嘱患者适当运动,劳逸结合,3个月内避免剧烈运动;坚持做盆底肌功能锻炼,减轻尿失禁的临床症状。

4)定期复查 根据医生要求定期复查,注意有无腰痛、关节痛等症状发生。

(屈晓玲)

第二十二节 膀 胱 癌

膀胱癌(carcinoma of bladder)是泌尿系统最常见的肿瘤,绝大多数来自上皮组织,其中90%以上为尿路上皮癌,发病年龄大多数为50~70岁,男女比例为4:1,城市居民发病高于农村居民。

一、临床特点

(一)病因

1.吸烟 30%~50%的膀胱癌由吸烟引起,吸烟者膀胱癌发病概率是非吸烟者的2~4倍。

2.职业因素 约20%的膀胱癌由职业因素引起,多见于纺织、燃料工业、皮革业、金属加工、橡胶化学、药物制剂、油漆等相关工作。

3.非职业性因素 食物、药物、遗传、慢性感染、长期尿潴留、异物刺激、盆腔放疗等因素。

(二)病理生理与分型

1.组织学分级 目前建议使用WHO 2004分级法。此分级法将尿路上皮肿瘤分为乳头状瘤;低度恶性潜能尿路上皮乳头状瘤,乳头状尿路上皮癌,低级别;乳头状尿路上皮癌,高级别。

2.生长方式 原位癌局限在黏膜内。尿路上皮癌多为乳头状,高级别者常有浸润。不同生长方式可单独或同时存在。

3.浸润深度 分为:Tis原位癌;Ta非浸润性乳头状癌;T1浸润黏膜固有层;T2浸润肌层;T3润膀胱周围组织;T4浸润前列腺、子宫、阴道及盆壁等邻近器官。

4.复发、进展与转移 膀胱癌易复发,非肌层浸润性膀胱癌的复发率高达50%~70%。淋

巴转移是最主要的转移途径,主要转移到盆腔淋巴结。

(三)临床表现

1. 血尿　是膀胱癌最常见的症状,典型血尿为无痛性和间歇性。

2. 膀胱刺激症状　是膀胱癌患者第二常见症状,包括尿急、尿频、尿痛,常见于膀胱原位癌和浸润癌患者,往往同时伴有血尿。

3. 其他　根据肿瘤浸润深度和所在部位可出现疼痛、排尿困难、尿潴留等,甚至肾功能不全。

(四)辅助检查

1. 尿液检查　在新鲜尿液中,易发现脱落的肿瘤细胞,但干扰因素过多。

2. 影像学检查　超声、CT 尿路造影(CTU)、CT 和 MRI、放射性核素骨扫描。

3. 膀胱镜检查　是诊断膀胱癌最可靠的方法。

(五)处理原则

以手术治疗为主。根据肿瘤的分化程度、临床分期并结合患者全身情况,选择合适的手术方式。

1. 非肌层浸润性膀胱癌　TURBT 既是非肌层浸润性膀胱癌的重要诊断方法,同时也是主要的治疗手段,具有创伤小、恢复快的特点。尽管 TURBT 可以完全切除 Tis、Ta、T1 期肿瘤,但术后存在复发或进展为肌层浸润性膀胱癌的风险,因此,术后应辅助膀胱灌注化疗或免疫治疗。应在术后 24 小时内立即膀胱灌注化疗药物。

2. 肌层浸润性膀胱癌　根治性膀胱切除术同时行盆腔淋巴结清扫术,是肌层浸润性膀胱癌的标准治疗,是提高浸润性膀胱癌患者生存率,避免复发和转移的有效治疗方法。常用尿流改道术:①原位新膀胱术;②回肠通道术;③输尿管皮肤造口术。

二、护理要点

(一)常见护理诊断 / 问题

1. 焦虑与恐惧　与对疾病认知不足、担忧疾病预后有关。

2. 体象紊乱　与尿流改道术后留有造口,化疗导致脱发等有关。

3. 潜在并发症　膀胱穿孔、尿失禁、尿潴留、尿瘘、代谢异常、造口相关并发症

(二)护理措施

1. 术前护理

(1)心理护理　术前宣教与沟通,让患者及家庭成员充分认识可供选择的改道方式,不同术式相应的风险与受益,以及功能、生存质量的改变。

(2)肠道准备　根治性膀胱切除术须作肠道准备。目前推荐行膀胱切除尿流改道患者在术前 1 天服用泻药,如甘露醇、复方聚乙二醇电解质等,不行清洁灌肠,不使用肠道抗生素。

2. 术后护理

(1)引流管护理　标记引流管,妥善固定,保持引流通畅,观察记录引流管、支架管、尿管、胃管、膀胱造瘘管引流液颜色、性状、量。

(2)造口护理　检查记录造口部位形状、大小,注意有无缺血坏死、造口回缩、造口狭窄、造

口周围皮肤是否异常等情况,注意对患者心理护理。

（3）膀胱灌注治疗护理

1）膀胱灌注药物前避免大量饮水,灌注前排空膀胱,以便使膀胱内药液达到治疗药物浓度。

2）灌注时,保持病室温度适宜,充分润滑导尿管,以减少尿道黏膜损伤。

3）膀胱内药液保留 0.5～2 小时,协助患者每 15～30 分钟变换 1 次体位,分别取俯、仰、左、右侧卧位,使药液均匀地与膀胱壁接触。

4）灌注后,嘱患者大量饮水,稀释尿液以降低药物浓度,减少对尿道黏膜刺激。

5）如有化学性膀胱炎、血尿等症状,遵医嘱延长灌注时间间隔、减少剂量、使用抗生素等,特别严重者暂停膀胱灌注。

（4）新膀胱冲洗　冲洗可通过尿管、膀胱造瘘管进行;常用冲洗液为生理盐水、碳酸氢钠;可以是持续低压,或是间断 6～8 小时一次,或视冲洗液性状有所增减,直至冲洗液澄清为止;注意冲洗液温度与体温接近。

（5）并发症观察与护理

1）膀胱穿孔　为经尿道膀胱肿瘤切除术后常见并发症,经适当延长导尿管留置时间,大多可自行愈合。

2）尿瘘　①表现:当患者术后出现引流量明显增多,而尿管引流量明显减少时,应注意尿瘘可能。②护理:预防:应指导患者养成定时排尿、及时排尿习惯,避免长时间憋尿,以预防新膀胱自发破裂;处理:若发生尿瘘,应加强引流,换用非负压持续引流管,保持引流通畅。

3）代谢异常　①表现:水、电解质、酸碱平衡失调;营养失调;新膀胱结石形成。②护理:定期行血气分析监测患者血 pH 值及电解质水平;注意患者有无疲劳、耐力下降等相应表现,遵医嘱补充维生素;术后规律排空膀胱、规律冲洗,以减少结石发生率。

4）尿失禁　①表现:可分为膀胱源性尿失禁、尿道源性尿失禁、混合源性尿失禁、夜间尿失禁、充溢性尿失禁。②护理:评估尿失禁类型;指导患者通过排尿日记、尿垫监测尿失禁程度;盆底肌训练:锻炼尿道外括约肌和盆底肌肉,提高控尿能力,减少尿失禁发生;膀胱训练:根据患者尿失禁类型不同,可选择延时排尿和定时排尿两种训练模式。

3. 健康教育

（1）原位新膀胱患者健康教育　应教会患者掌握有效排空新膀胱技巧,通过锻炼逐渐扩大新膀胱容量,增强排尿可控性,并充分理解及处理一些并发症。

1）休息与活动　术后 6～12 周,应避免久坐、重体力劳动、性生活等,多参与日常活动以及轻度、可耐受的锻炼。

2）饮食护理　适当加强营养、多食用高纤维食物,必要时遵医嘱服用缓泻剂,以软化粪便,防止便秘影响新膀胱功能。每天饮水 2000～3000mL,同时增加饮食中盐的摄取,以预防新膀胱引起的盐丢失综合征。

3）定时排尿　白天约 2 小时排尿一次,晚上设闹钟 3 小时一次。若血气分析结果显示机体代偿良好,可以逐渐延长排尿间隔,如每次延 1 小时,最终达到每天自主排尿 4～6 次（每 3～4 小时）,膀胱容积 400～500mL 的理想容量。

4）排尿姿势　患者自行排尿早期可采用蹲位或者坐位排尿,如排尿通畅,试行站立排尿。

5）并发症识别　由于肠道分泌黏液,新膀胱术后患者尿液中会有一定量絮状物,随着时间的延长黏液量会逐渐减少。

(2) 腹壁造口患者健康教育　教会患者掌握更换造口袋、造口皮肤护理等造口护理常识:进食清淡食物,减少葱、姜、蒜等刺激性食物摄入,适当多饮水;积极地修饰与装扮,树立健康自信的形象。

(3) 定期复查　术后复查可以对患者进行正确指导,早期发现不良反应及疾病本身有无进展。复查内容包括血常规、尿常规、生化检查、膀胱镜、影像学检查等。

（屈晓玲）

第二十三节　骨　　折

骨折(fracture)是指骨的完整性和连续性中断。

一、临床特点

1. 病因　骨折可由创伤和骨骼疾病所致。创伤性骨折多见,如交通、坠落或跌倒等。骨髓炎、骨肿瘤等疾病可导致骨质破坏,在轻微外力作用下即可发生骨折,称为病理性骨折。骨折的常见病因有:直接暴力、间接暴力、积累性劳损和骨骼病变。

2. 病理生理与分型

(1) 根据骨折端是否与外界相通分型　分为开放性骨折和闭合性骨折。

(2) 根据骨折的程度及形态分型　①不完全骨折:骨骼连续性没有完全中断,如青枝骨折、裂缝骨折等。②完全骨折:骨折的连续性完全中断,如横形骨折、斜形骨折、螺旋形骨折、粉碎性骨折、嵌插骨折、压缩骨折、凹陷骨折和骨骺分离等。

(3) 根据骨折的稳定性分型　①稳定性骨折:骨折端不易移位或复位后不易再移位的骨折,如不完全性骨折及横形骨折、嵌插骨折等;②不稳定性骨折:骨折端易移位或复位后易再移位的骨折,如斜形骨折、螺旋形骨折、粉碎性骨折等。

3. 临床表现

(1) 全身表现　大多数骨折只会引起局部症状,但严重骨折和多发性骨折可导致全身反应。①休克:多由于出血所致,特别是骨盆骨折、股骨骨折和多发性骨折。严重的开放性骨折或并发重要内脏器官损伤时也可导致休克。②发热:骨折后一般体温正常。股骨骨折/骨盆骨折等出血量较大,血肿吸收时可出现低热,但一般不会超过38℃,开放性骨折出现高热时,应考虑感染的可能。

(2) 局部表现　①一般表现:疼痛和压痛、肿胀和瘀斑、功能障碍等。②骨折特有体征:畸形、假关节活动(反常活动)、骨擦音或骨擦感。具有以上三者之一即可诊断为骨折。

4. 辅助检查

(1) 实验室检查　①血常规检查:骨折致大量出血时可见血红蛋白和血细胞比容降低;②血

钙、血磷检查:在骨折愈合阶段,血钙和血磷水平常常升高;③尿常规检查:脂肪栓塞综合征时尿液中可出现脂肪球。

(2)X线 凡疑为骨折者应常规进行 X 线检查,可以显示临床上难以发现的骨折。即使临床上可以确诊骨折,X 线检查也有助于了解骨折的部位类型和移位等,对于骨折的治疗具有重要指导意义。脂肪栓塞综合征时,胸部 X 线片可见多变的、进行性加重的肺部阴影。

(3)CT 和 MRI 可发现结构复杂的骨折和其他组织的损伤,如椎体骨折、颅骨骨折。

(4)骨扫描 有助于确定骨折的性质和并发症,如有无病理性骨折。

5. 治疗要点

骨折的治疗有 3 个原则,即复位、固定和功能锻炼。

(1)复位 复位是骨折治疗的首要步骤:①按复位程度分为:解剖复位和功能复位。②复位方法:手法复位:又称闭合复位,是闭合性骨折最常用的复位方法。手法复位动作要轻,争取一次成功;切开复位:优点是复位确切,可以早期离床活动,减少并发症。但缺点是损伤周围组织和血管,可影响愈合。③持续牵引复位:对部分骨折行持续牵引复位,同时也有固定作用。如颈椎骨折、大腿骨折等。

(2)固定 ①小夹板固定主要适用于四肢长骨的较稳定骨折,固定范围不包括骨折处的上下关节,利于早期功能锻炼。②石膏绷带固定可按肢体形状塑形,固定可靠,固定范围大,不易发生再移位,但不利于功能锻炼。③持续牵引骨牵引较直接且力量大,利于开放性伤口观察及换药、利于功能锻炼、但不能早期下床活动;皮牵引较间接且力量小,多应用于儿童。④切开复位及内固定复位准确具固定牢靠但具有创伤的缺点。

(3)功能锻炼 功能锻炼是骨折治疗的重要阶段,固定后即可开始功能锻炼。

二、护理要点

(一)常见护理诊断 / 问题

1. 疼痛 与骨折部位神经损伤、软组织损伤、肌肉痉挛和水肿有关。

2. 有外周神经血管功能障碍的危险 与骨和软组织损伤、外固定不当有关。

3. 潜在并发症 休克、脂肪栓塞综合征、骨筋膜室综合征、关节僵硬等。

(二)护理措施

1. 现场急救

(1)抢救生命 骨折患者,尤其是严重骨折者,往往合并其他组织和器官的损伤。应检查患者全身情况,首先处理休克、昏迷、呼吸困难、窒息或大出血等可能威胁患者生命的紧急情况。

(2)包扎 止血绝大多数伤口出血可用加压包扎止血。大血管出血时可用止血带止血,最好使用充气止血带,并应记录所用压力和时间。止血带应每 40~60 分钟放松 1 次,放松时间以局部血流恢复、组织略有新鲜渗血为宜。若骨折端已戳出伤口并已污染,又未压迫重要血管或神经,则不应现场复位,以免将污物带到伤口深处。若在包扎时骨折端自行滑入伤口内,应做好记录,以便入院后清创时进一步处理。

(3)妥善固定 凡疑有骨折者均应按骨折处理。对闭合性骨折者在急救时不必脱去患肢的衣裤和鞋袜,患肢肿胀严重时可用剪刀将患肢衣袖和裤脚剪开。骨折有明显畸形,并有穿破软组织或损伤附近重要血管、神经的危险时,可适当牵引患肢,使之变直后再行固定。对疑有脊柱骨折者应尽量避免移动,可采用3人平托法或滚动法将患者移至硬担架、木板或门板。严禁1人抬头1人抬脚,或用搂抱的方法搬运,以免造成或加重脊髓损伤。颈椎损伤者需有专人托扶头部并沿纵轴向上略加牵引,搬运后用沙袋或折好的衣服放在颈两侧以固定头颈部。

(4)迅速转运　患者经初步处理后,应尽快地转至就近的医院进行治疗。

2. 非手术治疗/术前护理

(1)心理护理　向患者及其家属解释骨折的愈合是一个循序渐进的过程。对骨折后可能遗留残疾的患者,应鼓励其表达自己的思想,减轻患者及其家属的心理负担。

(2)疼痛护理　根据疼痛原因对因对症处理。护理操作时动作应轻柔准确,严禁粗暴搬动骨折部位。

(3)患肢缺血护理　严密观察肢端有无剧痛、麻木、皮温降低、皮肤苍白或青紫、脉搏减弱或消失等血液灌注不足表现。若出现骨筋膜室综合征应及时切开减压,严禁局部按摩、热敷、理疗或使患肢高于心脏水平,以免加重组织缺血和损伤。

(4)并发症的观察和预防　观察患者意识和生命体征,患肢远端感觉、运动和末梢血液循环等。抬高患肢或功能位。

(5)生活护理　指导患者在患肢固定制动期间进行力所能及的活动,为其提供必要的帮助,如协助进食、进水、排便和翻身等。

(6)加强营养　指导患者进食高蛋白、高维生素、高热量、高钙和高铁的食物,多饮水。增加晒太阳时间以增加骨中钙和磷的吸收,促进骨折修复。

3. 术后护理

(1)观察病情　密切观察生命体征、神志、尿量、手术切口有无渗血渗液和引流液情况,保持切口敷料清洁干燥。

(2)体位　全麻清醒前,取去枕平卧位,头偏向一侧;麻醉清醒后,若血压稳定,则取半卧位。

(3)引流管护理　区分各引流管放置的部位和作用,并做好标记,妥善固定。检查有无扭曲、压迫或堵塞,保持引流管通畅。观察并记录引流液的颜色、量和性状。

(4)抬高患肢或保持功能位　以促进静脉回流,减轻肢体肿胀疼痛。

(5)镇痛　评估患者的疼痛程度,遵医嘱予以镇痛药物。

(6)指导功能锻炼　功能锻炼应遵循循序渐进、动静结合、主动与被动运动相结合的原则。①初期术后1～2周,功能锻炼应以肌肉等长舒缩运动为主;而身体其他部位应加强各关节的主动活动。②中期术后2周,即手术切口愈合、拆线到解除牵引或外固定支具,在医护人员指导和健肢的帮助下,配合简单的器械或支架辅助锻炼,逐渐增加病变肢体的运动范围和运动强度。③后期应加强关节活动范围和肌力的锻炼,并配合理疗、按摩针灸等物理治疗和外用药物熏洗,促进恢复。

(7)并发症的护理

1)休克

表现:低血压和心率加快,以及微循环障碍造成的各种组织器官功能不全的表现

护理:①术后严密观察患者的生命体征和神志变化;②建立静脉通路,合理补液;③将患者

安置为休克体位。④纠正酸碱平衡失调,应用血管活性药物。

2)压疮

表现:常见部位有骶尾部、髋部、足跟部等。截瘫患者由于肢体失去神经支配,局部缺乏感觉且血液循环较差,因此压疮更易发生且更难治愈。

护理:①定时翻身:间歇性解除压迫是有效预防压疮的关键;②保持床单清洁、平整、干燥和舒适,有条件时可使用气垫床;③增加营养:保证足够的营养摄入,提高人体抵抗力。

3)骨筋膜综合征

表现:"5P"征即疼痛(pain)、苍白(pallor)、感觉异常(paresthesia)、麻痹(paralysis)及脉搏消失(pulseless)。

护理:立即放平肢体、并通知医生全层剪开固定的石膏,严重者须拆除,甚至行肢体切开减压术。

4)缺血性肌挛缩。是骨折最严重的并发症之一,是骨筋膜综合征的严重后果。一旦发生则难以治疗,可造成典型的爪形手或爪形足。

5)下肢静脉血栓形成

表现:主要表现为下肢肿胀、疼痛、小腿后方或大腿内侧有压痛,活动后加重,抬高患肢可缓解。

护理:①术后如病情允许,抬高下肢 20°～30°　鼓励患者多饮水;②鼓励患者早期功能锻炼:踝泵运动、股四头肌收缩运动及直腿抬高运动;③保持大便通畅;④预防性使用抗凝药物。

(田　薇)

第二十四节　腰椎间盘突出症

腰椎间盘突出症(lumbar intervertebral disc herniation)是指由于椎间盘变性、纤维环破裂、髓核组织突出刺激和压迫马尾神经或神经根所引起的一种综合征,是腰腿痛最常见的原因之一。20～50 岁为多发年龄,男性多于女性。

一、临床特点

1.病因　导致腰椎间盘突出的原因既有内因也有外因,内因主要是腰椎退行性变,外因则有外伤、劳损、受寒受湿等。

2.病理生理

因椎间盘仅有少量血液供应,营养极为有限,从而极易退变。在外力及其他因素的影响下,椎间盘继发病理性改变,以至于纤维环破裂,髓核突出(或脱出)引起腰腿痛和神经功能障碍。腰椎间盘突出症多发生在脊柱活动度大,承重较大或活动较多的部位,以 L4–5 及 L5～S1 多见,发生率约占 90%。

3.临床表现

(1)症状　①腰痛:超过 90% 的患者有腰痛表现,也是最早出现的症状;②下肢放射痛:一侧下肢坐骨神经区域放射痛是本病的主要症状,多为刺痛;③间歇性跛行;④马尾综合征。

(2)体征　①腰椎侧凸;②腰部活动障碍;③压痛、叩痛;④直腿抬高试验及加强试验阳性;⑤感觉及运动功能减弱。

4.辅助检查

(1)X线检查　能直接反映腰部有无侧突、椎间隙有无狭窄等。

(2)CT　可显示黄韧带是否增厚及椎间盘突出的大小、方向等。

(3)MRI　可显示椎管形态。

5.治疗要点

(1)非手术治疗　适用于初次发作、病程较短且经休息后症状明显缓解,影像学检查无严重突出者。80%~90%的患者可经非手术治疗而治愈。①绝对卧床休息:一般卧床3周或至症状缓解后可戴腰围下床活动;②骨盆牵引:牵引重量一般为7~15kg,持续2周;也可采用间断牵引法,每天2次,每次1~2小时,但效果不如前者;③物理治疗:推拿和按摩;④皮质激素硬膜外注射;⑤髓核化学溶解法。

(2)手术治疗　①椎板切除术和髓核摘除术;②椎间盘切除术;③植骨融合术;④经皮穿刺髓核摘除术;⑤人工椎间盘置换术。

二、护理要点

(一)常见护理诊断/问题

1.慢性疼痛　与椎间盘突出压迫神经、肌肉痉挛及术后切开疼痛有关。

2.躯体活动障碍　与疼痛、牵引或手术有关。

3.潜在并发症　神经根粘连、脑脊液漏等。

(二)护理措施

1.术前护理

(1)心理护理　帮助患者消除负性情绪,增强对治疗的信心。鼓励家属和朋友给予患者关心和支持。

(2)休息　视病情需要绝对卧床休息、一般休息或限制活动量。

(3)有效镇痛　遵医嘱给予药物、理疗等措施缓解疼痛。

(4)戴腰围　卧床3周后戴腰围下床活动。

(5)保持有效牵引。

(6)术前准备　术前常规戒烟、训练床上排便等。

2.术后护理

(1)观察病情　密切观察生命体征、伤口渗血渗液和疼痛情况。

(2)体位　术后平卧,2小时后可通过轴线翻身侧卧。

(3)伤口引流管护理　防止引流管脱出、折叠,观察并记录引流液颜色、性状和量,有无脑脊液漏,是否有活动性出血,有异常及时报告医师处理。

(4)指导功能锻炼

1)四肢肌肉、关节的功能锻炼　卧床期间定时活动四肢关节,以防关节僵硬。

2) 直腿抬高锻炼　术后第 1 天开始进行股四头肌收缩和直腿抬高锻炼,每分钟 2 次,抬放时间相等,每次 15~30 分钟,每天 2~3 次,以能耐受为限;逐渐增加抬腿幅度,以防神经根粘连。

3) 腰背肌锻炼　一般术后第 7 天开始,用五点支撑法,1~2 周后采用三点支撑法;每天 3~4 次,每次 50 下,循序渐进,逐渐增加次数。但腰椎有破坏性改变、感染性疾患、内固定物植入、年老体弱及心肺功能障碍者不宜进行腰背肌锻炼。

4) 行走训练　一般卧床 2 周后借助腰围或支架下床活动,须根据手术情况适当缩短或延长下床时间。

(5) 并发症的护理

1) 神经根粘连　术后及时评估脊髓神经功能情况,观察下肢感觉、运动情况,并与健侧和术前对比,评估患者术后疼痛情况有无缓解。

2) 脑脊液漏　若引流袋内引流出淡黄色液体,患者出现头痛、呕吐等症状,应考虑发生脑脊液漏,须立即报告医师予以处理;同时适当抬高床尾,去枕卧位 7~10 天;监测及补充电解质;遵医嘱按时使用抗生素预防颅内感染发生。必要时探查伤口,行裂口缝合或修补硬脊膜。

(6) 健康教育

1) 预防指导。指导患者采取正确卧、坐、立、行和劳动姿势,减少急、慢性损伤发生的机会。

2) 加强营养。

3) 体育锻炼。

(詹　雪)

第二十五节　骨　肿　瘤

骨肿瘤指发生在骨内或起源于各种骨组织成分的肿瘤,以及由其他脏器恶性肿瘤转移到骨骼的肿瘤统称为骨肿瘤,包括良性、交界性和恶性骨肿瘤。骨肿瘤是小病种,也就是说发病率低,占全身恶性肿瘤的 2%~3%。男性发病率 1.12/10 万,女性发病率 1.06/10 万。恶性骨肿瘤疗效差。

一、临床特点

1. 发病特点　原发性骨肿瘤中,良性比恶性多见。具有年龄特征,骨肉瘤多见于儿童和青少年,成人的恶性骨肿瘤多为转移癌,骨巨细胞瘤多见于成人,骨髓瘤多见于老年人。解剖部位很有意义,骨肿瘤多见于长骨的干骺端,如股骨远端、胫骨近端和肱骨近端,骨骺很少发生。

2. 病理生理　良性骨肿瘤生长缓慢,不累及周围正常组织,周围形成一个包膜和一个反应性的骨包膜。恶性骨肿瘤呈浸润性生长,生长速度快,会侵袭周围正常组织,穿破假包膜,明显破坏骨骼,能够扩散到远处形成转移的肿瘤。

3. 外科分期根据 Enneking 骨与软组织外科分期系统,按肿瘤的组织学分期及肿瘤大小、深度、局部淋巴结转移情况和远处转移情况,良性骨肿瘤可分为 3 期,包括 1 期(静止期病变)、

2 期(活动期病变)和 3 期(侵袭性病变)。恶性骨肿瘤分为Ⅰ、Ⅱ、Ⅲ期。

4. 临床表现

(1)症状　疼痛,是最显著的临床表现,良性肿瘤生长缓慢,无疼痛或轻度疼痛。恶性肿瘤,有局部疼痛,从开始的轻度、间歇性到持续性剧痛,夜间明显,局部压痛。局部肿块压迫周围组织引起相应的症状。肿瘤生长破坏骨质引起病理性骨折,可为某些骨肿瘤的首发症状。晚期恶性骨肿瘤可出现贫血、消瘦、食欲下降、体重下降、低热等全身症状,以及远处转移症状。

(2)体征　恶性骨肿瘤局部肿块和肿胀发展迅速,可有皮温增高和浅静脉怒张,良性骨肿瘤生长缓慢,肿块通常被偶然发现。由于疼痛、肿胀和畸形,可发生关节肿胀和活动受限。

5. 辅助检查

(1)影像学检查　X 线检查是具有重要价值的检查。能显示骨与软组织的基本病变。良性肿瘤:膨胀性骨病损,密度均匀,边界清楚。恶性肿瘤:病灶不规则,密度不均,边界不清。骨质破坏呈虫蚀样或筛孔样。特征性表现:日光射线征、葱皮征、Codman 三角。CT 可显示骨结构破坏。MRI 可显示髓内病灶和软组织累及程度。ECT、PET 可筛查全身骨转移状况。CTA 可显示血管是否受到侵犯。

(2)病理性检查　骨肿瘤的诊断中,病理学检查经常无法独立确定其性质。可采取穿刺活检或切开活检。

(3)实验室检查　广泛性溶骨性病变时可有血钙升高,血清升高有助于成骨肉瘤诊断,男性碱性磷酸酶升高对前列腺癌骨转移有意义,血、尿 Bence-Jones 蛋白阳性提示浆细胞骨髓瘤。

(4)其他　现代生物技术如分子生物学、细胞生物学,以及遗传学研究,能够帮助诊断和肿瘤分类,预测转归及预后。外周血或尿液中骨标志物,可评估骨健康状况。

6. 临床诊断　遵循临床表现、病理和影像学三结合原则。

7. 处理原则　以外科分期为指导,选择适当的治疗方案。

(1)良性骨肿瘤　对于 1、2 期良性骨肿瘤可采用在肿瘤假包膜内切除肿瘤实体,主要应用方式为刮除,刮除后空腔内植入填充材料,主要适用于骨囊肿、内生软骨瘤、软骨黏液样纤维瘤、动脉瘤样骨囊肿、骨纤维异样增殖症及非侵袭性骨巨细胞瘤等。对于 3 期良性肿瘤,需要进行扩大刮除,扩大治疗边界。

(2)恶性骨肿瘤　常采用手术治疗为主,化学治疗、放射治疗和生物治疗为辅的综合治疗方案。目前主张术前化疗 + 手术 + 术后化疗新辅助化疗治疗模式,骨肉瘤对放疗敏感性不高。手术切除范围较大,一般采取广泛切除或根治性切除,甚至截肢。随着骨肿瘤诊治水平的提高,化学药物治疗、影像学技术、假体设计、同种异体骨库建立、放射治疗和假肢使得大部分肿瘤切除后可以获得重建,从而保留肢体和功能。保肢的基本方法有关节融合术、人工假体置换术、同种异体骨关节移植术、异体骨和人工假体复合移植术、带血管自体骨移植术、肿瘤骨灭活后重建术、骨延长术和骨缩短术。

二、护理要点

(一)常见护理诊断 / 问题

1. 恐惧　与担心肢体功能丧失和预后不良有关。

2. 疼痛　与肿瘤压迫周围组织、病理性骨折、手术创伤、术后幻肢痛有关。

3. 躯体移动障碍　与疼痛、关节功能受限及制动有关。

4. 体象紊乱　与手术和化学治疗引起的自我形象改变有关。

5. 潜在并发症　病理性骨折。

(二)护理措施

1. 术前护理

(1)心理护理　在术前一般无法完全确诊肿瘤的性质,患者担心肿瘤性质不好,对手术期待很大,心情焦虑,关心理解患者,使之配合治疗。恶性肿瘤会给患者及家属带来沉重的心理负担,而保肢治疗是近年来开展的新技术,大多数患者对治疗方案的安全性、有效性不了解和担忧,以及高额的医疗费用使得患者术前焦虑、恐惧、悲观失望。因此,应做好患者及家属的心理疏导,重视有效沟通交流,了解并及时满足患者心理需求,建立患者信心,鼓励患者配合治疗。对于将行截肢术的患者,与患者和家属沟通,评估患者和家属对疾病的认知,对手术的接受程度,了解和理解患者的情绪反应,给予精神上的支持,可以介绍成功患者与其交流,与患者一起讨论术后可能出现的问题,并提供可能的解决办法,使患者在心理上对截肢术有一定的准备。

(2)缓解疼痛　恶性肿瘤患者一般都有一定程度的疼痛,评估患者疼痛程度、性质和对睡眠的影响。按照 WHO 推荐的癌性疼痛三阶梯疗法,了解患者对疼痛和止痛药物的认知,讲解止痛的重要性和止痛药物的作用和副作用,打消患者的顾虑,督促患者按时服药,观察药物的疗效和反应。向患者介绍非药物止痛办法,如指导患者分散注意力,协助采取适当体位,避免诱发或加重疼痛的因素,护理操作时避免碰触肿瘤部位,缓慢翻身和改变体位等。恶性肿瘤患者消耗大,应加强饮食管理,保证营养物质的摄入。

(3)术前准备　全面评估患者身体状况,完善相关检查,骨肿瘤术前检查准备较多,协助患者完善相关检查,向患者做好解释工作,了解检查结果。了解患者是否有进行化学药物治疗或放射治疗,有何副反应。术前给予常规皮肤准备、备血等,训练患者床上大小便、深呼吸和有效咳嗽等。骶尾部肿瘤切除术前应做好肠道准备,留置导尿管,术后严密观察切口出血情况,防止大便、尿液污染伤口。

2. 术后护理

(1)体位护理　术后根据麻醉方式和手术部位不同采用相应的体位,用软枕抬高患肢,关节置换者按关节置换要求摆放外展中立体位。

(2)饮食护理　加强营养,给予高蛋白、高热量、高维生素、易消化饮食,以提高机体抵抗力。

(3)心理护理　了解患者的思想动态,多安慰、鼓励,以增强其战胜疾病的信心,使其更好地配合治疗。

(4)生命体征的监测

1)术后严密监测意识、血压、脉搏、呼吸变化,直至平稳。心率增快、血压下降,应警惕血容量不足。

2)意识及患肢血液循环观察　密切观察患者意识状态及患肢血液循环情况。

(5)引流管的护理　保持引流管的通畅,妥善固定引流管,观察引流液的量、性质、更换引流装置时严格无菌操作。

(6)术后早期可做肌肉等长收缩,足趾活动等功能锻炼。骨缺损较大者或有植骨的患者应避免过早负重,以防病理性骨折。

(7)截肢患者的护理

1)术后24~48小时整体抬高患肢,减轻肿胀,避免关节屈曲。残肢处于伸直位或功能位。下肢截肢者,每3~4小时俯卧20~30分钟,并将残肢以枕头支托,压迫向下;仰卧位时,不可外展患肢或在膝关节下垫枕头,以免造成膝关节屈曲挛缩。

2)术后严密观察残肢的情况,注意观察截肢术后肢体残端的渗血情况、周围皮肤颜色、伤口敷料,床旁常规放置止血带,以备急用。渗血较多时应换药处理,局部加压包扎;若出血量大、血压急剧下降、心率增快,应考虑残端血管破裂或血管结扎缝线脱落导致活动性出血,应立即沙袋压迫止血或患肢近心端扎止血带,通知医生,必要时做好再次手术止血的准备。保持残端清洁、干燥、无压迫,预防残端压伤及感染。搬运肢体时,注意保护残端。

3)残肢功能锻炼:指导患者进行肌肉收缩练习,逐渐过渡到肌肉力量、关节功能练习。

4)评估患者对截肢的看法,了解患者对自我形象的接受程度,加强与患者交流,介绍成功案例,促进患者面对自我。与患者讨论假肢的安装,评估患者对假肢的接受度,协助患者逐步适应和练习假肢的使用。

(8)并发症的护理

1)出血:肿瘤切除范围广泛,组织结构的破坏比较大,因此创伤大,出血多。恶性肿瘤的生长造成正常解剖关系改变,肿瘤本身血液供应丰富,肿瘤侵及大血管,手术中易损伤血管造成出血。

表现:术后短期内从引流管不断引流出鲜红色血性液体,局部伤口敷料渗血,颜色呈鲜红色,并面积不断扩大,则考虑术后出血,出血量较大时,可出现血压急剧下降,脉搏细弱,心率增快。

护理:术后严密观察切口敷料情况以及引流液的颜色、性质和量,及时发现是否有出血情况。严密观察患者生命体征,注意心率、血压变化。发生出血给予伤口换药,给予加压包扎,必要时夹闭引流管使其不产生负压。维持静脉通道,给予补液治疗,加快输液速度,出血较多时输血。出血持续不止时,做好再次手术的准备。截肢患者床旁备止血带,一旦发生大出血,应立即沙袋压迫止血或患肢近心端扎止血带,通知医生,必要时做好再次手术止血的准备。少量出血引起的血肿可穿刺抽吸后局部加压包扎。

2)病理性骨折:肿瘤造成骨质缺损,术中切除范围大,术后植入骨成活过程缓慢,术后忽视有效的外固定和保护,过早过度负重导致骨折。

表现:出现骨折表现,如疼痛加剧,畸形和功能异常。

护理:避免过早过度负重,需在医护人员指导下进行活动,活动需循序渐进,借助辅助工具,防止跌倒。骨折发生后,肢体保持固定,减少移动造成的疼痛,疼痛剧烈者给予止痛药止痛。

3)幻肢痛

表现:绝大多数截肢患者在术后相当长时间内感到已切除的肢体仍然有疼痛或其他异常感觉,即为患肢痛。疼痛呈现电击样、切割样、撕裂样、烧灼样等,持续性,夜间为甚。止痛药物效果不佳。属精神因素性疼痛。

护理:尽早佩戴义肢。给予心理护理,帮助患者接受截肢的现实。可给予镇痛药,精神类药物止痛。截肢残端神经阻滞术、残端探查术、脊髓神经止痛术可有效缓解幻肢痛。残端轻叩、残端按摩、理疗、封闭等方法也有一定效果。

4) 伤口感染

表现: 伤口剧痛或跳痛, 体温升高, 局部有波动感, 提示可能有感染发生。

护理: 一旦发生感染, 调整抗生素种类和剂量, 局部换药处理。必要时局部穿刺或及时拆除缝线, 充分引流。

(9) 健康教育

1) 心理指导: 指导患者保持平稳心态。

2) 康复指导: 严防过早负重导致病理性骨折, 帮助患者制定和实施康复计划, 正确佩戴义肢, 使用各种助行器。

3) 伤口和残端监测: 指导患者自我监测, 肢体疼痛、肿胀及时就诊。

4) 复诊指导: 定期复查, 主要包括患肢 X 片检查及实验室检查, 不适随诊。

(刘洪娟)

第四章 妇产科常见疾病患者护理

第一节 妊娠期妇女的护理

妊娠(pregnancy)是胚胎和胎儿在母体内发育成长的过程,这个过程一般为280天左右。

一、临床特点

1. 妊娠生理

(1)受精与受精卵着床

1)已获能的精子与成熟卵子结合形成受精卵的过程称为受精。该过程一般发生在排卵后12小时内。

2)受精卵着床约在受精后第6~7天开始,10~12天结束。

(2)胎儿附属物 胎儿附属物包括胎盘、胎膜、脐带和羊水。①胎盘的主要功能包括气体交换、营养物质供应、排出胎儿代谢产物、防御、合成多种激素、酶、神经递质和细胞因子。②胎膜由绒毛膜和羊膜组成。③足月胎儿脐带长30~100cm,内有1条脐静脉和2条脐动脉。④正常足月妊娠羊水量约为800mL,孕38周时达高峰,约为1000mL。

(3)胚胎及胎儿发育 妊娠10周(受精后8周)内称为胚胎;妊娠第11周起称为胎儿。

1)孕8周末,超声可见早期心脏形成并有搏动。

2)孕12周末,外生殖器已发育,部分可辨性别。

3)孕16周末,部分孕妇自觉胎动。

4)孕20周末,听诊仪可听胎心音。

5)孕24周末,出生后可有呼吸,但生存力极差。

6)孕28周末,此时出生者易患特发性呼吸窘迫综合征,若加强护理可存活。

2. 妊娠期母体变化

(1)生殖系统 子宫是妊娠期及分娩后变化最大的器官。宫腔容积由非孕时5mL增至妊娠足月时5L,子宫峡部由非孕时1cm增至临产时7~10cm。

(2)乳房 乳头增大、变黑,乳晕外围上皮脂腺肥大形成散在小隆起,称为蒙氏结节。

(3)循环系统 心排出量及血容量在孕32~34周时达高峰,若孕妇合并有心脏病,需特别注意防止在孕32~34周、分娩期(尤其是第二产程)及产后3天内发生心力衰竭。

(4)血液系统 血浆增加多于红细胞增加,血液稀释,出现生理性贫血;凝血因子增加,血液处于高凝状态。

(5)泌尿系统 孕妇仰卧位时尿量增加,故夜尿量多于日尿量;妊娠中期肾盂及输尿管轻度扩张,蠕动减弱,易发生肾盂肾炎,由于子宫右旋压迫右侧输尿管,故以右侧多见。

3. 妊娠诊断

(1)临床根据妊娠不同时期的特点,将其分为3个时期:孕13周末及以前为早期妊娠;第14～27周末为中期妊娠;第28周及以后为晚期妊娠。

(2)停经是妊娠最早、最重要的症状;超声检查是确认宫内妊娠的金标准。

4. 妊娠期管理

(1)预产期的计算方法 末次月经第1天起,月份加9或减3,日期加7。

(2)胎动监测 大多数孕妇于孕18～20周自觉胎动,胎动在夜间和下午较活跃,一般胎动次数≥10次/2小时。

(3)先兆临产征象 不规律宫缩(假临产)、胎儿下降感、见红。

二、护理要点

(一)常见护理诊断/问题

1. 知识缺乏 缺乏妊娠期保健知识。

2. 舒适度减弱 与妊娠期常见症状有关。

3. 焦虑、恐惧 与角色转变、生活型态变化等有关。

(二)护理措施

1. 健康教育与指导

(1)产前检查 告知产前检查的重要性及产前检查时间、频次和主要内容。

(2)营养指导 补充叶酸、选用含铁丰富的食物及碘盐;孕中晚期适量增加优质蛋白的摄入;禁烟酒,避免浓茶、咖啡及辛辣食物。

(3)活动与休息 避免长时间站立及重体力劳动;可做腰背部舒缓及伸展运动;保证充足的睡眠,宜取左侧卧位。

(4)卫生指导 勤淋浴、勤更换内衣裤;保持口腔清洁,餐后用软毛刷刷牙;妊娠早期及妊娠末3个月避免性生活。

(5)异常症状的识别 出现阴道流血流液、呕吐剧烈或孕3个月后仍持续呕吐、频发胸闷气短、头痛眼花、胎动计数突然减少等应立即就医。

2. 妊娠期常见症状的护理

(1)恶心、呕吐 宜食清淡、易消化食物,少食多餐;遵医嘱补充维生素 B_6。

(2)下肢水肿 避免长时间站立,休息时抬高下肢,采取左侧卧位,适当限制盐的摄入。

(3)便秘与痔疮 定时排便,多食富含膳食纤维的食物、增加饮水量、适当活动。

(4)腰背痛 穿低跟软底鞋、避免弯腰动作、适度做腰背部舒缓伸展运动。

(5)下肢肌肉痉挛 避免腿部疲劳、受凉;走路时脚跟先着地;局部按摩或热敷;遵医嘱补充钙剂。

3. 心理护理

(1)告知孕妇压力过大或情绪过激均会对胎儿产生不利影响,且容易发生产后抑郁。

(2)指导孕妇通过向家人朋友倾诉、做自己感兴趣的事情、想象美好事物等方式解压。

(3)必要时寻求专业心理医生进行疏导。

(王冰花)

第二节　分娩期妇女的护理

分娩(delivery)是指妊娠28周及以后,胎儿及附属物从临产开始至全部从母体娩出的过程。妊娠满28周不足37周间分娩为早产,妊娠满37周不足42周间分娩为足月产,妊娠 $\geqslant$ 42周后分娩为过期产。

一、临床特点

1.临产后正常宫缩特点

(1)节律性　节律性收缩是临产的主要标志。

(2)对称性和极性　自两侧宫角向子宫底部集中,再向子宫下段扩散。宫底部收缩力最强最持久,向下逐渐减弱。

(3)缩复作用　随子宫反复收缩,肌纤维越来越短。

2.枕先露的分娩机制

(1)临床上枕先露占95%以上,以枕左前位(LOA)最多见。

(2)枕先露的分娩机制为衔接—下降—俯屈—内旋转—仰伸—复位及外旋转—胎肩及胎儿娩出。

(3)衔接是指双顶径进入骨盆入口平面,颅骨最低点接近或达到坐骨棘水平。

(4)下降是胎儿娩出的首要条件,临床上将胎头下降程度作为判断产程进展的主要标志。

3.产程分期

(1)第一产程(宫颈扩张期)　从规律宫缩至宫口开全。又分为潜伏期(规律宫缩至宫口开至6cm,初产妇 $\leqslant$ 20小时,经产妇 $\leqslant$ 14小时)和活跃期(宫口从6cm至开全)。

(2)第二产程(胎儿娩出期)　从宫口开全至胎儿娩出。初产妇 $\leqslant$ 3小时,经产妇 $\leqslant$ 2小时。

(3)第三产程(胎盘娩出期)　从胎儿娩出至胎盘完整娩出。需5~15分钟,不应超过30分钟。

4.各产程观察要点

(1)第一产程　①胎心率是产程中极为重要的观察指标,正常胎心率为110~160次/min;②第一产程主要临床表现为规律宫缩、宫口扩张、胎头下降和宫口近开全时胎膜破裂。

(2)第二产程　重点关注胎心、宫缩、胎头下降、有无头盆不称及产妇一般情况。

(3)第三产程　重点在确保胎盘胎膜的完整性、检查软产道有无损伤及预防产后出血。

二、护理要点

(一)常见护理诊断/问题

1.疼痛　与子宫收缩有关。

2.焦虑　与缺乏顺利分娩的信心,担心胎儿及自身安危有关。

3. 知识缺乏 缺乏正确使用腹压的知识。

4. 潜在并发症 产后出血、新生儿窒息。

（二）护理措施

1. 一般照护与支持

（1）活动与休息 第一产程时，非高危孕妇不限制活动或体位，不建议长时间仰卧。

（2）饮食 无特殊孕妇，第一产程和第二产程鼓励适量摄入流质或半流质食物或液体。

（3）预防尿潴留 临产后，鼓励孕妇每 2～4 小时排尿一次，必要时给予导尿，防止膀胱充盈影响胎头下降。

（4）心理护理 给予鼓励和安慰，条件许可下鼓励家属陪产。

2. 专科护理

（1）第一产程

1）严密观察宫缩的强度、持续时间、间歇时间。若宫缩乏力，可改变体位，补充能量，保证休息、或遵医嘱使用小剂量缩宫素。若宫缩过强，立即通知医生。

2）观察胎先露入盆情况，如胎膜破裂，立即听胎心并观察羊水性质，记录破膜时间。破膜后积极预防感染。

3）通过呼吸技术、音乐疗法、按摩热敷、淋浴等非药物镇痛方法或药物镇痛方式缓解分娩疼痛。

（2）第二产程

1）在产妇有自主屏气感后，指导产妇像解大便样向下用力，指导其在宫缩时先吸气后屏气，再闭嘴向下用力，在宫缩间歇自由呼吸，放松休息。

2）在初产妇胎头拨露 3～4cm、经产妇宫口近开全时做好接生准备，一是物品准备，二是对产妇外阴进行清洁。

3）接生时，不建议常规会阴侧切，在胎头拨露时阴唇后联合紧张时用手掌大鱼际肌保护会阴，宫缩间歇保护会阴的手稍放松。

（3）第三产程

1）新生儿护理：新生儿娩出后，立即用预热的毛巾擦干全身；用 Apgar 评分判断有无窒息或窒息程度；若母儿健康可延迟断脐，若新生儿窒息或产妇有大出血风险，应立即断脐；出生后立即与母亲进行皮肤接触，30 分钟内进行母乳喂养。

2）当宫体变硬呈球形，宫底升高达脐上，外露的一段脐带自行延长，且宫缩时外露脐带不再回缩时，说明胎盘已完全剥离，此时助产士可用左手握住宫底并按压，右手轻拉脐带，协助胎盘娩出。

3）胎盘胎膜娩出后按摩子宫刺激宫缩、检查胎盘胎膜的完整性、检查软产道有无裂伤。

4）产妇分娩后继续在产房观察 2 小时，严密观察生命体征、阴道出血量、宫缩情况及膀胱充盈情况，预防产后出血。

（王冰花）

第三节　产褥期的护理

产褥期(puerperium)是从胎盘娩出至全身各器官(除乳腺外)恢复至正常未孕状态所需的一段时期,一般为6周。

一、临床特点

1.产妇临床表现

(1)生命体征　产后3~4天,未哺乳或未有效哺乳者会出现泌乳热,通常持续4~16小时后降至正常;产褥期产妇脉搏一般略慢,60~70次/min,呼吸多深而慢,一般为14~16次/min,血压变化不大。

(2)子宫复旧　产后1天宫底平脐,产后10天宫底降至骨盆腔内。宫缩痛一般持续2~3天自行缓解。

(3)恶露　正常恶露有腥味,无臭味,持续4~6周。产后3~4天为红色血性恶露。之后为淡红色浆液恶露,一般持续10天。最后为白色恶露,于产后14天左右出现,持续3周。

(4)褥汗　褥汗为正常现象,一般发生在产后1周内,以夜间睡眠及初醒时明显。

2.新生儿生理状态

(1)生理性体重下降　出生后2~4天体重下降,不超过出生体重的10%,第4天开始回升,第7-10天时恢复至出生时水平。

(2)生理性黄疸　足月儿出生后2~3天出现,持续4~10天后消退,不超过2周。

(3)乳腺肿大或假月经　出生后4~7天可有乳腺增大,蚕豆或核桃大小,2~3周后自行消失;部分女婴出生后5~7天可有少量阴道血性分泌物,持续1周自然消失。

二、护理要点

(一)常见护理诊断/问题

1.舒适度减弱　与宫缩痛、会阴伤口、褥汗等有关。

2.母乳喂养无效　与知识缺乏及技能不熟有关。

(二)护理措施

1.产妇日常护理

(1)休息与活动　保证足够的睡眠,护理活动应避免打扰产妇休息。顺产者回病房后即可在床上进行适当活动,产后6~12小时下床轻微活动,产后第2天可在室内随意活动。剖宫产或会阴侧切者可延迟下床时间。

(2)饮食　产后1小时鼓励产妇进流食或半流食,之后可进普食。食物应富含蛋白质、维生素和铁剂。

(3)排尿　鼓励并协助产妇产后4小时内排尿。排尿困难者,温开水冲洗尿道外口、热敷下腹部、针灸或遵医嘱肌注新斯的明,若以上方法均无效,则进行导尿。

(4)病情观察　每天同一时间观察宫底高度、恶露的性质、量及气味,了解子宫复旧情况;有会阴伤口者,每天观察伤口周围有无渗血、红肿、血肿及分泌物等。发现异常及时通知医生协助处理。

(5)会阴护理　会阴有伤口者,每天用 0.02% 碘伏进行外阴擦洗 2 次;会阴水肿严重者,用 50% 的硫酸镁湿热敷,每天 2 次;会阴小血肿者,24 小时后采用湿热敷或红外线灯照射。

2.新生儿日常护理

(1)脐部护理　通常脐带于出生后 3~7 天脱落,此前无特殊时仅需保持脐带残端的清洁干燥。若脱落后有黏液或渗血就用碘伏消毒;若有化脓性感染,局部消毒的同时遵医嘱使用抗生素。

(2)臀部护理　每次大便后用温水清洗臀部、勤换尿布;发生红臀可用红外线照射;臀部皮肤溃烂可用植物油或鱼肝油纱布敷于患处。

3.母乳喂养健康指导

(1)按需哺乳,一般每次 20~30 分钟,以母婴舒适的体位进行喂养。

(2)乳房胀痛时,可在哺乳前湿热敷 3~5 分钟,并按摩乳房,排空乳房。

(3)为防止乳头皲裂,应指导正确的含接姿势,并于哺乳后挤少许乳汁涂在乳头和乳晕上。

(4)有喂养禁忌者,通过停止哺乳,减少汤汁饮食,必要时使用药物辅助尽早退奶。

(王冰花)

第四节　自然流产

自然流产(spontaneous abortion)是指非人为因素出现妊娠不足 28 周,胎儿体重不足 1000g 而终止者。其中 80% 为早期流产,即妊娠 12 周以前流产者。

一、临床特点

1.病因　染色体异常是自然流产最常见的原因。

2.临床表现　停经、腹痛及阴道流血是流产的主要临床症状。

(1)先兆流产　少量阴道流血,宫颈口未开,妊娠产物未排出。

(2)难免流产　阴道流血增多,宫颈口已扩张,妊娠产物尚未排出。

(3)不全流产　阴道流血持续不止,宫颈口已扩张,妊娠产物部分排出。

(4)完全流产　阴道流血逐渐停止,宫颈口已关闭,妊娠产物完全排出。

(5)稽留流产　胚胎或胎儿已死亡并滞留在宫腔内未自然排出。

(6)复发性流产　同一性伴侣连续发生 3 次及以上的自然流产。

3.辅助检查

(1)血 β-hCG,人胎盘生乳素、孕激素的动态变化有助于妊娠诊断和预后判断。

(2)B 超可诊断并鉴别流产及其类型。

4.治疗要点

(1)先兆流产　卧床休息,禁止性生活,减少刺激。

(2)难免流产　尽早使胚胎及胎盘组织完全排出。

(3)不全流产　行吸宫术或钳刮术以清除宫腔内残留组织。

(4)完全流产　若无感染征象,一般无须特殊处理。

(5)稽留流产　及时促使胎儿及胎盘排出,处理前应做凝血功能检查。

(6)复发性流产　明确病因学诊断后针对性治疗。

二、护理要点

(一)常见护理诊断/问题

1. 有感染的危险　与阴道流血时间过长,宫腔内有残留组织等因素有关。

2. 焦虑　与担心胎儿健康有关。

(二)护理措施

1. 休息　先兆流产者嘱卧床休息,减少各项刺激,并协助完成生活护理。

2. 病情观察　随时评估孕妇病情变化,监测阴道流血情况及腹痛情况,对准备手术者,开放静脉通道、做好输液输血准备。

3. 预防感染　加强会阴护理,每天2次会阴擦洗。嘱孕妇勤换会阴垫,保持会阴部清洁。监测孕妇体温、血象,发现感染迹象及时报告医生并配合治疗。

4. 健康教育　对于先兆流产保胎的孕妇及家属,指导保持良好心态及保胎措施的必要性;对于不能继续妊娠者讲解流产相关知识,帮助其接受现实并为再次妊娠做好准备;指导有复发性流产史的孕妇再次妊娠时应卧床休息、加强营养、禁止性生活,补充维生素。

5. 心理护理　给予心理支持,详细解释疾病的原因、发展及预后,解除困惑和恐惧。

(王冰花)

第五节　早　产

早产(premature delivery)是指满28周至不满37周间分娩者。此时娩出的新生儿称早产儿。

一、临床特点

1. 病因　常见原因有孕妇、胎儿及胎盘方面的因素。

(1)孕妇因素　合并性传播疾病、子宫畸形、子宫肌瘤、急、慢性疾病及妊娠并发症、吸烟、酗酒、精神巨大压力。

(2)胎儿、胎盘因素　胎膜早破、绒毛膜羊膜炎最常见。

2. 临床表现

(1)先兆早产　较规则宫缩、伴有宫颈管的进行性缩短,但宫颈口尚未扩张。

(2)早产临产　规律宫缩(20分钟≥4次或60分钟≥8次)、宫颈缩短≥80%,宫颈口扩张。

3. 治疗要点

(1)胎膜未破,母胎情况良好,通过休息和药物尽量维持妊娠至足月,主要包括促胎肺成熟和抑制宫缩。

(2)胎膜已破,尽可能提高早产儿存活率。

二、护理要点

(一)常见护理诊断/问题

1. 焦虑 与担心早产儿预后有关。

2. 有窒息的危险 与早产儿发育不成熟有关。

(二)护理措施

1. 活动与休息 孕妇需卧床休息,以左侧卧位为宜。避免诱发宫缩的活动,如抬举重物、性生活等。

2. 预防早产 慎做肛查和阴道检查。积极治疗并发症,宫颈内口松弛者应于孕 12～16 周行子宫内口环扎术。

3. 药物治疗护理 主要治疗为抑制宫缩,同时积极控制感染。常用抑制宫缩的药物有 β-肾上腺素受体激动剂(如利托君)、硫酸镁、钙通道阻滞剂(硝苯地平)、前列腺素合成酶抑制剂(吲哚美辛)和缩宫素类似物(阿托西班)。

(1)利托君 副作用较明显,易出现心率增快、血糖升高、血钾降低等,合并心脏病、高血压、未控制的糖尿病等孕妇慎用或禁用。

(2)硫酸镁 4～5g 静脉注射或快速滴注,随后 1～2g/h 缓慢滴注 12 小时,一般用药不超过 48 小时,常用作胎儿中枢神经系统保护剂,使用时注意观察有无中毒迹象。

(3)硝苯地平 口服,使用时密切关注血压及心率变化,已使用硫酸镁者慎用。

(4)吲哚美辛 经阴道或直肠给药,也可口服。使用时密切关注羊水量及胎儿动脉导管血流,临床应用较少。

(5)阿托西班 副作用轻微,无明确禁忌证,临床应用较多,但费用较高。

4. 预防新生儿并发症 保胎过程中,每天行胎心监护,教会孕妇自数胎动,分娩前遵医嘱使用糖皮质激素促胎肺成熟。

5. 为分娩做准备 若早产已不可避免,应尽早决定合理的分娩方式,充分做好早产儿的保暖和复苏准备。临产后慎用镇静剂、产程中给予吸氧并缩短产程、早产儿娩出后适当延迟断脐。

6. 心理护理 通过交谈减轻孕妇内疚感,鼓励家人尤其是丈夫的陪伴,帮助孕妇重建自尊,以良好的心态适应早产儿母亲角色。

（王冰花）

第六节 妊娠期高血压疾病

妊娠期高血压疾病(hypertensive disorders in pregnancy，HDP)是妊娠与血压升高并存的一组疾病。包括妊娠期高血压、子痫前期、子痫以及慢性高血压并发子痫前期和妊娠合并慢性高血压,是孕产妇及围生儿病死率升高的主要原因。

一、临床特点

1. 病理　本病的基本病理生理变化是全身小动脉痉挛。

2. 分类与临床表现

(1)妊娠期高血压　妊娠 20 周后首次出现高血压(收缩压 ≥ 140mmHg 或 / 和舒张压 ≥ 90mmHg),于产后 12 周内恢复正常,尿蛋白(-),产后方可确诊。

(2)轻度子痫前期　妊娠 20 周后出现 BP ≥ 140/90mmHg,尿蛋白 ≥ 0.3g/24h 或尿蛋白 / 肌酐 ≥ 0.3 或随机尿蛋白(+)。

(3)重度子痫前期　BP ≥ 160/110mmHg,尿蛋白 ≥ 2g/24h 或随机尿蛋白(+++),血肌酐升高、血小板下降、血清谷丙转氨酶或谷草转氨酶升高,持续性头痛及上腹不适。

(4)子痫　在子痫前期基础上发生不能用其他原因解释的抽搐。

(5)慢性高血压并发子痫前期　慢性高血压妇女妊娠后出现子痫前期的表现。

(6)妊娠合并慢性高血压　妊娠期或妊娠 20 周前出现高血压症状,妊娠期无明显加重;或妊娠 20 周后首次诊断高血压病持续到产后 12 周以后。

3. 辅助检查　尿常规、血常规、凝血功能、肝肾功能、眼底检查协助判断疾病的分类、严重程度等。

4. 治疗要点

(1)妊娠期高血压　加强孕期检查、关注病情变化、注意休息,调节饮食。

(2)子痫前期　住院治疗,治疗原则主要为降压、解痉、镇静,合理扩容及利尿,适时终止妊娠。

(3)子痫　控制抽搐,纠正缺氧和酸中毒,在控制血压、抽搐的基础上终止妊娠。

二、护理要点

(一)常见护理诊断 / 问题

1. 体液过多　与血液回流受阻或低蛋白血症有关。

2. 潜在并发症　子痫,胎盘早剥。

(二)护理措施

1. 休息与活动　保证充足睡眠,每天休息至少 10 小时,以左侧卧位为宜。

2. 饮食护理　轻度高血压孕妇需摄入足够的蛋白质(100g/d 以上),注意补充维生素、铁和钙剂;对中、重度高血压孕妇应限制食盐的摄入,每天少于 3g。

3. 病情观察

(1)每 4 小时测量 1 次血压,如舒张压逐渐上升,提示病情加重。观察孕妇有无头痛、头晕、眼花、呕吐等自觉症状。

(2)每天监测孕妇体重,每天或隔日复查尿蛋白、监测肝肾功能、二氧化碳结合力等项目;监测胎动、胎心和胎盘功能。

4. 用药护理　硫酸镁是目前治疗子痫前期和子痫的首选解痉药物。

(1)用量准确 遵医嘱严格控制硫酸镁的入量。静脉滴注以 1g/h 为宜,不超过 2g/h,每天用量 25～30g。

(2)毒性反应 硫酸镁的治疗浓度和中毒浓度相近,过量会使呼吸及心肌收缩功能受到抑制,危及生命。中毒现象首先表现为膝反射消失,随着血镁浓度的增加可出现肌张力减退及呼吸抑制,严重者突发心脏骤停。

(3)注意事项 用药前应认真评估及检测以下指标:①膝跳反射必须存在;②呼吸不少于 16 次/min;③尿量每 24 小时不少于 400mL,或每小时不少于 17mL。如出现中毒症状,及时给予 10% 葡萄糖酸钙 10mL 静脉注射,速度宜慢,应在 3 分钟以上。

5. 子痫患者护理

(1)物品准备 床边备急救物品,如氧气、吸引器、开口器、舌钳、压舌板、手电筒等,备硫酸镁、葡萄糖酸钙等急救药品。

(2)减少刺激 住单人病房,保持病室安静、光线柔和。治疗护理操作应轻柔并集中进行,专人守护,使用床栏,以防坠床。

(3)病情观察 密切观察血压,有无头痛、眼花、恶心、呕吐等自觉症状;监测胎心及胎动变化;详细记录 24 小时出入液量,监测尿蛋白、肝肾功能、二氧化碳结合力等变化。

(4)控制抽搐 患者一旦发生抽搐,应尽快控制,硫酸镁为首选药物,必要时给予镇静药物。

(5)子痫发生后,首先应保持患者呼吸道通畅,立即给予氧气吸入,酌情使用开口器,用舌钳固定舌头以防舌咬伤或舌后坠,协助取侧卧位,以防黏液吸入呼吸道引起窒息。昏迷或未完全清醒时禁食水,防止误吸。

(6)注意抽搐时间、次数、昏迷及清醒时间,并详细记录。

(7)昏迷患者,必须留置导尿管,观察尿量及颜色。留置导尿期间每天外阴擦洗 2 次,预防感染。

(8)终止妊娠 严密观察产程进展,做好新生儿复苏准备。如经治疗病情得以控制仍未临产者,应在孕妇清醒后 24～48 小时内引产,或子痫患者经药物控制后 6～12 小时,需考虑终止妊娠。

6. 健康指导

(1)早期、定期、规律产前检查,以便及早发现异常,及时治疗。

(2)教会孕妇自我数胎动、掌握自觉症状。

(3)指导孕妇孕期合理饮食,控制食盐的摄入。

(4)保持愉快心情,充分休息。

(5)掌握产后自我护理方法,指导母乳喂养。

(王冰花)

第七节 妊娠合并糖尿病

妊娠合并糖尿病包括两种类型:①孕前糖尿病(pregestational diabetes melltius, PGDM),即原有糖尿病的基础上合并妊娠,或妊娠前糖耐量异常,妊娠后发展为糖尿病;②妊娠期糖尿病

(gestational diabetes mellitus, GDM),为妊娠前糖代谢正常,妊娠期才出现的糖尿病。妊娠合并糖尿病的孕妇中 90% 以上为 GDM,血糖大多能在产后恢复正常,但将来患 2 型糖尿病概率增加。

一、临床特点

1. 病理生理　妊娠中晚期,孕妇体内拮抗胰岛素样物质增加使孕妇对胰岛素的敏感性随孕周增加而下降,若此时胰岛素代偿性分泌量不足,则会出现 GDM,或使原有糖尿病加重。

2. 糖尿病对孕妇的影响　流产和早产、感染、更易并发妊娠期高血压疾病、羊水过多、糖尿病酮症酸中毒、产后出血风险更高。

3. 糖尿病对胎儿的影响　巨大儿、胎儿生长受限、胎儿心血管及神经系统畸形、胎儿窘迫和新生儿低血糖。

4. 辅助检查

(1)对尚未被诊断为 PGDM 或 GDM 的孕妇,在妊娠 24～28 周及 28 周后首次就诊时行 75g 口服糖耐量试验,诊断标准为:空腹及服糖后 1、2 小时的血糖值分别为 5.1mmol/L、10.0mmol/L、8.5mmol/L,任何一点血糖值达到或超过上述标准即诊断为 GDM。

(2)医疗资源缺乏或孕妇具有 GDM 高危因素,建议妊娠 24～28 周首先检查空腹血糖(FPG),FPG ≥ 5.1mmol/L,可以直接诊断为 GDM;4.4 ≤ FPG < 5.1mmol/L 者,尽早做 75g 口服糖耐量试验。

5. 治疗要点　积极治疗糖尿病,密切监护胎儿安全,适时终止妊娠。

二、护理要点

(一)常见护理诊断 / 问题

1. 营养失调　低于或高于机体需要量,与妊娠及糖代谢异常有关。

2. 有感染的危险　与糖尿病引起机体易感性有关。

3. 知识缺乏　缺乏妊娠合并糖尿病自我管理相关知识。

4. 潜在并发症　新生儿低血糖。

(二)护理措施

1. 活动与休息　无运动禁忌者,建议每天进食 30 分钟后进行 30～40 分钟有氧运动。运动过程中注意血糖、宫缩、胎动、阴道出血等情况,出现异常立即停止运动。

2. 饮食护理　原则是控制总能量,维持正常血糖水平,预防酮症发生;少量多餐,饮食清淡,低脂、少盐、高纤维饮食;合理控制孕妇及胎儿体重的增长。

3. 药物治疗护理　对饮食及运动治疗不能控制的糖尿病,胰岛素是孕产妇控制血糖的首选药。

4. 病情观察

(1)妊娠期

1)每天监测血压,血糖。GDM 孕妇血糖控制目标为餐前≤ 5.3mmol/L,餐后 2 小时≤ 6.7mmol/L,夜间血糖不低于 3.3 mmol/L; PGDM 孕妇血糖控制不宜过于严格,其餐前、空腹及夜间血糖宜控制在 3.3～5.6 mmol/L,餐后血糖峰值 5.6～7.1mmol/L。

2)每周测量体重、宫高、腹围,每1~2月监测肾功能及糖化血红蛋白和眼底情况。

(2)分娩期

1)监测血糖、尿糖动态,预防低血糖及酮症酸中毒。

2)注意静脉输液速度。

3)监测产程进展及母胎情况。

(3)产褥期

1)监测产妇血糖情况,及产后出血和感染征兆。

2)重点评估新生儿呼吸及血糖情况,出生时取脐血监测血糖,出生后30分钟测末梢血糖。

5. 心理护理　做好疾病相关知识宣教、讲解血糖控制稳定的重要性,鼓励孕产妇及家属说出内心疑虑和感受,解除其紧张心理。

6. 健康指导

(1)妊娠期

1)指导孕妇自我监测血糖,掌握低血糖的症状及紧急处理方法。

2)教会患者制定合理饮食:计算标准体重——计算每天所需总热量——计算食品交换份数——参考食物分配表,选择食品并交换食物——将食物安排至各餐次中,制定平衡饮食。

3)鼓励孕妇坚持适量有氧运动、外出时携带糖尿病识别卡及糖果。

(2)产褥期

1)鼓励坚持母乳喂养。

2)定期接受产科和内科的复查。

3)GDM妇女产后6周再次行OGTT测定,若结果正常,也需每3年复查OGTT一次。

(王冰花)

第八节　胎膜早破

胎膜早破(premature rupture of membrane, PROM)是指胎膜在临产前自然破裂。根据孕周是否满37周分为足月PROM和未足月PROM。

一、临床特点

1. 病因　生殖道感染是最主要的原因。其他病因还包括羊膜腔压力增高、前羊膜囊受力不均、营养因素和创伤。

2. 临床表现

(1)症状　孕妇突感有液体自阴道流出,腹压增加时阴道流液随之增加是其典型症状。

(2)体征　阴道检查触摸不到前羊膜囊,上推胎先露时阴道流液量增多。

3. 辅助检查

(1)阴道液pH测定　正常妊娠阴道液pH为酸性,羊水为碱性,破膜后阴道液pH增高。

（2）阴道液涂片　涂片检查见到羊齿植物状结晶。

4. 治疗要点

（1）足月胎膜早破应及时终止妊娠。

（2）未足月胎膜早破应根据孕周、母胎状况、当地新生儿救治水平及孕妇和家属的意愿进行综合决策。

（3）期待治疗包括促胎肺成熟、预防感染、抑制宫缩和胎儿神经系统的保护等。

二、护理要点

（一）常见护理诊断 / 问题

1. 有感染的危险　与生殖道上行感染有关。

2. 潜在并发症　脐带脱垂、早产、胎盘早剥。

（二）护理措施

1. 休息与活动　胎先露未衔接者应绝对卧床休息，以左侧卧位为宜，抬高臀部，以防脐带脱垂。卧床时间过久者积极预防下肢深静脉血栓、肌肉萎缩等。

2. 减少刺激　避免腹压增加的动作。治疗与护理时动作轻柔，避免不必要的肛查和阴道检查。

3. 病情观察

（1）破膜后立即监测胎心率，若发现胎心异常立即行肛诊或阴道检查，以确定有无脐带脱垂，如有脐带先露或脐带脱垂，应在数分钟内结束分娩。

（2）观察羊水性状、颜色、气味等。如羊水粪染应及时给予氧气吸入等处理。

（3）观察产妇的生命体征，每天测量体温 4 次，了解有无感染征象。

4. 预防感染　破膜超过 12 小时者，遵医嘱给予抗生素预防感染发生，会阴擦洗 2 次 /d；指导孕妇保持外阴清洁，使用吸水性好的消毒会阴垫，并勤更换。

5. 协助治疗

（1）足月 PROM 后未临产，在排除其他并发症的情况下，无剖宫产指征者破膜后 12 小时内行积极引产。

（2）妊娠＜ 24 周 PROM 宜终止妊娠。

（3）孕 24 ～（27+6）周符合保胎条件时应根据孕妇和家属的意愿进行保胎或者终止妊娠并告知风险。

（4）孕 28 ～（33+6）周符合保胎条件时，应保胎，保胎过程中给予糖皮质激素和抗生素治疗，密切监测母胎状况。

6. 心理护理　孕妇因为突然发生不可控制的阴道流液，易产生恐惧心理，耐心解释其影响，分析目前的状况，使孕妇积极参与护理，安全度过妊娠期。

7. 健康指导　加强围生期卫生指导，积极预防和治疗生殖道感染。妊娠晚期避免负重、过度劳累、腹部受撞击，禁止性交。宫颈内口松弛者应卧床休息，可在妊娠 12 ～ 14 周行宫颈环扎术。

（王冰花）

第九节 前置胎盘

孕28周后,胎盘附着于子宫下段,其下缘达到或覆盖宫颈内口,位置低于胎儿先露部,称为前置胎盘(placenta previa)。为妊娠晚期阴道流血最常见的原因。

一、临床特点

1.临床表现及分类 典型症状为妊娠晚期或临产时突发无诱因、无痛性反复阴道流血。根据胎盘下缘与宫颈内口关系分为4类。

(1)完全性前置胎盘 完全覆盖宫颈内口。初次出血约在妊娠28周,出血频繁,量较多。

(2)部分性前置胎盘 部分覆盖宫颈内口。

(3)边缘性前置胎盘 下缘不超越宫颈内口。初次出血发生晚(足月或临产时),量较少。

(4)低置胎盘 下缘居宫颈口 < 2cm。

2.辅助检查 B超有助于确定前置胎盘类型,且安全可靠。

3.治疗要点

(1)抑制宫缩、止血、纠正贫血、预防感染,尽可能延长孕周。

(2)妊娠 < 36周,胎儿存活,一般情况良好,阴道出血量少者可选择期待疗法。

(3)孕妇出血量大甚至休克、出现胎儿窘迫等产科指征、临产后诊断为前置胎盘,出血量较多且估计短时间内不能分娩者均需终止妊娠。

二、护理要点

(一)常见护理诊断/问题

1.有组织灌注不足的危险 与阴道反复出血有关。

2.有感染的危险 与阴道流血、胎盘剥离面靠近子宫颈口有关。

(二)护理措施

1.休息与活动 尽量卧床休息,以左侧卧位为宜,禁止肛门检查和不必要的阴道检查。鼓励自我照顾,协助如厕、穿衣、饮食等生活护理。

2.饮食护理 纠正贫血,给予高蛋白及含铁丰富的食物,如动物肝脏、绿叶蔬菜以及豆类等高纤维素饮食,避免便秘。

3.病情观察 严密观察孕妇的生命体征,注意阴道流血的量、色、流血的时间及一般状况,监测胎儿宫内状态,包括胎心率、胎动计数、胎儿电子监护及胎儿生长发育情况等。发现异常立即通知医生并配合处理。

4.协助治疗 遵医嘱及时完成检查项目,如血常规、血型交叉配合等。开放静脉通路,采取相应的止血、输血、扩容等措施,做好术前准备及抢救准备。

5.预防感染 保持室内空气流通,指导孕妇注意个人卫生,及时更换会阴垫。会阴擦洗每天2次,指导孕妇大小便后保持会阴部清洁、干燥。严密观察产妇生命体征、恶露、白细胞计数及分类等。

(王冰花)

第十节 胎 盘 早 剥

妊娠 20 周后或分娩期,正常位置的胎盘在胎儿娩出前部分或全部从子宫壁剥离,称胎盘早剥(placental abruption)。

一、临床特点

1. 病理生理 底蜕膜出血,形成血肿导致此处胎盘剥离。

2. 临床表现及分类

(1)症状 阴道流血,腹痛,出血量大时可出现休克症状。

(2)体征 子宫张力增高,子宫压痛,以剥离处最明显,胎位触诊不清。

(3)显性剥离 血液从胎盘边缘经宫颈向外流出。

(4)隐性剥离 血液积聚在胎盘与子宫壁之间,无阴道流血。

3. 辅助检查 B 超可协助了解胎盘的位置及胎盘早剥的类型。

4. 治疗要点 早期识别、纠正休克、及时终止妊娠、控制 DIC,减少并发症。

二、护理要点

(一)常见护理诊断 / 问题

1. 有组织灌注不足的危险 与胎盘剥离导致子宫 – 胎盘循环血量下降有关。

2. 潜在并发症 出血性休克、DIC。

3. 母乳喂养中断 与新生儿转至 NICU 治疗有关。

(二)护理措施

1. 急救护理

(1)纠正休克 迅速建立静脉通道,遵医嘱补充血容量,必要时输新鲜血,抢救中给予吸氧、保暖。

(2)病情观察 严密观察孕妇生命体征、腹痛情况及阴道流血量,监测贫血程度、凝血功能、肝肾功能、电解质等。监测胎儿宫内状况,发现异常立即报告医生并配合处理。

(3)及时发现并发症 凝血功能障碍表现为子宫出血不凝,可伴有血尿、呕血等现象;急性肾衰竭表现为少尿或无尿。若发现异常应及时报告医生并配合处理。

2. 心理护理 向孕妇及家人提供相关信息,给予精神安慰并答疑解惑,缓解其因出血产生的恐惧心理,使其配合治疗。

3. 分娩期护理 严密观察血压、脉搏、宫缩、阴道流血量以及胎儿宫内状况,做好紧急剖宫产及新生儿复苏的准备。

4. 产褥期护理 密切观察生命体征、宫缩、恶露、伤口愈合情况。保持外阴清洁干燥,预防产褥感染。若发生母婴分离,应指导和协助产妇产后 6 小时进行挤奶。

（王冰花）

第十一节　产后出血

产后出血(postpartum hemorrhage，PPH)是指胎儿娩出后 24 小时内阴道分娩者出血量超过 500mL，剖宫产者超过 1000mL。是分娩期的严重并发症，居我国产妇死亡原因首位。

一、临床特点

1. 病因

(1)子宫收缩乏力　最常见的原因。可因精神紧张或产程过长等全身因素，或药物使用不当，子宫肌壁损伤、水肿或渗血等局部因素引起。

(2)胎盘因素　胎盘滞留、胎盘植入或胎盘部分残留。

(3)软产道裂伤　急产，宫缩过强或助产技术不当。

(4)凝血功能障碍　原发性或继发性凝血功能异常。

2. 临床表现　主要表现为阴道流血量过多，伴有低血压或休克体征。

(1)子宫收缩乏力　胎盘娩出后阴道大量出血，色暗红，子宫软。

(2)胎盘因素　在胎儿娩出数分钟后出血，量大，色暗红。

(3)软产道裂伤　胎儿娩出后立刻出血，色鲜红。隐匿性软产道损伤流血不多，常伴阴道疼痛或肛门坠胀感。

(4)凝血功能障碍　持续性不凝血。

3. 治疗要点　针对病因迅速止血，补充血容量，纠正失血性休克；防止感染。

二、护理要点

(一)常见护理诊断 / 问题

1. 潜在并发症　出血性休克。

2. 恐惧　与大出血及担心自身安危有关。

3. 有感染的危险　与失血后抵抗力降低及手术操作有关。

(二)护理措施

1. 迅速止血措施

(1)产后宫缩乏力所致大出血者，及时应用宫缩剂、按摩子宫，无效者使用宫腔填塞、髂内动脉或子宫动脉栓塞或切除子宫等方法达到止血目的。

(2)软产道撕裂伤造成的大出血应及时、准确地修补缝合。

(3)胎盘因素导致的大出血，采用取、挤、刮、切的方法。取：取出宫腔内的胎盘；挤：从腹部挤压宫底，使胎盘排出；刮：刮出小的残留的胎盘；切：植入性胎盘可做子宫次全切除术。

(4)凝血功能障碍者所致的出血，尽快输新鲜全血，补充血小板、纤维蛋白原或凝血原复合物、凝血因子等。

2. 失血性休克的护理

(1)严密观察生命体征，意识状态、尿量，给予保暖、吸氧。

（2）迅速建立 2 条静脉通道，及时快速补充血容量。

（3）血压低时遵医嘱应用升压药物。

（4）抢救过程中随时做血气分析，及时纠正酸中毒。

（5）防止肾衰，如尿量少于 25mL/h，应积极快速补充液体，监测尿量。

（6）出现心衰时应用强心药物同时加用利尿剂。

（7）遵医嘱给予抗生素预防感染。

3. 心理护理

做好产妇及家属的安慰、解释工作，增加其安全感，减少恐惧。

4. 预防产后出血

（1）妊娠期加强孕期保健，定期接受产前检查，及时治疗高危妊娠或早孕时终止妊娠；高危孕妇应提前入院。

（2）分娩期第一产程密切观察产程进展，防止产程延长，消除孕妇疲劳及精神紧张；第二产程指导产妇正确使用腹压，避免胎儿娩出过急过快；阴道检查及手术助产时动作轻柔、规范，严格执行无菌操作技术；第三产程预防性使用宫缩剂，正确处理胎盘娩出，仔细检查软产道有无裂伤及血肿，准确收集和测量出血量。

（3）产褥期产后 2 小时内密切观察产妇的子宫收缩、阴道出血及会阴伤口情况。定时测量产妇生命体征；督促产妇及时排空膀胱，协助产妇尽早哺乳；对可能发生产后出血的高危产妇，保持静脉通道通畅，做好输血和急救的准备，并注意保暖。

5. 健康指导

（1）鼓励产妇进食营养丰富易消化饮食，多进食含铁、蛋白质、维生素的食物。

（2）出院时，告知继续观察子宫复旧及恶露的变化情况，若出血过多及淋漓不尽，随时就诊。

（3）做好产褥期卫生指导及产后避孕指导，产褥期禁止盆浴及性生活。

（4）做好产后复查指导，告知产后复查的时间、目的和意义。

（王冰花）

第十二节　腹部手术患者的一般护理

妇产科腹部手术按手术急缓程度可分为择期手术、限期手术和急诊手术。按手术式或目的可分为剖宫产、剖腹探查术、全/次子宫切除术、附件切除术、广泛性全子宫切除术及盆腔淋巴结清扫术、肿瘤细胞减灭术等。

一、手术前护理

1. 术前健康教育　向患者介绍手术名称及过程，解释术前准备的内容、必要的检查及检查中可能出现的不适感等。告知患者术后可能要静脉输液、必要时吸氧、留置引流管、安置监护设施等。嘱患者术前 2～4 周开始戒烟、戒酒，指导患者在床上使用便器，掌握深呼吸、咳嗽、翻身、收缩和放松四肢肌肉的技巧等。让患者及其家属理解术后尽早下床活动，可促进肠道功能恢复、预防坠积性肺炎和深静脉血栓等并发症的发生。

2. 心理支持　护士要运用医学知识,针对患者的担心及恐惧,采用通俗易懂的语言耐心解答患者的提问,为其提供相关的信息、资料等,使患者顺利度过手术全过程。

3. 皮肤准备　术前 1 天进行皮肤准备,一般包括淋浴、剃毛等,剃毛范围上至剑突下,下至大腿上 1/3 处及外阴部,两侧至腋中线,脐部用液状石蜡棉签清洁干净。

4. 肠道准备　包括饮食管理和机械性肠道准备,必要时给予肠道抑菌药物。

(1)饮食管理　包括无渣饮食、流质饮食及术前禁食禁饮。术前最短禁食时间为:术前 2 小时禁饮,6 小时禁食清淡饮食,8 小时开始禁食肉类、油炸饮食。

(2)机械性肠道准备　包括口服导泻剂(顺行)和灌肠(逆行)。常用导泻剂为复方聚乙二醇电解质散、磷酸钠盐。灌肠溶液为 0.1%～0.2% 肥皂水、甘油灌肠剂、等渗盐水。预计手术中可能涉及肠道时,遵医嘱行严格肠道准备:术前 3 天进无渣半流质饮食,并口服肠道抑菌药物,术前一天给予清洁灌肠。对于涉及肠道极少的子宫附件手术,国内外证据不推荐使用机械性肠道准备。

5. 阴道准备　全子宫切除患者,术前 0.5% 活力碘棉球擦洗阴道,每天 2 次,共 3 天,并于手术日晨阴道擦洗后用 1% 龙胆紫涂擦宫颈及穹窿部。

6. 术前 1 天抽血做血型交叉配合试验,配血备用。术前晚及手术当天清晨测量生命体征,注意有无月经来潮、上呼吸道及皮肤感染等,如有异常及时报告医生,暂停手术。术前更换清洁患服。

7. 药敏试验　术前 1 天遵医嘱做药物过敏试验,将试验结果告知患者并做好相关记录。

8. 药物应用　必要时术前给予静脉营养支持治疗,手术日晨按医嘱给予术前用药。

9. 膀胱准备　根据医嘱手术前留置尿管,并连接引流袋,有效固定。

10. 术前核对　患者进手术室之前,核对患者各项信息,术中用药及病历随患者一起带入手术室。如有活动假牙应取下,贵重物品妥善保管或交与家属。

11. 物品准备　准备好麻醉床、腹带、沙袋及输液挂钩、心电监护仪、氧气等。

二、手术后护理

1. 床边交接　患者回病房时,护士应向麻醉师了解术中情况,观察患者意识恢复和麻醉苏醒情况,做好床边交接班。搬动患者时动作轻稳,注意保暖。检查静脉输液是否通畅,正确连接各种引流装置,并妥善固定引流袋。

2. 体位　根据手术及麻醉方式采取相应的卧位。全身麻醉患者在尚未清醒前去枕平卧,头偏向一侧。以免呕吐物、分泌物误入气管引起窒息;麻醉清醒后可取低半卧位,头颈部垫枕并抬高头部 15°～30° ;硬膜外麻醉者,术后可平卧睡软枕,观察 4～6 小时,生命体征平稳后即可取半卧位;随着腰麻技术提高,腰麻术后患者建议术后垫枕平卧。术后次日晨,取半卧位,利于术后康复。每 2 小时翻身、咳嗽、做深呼吸一次,有利于改善循环呼吸功能。

3. 饮食护理　禁食 6～8 小时后可进流质饮食,忌食甜食及牛奶。肛门排气后可进半流质饮食,排便后进普食,鼓励摄入高蛋白质、高维生素营养丰富的食物。

4. 病情观察

(1)生命体征 严密观察生命体征变化,每小时测血压,共 6~8 次至平稳。术后每天测体温、脉搏、呼吸 4 次直至体温正常 3 天后改为每天 1 次,并做好记录。如有内出血和休克症状,立即通知医生进行处理。

(2)切口护理 观察切口有无渗血、渗液情况,保持伤口敷料清洁干燥,如敷料浸湿,及时更换。术后腹部切口放置沙袋 6 小时,并包扎腹带。

(3)引流护理

1)腹腔引流。保持引流管通畅,观察、记录引流液的颜色、量及性质,一般引流液不超过 200mL,性状为淡血性或浆液性,引流量逐渐减少,颜色逐渐变淡,每天更换引流袋。

2)尿管。保持通畅,观察尿液颜色和量,一般于 24 小时后拔除尿管。保留尿管期间,行外阴擦洗,每天 2 次,保持局部清洁,预防泌尿系统感染。

(4)腹胀护理 一般术后 48 小时内可自行排气,如腹部胀气,术后 24 小时可肌内注射新斯的明 0.5~1mg,或给予灌肠剂灌肠。严重胀气者,酌情给予胃肠减压,3 天未解大便者可给予缓泻剂。

(5)疼痛护理 术后镇痛首选镇痛泵镇痛,使用疼痛量表评分,必要时遵医嘱给予止痛剂,使患者疼痛评分控制在 3 分以下。

5. 预防深静脉血栓的发生 通过评估筛查出高危患者,做好术前宣教。术前长期禁食、清洁灌肠、年老体弱排泄多者,及时补充水分和电解质,术后注意保暖。腹带使用松紧适宜;术后尽早活动双下肢,主动运动或被动运动,趾屈、背屈运动,足踝环转运动,并鼓励早期下床活动;血栓高危患者,可穿着压力梯度弹力袜或使用充气压力泵促进静脉回流;遵医嘱使用抗凝药物。

6. 心理护理 加强沟通,了解患者的心理状况,给予安慰和解释,消除不良心理。

7. 健康指导 鼓励患者早期下床活动,运用 ADL 评分,鼓励患者早期下床活动,促进肠蠕动,有利于伤口早期愈合。

8. 出院准备 出院前为患者提供详尽的出院计划,使个人自我照顾能力达到最大程度,按患者的不同情况提供相应的出院指导:自我照顾技巧,追踪照顾指导,饮食、运动、药物使用及可能的并发症预防干预指导。

(闵 敏)

第十三节 异位妊娠

受精卵在子宫腔外着床发育时,称为异位妊娠(ectopic pregnancy),习称宫外孕(extrauterine pregnancy)。异位妊娠包括输卵管妊娠、卵巢妊娠、腹腔妊娠、宫颈妊娠及阔韧带妊娠等;宫外孕仅指子宫以外的妊娠,宫颈妊娠不包括在内。

在异位妊娠中,输卵管妊娠最为常见,占 95%。输卵管妊娠因其发生部位不同又可分为间质部、峡部、壶腹部和伞部妊娠。以壶腹部妊娠多见,约占 78%,其次为峡部,伞部和间质部妊娠少见。本节主要阐述输卵管妊娠。输卵管妊娠是妇产科常见的急腹症之一,当输卵管妊娠流产或破裂时,可引起腹腔内严重出血,如不及时诊断、处理,可危及生命。

一、临床特点

1. 病因　任何妨碍受精卵正常进入宫腔的因素均可造成输卵管妊娠。输卵管炎症、输卵管发育不良或功能异常、受精卵游走、辅助生殖技术的应用、其他如内分泌失调、神经精神功能紊乱、输卵管手术及子宫内膜异位症等。

2. 病理　输卵管妊娠时,由于输卵管管腔狭窄,管壁薄,蜕膜形成差,受精卵植入后,不能适应孕卵的生长发育,因此,当输卵管妊娠发展到一定程度,可以出现以下结果:

(1) 输卵管妊娠流产(tubal abortion)　多见于输卵管壶腹部妊娠,发病多在妊娠8～12周。输卵管妊娠完全流产,出血一般不多。妊娠残余组织部分残留于管腔,则为输卵管妊娠不完全流产,此时,可形成盆腔积血,若大量血液流入腹腔,则出现腹腔刺激症状,同时引起休克。

(2) 输卵管妊娠破裂(rupture of rubal pregnancy)　多见于输卵管峡部妊娠,发病多在妊娠6周左右。由于输卵管肌层血管丰富,短期内即可发生大量腹腔内出血,使孕妇发生休克,亦可反复出血,形成盆腔及腹腔血肿。

(3) 陈旧性异位妊娠　胚胎死亡或被吸收,内出血已逐渐停止。但长期反复内出血形成的盆腔血肿可机化变硬,并与周围组织粘连,临床上称为“陈旧性宫外孕”。

(4) 继发性腹腔妊娠　发生输卵管流产或破裂后,胚胎被排入腹腔,偶有胚胎存活者在腹腔继续生长发育。

(5) 持续性异位妊娠　若术中未完全清除妊娠物或残留有存活滋养细胞继续生长,β–hCG不下降反而上升,则称为持续性异位妊娠(persistent ectopic pregnancy)。

3. 临床表现

(1) 停经　多数患者停经6～8周以后出现不规则阴道流血,可能被误认为月经。

(2) 腹痛　是输卵管妊娠患者就诊的主要症状。

(3) 阴道流血　色暗红或深褐,量少呈点滴状,不规则阴道流血,一般不超过月经量。

(4) 晕厥与休克　由于腹腔内急性出血及剧烈腹痛,轻者出现晕厥,严重者出现失血性休克。休克程度取决于出血速度与出血量,出血量愈多,速度愈快,症状愈严重。

(5) 腹部包块　输卵管妊娠流产或破裂后所形成的血肿,逐渐机化变硬与周围器官发生粘连而形成包块。

4. 辅助检查　①阴道后穹隆穿刺:是一种简单可靠的诊断方法,适用于疑有腹腔内出血的患者,抽出暗红色不凝血为阳性;②妊娠试验;③超声检查;④腹腔镜检查;⑤子宫内膜病理检查。

5. 治疗要点　处理原则以手术治疗为主,其次是药物治疗。

二、护理要点

(一) 常见护理诊断 / 问题

1. 有休克的危险　与出血有关。

2. 恐惧　与担心手术失败有关。

（二）护理措施

1. 接受手术患者的护理

（1）积极做好术前准备　密切监测患者生命体征,配合医师积极纠正患者的休克症状。护士立即开放静脉通道,交叉配血,做好输血输液的准备,抢救中做好保暖,给予吸氧。术前准备和术后护理内容参见腹部手术患者的护理章节。

（2）提供心理支持　护士术前讲明手术的必要性,协助患者接受手术方案。术后,帮助患者接受此次妊娠失败的现实,讲解异位妊娠的有关知识,提高患者的自我保护意识。

2. 接受非手术治疗患者的护理

（1）严密观察病情　密切监测患者的一般情况、生命体征,重视患者的主诉。告诉患者病情发展的一些指征,如出血增多、腹痛加剧、肛门坠胀感明显时等及时报告医护。

（2）化学药物治疗的护理　用药期间注意患者的病情变化和药物毒副反应。常用药物有甲氨蝶呤,不良反应常表现为消化道反应。

（3）休息与饮食　卧床休息,避免腹压增大。指导患者摄入富含铁蛋白的食物,如动物肝脏、鱼肉、豆类、绿叶蔬菜等。

3. 健康教育　指导患者保持良好的卫生习惯,勤洗浴、勤换衣,性伴侣稳定。若发生盆腔炎要立即彻底治疗,以免延误病情。告诫患者,下次妊娠时要及时就医,不宜轻易终止妊娠。

（闵　敏）

第十四节　急性盆腔炎

女性内生殖器及其周围结缔组织、盆腔腹膜发生炎症称为盆腔炎(pelvic inflammatory disease),按其发病过程可分为急性与慢性两种。

一、临床特点

1. 病因

以上行感染为主:①经期卫生不良;②宫腔内手术操作后感染;③下生殖道感染,主要病原体是淋病奈瑟菌、沙眼衣原体;④阑尾炎、腹膜炎直接蔓延导致,以大肠埃希菌为主;⑤流产后、产后感染;⑥多个性伴侣、性交过频等;⑦慢性盆腔炎急性发作。

2. 临床表现

（1）症状　常见持续性下腹痛,活动后加重。膀胱刺激症状和腹膜刺激症状。重症者有高热、寒战。腹膜炎时可出现恶心、呕吐、腹胀、腹泻。

（2）体征　急性面容,体温升高,下腹部压痛、反跳痛、腹肌紧张。妇科检查:脓性分泌物自宫颈口外流,穹窿明显触痛、饱满。宫颈充血、举痛,宫体略大、压痛、活动受限。

3. 治疗要点

（1）支持疗法　卧床休息,静脉输液纠正电解质紊乱及维持酸碱平衡,必要时输血。发热时给予物理降温。

（2）抗生素治疗　是治疗急性盆腔炎的主要治疗手段,抗生素应用的原则是经验性、广谱及时、个体化用药。

（3）手术治疗　对于药物治疗无效者、患者症状加重者可手术治疗,以免脓肿破裂。对于可疑脓肿破裂者,需要立即剖腹探查。

二、护理要点

（一）常见护理诊断/问题

1. 体温过高　与炎症有关。

2. 疼痛　与盆腔炎有关。

3. 活动无耐力　与发热、体弱有关。

（二）护理措施

1. 体温过高者应给予物理降温,每4小时测量生命体征,观察病情变化。

2. 卧床休息,给予半卧位,有利于脓液积聚于子宫直肠陷凹,使炎症局限。

3. 遵医嘱准确给予抗生素并注意过敏反应。

4. 腹胀者可胃肠减压,并观察恶心、呕吐及腹胀情况。

5. 如需手术者,按腹部手术患者一般护理。

6. 给予高能量、高蛋白、高维生素饮食,并遵医嘱纠正电解质紊乱和酸碱失衡。

7. 心理支持　关心患者,鼓励患者表达不适,尽可能满足患者的需要,解除患者思想顾虑。解释疾病的原因、发展及预后,解除患者的困惑与恐惧。

8. 健康教育　做好经期、孕期及产褥期的卫生宣教,指导性生活卫生,经期禁止性交。保持会阴部清洁,每天更换内裤。

（闵　敏）

第十五节　子宫肌瘤

子宫肌瘤(myoma of uterus)是女性生殖器最常见的良性肿瘤,由子宫平滑肌组织增生而成,多见于育龄妇女。30岁以上的妇女20%患有子宫肌瘤。一般认为其发生和生长与雌激素长期刺激有关。

一、临床特点

1. 分类

（1）按肌瘤生长部位分为宫体肌瘤(约90%)和宫颈肌瘤(约10%)。

（2）按肌瘤与子宫肌壁的关系分为3类。

1）肌壁间肌瘤(intramural myoma)：占60%～70%,肌瘤位于子宫肌壁间,周围均被肌层包围。

2）浆膜下肌瘤(subserous myoma)：约占20%,肌瘤向子宫浆膜面生长,并突出于子宫表面,肌瘤表面仅由子宫浆膜覆盖。

3)黏膜下肌瘤(submucous myoma):占10%~15%,肌瘤向宫腔方向生长,突出于宫腔,表面仅由子宫内膜覆盖。

子宫肌瘤常为多个,各种类型的肌瘤可发生在同一子宫,称为多发性子宫肌瘤。

2. 变性

肌瘤变性是肌瘤失去原有的典型结构。常见的变性有:①玻璃样变,又称透明变性,最常见。②囊性变。③红色变性,多见于妊娠期或产褥期。④肉瘤样变,较少见,应警惕恶变可能。⑤钙化。

3. 临床表现　多数患者无明显症状,患者症状与肌瘤的部位、生长速度及肌瘤变性有密切关系。

(1)症状

1)经量增多及经期延长:最常见的症状。

2)下腹包块:肌瘤较小时在腹部摸不到肿块,当肌瘤逐渐增大使子宫超过3个月妊娠期时,可从腹部触及。较大的黏膜下肌瘤可脱出于阴道外,患者可因外阴脱出肿物就诊。

3)白带增多:肌壁间肌瘤使宫腔面积增大,内膜腺体分泌增多致使白带增多。子宫黏膜下肌瘤一旦感染,可有大量脓样白带。若有溃烂、坏死、出血时,可有血性或脓血性、伴有恶臭的阴道流液。

4)压迫症状:子宫前壁下段肌瘤可压迫膀胱引起尿频;宫颈肌瘤可引起排尿困难、尿潴留;子宫后壁肌瘤可引起便秘等症状。阔韧带肌瘤或宫颈巨大肌瘤向侧方发展,嵌入盆腔内压迫输尿管使上泌尿道受阻,造成输尿管扩张甚至肾盂积水。

5)其他:包括下腹坠胀、腰酸背痛。

(2)体征　肌瘤较小时,一般无明显体征。若肌瘤较大使整个子宫增大超过孕3个月妊娠子宫时,可在腹部触及质硬、不规则、结节状包块。浆膜下肌瘤可触及位于子宫前后方或侧方的质硬、活动的球状肿块;有蒂的肌瘤常类似卵巢实性肿瘤;黏膜下肌瘤无蒂时可致子宫均匀性增大;有蒂的黏膜下肌瘤可达宫颈口或脱至阴道内,呈红色、实性、表面光滑。

4. 辅助检查　超声是最常用的诊断子宫肌瘤的方法。MRI能清楚显示肌瘤的位置、大小及数目,以及肌瘤与宫腔的关系;宫腔镜、腹腔镜以及子宫输卵管造影,可协助明确诊断。

5. 治疗要点

(1)保守治疗　无症状肌瘤一般不需治疗。每3~6个月随访1次,若出现症状可考虑进一步治疗。药物治疗适用于症状轻、近绝经年龄或全身情况不宜手术者,在排除子宫内膜癌的情况下,可采用药物对症治疗。常用促性腺激素释放激素(GnRH)类似物,通过抑制FSH和LH的分泌作用,降低体内雌激素至绝经后水平。

(2)手术治疗　适用于子宫肌瘤合并月经过多或异常出血甚至导致贫血,或压迫泌尿系统、消化系统、神经系统等出现相关症状,经药物治疗无效;子宫肌瘤合并不孕;绝经后未行激素补充治疗但肌瘤仍生长。手术方式包括:肌瘤切除术(myomectomy)适用于希望保留生育功能的患者;子宫切除术(hysterectomy)适用于不要求保留生育功能或疑有恶变者,包括全子宫切除和次全子宫切除。

二、护理要点

(一)常见护理诊断/问题

1. 知识缺乏　缺乏子宫肌瘤术后保健知识。

2. 营养失调　与长期出血导致贫血有关。

(二)护理措施

1. 手术治疗者按妇科腹部手术患者一般护理。

2. 饮食护理　给予营养丰富、富含铁质的饮食,如牛奶、鸡蛋、瘦肉等。

3. 病情观察

(1)生命体征　严密观察生命体征变化。

(2)阴道流血　密切观察阴道流血量,出血量多者需住院治疗,当失血严重时按医嘱给予输血治疗。

(3)腹痛　浆膜下肌瘤患者应密切观察有无腹痛以及疼痛的部位、程度、性质,如出现剧烈腹痛,应考虑肌瘤蒂扭转,立即通知医生,做好急诊手术准备。

4. 药物治疗护理　肌瘤不大者,可用中药治疗改善症状。应用激素治疗者,详细讲解药物的作用、服药方法、服药过程中可能出现的不良反应及不能擅自停药等注意事项,以免出现撤退性出血。

5.MR 引导下聚焦超声治疗护理　对于有生育要求希望保留子宫的患者,可选择此无创有效的治疗方式。治疗后注意观察患者治疗区域皮肤有无红肿压痛,告知术后注意事项,如阴道排液等。

6. 心理护理　讲解疾病相关知识,帮助患者及家属正确认识疾病,消除顾虑,增强战胜疾病的信心。

7. 健康指导　手术患者出院 1 月后到门诊复查,了解患者术后康复的情况。出现不适或异常症状,如大量阴道出血、阴道分泌物异味等,应及时就诊。

(闵　敏)

第十六节　子宫颈癌

　　子宫颈癌(cervical cancer)是最常见的妇科恶性肿瘤。我国每年新增宫颈癌病例约 13.5 万,占全球发病数量的 1/3。宫颈癌以鳞状上皮细胞癌为主,高发年龄为 50~55 岁,近年来发病有年轻化趋势。

一、临床特点

1. 病因　一种或多种高危型人乳头瘤病毒(HPV)的持续感染是宫颈癌的主要致病因素。多个性伴侣、性生活过早(< 16 岁)、早年分娩、多次分娩史、与高危男子(阴茎癌、前列腺癌患者或其性伴侣曾患子宫颈癌)性接触等均为危险因素。

2. 临床表现　早期患者常无明显症状和体征,随着病变发展可出现以下表现:

(1)症状

1)阴道流血　多为接触性出血,即性生活或妇科检查后阴道出血;也可表现为不规则阴道流血或经期延长、经量增多。老年患者常为绝经后不规则阴道流血。一般外生型癌出血较早、量较多;内生型癌出血较晚。

2)阴道排液　多数患者有白色或血性、稀薄如水样或米泔样排液,伴有腥臭味。晚期癌组织坏死继发感染时,分泌物可为大量脓性或米泔样恶臭白带。

3)晚期症状　根据癌灶累及范围出现不同的继发性症状。如尿频、尿急、便秘、下肢肿痛等;病变累及盆壁、闭孔神经、腰骶神经等,可出现严重持续性腰骶部或坐骨神经痛;肿瘤压迫或累及输尿管时,可引起输尿管梗阻、肾积水及肾功能衰竭;晚期还可有贫血、恶病质等全身衰竭症状。

(2)体征　早期无明显异常。随着疾病的发展,外生型癌可见宫颈表面呈息肉状或乳头状突起的赘生物向外生长,继而向阴道突起形成菜花状赘生物;合并感染时表面有灰白色渗出物,触之易出血。内生型则表现为宫颈肥大、质硬、宫颈管膨大如桶状,宫颈表面光滑或有表浅溃疡。宫旁组织受累时,妇科检查可扪及宫旁双侧增厚,结节状,质硬。浸润盆腔者形成冰冻骨盆。

3. 辅助检查　应采用子宫颈细胞学检查和 / 或高危 HPV 病毒检测、阴道镜检查、子宫颈活组织检查的"三阶梯"诊断程序,组织学诊断为确诊依据。

4. 治疗要点

(1)手术治疗　为首选方案,尤其对早期患者。

(2)放射治疗　年老、体弱不能耐受手术或晚期不能手术者。

(3)全身治疗　包括化疗、靶向治疗、免疫治疗。化疗主要用于晚期、复发转移患者和根治性同期放化疗,也可用于手术前后的辅助治疗。靶向药物主要是贝伐珠单抗,常与化疗联合应用。免疫治疗如 PD-1/PD-L1 抑制剂等也已在临床试用中。

二、护理要点

(一)常见护理诊断 / 问题

1. 恐惧　与确诊宫颈癌及担心疾病预后有关。

2. 排尿障碍　与宫颈癌根治术后影响膀胱正常张力有关。

3. 营养失调　与阴道出血及癌症的消耗有关。

(二)护理措施

1. 一般护理

(1)休息　为患者提供安全、舒适的休息环境,避免坠床、外伤的发生。

(2)饮食　评估患者目前的饮食和营养状况,纠正患者不良的饮食习惯,兼顾患者的嗜好,提供多样化食谱满足患者需要。

(3)疾病指导　向患者介绍有关宫颈癌的医学常识及诊治过程可能出现的不适及其有效应对措施,协助患者接受各种诊治方案,以最佳身心状态接受手术治疗。

(4)需接受手术治疗者,按腹部及阴道手术患者的护理常规进行护理;需接受放化疗辅助治疗者,按照放化疗患者护理常规进行。

2. 病情观察

(1)宫颈癌根治术涉及范围广,患者术后反应也较一般腹部手术者大。为此要求每小时观察并记录1次患者的生命体征及出入量,平稳后再改为每4小时1次;注意保持尿管、腹腔引流管通畅,观察引流液及阴道分泌物的颜色、性状及量。

(2)注意观察患者放、化疗副反应。放疗的近期反应有直肠炎和膀胱炎,一般能自愈。晚期并发症多于放射治疗后的1~3年出现,主要因缺血引起直肠溃疡、狭窄及血尿,甚至形成直肠瘘及膀胱阴道瘘。观察化疗患者的胃肠道反应、骨髓抑制情况及神经毒性。

3. 术后膀胱管理

(1)留置尿管的护理。术后一般7~14天拔除尿管。留置尿管期间,保持尿管通畅,观察记录尿液的性状和量,定期更换尿袋。每天会阴擦洗2次,保持会阴部的清洁。

(2)拔尿管的护理。拔尿管前3天开始夹管,白天每2小时开放1次,定时间段放尿以训练膀胱功能,促使正常排尿,夜间不夹管。于拔管后1~2小时自行排尿1次,如不能自解应及时处理,必要时重新留置尿管。拔管后4~6小时测残余尿量,一次若超过100mL,则需继续留置尿管;少于100mL者则可拔除尿管。

(3)盆底肌肉的锻炼。对有条件的医院可采用生物电反馈治疗仪预防和治疗宫颈癌术后尿潴留。同时教会患者盆底肌锻炼的方法,促进膀胱功能恢复,注意渐进性增加活动量。

4. 心理护理 尊重理解患者,鼓励患者提问并及时解答,消除其疑虑,缓解其不安情绪,使患者能够以积极的态度接受诊治过程。定期组织病友会,交流疾病护理的经验和教训,传播正向情绪,提高自我护理及应对能力。

5. 健康指导

(1)护士向出院患者说明按时随访的重要性,治疗后2年内每3~6个月复查1次;3~5年内每半年复查1次;第6年开始每年复查1次。随访内容包括妇科检查、阴道脱落细胞学检查、胸片、血常规及子宫颈鳞状细胞癌抗原(SCCA)等。

(2)教会患者观察阴道分泌物及出血情况,若出血量大于月经量则需要回院复查。

(3)保持会阴部的清洁卫生,勤换内衣裤,性生活的恢复根据复查结果而定。

(4)指导患者增加高蛋白、高能量、高维生素饮食,加强营养。

(5)鼓励患者适当参加社交活动,调整心态,保持乐观态度,提高生活质量。

6. 预防 子宫颈癌是可以预防的肿瘤。

(1)推广HPV预防性免疫接种(一级预防),通过阻断HPV感染预防子宫颈癌的发生。

(2)普及、规范子宫颈癌筛查,早期发现SIL(二级预防);及时治疗高级别病变,阻断子宫颈癌的发生(三级预防)。

(3)开展预防子宫颈癌的知识宣教,提高预防性疫苗注射率和筛查率,建立健康的生活方式。

（闵　敏）

第十七节 卵巢肿瘤

卵巢肿瘤(ovarian tumor)是女性生殖器官常见的肿瘤,可发生于任何年龄,可有不同的形态和性质:单一或混合型、一侧或双侧性、囊性或实质性、良性、交界性和恶性。由于卵巢位于盆腔深部,早期肿瘤多无症状,又缺乏特异性的筛查手段,不利于早期诊断,晚期病例又缺乏有效的治疗手段,故死亡率高居妇科恶性肿瘤之首。

一、临床特点

1. 组织学分类

(1)上皮性肿瘤　最常见的组织学类型,约占50%～70%,可分为浆液性、黏液性、子宫内膜样、透明细胞、移行细胞和浆黏液性肿瘤。

(2)生殖细胞瘤　来源于生殖细胞的一组肿瘤,占20%～40%,可分为畸胎瘤、无性细胞瘤、卵黄囊瘤、胚胎性癌、非妊娠性绒癌、混合型生殖细胞瘤等。

(3)性索-间质肿瘤　来源于原始性腺中的性索及间叶组织,占5%～8%,可分为纯型间质肿瘤、纯型性索肿瘤和混合型性索-间质肿瘤。

(4)转移性肿瘤　继发于胃肠道、生殖道、乳腺等部位的原发性癌转移至卵巢形成的肿瘤。

2. 临床表现

(1)症状　卵巢良性肿瘤发展缓慢,初期多无症状,较少影响月经;当肿瘤增至中等大小时,常感腹胀,或扪及肿块;当肿瘤占满盆腔时,会出现尿频、便秘、心悸等压迫症状;当出现并发症时,将出现相应的症状。卵巢恶性肿瘤生长迅速,出现症状时已是晚期。短期内可有腹胀、腹部扪及包块及腹水。若肿瘤浸润周围组织或压迫神经,则可出现腹痛、腰痛等;若压迫下腔静脉,则出现下肢水肿;晚期患者还会出现明显消瘦、贫血等恶病质现象。

(2)体征　早期不易被发现。当肿瘤长到中等大小出现明显症状时,盆腔检查可发现阴道穹隆部饱满,可触及瘤体下级,子宫旁一侧或双侧囊性或实质性包块,表面光滑或高低不平,活动或固定不动。

3. 辅助检查

(1)B超检查　临床诊断符合率大于90%,但直径小于1cm的实质性肿瘤不易测出。

(2)细胞学检查　通过腹水、腹腔冲洗液找癌细胞。

(3)腹腔镜检查　可直视肿物的大体情况,必要时可在可疑部位进行多点活检。

(4)放射学诊断　腹部平片或CT或淋巴造影。

(5)肿瘤标志物　目前尚无任何一种肿瘤标志物属于某肿瘤特有,各类卵巢肿瘤可具有相对较特殊的标志物,用于辅助诊断及病情监测。①血清CA125:80%的卵巢上皮性癌患者血清CA125水平会升高。② CA199:对卵巢黏液性癌的诊断价值较高。③血清AFP:对卵黄囊瘤有特异性诊断价值。④血清HCG:对非妊娠性绒癌有特异性。

4. 治疗要点

(1)良性肿瘤首选手术治疗　手术范围及方式取决于病变累及范围、患者年龄、生育要求、对侧卵巢情况等。

(2)恶性肿瘤初始治疗以手术为主,辅助化疗,强调综合治疗;复发后治疗按复发类型选择二线或三线化疗方案,或选择靶向治疗、放射治疗(姑息性治疗)。

二、护理要点

(一)常见护理诊断/问题

1. 营养失调　低于机体需要量 与癌症、化疗药物的治疗反应等有关。

2. 焦虑　与担心疾病预后有关。

3. 疼痛　与晚期病变浸润,手术创伤有关。

(二)护理措施

1. 放化疗护理　按放疗、化疗一般护理常规。手术患者同妇科腹部手术护理常规。

2. 手术并发症的观察与护理

(1)术后出血　出血在术后 24 小时内发生的可能性最高,护士应重点关注患者的一般情况、生命体征、引流量和尿量、伤口局部、腹围和腹部体征,判断有无活动性出血信号,有无休克前兆,若有异常及时通知医生并配合抢救。

(2)感染　术后感染通常以发热为主要表现。术后 48 小时内,体温不超过 38.5℃为手术吸收热;超过这一时间点或超过这一幅度,遵医嘱进行血常规或病原学检查,对症处理。

(3)肠瘘　应密切观察患者有无腹痛、发热、压痛、肌紧张等腹膜炎体征,观察腹腔引流液中有无肠液或肠内容物。

(4)淋巴囊肿　术后观察两侧腹股沟、大腿有无肿胀,下腹有无包块、压痛。小的淋巴囊肿无症状者无须处理,继续观察即可;大的淋巴囊肿或有压迫症状时,应配合医生进行穿刺。

3. 营养护理　使用患者主观整体评估(patient generated subjective global assessment, PG-SGA)表进行患者的营养评估。根据患者营养不良程度进行营养治疗。营养治疗的途径包括肠内营养和肠外营养,首选口服的肠内营养途径。

4. 腹腔化疗护理　腹腔化疗后协助患者更换体位,让药物接触整个腹腔。

5. 放腹水治疗时,严密观察生命体征变化、腹水量和性质、不良反应;一次放腹水量不宜过多(不超过 3000mL),速度宜缓慢,以免腹压骤降,发生虚脱;操作完毕后用腹带包扎腹部。

6. 健康指导

(1)加强随访,卵巢非赘生性肿瘤直径小于 5cm 者,应定期(3～6 个月)复查;良性肿瘤术后者,1 个月常规复查;恶性肿瘤患者术后常辅以化疗,疗程 3～6 个不等,化疗间歇期每 3 天复查 1 次血常规,每周复查 1 次血生化;治疗结束后第 1～2 年,每 2～3 个月随访 1 次,第 3～5 年,每 4～6 个月 1 次, 5 年后,每 6～12 个月随访 1 次,随访内容包括症状、体征、肿瘤标志物、胸片、超声、腹腔 CT、MRI 等;凡乳腺癌、子宫内膜癌、胃肠癌等患者,术后随访中应定期接受妇科检查,以确定有无卵巢转移癌。

(2)宣传普查工作, 30 岁以上妇女每年应进行一次妇科检查,高危人群不论年龄大小,最好每 6 月接受 1 次检查,必要时进行 B 超检查和血清 CA125 等肿瘤标志物的检测。

(闵　敏)

第十八节　会阴部手术患者的一般护理

会阴部手术是指女性外生殖器部位的手术。会阴部手术种类较多,按手术范围区分有外阴癌根治术、外阴切除术、局部病灶切除术、前庭大腺切开引流术、处女膜切开术、宫颈手术、陈旧性会阴裂伤修补术、阴道成形术、阴道前后壁修补术、尿瘘修补术、子宫黏膜下肌瘤摘除术、阴式子宫切除术等。

一、手术前护理

1. 心理护理　针对患者的心理特征做好心理护理,详细讲解手术相关知识,做好家属工作,取得患者信任,配合治疗及护理。

2. 术前准备

(1)常规准备　术前 1 天抽血做血型交叉配血试验、配血备用,遵医嘱留取各项检验标本,行心电图检查等。

(2)药敏试验　术前 1 天遵医嘱做药物过敏试验,将试验结果告知患者并在病历上记录。

(3)皮肤准备　备皮范围上至耻骨联合上 10cm,下至大腿内侧上 1/3,包括会阴部、肛门周围皮肤。

(4)肠道准备　同腹部手术前护理。

(5)阴道准备　术前 3 天用 0.5% 活力碘棉球阴道擦洗,每天 2 次。

3. 病情观察　术前晚及手术当天清晨测量生命体征,注意观察有无月经来潮、上呼吸道及皮肤感染等,如有异常应及时与医生取得联系,暂停手术。

4. 药物应用　按医嘱给予术前用药,必要时给予静脉营养补液支持治疗。

5. 用物准备　准备好麻醉床、输液挂钩、心电监护仪及氧气等。

二、手术后护理

1. 体位护理　处女膜闭锁及有子宫的先天性无阴道患者,术后应采取半卧位;外阴癌行根治术患者则应采取平卧位,双腿外展屈膝,膝下垫软枕,减少腹股沟及外阴部的张力,有利于伤口的愈合;阴道前后壁修补或盆底修补术后患者应以平卧位为宜,禁止半卧位,以降低外阴及阴道的张力,促进伤口愈合。

2. 饮食护理　禁食 6~8 小时后可进半流质饮食或普食。陈旧性会阴Ⅲ度破裂修补者术后 5 天内给予无渣半流质饮食。

3. 病情观察　观察伤口有无渗血,并注意局部皮肤的颜色、温度,防止皮下组织受压坏死,保持伤口干燥。观察阴道分泌物的量、性质、颜色及有无异常气味。

4. 预防感染　保持外阴清洁干燥,勤换内裤。行外阴擦洗 2 次/天至拆线。术后 3 天可用烤灯行外阴照射,促进血液循环,有利于伤口愈合。

5. 尿管护理　留置尿管期间行外阴擦洗 2 次/天,定时更换引流袋,并观察尿液颜色、量及性质。经阴道全子宫切除术和阴道前后壁修补术患者,术后保留尿管 3~5 天;生殖道瘘修补术后应保留尿管 10~14 天,注意有无漏尿、尿管堵塞,发现异常及时通知医生。拔除尿管后,严密观察患者自行排尿情况,每 1~2 小时督促患者排尿 1 次,逐步延长排尿间隔时间。

6. 疼痛护理　外阴神经末梢丰富,疼痛尤为敏感,遵医嘱给予止痛剂或自控镇痛泵,观察止痛效果。

7. 肠道护理　陈旧性会阴Ⅲ度裂伤修补术或涉及肠道的手术,在患者排气后给予药物抑制肠蠕动,防止大便对伤口的污染及排便时对伤口的牵拉。常用 5% 鸦片酊 10mL 口服,3 次 / 天,共服 5 天,术后第 5 天给予缓泻剂,口服液状石蜡 30mL,软化大便,避免排便困难。

8. 健康指导

(1)避免腹压　外阴部手术患者应避免增加腹压的动作,防止增加局部伤口张力,影响伤口愈合。禁忌灌肠,排便时勿用力过度,大便后行外阴擦洗。

(2)间断拆线　外阴部伤口愈合较腹部手术慢,故外阴部伤口需间断拆线,保持外阴清洁。

(3)活动与休息　一般休息 3 个月,避免重体力劳动,逐渐增加活动量。

(4)定期复诊　出院 1 月后应及时到门诊检查术后恢复情况;术后 3 个月再次复查,确定伤口完全愈合后方可恢复性生活;如有不适应及时就诊。

（闵　敏）

第十九节　化疗患者的护理

化学药物治疗(chemotherapy),简称化疗。目前化疗已成为恶性肿瘤的主要治疗方法之一,滋养细胞肿瘤是所有肿瘤中对化疗最敏感的一种。

一、化疗药物常见的毒副反应

1. 造血功能障碍　主要表现为外周血白细胞和血小板计数减少,在停药后多可自然恢复。这是化疗过程中最常见和最严重的一种不良反应。

2. 消化系统损害　最常见的表现为恶心、呕吐,多数在用药后 2~3 天开始,5~6 天后达到高峰,停药后逐步好转。部分患者会有腹泻或便秘,甚至发生消化道溃疡,以口腔溃疡多见,一般于停药后能自然消失。

3. 神经系统损害　长春新碱对神经系统有毒性作用,表现为指、趾端麻木、复视等。

4. 药物中毒性肝炎　主要表现为用药后血转氨酶值升高,偶见黄疸。一般在停药后一定时期内恢复正常,但未恢复时不能继续化疗。

5. 泌尿系统损伤　环磷酰胺对膀胱有损害,顺铂、甲氨蝶呤对肾脏有一定的毒性,肾功能正常者才能应用。

6. 皮疹和脱发　皮疹最常见于应用甲氨蝶呤后,严重者可引起剥脱性皮炎。脱发常见于应用放射线菌素 D 者,1 个疗程即可全脱,但停药后均可生长。

二、护理要点

(一)常见护理诊断／问题

1. 营养失调 低于机体需要量 与化疗所致的消化道反应有关。

2. 有感染的危险 与化疗所致骨髓抑制,抵抗力下降有关。

3. 自我形象紊乱 与化疗所致脱发有关。

4. 体液不足 与化疗所致恶心、呕吐、腹泻有关。

(二)护理措施

1. 心理护理 认真倾听患者诉说恐惧、不适及疼痛。关心患者以取得信任,提供正确信息,指导患者保持良好的心态,积极配合治疗。

2. 饮食指导 评估患者营养风险,指导患者选择高蛋白、高维生素、易消化食物,进食前后注意漱口。对于食欲差没胃口的患者,指导其少量多餐,可多摄入富含维生素 C 的略有酸味的食物,如橙子、菠萝等,以改善口腔内味觉感受并改善恶心呕吐等不适。必要时请营养科会诊,为患者制定符合其需求的能量补充剂。

3. 用药护理

(1)准确测量并记录体重、身高。清晨空腹、排空大小便后进行测量,酌情减去衣服重量。

(2)正确使用药物。严格三查七对,正确溶解和稀释药物,现配现用,一般常温下不超过 1 小时。如联合用药应根据药物的性质排出先后顺序。腹腔化疗者,指导患者经常变换体位,保证药物疗效。

(3)合理使用静脉血管并注意保护。根据药物的性能和化疗时间的长短,合理选择静脉通路,选粗、直、弹性好、易于固定的血管;遵循长期补液保护血管的原则,从远端开始,有计划地选择血管;尽量行 PICC、输液港置管,置管前签署知情同意书。用药过程中加强病房巡视,如发现外渗,立即停止输液,并根据化疗药物的类别不同,选择对应的药物进行外渗的处理,防止局部组织坏死,减轻疼痛和肿胀。

(4)剂量准确。保证药物剂量准确,用药前后使用生理盐水冲管,确认进入血管后方可更换化疗药物。

4. 病情观察 观察体温以判断有无感染;观察有无牙龈、鼻腔、皮下或阴道活动性出血情况;观察有无腹痛、腹泻次数及大便性状;观察有无尿频、尿急、血尿等膀胱炎症状;观察有无皮疹等皮肤反应;观察有无肢体麻木、肌肉软弱、偏瘫等。若有上述表现,应及时报告医生。

5. 化疗药物毒副反应护理

(1)口腔护理 保持口腔清洁,预防口腔黏膜炎。使用软毛牙刷,使用含氟牙膏;血小板低于 20×10^9/L 时,改用棉球清洁口腔,晨起、一日三餐饮食前后、睡前进行漱口。化疗期间的口腔冷冻疗法:化疗开始前 10 分钟,用 0～4℃生理盐水含漱,每次 10～15 mL,含漱 3～5 分钟后,含漱液可咽下或弃去,10～15 分钟后再次含漱,至化疗结束。

(2)止吐护理 观察恶心、呕吐情况,化疗前后给予镇吐剂。选择适合患者口味的食物,合理安排用药时间、分散注意力、创造良好的就餐环境等。患者呕吐严重时应补充液体,以防电解质紊乱。

(3)肝肾功能损害护理 严密观察肝肾功能损害症状,遵医嘱定期监测肝肾功能。

(4)造血功能抑制的护理 按医嘱定期监测白细胞的计数,若低于 3.0×10^9/L,应与医生联系考虑停药。当白细胞低于 1×10^9/L 必须采取保护性隔离。进入病房的所有人员必须洗手、戴口罩,禁止带菌人员接触患者,定时通风,限制探视人员来访,应用抗生素。血小板计数低于 50×10^9/L,可引起皮肤、黏膜出血,应减少活动,可遵医嘱输注血小板浓缩液。

(闵　敏)

第五章 儿科常见疾病患者护理

第一节 儿童生长发育及评价

生长(grow)指小儿身长、体重和各器官的长大,是量的增加;发育指细胞、组织、器官分化与功能成熟,是质的改变。生长发育是小儿不同于成人的基本特征,它既是一个连续的过程,又具有阶段性,也受遗传、性别、内分泌、营养、生活环境、疾病等多种因素的影响。

一、临床特点

生长发育规律

1. 生长发育的连续性和阶段性 生长发育是一个不断进行、连续的过程,但各年龄阶段生长发育的速度不同,一般年龄越小,体格增长越快。出生后第 1 年,出现生后第一个生长高峰;青春期出现第二个生长高峰。整个儿童期体格生长曲线呈一个横"S"线。

2. 各系统器官发育的不平衡性 神经系统发育较早,生殖系统发育较晚,淋巴系统则先快后回缩;皮下脂肪年幼时较发达,肌肉组织到学龄期发育加速。

3. 生长发育的顺序性 通常遵循由上到下、由近到远、由粗到细、由低级到高级、由简单到复杂的顺序或一般规律。

4. 生长发育的个体差异 在一定范围内受遗传、营养、环境、教育等多种因素的影响而存在着较大的个体差异。

二、影响因素

1. 遗传。
2. 性别。
3. 孕母情况。
4. 营养。
5. 生活环境。
6. 疾病与药物。

三、体格生长常用指标

1. **体重** 为各器官、组织及体液的总重量,是反映儿童体格生长,尤其是营养状况的最易获得的敏感指标,也是儿科临床计算药量、输液量等的重要依据。

2.身高(身长)　指头顶至足底的垂直距离,是头、躯干(脊柱)与下肢长度的总和。3岁以下仰卧位测量称身长,3岁以后站立位测量称身高。生后第1年头部生长最快,躯干次之,而青春期身高增长则以下肢为主。

正常儿童体重、身高估算公式(见表3-5-1)。

表３５１　儿童体重、身高估算公式表

年龄	体重/kg	年龄	身高(长)/cm
出生	3.25	出生	50
3~12个月	[年龄(月)+9]/2	12个月	75
1~6岁	年龄(岁)X2+8	2~6岁	年龄(岁)X7+75
7~12岁	[年龄(岁)X7-5]/2	7~10岁	年龄(岁)X6+80

3.坐高　指由头顶至坐骨结节的垂直距离,反映头颅与脊柱的生长,坐高占身高的百分数随年龄增长而下降。

4.头围　指自眉弓上缘经枕骨结节绕头一周的长度,是反映脑发育和颅骨生长的一个重要指标,头围过小常提示脑发育不良、头畸形;头围过大或增长过快则提示脑积水、脑肿瘤的可能。出生时头围,平均34~35cm;3个月时约40cm;1岁时45~47cm;2岁时, 47~49cm;5岁时50~51cm;15岁时接近成人,为54~58cm。

5.胸围　指平乳头下缘经肩胛骨角下绕胸一周的长度,反映肺和胸廓的发育。出生时胸围比头围小1~2cm,32~33cm,1岁左右胸围约等于头围。

6.上臂围　指沿肩峰与尺骨鹰嘴连线中点绕上臂一周的长度,反映上臂骨骼、肌肉、皮下脂肪和皮肤的发育水平。

四、体格生长评价的注意事项

1.采用规范的测量工具及正确的测量方法,获取准确的体重、身高、头围、胸围、臂围等指标数据进行统计分析。

2.根据不同的对象选用合适的标准参照值进行比较。

3.定期连续的纵向观察。

4.评价内容须包括生长水平、生长速度和匀称程度3个方面。

5.采用多种指标综合评价,以防单一指标评价的局限性。

6.体格测量的评价结果应与全面体格检查、实验室检验数据、生活现状及疾病史结合起来综合分析。

(余艮珍　余红霞)

第二节　儿童免疫规划

免疫规划(immunization program)是根据免疫学原理、不同人群免疫特点和传染性疾病发生的规律制定的国家传染性疾病防治规划,使用有效的疫苗对易感人群进行有计划的预防接种策略,以达到预防和控制特定传染病发生和流行的目的。

一、免疫规划的内容

免疫规划的核心是预防接种,预防接种的方式有常规接种、临时接种、群体性接种和应急接种等。免疫规划属于常规接种。用于预防接种的免疫制剂有主动免疫制剂和被动免疫制剂。

二、免疫规划程序

1. 免疫规划程序的内容包括接种年龄、次数、剂量和途径,间隔时间,加强免疫和联合免疫等。我国免疫规划疫苗儿童免疫程序包括 11 种疫苗,预防 12 种传染性疾病。

2. 国家免疫规划疫苗儿童免疫程序表(2021 年版)见表 3-5-2。

表 3-5-2　国家免疫规划疫苗儿童免疫程序表(2021 年版)

疫苗	接种对象	接种剂次	接种部位	接种途径	接种剂量	备注
	起始年(月)龄				/ 剂次	
乙肝疫苗	0、1、6月龄	3	上臂外侧三角肌或大腿前外侧中部	肌内注射	酵母苗10μg/0.5mL,CHO苗10μg/1mL、20μg/1mL	出生后 24 小时内接种第 1 剂次,第 1、2 剂次间隔 ≥ 28 天,第 2、3 剂次间隔 ≥ 60 天;HBsAg(+) 母亲所生新生儿尽早接种第 1 剂,可同时接种 100 国际单位乙肝免疫球蛋白
卡介苗	出生时	1	上臂外侧三角肌中部略下处	皮内注射	0.1mL	
脊灰疫苗	2、3、4月龄,4周岁	4	上臂外侧三角肌或大腿前外侧中部(IPV),口服(OPV)	肌肉注射(IPV),口服(OPV)	0.5mL(IPV),1粒或2滴	首剂使用 IPV,第 2、3、4 剂使用 OPV;两剂次间隔均 ≥ 28 天
百白破疫苗	3、4、5月龄,18月龄	4	上臂外侧三角肌或臀部	肌内注射	0.5mL	第 1、2 剂次,第 2、3 剂次间隔均 ≥ 28 天,第 4、3 剂次间隔均 ≥ 6 个月
白破疫苗	6周岁	1	上臂外侧三角肌	肌内注射	0.5mL	
麻腮风疫苗	8月龄、18月龄	2	上臂外侧三角肌下缘	皮下注射	0.5mL	尽早接种,优先安排
乙脑减毒活疫苗①	8月龄、2周岁	2	上臂外侧三角肌下缘	皮下注射	0.5mL	两剂次间隔 ≥ 12 个月
A 群流脑多糖疫苗	6月龄、9月龄	2	上臂外侧三角肌下缘	皮下注射	0.5mL	第 1、2 剂次间隔 3 个月
A+C 流脑多糖疫苗	3周岁,6周岁	2	上臂外侧三角肌下缘	皮下注射	0.5mL	第 1 剂次与 A 群流脑疫苗第 2 剂次间隔 ≥ 12 个月;2 剂次间隔 ≥ 3 年

续表

疫苗	接种对象	接种剂次	接种部位	接种途径	接种剂量	备注
甲肝减毒活疫苗②	18月龄	1	上臂外侧三角肌下缘	皮下注射	0.5mL 或 1mL,按说明书	
乙脑灭活疫苗①	8月龄(2剂次),2周岁,6周岁	4	上臂外侧三角肌下缘	皮下注射	0.5mL	第1、2剂次间隔7~10天,第1、2剂次间隔1~12个月,第3、4剂次间隔≥3年
甲肝灭活疫苗②	18月龄,2周岁	2	上臂外侧三角肌	肌内注射	0.5mL	2剂次间隔≥6个月

备注:①选择乙脑减毒活疫苗接种时,采用两剂次接种程序。选择乙脑灭活疫苗接种时,采用四剂次接种程序。②选择甲肝减毒活疫苗接种时,采用一剂次接种程序,选择甲肝灭活疫苗接种时,采用两剂次接种程序。

3. 常见特殊健康状态儿童接种

(1)早产儿与低出生体重儿　如医学评估稳定并且处于持续恢复状态,按照出生后实际月龄接种疫苗。

(2)过敏　所谓"过敏性体质"不是疫苗接种禁忌,但是对已知疫苗成分严重过敏或既往因接种疫苗发生喉头水肿、过敏性休克及其他全身性严重过敏反应的,禁忌继续接种同种疫苗。

(3)HIV 感染母亲所生儿童　按"HIV 感染母亲所生儿童接种国家免疫规划疫苗建议"接种。

(4)免疫功能异常　可以接种灭活疫苗,原则上不予接种减毒活疫苗(补体缺陷患者除外)。

(5)其他特殊健康状况　如无明确证据表明接种疫苗存在安全风险,原则上可按照免疫程序进行疫苗接种。

三、预防接种的准备及注意事项

1. 环境准备。

2. 心理准备:包括儿童和家属。

3. 严格执行免疫规划程序。

4. 严格掌握疫苗接种禁忌证。

5. 严格执行查对制度及无菌操作原则。

四、预防接种的反应

1. 不良反应

(1)一般反应　①局部反应表现为24小时内局部出现红肿,伴有疼痛,一般24~48小时逐步消退。②全身反应表现为接种灭活疫苗24小时内出现发热,一般持续1~2天;接种减毒活疫苗,发热出现稍晚。还可能出现头痛、头晕、乏力、全身不适等,一般持续1~2天。

(2)异常反应　如晕厥、过敏性休克、过敏性皮疹等,需及时处理和救治。

2. 其他反应　包括疫苗质量事故、预防接种事故、偶合症、心因性反应、不明原因反应,应及时上报。

(余艮珍　余红霞)

第三节　婴儿喂养

婴儿喂养(Infants' feeding)的方式有母乳喂养、部分母乳喂养及人工喂养 3 种。

一、母乳喂养

母乳是婴儿出生数月内天然的最好食物,母乳喂养是全球范围内提倡的婴儿健康饮食的重要方式,也是婴儿的权利。母乳不但可以提供优质、全面、充足和结构适宜的营养素,满足婴儿生长发育的需要,还可以完美地适应其尚未成熟的消化能力,同时促进其器官发育和功能成熟。母乳喂养可以满足 6 个月以内婴儿全部液体、能量和营养素的需要。分娩后 7 天以内的乳汁为初乳,7~15 天的乳汁为过渡乳,15 天以后的乳汁为成熟乳。

1. 母乳的特点

(1)营养丰富　母乳生物效价高,易被婴儿利用,促进婴儿发育,同时母乳成分比例适宜,有利于消化。

(2)生物作用　对酸碱的缓冲力小。母乳 pH 为 3.6(牛乳 5.3),不影响胃液酸度,有利于酶发挥作用。含有不可替代的免疫成分,增强抗体的杀菌效能,保护肠道黏膜,抑制病原体繁殖;母乳中含有大量免疫活性细胞,发挥调节的作用;母乳中含有生长调节因子,对细胞增殖、发育有重要作用。

(3)其他　母乳还有温度适宜、经济方便、有利于婴儿心理健康、促进乳母产后子宫复原以及减少再受孕机会的特点。

2. 母乳喂养的优点

(1)营养素齐全,能全面满足婴儿生长发育的需要。母乳中含有的营养物质可以促进消化吸收,有利于婴幼儿的生长发育。

(2)母乳含有丰富的免疫活性物质,可增进婴儿抗感染能力。

(3)母乳是天然的婴儿食物,喂养经济方便。纯母乳喂养能有效地避免婴儿过早接触异源性蛋白质,减少对异源性蛋白质的暴露水平。温度和泌乳速度适宜,不需消毒,喂哺简便。

(4)母乳喂养可增进母子感情,促进母体产后恢复和避孕。

(5)母乳喂养对婴儿早期健康生长发育和成年期慢性病风险具有保护效应。与配方奶相比,母乳喂养可降低远期肥胖风险。

3. 母乳喂养的护理

(1)产前准备　产前做好身、心准备。孕妇充分了解母乳喂养的优点,树立母乳喂养的信心;保证合理营养,使孕期体重增加适当(12~14kg),有足够的脂肪贮备,供哺乳能量的消耗;保障充足的睡眠;做好乳头保健,即在妊娠后期每天用清水擦洗乳头,乳头内陷者用两手拇指从不同角度按捺乳头两侧并向周围牵拉,每天 1 至数次。

(2)指导哺乳技巧

1)尽早开奶,按需哺乳:婴儿出生后第一口食物应是母乳。开奶时间愈早愈好,早开奶有利于预防婴儿过敏,并减轻新生儿黄疸、体质量下降和低血糖的发生。新生儿生后体质量下降只要不超过出生体质量的 7% 就应坚持纯母乳喂养。

2)促进乳汁分泌:婴儿出生后应尽早让其勤吸吮母乳(每侧乳头每隔 2~3 小时要得到吸吮一次),必要时可以通过吸奶泵辅助,增加吸奶次数。两侧乳房应先后交替进行哺乳。若一侧乳房奶量已能满足婴儿需要,则将另侧的乳汁用吸奶器吸出。每次哺乳应让乳汁排空,每天排空的次数为 6~8 次或者更多,充分排空乳房,可以产生更多的乳汁。

3)每次哺乳时间不宜过长:每次哺乳时通常在开始哺乳的 2~3 分钟内乳汁分泌极快(占乳汁的 50%),4 分钟时吸乳量约占全部乳量的 80%~90%,以后乳汁渐少,因此每次哺乳时间大致保持 10 分钟左右。

4)掌握正确的喂哺技巧:喂哺时可采取不同姿势,使母亲全身肌肉放松,体位舒适。一般喂哺时母亲采用坐位,一手怀抱婴儿,另一手拇指和其余四指分别放在乳房上、下方,手掌托住乳房,整个乳头和大部分乳晕置于婴儿口中。当奶流过急时,母亲可采取示、中指轻夹乳晕两旁的"剪刀手"喂哺姿势。哺乳结束时,用示指向下轻按婴儿下颏退出乳头,避免在口腔负压情况下拉出乳头造成局部疼痛或皮肤损伤。每次喂哺后将婴儿竖起、头部紧靠在母亲肩部,轻拍背将空气排出。

5)保持心情愉快:产后要充分地休养身体,放松精神,愉悦心情,享受哺喂和亲子互动。

6)保证合理的营养:乳母膳食富含蛋白质、维生素、矿物质及充足的能量。

7)社会及家庭的支持:在孕期就需要充分认识母乳喂养的重要性,并得到周围亲朋、家人的鼓励和支持,这也是成功母乳喂养的必需环境。

(3)掌握母乳喂养禁忌:母亲感染 HIV、患有严重疾病如活动性肺结核、癌症、精神类疾病以及重症心、肾疾病等不宜哺乳。

4.把握断乳时机　断乳指由完全依赖乳类喂养逐渐过渡到多元化食物的过程。离断母乳需要有一个较长的过渡阶段,称为断奶过渡期。婴儿 6 个月开始引入半固体食物,并逐渐减少哺乳次数,增加引入食物的量。WHO 建议母乳喂养可持续到 24 个月及以上。

二、部分母乳喂养

同时采用母乳与配方奶或动物乳喂养婴儿的方式为部分母乳喂养。

1.补授法　是补充母乳量不足的方法。母乳喂哺次数一般不变,每次先喂母乳,两侧乳房吸空后,再根据婴儿需要补充配方奶或动物乳。补授法可使婴儿获得充分母乳,且能刺激乳汁分泌,使母亲乳汁分泌增多。补授的乳量可根据母乳量多少及婴儿的食欲大小而定。

2.代授法　用配方奶或动物乳一次或数次替代母乳的方法。即在某一次母乳哺喂时,减少母乳量,增加配方奶或动物乳量,逐渐替代此次母乳量。依此类推直到完全替代所有母乳。

三、人工喂养

以配方奶或动物乳(牛乳、羊乳等)完全替代母乳喂养的方法,称为人工喂养。配方奶粉是以牛乳为基础的改造奶制品,使宏量营养素成分尽量"接近"母乳,使之适合于婴儿的消化系统和肾功能,在不能进行母乳喂养时,配方奶粉应作为优先选择的乳类来源。

1. 摄入量估计　　婴儿体重、推荐摄入量以及配方制品规格是估计婴儿配方奶粉摄入量的前提和条件,可按照配方奶粉的说明进行配制。按规定调配的配方奶可满足婴儿每天营养素、能量及液体总量需要。

2. 人工喂养的注意事项

(1)选用适宜的奶嘴　　奶嘴的材质主要为硅胶和乳胶两种,根据奶嘴孔形状分为圆孔奶嘴(标准奶嘴)、十字形孔奶嘴和 Y 字形孔奶嘴等,应根据婴儿月龄选择适宜奶嘴。奶嘴的软硬度与奶嘴孔的大小适宜,孔的大小以奶瓶倒置时液体呈滴状连续滴出为宜。

(2)测试奶液的温度　　奶液的温度应与体温相似。喂哺前先将乳汁滴在成人手腕掌侧测试温度,若无过热感,则表明温度适宜。

(3)保持正确的喂哺姿势　　斜抱婴儿,使其头部枕于喂养者肘窝处,头高足低。喂哺时婴儿应处于完全醒觉状态。

(4)避免空气吸入　　喂哺时持奶瓶呈斜位,使奶嘴及奶瓶的前半部充满乳汁,防止婴儿在吸奶同时吸入空气。每次喂哺后轻拍婴儿后背,促使其将吞咽的空气排出。

(5)加强奶具卫生　　在无冷藏条件下,奶液应分次配制,每次配乳所用奶具等应洗净、消毒。

(6)及时调整奶量婴儿食量　　存在个体差异,在初次配乳后,要观察婴儿食欲、体征、粪便的性状,随时调整奶量。婴儿获得合理喂养的标志是发育良好,二便正常,食奶后安静。

四、婴儿食物转换

1. 不同喂养方式婴儿的食物转换　　纯母乳喂养婴儿的食物转换是逐渐用配方奶替代,同时引入其他食物;部分母乳喂养和人工喂养婴儿的食物转换是逐渐引入其他食物。

2. 换乳期食物(辅助食品)　　6月龄:泥状食物,7～9月龄:末状食物,10～12月龄:碎食物。

3. 辅助食物引入的原则　　从少到多、从细到粗、从软到硬、从一种到多种,注意进食技能的培养。

五、婴儿喂养常出现的问题

1. 溢乳　　婴儿消化道具有胃呈水平位置,韧带松弛,贲门括约肌松弛,幽门括约肌发育好等解剖生理特点;因过度喂养、不成熟的胃肠运动类型,不稳定的进食时间等原因,婴儿常出现溢乳。为减轻溢乳,可在喂哺后竖起拍背,将胃内空气排出,并保持其右侧卧位,头位略高,以利于胃排空,防止反流或吸入造成窒息。

2. 母乳性黄疸　　黄疸多于生后3～8天出现,4～12周消退。停止母乳3～5天黄疸减轻或消退有助诊断,一般不需要治疗。

3. 生理性腹泻　　多见于6个月以内婴儿,除大便次数增多外,无其他症状,食欲好,不影响生长发育,添加换乳期食物后大便逐渐转为正常。

4.食物引入不当 过早或过晚引入半固体食物均不利于婴儿的健康成长。过早引入半固体食物可影响婴儿对母乳铁的吸收,增加了食物过敏及肠道感染的机会。过晚引入其他食物,错过婴儿味觉、咀嚼功能发育关键期,造成进食困难,甚至引发婴儿营养不良。

5.能量及营养素摄入不足 8～9个月的婴儿可接受能量密度较高的固体食物。如该月龄婴儿仍进食能量密度较低的食物,或摄入液体量过多,婴儿可表现进食后不满足,出现体重不增或下降,或常于夜间醒来要求进食。

6.换乳困难 难以适应环境、过度敏感气质的婴儿常常有不稳定的进食时间,常表现换乳困难。

(丁玲莉　蔡香莲)

第四节　早　产　儿

早产儿(preterm infant)又称未成熟儿,指胎龄(gestational age，GA)小于37周(259天)的新生儿。

一、临床特点

1.外观特点 早产儿体重大多在2500g以下,身长不到47cm,哭声轻,颈肌软弱,四肢肌张力低下,皮肤红润,胎毛多,耳壳软,指/趾甲未达指/趾端,乳晕不清,足底纹少,男婴睾丸未降或未完全下降,女婴大阴唇不能盖住小阴唇。

2.生理特点

(1)呼吸系统 早产儿呼吸中枢发育不成熟,呼吸浅表而不规则,常出现呼吸暂停现象,易发生肺透明膜病、肺炎等。

(2)循环系统 早产儿心率快,血压较足月儿低,部分可伴有动脉导管未闭。

(3)消化系统 早产儿吸吮能力差,吞咽反射弱,消化功能差。容易出现呛乳、胃食管反流和溢乳、坏死性小肠炎、低血糖、低蛋白血症和出血症等。

(4)血液系统 早产儿血小板数量较足月儿略低,贫血常见;维生素K、铁及维生素D储存较足月儿低,更易发生出血、贫血和佝偻病。

(5)泌尿系统 早产儿肾脏功能更差,易产生低钠血症、糖尿、代谢性酸中毒等。

(6)神经系统 神经系统的功能和胎龄有密切关系,胎龄越小,反射越差。早产儿易发生缺氧缺血性脑病、颅内出血等。

(7)免疫系统 早产儿皮肤娇嫩,屏障功能弱,体液及细胞免疫功能均很不完善,免疫球蛋白(IgG)和补体水平较足月儿更低,极易发生各种感染。

(8)体温调节 早产儿体温调节功能更差,棕色脂肪少,基础代谢低,产热量少,而体表面积相对大,皮下脂肪少,易散热,同时汗腺发育不成熟和缺乏寒战反应。因此,早产儿的体温易随环境温度变化而变化,且常因寒冷而导致硬肿症的发生。

3. 治疗要点

(1) 预防及积极治疗孕母疾病, 解除导致早产的因素。

(2) 对症治疗　维持体温稳定、合理营养、有效呼吸、预防感染等。

(3) 病情观察　预防并发症。

二、护理要点

(一) 常见护理诊断/问题

1. 体温过低　与体温调节中枢发育不完善有关。

2. 营养失调　低于机体需要量与吸吮、吞咽、消化功能差有关。

3. 自主呼吸受损　与呼吸中枢不成熟、肺发育不良、呼吸肌无力有关。

4. 有感染的危险　与免疫功能不足及皮肤黏膜屏障功能差有关。

5. 焦虑 (家长)　与母婴分离有关。

(二) 护理措施

1. 维持体温稳定　维持室温在 24～26℃、相对湿度在 55%～65% 或更高, 加强体温监测。一般体重小于 2000g 者, 应尽早置婴儿暖箱保暖; 体重大于 2000g 在箱外保暖者, 应给予戴帽保暖, 以降低氧耗量和散热量。暴露操作应在远红外辐射床保暖下进行; 没有条件的, 因地制宜, 加强保暖, 尽量缩短操作时间。

2. 合理喂养　尽早开奶, 以防止低血糖。提倡母乳喂养, 无法母乳喂养者以早产儿配方乳为宜。喂乳量根据早产儿耐受力而定, 以不发生胃潴留及呕吐为原则 (表 3-5-3)。吸吮能力差和吞咽不协调者可用间歇管饲喂养, 持续管饲喂养, 能量不足者以静脉高营养补充并合理安排。

表 3-5-3　新生儿肠内营养开始用量和添加速率

单位: mL(kg·d)

出生体重/g	间隔时间	开始用量	添加速度	最终喂养量
小于 750	每 2 小时	小于 10(1 周)	15	150
750～1000	每 2 小时	10	15～20	150
1001～1250	每 2 小时	10	20	150
1251～1500	每 3 小时	20	20	150
1501～1800	每 3 小时	30	30	150
1801～2500	每 3 小时	40	40	165
大于 2500	每 3 小时	50	50	180

3. 维持有效呼吸　保持呼吸道通畅, 早产儿仰卧时给予肩垫, 避免颈部弯曲、呼吸道梗阻。出现发绀时应查明原因, 同时给予吸氧, 吸入氧浓度以维持动脉血氧分压 50～80mmHg (6.7～10.7kPa) 或经皮血氧饱和度在 88%～93% 为宜。一旦症状改善立即停用, 预防氧疗并发症。呼吸暂停者给予拍打足底、托背、刺激皮肤、水囊床垫等, 反复发作者可遵医嘱给予枸橼酸咖啡因静脉输注。

4. 密切观察病情　密切监测生命体征、进食情况、精神反应、哭声、反射、面色、皮肤颜色等情况,若早产儿摄入量不足或疾病影响需药物治疗及补液时,要加强补液管理。

5. 预防感染　严格执行消毒隔离制度,工作人员相对固定,严格控制入室人数,室内物品定期更换消毒,工作人员做好手卫生,防止交叉感染。

6. 心理护理　早产儿的母亲往往会有忧郁和罪恶感,接受早产儿需要特殊照顾的观念常需一段时间。早产儿住院时间较长,条件允许情况下,鼓励父母探视和参与照顾患儿的活动。指导父母冲调奶粉、沐浴、预防接种、门诊随访的相关事项等,以使他们得到良好的信息支持并树立照顾患儿的信心。

7. 发展性照顾(developmental care)　是以患儿和家长为中心,由专业医师、护理人员、营养师、治疗师等共同参与的医护行为,旨在通过减少医疗环境因素对神经系统发育的不良影响,促进患儿疾病恢复、生长发育、自我协调能力,从而改善患儿的最终预后。具体内容可能是单一措施或多种措施的综合,包括控制病房光线、减少噪音等不良刺激、鸟巢式护理为患儿提供舒适和正确的体位、减少疼痛刺激、合理安排操作和护理、提供非营养性吸吮、鼓励父母参与照顾患儿、协助建立亲子关系等,进而促进体格和精神的正常发育。

(丁玲莉　蔡香莲)

第五节　新生儿窒息

新生儿窒息(asphyxia of newborn)是胎儿因缺氧发生宫内窘迫或娩出过程中引起的呼吸、循环障碍,以致生后 1 分钟内无自主呼吸或未能建立规律性呼吸,而导致低氧血症和混合性酸中毒。本病是新生儿伤残和死亡的重要原因之一。国内发病率为 5% ~ 10%。

一、临床特点

1. 病因　凡能造成胎儿或新生儿缺氧的因素均可引起窒息,包括孕母因素、胎盘和脐带因素、分娩因素及胎儿因素。

2. 病理生理

(1)呼吸改变　分为原发性呼吸暂停和继发性呼吸暂停。胎儿或新生儿窒息缺氧时,起初 1 ~ 2 分钟呼吸深快,如缺氧未及时纠正,旋即转为呼吸抑制和反射性心率减慢,此为原发性呼吸暂停。如缺氧持续存在,则出现喘息样呼吸,心率继续减慢,血压开始下降,肌张力消失,面色苍白,呼吸运动减弱,最终出现一次深度喘息而进入继发性呼吸暂停,如无外界正压呼吸则无法恢复而死亡。

(2)各器官缺血缺氧改变　窒息开始时由于低氧血症和酸中毒,血液重新分布以保护重要脏器的供血;如缺氧持续,血液代偿机制丧失,心脏、脑部等重要脏器受损,其他已处于缺氧情况下的器官更易受到缺氧缺血的伤害。

(3)血液生化和代谢改变　缺氧导致 $PaCO_2$ 升高, pH 值和 PaO_2 值降低,高血糖或低血糖、低钠血症等。

3. 临床表现

(1)胎儿缺氧(宫内缺氧) 早期有胎动增加,胎儿心率增快,大于等于 160 次 /min;晚期胎动减少甚至消失,胎心率变慢或不规则,小于 100 次 /min,羊水被胎粪污染呈黄绿或墨绿色。

(2)Apgar 评分 临床上简易判断新生儿窒息程度的方法。内容包括心率、呼吸、对刺激的反应、肌张力和皮肤颜色 5 项;每项 0 ~ 2 分,总共 10 分,8 ~ 10 分为正常,4 ~ 7 分为轻度窒息,0 ~ 3 分为重度窒息。出生后 1 分钟评分可区别窒息程度,5 分钟及 10 分钟评分有助于判断复苏效果和预后。

(3)各器官受损表现

1)心血管系统:轻症时有传导系统和心肌受损;严重者出现心源性休克和心衰。

2)呼吸系统:易发生羊水或胎粪吸入综合征,肺出血和持续肺动脉高压,低体重儿常见肺透明膜病、呼吸暂停等。

3)泌尿系统:急性肾衰时有尿少、蛋白尿、血尿素氮及肌酐增高,肾静脉栓塞时可见肉眼血尿。

4)中枢神经系统:主要是缺氧缺血性脑病和颅内出血。

5)代谢方面:常见低血糖,电解质紊乱如低钠血症和低钙血症等。

6)消化系统:有应激性溃疡和坏死性小肠结肠炎等。

4. 辅助检查

血气分析可显示呼吸性酸中毒还是代谢性酸中毒,当胎儿头皮血 PH ≤ 7.25 时提示胎儿有严重缺氧,需准备各种抢救措施。出生后多次监测 PH、$PaCO_2$ 和 PaO_2,作为应用碱性溶液和供氧的依据。根据病情需要还应监测血糖、血电解质、血尿素氮及肌酐等生化指标。

5. 治疗要点

(1)预防及积极治疗孕母疾病。

(2)早期预测 估计胎儿娩出后有窒息危险时,应充分做好准备工作,包括人员、仪器、物品等。

(3)及时复苏 按 ABCDE 复苏方案。A(air way):清理呼吸道;B(breathing):建立呼吸,增加通气;C(circulation):维持正常循环,保证足够心搏出量;D(drug):药物治疗;E(evaluation and environment):评价和环境(保温)。其中 ABC 三步最为重要,A 是根本,B 是关键,评价和保温贯穿于整个复苏过程。

(4)复苏后处理评估和监测呼吸、心率、血压,尿量、肤色、经皮氧饱和度及窒息所致的神经系统症状等,注意维持内环境稳定,控制惊厥,治疗脑水肿。

二、护理要点

(一)常见护理诊断 / 问题

1. 自主呼吸受损 与羊水,气道分泌物吸入导致低氧血症和高碳酸血症有关。

2. 体温过低 与缺氧以及抢救时暴露过分有关。

3. 焦虑(家长) 与病情危重及预后不良有关。

(二)护理措施

1. 复苏 新生儿窒息的复苏应由产科及新生儿科医生、护士共同合作进行。

(1)复苏程序 严格按照 A → B → C → D 步骤进行,顺序不能颠倒。复苏过程中严密心电监护。

A. 通畅气道(小于 30 秒)：①新生儿娩出后即置于预热的保暖台上；②温热干毛巾揩干头部及全身，减少散热；③摆好体位，肩部垫高 2 ~ 2.5cm，"鼻吸位"：即头轻微仰伸位，咽后壁、喉和气管成直线，使其身体无扭曲；④立即吸净口、咽、鼻黏液，吸引时间不超过 10 秒，先口后鼻。

B. 建立呼吸(60 秒)：①触觉刺激：呼吸暂停、心率大于 100 次 /min 时，拍打足底和摩擦患儿背部；②正压通气：触觉刺激后如无自主呼吸或心率小于 100 次 /min，正压通气（面罩）30 秒；30 秒后再评估，如无规律性呼吸或心率小于 100 次 /min，调节氧浓度为 100%，配合医生行气管插管，气管插管正压通气 30 秒。

C. 恢复循环(30 秒)：气管插管正压通气 30 秒后，心率小于 60 次 /min，应同时进行胸外心脏按压。①按压手法：可采用双拇指法：操作者双拇指并排或重叠于患儿胸骨体下 1/3 处，其他手指围绕胸廓托在后背；中示指法：操作者一手中示指按压胸骨体下 1/3 处，另一只手或硬垫支撑患儿背部。②按压频率：90 次 /min，即按压与正压通气比例为 3∶1，即 1 分钟胸外心脏按压 90 次，正压通气 30 次。一人喊口令，两人配合执行。③按压深度：胸廓前后径 1/3，约 1.5cm，超低出生体重儿约 1cm。④按压放松过程中，手指不离开胸壁：按压有效时可摸到股动脉搏动。

D. 药物治疗：①建立有效的静脉通路；②保证药物的应用：胸外心脏按压 30 秒不能恢复正常循环时，遵医嘱给予 1∶10000 肾上腺素 0.1 ~ 0.3mL/kg 静脉推注，或 0.5 ~ 1mL/kg 气管内注入；根据病情酌情用碳酸氢钠纠正中毒、生理盐水扩容；有休克症状者可给多巴胺或多巴酚丁胺等。

(2) 复苏后监护　监护生命体征、尿量、肤色、神经系统症状。注意酸碱失衡、电解质紊乱、大小便异常、感染和喂养等问题。生后 5 分钟再次行 Apgar 评分。认真观察并做好相关记录。

2. 保温　整个治疗护理过程中注意保温，置于远红外保暖床上或暖箱保暖，维持患儿肛温 36.5 ~ 37.5℃。

3. 家庭支持　耐心细致地解答病情，告诉家长患儿目前的情况和可能的预后，帮助家长树立信心，促进父母角色的转变。

（丁玲莉　蔡香莲）

第六节　新生儿黄疸

新生儿黄疸(neonatal jaundice)是胆红素(大部分为未结合胆红素)在体内积聚而引起，分为生理性和病理性，重者可致中枢神经系统受损，产生胆红素脑病，引起死亡或严重后遗症。

一、临床特点

1. 新生儿胆红素代谢特点

(1) 胆红素生成较多　新生儿每天生成胆红素约 8.8mg/kg，而成人仅为 3.8mg/kg。其原因是：①胎儿期处于氧分压偏低的环境，故生成的红细胞数较多，出生后环境氧分压提高，红细胞相对过多破坏亦多；②胎儿血红蛋白半衰期短，新生儿红细胞寿命比成人短 20 ~ 40 天，形成胆红素的周期缩短;③其他来源的胆红素生成较多,如来自肝脏等器官的血红素蛋白和骨髓中无效造血的胆红素前体较多。

(2)运转胆红素的能力不足　刚娩出的新生儿常有不同程度的酸中毒,影响血中胆红素与白蛋白的联结,早产儿白蛋白的数量较足月儿低,使运送胆红素的能力不足。

(3)肝功能发育未完善　①新生儿肝细胞内摄取胆红素必需的 YZ 蛋白含量低,5～10 天后才达成人水平;②形成结合胆红素的功能差,不能有效地将未结合胆红素转化为结合胆红素;③排泄结合胆红素的能力差,易致胆汁淤积。

(4)肠肝循环的特性　初生婴儿的肠道内细菌量少,不能将肠道内的胆红素还原成粪胆原、尿胆原,肠腔内葡萄糖醛酸酶活性较高,能将结合胆红素水解成葡萄糖醛酸及未结合胆红素,后者又被肠吸收经门脉而达肝脏。

由于上述特点,新生儿摄取、结合、排泄胆红素的能力仅为成人的 1%～2%,因此极易出现黄疸,尤其当新生儿处于饥饿、缺氧、胎类排出延迟、脱水、酸中毒、头颅血肿或颅内出血等状态时黄疸加重。

2. 新生儿黄疸的分类

(1)生理性黄疸(physiological jaundice)　其特点为:①一般情况良好;②足月儿生后 2～3 天出现,4～5 天达高峰,5～7 天消退,最迟不超过 2 周;早产儿生后 3～5 天出现,5～7 天达高峰,7～9 天消退,最长可延迟到 3～4 周;③每天血清胆红素升高小于 85 μ mol/L(5mg/dl)或每小时小于 0.85 μ mol/L(0.5mg/dl)。

通常认为,足月儿小于 221mol/μ mol/L(12.9mg/dl),早产儿小于 256 μ mol/L(15mg/dl)是生理性的,临床较多采用日龄或小时龄胆红素值进行评估,以及是否存在高危因素来评估和判断。

(2)病理性黄疸(pathologic jaundice)　病因分为感染性和非感染性。其特点:①黄疸在出生后 24 小时内出现;②黄疸程度重,血清胆红素大于 205.2～256.5 μ mol/L(12～15mg/dl),或每天上升超过 85 μ mol/L(5mg/dl);③黄疸持续时间长(足月儿大于 2 周,早产儿大于 4 周);④黄疸退而复现;⑤血清结合胆红素大于 34 μ mol/L(2mg/dl)。

3. 治疗要点

(1)病因治疗　积极治疗病因。

(2)对症治疗　降低血清胆红素,给予蓝光疗法;早期喂养,诱导正常菌群的建立,减少肠肝循环;保持大便通畅,减少肠壁对胆红素的再吸收。

(3)药物治疗　适当用酶诱导剂、输血浆和白蛋白,降低游离胆红素。保护肝脏,不用对肝脏有损害及可能引起溶血、黄疸的药物。

(4)控制感染、注意保暖、供给营养、及时纠正酸中毒和缺氧。

二、护理要点

(一)常见护理诊断问题

1. 潜在并发症　胆红素脑病。

2. 知识缺乏　患儿家长缺乏黄疸护理的有关知识。

（二）护理措施

1. 观察病情，做好相关护理

（1）密切观察病情 注意皮肤黏膜、巩膜的色泽，根据患儿皮肤黄染的部位和范围，评价进展情况。注意神经系统的表现，如患儿出现拒食嗜睡、肌张力减退等胆红素脑病的早期表现，立即通知医生，做好抢救准备。观察大小便次数、量及性质，如存在胎粪延迟排出，应予灌肠处理，促进粪便及胆红素排出。

（2）喂养 黄疸期间常表现为吸吮无力，食欲缺乏，应耐心喂养，按需调整喂养方式如少量多次、间歇喂养等，保证奶量摄入。

2. 针对病因的护理，预防核黄疸的发生

（1）实施光照疗法和换血疗法，并做好相应护理。

（2）遵医嘱给予白蛋白和酶诱导剂。纠正酸中毒，以利于胆红素和白蛋白的结合。

（3）合理安排补液计划，根据不同补液调节相应的速度，切忌快速输入高渗性药物，以免血脑屏障暂时开放，引起胆红素脑病的发生。

3. 健康教育 使家长了解病情，取得家长的配合；若为母乳性黄疸，嘱可继续母乳喂养，如吃母乳后仍出现黄疸，改为隔次母乳喂养逐步过渡到正常母乳喂养。若黄疸严重，患儿一般情况差，考虑暂停母乳喂养，黄疸消退后再恢复母乳喂养。若为红细胞 G6PD 缺陷者，需忌食蚕豆及其制品，患儿衣物保管时勿放樟脑丸，并注意药物的选用，以免诱发溶血。发生胆红素脑病者，注意后遗症的出现，给予康复治疗和护理。

（史 欢 熊晓菊）

第七节 维生素 D 缺乏性佝偻病

维生素 D 缺乏性佝偻病（rickets of vitamin D deficiency）简称佝偻病，是因体内维生素 D 缺乏所致钙、磷代谢失常和以骨骼改变为主的慢性营养缺乏性疾病，主要见于 2 岁以下婴幼儿。

一、临床特点

1. 病因 主要有：①围生期维生素 D 不足。②日光照射不足。③摄入不足。④疾病及药物影响。

2. 病理生理与分型 由于不同年龄的骨骼生长速度不同，所以维生素 D 缺乏性佝偻病骨骼的临床表现与年龄密切相关，本病在临床上可分为 4 期：初期、活动期、恢复期、后遗症期。

3. 临床表现

（1）初期 主要表现为神经兴奋性增高，如夜惊、易激惹、烦躁不安、常与室温季节无关的多汗、枕秃，可见病理性颅骨软化，骨骼 X 线多正常。

（2）激期 主要为骨骼改变和运动功能发育迟缓，主要表现为生长发育最快部位骨骼改变，肌肉松弛；血钙稍降低，血磷明显降低，碱性磷酸酶（AKP）明显升高，25-(OH)D3 < 12ng/mL 可诊断，骨骼 X 线显示：骨骺端钙化带消失，呈杯口状、毛刷状改变，骨骺软骨带增宽（大于 2mm），骨质疏松，骨皮质变薄。

(3)恢复期 临床症状和体征逐渐减轻或消失,一般无体征,血钙数天内恢复正常,血磷数天内恢复正常,AKP1~2个月逐渐正常,骨骼X线显示:长骨干骺端临时钙化带重现、增宽、密度增加、骨骺软骨盘增宽(小于2mm)。

(4)后遗症期 一般无症状,骨骼X线显示干骺端病变消失。

4. 辅助检查

(1)X线检查 初期常无骨骼表现,X线检查可正常或钙化带稍模糊。激期X线长骨片显示钙化带消失,干骺端呈毛刷样、杯口状改变,骨骺软骨盘增宽,骨密度降低,骨皮质变薄;可有骨干弯曲畸形或青枝骨折,骨折可无临床症状。后遗症期X线检查骨骼干骺端病变消失。

(2)血生化检查 初期血清25-(OH)D3下降,PTH升高,血钙下降,血磷降低,碱性磷酸酶正常或稍高。激期除血清钙稍低外,其余指标改变更加明显。恢复期血钙、磷逐渐恢复正常,碱性磷酸酶1~2个月降至正常。后遗症期血生化正常。

5. 治疗要点

(1)一般疗法 加强护理,给予佝偻病患儿合理饮食,坚持经常晒太阳,增加户外活动时间(6个月以下避免直晒)。

(2)药物治疗 维生素D 2000IU/d(50ug)为最小治疗剂量,强调同时补钙,疗程至少3个月,根据年龄不同,剂量有差异。维生素D在剂量上,可予每天疗法或大剂量冲击疗法;在剂型上,可选用口服法或肌内注射法。每天口服疗法为首选治疗方法,可采用每天疗法或大剂量冲击疗法。肌内注射法采用大剂量冲击疗法,优先选择使用维生素D₃。维生素D疗程至少12周或更长,之后再以维生素D 400~600IU/d剂量维持。补钙方式可从膳食摄取或额外口服补充钙剂,钙元素推荐量为500mg/d。

(3)其他治疗:①微量营养素补充:维生素D缺乏性佝偻病多伴有锌、铁等微量元素的降低,及时适量地补充微量元素,有利于儿童骨骼健康成长,也是防治佝偻病的重要措施之一。②外科手术:严重的骨骼畸形可采取外科手术矫正畸形。

二、护理要点

(一)常见护理诊断/问题

1. 营养失调 低于机体需要与日光照射不足和维生素D摄入不足有关。

2. 生长发育迟缓 与钙磷代谢异常致骨骼、神经发育迟缓有关。

3. 有感染的危险 与免疫功能低下有关。

4. 潜在并发症 骨骼畸形、药物副作用。

5. 知识缺乏 与患儿家长缺乏佝偻病的预防及护理知识有关。

(二)护理措施

1. 户外活动 指导家长每天带患儿进行一定时间的户外活动,生后2~3周即可带婴儿户外活动,冬季也要保证每天1~2小时户外活动时间。夏季气温太高,可在阴凉处活动,尽量暴露皮肤。冬季室内活动时开窗,让紫外线能够透过。

2. 补充维生素D 按时引入换乳期食物,给予富含维生素D、钙、磷和蛋白质的食物。遵医嘱供给维生素D制剂,注意维生素D过量的中毒表现,发现异常立即停药并通知医生。

3. 加强生活护理,预防感染 保持室内空气清新,温湿度适宜,阳光充足,避免交叉感染。

4. 预防骨骼畸形和骨折　衣着柔软、宽松、床铺松软,避免早坐、久坐、早站、久站和早行走,以防骨骼畸形。严重佝偻病患儿肋骨、长骨易发生骨折,护理操作时应避免重压和强力牵引。

5. 加强体格锻炼　对已有骨骼畸形者可采取主动或被动运动的方法矫正。

6. 健康教育

(1)讲解有关疾病的预防、护理知识。

(2)为预防佝偻病,无论何种喂养方式的婴儿均需补充维生素 D 400IU/d;12 月龄以上儿童至少需要维生素 D 600IU/d。含钙丰富的辅食添加不晚于 26 周。告知家属维生素 D 缺乏高危因素。

(3)在预防用药的同时,告知家长避免过量服用,注意观察有无维生素 D 中毒的表现。

(易君丽　王　巧)

第八节　腹　泻　病

腹泻病(diarrhea)是一组由多种病原、多种因素引起的,以大便次数增多和大便性状改变为特点的消化道综合征,严重者可引起水、电解质和酸碱平衡紊乱。发病年龄以 6 个月~2 岁多见,其中 1 岁以内者约占半数,是造成儿童营养不良、生长发育障碍的主要原因之一。一年四季均可发病,但夏秋季发病率较高。

一、临床特点

不同病因引起的腹泻常具有不同临床过程。急性腹泻病指病程在 2 周以内的腹泻;迁延性腹泻指病程在 2 周至 2 个月之间的腹泻;慢性腹泻指病程超过 2 个月的腹泻。

(一)急性腹泻

1. 腹泻的共同临床表现

(1)轻型腹泻　多由饮食因素或肠道外感染引起。起病可急可缓,以胃肠道症状为主,表现为食欲不振,偶有溢奶或呕吐,大便次数增多,一般每天多在 10 次以内,每次大便量不多,稀薄或带水,呈黄色或黄绿色,有酸味,粪质不多,常见黄色或黄白色奶瓣和泡沫。一般无脱水及全身中毒症状,多在数日内痊愈。

(2)重型腹泻　多由肠道内感染引起,起病常较急;也可由轻型逐渐加重而致。除有较重的胃肠道症状外,还有明显的脱水、电解质紊乱及全身中毒症状。

1)胃肠道症状:腹泻频繁,每天大便从十余次到数十次;除了腹泻外,常伴有呕吐(严重者可呕吐出咖啡样物)、腹胀、腹痛、食欲不振等。大便呈黄绿色水样或蛋花汤样、量多,含水分多,可有少量黏液,少数患儿也可有少量血便。

2)水、电解质和酸碱平衡紊乱症状:有脱水、代谢性酸中毒、低钾血症、低钙血症、低镁血症等。

3)全身中毒症状:如发热,体温可达 40℃,精神烦躁或萎靡、嗜睡、面色苍白、意识模糊,甚至昏迷、休克等。

2. 几种常见类型肠炎的临床特点

(1)轮状病毒肠炎　好发于秋、冬季,以秋季流行为主,故又称秋季腹泻。病初即出现呕吐,大便次数多,量多,呈黄色或淡黄色,水样或蛋花汤样,无腥臭味,大便镜检偶有少量白细胞。常并发脱水、酸中毒及电解质紊乱。

(2)诺如病毒肠炎　全年散发,爆发高峰多见于寒冷季节(11月～次年2月)。首发症状多为阵发性腹痛、恶心、呕吐和腹泻,全身症状有畏寒、发热、头痛、乏力和肌痛等。

(3)产毒性细菌引起的肠炎　多发生在夏季。潜伏期1～2天,起病较急。轻症仅大便次数稍增,性状轻微改变。重症腹泻频繁,量多,呈水样或蛋花汤样,混有黏液,镜检无白细胞。常伴呕吐,严重者可伴发热、脱水、电解质和酸碱平衡紊乱。

(4)侵袭性细菌性肠炎　全年均可发病,潜伏期长短不等。起病急,高热甚至可以发生热性惊厥。腹泻频繁,大便呈黏液状,带脓血,有腥臭味。常伴恶心、呕吐、腹痛和里急后重,严重时可出现严重的全身中毒症状甚至休克。

(5)出血性大肠埃希菌肠炎　大便开始呈黄色水样便,后转为血水便,有特殊臭味,常伴腹痛。

(6)抗生素相关性腹泻　是指应用抗生素后发生的、与抗生素有关的腹泻。如金黄色葡萄球菌肠炎、伪膜性小肠结肠炎、真菌性肠炎等。

(二)迁延性腹泻和慢性腹泻

迁延性腹泻和慢性腹泻多与营养不良和急性期治疗不彻底有关,以人工喂养、营养不良的小儿多见。表现为腹泻迁延不愈,病情反复,大便次数和性质不稳定,严重时可出现水、电解质紊乱。由于营养不良的小儿腹泻时易迁延不愈,持续腹泻又加重了营养不良,两者可互为因果,形成恶性循环,最终引起免疫功能低下,继发感染,导致多脏器功能异常。

(三)生理性腹泻

生理性腹泻多见于6个月以内的婴儿,外观虚胖,常有湿疹,表现为生后不久即出现腹泻,但除大便次数增多外,无其他症状,食欲好,不影响生长发育,添加换乳期食物后,大便即逐渐转为正常。

二、治疗要点

1. 调整饮食　根据疾病特殊病理生理状况、个体消化吸收功能和平时的饮食习惯等合理调整饮食,以满足生理需要,补充疾病消耗,缩短腹泻后的康复时间。

2. 纠正水电解质及酸碱平衡紊乱　口服补液散(ORS)可用于预防脱水及纠正轻、中度脱水、中、重度脱水伴周围循环衰竭者需静脉补液。

3. 药物治疗

(1)控制感染。

(2)肠道微生态疗法。

(3)肠黏膜保护剂。

(4)抗分泌治疗。

（5）补锌治疗。

（6）对症治疗。

4. 预防并发症　迁延性、慢性腹泻常伴营养不良或其他并发症,病情复杂,必须采取综合治疗措施。

二、护理要点

（一）常见护理诊断／问题

1. 腹泻　与感染、喂养不当、肠道功能紊乱等有关。

2. 体液不足　与腹泻、呕吐致体液丢失过多和摄入不足有关。

3. 营养失调　低于机体需要量与腹泻、呕吐丢失过多和摄入不足有关。

4. 体温过高　与肠道感染有关。

5. 有皮肤完整性受损的风险　与大便刺激臀部皮肤有关

（二）护理措施

1. 饮食护理　限制饮食过严或禁食过久,常造成营养不良,并发酸中毒,造成病情迁延不愈而影响生长发育。母乳喂养者可继续哺乳,减少哺乳次数,缩短每次哺乳时间,暂停换乳期食物添加;人工喂养者可喂米汤、酸奶、脱脂奶等,待腹泻次数减少后,给予流质或半流质饮食,如粥、面条,少量多餐,随着病情稳定和好转,逐步过渡到正常饮食。呕吐严重者可暂时禁食4～6 小时(不禁水),待好转后继续进食,由少到多,由稀到稠。病毒性肠炎可能有继发性双糖酶(主要是乳糖酶)缺乏,对疑似病例可以改为淀粉类食物或去乳糖配方奶粉,以减轻腹泻,缩短病程。腹泻停止后,逐渐恢复营养丰富的饮食,并每天加餐 1 次,共 2 周。对少数严重病例口服营养物质不能耐受者,应加强支持疗法,必要时全静脉营养。

2. 维持水、电解质平衡　口服补液(ORS);静脉补液用于中、重度脱水或吐泻严重或腹胀的患儿。根据不同的脱水程度和性质,结合患儿年龄、营养状况、自身调节功能,决定补给溶液的总量、种类和输液速度。

3. 控制感染　按医嘱选用针对病原菌的抗生素以控制感染。严格执行消毒隔离。发热的患儿根据情况给予物理降温或药物降温。

4. 保持皮肤完整性　选用吸水性强、柔软布质或纸质尿布,勤更换,避免使用不透气的塑料布或橡皮布;每次便后用温水清洗臀部并擦干,保持皮肤清洁干燥;局部皮肤发红处涂以 5% 鞣酸软膏或 40% 氧化锌油并按摩,促进局部血液循环;局部皮肤糜烂或溃烂者可采用暴露法,臀下仅垫尿布垫,不加包扎,使臀部皮肤暴露于空气或阳光下;注意会阴部清洁,预防尿路感染。

5. 密切观察病情

（1）监测生命体征。

（2）观察大便情况。

（3）观察全身中毒症状:如发热、精神萎靡、嗜睡、烦躁等。

（4）观察水、电解质和酸碱平衡紊乱症状。

6. 健康教育

（1）指导护理　向家长解释腹泻的病因等；指导正确洗手、病情观察等；说明调整饮食的重要性。

（2）做好预防　指导合理喂养，注意饮食卫生，预防交叉感染，避免长期滥用广谱抗生素。

（朱慧云　张　璇）

第九节　支气管肺炎

支气管肺炎(bronchopneumonia)又称小叶性肺炎，是小儿最常见的肺炎，尤以婴幼儿发病率高，多见于 3 岁以下的婴幼儿。病毒主要是腺病毒、呼吸道合胞病毒、流感和副流感病毒等。细菌以肺炎球菌多见，其次为金黄色葡萄球菌、溶血性链球菌等，若病程小于 1 个月者即称为急性支气管肺炎，若病程 1～3 个月者即称为迁延性支气管肺炎，若病程大于 3 个月者即称为慢性支气管肺炎。

一、临床特点

1. 病因　最常见为细菌和病毒感染，也可由病毒、细菌"混合感染"。病原体常由呼吸道入侵，少数经血行入肺。

2. 病理生理与分型　病理变化以肺组织充血、水肿、炎症细胞浸润为主。主要变化是由于支气管、肺泡炎症引起通气和换气障碍，导致缺氧和二氧化碳潴留，从而产生一系列病理生理改变。按照病原学分类可分为细菌性肺炎、病毒性肺炎、支原体衣原体肺炎。

3. 临床表现

（1）症状　主要症状有发热、咳嗽、气促，全身症状包括精神不振、食欲减退、烦躁不安、轻度腹泻或呕吐。

（2）体征　包括呼吸增快：40～80 次/min，并可见鼻翼扇动和吸气性凹陷；发绀：口周、鼻唇沟和指（趾）端发绀；肺部啰音：早期不明显，可有呼吸音粗糙、减低，以后可闻及固定的中细湿啰音。

4. 辅助检查

（1）外周血检查　包括白细胞检查、C- 反应蛋白、前降钙素。

（2）病原学检查　包括细菌学检查、病毒学检查、其他病原学检查。

（3）胸部 X 线检查。

5. 治疗要点

（1）控制感染　根据不同病原体选用敏感抗生素积极控制感染，使用原则为：早期、联合、足量、足疗程，重症宜静脉给药。

（2）对症治疗　有缺氧症状时应及时吸氧；发热、咳嗽、咳痰者，给予退热、祛痰、止咳，保持呼吸道通畅；喘憋严重者可用支气管解痉剂；腹胀伴低钾者及时补钾，中毒性肠麻痹者，应禁食和胃肠减压，也可使用酚妥拉明静脉注射等；纠正水、电解质、酸碱平衡紊乱。

（3）其他　中毒症状明显或严重喘憋、脑水肿、感染性休克、呼吸衰竭者,可短期应用糖皮质激素。防治心力衰竭、中毒性肠麻痹、中毒性脑病等,积极治疗脓胸、脓气胸等并发症。

二、护理要点

（一）常见护理诊断/问题

1. 气体交换受损　与肺部炎症有关。

2. 清理呼吸道无效　与呼吸道分泌物过多、黏稠、不易排出有关。

3. 体温过高　与肺部感染有关。

4. 潜在并发症　心力衰竭、中毒性脑病、中毒性肠麻痹。

（二）护理措施

1. 改善呼吸功能

（1）休息　保持室内空气清新,室温控制在 18～20℃、湿度 60%;嘱患儿卧床休息,减少活动;内衣应宽松,以免影响呼吸;治疗护理应集中进行,尽量使患儿安静,以减少机体的耗氧量。

（2）氧疗　烦躁、口唇发绀等缺氧表现的患儿应及早给氧,以改善低氧血症。一般采用鼻前庭导管给氧,氧流量为 0.5～1L/min,氧浓度不超过 40%;缺氧明显者用面罩或头罩给氧,氧流量为 2～4L/min,氧浓度不超过 50%～60%。出现呼吸衰竭时,应使用人工呼吸器。

（3）遵医嘱给予抗生素治疗,促进气体交换。

2. 保持呼吸道通畅　及时清除患儿口鼻分泌物;经常变换体位,以减少肺部淤血,促进炎症吸收,根据病情采用相应的体位,指导患儿进行有效的咳嗽,排痰前协助转换体位,帮助清除呼吸道分泌物。必要时,可进行雾化吸入使痰液变稀薄利于咳出。用上述方法不能有效咳出痰液者,可用吸痰器吸出痰液,但吸痰不能过频,否则可刺激黏液产生过多。

3. 降低体温　密切监测体温变化,采取相应护理措施。

4. 补充营养及水分　给予足量的维生素和蛋白质,少量多餐。婴儿哺喂时应耐心,喂食须将头部抬高或抱起,以免呛入气管发生窒息。进食确有困难者,可按医嘱静脉补充营养。鼓励患儿多饮水,利于痰液的咳出,对于重症患儿应准确记录 24 小时出入量。严格控制静脉输液速度,最好使用输液泵,保持液体均匀输入,以免发生心力衰竭。

5. 密切观察病情　注意观察患儿神志、面色、呼吸、心音、心率等变化;观察意识、瞳孔、囟门及肌张力等变化,若有颅内压增高表现时,应立即报告医师,并共同抢救;观察患儿有无腹胀、肠鸣音是否减弱或消失、呕吐的性质、是否有便血等,以便及时发现中毒性肠麻痹及胃肠道出血;若患儿出现了脓胸、脓气胸、应及时报告医师并配合胸穿或胸腔闭式引流。

6. 健康教育　指导家长加强营养,培养良好的饮食和卫生习惯;经常户外活动,改善呼吸功能;少去人多的公共场所,避免接触呼吸道感染患者;有基础疾病的患儿应积极治疗,增强抵抗力,减少呼吸道感染的发生;教会家长处理呼吸道感染的方法,使患儿在疾病早期能得到及时控制。

（易君丽　王　巧）

第十节 支气管哮喘

支气管哮喘(bronchial asthma)简称哮喘,是由嗜酸性粒细胞、肥大细胞和T淋巴细胞等多种炎性细胞参与的气道慢性变态反应性炎症,使易感者对各种激发因子具有气道高反应性,并可引起气道缩窄。婴幼儿发病前往往有上呼吸道感染,年长儿大多在接触过敏原后发作。以1~6岁患病较多,大多在3岁以内起病。

一、临床特点

1. 病因　吸入过敏原、食入过敏原、呼吸道感染、强烈的情绪变化、运动和过度通气、冷空气、药物、职业粉尘及气体。

2. 病理生理与分型　气流受阻是哮喘病理生理改变的核心,支气管痉挛、管壁炎症性肿胀、黏液栓形成和气道重塑是造成患儿气道受阻的原因。哮喘可分为急性发作期、慢性持续期、临床缓解期。

3. 临床表现

(1)症状　咳嗽和喘息呈阵发性发作,以夜间和清晨为重,发作前可有流涕、打喷嚏和胸闷,发作时呼吸困难,呼气相延长伴有喘鸣声。

(2)体征　体格检查可见桶状胸、三凹征,肺部满布哮鸣音,严重者气道广泛堵塞,哮鸣音反可消失。

4. 辅助检查

(1)肺功能检查　肺功能检查主要用于5岁以上的患儿。

(2)胸部X线检查　急性期胸部X线正常或呈间质性改变,可有肺气肿或肺不张。

(3)过敏原测试。

(4)其他　呼出气一氧化氮浓度测定和诱导痰技术在儿童哮喘诊断和病情监测中发挥着一定作用。

5. 治疗要点

(1)去除病因。

(2)急性发作期治疗　主要是解痉和抗感染治疗,用药物缓解支气管痉挛,减轻气道黏膜水肿和炎症,减少黏痰分泌。

(3)哮喘慢性持续期治疗　可以使用吸入型糖皮质激素、白三烯调节剂、缓释茶碱、长效β2受体激动剂、肥大细胞膜稳定剂、全身性糖皮质激素。

(4)哮喘持续状态的治疗　给氧、补液、纠正酸中毒。早期、较大剂量全身应用糖皮质激素可在2-3天内控制气道炎症。亦可静脉滴注氨茶碱、吸入β2受体激动剂、肾上腺素皮下注射,以缓解支气管痉挛。严重的持续性呼吸困难者可给予机械呼吸。

(5)预防复发　应避免接触过敏原,积极治疗和清除感染灶,去除各种诱发因素。吸入维持量糖皮质激素,控制气道反应性炎症,是预防复发的关键。此外,特异性的免疫治疗,可使机体对过敏原产生耐受性。

二、护理要点

(一)常见护理诊断/问题

1. 低效性呼吸型态 与支气管痉挛、气道阻力增加有关。

2. 清理呼吸道无效 与呼吸道分泌物黏稠、体弱无力排痰有关。

3. 焦虑 与哮喘反复发作有关。

4. 知识缺乏 缺乏有关哮喘的防护知识。

(二)护理措施

1. 环境与休息 保持室内空气清新,温湿度适宜,避免有害气味及强光的刺激。给患儿提供一个安静舒适的环境以利于休息,护理操作集中进行。

2. 维持气道通畅,缓解呼吸困难 使患儿采取坐位或半卧位,以利于呼吸,给予鼻导管或面罩吸氧,定时进行血气分析,及时调整氧流量,保持氧分压在 70～90mmHg;遵医嘱给予支气管扩张剂和糖皮质激素,观察其效果和副作用;给予雾化吸入,以促进分泌物的排出,对痰液多而无力咳出者,及时吸痰;保证患儿摄入足够的水分,以降低分泌物的黏稠度,防止痰栓形成;有感染者,遵医嘱给予抗生素;教会并鼓励患儿作深而慢的呼吸运动。

3. 密切观察病情变化 监测生命体征,注意呼吸困难的表现及病情变化。若出现意识障碍、呼吸衰竭等及时给予机械呼吸。若患儿出现发绀、大汗、心率增快、血压下降、呼吸音减弱等表现,应及时报告医生并共同抢救。

4. 心理护理 哮喘发作时,守护并安抚患儿,鼓励患儿将不适及时告诉医护人员,尽量满足患儿合理的要求。允许患儿及家长表达感情;向患儿家长解释哮喘的诱因、治疗过程及预后,指导他们以正确的态度对待患儿,并发挥患儿的主观能动性。采取措施缓解患儿的恐惧心理。

5. 健康教育 指导呼吸运动,以加强呼吸肌的功能;介绍预防知识及用药方法。

(易君丽 王 巧)

第十一节 病毒性心肌炎

病毒性心肌炎(viral myocarditis)是指病毒侵犯心肌,引起心肌细胞变性、坏死和间质炎症。除心肌炎外,部分病例可伴有心包炎和心内膜炎。本病临床表现轻重不一,轻者预后大多良好,重者可发生心力衰竭、心源性休克,甚至猝死。

一、临床特点

1. 病因 很多病毒感染可引起心肌炎,主要是肠道病毒和呼吸道病毒,尤其是柯萨奇病毒 V1-6 型最常见,约占半数以上,其次为埃可病毒。

2. 病理生理 病变分布可为局灶性、散在性或弥漫性,多以心肌间质组织和附近血管周围单核细胞、淋巴细胞和中性粒细胞浸润为主,少数为心肌变性,包括肿胀、断裂、溶解和坏死等变化。

3. 临床表现

(1)前驱症状　在起病前数日或 1~3 周多有上呼吸道或肠道等前驱病毒感染史,常伴有发热、全身不适、咽痛、肌痛、腹痛、腹泻和皮疹等症状。

(2)心肌炎表现　轻症患儿可无自觉症状,仅表现心电图的异常。一般病例患儿表现为精神萎靡、疲乏无力、食欲缺乏、恶心呕吐、腹痛、气促、心悸和心前区不适或胸痛。重症者则爆发心源性休克、急性心力衰竭,可在数小时或数天内死亡。

体格检查:显示心脏大小正常或扩大,第一心音低钝,出现奔马律,安静时心动过速,伴心包炎者可听到心包摩擦音。

分期:

1)急性期:新发病,症状及检查阳性发现明显且多变,一般病程在半年以内。

2)迁延期:临床症状反复出现,客观检查指标迁延不愈,病程多在半年至 1 年。

3)慢性期:进行性心脏增大,反复心力衰竭或心律失常,病情时轻时重,病程在 1 年以上。

4. 辅助检查

(1)实验室检查

1)血象及血沉:急性期白细胞总数轻度增高,以中性粒细胞为主。

2)血清心肌酶谱测定:病程早期血清肌酸激酶(CK)及其同工酶(CK-MB)、乳酸脱氢酶(LDH)及其同工酶(LDH.)、血清谷草转氨酶(SGOT)均增高。心肌肌钙蛋白 T(cTnT)升高,具有高度的特异性。

3)病毒学诊断:疾病早期可从咽拭子、粪便、血液、心包液或心肌中分离出病毒,但需结合血清抗体测定才更有意义。

(2)X 线检查　透视下心搏动减弱,胸片示心影正常或增大,合并大量心包积液时心影显著增大。心功能不全时两肺呈淤血表现。

(3)心电图检查　呈持续性心动过速,多导联 ST 段偏移和 T 波低平、双向或倒置,QT 间期延长,QRS 波群低电压。

5. 治疗要点　本病为自限性疾病,目前尚无特效治疗,主要是减轻心脏负担,改善心肌代谢和心功能促进心肌修复。

(1)休息。

(2)保护心肌和清除自由基的药物治疗。

(3)肾上腺皮质激素。

(4)丙种球蛋白。

(5)控制心力衰竭。

(6)救治心源性休克。

二、护理要点

(一)常见护理诊断 / 问题

1. 活动无耐力　与心肌收缩力下降,组织供氧不足有关。

2. 潜在并发症　心律失常、心力衰竭、心源性休克。

（二）护理措施

1. **休息** 急性期卧床休息至体温正常后 3~4 周,症状基本恢复正常时逐渐增加活动量。恢复期继续限制活动量至少 3 个月,一般总休息时间不少于 6 个月。有心脏扩大和心力衰竭时应延长卧床时间至心衰控制稳定、心功能检查明显好转,再开始逐渐恢复活动。

2. **严密观察病情,及时发现和处理并发症**

(1)观察和记录精神状态、面色、生命体征变化。

(2)患儿出现胸闷、气促、心悸时应休息,必要时可给予吸氧。烦躁不安者可给予镇静剂。有心衰时置患儿于半卧位,控制输液速度,并及时通知医生进行处理。使用洋地黄制剂时,剂量应准确,用药前测心率,如出现心律失常、恶心、呕吐等症状时应暂停用药,及时通知医生配合处理,避免洋地黄中毒。

(3)血管活性药物和扩张血管药。应用输液泵准确控制滴速,避免血压波动过大。

3. **健康教育**

(1)**心理护理** 向患儿及家长介绍疾病治疗过程和预后,减少其焦虑和恐惧心理。

(2)**休息** 向患儿及家属讲解休息对心肌炎恢复的重要性,使其能自觉配合治疗。

(3)**用药指导** 按医嘱服用抗心律失常药物,向患儿和家长讲解药物的名称、剂量、用药方法及其不良反应。

(4)**预防感染** 预防呼吸道、消化道感染,疾病流行期间尽量避免去公共场所。

(5)定期复查。

（易永红　蒋国霞）

第十二节　肾病综合征

肾病综合征(nephroticsyndrome,NS)简称肾病,是一组多种原因所致肾小球基底膜通透性增高,导致大量血浆蛋白自尿丢失引起的一种临床综合征。临床具有 4 大特点:①大量蛋白尿;②低蛋白血症;③高胆固醇血症;④明显水肿。

一、临床特点

1. 病因目前尚不明确

2. **病理生理** 基本病变是肾小球通透性增加,导致蛋白尿,而低蛋白血症、水肿和高胆固醇血症是蛋白尿继发的病理生理改变。

3. **分类**

(1)**按病因** 分为先天性、原发性和继发性三大类。

(2)**按临床表现** 分为单纯型肾病、肾炎型肾病。

(3)**按糖皮质激素反应** 分为激素敏感型肾病、激素耐药型肾病、激素依赖型肾病、肾病复发与频复发。

4. **临床表现**

(1)单纯型肾病　发病多为 2～7 岁,男性发病率明显高于女性(2～4)：1。起病隐匿,常无明显诱因,水肿最常见,开始于眼睑、面部,渐及四肢全身,男孩常有阴囊显著水肿,重者可出现腹水、胸腔积液、心包积液。水肿呈可凹性。

(2)肾炎型肾病　除具备肾病四大特征外,凡具有以下 4 项之一或多项者属于肾炎型肾病:①2 周内分别 3 次以上离心尿检查红细大于等于 10 个 /HP,并证实为肾小球源性血尿者;②反复或持续高血压,并除外糖皮质激素等原因所致;③肾功能不全,并排除由于血容量不足等所致;④持续低补体血症。

5.并发症

(1)感染　肾病患儿易患各种感染。常见为呼吸道、皮肤、泌尿道感染和原发性腹膜炎等,其中以上呼吸道感染最多见,占 50% 以上。呼吸道感染中病毒感染常见;细菌感染中以肺炎链球菌为主。

(2)电解质紊乱和低血容量　常见的电解质紊乱有低钠、低钾及低钙血症。

(3)血栓形成和栓塞。

(4)急性肾功能衰竭。

(5)生长延迟。

6.辅助检查

(1)尿液检查　尿蛋白定性多为 +++,大多可见透明管型和颗粒管型,肾炎型肾病患儿尿内红细胞可增多。尿蛋白定量:24 小时尿蛋白定量大于等于 50mg/(kg•d),随机或晨尿尿蛋白 /肌酐(mg/mg)常大于等于 2.0。

(2)血液检查　血浆总蛋白及白蛋白明显减少,血浆白蛋白低于 25g/L,白、球比例(A/G)倒置;胆固醇明显增多大于 5.7mmol/L;血沉明显增快;肾炎型肾病者可有血清补体降低、尿素氮和肌酐升高。

(3)经皮肾穿刺组织病理学检查。

7.治疗要点

(1)一般治疗　休息、合理饮食、预防感染等。

(2)药物治疗　利尿剂、糖皮质激素、免疫抑制剂、抗凝剂。

(3)其他　免疫调节剂、血管紧张素转换酶抑制剂、中医药治疗等。

二、护理要点

(一)常见护理诊断 / 问题

1.体液过多　与蛋白尿引起低蛋白血症导致血浆胶体渗透压下降有关。

2.营养失调　低于机体需要量与大量蛋白自尿中丢失有关。

3.有感染的危险　与免疫力低下有关。

4.潜在并发症　电解质紊乱、血栓形成、药物副作用。

5.焦虑　与病情反复、病程长或担心预后有关。

(二)护理措施

1.活动与休息　一般不需要严格限制活动,无高度水肿、低血容量及感染的患儿不需卧床休息,严重水肿和高血压者需卧床休息,鼓励患儿应在床上适当轻微活动,病情缓解后可逐渐增加活动量,但不宜过度劳累。

2. 营养管理 一般患儿不需要特别限制饮食,给予清淡易消化、少量脂肪、足量碳水化合物及高维生素饮食;激素治疗过程中食欲增加者应适当控制食量。重度水肿时适当限制钠、水的摄入。

(1)热量 总热量依年龄不同而不同。其中糖类占 40%～60%,可增加富含可溶性纤维的饮食。

(2)脂肪 以植物性脂肪为宜,每天 2～4g/kg,植物油占 50%。

(3)蛋白质 每天 1.5～2.0g/kg 为宜,三餐中蛋白质的分配宜重点放在晚餐。

(4)水和盐 一般不必限制水,但水肿时应限制钠的摄入,1～2g/d,严重水肿则小于 lg/d。

(5)维生素 D。和钙足量激素治疗期间每天给予维生素 D 400U 及钙 800～1200mg。

3. 预防感染

(1)向患儿及家长解释预防感染的重要性,尽量避免到人多的公共场所。

(2)做好保护性隔离,肾病患儿与感染性疾病患儿分室收治,病房每天空气消毒。

(3)加强皮肤护理,保持皮肤清洁、干燥,及时更换内衣;保持床铺清洁、整齐,被褥松软,经常翻身;水肿严重时,臀部和四肢受压部位垫软垫或用气垫床;可用棉垫或吊带托起水肿的阴囊,皮肤破损可涂碘伏预防感染。

(4)做好会阴部清洁,以预防尿路感染。

(5)严重水肿者应尽量避免肌内注射,以防药液外渗,导致局部潮湿、糜烂或感染。

(6)注意监测体温、血常规等,及时发现感染灶,发生感染者给予抗生素治疗。

4. 用药护理

(1)利尿剂 密切观察尿量和血压,同时监测血钾、血钠变化。

(2)糖皮质激素 观察每天尿量、尿蛋白变化及血浆蛋白恢复等情况,观察激素的副作用,使用期间补充维生素 D 及钙剂,以免发生手足抽搐补充维生素 D 及钙质,以免发生手足搐搦症。

(3)免疫抑制剂 注意有无白细胞数下降、脱发、胃肠道反应及出血性膀胱炎等。用药期间多饮水和定期查血常规。

(4)抗凝剂和溶栓药品 密切监测出血倾向,定期复查凝血功能。

5. 心理支持与健康教育

(1)关心、爱护患儿,多与患儿及其家长交谈,鼓励其说出内心的感受。

(2)讲解激素治疗对本病的重要性,使患儿及家长主动配合,坚持按计划用药。

(3)让患儿及家长了解感染是本病最常见的并发症及复发的诱因,使家长和患儿积极预防感染。

（易永红 蒋国霞）

第十三节　营养性缺铁性贫血

缺铁性贫血(iron deficiency anemia, IDA)是体内铁缺乏导致血红蛋白合成减少,临床以小细胞低色素性贫血、血清铁蛋白减少和铁剂治疗有效为特点。本病遍及全球,易发生于婴幼儿,以 6 个月～2 岁发病率最高,严重危害儿童健康,是我国重点防治的儿童常见病之一。

一、临床特点

1. 病因

(1)先天储铁不足　胎儿主要通过胎盘的主动转运从母体获得铁元素, 60% 来自孕末 3 个月,平均每天约 4mg,出生时机体总铁含量约为 75mg/kg,出生后胎儿红细胞溶解,所释放的铁也储存于机体;延迟脐带结扎 2～3 分钟可多提供约含 75mg 元素铁的血红蛋白,满足婴儿约 3 个月的铁需求。所以,储备铁一般可满足生后 6 个月内需要。母亲孕期缺铁、胎儿宫内生长迟缓、多胎、早产、低出生体重、胎–胎输血、胎儿–母体输血、出生前或出生时的失血(如胎盘早剥)、脐带结扎过早,均可使婴儿铁储备不足。

(2)铁摄入不足　食物铁供应不足是缺铁性贫血的主要原因。约 4 月龄以后,从母体获得的铁逐渐耗尽,婴儿期生长发育迅速,造血活跃,因此对食物中铁的需要增加,而婴儿主食人乳和牛乳的铁含量均低,人乳含铁 0.05mg/100g,吸收率为 50%,牛乳含铁量与人乳相似,但吸收率仅为 10%。婴儿单纯乳类喂养,未及时添加辅食,储存铁耗竭后即发生缺铁,故 6 个月至 2 岁的小儿缺铁性贫血发生率高。

(3)生长发育速度快　婴儿期和青春期生长发育速度较快,血容量增加快。1 岁时血液循环中的血红蛋白增加 2 倍。低出生体重儿、早产儿、宫内生长迟缓因其出生后需要追赶生长,其体重及需要合成的血红蛋白增加的倍数更高,体内总铁含量需求较足月儿增加 3～4 倍,铁缺乏风险增加。足月儿第一年内约需补充外源性铁 200mg,低出生体重儿约需补充 280～350mg,若不及时添加含铁丰富的食物,更易缺铁。

(4)铁吸收障碍　食物中的铁主要以 Fe^{2+} 的形式在十二指肠和空肠上段被吸收。饮食搭配不合理可影响铁的吸收;维生素 C、稀盐酸、果糖、氨基酸等还原物质等使 Fe^{3+} 变成 Fe^{2+},有利于铁的吸收;磷酸、草酸等可与铁形成不溶性铁酸盐,难于吸收;植物纤维、茶、咖啡、蛋、牛奶、抗酸药物等可抑制铁的吸收。胃肠炎、慢性腹泻可致铁的排泄增加而吸收不良。

(5)铁丢失过多　婴儿铁丢失以牛奶蛋白过敏并引起肠出血最常见;肠息肉、膈疝、胃肠炎、钩虫病、鼻出血、月经量过多等都可造成长期慢性失血,每失血 1mL,约损失 0.5mg 铁。

2. 病理生理与分型　当机体对铁的需求与供给失衡,导致体内贮存铁耗尽(ID),继之红细胞内铁缺乏(IDE),最终引起缺铁性贫血(IDA)。IDA 是铁缺乏症(包括 ID, IDE 和 IDA)的最终阶段,表现为缺铁引起的小细胞低色素性贫血及其他异常。

3. 临床表现

(1)一般表现　皮肤黏膜逐渐苍白,以唇、口腔黏膜和甲床较明显,易疲乏,不爱活动,年长儿可诉头晕、耳鸣、眼前发黑等。体重不增或增长缓慢。

(2)髓外造血表现　肝、脾轻度大;年龄愈小、病程愈长、贫血愈重者,肝脾大愈明显。但肿大程度很少有超过中度者。淋巴结肿大较轻。

(3)非造血系统表现

1)消化系统症状:食欲减退,少数有异食癖(如嗜食泥土、煤渣、墙皮等);可有呕吐、腹泻,口腔炎、舌炎或舌乳头萎缩,严重者可出现萎缩性胃炎或吸收不良综合征。

2)神经系统症状:常表现为烦躁不安、易激惹或精神不振,注意力不集中,记忆力减退,智力多低于同龄儿。

3)心血管系统症状:明显贫血时心率加快,严重者心脏扩大,甚至发生心力衰竭。

4)其他表现:如皮肤干燥,毛发枯黄易脱落,反甲,易感染等。

4.辅助检查

(1)外周血象　血红蛋白降低比红细胞数减少明显,平均红细胞容积(MCV)<80fl,平均红细胞血红蛋白量(MCH)<26pg,平均红细胞血红蛋白浓度(MCHC)<310g/L。网织红细胞数正常或轻度减少。红细胞寿命缩短。白细胞、血小板一般无特殊变化。外周血涂片可见红细胞大小不等,以小细胞为多,中央淡染区扩大,呈小细胞低色素性贫血。

(2)骨髓象　显示增生活跃,以中、晚幼红细胞增生为主。各期红细胞均较小,胞质含量少,染色偏蓝,胞质成熟落后于胞核。粒细胞系和巨核细胞系多无明显异常。

(3)铁代谢的检查

1)血清铁蛋白(SF):是反映体内储存铁的敏感指标,ID 期已降低,在 IDE 期和 IDA 期降低更明显。SF<12μg/L 时提示缺铁。

2)红细胞游离原卟啉(FEP)。红细胞内缺铁时 FEP 不能完全与铁结合成血红素,血红素减少又反馈性地使 FEP 合成增多,未被利用的 FEP 在红细胞内堆积,导致 FEP 升高,当 FEP>0.9μmol/L 时提示红细胞内缺铁。如 SF 值降低、FEP 升高而未出现贫血,这是红细胞生成缺铁期(IDE)的典型表现。

3)血清铁(SI)、总铁结合力(TIBC)和转铁蛋白饱和度(TS)。这三项检查反映血浆中的铁含量,通常在缺铁性贫血期(IDA 期)才出现异常:即 SI 和 TS 降低,TIBC 升高。SI<10.7μmol/L,TS<0.15,TIBC>62.7μmol/L,即可诊断缺铁性贫血。

(4)骨髓可染铁　骨髓铁染色检查细胞外铁减少或消失(0-＋),铁粒幼细胞数 <15%,提示储存铁减少(细胞内铁减少)。

5.治疗要点

(1)一般治疗　加强护理,保证充足睡眠;避免感染;重度贫血者注意保护心脏功能。

(2)去除病因　慢性疾病应积极治疗,喂养不当者改善膳食,合理喂养。

(3)铁剂治疗　铁剂是治疗缺铁性贫血的特效药。有口服铁剂和注射铁剂。

(4)输注红细胞　一般不需要输注红细胞,输注红细胞的适应证是:①贫血严重,尤其发生心力衰竭者;②合并感染;③急需外科手术者。

二、护理要点

(一)常见护理诊断 / 问题

1. 营养失调　低于机体需要量与铁摄入不足、吸收障碍、需求增加、丢失过多有关。

2. 活动无耐力　与贫血致组织器官缺氧有关。

3. 有感染的危险　与缺铁导致机体免疫功能低下有关。

4. 潜在并发症　心力衰竭。

5. 知识缺乏　家长及年长患儿缺乏科学喂养知识和本病的防护知识。

(二)护理措施

1. 合理安排饮食

(1)提供含铁丰富的饮食提倡母乳喂养,人乳含铁虽少,但吸收率高达50%,而牛乳中铁的收率仅10%。对于人工喂养的患儿,应选用强化铁配方奶粉,强化铁配方奶中铁含量为8～12mg/L,150mL/kg液体摄入量计算,可提供铁1.2～1.8mg/(kg·d)可以满足婴儿铁需求。婴儿6个月后逐渐减少每天奶类摄入量,按时添加含铁丰富的辅食或补充铁强化食品如铁强化米粉。动物性食物尤其是红肉类、动物肝脏、动物血、牡蛎、贝类等含铁量多,可根据患儿年龄进行相应补充。

(2)指导合理搭配患儿的饮食维生素C、稀盐酸、氨基酸、果糖可促进铁的吸收,可与铁剂或含铁食品同时进食;茶、咖啡、牛奶、蛋类、麦麸、植物纤维、草酸和抗酸药物可抑制铁的吸收,应避免与含铁食品同食。鲜牛奶必须加热处理后喂养婴儿,以减少因过敏而致肠出血。

(3)增加食欲贫血患儿多有食欲不振,婴幼儿更甚,所以应采取增加食欲的措施,如创造良好的进食环境,鼓励年长儿主动进食,经常更换饮食品种,注意色、香、味的调配,增添新鲜感;根据医嘱给患儿服用助消化药如胃蛋白酶、多酶片等,促进消化、增强食欲;进食前不做引起疲劳的活动,也不进行引起疼痛和不适的检查、治疗及护理。

(4)早产儿体内总含铁量明显低于足月儿,故早产儿比足月儿更早发生铁耗竭。早产 / 低出生体重儿喂养时应注意从出生后2个月开始对母乳喂养儿补充元素铁2mg/(kg·d),对配方奶喂养的婴儿补充元素铁1mg/(kg·d),直至校正年龄1岁。

2. 补充铁剂,观察疗效与副作用

(1)口服铁剂　告知家长服用铁剂的正确剂量和疗程;药物应放在患儿不能触及的地方且不能存放过多,以免误服过量中毒。口服铁剂可致胃肠道反应如恶心、呕吐、腹泻或便秘、厌食、胃部不适及疼痛等,宜从小剂量开始,逐渐增加至全量,在两餐之间服用,避免空腹服用以减少对胃肠道的刺激。铁剂可与维生素C、果糖等同服,以利吸收;忌与抑制铁吸收的食物如茶、咖啡、牛奶、蛋类、麦麸、植物纤维、草酸和钙片等同服。液体铁剂可使牙齿和舌染黑,可用吸管将药液吸至舌根部咽下,服药后漱口。告知患儿及家长服用铁剂期间,患儿的大便会变成黑色或呈柏油样,是由于铁与肠内的硫化氢作用生成黑色的硫化铁所致,是正常现象,停药后恢复,不必顾虑。

(2)注射铁剂　肌注射铁剂,应深部肌内注射,抽药和给药必须使用不同的针头,并以"Z"字形注射方式进行,以防铁剂渗入皮下组织,造成注射部位的疼痛及皮肤着色或局部炎症。每次更换注射部位,减少局部刺激。注射铁剂的不良反应除局部肿痛外,尚可发生面部潮红、恶心、头痛、肌肉关节痛、淋巴结炎及荨麻疹等,严重者可发生过敏性休克,注射时最好准备盐酸肾上腺素以便抢救。偶见注射右旋糖酐铁引起过敏性休克,因此,首次注射应至少观察1小时。

(3)及时补锌　缺铁性贫血容易合并锌缺乏,锌对于维持食欲非常必要,缺锌使味蕾功能减退,食欲下降。因此,必要时可及时补锌。

(4)疗效观察　服铁剂12～24小时后,细胞内含铁酶开始恢复,烦躁等精神症状减轻,食欲增加。36～48小时开始出现红系增生现象。服药2～3天后网织红细胞开始升高,5～7天达高峰,以后逐渐下降,2～3周后降至正常。服药1～2周后血红蛋白开始上升,一般3～4周后达正常。如服药3～4周仍无效,应查找原因,是否有剂量不足、制剂不良、导致铁不足的因素继续存在等。如果治疗效果满意,血红蛋白恢复正常后再继续服用铁剂6～8周,以补足铁的储存量。

3. 休息与活动　轻、中度铁性贫血患儿,不必严格限制日常活动,但应避免剧烈运动,活动后充分休息,保证足够睡眠。对重度贫血的患儿,因血红蛋白明显减少造成组织缺氧,可有心悸、气短或活动后症状明显加重,所以应注意休息,特别是活动后出现心悸、气短的患儿应吸氧、卧床休息,减少氧耗。协助患儿的日常生活,应根据其活动耐力下降情况制订活动类型、强度、持续时间,有计划将各项治疗、护理操作集中进行。

4. 预防感染　居室应阳光充足、空气新鲜,温、湿度要适宜,根据气温变化及时增减衣服,尽量不到人群集中的公共场所;勿与感染性疾病患儿接触,按时接种各种疫苗;鼓励患儿多饮水,保持口腔清洁,必要时每天进行2次口腔护理,预防舌炎、口腔炎;注意保持皮肤的清洁,勤换内衣裤;观察皮肤、黏膜、呼吸系统等有无感染迹象,及时给予治疗护理。

5. 防止心力衰竭　密切观察患儿的生命体征,注意心率、呼吸、面色、尿量等变化,若出现心悸、气促、肝脏增大等心力衰竭的症状和体征,应及时通知医生,并按心力衰竭患儿进行护理,如卧床息、取半卧位、酌情吸氧等。重症贫血患儿输血、输液时要根据病情严格控制输液速度,以防心衰。

6. 健康教育　向家长及年长患儿讲解疾病的有关知识和护理要点。宣教科学喂养的方法,提母乳喂养,及时添加含铁丰富且吸收率高的辅食;注意小儿的饮食搭配,选用富含铁的动物性饮食富含维生素C的蔬菜搭配以利于铁的吸收。强调贫血纠正后,仍要坚持合理安排小儿饮食,培养良好的饮食习惯,这是防止复发及保证正常生长发育的关键。指导家长及年长儿坚持正确用药,不可随意停药。因缺铁性贫血致智力减低、成绩下降者,应与其父母沟通,使父母了解是由于疾病导致患儿目前状况,与父母和年长儿共同制订学习计划,减轻患儿自卑心理。对有异食癖的患儿,应正确对待,不可过多指责。按时门诊复查血常规、生化、出凝血功能、铁代谢等。

(秦秀丽　赵　馨)

第十四节　急性白血病

白血病(leukemia)是造血组织中某一血细胞系统过度增生、进入血流并浸润到各组织和器官,进而引起一系列临床表现的造血系统恶性疾病。白血病是儿童时期最常见的恶性肿瘤,据调查,我国 10 岁以下儿童白血病的发病率为 3/10 万～4/10 万,任何年龄均可发病,以学龄前期多见,男性高于女性,儿童以急性白血病多见,占 90%～95%,慢性白血病仅占 3%～5%。

一、临床特点

1. 病因　白血病病因尚未完全清楚,可能与病毒感染、理化因素及遗传因素有关。

2. 病理生理与分型　根据增生的白细胞种类不同可分为急性淋巴细胞白血病(ALL)和急性非淋巴细胞白血病(ANLL)两大类。儿童以急淋发病率最高,占 70%～85%。目前,常采用形态学(M)、免疫学(I)、细胞遗传学(C)和分子生物学(M),即 MICM 综合分型(表 3-5-4),以指导治疗和判断预后。

表 3-5-4　急性白血病的分型

分型方法	急性淋巴细胞白血病	急性非淋巴细胞白血病
形态学分型（FAB 分型）	L1 型:以小细胞为主,约占 80% 以上	M0:原粒细胞未分化型
		M1:原粒细胞白血病未分化型
	L2 型:以大细胞为主,细胞大小不一,约占 15%	M2:原粒细胞白血病部分分化型
		M3:颗粒增多的早幼粒细胞白血病
	L3 型:以大细胞为主,细胞大小一致,仅占 4% 以下	M4:粒－单核细胞白血病
		M5:单核细胞白血病
		M6:红白血病
		M7:急性巨核细胞白血病
免疫学分型	T 系 ALL(T-ALL)	病髓系标志中的一项或多项阳性
	B 系 ALL(B-ALL)	
	伴有髓系标志的 ALL(My*-ALL)	
细胞遗传学改变	染色体数目改变	染色体数目改变
	染色体核型改变	染色体核型改变
分子生物学改变	特异性基因重排	融合基因
	ALL 表达相关的融合基因	
临床分型	高危型(HR-ALL)	高危型
	中危型(IR-ALL)	非高危型
	底危型(LR-ALL)	

3. 临床表现　大多数起病较急,早期可有面色苍白、精神不振、乏力、食欲低下、鼻出血和/或齿龈出血等症状;少数患儿以发热和类似风湿热的骨、关节疼痛为首发症状。主要表现如下:

(1)发热　常为首见症状,热型不定,一般不伴寒战。主要原因为白血病性发热,多为低热且抗生素治疗无效;另一原因为感染,常见部位为呼吸道、消化道、皮肤黏膜,甚至败血症,多为高热。

(2)贫血　出现较早,呈进行性加重,表现为苍白、乏力、活动后气促等。主要原因是骨髓造血干细胞受抑制。

(3)出血　以皮肤、黏膜出血多见,表现为紫癜、瘀斑、鼻出血、齿龈出血、消化道出血和血尿。偶见颅内出血,是白血病患儿死亡的重要原因之一。主要原因是由于白血病细胞浸润骨髓,巨核细胞受抑制,使血小板的生成减少所致。

(4)白血病细胞浸润引起的症状和体征　可浸润机体的各组织器官。

1)肝、脾、淋巴结浸润:表现为肿大,可有压痛。纵隔淋巴结肿大时可出现呛咳、呼吸困难和静脉回流受阻等压迫症状。

2)骨、关节浸润:骨和关节疼痛多见于急淋患儿,部分患儿为首发症状。骨痛主要与骨髓腔内白血病细胞大量增生、压迫和破坏邻近骨质及浸润骨膜有关。

3)中枢神经系统白血病(central nervous system leukemia, CNSL):白血病细胞侵犯脑实质和/或脑膜时即导致,出现头痛、呕吐、嗜睡、视神经盘水肿、惊厥甚至昏迷,脑膜刺激征等表现;浸润脊髓可致截瘫,脑脊液中可发现白血病细胞。

4)绿色瘤:绿色瘤是急性粒细胞白血病的一种特殊类型。白血病细胞浸润眶骨、颅骨、胸骨、肋骨或肝、肾、肌肉等,在局部形成块状隆起,因肿块切面呈绿色而得名。可能是光紫质或胆绿蛋白的衍生物。

5)其他组织器官浸润:可浸润皮肤、睾丸、心脏等组织器官而出现相应的症状、体征。

4.辅助检查

(1)血常规　红细胞数及血红蛋白量均减少,多呈正细胞正色素性贫血。网织红细胞数多较低。白细胞数高低不一,增高者约占 50% 以上,以原始和幼稚细胞为主。血小板数降低。

(2)骨髓检查　骨髓检查是确立诊断和判定疗效的重要根据。典型的骨髓象为白血病原始和幼稚细胞极度增生,幼红细胞和巨核细胞减少,少数患儿表现为骨髓增生低下。

(3)其他检查　如组织化学染色、溶菌酶检查、肝肾功能检查和胸部 X 线检查等。

5.治疗要点　采用以化疗为主的综合疗法。原则是早诊断、早治疗;严格分型、按分型选方案;采用早期连续度化疗和分阶段长期规范治疗的方针;早期防治髓外白血病;重视支持治疗;应用造血干细胞移植等持续完全缓解 2~3 年者方可停止治疗。停药后尚需继续追踪观察数年。

(1)化学药物治疗(化疗)目的是杀灭白血病细胞,解除白血病细胞浸润引起的症状,使病缓解并巩固治疗效果,以至治愈。通常按诱导缓解、巩固治疗及防治髓外白血病的次序、分阶段进行。

(2)支持治疗　包括防治感染、营养支持、成分输血、高尿酸血症的防治及骨髓抑制明显者予以集落刺激因子等。

(3)造血干细胞移植(hematopoietic stem cell transplantation, HSCT)HSCT 不仅可提高患儿的长期生存率,还可能根治白血病。目前 HSCT 多用于 ANLL 和部分高危型 ALL 患儿,标危型 ALL 一般不采用。

6. 预后　近 20 年来,治疗白血病的新药物不断涌现,化疗方案和治疗方法不断改进,急性白血病的预后明显改善。尤其是造血干细胞移植技术和方法的不断改进,移植成功率逐渐增高。目前,儿童 ALL 解率可达 95% 以上, 5 年无病生存率已达 70%～85%,治愈率已达 80%,ALL 已成为一种可治愈的恶性肿瘤;ANLL 的疗效不及 ALL,完全缓解率达到 70%～85%,5 年无病生存率达 40%～50%。

二、护理要点

(一)常见护理诊断/问题

1. 体温过高　与大量白血病细胞浸润、坏死和/或感染有关。

2. 活动无耐力　与贫血致组织缺氧有关。

3. 营养失调　低于机体需要量与疾病过程中消耗增加抗肿瘤治疗致恶心、呕吐、食欲下降以及摄入不足有关。

4. 有感染的危险　与机体免疫功能低下有关。

5. 潜在并发症　药物副作用如骨髓抑制、胃肠道反应等。

6. 疼痛　与白血病细胞浸润有关。

7. 恐惧　与病情重侵入性治疗及护理技术操作多、预后不良等有关。

8. 悲伤　与白血病久治不愈有关。

(二)护理措施

1. 维持正常体温监测体温热型热　给高热患儿应用退热剂,观察降温效果防止虚脱。防治感染。

2. 休息患儿需卧床休息　长期卧床者应常更换体,预防压疮。

3. 加强营养给予高蛋白高维生素热量淡、易消化的饮食,以半流质为主,少量多餐鼓励患儿进食;不能进食者,可静脉补充。食物应清洁、卫生,食具应消毒。

4. 防治感染

(1)保护性隔离与其他病种患儿分室居住防止交叉感染。粒细胞数极低和免疫功能明显低下者应住单间,有条件者住层流室或无菌单人层流床。房间每天消毒。限制探视者人数和次数,感染者禁止探视。接触患儿前认真洗手,必要时进行手消毒。

(2)注意患儿个人卫生。教会家长及年长患儿正确的洗手方法;保持口腔清洁,进食前后用温开水或漱口液漱口;宜用软毛牙刷或海绵,以免损伤口腔黏膜及牙龈,导致出血和继发感染;有黏膜真菌感染者,可用氟康唑或依曲康唑涂擦患处。勤换衣裤,每天沐浴,以利于汗液排泄,减少皮肤感染。保持大便通畅,便后用温开水或盐水清洁肛周,保持会阴部清洁;预防和治疗肛周脓肿。

(3)严格执行无菌技术操作,遵守操作规程。

(4)避免预防接种免疫功能低下者,暂时避免减毒活疫苗预防接种,以防发病。

(5)观察感染早期征象监测生命体征,观察有无牙龈肿痛、咽红、咽痛;皮肤有无破损、红肿;肛周、外阴有无异常等。发现感染先兆,应协助医生做血液、尿液、粪便和/或分泌物的培养,并遵医嘱应用抗生素。监测血常规变化,中性粒细胞数很低者,遵医嘱皮下注射集落刺激因子,使中性粒细胞合成增加,增强机体抵抗力。

5.应用化疗药物的护理

(1)熟悉各种化疗药物的药理作用和特性(表3-5-5),了解化疗方案及给药途径,正确给药:①化疗药物多为静脉给药,药液渗漏可致局部疼痛、红肿、甚至坏死。静脉输注前应确认导管通畅并在血管内,输注过程中应密切观察,防止液体渗漏。一旦发生渗漏应立即停止输液,并作局部处理。②某些化疗药物(如ASP)可致过敏反应,用药前应询问患儿用药史和过敏史,用药过程中要观察有无过敏反应。③光照可使某些化疗药物(如VP16,VM26)分解,静脉滴注时应避光。④鞘内注射化疗药物时,浓度不宜过大,药量不宜过多,缓慢推入,术后应平卧4~6小时。

(2)观察及处理化疗药物毒性作用掌握化疗药物常见的毒副作用和个别药物的特殊毒性作用,加强观察并采取必要的治疗和护理措施。①骨髓抑制:监测血象,及时防治感染;观察有无出血倾向和贫血表现;②恶心、呕吐:用药前半小时可给予止吐药;③口腔溃疡:加强口腔护理;给予清淡、易消化的流质或半流质饮食;疼痛明显者,进食前可给予局麻药或敷以溃疡膜、溃疡糊剂等;④脱发:用化疗药物前告知年长患儿及家长备好假发、帽子或围巾;⑤出血性膀胱炎:鼓励患儿尤其是应用磷酰胺者多饮水,遵医嘱水化和碱化尿液;⑥库欣貌及情绪改变:多关心患儿,给予信心和鼓励,告知年长患儿及家长糖皮质激素停药后会消失;其他:如心脏毒性、神经毒性等。

(3)自我防护及环境保护

1)化疗药物最好在中央药房集中配制,无条件者应在生物安全柜配制,减少污染。

2)操作者应戴手套、口罩、面罩或护目镜。

3)避免药液/药粉喷洒。

4)一旦溅在皮肤、黏膜上马上冲洗干净;所有用物应专门处置。

(4)保护患儿血管有计划地应用血管,采用静脉留置针、经外周穿刺中心静脉置管、植入式静脉输液港等静脉给药技术,以减少穿刺次数及对血管的损伤。输注过程中防止药液渗漏,一旦渗漏,及时处理。

表3-5-5　儿童急性白血病常用化疗药物简介

药物	主要作用	给药途径	剂量和用法	毒性作用
6-颈嘌呤 (6-MP)	抗嘌呤合成,使DNA和RNA合成受抑制	口服	每次$50 \sim 90mg/m^2$,每天1次	骨髓抑制,肝损害
6-硫鸟嘌呤 (6-TG)	同6-MP	口服	每次$75mg/m^2$,每天1次	同6-MP
环磷酰胺 (CTX)	抑制DNA合成,使细胞停止在分裂期,阻止进入S期	口服	$2 \sim 3mg/(kg \cdot d)$,每天一次	骨髓抑制,脱发,出血性膀胱炎,肝损害,口腔溃疡
		静滴	$200 \sim 400mg/m^2$,每周一次	
甲氨嘌呤 (MTX)	抗叶酸代谢,阻止四氢叶酸生成,抑制DNA合成	肌注或静滴	每次$15 \sim 25mg/m^2$,每周$1 \sim 2$次	骨髓抑制,肝损害,口腔、门肠道溃疡
		鞘内注射 (鞘注)	每次$10mg/m^2$,隔天或周一次	

药物	主要作用	给药途径	剂量和用法	毒性作用
阿糖胞苷（Ara-c）	抗嘧啶代谢，抑制 DNA 合成，作用于 S 期	静滴或肌注	$100 \sim 200mg/(m^2 \cdot d)$，分两次	恶心、呕吐、巨幼红样变
		鞘注	每次 $30mg/m^2$，隔天或每周一次	
柔红霉素（DNR）	抑制 DNA 和 RNA 合成	静滴	每次 $30 \sim 40mg/m^2$，每天一次，共 $2 \sim 4$ 次	骨髓抑制，脱发，口腔溃疡，恶心、呕吐
去甲氧柔红霉素（IDA）	抑制 DNA 合成	静滴	每次 $10mg/m^2$，每天一次，共 2d	骨髓抑制，心脏损害，胃肠反应，局部刺激
阿霉素	抑制 DNA 和 RNA 合成	静注	每次 $40mg/m^2$，每天一次，共 3d	骨髓抑制，心脏毒性，肝损害，胃肠反应
门冬酰胺酶（ASP）	溶解淋巴细胞，分解门冬酰胺	静滴		骨髓抑制，心脏毒性，脱发，胃肠反应
长春新碱（YCR）	抑制 DNA 合成，组织细胞分裂	静注	0.6 万 ~ 1 万 $IU/(m^2 \cdot d)$，隔天一次，共 $6 \sim 10$ 次	肝损害，过敏反应，胰腺炎，氮质血症，糖尿，低血浆蛋白
三尖杉碱(H)	抑制蛋白质合成，水解门冬酰胺	静注	每次 $1.5 \sim 2mg/m^2$，每周一次	周围神经炎，脱发
依托泊苷 / 足叶甙(VP16)	抑制 DNA 和 RNA 合成	静注	每次 $4 \sim 6mg/m^2$，每天一次，共 $5 \sim 7d$	骨髓抑制，心脏损害，胃肠反应
替尼泊苷（VM26）	破坏 DNA，阻断 G 和 M 期	静滴	每次 $100 \sim 150mg/m^2$，每天一次，共 $2 \sim 3d$	骨髓抑制，肝肾损害，胃肠反应
全反式维 A 酸 PML/(ATRT) 因结合	诱导分化剂，与 RARa 融和基	口服	同 VP16	同 VP16
泼尼松(Pred)	溶解淋巴细胞	口服	$40 \sim 60mg(m^2 \cdot d)$，分 3 次	高血压，库欣综合征，骨质疏松，易感染
地塞米松(Dex)	溶解淋巴细胞	口服	$6 \sim 10mg(m^2 \cdot d)$，分 3 次	同上

6. 防治出血

(1) 消化道出血的护理　消化道少量出血患儿，可进食温凉的流质饮食；大量出血患儿应禁食待出血停止 24 小时后方可给予流质饮食，建立静脉输液通道、配血、做好输血准备，保证液体入量，准确记录出血的量、性质、颜色。

(2) 鼻出血的护理　少量出血时可用棉球或吸收性明胶海绵填塞，局部冷敷。出血严重时，尤其是后鼻腔出血可用凡士林油纱条做后鼻孔填塞术。

7. 正确输血　白血病患儿常有贫血、出血，在治疗过程中，常需输红细胞制剂、血小板制剂等。输注时应严格执行输血制度，观察疗效及有无输血反应。

8. 减轻疼痛　尽量减少因诊疗护理操作而给患儿带来的痛苦。及时评估患儿的疼痛及镇痛需求。各种穿刺前可给予表面麻醉剂减少疼痛，必要时遵医嘱给予止痛剂，并观察止痛效果。

9. 情感支持和心理疏导

（1）指导 坚持定期化疗解释化疗是儿童白血病首要的治疗方法。提供本病国内外治疗进展信息,帮助年长患儿和家长增强战胜疾病的信心。

（2）重视心理护理与人文关怀 应贯穿于整个治疗、护理和随访全过程,关怀患儿及家长,开展儿童医疗辅导、心理咨询与干预和游戏文艺活动等,做好患儿及家长的健康教育,减轻或消除他们的恐惧心理,积极应对,顺利完成治疗。

（3）搭建相互交流的平台 如定期召开家长座谈会或患友联谊会,相互交流成功经验和体验,共同面对困难。

（4）提供必要的社会支持,建立多学科联合团队,以助其渡过难关。

10.健康教育 讲解白血病的有关知识。教会家长及患儿如何预防感染和观察感染及出血征象,出现异常如发热、心率及呼吸加快、鼻出血或其他出血征象,及时就诊。指导家长及年长患儿理解定期化疗的重要性。化疗间歇期可酌情参加学校学习,以利其生长发育。鼓励患儿参与体格锻炼,增强抗病能力。定期随访,监测治疗方案执行情况。重视患儿的心理状况并给予正确引导,使患儿在接受治疗的同时,心理社会及智力也得以正常发展。

（秦秀丽 赵 馨）

第十五节 儿童糖尿病

糖尿病(diabetes mellitus)是由于缺乏胰岛素造成的糖、脂肪、蛋白质代谢紊乱,使得血糖升高、尿糖增加。按病因分为原发性和继发性两类。原发性又分为胰岛素依赖型(insulin-dependent diabetes mellitus,IDDM,即Ⅰ型)和非胰岛素依赖型(NIDDM,即Ⅱ型)。儿童糖尿病绝大多数为Ⅰ型,发病高峰在学龄前期和青春期,婴儿发病甚少。

一、临床特点

1.病因 Ⅰ型糖尿病的发病机制迄今尚未完全阐明,目前认为是在遗传易感基因的基础上由外界环境因素的作用引起的自身免疫反应导致了胰岛 β 细胞的损伤和破坏,从而出现临床症状。

2.病理生理与分型

（1）糖代谢紊乱 由于胰岛素分泌减少,使葡萄糖利用减少,糖原合成障碍,同时反调节激素作用增强,致肝糖原分解和糖原异生增加,导致血糖升高。

（2）脂肪代谢紊乱 由于胰岛素严重不足,使脂肪合成减少、分解增加,患儿出现消瘦。

（3）蛋白质代谢紊乱 患儿蛋白质合成减少、分解加速,导致负氮平衡,出现乏力、消瘦、体重下降、生长发育障碍或迟缓、免疫力下降,易继发感染。

（4）水、电解质紊乱 高血糖使血渗透压增高,引起细胞外液高渗、细胞内脱水。渗透性利尿致水和钠、钾、氯等电解质大量丢失,引起细胞外脱水。

3.临床表现

（1）症状 典型症状为多尿、多饮、多食和体重下降,即"三多一少"。但婴儿多饮、多尿不易被察觉,很快可发生脱水和酮症酸中毒。学龄儿可因遗尿或夜尿增多而就诊。年长儿可表现为精神不振、疲乏无力、体重逐渐减轻等。

(2)体征 体格检查除发现体重减轻、消瘦外,一般无阳性体征。酮症酸中毒时可出现呼吸深长,脱水症和神志改变。病程长,血糖控制不佳,则可出现生长落后、智能发育迟缓、肝大,晚期可出现蛋白尿、高血压等糖尿病肾病表现,还可导致白内障和视网膜病变。

4. 辅助检查

(1)尿液检查 ①尿糖:尿糖阳性,其呈色强度可粗略估计血糖水平;②尿酮体:尿酮体阳性提示有酮症酸中毒,尿蛋白阳性提示可能有肾脏的激发损伤;③尿蛋白:尿中白蛋白的含量可反应肾脏的病变程度。

(2)血液检查 ①血糖:空腹血糖大于等于 7.0mmol/L;随机静脉血糖大于等于 11.1mmol/L,符合其中之一,即可诊断为糖尿病。②糖耐量试验:1 型糖尿病症状典型,一般不需要做 OGTT即可诊断。③糖化血红蛋白检测:可反映过去 3 个月的血糖平均水平。④血气分析:酮症酸中毒时, $pH < 7.30$, $HCO_3^- < 15mmol/L$ 。⑤血脂:定期检测血清胆固醇、甘油三酯和游离脂肪酸含量,以判断病情控制情况。⑥血胰岛素和 C 肽:检测患儿血液中胰岛素水平,同时可通过测定血浆 C 肽的水平了解胰岛 β 细胞分泌胰岛素的功能。

5. 治疗要点

(1)胰岛素治疗 胰岛素治疗方案及剂量需要个体化,方案的选择根据患儿年龄、病程、生活方式及既往健康状况等因素综合决定。新诊断的患儿,每天胰岛素用量为 0.5 ~ 1.0U/kg,但3 岁以下患儿建议每天胰岛素量从 0.5U/kg 起始。

(2)饮食治疗 患儿饮食应基于个人口味和嗜好,且必须与胰岛素治疗同步进行。饮食治疗的原则为:均衡营养、定时定量进餐,适合患儿的生长发育,并控制血糖、血脂水平。

(3)运动治疗 运动前应常规检测血糖,如果血糖水平低于 5.5mmol/L,在运动前应补充糖类;如果患儿在进餐后的 1 ~ 3 小时进行运动,应在进餐前减少胰岛素剂量。

(4)酮症酸中毒的治疗 包括液体疗法、胰岛素的应用、控制感染等。

二、护理要点

(一)常见护理诊断 / 问题

1. 营养失调 低于机体需要量与胰岛素缺乏所致代谢紊乱有关。

2. 有感染的危险 与蛋白质代谢紊乱所致抵抗力低下有关。

3. 潜在并发症 酮症酸中毒。

4. 知识缺乏 与家长及患儿缺乏控制糖尿病的知识和技能有关。

(二)护理措施

1. 饮食控制 饮食的选择应考虑患儿的年龄、体重、运动量及食量等因素;热量成分分配:糖类占总热量的 55% ~ 60%,脂肪占 20% ~ 30%,蛋白质占 15% ~ 20%;全天热量分三餐,早中晚分别占 1/5、2/5、2/5;每天进食应定时、定量;饮食控制以能保持正常体重,减少血糖波动,维持血脂正常为原则。

2. 运动锻炼 运动期间做好胰岛素用量和饮食调节,运动前减少胰岛素用量或加餐,固定运动时间,避免发生低血糖。运动时间以进餐 1 小时后,2~3 小时以内为宜,不在空腹时运动。

3. **血糖监测** 血糖监测有两种方法:自我血糖监测和持续葡萄糖监测,临床常用的是自我血糖监测,监测血糖的时间一般选择空腹、餐前、餐后 2 小时、睡前以及凌晨 2~3 时,通常每天 4~6 次。而持续葡萄糖监测是一种动态的血糖监测手段,可以全面、客观、真实反映患儿各时间段的血糖波动特点。

4. **胰岛素注射** 目前推荐 1 型糖尿病患儿采用胰岛素泵治疗,可以平稳、有效控制血糖,并能减少反复穿刺注射的痛苦。当采用注射针急性胰岛素注射时,应尽量用同一型号的胰岛素专用注射器以保证剂量的绝对准确,注射部位可选股前部、腹壁、上臂外侧、臀部,每次注射须更换注射部位。

5. **监测用药效果** 根据血糖、尿糖监测结果,每 2~3 天调整胰岛素剂量 1 次,直至尿糖不超过"＋＋"。

6. **胰岛素用药注意事项** 防止胰岛素过量或者不足,过量会发生索莫基现象或苏木杰现象(Somogyi 现象),只需减少胰岛素用量即可消除;同时要根据病情发展调整胰岛剂量。

(易君丽 王 巧)

第十六节 川 崎 病

川崎病(Kawasaki disease, KD)又称皮肤黏膜淋巴结综合征(mucocutaneous lymphnode syndrome, MCLS),是一种以全身血管炎为主要病变的急性发热出疹性疾病。

一、临床特点

1. **病因** 目前尚不明确。

2. **临床表现**

(1) 主要表现

1) 发热:39~40℃,呈稽留热或弛张热,持续 1~2 周,甚至更长,抗生素治疗无效。

2) 皮肤表现:皮疹在发热或发热后出现,呈向心性、多形性,常见为斑丘疹、多形红斑样或猩红热样,无疱疹及结痂,躯干部多见,持续 4~5 天后消退;手足皮肤呈广泛性硬性水肿,手掌和脚底早期出现潮红,恢复期指(趾)端膜状脱皮,重者指/趾甲亦可脱落。肛周皮肤发红、脱皮。

3) 黏膜表现:双眼球结膜充血,于起病后 3~4 天出现,热退后消散;口唇潮红、皲裂或出血,口腔黏膜弥漫充血,舌乳头明显突起、充血呈草莓舌。

4) 颈淋巴结肿大:单侧或双侧,质硬有触痛,表面不红无化脓,热退后消散。

(2) 心脏表现 可于病后 1~6 周出现心肌炎、心包炎和心内膜炎;冠状动脉瘤常在疾病的第 2-4 周发生,心肌梗死和巨大冠状动脉瘤破裂可导致心源性休克甚至猝死。

(3) 其他 可有间质性肺炎、无菌性脑膜炎、消化系统症状、关节痛和关节炎。

3. **辅助检查**

(1) 实验室检查

1)血液检查:轻度贫血,周围血白细胞计数升高,以中性粒细胞为主,伴核左移。血沉增快、C-反应蛋白等急性时相蛋白、血浆纤维蛋白原和血浆黏度增高,血清转氨酶升高。

2)免疫学检查:血清 IgG、IgM、IgA、IgE 和血循环免疫复合物升高,总补体和 C3 正常或增高。

(2)影像学检查

1)X 线检查:肺纹理增多、模糊或有片状阴影,心影可扩大。

2)超声心动图:是本病最重要的辅助检查手段。急性期可见心包积液,左室内径增大,二尖瓣、主动脉瓣或三尖瓣反流;可有冠状动脉异常。

3)冠状动脉造影:冠状动脉造影是诊断冠状动脉病变最精确的方法。

(3)心电图　早期示非特异性 ST-T 改变,心包炎时可有广泛 ST 段抬高和低电压;心肌梗死时 ST 段明显抬高、T 波倒置及异常 Q 波。

4.治疗要点

(1)控制炎症　阿司匹林、丙种球蛋白、糖皮质激素。

(2)抗血小板凝集　双嘧达莫。

(3)其他治疗　根据病情对症支持治疗,如补液、保护肝脏、控制心力衰竭、纠正心律失常等。

二、护理要点

(一)常见护理诊断/问题

1.体温过高　与感染、免疫反应等因素有关。

2.皮肤完整性受损　与小血管炎有关。

3.口腔黏膜受损　与小血管炎有关。

4.潜在并发症　心脏受损。

(二)护理措施

1.降低体温

(1)急性期绝对卧床休息,监测体温变化、观察热型及伴随症状,高热时按医嘱给予药物治疗或使用物理降温方法,警惕高热惊厥的发生。

(2)给予清淡的高热量、高维生素、高蛋白质的流质或半流质饮食。嘱患儿多饮水,确保水分供给,必要时遵医嘱静脉补液。

(3)按医嘱用药,观察药物的疗效和不良反应,如应用阿司匹林可引起出血,丙种球蛋白有发生过敏反应的可能,一旦发生及时处理。

2.皮肤护理　保持皮肤清洁,每天清洗患儿皮肤,勤剪指甲;保持衣被柔软、清洁,便后清洗臀部,保持皮肤清洁;对半脱的痂皮用干净剪刀剪除,切忌强行撕脱,防止出血和继发感染。

3.黏膜护理　每天晨起、睡前、餐前、餐后漱口,口唇干裂时可涂护唇油,口腔溃疡涂碘甘油;每天用生理盐水洗眼 1~2 次,也可涂眼膏,以保持眼部清洁,预防感染。

4.监测病情　密切监测患儿有无心血管损害的表现,如面色、精神状态、心率、心律、心音、心电图异常,一旦发现立即进行心电监护,根据心血管损害程度采取相应的护理措施。

5. 心理支持　及时向家长交代病情,给予心理支持。讲解疾病知识和护理方法,取得患儿和家长的配合。

6. 健康教育　指导家长观察病情,定期带患儿复查。输注丙种球蛋白后,11 个月内不宜接种麻疹、腮腺炎、风疹和水痘疫苗;口服大剂量阿司匹林,按时按量服药,饭后服用减少胃肠道反应,注意患儿是否发生胃肠道反应、肝功能损害、出血倾向等不良反应;定期复诊,于出院后 1 个月、2 个月、3 个月、6 个月及 1 年复查血小板、心电图、超声心动图等。

(易永红　蒋国霞)

第十七节　过敏性紫癜

过敏性紫癜(anaphylactoidpurpura),也称舒－亨综合征(Schonlein–Henoch syndrome, SHP)是以全身小血管炎为主要病变的系统性血管炎。临床表现为血小板不减少性紫癜,伴关节肿痛、腹痛、便血和血尿、蛋白尿等。主要见于 2~8 岁儿童,男孩多于女孩,四季均有发病,以春秋季多见。

一、临床特点

1. 病因　尚不明确,目前认为与某种致敏因素引起的自身免疫反应有关。

2. 临床表现　多为急性起病,病前 1~3 周常有上呼吸道感染史。约半数患儿有低热、乏力、食欲缺乏等全身症状。

(1)皮肤紫癜　常为首发症状,反复出现为本病特征,多见于四肢和臀部,以下肢伸面为多,对称分布,严重者累及上肢、面部及躯干少见。初起为紫红色斑丘疹,高出皮肤,压不褪色,数日后转为暗紫色,最终呈棕褐色而消退。少数重症患儿紫癜可融合成大疱伴出血性坏死。皮肤紫癜一般在 4-6 周后消退,部分患儿间隔数周、数月后又复发。

(2)胃肠道症状　约见于 2/3 病例。一般以阵发性剧烈腹痛为主,常位于脐周或下腹部,疼痛,可伴呕吐。部分患儿有黑便或血便。偶可发生肠套叠、肠梗阻或肠穿孔者。

(3)关节症状　约 1/3 病例可出现膝、踝、肘、腕等大关节肿痛和活动受限。

(4)肾脏症状　30%~60% 病例有肾脏损害的临床表现。症状轻重不一。多数患儿出现血尿、蛋白尿及管型尿,伴血压增高和水肿,称为紫癜性肾炎。

3. 辅助检查

(1)周围血象　白细胞正常或增加,中性粒细胞和嗜酸性粒细胞可增高。血小板计数正常甚至升高,出血和凝血时间正常,血块退缩试验正常,部分患儿毛细血管脆性试验阳性。

(2)其他　肾脏受损可有血尿、蛋白尿、管型;血清免疫球蛋白 A(IgA)升高,免疫球蛋白 G(IgG)、免疫球蛋白 M(IgM)水平轻度升高或正常;大便隐血试验阳性。

(3)影像学检查　早期 X 线仅显示软组织肿胀,关节周围骨质疏松,关节附近呈现骨膜炎。晚期可见关节面破坏,以手腕关节多见。腹部超声波检查有利于早期诊断肠套叠。

4. 治疗要点

(1)一般治疗　卧床休息,积极寻找和去除致病因素。

(2)药物治疗　糖皮质激素、免疫抑制剂、抗凝剂、钙通道拮抗剂等。

二、护理要点

(一)常见护理诊断/问题

1. 皮肤完整性受损　与血管炎有关。

2. 疼痛　与关节肿痛、肠道炎症有关。

3. 潜在并发症　消化道出血、紫癜性肾炎。

(二)护理措施

1. 恢复皮肤的正常形态和功能

(1)皮疹　观察皮疹的形态、颜色、数量、分布情况,是否反复出现,每天详细记录皮疹变化。

(2)皮肤护理　保持皮肤清洁,防止擦伤和抓伤,如有破溃及时处理,预防出血和感染。患儿衣着宽松、柔软,保持清洁、干燥。

2. 缓解关节疼痛　观察关节疼痛、肿胀及活动受限情况。教会患儿利用放松、娱乐等方法减轻疼痛。关节疼痛时可冷敷。腹痛时应卧床休息,忌热敷。

3. 监测病情

(1)腹痛、便血　观察有无腹痛、便血症状,注意腹部体征变化,发现异常及时报告医生和处理。

(2)尿液　观察尿色、尿量、尿液性状改变,定时做尿常规检查,若有血尿和蛋白尿,提示紫癜性肾炎,按肾炎护理常规护理。

4. 健康教育

(1)知识宣教　在春、秋季节宣传预防感染的重要性,避免去人群集中的公共场所,防止受凉。

(2)预防复发　过敏性紫癜可反复发作和并发肾损害,给患儿带来不安和痛苦,应讲解疾病相关知识,缓解其心理压力,帮助其树立战胜疾病的信心。

(3)出院指导　做好出院指导,教会患儿和家长继续观察病情。合理调配饮食。避免接触过敏原,定期复查。

(易永红　蒋国霞)

第十八节　手足口病

手足口病(hand, foot and mouth disease, HFMD)是由肠道病毒引起的急性传染病,临床表现为手、足、口腔等部位皮肤黏膜的皮疹、疱疹、溃疡为典型表现,重者可出现无菌性脑膜炎、脑干脑炎、脑脊髓炎、神经源性肺水肿、循环障碍等严重并发症,并可导致死亡。

一、临床特点

1. 病因　引起手足口病的病原体多样,均为肠道病毒,其中肠道病毒71型(EV-A71)和柯萨奇病毒 A 组 16 型(CoxA16)最常见。手足口病的病毒对外界抵抗力较强,不易被胃酸和胆汁灭活,不耐强碱,对紫外线及干燥敏感。

2. 流行病学与发病机制

手足口病患者和隐性感染者均为传染源。主要通过消化道、呼吸道和密切接触传播。本病多发生于学龄前儿童,3 岁以下儿童发病率最高。感染后可获得免疫,但持续时间不明确。

手足口病的发病机制尚不完全清楚。肠道病毒由消化道或呼吸道侵入人体,在局部黏膜上皮细胞或淋巴组织中繁殖,并从口咽部的分泌物或粪便排出。病毒侵入局部淋巴结,并进入血液播散到全身各器官,引起病变而出现相应临床症状。大部分感染者为无症状感染或轻症患者,少数为重症患者。

3. 临床表现

手足口病潜伏期多为 2~10 天,平均 3~5 天。

(1)普通病例　急性起病,发热,口腔黏膜出现散在疱疹,多见于舌、颊黏膜和硬腭等处,常发生溃疡,可引起疼痛。手、足、臀等部位出现散在斑丘疹、疱疹,偶见于躯干部。疱疹周围有炎性红晕,疱内液体较少。可伴咳嗽、流涕、食欲不振等症状。部分病例仅表现为皮疹或疱疹性咽峡炎;个别病例可无皮疹。皮疹消退后不留瘢痕,一般 1 周左右痊愈。

(2)重症病例　少数病例病情进展迅速,可出现脑膜炎、脑炎、脑脊髓炎、肺水肿、循环障碍等,极少数病例病情危重,可致死亡,存活者可留有后遗症。

1)神经系统:患儿持续高热,出现中枢神经系统损害,如精神差、嗜睡、易惊、头痛、呕吐、谵妄甚至昏迷;肢体抖动,肌阵挛、眼球震颤、共济失调、眼球运动障碍;无力或急性迟缓性麻痹;惊厥等。颈项强直、腱反射减弱或消失,Kerning 征等病理征阳性。

2)呼吸系统:呼吸浅促、呼吸困难或节律改变,口唇发绀,咳嗽加剧,咳白色、粉红色或血性泡沫样痰液,肺部可闻及湿啰音或痰鸣音。

3)循环系统:面色苍白,皮肤出现花纹,四肢冷,指(趾)端发绀,心动过速或过缓,毛细血管充盈时间延长,可出现持续血压降低。

4. 辅助检查

(1)血常规　白细胞数降低或正常,或白细胞计数增多,血糖升高。

(2)血气分析　呼吸系统受累时可有动脉血氧分压降低、血氧饱和度下降,二氧化碳分压升高,酸中毒。

(3)脑脊液检查　神经系统受累时,外观清亮,压力增高,白细胞计数增多,多以单核细胞为主,蛋白正常或轻度增多,糖和氯化物正常。

(4)病原学检查　肠道病毒特异性核酸阳性或分离到肠道病毒。咽和气道分泌物、疱疹液、粪便阳性率较高。

(5)血清学检查　急性期与恢复期血清 CoxA16、EV71 等肠道病毒中和抗体有 4 倍以上的升高。

5. 治疗要点

(1)普通病例　目前尚无特异性治疗措施,主要对症治疗,注意隔离,清淡饮食,做好口腔和皮肤护理。可采用广谱抗病毒药物治疗。

(2)重症病例 神经系统受累者,使用甘露醇降颅内压等对症治疗。循环、呼吸衰竭者给予吸氧,保持呼吸道通畅,维持血压稳定,保护脏器功能等。恢复期给予支持疗法,促进脏器功能恢复;肢体功能障碍者给予康复治疗。

二、护理要点

(一)常见护理诊断/问题

1. 体温过高 与病毒感染有关。

2. 皮肤完整性受损 与病毒引起的皮肤黏膜损伤有关。

3. 有感染传播的危险 与肠道病毒可经消化道、呼吸道或直接接触传播有关。

4. 潜在并发症 脑膜炎、肺水肿、呼吸衰竭、心力衰竭等。

5. 知识缺乏 患儿家长担心预后。

(二)护理措施

1. 维持正常体温 密切监测体温,高热者遵医嘱使用退热剂。加强监测有高热惊厥史患儿的病情,预防惊厥发作。

2. 皮肤护理 保持室内适宜温湿度,及时更换汗湿衣服,保持衣被清洁。避免用清洁剂刺激皮肤,修剪指甲防抓破皮疹。疱疹破溃用抗生素软膏防感染。保持臀部清洁干燥,及时清理大小便。

3. 口腔护理 保持口腔清洁,进食后及时漱口。有口腔溃疡者可涂金霉素、鱼肝油。西瓜霜、冰硼散的可促进溃疡面愈合。

4. 饮食护理 给予营养丰富、易消化、流质或半流质饮食。饮食定时定量,少食零食,减少对口腔黏膜的刺激。因口腔溃疡拒食造成脱水、酸中毒者,给予补液纠正水、电解质紊乱。

5. 消毒隔离 住院患儿进行床边隔离,轻症患儿居家隔离,隔离至体温正常、皮疹消退,一般2周左右。房间每天开窗通风2次,定时空气消毒。接触患儿前后均要消毒。用具消毒、暴晒处理,呕吐物及粪便含氯消毒液处理2小时后倾倒。减少陪护及探视人员,做好陪护宣教,勤洗手、戴口罩等。

6. 病情观察 密切观察病情,尤其是重症患儿。出现神经系统或心肺衰竭表现时,及时通知医生,积极配合治疗,给予相应护理,用药期间,观察药物作用及不良反应。

7. 健康教育 向家长介绍手足口病相关知识。指导家长培养患儿良好卫生习惯,做好玩具、餐具清洗消毒等。居家隔离患儿,指导家长做好口腔、皮肤护理,病情发生变化及时就医。流行期间,不要带孩子去人多公共场所。加强锻炼,增强抵抗力。EV-A71灭活疫苗对EV-A71所致的重症手足口保护效果好,可达到一定预防作用。

(朱 杉 李少晗)

第十九节 惊 厥

惊厥(convulsion)是神经元功能紊乱引起脑细胞突然异常放电所致的全身或局部肌肉不自

主收缩,常伴有意识障碍。是原发疾病引起的一种症状。约有4%的儿童在15岁以前至少有1次惊厥发作,其中近半数为热性惊厥。

热性惊厥(febrile seizure FS)是指3个月~5岁儿童,发热初起或体温快速上升期出现的惊厥,排除了颅内感染和其他引起惊厥的原因,既往无热发作史。热性惊厥分为单纯型和复杂型。FS多发生于6个月~5岁儿童,发病年龄高峰为18个月龄。6个月~5岁儿童中FS发病率2%~5%,占各类儿童惊厥30%。热性惊厥多短暂且为自限性,发作超过10分钟应送急诊。

一、临床特点

1. 病因及分类

(1)感染性病因　颅内感染,颅外感染。

(2)非感染性病因　颅内疾病,颅外(全身性)疾病。

2. 病理生理　癫痫性发作,非痫性发作。

3. 临床表现

突然发生的全身性或局部肌群强直或阵挛性抽动,常伴有不同程度的意识改变。发作大多在数秒或几分钟内停止,严重者可持续10分钟或反复发作。惊厥停止后大多入睡。

新生儿惊厥发作不典型,称为轻微发作,表现为凝视、斜视、眨眼运动,面肌抽动似咀嚼、吸吮动作,单一肢体震颤、固定或四肢踩踏板或划船样运动及呼吸暂停发作等。

表 3-5-6　单纯型热性惊厥跟复杂型热性惊厥的临床特点

	单纯性热性惊厥	复杂性热性惊厥
发作类型	全面性	局灶性(或部分性)
发作时间	发作持续时间不到15分钟	发作持续时间超过15分钟
一次病程发作次数	1次病程发作仅1次	一次病程发作2次或2次以上

4. 辅助检查

(1)实验室检查　血、尿、便常规;血液生化检查。怀疑颅内感染者需做脑脊液常规、生化及病原学检查。

(2)影像学检查　所有惊厥患儿应做脑电图检查。

5. 治疗要点

维持生命体征,控制惊厥发作,病因治疗,预防惊厥复发。

(1)镇静止惊

1)苯二氮䓬类:控制惊厥的首选药。常用地西泮及咪达唑仑。地西泮0.3~0.5mg/kg缓慢静脉注射,推注速度1~2mg/min,必要时5~10分钟后反复应用(最大剂量每次不超过10 mg)。当没有建立静脉通道时,也可选择肌肉注射咪达唑仑0.1~0.3mg/kg,必要时5~10分钟重复一次(最大剂量每次不超过10 mg)。过量可致呼吸抑制、血压下降。

2)苯巴比妥钠:本药肌注吸收较慢,不适用急救。负荷量为10mg/kg,静脉注射,速度小于25mg/min。维持剂量为3~5mg/(kg·d),分两次使用。常用于新生儿惊厥的初始治疗。

3)10% 水合氯醛：每次 0.5mL/kg(50mg/kg)，稀释至 3% 灌肠。

(2)对症治疗　高热者予降温。双氯芬酸钠退热栓的使用(12.5mg/ 粒)，小于 3 岁 6.25mg，3 ~ 5 岁 6.25 ~ 12.5mg，6 ~ 8 岁 12.5mg。美林使用见表3-5-7。退烧药需要时每 6 ~ 8 小时可重复使用，24 小时不超过 4 次。维持内环境稳定。

表 3-5-7　美林使用方法

年龄	体重(kg)	剂量(次)
小于 6 月		应遵医嘱
6 ~ 11 月	5.5 ~ 8	1 滴管(1.25 毫升)
12 ~ 23 月	8.1 ~ 12	1.5 滴管(1.875 毫升)
2 ~ 3 岁	12.1 ~ 15.9	2 滴管(2.5 毫升)

(3)病因治疗　针对惊厥的不同病因采取相应治疗措施。

二、护理要点

(一)常见护理诊断 / 问题

1. 有误吸的危险　与意识障碍、咳嗽反射减弱有关。

2. 有受伤的危险　与意识障碍、惊厥导致不能自主控制有关。

3. 焦虑　与家长担心患儿病情、无法应对惊厥发作有关。

(二)护理措施

1. 气道管理　惊厥发作时将患儿平卧，头偏向一侧(呕吐者可侧卧)，解开衣领，及时清理分泌物及呕吐物。必要时氧气吸入。若惊厥停止后自主呼吸未恢复，应实施人工呼吸。备好吸引器、气管插管等急救用物。

2. 预防受伤　就地抢救，专人守护，防止受伤。移开可能伤害到患儿的物品，不可移动或强力按压及约束患儿肢体，不可将物品塞入患儿口中或强力撬开紧闭牙关，惊厥发作未超过 5 分钟可任其自行停止。注意观察生命体征、意识、行为、瞳孔、面色、惊厥发作类型及持续时间等。指导患儿及家长避免诱发惊厥的因素。

3. 心理护理　患儿惊厥发作时允许家长陪护。指导家长惊厥发作的急救处理(如体位、安全、保持气道通畅等)。讲解惊厥相关知识，指导患儿及家长减轻焦虑。

(朱　杉　李少晗)

第二十节　急性肾衰竭

急性肾衰竭(acuterenalfailure，ARF)是指由多种原因引起的肾功能短期内急剧下降或丧失的临床综合征，表现为氮质血症、水及电解质紊乱和酸碱平衡失调。新生儿期以围生期缺氧、败血症、严重溶血或出血引起者较常见,婴儿期以严重腹泻脱水、重症感染及先天畸形引起者多见,年长儿则多因肾炎、休克所致。为早期诊断、早期干预以争取改善预后,逐渐以急性肾损伤(acute kidney injury, AKI)概念代替急性肾衰竭。

一、临床特点

1. 病因

(1)肾前性 任何原因引起血容量减少,导致肾血流量下降,肾小球滤过率降低而出现肾衰竭。常见原因有腹泻、呕吐、脱水、心源性休克、充血性心力衰竭、过敏反应、败血症、烧伤外科手术大出血等。此型肾实质并无器质性病变,病因消除后肾功能随即恢复。

(2)肾性 是儿科肾衰最常见的原因,由肾实质损害引起。

(3)肾后性 各种原因引起的泌尿道梗阻所致。常见有尿路结石、尿路梗阻致肾盂积水、双侧输尿管连接部狭窄、先天性尿路畸形、肾结核、肿瘤压迫输尿管等。肾后性因素多为可逆性的,及时解除病因则肾功能常可恢复。

2. 病理生理与分型

急性肾衰竭由于病因不同其病理生理也不同。肾血流量明显减少,肾小球滤过率降低,血尿素氮升高。病程差异较大,取决于病因。可逆性 ARF 通常会经历少尿、多尿,然后逐渐恢复到正常尿量。

3. 临床表现

(1)儿童急性肾衰竭诊断标准

1)尿量显著减少:少尿 [小于 250mL/(m^2·d)] 或无尿 [小于 50mL/(m^2·d)]。非少尿型急性肾衰竭者无少尿与无尿,但尿量仍较正常时减少。还要注意急性膀胱尿潴留。

2)氮质血症:血尿素氮 ≥ 15mmol/L,血肌酐 ≥ 177μmol/L;或每天血尿素氮增加大于等于3.57mmol/L,血肌酐增加大于等于44.2μmol/L;或肾小球滤过率(CCr) ≤ 30mL/(min·1.73m^2)。

3)不同程度尿毒症症状,代谢性酸中毒,水、电解质平衡紊乱等表现。

(2)儿童急性肾衰竭临床分期

1)少尿期:少尿或无尿,伴氮质血症,水过多(体重增加、水肿、循环充血、高血压、脑水肿),电解质紊乱(高钾、高磷、低钠、低钙等),代谢性酸中毒,并可出现循环系统、神经系统、呼吸系统和血液系统多系统受累的表现。

2)多尿期:尿量逐渐增多或急剧增加 [大于 250mL/(m^2·d)],水肿减轻,但氮质血症尚未消失,甚至轻度升高,可伴水、电解质平衡紊乱等表现。

3)恢复期:氮质血症恢复,贫血改善,而肾小管浓缩功能恢复较慢,约需数月,肾脏病理修复需 6 月至 2 年之久。

4. 辅助检查

(1)实验室检查 尿液检查测定尿比重、尿渗透压、尿肌酐等。血生化检查监测电解质、血尿素氮和肌酐。

(2)影像学检查 腹部平片、B 超、CT、MRI 等可了解肾脏大小、形态、血管及输尿管、膀胱有无梗阻,也可了解肾血流量、肾小球和肾小管功能。

(3)肾活检　对原因不明的急性肾衰,肾活检是可靠的诊断手段。

5. 治疗要点　去除病因,积极治疗原发病,减轻症状,改善肾功能,防止并发症的发生。

(1)少尿期　重点是去除病因和治疗原发病,纠正水、电解质和酸碱平衡失调,控制氮质血症,供给充足营养。

(2)多尿期　注意监测尿量和血压,积极防治水、电解质紊乱及酸碱失衡。当血肌酐接近正常时应增加饮食中蛋白质的摄入量。

(3)恢复期　注意休息、加强营养、防治感染。

二、护理评估

(一)常见护理诊断/问题

1. 体液过多　与肾小球滤过率降低有关。

2. 营养失调　低于机体需要量与摄入不足及丢失过多有关。

3. 有感染的危险　与免疫力低下有关。

4. 潜在并发症　心力衰竭、肺水肿、脑水肿等。

5. 焦虑(家长)　与担心预后有关。

(二)护理措施

1. 维持体液平衡

(1)坚持"量出为入"的原则,严格限制水、钠摄入。每日液体量控制在:尿量 + 显性失水(大便 + 呕吐 + 引流量等)+ 不显性失水 – 内生水。故每日基本液体量可按 $400ml/m^2$ 体表面积,必要时监测中心静脉压,观察脱水或体液过多的征象,连续监测生命体征并记录。

(2)准确记录 24 小时出入液量,并特别关注尿量,$< 1ml/(kg \cdot h)$ 为少尿,$< 0.5ml/(kg \cdot h)$ 为无尿,以及尿色和尿比重变化。

(3)每日测体重 1 次。

(4)协助并指导患儿及其家长正确留取尿标本。

2. 营养支持

(1)对危重患儿给予禁食,单纯依靠静脉输液治疗,或给予胃肠内营养或全胃肠外营养(TPN)。

(2)少尿期早期只给糖类,供给葡萄糖 $3 \sim 5g/(kg \cdot d)$ 静脉滴注,可减少机体自身蛋白质分解和酮体产生,情况好转能口服时,应及早给予基础代谢热量[儿童 $30kcal/(kg \cdot d)$,婴儿 $50kcal/(kg \cdot d)$],饮食可给低蛋白、低盐、低钾和低磷食物,蛋白质应限制在 $0.5 \sim 1.0g/(kg \cdot d)$ 为宜,且应以优质蛋白为主,如鸡蛋、肉类、奶类蛋白为佳,对有高分解状态或不能口服者可考虑用静脉高营养;严格控制含钾食物及水果摄入,如香蕉、核桃、柑橘等,每日摄入钠不超过 3g;严格限制及管理患儿的饮用品、食用品。

(3)多尿期供给足够热量和维生素,适量蛋白质饮食,并给予含钾多的食物。

(4)恢复期患儿给予高热量、高蛋白饮食。

3. 预防感染

(1)清洁病室环境,空气要新鲜,每日早晚通风 1 小时避免与易感人群接触,严格控制探视人员。

(2)病床环境每日紫外线消毒 1 次。

(3)每日 1 次对所有有创伤口换药,所有静脉导管拔除后应做血培养。

(4)做好口腔护理,各种侵入性操作要严格执行无菌操作原则。

(5)必要时给予保护性隔离。卧床时间视病情而定,一般少尿期、多尿期均应卧床休息,恢复期逐渐增加活动。

4. 心理护理

患儿可因病情、疼痛等出现烦躁不安、恐惧、焦虑等,应为患儿提供舒适护理和心理支持。患儿父母因患儿病情及治疗承受极大压力,应帮助其有效应对,做好沟通和信息支持。

(陈锦秀　李　艳)

第六章 感染科常见疾病患者护理

第一节 感染病房消毒隔离管理制度

1. 感染病区工作区域应严格划分:清洁区、半污染区、污染区。

2. 病房按不同的病种收治患者,同种患者安排在同一病室内,但病原体不同者,应分室收治。

3. 工作人员进行一切技术性操作应按规定戴口罩、帽子。对于接触隔离患者或严密隔离的患者需穿隔离衣,穿好隔离衣后应在指定的范围内活动,一切操作要严格遵守隔离制度,接触患者后必须消毒双手。

4. 穿隔离衣前,需备齐所需用物,各种护理操作应有计划并集中进行以减少穿脱隔离衣的次数和消毒手的频率。

5. 进入病房的物品或落地的物品应视为污染,消毒后方可递交;患者的衣物、信件、钱币等经消毒后方可交家人带回,严密隔离患者的排泄物、分泌物、呕吐物须经消毒处理后方可排放。传染患者的衣物置专用的污衣袋内外送,消毒清洗。

6. 病室每天进行空气消毒,可用紫外线照射或消毒液喷雾;每天晨间护理后,用消毒液擦拭床及床旁桌椅。

7. 了解患者的心理状况,尽量缓解患者因隔离而产生的恐惧、孤独、自卑等心理反应。

8. 终末消毒处理:当患者出院、转科或死亡后,对其所住病室、用物、医疗器械等进行彻底消毒处理。

(黄 华)

第二节 病毒性肝炎

一、临床特点

1. 病原学 目前已经证实,导致病毒性肝炎的肝炎病毒有甲、乙、丙、丁、戊五种。近年发现的庚型肝炎病毒、输血传播病毒等是否引起肝炎尚没有确切定论。

(1) 甲型肝炎病毒(hepatitisAvirus, HAV)属于小 RNA 病毒科的嗜肝病毒属。HAV 对外界抵抗力较强,耐酸碱,能耐 60℃ 30 分钟,室温下可生存 1 周,在贝壳类动物、污水、海水、泥土中可存活数月,100℃ 1 分钟才能完全灭活。对紫外线、氯、3% 甲醛等敏感。

(2)乙型肝炎病毒(hepatitisBvirus，HBV)HBV属于嗜肝DNA病毒科。HBV的抵抗力很强，对热、低温、干燥、紫外线及一般浓度的消毒剂均能耐受。在血清中30~32℃可保存6个月，-20℃可保存15年，但煮沸10分钟、65℃10小时或高压蒸汽消毒可使之灭活，对0.2%苯扎溴铵及0.5%过氧乙酸敏感。

(3)丙型肝炎病毒(hepatitisCvirus，HCV)属于黄病毒科丙型肝炎病毒属。HCV基因组为线状单股正链RNA。HCV是多变异的病毒，是5种肝炎病毒中最易发生变异的一种。目前可将HCV分为6个不同基因型，1、2、3型可再分亚型。我国以1型为主。10%氯仿、煮沸、紫外线可使HCV灭活。

(4)丁型肝炎病毒(hepatitisD virus，HDV)HDV是一种缺损RNA病毒，必须有HBV或其他嗜肝DNA病毒辅助才能复制、表达。HDV为直径35~37nm的球形颗粒，内部含HDVAg和基因组HDVRNA，外壳为HBsAg。

(5)戊型肝炎病毒(hepatitisEvirus，HEV)属萼状病毒科。免疫电镜下为球形颗粒，直径27~38nm，无包膜。基因组为单股正链RNA。HEV主要在肝细胞内复制，通过胆道排出。HEV对高热、氯仿、氯化铯敏感。

2. 流行病学

(1)传染源:急性和亚临床感染者,慢性患者,或病毒携带者。

(2)传播途径:甲型和戊型肝炎经粪-口途径传播;乙、丙和丁型主要经血液或体液等胃肠途径传播。

(3)易感性与免疫有关:感染甲型肝炎可产生持久免疫;感染戊型肝炎少数患者的免疫力可持续1年。

3. 临床表现

(1)甲型和戊型多表现为急性感染;乙、丙和丁型大多呈慢性感染,少数病例可发展为肝硬和肝细胞癌;5种肝炎病毒之间可出现重叠感染或协同感染,而使病情加重。

(2)主要症状 ①病毒血症:畏寒、发热、疲乏及全身不适等。②消化系统症状:食欲减退、厌油、恶心、呕吐、腹胀、腹痛和腹泻。

(3)重症型的表现 神经系统症状(肝性脑病)有定时,定向障碍,计算能力下降,精神异常,烦躁不安、嗜睡、昏迷。

(4)重要阳性体征 如黄疸性肝炎患者皮肤巩膜黄染,慢性肝炎患者可有肝病面容、肝掌、蜘蛛痣、胸前毛细血管扩张、肝大质偏硬、脾大等。

(5)并发症 ①肝性脑病。②上消化道出血。③肝肾综合征。④继发感染。4.辅助检查谷丙转氨酶(ALT)、谷草转氨酶(AST)升高,重型肝炎可出现AST/ALT>1. ALT快速下降,胆红素不断升高的酶胆分离现象;白蛋白下降，γ球蛋白升高,白/球(A/G)比值下降甚至倒置;血清和尿胆红素升高,凝血酶原活动度(PTA)下降,重型肝炎PTA ≤ 40%,血氨升高。

5. 肝炎病毒标志物检测

(1)甲型肝炎:①血清抗-HAV IgM:是HAV近期感染的指标,是确诊甲型肝炎最主要的标志物;②血清抗-HAVIgG:为保护性抗体,见于甲型肝炎疫苗接种后或既往感染HAV的患者。

(2)乙型肝炎

1)表面抗原(HBsAg)与表面抗体(抗–HBs):① HBsAg 阳性见于 HBV 感染者。②抗–HBs 姓主要见于预防接种乙型肝炎疫苗后或过去感染 HBV 并产生免疫力的恢复者。

2)e 抗原(HBeAg)与 e 抗体(抗–HBe):① HBeAg 一般只出现在 HBsAg 阳性的血清中。阳性提示 HBV 复制活跃,传染性较强;②抗–HBe 在 HBeAg 消失后出现。抗–HBe 阳性临床上有两种可能性:一是 HBV 复制的减少或停止,此时患者的病情趋于稳定,ALT 多正常且传染主传染性较弱;二是 HBV 前 C 区基因发生变异,此时 HBV 仍然复制活跃,有较强的传染性,甚至病情加重。

3)核心抗原(HBcAg)与其抗体(抗–HBc):① HBcAg 主要存在于受感染的肝细胞核内,检测难度较大;抗–HBcIgG 是过去感染的标志,可保持多年。

4)乙型肝炎病毒脱氧核糖核酸(HBVDNA):位于 HBV 的核心部分,是反映 HBV 感染最直接、最特异和最灵敏的指标。阳性提示 HBV 的存在、复制,传染性强。HBVDNA 定量检测有助于抗病毒治疗病例选择及判断疗效。

(3)丙型肝炎:①丙型肝炎病毒抗体(抗–HCV):是 HCV 感染的标志而不是保护性抗体主要用于丙型肝炎的筛查,甚至治愈后仍可持续存在;②丙型肝炎病毒核糖核酸(HCV RNA):在病程早期即可出现,是病毒感染和复制的直接标志。

(4)丁型肝炎:血清或肝组织中的 HDAg 和(或)HDV RNA 阳性有确诊意义。急性 HDV 感染时,HDAg 仅在血中出现数天,继之出现抗–HDVIgM,持续时间也较短。而抗–HDVIgG 效价增高见于慢性丁型肝炎。

(5)戊型肝炎:常检测抗–HEVIgM 及抗–HEVIgG,两者均可作为近期感染的指标。但因检测方法仍不理想,需结合临床进行判断。

6.治疗要点

(1)综合治疗:对症支持治疗,抗病毒治疗

①非特异性护肝药:维生素类(B 族、V、E、K 等),促进解毒功能药物,如还原型谷胱甘肽等。②降酶药:降低血清转氨酶,如甘草酸、联苯双酯等。③退黄药:如天门冬氨酸钾镁等。④调节免疫药物:胸腺素等。⑤抗病毒治疗药物:α 干扰素,核苷类似物等。⑥抗肝纤维化治疗:冬虫夏草菌丝,丹参等。

(2)并发症的防治,出血,肝性脑病,继发感染,急性肾功能不全的防治。

(3)人工肝支持系统。

二、护理要点

(一)主要护理问题

1.活动无耐力　与肝功能受损,能量代谢障碍有关。

2.营养失调　低于机体需要量　与食欲下降、呕吐、腹泻、消化和吸收功能障碍有关。

3.焦虑　与疾病进展、疗效、预后及费用有关。

4.有皮肤完整性受损的危险　与胆盐沉着刺激皮肤神经末梢引起瘙痒、肝衰竭大量腹水形成,长期卧床有关。

5.有感染的危险　与免疫功能低下有关。

6.潜在并发症　出血、肝性脑病、肾衰竭、干扰素治疗的不良反应。

（二）护理措施

1. 急性肝炎患者护理

（1）按感染疾病患者一般护理常规。

（2）休息与活动　早期卧床休息,降低机体代谢率,增加肝脏的血流量.有利于肝细胞修复。症状好转、黄减轻、肝功能改善后,方可逐步增加活动量,以不感疲劳为度。

（3）基础护理　协助卧床患者生活护理,关注患者各种需求。

（4）饮食护理　给予清淡、易消化、富含维生素的流质饮食。严重食欲不振、恶心、呕吐不能进食或进食量太少者可遵医嘱静脉补充葡萄糖、脂肪乳和维生素等。黄疸消退期患者可逐步增加饮食,少食多餐,避免暴饮暴食。

（5）病情观察　观察患者黄疸加深或消退情况,消化道症状与饮食、药物的关系,发现异常及时通知医生,配合处理。

（6）药物应用　密切观察药物的疗效及不良反应,定期复查肝功能、血常规及病毒的血清学指标,以指导调整治疗方案。

（7）心理护理　肝炎患者易产生孤独、恐惧、害怕等情绪,应给予安慰和鼓励。

（8）健康指导　加强预防疾病、预防接种指导,讲解急性肝炎的传播途径、消毒隔离措施、预后等相关知识,消除顾虑,从而促进疾病康复。

2. 重症肝炎患者护理

（1）按感染疾病患者一般护理常规。

（2）休息　卧床休息,尽量减少机体消耗。

（3）基础护理　做好口腔、皮肤护理,协助患者做好进餐、沐浴、如厕等生活护理。保持床铺清洁平整,预防压疮。评估患者,对有跌倒高风险的要加强警示与预防。

（4）饮食护理　①给予高维生素、易消化、低脂肪无刺激食物。减少饮食中的蛋白质,保井大便通畅,减少肠道内氨的来源。②腹水患者进低盐饮食。③腹胀者减少产气食品（牛奶、制品）的摄入。④食道静脉曲张者,口服药物应碾细,尽量避免食用煎炸、带刺、带壳的坚硬食品。

（5）病情观察　①密切观察患者神志、体温、血压、腹胀、黄疸、尿量、尿色的改变,观察患者有无低血糖现象。②对凝血酶原时间延长,有出血倾向者应观察有无消化道出血情况,皮肤有无点、瘀斑或牙龈、鼻腔有无出血,如发生鼻衄可予 1% 麻黄素棉球填塞。

（6）药物应用①禁用损害肝脏的药物,如氯丙嗪、氯化铵等。禁用肾毒性的抗菌药物,如氨基糖苷类药物。长期使用广谱抗生素者,应密切观察口腔、肠道有无真菌感染。②观察利尿剂的利尿效果,记录 24 小时尿量。

（7）心理护理　耐心倾听,关心、体贴患者,给予必要的解释与疏导,建立良好护患关系,增强治疗信心。

（8）健康指导　①知识宣教。宣传病毒性肝炎的家庭护理和自我保健知识,生活规律,劳选结合,定期复查。加强休息、饮食、睡眠、心理、各种检查治疗指导。②自我护理。加强营养,戒烟酒,遵医嘱服药,不随意停药,也不自行滥用药物,以免加重肝损害。养成良好的卫生习惯,生活用具专用;防止唾液、血液及排泄物污染环境。③预防接种,对密切接触者,可行预防接种。④定期复查,合理治疗。

（黄　华）

第三节 肾综合征出血热

肾综合征出血热(hemorrhagic fever with renal syndrome，HFRS)，也称流行性出血热，由汉坦病毒(Hantavirus，HV)感染引起的一种自然疫源性传染病，鼠为主要传染源。临床上主要表现为发热、休克、充血、出血和急性肾衰竭。

一、临床特点

1. 病原学 汉坦病毒属于布尼亚病毒科，为负性单链 RNA 病毒。汉坦病毒不耐热、不耐酸，高于 37℃或 pH < 5.0 易灭活，对紫外线及一般消毒剂如乙醇和碘酊均敏感。

2. 流行病学

(1)宿主动物与传染源 据国内外不完全统计，有 170 多种脊椎动物可自然感染汉坦病毒，主要宿主是啮齿类，其他动物包括家兔、猫、犬等。不同地区主要宿主动物和传染源不同，我国山西、河南及城市疫区以褐家鼠为主，农村疫区以黑线姬鼠为主，林区则为大林姬鼠为主。患者仅在病程早期 3~5 天内血液和尿液中携带病毒，因此，患者不是主要传染源。

(2)传播途径 可有多种途径传播。

1)呼吸道传播：含病毒的鼠类排泄物如尿、粪、唾液等污染尘埃后形成的气溶胶颗粒通过呼吸道而感染人体。

2)消化道传播：进食被含病毒鼠类排泄物污染的食物，可经口腔或胃肠黏膜而感染。

3)接触传播：被鼠咬伤或经皮肤伤口接触带病毒的鼠类血液或排泄物可致感染。

4)母婴传播：孕妇感染本病后，病毒可经胎盘感染胎儿。

5)虫媒传播：从恙螨和柏次禽刺螨中曾分离到汉坦病毒，但其传播作用尚不确切。

(3)人群易感性：普遍易感。在流行区隐性感染率可达 3.5%~4.3%。

(4)流行特征

1)地区性：主要分布在亚洲，其次为欧洲和非洲，美洲病例较少。我国疫情最重，除青海新疆外，均有病例报告。目前的流行趋势是由北向南，由农村向城市扩展；老疫区病例逐渐减少，新疫区不断增加。

2)季节性与周期性：全年均可发病，但有明显高峰季节，主要与传染源的密度和带毒率改变有关。黑线姬鼠传播者以 11 月至次年 1 月为高峰，褐家鼠传播者以 3-5 月份为流行高峰，林区姬鼠传播者以夏季为流行高峰。

3. 发病机制与病理改变 至今未完全清楚，多数研究认为是病毒的直接作用与病毒感染诱发免疫损伤及细胞因子和介质共同作用的结果。病毒可导致感染细胞功能和结构的损害。Ⅲ型变态反应是引起本病血管和肾损害的主要原因。本病的病理改变以小血管和肾脏病变最明显。基本病变是全身小血管广泛受损。

4. 临床表现 潜伏期 4~46 天，一般 1~2 周。典型病例起病急骤，表现为发热、出血和肾损害 3 类症状和 5 期经过。

(1)发热期 突起畏寒、高热，以稽留热或弛张热多见，多数持续 3~7 天。有全身中毒症状和毛细血管损害征,典型表现为头痛、腰痛、眼眶痛(三痛)和颜面、颈部、胸部潮红(皮肤"三红")。此外还有关节肌肉酸痛、食欲减退、恶心等消化道症状、出血如皮肤黏膜出血等表现。

(2)低血压休克期　常发生于病程的 4~6 天,一般持续 1~3 天。

(3)少尿期　是本病具有特征性的一期。多发生于起病 5~8 天,持续 2~5 天,持续时间越长病情越重。本期以少尿或无尿、尿毒症、水和电解质、酸碱平衡紊乱为特征。

(4)多尿期　多发生于病程的第 9~14 天,持续约 7~14 天。尿量 400~2000mL/d 为移行期,血尿素氮、肌酐仍可上升。超过 2000mL/d 为多尿期早期,多尿后期尿量可达 3000mL/d 以上。此期仍可再次出现继发性休克、急性肾衰竭及电解质紊乱。

(5)恢复期　多尿期后,一般情况逐渐好转,尿量逐渐恢复至 2000mL/d 或以下。一般仍需1~3 个月体力才完全恢复。少数人可遗留高血压、肾功能障碍、心肌损害和垂体功能减退等症状。

5. 常用实验室及其他检查　血常规、尿常规、血液生化检查、免疫学检查及病原学检查。

6. 治疗要点　尚无特效治疗。"三早一就"仍是本病的治疗原则:早期发现、早期休息、早期治疗、就近治疗。依据各期进行对症治疗,治疗中注意防治休克、肾衰竭和出血。

(1)发热期　以抗病毒、减轻外渗、对症治疗和防治 DIC 为主。

(2)低血压休克期　以补充血容量、纠正酸中毒和改善微循环为原则。

(3)少尿期　稳定内环境、促进利尿、导泻和透析疗法。入液量应为前一天尿量和呕吐量加上 500~700mL。

(4)多尿期　移行阶段及多尿早期治疗原则与少尿期相同。此期注意维持水、电解质及酸碱平衡,注意预防继发感染。

(5)恢复期　继续休息至出院后 1~3 个月。补充营养,逐步恢复活动与工作,定期复查肾功能和垂体功能。

二、护理要点

(一)主要护理问题

1. 组织灌注量改变　与全身广泛小血管损害、血浆外渗、出血,后期并发 DIC 有关。

2. 体温过高　与流行性出血热感染引起的病毒血症有关。

3. 体液过多　与肾损害有关。

4. 营养失调　低于机体需要量与发热、呕吐、进食少、大量蛋白尿有关。

5. 有感染的危险　与机体抵抗力下降、营养不良有关。

6. 潜在并发症　心力衰竭、肺水肿、出血等。

(二)护理措施

1. 按感染疾病患者一般护理常规。

2. 休息与活动　急性期需绝对卧床休息,并应避免随意搬动,预防坠床及跌倒,至恢复期逐渐增加活动量。

3. 饮食护理

(1)给予清淡、易消化、高热量、高维生素、富有营养的流质或半流质饮食,少量多餐。

(2)发热期间注意适当补充液体;少尿期患者应给予高热量、丰富维生素、低盐、低蛋白饮食,以免加重氮质血症和水钠潴留。

(3)多尿期给予含钾丰富的食物,应随尿量增加水分的补充,并注意维持水、电解质、酸碱平衡。

(4)恢复期给予高热量、高蛋白、高维生素饮食。

4.病情观察

(1)严密监测患者生命体征及意识状态的变化,尤其注意体温及血压的变化。

(2)严密观察患者充血、渗出及出血的表现:有无"三红""三痛"的表现,皮肤瘀斑的范围以及是否有破溃出血;有无呕血、咯血、便血;有无剧烈头疼、突然视力模糊、血小板进行性减少、凝血酶原时间延长等,警惕 DIC 的发生。

(3)观察尿液的颜色、性状、量,准确记录 24 小时出入液量,监测血清电解质及肾功能变化,发现异常及时报告医生并进行处理。

5.对症护理

(1)发热期 ①高热患者以物理降温为主,不宜用醇浴,以免加重皮肤损害,药物降温也须慎用。②观察体温变化,如有体温骤降、四肢厥冷、出冷汗、脉搏细速、血压下降等情况,应及时通知医生进行抢救。

(2)低血压休克期 ①置患者平卧位,切忌随意搬动,给予氧气吸入,注意保暖。②按医嘱给予补充血容量和纠正酸中毒等处理,遵循输液原则,严密监测动脉血气结果,观察治疗效果。快速扩容时应注意观察心功能和有无急性肺水肿的临床表现。

(3)少尿期 ①严格控制输液量,按"量出为入、宁少勿多"的原则,在 24 小时内均匀输入液体。②观察有无高血容量综合征、高氮质血症的表现,发现异常及时通知医生并配合抢救。③利尿或导泻时,保证剂量准确,并观察药物治疗效果,对大、小便次数、量、性质做详细记录,必要时送检。④需透析患者,按透析常规护理。

(4)多尿期 ①按治疗原则给予补充液体,维持水电解质平衡,观察有无低钾、低钠的表现,如肌肉无力、腹胀、腱反射减弱或消失、心电图改变等,早期发现,及时处理。②加强口腔及皮肤护理,预防感染。

(5)恢复期 逐渐下床活动,增加活动量,并增加营养的摄入。

6.并发症护理

(1)配合抢救、防治并发症:有效循环血容量不足者,应迅速建立静脉通路,快速补充血容量,纠正酸中毒并使用血管活性药物,以迅速纠正休克。快速扩容时,注意观察心功能,有无突发的呼吸困难、咳嗽、咳粉红色泡沫样痰等急性肺水肿的临床表现。

(2)消化道大出血的处理:针对病因治疗,如为血小板减少引起应及时补充血小板等,尿毒症引起者则需进行透析。

(3)心衰、肺水肿的治疗:严格控制输液量及速度,根据需要给予强心、镇静、扩血管和利尿药物,或进行导泻和透析治疗。

7.心理护理 及时了解患者的心理状态,做好心理护理,帮助患者及家属树立治疗信心,积极配合治疗。

8. 健康指导

(1) 知识宣教 对患者及家属进行疾病相关知识宣教,使其了解本病的各期经过及各期中对休息、饮食、饮水的要求,更好地配合治疗、护理。

(2) 休息 按病情轻重继续休息 1 ~ 3 个月或更长时间,生活要有规律,保证足够的睡眠,安排力所能及的体力活动。定期复查肾功能、血压等,如有异常,及时就诊。

(3) 饮食 注意改善卫生条件,保证饮食卫生,避免接触鼠类污染的食物及物品。

(4) 预防接种 重点人群可行流行性出血热灭活疫苗预防接种。

(刘艳美)

第四节 艾 滋 病

艾滋病又称获得性免疫缺陷综合征(acquired immunodeficiency syndrome, AIDS),由人类免疫缺陷病毒(Human immunodeficiency virus, HIV)感染后引起的慢性传染病。本病主要通过性接触、血液和母婴传播。HIV 特异性的侵犯并破坏辅助性 T 淋巴细胞(CD4+T lymphocytes),并使机体多种免疫细胞受损,最终并发各种严重的机会性感染和恶性肿瘤。

一、临床特点

1. 病原学 HIV 属于反转录病毒科慢病毒亚科, HIV 显著特征是高度的变异性,不规范的抗病毒治疗是导致耐药性的重要原因。高度变异性有助于 HIV 逃避宿主的免疫监视,同时也为 HIV 感染的预防、诊断和治疗设置了巨大的障碍。HIV 在外界的抵抗力不强,对热较为敏感, 56℃ 30 分钟、75% 的乙醇、0.2% 次氯酸钠和漂白粉能将其灭活。但对 0.1% 甲醛、紫外线、γ 射线不敏感。 HIV 感染人体后能刺激人体产生抗体、但中和抗体很少,病毒和抗体可同时存在,故仍有传染性。

2. 流行病学

(1) 传染源 患者和 HIV 无症状病毒携带者是本病的传染源,后者尤为重要。病毒主要存在于血液、精液、子宫和阴道分泌物中,其他体液如唾液、眼泪和乳汁也含有 HIV 。

(2) 传播途径 ①性接触传播:为艾滋病的主要传播途径,占成人 3/4。同性恋、异性恋均可传播;②血液传播:输注含病毒的血液或成分血、血制品,药瘾者共用针头或注射器,介入性医疗操作均可受感染;③母婴传播:感染 HIV 的孕妇可通过胎盘、分娩过程及产后血性分泌物和哺乳传给婴儿;④应用 HIV 感染者的器官移植或人工授精,被 HIV 污染的针头刺伤或破损皮肤意外受感染,生活中密切接触经破损的皮肤处感染。

(3) 人群易感性 人群普遍易感。在存活的 HIV 感染者中 15 ~ 49 岁人群占 80% 以上, 15 ~ 24 岁人群占 HIV 感染者一半以上。男性同性恋者、多个性伴侣者、静脉药瘾者和血制品使用者为本病的高危人群。

3. 发病机制与病理改变

HIV 侵入人体后,可通过直接侵犯辅助性 T 细胞及单核 - 吞噬细胞或间接作用于 B 细胞和 NK 细胞等,使多种免疫细胞受损,细胞免疫及体液免疫均受到不同程度的损害而致免疫功能严重缺陷,易发生各种严重的机会性感染和肿瘤。病理变化呈多样性、非特异性病变。组织中病原体繁殖多,而炎症反应少;免疫器官包括淋巴结病变及胸腺病变,中枢神经系统可有神经胶质细胞灶性坏死、血管周围炎性浸润及神经脱髓鞘改变。

4. 临床表现

本病潜伏期长,一般认为 2～10 年可发展为艾滋病。临床表现复杂多样。早期可有急性感染的表现。然后在相当长的时间内,可长达 10 年无任何症状,或仅有全身淋巴结肿大,常因发生机会性感染及肿瘤而发展为艾滋病。根据感染后临床表现及症状严重程度,HIV 感染的全过程可分为急性期、无症状期和艾滋病期。

(1)急性期 通常发生在初次感染 HIV 后 2～4 周左右。部分患者出现 HIV 病毒血症和免疫系统急性损伤所产生的临床症状,包括发热、皮疹、全身不适、头痛、恶心、呕吐、肌肉关节疼痛以及全身广泛淋巴结轻度肿大,淋巴结固定、有触痛,可活动。此期症状常较轻微,易被忽略,症状持续约 1～3 周后自行缓解。此期为血清学转换期(窗口期),可检出 HIV RNA 及 p24 抗原,但抗 HIV 阴性。

(2)无症状期 是病毒破坏 CD4+T 淋巴细胞和其他免疫细胞直至免疫功能恶化前的阶段,实际上是本病的潜伏期,可由原发感染或急性感染症状消失后延伸而来,患者无任何症状。血清可检出 HIV RNA 和 HIV 抗体。此期持续 6～8 年或更长。

(3)艾滋病期 为感染 HIV 后的最终阶段。患者 CD4+T 淋巴细胞计数多少于 200/mm^3,HIV 血浆病毒载量明显升高。此期主要临床表现为艾滋病相关综合征、各种机会性感染及肿瘤。

1)艾滋病相关症状:主要表现为持续一个月以上的发热、盗汗、腹泻;体重减轻 10% 以上。部分患者表现为神经精神症状,如记忆力减退、精神淡漠、性格改变、头痛、癫痫及痴呆等。另外还可出现淋巴结肿大。

2)机会性感染及肿瘤:①肺部:以肺孢子菌肺炎最为常见,且是本病机会性感染死亡的主要原因,表现为间质性肺炎,念珠菌、疱疹和巨细胞病毒、结核杆菌、卡波西肉瘤均可侵犯肺部。②中枢神经系统:新隐球菌脑膜炎、结核性脑膜炎、脑弓形虫病、巨细胞病毒脑炎等。③消化系统:念珠菌、疱疹和巨细胞病毒引起口腔和食管炎症或溃疡最为常见,表现为吞咽疼痛和胸骨后烧灼感。胃肠道黏膜常受到疱疹病毒、隐孢子虫、鸟分枝杆菌和卡波西肉瘤的侵犯,引起腹泻和体重减轻。鸟分枝杆菌、隐孢子虫、巨细胞病毒感染肝脏,可出现肝大及肝功能异常。④口腔:鹅口疮、舌毛状白斑、复发性口腔溃疡、牙龈炎等。⑤皮肤:带状疱疹、传染性软疣、尖锐湿疣、真菌性皮炎和甲癣。⑥眼部:巨细胞病毒、弓形虫可引起视网膜炎,眼部卡波西肉瘤等。⑦肿瘤:恶性淋巴瘤、卡波西肉瘤等,卡波西肉瘤侵犯下肢皮肤和口腔黏膜可引起紫红色或深蓝色浸润或结节,融合成片,表面溃疡并向四周扩散。

5. 实验室及其他检查 血常规、免疫学检查、血清型检查、HIV RNA 等。

6. 治疗要点

(1)抗病毒治疗 成人及青少年初治患者推荐方案为 2 种核苷类反转录酶抑制剂(NRTIs)+1 种非核苷类反转录酶抑制剂(NNRTIs)或 2 种 NRTIs+1 种加强型蛋白酶抑制剂(PIs),基于我国的药物情况,推荐的一线治疗方案为替诺福韦 + 拉米夫定 + 依非韦伦 / 洛匹那韦 / 利托那韦 /

阿扎那韦/拉替拉韦;替代方案为齐多夫定+拉米夫定+依非韦伦/奈韦拉平/利匹韦林。

(2)治疗机会性感染和肿瘤

1)肺孢子菌肺炎:首选复方磺胺甲噁唑。

2)卡波西肉瘤:可用 AZT 与 α-干扰素联合治疗,或应用博来霉素、长春新碱、阿霉素联合化疗。也可配合放射治疗。

3)隐孢子虫感染和弓形虫病:可用螺旋霉素或克林霉素。

4)巨细胞病毒感染:可用更昔洛韦或阿昔洛韦。

5)隐球菌性脑膜炎:应用氟康唑或两性霉素 B。

(3)支持及对症治疗 输血、补充维生素及营养物质,必要时辅以心理治疗。

(4)预防性治疗 结核菌素试验阳性者,异烟肼治疗 1 个月。CD4+T 淋巴细胞小于 0.2×10^9/L 者可用戊烷脒或复方磺胺甲噁唑预防肺孢子菌肺炎。针刺或实验室意外感染者应 2 小时内用 AZT 等治疗,疗程 4~6 周。HIV 感染的孕妇产前 3 个月起服 AZT,产前顿服 NVP 200mg,产后新生儿 2 小时内一次性口服 NVP 2mg/kg,可降低母婴传播。

二、护理要点

(一)主要护理问题

1. 有感染的危险 与免疫功能受损有关。

2. 营养失调 低于机体需要量与腹泻、厌食、消耗大、情绪低落有关。

3. 恐惧 与艾滋病预后不良,疾病折磨、担心受到歧视有关。

4. 活动无耐力 与 HIV 感染、并发各种机会性感染和肿瘤有关。

5. 腹泻 与并发胃肠道机会性感染和肿瘤有关。

6. 皮肤黏膜完整性受损 与病毒、真菌感染、卡波西肉瘤有关。

7. 社交孤立 与受到体液与血液隔离,不易被社会接受和预后不良有关。

(二)护理措施

1. 按感染疾病患者一般护理常规 进行血液—体液隔离,免疫功能受损严重时采取保护性隔离。

2. 休息与活动 提供良好的休息环境,保证足够的睡眠。急性感染期和艾滋病期应卧床休息,减轻症状。无症状感染期可以正常工作,但应避免劳累。

3. 基础护理 加强口腔护理和皮肤清洁,排便后用温水清洗肛周,防止继发感染。

4. 饮食护理 评估患者的营养状况,包括皮下脂肪、皮肤弹性、体重及血红蛋白等,给予高热量、高蛋白、高维生素、易消化饮食,以保证营养供给,增强机体抗病能力,必要时静脉补充营养和水分。

5. 病情观察 密切观察患者有无肺部、胃肠道、中枢神经系统、皮肤黏膜等机会性感染,以便早期发现,及时治疗。做好血型检查和输血准备,并定期检查血常规,中性粒细胞小于 0.5×10^9/L 时,应报告医生。

6. 用药护理 对使用抗病毒治疗的患者应进行用药依从性的教育,抗病毒治疗需终生服药,并应按时、足量、按医嘱服用,否则会降低疗效及产生耐药性。早期抗病毒治疗可减少机会性感染。抗病毒治疗过程中可能出现各种不良反应,如恶心、呕吐,骨髓抑制、斑丘疹、四肢麻木等,要定期进行临床评估和实验室检查以评价疗效。

7. 心理护理 多与患者沟通,了解患者思想和情绪变化,保护患者隐私。鼓励亲属、朋友给患者提供生活和精神上的帮助,克服心理障碍,积极融入社会。

8. 健康指导

(1)知识宣教 向患者讲解艾滋病的基本知识、传播方式、预防措施及保护他人和自我健康监控的方法,定期访视或医学观察。

(2)预防隔离 尽可能使用一次性用品,接触血液或其他体液污染的物品时,操作者必须戴手套,避免直接接触,防止医源性感染。

(3)对 HIV 感染的孕妇可采用产科干预、抗病毒药物干预及人工喂养等措施,防止母婴传播。

(刘艳美)

第五节 伤 寒

伤寒(Typhoid fever)是由伤寒杆菌引起的一种急性肠道传染病。临床特征为持续发热、表情淡漠、相对缓脉、玫瑰皮疹、肝脾肿大和白细胞减少等。有时可出现肠出血、肠穿孔等严重并发症。

一、临床特点

1. 病原学 伤寒杆菌属肠道杆菌沙门菌属 D 群,革兰染色阴性,不形成芽孢无荚膜,耐低温,对热及干燥的抵抗力较弱,60℃ 15 分钟或煮沸后即可杀灭,对一般化学消毒剂敏感。

(1)传染源:患者与带菌者。

(2)传播途径:经消化道传播,伤寒杆菌随粪便排出体外,通过污染的水源或食物、日常生活接触、苍蝇与蟑螂等传播。

(3)流行特点:夏秋季多发,以热带、亚热带地区多见,人群普遍易感。

2. 病理生理 伤寒病理组织改变主要是全身单核—吞噬细胞系统的增生性反应,尤以回肠下段淋巴组织病变最为明显。

3. 临床表现 持续发热、相对缓脉、全身中毒症状与消化道症状、玫瑰疹、肝脾肿大及白细胞减少。典型的临床经过可分为四期。

(1)初期 发热是最早出现的症状,常伴有全身不适、食欲减退、咽痛与咳嗽,体温呈阶梯形上升。

(2)极期 常有伤寒的典型表现,高热、相对缓脉、听力减退、表情淡漠、食欲减退、腹部不适、胀气、便秘、玫瑰疹、肝脾肿大。肠出血和肠穿孔等并发症多发生在此期。

(3)缓解期 体温波动较大,并逐日下降,症状逐渐减轻。

(4)恢复期 体温降至正常,症状消失,食欲好转。

4. 辅助检查

(1)细菌学检查 ①血培养在病程的第一周阳性率较高,已使用抗生素者,血培养阳性率降低。②骨髓培养阳性率较血培养高,全病程均可获较高的阳性率,较少受抗菌药物影响。③粪便培养,从潜伏期起便可获阳性,病后6周阳性率迅速下降。

(2)免疫学检查 肥大反应"O"抗体的效价在1∶80以上,"H"抗体的效价在1∶160以上,才有诊断价值。

5.治疗要点

(1)按肠道传染病隔离,排泄物彻底消毒。

(2)对症处理,高热时不宜大量使用退热药,以免虚脱。便秘时可给予低压灌肠,禁用泻药。腹胀时给予少糖低脂饮食,必要时给予肛管排气,禁用新斯的明。

(3)给予喹诺酮类、头孢菌素类进行病原学治疗。

二、护理要点

(一)常见护理诊断/问题

1.体温过高 与伤寒杆菌感染,释放内源性致热原有关。

2.营养失调 低于机体需要量与高热、食欲不振有关。

3.便秘 与中毒性肠麻痹、长期卧床有关。

4.有传播感染的危险 与排菌有关。

5.潜在并发症 肠出血、肠穿孔。

(二)护理措施

1.按感染疾病患者一般护理常规。

2.消毒隔离 落实消化道隔离措施。

3.休息与活动 急性期患者须严格卧床休息至热退后1周,恢复期无并发症者可逐渐增加活动量。

4.基础护理 做好口腔、皮肤护理,出汗多者应更换衣被,防止受凉。

5.饮食护理 给予营养丰富、高热量、易消化的无渣饮食,防止饮食不当诱发肠出血或肠穿孔。鼓励患者少量多次饮水,成人每天液体入量为2000~3000mL,儿童60~80mL/(kg·d),口服量不足可静脉补充。

6.病情观察

(1)观察生命体征、神志、面色、腹部情况及大便次数、性状,注意有无肠出血和肠穿孔征兆,发现异常及时告知医生并进行处理。

(2)高热不退者给予物理降温,不宜用大剂量退热剂,防止大汗导致虚脱。

(3)便秘时禁用泻药,可用生理盐水低压灌肠。

(4)腹胀明显时用肛管排气,禁用新斯的明。

7.药物应用 观察药物疗效及反应,如胃肠道反应、皮疹、血常规及肝功能的改变。

8.并发症的护理 ①肠出血:暂禁食,遵医嘱给予止血治疗,严密观察生命体征、大便的颜色和量及腹部体征。②肠穿孔:早发现,给予半卧位,使感染局限于盆腔,做好禁食、胃肠减压、抗炎补液治疗,做好手术准备。

9. 健康指导　患者体温正常 2 周或血培养、大便培养阴性方可解除隔离。出院后仍应休息 1～2 周,若有发热等不适,应及时就诊,防止复发。培养良好的饮食及个人卫生习惯。

(王　静)

第六节　细菌性痢疾

细菌性痢疾(bacillarydysentery)简称菌痢,是由痢疾杆菌(志贺菌属)引起的急性肠道传染病。本病以直肠、乙状结肠的炎症与溃疡为主要病变,以腹痛、腹泻、里急后重和黏液脓血便为主要临床表现,可伴有发热及全身毒血症状,严重者可发生感染性休克和(或)中毒性脑病,预后凶险。该病可反复感染,一般为急性,少数迁延成慢性。慢性患者病情迁延不愈,治疗困难。

一、临床特点

1. 病原学　痢疾杆菌属肠杆菌科志贺菌属,为革兰染色阴性的无鞭毛杆菌,痢疾杆菌在外界环境中生存力较强,在瓜果、蔬菜及污染物上可生存 1～2 周,耐寒、不耐热,对化学消毒剂敏感。

(1)传染源:急、慢性患者与带菌者。

(2)传播途径:经粪－口途径传播,痢疾杆菌随粪便排出体外,通过污染的水源或食物、生活用品或手,经口使人感染。

(3)流行特点:菌痢全年均可散发,但有明显的季节性,夏秋季发病率升高可能与降雨较多看、苍蝇密度高以及人们进食生冷瓜果有关,人群普遍易感。

2. 病理生理　细菌侵入结肠上皮细胞,对大肠黏膜上皮有吸附力和侵袭力,并在黏膜上皮细胞和固有层中繁殖、释放毒素,造成黏膜的炎症、坏死和脱落而形成溃疡,因而产生腹痛、脓血便等肠道症状。细菌的肠毒素使肠壁通透性增加,引起本病初期的水样腹泻,志贺菌释放的内毒素入血后,不但可引起发热及毒血症,还可引起急性微循环障碍,进而发生感染性休克、DIC 以及重要脏器功能衰竭。肠道病变部位主要在结肠,以乙状结肠和直肠最显著。

3. 临床表现

(1)急性菌痢

1)普通型(典型):起病急,有畏寒、发热,体温可达 39℃。可伴头痛、乏力、食欲缺乏,继而出现腹痛、腹泻及里急后重,每天排便 10 余次,初为稀水便,1～2 天后转为黏液脓血便,里急后重更为明显,可有左下腹压痛及肠鸣音亢进。

2)轻型(非典型):全身毒血症症状和肠道症状均较轻,可无发热或仅有低热,表现为急性腹泻,每天不超过 10 次,大便有黏液但无脓血,可有轻微腹痛但无明显里急后重,易误诊为肠炎。

3)中毒型:儿童多见。起病急,突起畏寒、高热,体温可达 40℃以上,伴有全身毒血症状,表现为精神萎靡、四肢厥冷、烦躁、嗜睡、昏迷及抽搐,可迅速发生循环及呼吸衰竭。临床上以严重全身毒血症、休克和(或)中毒性脑病为主要表现,而消化道症状多不明显,患者初起可无腹痛、腹泻,可于发病数小时后出现痢疾样大便。按其临床表现可分为以下三型:休克型、脑型、混合型。

(2)慢性菌痢　急性菌痢反复发作或迁延不愈,病程超过 2 个月者为慢性菌痢。主要症状为:腹痛、腹泻、血便,可伴有乏力、营养不良及贫血等症状。

4.辅助检查

(1)粪便检查　镜检可见大量红细胞、白细胞、脓细胞和少量吞噬细胞。白细胞大于 15 个 / 高倍视野,有红细胞即可诊断。

(2)病原学检测　大便培养检出志贺菌有助于菌痢的确诊及抗菌药物的选用。宜在抗菌药物使用前采集新鲜标本,取脓血部分及时送检,以及早期多次送检,有助于提高细菌培养的阳性率。

(3)乙状结肠镜检查　可有助于慢性患者的诊断。

5.治疗要点

(1)急性菌痢　给予喹诺酮类药物进行病原学治疗及降温、解痉、减轻毒血症状,对症治疗。

(2)中毒性菌痢　采取对症治疗为主的综合抢救措施,应用有效抗生素进行病原治疗。降温止痉、抗休克纠正酸中毒,预防 DIC,减轻脑水肿,改善脑部微循环,防治呼吸衰竭等。

(3)慢性菌痢　采用全身与局部相结合的治疗原则,应用长期、全面、系统的治疗方法。注意生活节律,积极治疗并存的慢性消化道疾病,选用未曾使用过或较敏感的药物,交替使用,应用小剂量激素提高疗效。

二、护理要点

(一)常见护理诊断 / 问题

1.体温过高　与痢疾杆菌内毒素激活细胞释放内源性致热源,作用于体温中枢导致体温升高有关。

2.腹泻　与肠道炎症、广泛浅表性溃疡形成导致肠蠕动增强、肠痉挛有关。

3.疼痛腹痛　与细菌毒素作用于肠壁自主神经,引起肠痉挛有关。

4.有体液不足的危险　与腹泻引起大量液体丢失有关。

5.潜在并发症　惊厥、脑疝、中枢性呼吸衰竭。

(二)护理措施

1.按感染疾病患者　一般护理常规。

2.消毒隔离　该病经消化道传播,健康人的手接触痢疾杆菌,亦可导致经口感染,此种以污染手为媒介的传播是散发病例的主要传播途径。因此严格执行接触隔离措施,注意粪便、便器和尿布的消毒处理。解除隔离要求:急性期症状消失,粪检阴性,粪便培养连续 2 次阴性。

3.休息与体位　急性期患者腹泻频繁,全身症状明显者应卧床休息,以减少体力消耗。中毒性菌痢患者应绝对卧床休息,平卧或置于休克体位,注意保暖,专人守护。

4.基础护理

(1)皮肤护理　保持床铺整洁及肛周皮肤清洁干燥,每次排便后清洗肛周,并涂以鞣酸软膏,减少刺激,必要时用 1∶5000 高锰酸钾溶液坐浴,防止感染。

（2）排便护理　伴明显里急后重者,嘱患者排便时不要过度用力,以免脱肛。伴有发热、疲乏无力、严重脱水者应协助患者床边排便,严防坠床及跌倒的发生。

5. 饮食护理

（1）严重腹泻伴有呕吐者可暂禁食,由静脉补充所需营养,使肠道得以充分休息。

（2）能进食者,宜进食高热量、高蛋白、高维生素、少渣、少纤维素,易消化、清淡的流质或半流质,避免生冷、油腻、刺激性食物,鼓励患者多饮水或淡盐水,以补充丢失的水分、电解质。病情好转逐渐过渡至正常饮食。

6. 病情观察

（1）严密观察生命体征变化,高热时给予物理降温为主,必要时遵医嘱使用退热剂。中毒性菌痢高热伴躁动不安及反复惊厥者,可采用亚冬眠疗法,争取尽早使体温降至正常。

（2）观察患者腹痛、腹泻的性质、次数、量,采集含有脓血、黏液部分的新鲜粪便作为标本,及时送检,以提高阳性率。

（3）迅速建立静脉通道。遵医嘱予以抗感染、补充血容量、纠正酸中毒、维持水和电解质平衡。注意患者有无呼吸困难、咳泡沫痰及肺部有无湿性啰音,防止肺水肿及左心衰的发生。准确记录 24 小时出入液量,利于判断病情和调整补液速度。

7. 药物应用

（1）早期禁用止泻药,便于毒素排出。

（2）抗菌药物　注意观察胃肠道反应、肾毒性、过敏、粒细胞减少等不良反应。

（3）血管活性药物　维持适当的浓度和速度,防止液体外渗,同时注意观察药物疗效。

8. 心理护理　主动关心和安慰患者,避免烦躁、紧张、焦虑等不良情绪,取得患者配合。

9. 健康指导

（1）知识宣教　向患者和家属说明早期隔离、及时治疗的重要性,使患者自觉配合休息及饮食要求。养成良好的个人卫生习惯,饭前便后洗手,把住“病从口入”关。

（2）用药指导　按时、按量、按疗程坚持服药,争取急性期彻底治愈,以防转为慢性。

（3）自我防护　慢性患者应加强体育锻炼,保持生活规律,复发时及时治疗,避免疲劳、受凉、情绪波动及不洁饮食等因素而诱发急性发作。在痢疾流行期间,易感者可口服多价痢疾减毒活疫苗,提高机体免疫力。

（4）改善环境　做好饮水、食品、粪便的卫生管理。

（王　静）

第七节　霍　乱

霍乱(cholera)是由霍乱弧菌引起的烈性肠道传染病。夏秋季流行,四季散发。本病传播快,属三大国际检疫传染病之一,也是我国法定管理的甲类传染病。典型霍乱发病急骤,以剧烈的腹泻、呕吐、脱水及肌肉痉挛、循环衰竭伴严重电解质紊乱与酸碱失衡,甚至急性肾衰竭等为临床特征。一般以轻症多见,带菌者亦较多,重症及典型患者病死率极高。

一、临床特点

1.病原学　霍乱弧菌属弧菌科弧菌属,革兰染色阴性。WHO 根据抗原特异性及致病性不同将其分为 3 类: O1 群霍乱弧菌、不典型 O1 群霍乱弧菌、非 O1 群霍乱弧菌,其中 O1 群霍乱弧菌为主要致病源。霍乱弧菌能产生三种毒素:Ⅰ型毒素(内毒素)、Ⅱ型毒素(外毒素)、Ⅲ型毒素,其中内外毒素为主要致病毒素,Ⅲ型毒素在发病作用上意义不大。正常胃酸中,霍乱弧菌能存活 4 分钟,对干燥、日光、热、酸及一般消毒剂(含氯制剂、碘制剂)均敏感,干燥 2 小时或加热 55℃ 10 分钟,煮沸 1~2 分钟即可杀死。氯化钠浓度＞4% 或蔗糖浓度＞5% 的食物、香料、醋、酒等均不利于弧菌的生存。

(1)传染源　患者与带菌者是主要传染源。

(2)传播途径　主要通过消化道传播。患者及带菌者的粪便或排泄物污染水源或食物后引起传播,其中水的作用最为突出,食物传播的作用仅次于水。其次,日常的生活接触及苍蝇的传播是散发病例的主要传播途径。

(3)人群易感性　人群普遍易感,胃酸缺乏者更易感。

(4)流行特点　热带地区全年均可发病,但在我国仍以夏秋季为流行季节,最早发病在 4 月份,最迟可到 12 月份,高峰期在 7~9 月间。霍乱有分布在沿江沿海为主的地理特点。

2.病理生理　霍乱弧菌随受污染的水或食物进入肠道后,穿过肠黏膜上的黏液层,黏附于小肠上段肠黏膜上皮细胞,在迅速繁殖的同时,产生霍乱肠毒素(也称霍乱原)。霍乱肠毒素,是引起霍乱症状的主要物质。它刺激肠黏膜隐窝细胞过度分泌水、氯化物及碳酸氢盐,同时抑制肠绒毛细胞对钠的正常吸收,导致大量水分和电解质聚集在肠腔,形成本病特征性的剧烈水样腹泻。

3.临床表现

(1)潜伏期　1~3 天(数小时~7 天)。多为突然起病,典型症状为剧烈腹泻、呕吐、"米泔水"样便,典型霍乱的病程可分为 3 期。

(2)泻吐期　本期持续数小时或 1~2 天,先泻后吐,一般无发热(O139 型除外)。

1)腹泻　发病的第一个症状,多数不伴腹痛(O139 型除外),少数患者有腹部隐痛,亦无里急后重。起初大便含粪质,后为黄色水样便或米泔水样便,有肠道出血者排出洗肉水样便,无粪臭。大便量多次频,每天可达 10 余次,甚至排便失禁。O139 血清型霍乱的特征是发热、腹痛比较常见(达 40%~50%),而且可以并发菌血症等肠道外感染。

2)呕吐　一般发生在腹泻后,多为喷射状,次数不多。呕吐物初为胃内容物,后为水样,严重者可呕出米泔水样液体,少有恶心。

(3)脱水虚脱期　频繁地腹泻呕吐后可出现水电解质紊乱症状,严重者循环衰竭,此期一般数小时至 2-3 天。

1)脱水　皮肤干燥、弹性差,声音嘶哑,严重者可呈现眼眶下陷、两颊深凹、神志淡漠的"霍乱面容"。

2)肌肉痉挛　大量钠盐丢失导致的低钠可引起腓肠肌(小腿)、腹直肌(腹部)痉挛,即"抽筋"。

3)低血钾综合征　频繁腹泻导致钾盐丢失,低血钾可引起肌张力减低、腱反射减弱或消失、鼓肠甚至心律失常。

4)代谢性酸中毒　表现为呼吸增快,严重者除了深大呼吸外还可以有意识障碍,如嗜睡、感觉迟钝甚至昏迷。

5)循环衰竭　严重失水后出现低血容量性休克,表现为四肢发冷、脉搏弱、血压下降甚至不能测出。肾衰竭表现为少尿或无尿,尿比重增高,血尿素氮、肌酐增高,二氧化碳结合力下降。脑功能障碍者表现为意识障碍、烦躁不安,继而转为呆滞、嗜睡,甚至昏迷。

(4)恢复及反应期　腹泻停止及脱水纠正后,症状逐渐消失,体温、脉搏、血压恢复正常,尿量增多,体力逐步恢复。少数患者可有反应性低热,可能是循环改善后肠毒素吸收增加所致,一般体温波动在38～39℃,持续1-3天后自行消退,尤以儿童多见。

根据临床表现的脱水轻重程度不同,霍乱分为以下几型。

1)轻型　每天大便次数在10次以下,脱水程度小于体重的5%,皮肤稍干且弹性稍差,尿量略有减少,但是神志依然清醒,没有肌肉痉挛的症状,脉搏和血压都正常。

2)中型　每天大便次数在10～20次,脱水程度约为体重的5%～10%,皮肤干燥且弹性差,少尿,此型患者神志不安或者表现呆滞,出现肌肉痉挛的症状,脉搏稍细且加快,收缩压70～90mmHg。

3)重型　每天大便次数在20次以上,脱水程度大于体重的10%,皮肤弹性消失,无尿,此型患者神情烦躁甚至出现昏迷,肌肉痉挛频发,脉搏细速,甚至摸不到脉搏,收缩压低于70mmHg。

其他症状:"干性霍乱"是一种罕见的中毒型霍乱,起病急,发展迅速,尚未出现明显的腹泻、呕吐症状就进展为中毒性休克而死亡。

4.辅助检查

(1)血常规及生化检查　失水引起血液浓缩,红细胞和血红蛋白增高,白细胞计数可高达$(10～30)×10^9$以上,中性粒细胞及大单核细胞增多。失水期间血清钾、钠、氯正常或降低,$HCO_3^- < 15mmol/L$,而尿素、肌酐增高。

(2)尿检查　多数患者尿液呈酸性,可见少量蛋白、红白细胞及管型,比重为1.010～1.025。

(3)病原菌检查

1)常规镜检　可见黏液和少许红、白细胞。

2)涂片染色　取粪便或早期培养物涂片作革兰染色镜检,可见革兰阴性稍弯曲弧菌,呈鱼群样排列。

3)悬滴检查　将新鲜粪便作悬滴或暗视野显微镜检,可见运动活泼呈穿梭状的弧菌。

4)制动试验　取急性期患者的水样粪便,或碱性陈水增菌培养6小时左右的表层生长物,先作暗视野显微镜检,观察动力。如有穿梭样运动物时,则加入O1群多价血清一滴,若是O1群霍乱弧菌,由于抗原抗体作用,则凝集成块,弧菌运动即停止。如加O1群血清后,不能制止运动,应再用O139血清重做试验。

5)细菌培养　所有怀疑霍乱患者粪便,除作显微镜检外,均应作细菌培养。粪便留取应在使用抗菌药物之前,一般用pH 8.4的碱性蛋白胨水增菌6～8小时后,转种到霍乱弧菌能生长的选择性培养基,如庆大霉素琼脂平皿或碱性琼脂培养基等,数小时后有菌落生长,再与特异性的抗血清作玻片凝集试验,确定致病菌型。

6)PCR检测 用以确诊霍乱弧菌感染。通过PCR方法识别霍乱弧菌毒素基因来诊断霍乱,该方法的特异性和灵敏度均较高。

5.治疗要点 治疗原则:严格隔离,及时补液,辅以抗菌和对症治疗。

(1)按甲类传染病严格隔离,及时上报疫情。

(2)补液可选用静脉补液和口服补液。补液原则应早期、迅速、足量,先盐后糖,先快后慢,纠酸补钙,见尿补钾。对老人、婴幼儿及心肺功能不全的患者补液不可过快,边补边观察治疗反应。

(3)抗菌药物及抑制肠黏膜分泌药物。抗菌药物多选用喹诺酮类抗菌药,如多西环素、环丙沙星等。

(4)对症治疗 重症患者液体补足后,血压仍低,可加用肾上腺皮质激素及血管活性药物。出现急性肺水肿及心力衰竭者应暂停输液,给予镇静、利尿剂及强心剂。严重低钾血症者应静脉滴注氯化钾。急性肾功能衰竭者应纠正酸中毒及电解质紊乱,如出现高血容量、高血钾、严重酸中毒,必要时采取透析治疗。

二、护理要点

(一)常见护理诊断/问题

1.腹泻 与细菌外毒素导致肠细胞分泌功能增强有关。

2.组织灌注量改变 与剧烈腹泻、呕吐脱水有关。

3.潜在并发症 电解质紊乱,急性肾衰竭,急性肺水肿。

4.疼痛 腹痛、腓肠肌痛与低钠血症导致肌肉痉挛有关。

5.活动无耐力 与频繁吐泻导致电解质丢失致低钾有关。

6.焦虑、恐惧 与突然起病,病情发展迅速、严重脱水导致极度不适,实施严格的隔离措施有关。

(二)护理措施

1.按甲类传染病进行接触隔离,及时上报。确诊患者和疑似病例分别隔离。患者症状消失后,隔天粪便培养1次,连续2次粪便培养阴性方可解除隔离。

2.患者安置于单人病室,专人护理,医疗物品专用,医疗垃圾及患者用品和排泄物均严格消毒处理。

3.医护人员进入病室的防护措施包括帽子、口罩、手套、隔离衣、鞋套。

4.体位与休息 急性患者绝对卧床休息,呕吐时将患者头偏向一侧,避免造成窒息或吸入性肺炎,休克患者应取休克卧位。床边放置容器,协助床边排便。

5.病情观察 密切观察生命体征的变化,特别是血压和神志的变化。观察及记录呕吐物及排泄物的性质、量、次数;准确记录24小时出入液量;观察皮肤黏膜弹性、尿量、血压、电解质和酸碱平衡情况,为治疗提供依据。

6.液体治疗的护理 遵医嘱及时补充液体和电解质是治疗抢救霍乱患者的关键。补液原则:应早期、快速、足量,先盐后糖,先快后慢,纠酸补钙,注意补钾。输液总量应包括纠正脱水量和维持量。应迅速建立至少两条静脉通道或行中心静脉置管,输液同时监测中心静脉压。制定周密的输液计划,观察脱水改善情况及有无心力衰竭、肺水肿表现。若患者循环好转后出现四肢无力、鼓肠、脉搏不整等情况,提示发生低钾血症,测血钾同时做好补钾准备。

7.饮食护理　剧烈腹泻、呕吐时暂不进食,病情控制后给予低脂流质饮食,如果汁、米汤、淡盐水等,尽量避免饮用牛奶、豆浆等不易消化、加重肠胀气的食物。

8.基础护理　及时清除患者排泄物,创造清洁舒适的环境。呕吐后协助患者用温水漱口,以保持口腔清洁湿润。加强皮肤护理,每次排便后清洗肛周,并涂以皮肤保护剂,减少排泄物对肛周皮肤的刺激。保持病床单元清洁、干燥、平整。

9.心理护理　责任护士应帮助患者树立信心和增强安全感,与患者进行有效沟通,解除其恐惧感,尽量满足患者的合理需求。

10.健康教育

(1)评估患者的安全风险,指导在下床排便或呕吐时预防坠床、跌倒的发生。

(2)向患者及家属解释霍乱的病因、传播方式、消毒隔离措施,做到早发现,早隔离,早治疗。

(3)密切接触者应进行医学观察,疫点、疫区应严格消毒和隔离,防止疾病传播。养成良好的个人卫生习惯,不吃生或半熟水产品,不喝生水,饭前便后要洗手,以切断传播途径。

(杨彩丽)

第八节　流行性乙型脑炎

流行性乙型脑炎(epidemic encephalitis B)简称乙脑,是由乙型脑炎病毒引起,以脑实质炎症为主要病变的中枢神经系统急性传染病。临床上以高热、意识障碍、抽搐或惊厥、病理反射及脑膜刺激征为特征。

一、临床特点

1.流行病学　人与许多动物(如猪、牛、马、羊、鸡、鸭等)都易感染乙脑病毒,并成为本病的传染源。蚊虫为其主要传播媒介,该病流行于夏秋季。多发生于儿童,近些年来成人病例增多。

2.发病机制与分型　病毒进入人体后,形成病毒血症。当存在免疫力弱或存在高血压、脑外伤等削弱血—脑屏障的因素存在时,病毒易侵入中枢神经,引起脑实质病变。根据发热程度、神经系统症状和体征、病程及预后,可分为轻型、普通型、重型和极重型。

3.临床表现　潜伏期4～21天,一般10～14天。典型的临床表现可分为四期:

(1)初期　毒血症期,病初1～3天。无明显前驱症状出现高热,伴精神萎靡、嗜睡、食欲缺乏等,少数神志淡漠,激惹或颈项强直。

(2)极期　病程第4～10天,除初期病毒血症加重外,突出表现为意识障碍、高热、惊厥或抽搐,重型患者可出现呼吸衰竭,循环衰竭等严重症状。

(3)恢复期　体温逐渐下降,神经系统症状、体征日渐好转。一般患者2周左右完全恢复,重型患者可能需要 1~6 个月,如超过 6 个月仍无法恢复者,进入后遗症期。

(4)后遗症期 约 5%~20% 的重型患者留有后遗症,主要为意识障碍、痴呆、失语、瘫痪、精神障碍等。

4.辅助检查 血常规常有白细胞总数增高。脑脊液压力增高,外观无色透明或微混。特异性 IgM 抗体最早在病程第 2 天即可在脑脊液中检测到,在病程第 3~4 天可在血清中检测到,2 周达高峰,可作为早期诊断指标。

5.治疗要点 目前没有特效抗病毒药物,主要采取对症支持治疗。

(1)一般治疗 患者置于能防蚊和有降温设施的隔离病房,保持口腔和皮肤清洁,严密监测出入量。

(2)对症治疗 高热、抽搐及呼吸衰竭是影响预后、危及生命的三大主要症状,并相互影响,抢救乙脑患者的关键在于及时控制高热、抽搐和呼吸衰竭。

(3)恢复期及后遗症治疗 加强护理,防止发生继发感染和压力性损伤;进行肢体、语言、智力、吞咽、大小便等功能锻炼。

二、护理要点

(一)常见护理诊断/问题

1.体温过高 与病毒血症及脑部炎症有关。

2.意识障碍 与中枢神经系统、脑实质损害、抽搐、惊厥有关。

3.气体交换障碍 与呼吸衰竭有关。

4.躯体活动障碍 与意识障碍、感觉运动丧失、瘫痪、长期卧床有关。

5.有皮肤完整性受损的危险 与昏迷、长期卧床有关。

6.有受伤的危险 与意识障碍、惊厥有关。

(二)护理措施

1.按感染疾病患者一般护理常规。

2.环境 按虫媒传染病隔离,室内设有防蚊、降温设施,阴凉通风。保持安静环境,减少不良刺激,避免诱发惊厥和抽搐。

3.体位与休息 卧床休息,有脑水肿者取头高足低位。

4.基础护理 做好口腔、眼、鼻及皮肤护理,使其保持清洁。昏迷者要勤翻身,防止发生肺炎和压疮。

5.饮食护理 进食营养丰富、清淡的流质饮食和清凉饮料。昏迷患者及气管切开者应予鼻饲。发热期间供给足够水分,重症患者适当静脉补液,成人一般每天 1500~2000mL,输液不宜过多,防止脑水肿。

6.病情观察

(1)严密观察生命体征及意识变化。

(2)密切观察惊厥的先兆,如发现患者两眼呆视、烦躁不安、小群肌肉颤动、机体肌张力增高等,应通知医生及早采取措施,防止惊厥发生。惊厥一旦发生,及时应用镇静解痉药,如地西泮、水合氯醛等。积极查找惊厥发生原因,因脑水肿所致者,以脱水药物治疗为主;因呼吸道分泌物堵塞、换气困难致脑细胞缺氧者,则应给予氧疗,保持呼吸道通畅,必要时行气管切开。

7. 对症护理

(1)高热　卧床休息,将室温降至30℃以下,每4小时测量1次体温,并及时做好降温处理。降温以物理降温为主,必要时给予药物降温,保持患者体温在38℃左右。持续高热伴抽搐的患者可遵医嘱使用冬眠疗法。患者出汗较多时,注意观察血压变化,鼓励患者多饮水,可适当静脉补充液体。

(2)惊厥　针对惊厥的原因,如高热、颅内压增高、痰阻塞缺氧、低血钙性脑病等给予相应的处理。备好吸痰器、舌钳、牙垫等急救设备,并做好安全防护(防止坠床、受伤等)。

(3)呼吸衰竭　密切观察呼吸频率、节律、深度以及血压、脉搏的改变。保持呼吸道通畅,及时清除分泌物。呼吸浅弱者,可使用呼吸兴奋剂。如因假性延髓或延脑麻痹而自主呼吸停止者,应立即作气管切开或插管,使用呼吸机机械通气。

(4)颅内高压　观察有无剧烈头痛、呕吐、血压升高和脉搏变慢等颅内压增高症状,密切观察有无脑疝的表现。

8. 健康指导

(1)饮食　恢复期加强营养,选择优质高蛋白饮食。

(2)功能锻炼　有吞咽、语言、肢体功能障碍等后遗症者,在防止跌倒的同时要加强功能锻炼,还可以实施针灸、推拿按摩、高压氧、理疗等,帮助其尽快恢复。

(3)预防措施　积极开展灭蚊、防蚊措施。对10岁以下儿童进行疫苗接种。

(肖银芬)

第七章 眼科常见疾病患者护理

第一节 眼科患者手术前后护理

眼科疾病分为外眼病和内眼病,外眼手术包括眼睑(睑内翻、睑外翻、上睑下垂),泪器(慢性泪囊炎、泪道阻塞),结膜(翼状胬肉,结膜囊肿等),眼外肌(斜视),眼眶内的手术(眼眶肿瘤);内眼手术包括角膜、巩膜、虹膜、晶体、玻璃体、视网膜、眼内异物、青光眼等手术。

一、术前护理

1. 根据病情及拟定的手术方式指导患者手术前后的配合及注意事项,增加患者信心,解除恐惧心理,让患者密切配合。

2. 全面评估患者,有针对性地制定护理计划。检查各项检验报告是否齐全、检验结果是否正常。测量生命体征,了解患者的全身情况,如有咳嗽、发热、女患者月经来潮、颜面部有急性炎症及全身感染等,应告知医师停止手术,进行治疗和处理。

3. 局麻下手术需训练眼球向各个方向转动和固视,以便更好地配合手术。指导控制咳嗽、打喷嚏的方法(用舌尖顶住上腭),以防止眼内出血、伤口裂开、眼内容物脱出。

4. 全麻的患者术前晚禁食,禁清饮料 2 小时、禁母乳 4 小时、禁食其他普食 6~8 小时。术前有常规口服药物的,应视具体药物作用评估是否需要继续服用。如确需口服的,可用少量水送服。按全麻要求准备好心电监护和吸氧装置。

5. 内眼手术需冲洗双眼泪道,排除慢性泪囊炎。

6. 遵医嘱滴抗生素滴眼液,冲洗术眼结膜囊、执行术前用药及准备术中用药。

7. 做好个人卫生,落实三短九洁,注意保暖,防止受凉。取下所有首饰。

8. 与手术室工作人员做好术前交接,保证术前准备完善,手术顺利进行。

二、术后护理

1. 全麻患者按全麻术后护理常规进行护理。如无恶心呕吐,可尽早给患者进食,从少量流食开始,第一次进食无异常可逐步过渡到半流食或普食。

2. 麻醉清醒后遵医嘱采用合适的头位和卧位,嘱患者不得大声谈笑,控制咳嗽和打喷嚏,未经医师允许,不能下床活动。

3. 给予营养丰富、易消化的饮食,保持大小便通畅,嘱患者不可用力排便。

4. 观察术眼情况,敷料有无渗血、切口有无疼痛等,如有异常,及时通知医师并配合处理。

5. 密切观察高龄、高血压、心脏病患者的全身情况。注意保暖、防止受凉,术后长期卧床患者应经常活动四肢,头部减少转动。

6.做好疾病个体化的健康教育,使患者充分了解病情的发展,并且能配合各项护理工作。

7.做好出院指导,嘱患者定期复诊,按医嘱坚持用药。日间手术患者做好术后随访工作。

(马剑晴)

第二节　急性细菌性结膜炎

细菌性结膜炎(bacterial conjunctivitis)为不同病原菌引起的结膜炎症的总称。正常情况下结膜囊内有正常菌群,可通过释放抗生素样物质和代谢产物,减少其他致病菌的侵袭。当致病菌的侵害强于宿主的防御功能或宿主的防御功能受到破坏,如干眼、长期使用糖皮质激素等,即可发生感染。

一、临床特点

1.急性卡他性结膜炎,俗称"红眼病"

(1)起病急,潜伏期短,常累及双眼。自觉症状为异物感、灼热感、发痒、畏光流泪。

(2)检查发现结膜充血水肿,重者出现结膜下出血,结膜表面覆盖一层伪膜,易擦掉。眼分泌物增多,多呈黏液或脓性,常发生晨起睁眼困难,上下睑睫毛被粘住。

(3)主要致病菌为肺炎球菌、金黄色葡萄球菌、流感嗜血杆菌。

2.淋菌性结膜炎

(1)病情发展急速,表现为畏光、流泪,眼睑及结膜高度水肿、充血,而导致睁眼困难,或肿胀的球结膜掩盖角膜周边或突出于眼裂,可有假膜形成,常伴有耳前淋巴结肿大或压痛。

(2)新生儿主要是分娩时经患有淋病奈瑟菌阴道炎的母体产道感染,常在出生后2~3天发病,多为双眼。发病后眼部分泌物由初期的浆液性迅速转化为脓性,脓液量多不断从睑裂流出,又称"脓漏眼"。

(3)成人主要通过生殖器–眼接触传播而感染,潜伏期为10小时至2~3天,症状较新生儿轻。

3.辅助检查　结膜分泌物涂片或结膜刮片,做细菌培养及药物敏感试验,以明确致病菌和选择敏感抗生素。有全身症状的还应行血培养。

4.治疗要点

(1)去病因,抗感染治疗　确定病原菌后使用敏感抗生素眼药水。

(2)局部治疗　频繁滴抗生素眼药水,如氯霉素、利福平、卡他霉素和磺胺醋酰钠等,每小时1次。病情好转后,可减少滴眼次数。

(3)全身治疗　对于淋球菌性结膜炎和衣原体结膜炎,除局部用药外,还需全身使用抗生素或磺胺类药物。

二、护理要点

（一）主要护理诊断／问题

1. 急性疼痛　与炎症累及角膜有关。

2. 舒适受损　与分泌物增多、假膜形成有关。

3. 有交叉感染危险　缺乏急性结膜炎的防治相关知识。

4. 潜在并发症　角膜炎症、溃疡及穿孔。

（二）护理措施

1. 急性期遵医嘱频繁滴抗生素眼药水，如氯霉素、利福平、卡他霉素和磺胺醋酰钠等，每小时 1 次。病情好转后，可减少滴眼次数。操作时嘱患者向患眼侧卧，以免污染健眼。

2. 眼膏在结膜囊内停留的时间较滴眼液长，可持续发挥治疗作用，眼膏以睡前使用为宜。

3. 分泌物多者，点眼药水前可用生理盐水冲洗结膜囊，以清除结膜囊内分泌物。有伪膜形成者，用生理盐水棉签轻轻拭去。

4. 禁忌眼部热敷和包盖患眼，可用冷敷减轻充血、灼热等不适症状。可佩戴太阳镜。

5. 对患者实行隔离护理与治疗，防止交叉感染。医务人员接触患者前后消毒双手，使用过的仪器用物彻底消毒，敷料焚烧。加强传染源的管控。

6. 并发角膜炎及溃疡者，局部应用 1% 阿托品眼药水散瞳，每天 1 次。

7. 健康宣教。向患者及家属传授本病易传染的特点，提倡一人一巾一盆，保持手卫生。有淋菌性阴道炎的孕妇，须在产前治愈。

（马剑晴）

第三节　老年性白内障

年龄相关性白内障(age-related cataract)，又称老年性白内障，是最常见的白内障类型。多见于 50 岁以上的中老年人。晶状体组织透明无血管，且与周围组织无直接联系，具有复杂的代谢过程，营养主要来自房水，透明晶状体发生混浊改变均称为白内障。老年性白内障是多种原因长期综合作用导致晶状体退行性病变的结果。

一、临床特点

1. 病因　流行病学研究表明，年龄、职业、紫外线照射、过量饮酒吸烟、营养不良以及糖尿病、高血压、心血管疾病等均是老年性白内障的危险因素。

2. 临床表现　视力呈渐进性无痛性减退，早期患者眼前出现固定不动的黑点，最后只剩光感，也可有单眼复视或多视、屈光改变等症状。

3. 体征　根据晶状体开始出现混浊的部位不同，可分为皮质性、核性、后囊下白内障。

(1)皮质性白内障是最常见类型，其发展过程分为 4 期。

1)初发期:仅有晶状体周边部皮质混浊，呈楔状、尖端指向中央。早期无视力障碍，瞳孔区透明不易看到混浊。散瞳后灯光斜照可见到周边部有楔状灰白色混浊。

2)膨胀期:混浊逐渐扩散向中央发展,视力明显减退。晶状体皮质吸收水分而肿胀,将虹膜前推,使前房变浅。有闭角型青光眼体质的患者此期可诱发青光眼急性发作。此期因前囊下皮质尚透明,用斜照法检查时,投照侧的虹膜投影被投照在深层的混浊皮质上,该侧瞳孔区出现新月形投影,称为虹膜投影。

3)成熟期:晶状体全部混浊,瞳孔区呈灰白色,虹膜投影消失。皮质水肿减退,前房深度恢复正常,视力仅剩光感或手动。

4)过熟期:成熟期持续时间较长,晶状体皮质溶解液化变成乳汁状物。核随体位变化而移位。直立时,核下沉躲开了瞳孔区,因而视力提高;当低头时,核的赤道边缘又上浮到瞳孔区,视力又突然减退。

(2)核性白内障较皮质性白内障少见,发病较早,40岁左右开始。核硬化是生理现象,进展缓慢,混浊开始于胚胎核,逐渐发展到成人核完全混浊。

4. 治疗要点　虽然多年来不断地寻找有效药物预防和延缓年龄相关性白内障的发生和发展,但目前尚无疗效肯定的药物。因白内障影响工作和生活时,可考虑手术治疗。通常采用白内障囊外摘除(包括超声乳化术)联合人工晶体植入术。

二、护理要点

(一)主要护理诊断/问题

1. 感知觉紊乱　与视力减退、视力障碍有关。

2. 恐惧　与视力减退导致安全隐患有关。

3. 有外伤的危险　与视力障碍有关。

4. 潜在并发症　感染、眼压升高。

5. 知识缺乏。

(二)主要护理措施

1. 术前护理

(1)评估患者自理能力,视力障碍患者做好安全教育。帮助患者熟悉环境,物品方便取用,及时给予帮助。加强巡视,防止发生意外。

(2)建立良好护患关系,缓解或减轻恐惧心理。

(3)指导疾病相关知识,泪道及结膜囊冲洗的意义。指导术中配合注意事项,进行眼位固视训练,告知抑制咳嗽与打喷嚏的方法(用舌尖顶住上腭)。

(4)术前眼部常规滴用抗生素眼药水 4 次 /d,一般用药 3 天。

(5)术前散瞳,应用复方托吡酰胺点眼,术前点 4 次,每次间隔 10～15 分钟。

(6)术前泪道及结膜囊冲洗。

2. 术后护理

(1)手术当天包盖术眼,影响视力,做好安全教育,去暗室检查或浴室等易跌倒地方,须有人陪同,防止跌倒坠床。

(2)手术当日遵医嘱指导患者取平卧或半坐卧位,术后一天可自由体位。注意用眼卫生,勿用手揉眼。

（3）注意观察术眼敷料渗血渗液情况,保持敷料干燥。

（4）出院指导

1）指导患者正确点眼药水、涂眼膏的方法。

2）指导患者 3 个月内不要猛低头、弯腰,防止术眼碰撞。避免剧烈运动和重体力劳动。不宜长时间用眼,避免紫外线直射,外出时可戴太阳镜保护。

3）注意保暖,预防感冒咳嗽,禁烟酒、浓茶、辛辣刺激性食物,多食蔬菜水果,适量补充维生素,防止便秘。

4）严格遵医嘱门诊随访,如出现头疼、眼痛、视力下降、恶心呕吐等症状,立即就诊。

5）指导患者术后 3 个月后屈光状态稳定时,可验光配镜。

（马剑晴）

第四节　急性闭角型青光眼

青光眼是一组以特征性视神经萎缩和视野缺损为共同特征的疾病,病理性眼压增高是其主要危险因素之一。常伴有视功能减退和眼组织的损害,可引起视盘凹陷扩大加深、视野缺损,最后可致失明。临床上多见急性闭角型青光眼。

一、临床特点

1. 典型的急性闭角型青光眼有 6 个不同的临床阶段。

（1）临床前期　有家族史,当一眼被确诊后,另一眼虽无发作,但具有浅前房和窄房角、虹膜膨隆的解剖特征,也可诊断为原发性急性闭角型青光眼的临床前期。暗室激发试验呈阳性。

（2）先兆期　为一过性或反复多次的小发作,多出现在傍晚时分,表现为突感雾视、虹视,可伴有患侧额部疼痛,或同侧鼻根部酸痛。视力减退,角膜轻度充血混浊,眼压略高。上述症状历时短暂,经过睡眠或休息后可自行缓解。

（3）急性发作期　表现为典型的急性闭角型青光眼的症状和体征。剧烈的眼痛伴头痛、畏光,流泪,虹视、雾视、视力急剧下降,或者仅剩光感甚至失明。常伴恶心、呕吐等全身症状。眼部检查可见角膜水肿,眼睑水肿,瞳孔散大,前房极浅,眼压升高,可高达 50mmHg 以上。

（4）间歇期　经过小发作后,房角重新开放,症状和体征减轻或消失,不用药或者单用少量缩瞳剂就能将眼压维持在正常范围内。

（5）慢性期　急性大发作或多次小发作后,房角发生广泛粘连,小梁功能严重损害,表现为眼压中度增高,视力进行性下降,视盘和视野出现青光眼性典型损害。

（6）绝对期　眼压持续升高,眼组织特别是视神经遭受严重破坏。视功能完全丧失,无光感,症状不显或出现顽固性眼痛、头痛,瞳孔极度散大强直,角膜上皮水肿、知觉减退。

2. 治疗要点　迅速降低眼压,以重新开放房角。

（1）药物治疗

1)拟副交感神经药,即缩瞳剂,最常用的为 1% 毛果芸香碱眼药水,滴眼 3~4 次/d。

2)β-肾上腺素能受体阻滞剂,常用 0.25% 噻吗洛尔眼药水,滴眼 2 次/d。

3)碳酸酐酶抑制剂,以乙酰唑胺为代表,通过减少房水生成降低眼压。

4)高渗剂,常用 50% 甘油和 20% 甘露醇。前者口服,后者快速静滴。这类药物可在短期内提高血浆渗透压,使眼组织特别是玻璃体中的水分进入血液,从而减少眼内容量,降低眼压。

(2)手术治疗

1)经药物治疗眼压无法控制或无下降趋势,可急诊行前房穿刺降低眼压。

2)根据眼部情况和房角开放范围选择手术方式:虹膜周边切除、滤过性手术、房角分离术等。

二、护理要点

(一)主要护理诊断/问题

1. 急性疼痛　与眼压升高导致眼痛伴头痛有关。

2. 感知觉障碍　与眼压升高导致角膜水肿、视网膜及视神经损伤导致视力障碍有关。

3. 焦虑　与疼痛、视力障碍有关。

4. 有外伤的危险　与绝对期青光眼视力完全丧失有关。

5. 知识缺乏　缺乏急性闭角型青光眼的防治及护理知识。

6. 潜在并发症　浅前房、前房积血等。

(二)主要护理措施

1. 术前护理

(1)青光眼患者容易急躁,应做好解释工作,指导患者尽快适应新环境,增强安全感。

(2)遵医嘱给予降眼压药,减轻疼痛,可缓解患者焦虑、恐惧。监测眼压情况。

(3)指导患者了解疾病相关知识,知晓药物治疗和手术准备的意义,积极配合。

(4)青光眼患者禁用散瞳剂或口服、注射阿托品、颠茄类药物,防止诱发眼压升高,使用碳酸酐酶抑制剂应观察有无毒副作用。

2. 术后护理

(1)术眼用眼垫包眼,眼罩保护,嘱患者闭眼卧床休息,减少头部活动,防止碰撞或揉擦术眼。

(2)术后手术眼使用散瞳剂,未手术眼继续滴用缩瞳剂,以免诱发青光眼急性发作。

(3)注意观察视力、眼压、前房、滤过泡等情况,如有疼痛、出血等,应及时通知医师处理。如发生前房积血即取半卧位,并包盖双眼,以利积血下沉,避免角膜血染。

(4)出院指导

1)指导患者正确点眼药水、涂眼膏的方法以及遵医嘱用药的重要性。青光眼患者用药的依从性与稳定病情密切相关。

2)提高患者对疾病认知度,及时发现病情变化及时处理。严格遵医嘱门诊随访。

3)饮食宜清淡,不宜吸烟,喝酒、咖啡,吃辛辣刺激性食物等,保持大便通畅,生活有规律。适当体育运动。

4)指导患者学会控制情绪,保持心情舒畅。睡觉时枕头不宜过低,不要长时间用眼,不要长时间低头,衣领、腰带不宜过紧,不要在暗环境久留。

5)视野缺损者不宜骑自行车和驾驶车辆。

(马剑晴)

第五节　急性虹膜睫状体炎

葡萄膜又称血管膜,是眼球壁的中层组织,由虹膜、睫状体、脉络膜组成。葡萄膜炎根据解剖位置分类,分为前葡萄膜炎即虹膜睫状体炎、中间葡萄膜炎、后葡萄膜炎和全葡萄膜炎。虹膜睫状体炎,简称虹睫炎,是一种多种原因引起的虹膜睫状体炎症,常反复发作,多见于青壮年。病程小于3个月为急性炎症,大于3个月为慢性炎症。

一、临床特点

1.病因

细菌、真菌、病毒、寄生虫、立克次体等通过直接侵犯葡萄膜、视网膜、视网膜血管或眼内容物引起炎症。正常眼组织中的抗原在机体免疫功能紊乱时引起免疫反应而引起炎症。

此外还有创伤及理化因素和免疫遗传因素。

2.临床表现

(1)眼痛、畏光、流泪、视物模糊。

(2)主要体征

1)睫状充血或混合充血:睫状充血是急性前葡萄膜炎的一个常见体征。但角膜炎、急性闭角型青光眼也可引起此种充血,应注意鉴别。

2)角膜后沉着物(KP):是由于血—房水屏障功能破坏,房水中进入大量炎症细胞和纤维素,沉积于角膜后表面。按形状,可分为尘状、细点状和羊脂状3种类型。

3)房水闪辉:裂隙灯下前房内光束增强,呈灰白色半透明带,称为房水闪辉。是由于血－房水屏障功能破坏,蛋白进入房水所造成的。

4)房水混浊:葡萄膜炎时房水中可出现炎症细胞,炎症细胞是反映眼前段炎症的可靠指标。房水中大量炎症细胞沉积于下方房角,可见到液平面,称为前房积脓。

5)虹膜改变:可出现虹膜水肿、纹理不清等改变。虹膜与晶状体前表面的纤维蛋白渗出和机化可使两者黏附在一起,称为虹膜后粘连。

6)瞳孔改变:因睫状肌痉挛和瞳孔括约肌的持续性收缩,引起瞳孔缩小,散瞳后,虹膜后粘连不能完全拉开,瞳孔常出现梅花状、梨状和不规则等多种外观;如虹膜在360°范围内粘连,则称为瞳孔闭锁;如纤维膜覆盖整个瞳孔区,则称为瞳孔膜闭。

7)晶状体改变:前葡萄膜炎时,色素可沉积于晶状体前表面,在新鲜的虹膜后粘连被拉开时,晶状体前表面可遗留下环形色素。

8)并发症:并发性白内障、继发性青光眼、低眼压及眼球萎缩。

(3)治疗要点

1)散瞳剂:是最重要的治疗措施,一旦发病应立即给药。可防止和拉开虹膜后粘连,解除睫状肌、瞳孔括约肌的痉挛,以减轻充血、水肿及疼痛,促进炎症恢复。首选 1% 阿托品眼膏滴眼每天 1～2 次。

2)糖皮质激素滴眼液:具有抗炎抗过敏、抑制炎性介质释放的作用。可给予 0.1% 地塞米松磷酸钠溶液,15 分钟滴眼 1 次,连续 4 次后改为每小时 1 次;数天后,根据炎症消退情况逐渐减少次数。

3)非甾体消炎药:非甾体消炎药主要通过阻断前列腺素、白三烯等花生四烯酸代谢产物而发挥其抗炎作用。

4)免疫抑制剂、热敷、积极治疗并发症。

二、护理要点

(一)主要护理诊断/问题

1.急性疼痛　炎症细胞反应导致疼痛。

2.感知觉紊乱　与病情反复、用药品种繁多毒副作用大有关。

3.焦虑　与病程长、病情反复有关。

4.潜在并发症　眼压升高、低眼压、晶体混浊、眼球混浊。

5.知识缺乏。

(二)主要护理措施

1.心理护理　患者视力下降、眼部异物感、畏光流泪,担心病程情况及预后,护士应指导患者减轻眼部不适的方法,并详细告知治疗方法、预防、预后等相关知识。

2.局部用药护理

(1)告知患者正确点眼药的方法,不得随意停用或加减药物,以免影响疗效。观察药物疗效及副作用,如有不适及时处理。

(2)散瞳点阿托品滴眼液时,嘱患者按压泪囊区 2～3 分钟,防止眼药流入鼻腔吸收后引起全身不良反应。

(3)使用糖皮质激素时注意观察患者精神状态、睡眠、体重、眼压和眼底变化。定期监测眼压、血糖、血压。

(4)使用免疫抑制剂时,定期监测血、尿常规、生化检查。

3.热敷护理　热敷可促进炎症消散,减轻疼痛。

(1)热敷前应先点滴眼液,闭目休息 3～5 分钟,热敷时保持温度和时间。

(2)热敷时水温 45～50℃,不要过热或过凉,时间 20～30 分钟。

(3)敷眼巾要拧干,以不滴水为宜,敷眼时水不能入眼。

4.病情观察　密切观察视力、眼压变化,及时发现眼压升高、低眼压、晶体混浊、眼球混浊的发生。

5.健康指导

(1)严格遵医嘱用药,告知需长期服药及复查的重要性,提高患者对疾病的认识和自我管理。

(2)遵医嘱坚持眼部热敷,如有眼痛、畏光流泪等不适症状,及时就诊。

(3)指导患者生活规律,勿食辛辣刺激食物,宜进食高蛋白、高维生素、高纤维饮食,适当运动,提高患者免疫力,预防感冒。

(4)定期门诊复查,症状消失后,未经医生同意不得随意停药。

(马剑晴)

第六节　视网膜脱离

视网膜脱离(retinal detachment, RD)是指视网膜的神经上皮层和色素上皮层之间的脱离。可分为裂孔性、牵拉性和渗出性三类。

一、临床特点

1.临床表现　初发时有"飞蚊症",眼前黑影、闪光感、视物变形、视力减退、视野缺损,视网膜完全脱离者可完全失明。眼压降低,并发虹膜睫状体炎或白内障。

2.主要体征　玻璃体混浊、视网膜呈灰色或灰白色隆起表面高低不平,其上的血管呈暗红色,迂曲爬行。视网膜可找到裂孔,位于周边部和赤道部居多,呈圆形、卵圆形或马蹄形。

3.辅助检查　眼部B超、眼底照相、眼后段CT(光学相干断层成像术)。

4.治疗要点　视网膜脱离的治疗原则是手术封闭裂孔,缓解或消除玻璃体牵拉。

二、护理要点

(一)主要护理诊断/问题

1.感知改变　视力下降、视野缺损与视网膜的脱离有关。

2.焦虑　与疾病知识缺乏、担心预后有关。

3.急性疼痛　与术后眼部切口、眼压变化有关。

4.舒适受损　与术后被动体位、睡眠形态紊乱有关。

5.潜在并发症　出血、感染、继发性青光眼、复发性视网膜脱离。

(二)主要护理措施

1.术前护理

(1)术前安静卧床,适当限制活动,减少视网膜脱离范围扩大的机会,增加手术成功率。

(2)指导患者眼球转动的方法,根据手术方式行体位指导和训练。

(3)术前应用复方托吡卡胺眼药水散瞳,每天2次,便于检查和治疗。

(4)做好患者的心理护理,讲解疾病相关知识,消除或减轻焦虑,配合手术。

2.术后护理

(1)术后根据病情选择合适的卧位。玻璃体注气或硅油填充的患者为帮助视网膜复位和防止晶状体混浊应给予低头或俯卧位,以保证有效的顶压作用,待气体吸收或网膜复位后采取正常卧位。可采用热敷、按摩等方式减轻患者因体位所致不适。

(2)密切观察病情,如视力、眼压、有无眼痛等,如出现眼痛,应及时分析原因,给予止痛药或降眼压药,必要时进行前房穿刺术。

(3)严格遵医嘱用药,患眼继续散瞳治疗至少1个月。

(4)术后患者安静卧床1周,双眼包盖,充分休息。起床后逐步下床活动但避免弯腰、低头及剧烈活动。

(5)嘱患者多食水果、蔬菜,保持大便通畅,必要时给予缓泻剂。

(6)做好疾病的卫生宣教及出院指导,勿参加体力劳动,避免外伤。按时复诊,如有异常,应随时就诊。

(马剑晴)

第八章 耳鼻咽喉－头劲外科科常见疾病患者护理

第一节 耳鼻咽喉－头颈外科疾病患者护理常规

耳鼻咽喉－头颈外科学由耳鼻咽喉科学逐步演变发展而来,是研究听觉、平衡、嗅觉诸感官与呼吸、吞咽、发音、语言诸运动器官的解剖、生理和疾病现象的临床医学二级学科。

1.入院护理　热情接待新患者,做好入院介绍及护理评估,填写相关护理文书。通知医生,协助医生完成各项检查。

2.术前护理

(1)饮食护理　给予营养丰富、易消化的饮食,禁食辛辣、刺激性食物。

(2)常规准备　术前1天备皮,行药物过敏试验等,必要时备血。术晨上胃管、尿管,给予术前用药,嘱患者排空大、小便,准备术中用药。

(3)病情观察　严密观察生命体征及全身情况,如有发热、咳嗽、月经来潮等,应及时通知医师,暂停手术。

(4)心理护理　消除不良情绪,使患者配合手术及治疗。

3.术后护理

(1)体位　根据手术情况安置合适体位,使患者舒适,并保持呼吸道通畅。

(2)饮食护理　根据病情给予流质、半流质或软食。

(3)病情观察　观察伤口渗血情况,预防管道滑脱,保持各引流管通畅,必要时床边备气管切开用物。

(4)口腔护理　根据医嘱给予生理盐水或复方硼砂溶液行口腔护理,以保持口腔清洁。

4.健康指导

(1)生活指导　保持规律的生活,做好个人卫生,加强功能锻炼,增强体质,预防感冒。

(2)用药指导　按医嘱服药,不适随诊。

(周　敏)

第二节 耳鼻咽喉－头颈外科疾病患者护理

慢性扁桃体炎

慢性扁桃体炎(chronic tonsillitis)是急性扁桃体炎反复发作或因隐窝引流不畅,窝内细菌、病毒滋生感染而演变为慢性炎症。

一、临床特点

1.病因　由于急性炎症治疗不彻底,或反复发作,扁桃体隐窝不畅,细菌和病毒滋生引起。亦可继发猩红热、白喉、流感等急性传染病之后,或由鼻腔及鼻窦等邻近器官组织的感染蔓延所致。

2.病理生理

(1)细菌感染　A组乙型溶血性链球菌为本病主要致病菌。

(2)病毒感染　以腺病毒、鼻病毒、单纯性疱疹病毒为多见,或由细菌、病毒混合感染。

(3)诱发因素　病原体可来自外界,也可存于正常人咽部或腭扁桃体隐窝内,当受凉、潮湿、过度劳累、烟酒及辛辣饮食过度、有害气体刺激时,机体抵抗力降低,易诱发本病。

(4)传播途径　传染性病原体可通过飞沫、食物或直接接触传播,通常呈散发性。

3.临床表现

(1)急性扁桃体炎　反复发作史是该病主要特点,平时有咽干、发痒、异物感、刺激性咳嗽、口臭等轻微症状。

(2)小儿扁桃体过度肥大时可出现睡眠打鼾、呼吸不畅、吞咽或言语共鸣障碍等。

(3)当隐窝脓栓被咽下,或隐窝内细菌、毒素等被吸收,可导致消化不良、头痛、乏力、低热等全身反应。

4.辅助检查　血沉、抗链球菌溶血素"O"、血清黏蛋白等检查结果常有异常。

5.治疗要点　扁桃体切除术是主要治疗手段;非手术治疗可采用抗生素治疗等。

二、护理要点

(一)常见护理诊断 / 问题

1.有窒息的危险　与手术出血有关。

2.出血　与饮食有关。

3.疼痛　与手术有关。

4.低热　与手术有关。

(二)护理措施

1.术前护理

(1)术前 6~8 小时禁食、水,男患者剃须。

(2)药物指导　复方硼砂溶液含漱,每天 6 次;病灶性扁桃体炎术前 3 天用抗生素、维生素 C、维生素 K 治疗。

2.术后护理

(1)病情观察　全麻未清醒者如发现吞咽频繁、面色苍白、脉快等出血征兆时应立即通知医生检查;观察体温变化;观察咽弓、创面白膜生长情况。

(2)体位　全麻未清醒前取侧俯卧位,头宜低,可避免血液流入下呼吸道,待患者清醒后可给予半卧位。

(3)饮食护理 术后 6 小时伤口无出血者可进温冷流质饮食，1~2 天后改半流质。2 周内避免坚硬、粗糙、热烫食物，避免大口吞咽。

(4)镇痛 评估咽痛程度，冰敷颈部；必要时使用镇痛药等。

(5)健康指导

1)勤漱口，每天 6 次(必要时可用 1% 过氧化氢生理盐水漱口)，多做咀嚼、吞咽及张口动作。

2)术后 10 天内避免参加剧烈活动。

（周　　敏）

阻塞型睡眠呼吸暂停低通气综合征

阻塞性睡眠呼吸暂停低通气综合征(obstructive sleep apnea hypopnea syndrome，OSAHS)是指在睡眠过程中上气道塌陷阻塞导致的呼吸暂停和(或)低通气，患者常伴有睡眠结构紊乱、打鼾、频繁发生血氧饱和度下降、白天嗜睡、注意力不集中等病症，并可导致多器官多系统损害，如：高血压、冠心病、糖尿病等。OSAHS 具有潜在危险性，儿童患者严重者甚至可影响其生长发育。

一、临床特点

1.病因 OSAHS 的发病原因和发病机制尚不完全清楚，目前研究表明主要与以下几方面因素有关。

(1)上气道解剖结构异常或发生病变。

1)鼻腔与鼻咽部狭窄。儿童腺样体肥大可导致患儿鼻塞、张口呼吸，如果不能及时纠正，可因患儿颅面结构发育异常进一步加重病情。

2)口咽腔狭窄。

3)喉咽和喉腔狭窄。

4)上、下颌骨发育不良或畸形：也是 OSAHS 发病常见的重要因素。

(2)上气道扩张肌张力异常。

(3)呼吸中枢调节异常。

(4)某些全身因素或疾病 可通过影响上述三种因素而诱发或加重本病，如肥胖、妊娠期、甲状腺功能低下、糖尿病、绝经和围绝经期等。另外，遗传因素可增加 OASHS 的发生概率 2~4 倍，饮酒、使用安眠药等因素可加重患者病情。

2.临床表现

(1)症状

1)睡眠中打鼾、呼吸暂停：伴随年龄和体重的增加，鼾声可逐渐加重；鼾声呈间歇性，出现反复呼吸节律紊乱和呼吸暂停的现象，严重者有夜间憋醒的现象。多数患者在仰卧时该症状加重。

2)白天嗜睡：轻者表现为常感困倦、乏力，对日常工作、生活无明显影响；重者可有过度嗜睡，甚至在谈话、吃饭、看书、驾驶时出现入睡现象。患者入睡很快，但是睡后精神体力无明显改善。

3)情绪紊乱、记忆力减退、注意力不集中、性格怪僻、行为怪异。

4)晨起口干、头疼,血压升高。

5)少数患者可出现夜尿增加、遗尿、阳痿。

6)心血管系统和呼吸系统的继发症状,如心律失常、心绞痛、慢性阻塞性肺疾病等。

7)儿童患者可出现颌面和(或)胸廓发育畸形、生长发育迟缓、学习成绩下降等。

(2)体征

1)一般征象:成年患者多较肥胖或明显肥胖,颈部短粗,部分患者可有明显的上、下颌骨发育不良。部分患者外鼻窄小伴上唇翘起。儿童患者可有颌面及胸廓发育异常,发育较同龄人差。

2)上气道征象:口咽腔狭窄,可见舌根和(或)舌体肥厚、扁桃体肥大、软腭松弛肥厚、悬雍垂过长肥厚、咽侧索肥厚、舌根淋巴组织增生等;部分患者还可见鼻息肉、鼻甲肥大、鼻中隔偏曲、腺样体肥大等病变。

3.辅助检查

(1)多导睡眠监测 多导睡眠监测目前是评估睡眠相关疾病的重要技术手段,多导睡眠描记仪是睡眠实验室不能缺少的监测设备,用于对患者进行整夜连续的睡眠监测。

(2)内镜检查 纤维(电子)鼻咽喉镜可判断阻塞的部位及程度。

(3)影像学检查 头部X线、CT扫描、MRI等检查主要用于评价气道形态特点。

(4)声学检测 用声级计和频谱仪进行鼾声测量,可用于比较治疗效果。

诊断OSAHS主要根据患者的病史、体征和多导睡眠监测结果来综合判定。

4.治疗要点 根据患者的病因、病情、阻塞程度及全身情况的不同,采用多学科个体化综合治疗。

二、护理要点

(一)常见护理诊断/问题

1.有窒息的危险 与伤口肿胀和分泌物过多有关。

2.疼痛 与咽部、鼻部手术有关。

3.面部形象改变 与局部血运不良有关。

4.出血 与手术有关。

5.潜在并发症 脑卒中、心肌梗死、心律失常、猝死、出血、鼻咽反呛、感染、体液不足与疾病有关。

(二)护理措施

1.术前护理

(1)通知术前6~8小时禁食、水。

(2)尽量安排患者住单人病房,建议选择侧卧位休息以减轻缺氧状态。

(3)术前三天每晚遵医嘱予以无创呼吸机辅助通气,纠正患者的缺氧状态。

(4)心理护理。让患者表达自己的感受,及时给予安慰与疏导。

2. 术后护理

(1)病情观察

1)床边备氧气、吸痰器、吸痰盘、气管切开包。

2)伤口有无出血情况,如患者面色苍白、大量冷汗、血压下降、频繁吞咽,可能有出血倾向,及时通知医生进行处理。

3)观察鼻咽通气管的情况。观察鼻咽通气管是否通畅,密切观察有无脱管或堵管现象。

4)持续24小时心电监护,密切监测生命体征,注意血氧饱和度的变化,发现异常及时报告医师。

5)间断有效吸痰,动作轻柔,操作规范。

(2)体位 全麻术后即予半卧位。

(3)饮食护理 术后6小时后可进温冷无渣流质饮食,24小时可进半流质饮食,术后2~4周内忌坚硬、酸辣、粗糙食物。

(4)镇痛 评估疼痛,及时遵医嘱予以镇痛或者进行颈部及颌下冷敷。

(5)健康指导

1)指导患者采取半卧位或侧卧位,睡前3~4小时内忌饮含酒精的饮料。

2)避免使用镇静安眠等中枢神经系统抑制药,以免直接导致睡眠窒息的发生。

3)指导患者控制饮食,戒烟戒酒,多运动,适当减肥。

4)漱口每天6次,保持口腔卫生。

5)定期随访,监测心脏功能、血压等,防止并发症。

(周 敏)

喉 癌

喉癌(laryngeal carcinoma)是头颈部常见的恶性肿瘤,96%~98%为鳞状细胞癌,其他病理类型少见。近年来喉癌的发病率有明显增加的趋势,发病年龄以40~60岁最多,男性较多。根据肿瘤发生部位和所在区域,喉癌临床上分为声门上型、声门型和声门下型等三种类型,具有局部浸润和扩散转移等特点。

一、临床特点

1. 病因 喉癌的病因至今不十分明确,流行病学资料证实与吸烟、饮酒、病毒感染、环境、职业因素、放射线、微量元素缺乏、性激素代谢紊乱等因素有关,常为多种致癌因素协同作用的结果。

2. 病理生理与分型

【喉癌的 TNM 分期】(2017AJCC 第八版)

适用于:声门上、声门、声门下喉癌。

(1)T- 原发喉癌

T_x:原发肿瘤不能估计。

T_{is}:原位癌。

声门上型

T₁:肿瘤位于声门上一个亚区,声带活动正常。

T₂:肿瘤侵犯声门上一个亚区以上,侵犯声门或侵犯声门上区以外(如舌根、会厌谷及梨状窝内壁的黏膜),无喉固定。

T₃:肿瘤局限于喉内,声带固定,和(或)下列部位受侵:环后区、会厌前间隙、声门旁间隙和(或)伴有甲状软骨内板侵犯。

T₄ₐ:肿瘤侵透甲状软骨板和(或)侵及喉外组织。如:气管、深浅部舌肌(颏舌肌、舌骨舌肌、舌腭肌、茎突舌肌)、带状肌、甲状腺及食管等颈部软组织。

T₄ᵦ:肿瘤侵及椎前间隙、纵隔结构,或包裹颈总动脉。

声门型

T₁:肿瘤局限于声带(可以侵犯前联合或后联合),声带活动正常。

T₁ₐ:肿瘤局限于一侧声带。

T₁ᵦ:肿瘤侵犯双侧声带。

T₂:肿瘤侵犯声门上和(或)声门下,和(或)声带活动受限。

T₃:肿瘤局限于喉内,声带固定和(或)侵犯声带旁间隙,和(或)伴有甲状软骨局灶破坏(如:内板)。

T₄ₐ: :肿瘤侵透甲状软骨板和(或)侵及喉外组织。如:气管、深浅部舌肌(颏舌肌、骨舌肌、舌腭肌、茎突舌肌)、带状肌、甲状腺及食管等颈部软组织。

T₄ᵦ:肿瘤侵及椎前间隙、侵及纵隔结构,或包裹颈总动脉。

声门下型

T1:肿瘤局限于声门下。

T2:肿瘤侵及声带,声带活动正常或受限。

T3:肿瘤局限于喉内,声带固定,和(或)侵犯声门间隙,和(或)侵犯甲状软骨内板。

T4a:肿瘤侵透环状软骨或甲状软骨板和(或)侵及喉外组织。如:气管,包括深浅部舌肌(颏舌肌、舌骨舌肌、舌腭肌、茎突舌肌)、带状肌、甲状腺及食管等颈部软组织。

T4b:肿瘤侵及椎前间隙、侵及纵隔结构,或包裹颈总动脉。

(2)N-区域淋巴结

Nx:不能评估有无区域性淋巴结转移。

No:无区域性淋巴结转移。

N1:同侧单个淋巴结转移,最大径≤3cm,ENE(-)。

N2a:同侧或对侧单个淋巴结转移,最大径≤3cm,ENE(-);同侧单个淋巴结转移,3cm<最大径≤6m,ENE(-)。

N2b:同侧多个淋巴结转移,最大径≤6m,ENE(-)。

N2c:双侧或对侧淋巴结转移,最大径≤6m,ENE(-)。

N3a:转移淋巴结中最大径>6cm,ENE(+)。

N3b:同侧单个淋巴结转移,最大径>3m,ENE(+)。

同侧多个淋巴结,对侧或者双侧淋巴结转移,ENE(+)

(3)M- 远处转移

Mo:无远处转移。

M1:有远处转移。

3. 临床表现　常表现为声音嘶哑、喉痛、吞咽困难、咳嗽、咳血、喉阻塞及颈部淋巴结转移。

4. 辅助检查

(1)间接喉镜或纤维喉镜　直接观察肿瘤的部位、大小、形态及声带活动情况等。可见喉部有菜花样、结节样或溃疡性新生物。

(2)触诊　颈部有无淋巴结肿大,喉体是否增大,颈前软组织和甲状腺有无肿块。

(3)组织学检查　取活检送病理诊断为喉癌确诊的主要依据。

5. 治疗要点　临床治疗目前主要采取以手术为主、放化疗辅助的多学科综合治疗,在彻底根除肿瘤病变的同时尽量保留和重建喉的功能,在治愈肿瘤的同时提高患者的生存质量,是近年来公认的诊疗原则和理想目标。

二、护理要点

(一)常见护理诊断／问题

1. 恐惧　与恶性肿瘤有关。

2. 疼痛　与手术有关。

3. 感染　与气管切开有关。

4. 窒息　与喉部手术有关。

5. 出血　与喉部手术有关。

6. 咽瘘　与喉部手术有关。

7. 深静脉血栓　与术后卧床有关。

8. 语言沟通障碍　与气管切开有关。

9. 营养失调　与鼻饲饮食有关。

10. 自我形象紊乱　与气管造瘘口有关。

(二)护理措施

1. 术前护理

(1)术前准备　术前 6～8 小时禁食、水;备皮;术晨留置鼻饲管及尿管。

(2)床边备气管切开护理盘。

(3)遵医嘱备血。

(4)药物指导　术前勤漱口;术后口腔护理,每天 6 次,防止口腔感染。

(5)心理护理　解除患者对疾病的恐惧心理,对术后不能发音要有充分的思想准备,鼓励患者树立战胜疾病的信心。

(6)各类护理风险评估,制定术后护理计划。

2. 术后护理

(1)病情观察　严密观察生命体征变化;观察有无伤口出血、皮下气肿及纵隔气肿征象。

(2)体位　予以床头抬高 30° 体位,有利于患者呼吸和减轻水肿,减轻颈部皮肤切口缝合张力。

(3)饮食指导　严禁经口进食,术后 7 天应避免吞咽动作,嘱患者将口腔内分泌物吐出。手术当天行胃肠减压,术后第 1 天进食前用温开水冲净胃内残留物,防止术后胃内容物返流导致呕吐,术后鼻饲饮食 10 ~ 12 天。定期行营养风险筛查及评估。

(4)皮肤护理　保持床单位整洁、干燥,预防压疮。

(5)气管切开护理

1)保持气管套管通畅,经常叩背和更换体位以利分泌物排出。

2)气道湿化,行雾化吸入 Qid。

3)防止脱管　检查套管系带松紧,禁止打活结,颈部不宜过多转动;精神异常或小儿需专人守护,防止自行拔管;剧烈咳嗽者,应遵医嘱给予镇咳药物。

4)更换敷料　每天更换气管切开纱布垫 1 ~ 2 次,分泌物多时应随时更换。

(6)拔管护理

1)拔管前连续堵管 48 小时,无呼吸困难时,方可拔管。

2)拔管后 24 小时内床边应备气管切开包,必要时重新行气管切开术。嘱患者拔管后 24 小时勿离开病房,严密观察病情变化,以防再度发生呼吸困难。

(7)健康指导　鼓励患者早日下床活动,指导吞咽、语言功能重建训练。自我护理对长期或终身带管者,做好气管套管自我护理的指导培训,如告知内套管取放、清洗消毒、纱布垫更换方法,掌握气管切开家庭护理和医院急救电话等。

(周　敏)

第三节　耳鼻咽喉 – 头颈外科常见急危重患者护理

鼻 出 血

鼻出血(epistaxis)是耳鼻咽喉科最常见的急症之一,通常是指鼻腔出血经前鼻孔流出或经后鼻孔流至咽部。鼻出血轻者涕中或痰中带血,重者流血不止,甚至导致失血性休克而危及生命。

一、临床特点

1.病因　病因分为局部因素和全身因素。成人鼻出血常与心血管疾病、血液系统疾病、酗酒有关。儿童鼻出血则多见于鼻腔干燥、鼻腔异物、偏食有关。

(1)局部因素　包括手术创伤、鼻部肿瘤、鼻腔鼻窦炎症等。

(2)全身因素　包括凝血功能障碍、心血管疾病等。

2.临床表现　出血量小于等于 50mL 时,表现为鼻腔滴血、流血、生命体征无变化。出血量较多时,可有新鲜血液从口中吐出、呕出,可出现头昏、恶心、口渴、乏力、面色苍白等症状。当出血达 500 ~ 1000mL 时,可出现出汗、血压下降、脉速无力等休克症状。

3. 辅助检查

(1) 鼻镜　前鼻镜多能发现鼻腔前部出血点。鼻内镜常用于发现鼻腔后部及隐匿的出血点。

(2) 实验室检查　血常规、凝血功能、肝肾功能等检查用于了解患者全身疾病状况。

4. 治疗要点

治疗原则包括维护生命体征、选择适当的止血方法以及针对出血原因进行治疗。在出血期,根据出血的轻重缓急、出血部位及病因,选择不同的止血方法。

二、护理要点

(一)常见护理诊断/问题

1. 失血性休克　与鼻出血有关。

2. 疼痛　与鼻腔填塞压迫神经和手术刺激有关。

3. 跌倒　与贫血有关。

4. 焦虑　与疾病有关。

(二)护理措施

1. 术前护理

(1) 建立留置静脉输液通路。

(2) 准备鼻腔止血用物

1) 少量出血,先采用简易止血法。

2) 1% 麻黄素或 0.1% 盐酸肾上腺素棉片填塞鼻腔。

3) 冷敷额部、颈部。

4) 手指按压鼻翼两侧,即按压鼻中隔前部起到止血作用。

5) 对出血较剧、渗血面较大或出血部位不明者,迅速建立留置静脉通道,给予镇静、止血、补液、对症治疗,并协助医生做好鼻腔填塞或前后鼻孔填塞止血术。

(3) 病情观察

1) 严密观察患者生命体征变化,并记录心率血压等。

2) 观察鼻腔有无活动性出血,口鼻分泌物的颜色、性质、量等。

3) 观察患者鼻腔填塞物有无松动、脱落。

(4) 体位　应取半卧位,疑有休克者,根据预防跌倒风险评分,做好预防跌倒各项告知与措施,采取休克卧位。恢复期可鼓励早期下床活动。

2. 术后护理

(1) 饮食护理　进温冷、清淡的半流质饮食。

(2) 心理护理　安慰患者切勿紧张,必要时给予镇静剂。

(3) 口腔护理　每天 2 次,恢复期协助患者漱口。

(4) 镇痛　评估疼痛的部位、程度、时间等,遵医嘱使用镇痛剂,并观察镇痛效果。

(5) 健康指导

1) 嘱患者鼻出血时将血液吐出,勿咽下。

2)鼻腔填塞期,嘱患者避免用力咳嗽、打喷嚏,保持大便通畅。

3)鼻腔填塞物抽出后,指导患者按医嘱正确使用滴鼻剂。

4)抽出鼻腔填塞物后,2小时内宜卧床休息,出院后短期内,避免用力擤鼻、重体力劳动或剧烈运动。

5)告知患者勿用手指挖鼻,保持大便畅通,积极治疗病因。

6)教会患者或家属简易止血法。

(周 敏)

急性喉阻塞

喉阻塞(laryngeal obstruction)为喉部及其邻近组织病变,可使喉部通道发生阻塞,引起了以吸气性呼吸困难为主要表现的证候群,是耳鼻咽喉－头颈外科常见的急症之一。

一、临床特点

1.病因

(1)炎症 小儿急性喉炎、急性喉气管支气管炎、急性会厌炎、咽后脓肿、喉脓肿、口底蜂窝织炎等。

(2)外伤 喉部切割伤、挫伤、烧灼伤或毒气等。

(3)水肿 药物过敏反应、喉血管神经性水肿或心、肾疾病引起的水肿等。

(4)异物 可引起机械性阻塞及喉痉挛。

(5)肿瘤 喉乳头状瘤、喉癌、喉咽肿瘤及甲状腺肿瘤等。

(6)发育畸形 先天性喉蹼、先天性喉喘鸣、喉软骨畸形等。

(7)声带瘫痪 多种原因引起的双侧声带瘫痪。

2.临床表现

(1)吸气性呼吸困难。

(2)吸气性喉喘鸣。

(3)吸气性软组织凹陷。

(4)声音嘶哑。

(5)发绀。

3.治疗要点

喉阻塞患者应争分夺秒,迅速解除其呼吸困难,防止窒息或造成心力衰竭。根据引起喉阻塞的病因、呼吸困难程度和患者全身情况等全面考虑,采用药物或手术治疗方法。

二、护理要点

(一)常见护理诊断／问题

1.有窒息的危险 与喉部通道阻塞有关。

2.有感染的危险 与气管切开有关。

3.低效性呼吸型态 与呼吸困难有关。

4. 恐惧　与疾病有关。

5. 潜在并发症　术后纵隔气肿、气胸、皮下气肿与疾病有关。

（二）护理措施

1. 术前护理

(1)心理护理　喉阻塞患者起病急,常急诊就医,患者和家属都会因其呼吸困难威胁生命而出现恐惧心理,希望立即缓解呼吸困难,但缺乏对气管切开术的认知。特别是小儿、青少年和青年女性,考虑生长发育或美观等原因而拒绝气管切开,易造成延误治疗,造成窒息的危险性增加,病情加重。因此护士要注意评估患者的年龄、性别、对疾病的理解及认识程度、情绪状态等,同时要注意评估家属的心理状况,及时提供全面有针对性的护理措施。

(2)床边备氧气、吸痰器、吸痰盘、气管切开包。

(3)建立留置静脉输液通路。

2. 术后护理

(1)病情观察　严密观察患者呼吸情况。喉源性呼吸困难分度及处理原则。

喉阻塞分为以下 4 度。

Ⅰ度:安静时无呼吸困难、吸气性喉喘鸣及吸气性胸廓周围软组织凹陷。在活动或哭闹时有轻度吸气性呼吸困难、稍有吸气性喉喘鸣和吸气性胸廓周围软组织凹陷。

治疗要点:明确病因,积极进行针对病因的治疗。如因炎症引起,使用足量、有效抗生素和糖皮质激素。

Ⅱ度:安静时有轻度吸气性呼吸困难、吸气性喉喘鸣及吸气性胸廓周围软组织凹陷,活动时加重,尚无烦躁不安等缺氧症状,未影响睡眠和进食,脉搏正常。

治疗要点:如因炎症引起,使用足量、有效抗生素和糖皮质激素,大多可避免行气管切开术。若为异物引起,应迅速取出。如为喉肿瘤、双侧声带瘫痪等病因不能及时解除呼吸困难者,应考虑行气管切开术。

Ⅲ度:吸气性呼吸困难明显,吸气性喉喘鸣声较响,吸气性胸廓周围软组织凹陷显著,并出现烦躁不安、不易入睡、不愿进食、脉搏加快等缺氧症状。

治疗要点:如由炎症引起,喉阻塞时间较短,在严密监测下可积极采用药物治疗,并做好气管切开术的术前准备。若经保守治疗未见好转,全身情况较差,应及早行气管切开术。如为喉肿瘤引起,应立即行气管切开术。

Ⅳ度:呼吸极度困难,吸气性喉喘鸣及吸气性胸廓周围软组织凹陷更严重。患者出现坐卧不安、手足乱动、面色苍白或发绀、出冷汗、定向力丧失、心律不齐及脉搏细速等缺氧症状,甚至昏迷、大小便失禁等。若抢救不及时,可因窒息引起呼吸心跳停止而死亡。

3. 治疗要点:

(1)争分夺秒,立即行气管切开术。如病情十分紧急,可先行环甲膜切开术。

(2)体位　半卧位休息,保持安静,小孩应避免哭闹以免加重呼吸困难。

(3)药物指导　雾化吸入,由炎症引起的急性喉阻塞应尽早静脉滴注类固醇激素和抗生素,观察用药后效果。

(4)饮食护理　若需行异物取出术,术前应遵医嘱通知患者禁食、禁水。术后给予流质饮食。

(5)行气管切开患者同气管切开护理。

(6)健康指导

1)卧床安静休息。

2)预防感冒、戒烟酒。

(周　敏)

气管、支气管异物

气管、支气管异物(foreign bodies in the trachea and bronchi)为外界物质误入气管、支气管的疾病,是耳鼻咽喉 – 头颈外科常见急重症之一。常以花生、瓜子、豆类居多。尤其以 1 ~ 3 岁儿童多见。临床上常表现为剧烈呛咳、面红耳赤,并有憋气、呼吸困难等症状。一旦抢救不及时可致患者死亡。

一、临床特点

1. 病因

(1)小儿磨牙尚未发育,咀嚼功能不完善,不能将坚硬食物嚼碎,喉咽反射功能亦不健全;进食时,口中含物,在哭闹、嬉笑、绊倒后均易造成误吸。

(2)处于全身麻醉、昏迷、酒醉等状态的患者或老年人,由于吞咽功能不全,咽反射减弱,易将口咽部异物,如呕吐物、义齿等误吸入呼吸道,如呕吐物不及时清除也可吸入气道内。

(3)在玩耍或工作时,将玩具、针、钉或纽扣等含于口中,遇外来刺激或突然说话时可不慎发生误吸。

(4)部分医疗或护理操作不慎,如鼻腔及口咽异物在诊治过程中发生异物位置变动,而误吸入下呼吸道,或护理操作过程中给予咽、喉滴药时注射针头脱落,均可导致异物落入气道。

(5)特殊人群的主观行为,如精神病患者、企图自杀者。

(6)食管内长期存留尖锐异物也可形成气管食管瘘及气管异物。

2. 病理生理与分型

(1)临床分期　气管、支气管异物的症状与体征一般分为四期。

1)异物吸入期:异物经过声门进入气管时,会立即引起剧烈咳呛及反射性喉痉挛而引起憋气、面色青紫等。若异物较小,除有轻微咳嗽或憋气外,症状可暂时缓解,有时异物可被侥幸咳出。如果异物嵌顿在声门,可立刻发生重度呼吸困难,甚至窒息造成死亡。

2)安静期:进入气管或支气管内的异物如西瓜子等,由于质地较轻而光滑,可随呼吸气流而上下活动,而引起阵发性咳嗽。异物停留小支气管内,一段时间内可无症状或仅有轻微咳嗽及喘鸣。

3)炎症期:异物刺激局部黏膜产生炎症反应,加重气管、支气管的阻塞出现肺不张、肺气肿;若合并细菌感染可引起咳嗽、痰多等症状。存留时间较长的异物,可导致支气管炎、肺炎。

(2)并发症期　可并发心力衰竭、肺脓肿或脓胸。此期的轻重程度及持续时间与异物的大小、性质、患者体质及治疗情况相关。

3. 临床表现　异物所在部位及存留时间的不同可有不同的临床表现。

(1)喉异物 异物进入喉内时,立刻出现反射性喉痉挛进而引起吸气性呼吸困难和剧烈的刺激性咳嗽;异物停留在喉入口处,患者出现吞咽疼痛或咽下困难;异物嵌顿于声门区,异物较大者可出现窒息,异物较小者出现呛咳、声嘶、喉鸣音及不同程度的呼吸困难等。尖锐异物刺伤喉部可发生咯血及皮下气肿。

(2)气管异物 异物进入气管立即出现剧烈呛咳,并有呼吸不畅甚至憋气的症状,随着异物贴附于气管壁,症状可暂时缓解;如果异物轻且表面光滑,可随呼吸气流在声门裂及气管之间上下活动可出现刺激性咳嗽,闻及拍击音。若异物较大,阻塞气管,随时可能上升到声门引起窒息。

(3)支气管异物 早期与气管异物相似,但呛咳症状较轻。随着时间延长患者出现咳嗽、喘、发热等症状,长期停留可导致支气管扩张、肺脓肿。尖锐性异物造成支气管损伤可引起气胸和纵隔气肿。主支气管完全阻塞时,听诊阻塞侧呼吸音消失;不完全阻塞时出现一侧呼吸音降低。

4. 辅助检查

(1)X 线检查。

(2)CT 检查。

(3)支气管镜检查。

5. 治疗要点 气管、支气管异物可危及生命,取出异物是唯一有效的治疗手段,原则尽早取出异物,防止窒息及其他并发症的发生。

二、护理要点

(一)常见护理诊断/问题

1. 有窒息的危险 与异物误入气道有关。

2. 有感染的危险 与异物残留有关。

3. 恐惧 与疾病有关。

(二)护理措施

1. 术前护理

(1)术前 6～8 小时禁食水。

(2)氧气吸入。

(3)心理护理 安抚家属,了解风险,避免患儿哭闹,加重病情。

2. 术后护理

(1)病情观察 密切观察呼吸情况,预防并发喉水肿;注意观察患者有无呛咳及异物残留征象;注意生命体征变化,防止心功能衰竭和肺部感染的发生。

(2)体位 术前保持原来体位,尽量减少搬动患者,以免异物在气道内移动。尽量减少外出检查,必要时医生陪同。

(3)营养支持 给予流质或半流质饮食。

(4)健康指导

1)加强对家长的健康指导,婴幼儿避免进食花生、瓜子、豆类等带硬壳的食物。

2)小儿进食时不可嬉戏、哭笑、追逐,纠正小儿口中含物的不良习惯。

3)小儿如咽内有异物,绝不可用手指挖取,也不可用大块食物咽压,可设法诱其吐出。

(周 敏)

第九章　老年护理学

第一节　老年护理学概述

一、老年护理学及相关概念

老年护理学(gerontological nursing)是以老年人为研究对象,研究衰老过程老年人身心健康和疾病护理特点与预防保健的学科,也是研究、诊断和处理老年人对自身现存和潜在健康问题的反应的学科。老年护理学的重点是从老年人生理、心理、社会、文化以及发展的角度出发,研究自然、社会、文化、教育、生理、心理等因素对老年人健康的影响,探求用整合护理手段或措施解决老年人现存和潜在的健康问题,同时,发挥老年人主动健康能动性,使老年人获得或保持最佳身—心—社会功能和健康状态,或有尊严、安宁地离开人世。

二、老年护理学的范畴和特点

1. 范畴。
(1)评估老年人的健康和功能状态。
(2)制订护理计划,实施有效护理和其他卫生保健服务,并评价效果。
(3)强调维持和促进健康、治疗和康复,预防和控制由急、慢性疾病引起的残疾,协助自理和慢性病管理,为衰弱和自理能力缺失的老人提供护理服务、姑息治疗和临终关怀等。
2. 特点具有较强的理论性、实践性和多学科性。

三、老年护理的目标和原则

1. 目标:增强自我照顾能力;延缓衰退及恶化;提高生活质量;安享生命晚年。
2. 原则:满足需求;早期预防;关注整体;因人施护;面向社会;连续照护。

(王　玫)

第二节　老年常见健康问题与护理

衰　弱

衰弱(frailty)是指一组由机体退行性改变和多种慢性疾病引起的机体易损性增加的老年综

合征,其核心是老年人生理储备下降或多系统异常,外界较小刺激即可引起负性临床事件。

一、评估与观察要点

1. 选择适宜的评估工具(如 FRALL 量表)进行衰弱筛查和评估。

2. 了解患病情况、用药史及跌倒史。

3. 评估意识状态、疲乏、肌力、活动能力、饮食状况及跌倒风险。

4. 评估居住环境及生活方式。

5. 评估心理、社会支持情况及照护者的能力与需求。

二、护理要点

1. 戒烟限酒、补充蛋白质和维生素 D、预防跌倒。

2. 与医疗团队及照护者共同制订医护照料计划,并协助执行。

3. 评估老年人用药的合理性,对于必须使用的药物,应提高用药依从性。

4. 依据衰弱状态和基础疾病给予相应的照护,减少应激源,去除诱因及可逆性促发因素。

5. 根据耐受程度安排运动量和运动形式,协助其进行慢跑、增加行走速度、站立—行走及太极拳等运动,注意运动中做好安全防护。

6. 健康教育。①运动、营养及预防跌倒的重要性及措施;②纠正吸烟、饮酒及久坐等不良生活方式。

跌　　倒

跌倒(fall)是一种不能自我控制的意外事件,指个体突发的、不自主的、非故意的体位改变,足底以外的部位停留在地上、地板上或者更低的地方。

一、评估与观察要点

1. 了解患病情况、跌倒史及用药史。

2. 评估意识状态、视力、步态、肌力、平衡及活动能力。

3. 评估居住环境的安全性及辅助用具使用情况。

4. 评估照护者对跌倒风险及预防的认知、照护者的能力与需求。

二、护理要点

1. 可参照 Morse 跌倒评估量表筛查跌倒风险。

2. 跌倒的预防　①高风险者放置防跌倒警示标识;②保持地面平整、干燥、无障碍,擦拭地面时放置警示标识,浴室放置防滑垫。③保持充足的照明;④常用物品放在易取处;⑤协助其醒后 1 分钟再坐起,坐起 1 分钟再站立,站立 1 分钟再行走;⑥有跌倒风险及行动不便者,协助如厕;⑦服用降压药、降糖药、镇静催眠类药物或抗精神病药物者,观察意识、血压、血糖及肌力变化。

3. 发生跌倒的处理　①立即呼救其他医务人员;②搬动前判断其意识、受伤部位、受伤程度及全身状况;③对疑有骨折或脊椎损伤者,采取正确的搬运方法;④跌倒后意识不清者,密切观察意识及生命体征变化;⑤记录跌倒发生经过,分析发生原因,制订相应的改善措施,避免再次跌倒。

4. 减轻或消除其对跌倒的恐惧心理。

5. 健康指导　①跌倒的风险因素、危害及预防措施;②选择大小、长短及松紧合适的衣裤,穿大小适宜且防滑的鞋;③补充含维生素 D 和钙的食物及适度接受日光照射;④发生跌倒时可采取的自我保护及减轻伤害的方法;⑤指导居家老年患者正确使用助行器、平衡及步行训练的方法。

压力性损伤

压力性损伤(pressure injury)简称压伤,定义为发生在皮肤和 / 或皮肤下软组织的局限性损伤,通常位于骨隆突处部位或与医疗器械接触的部位。

一、评估与观察要点

1. 了解患病情况及用药史。

2. 评估意识状态、营养、排泄、活动能力及医疗器械使用情况。

3. 评估全身皮肤及黏膜情况。

4. 评估心理、社会支持情况及照护者的能力与需求。

二、护理要点

1. 可采用 Braden 压疮评估量表进行压伤风险评估。

2. 压伤的预防　①高风险者放置防压伤警示标识;②保持床单位及全身皮肤清洁、干燥;失禁者排便后及时清洗皮肤,肛周可涂皮肤保护剂;③与医生及营养师共同制订营养干预方案;④及时变换体位,避免拖、拉、推及拽的动作;⑤合理使用减压装置;⑥密切观察医疗器械接触部位皮肤。

3. 压伤的处理　①准确分类;②采取措施避免局部再受压;③压伤 1 期者,局部使用半透膜敷料或水胶体敷料;④压伤 2 期者,提供湿润的愈合环境,管理伤口渗液,预防感染,局部选用敷料促进愈合;⑤压伤 3 ~ 4 期者,清除坏死组织,减少无效腔残留,保护暴露的骨骼、肌腱和肌肉,预防和控制感染;⑥无法判断压伤分期和深层组织损伤者,进一步全面评估,采取必要的清创措施,根据组织损伤程度选择相应的护理方法;⑦记录压伤的情况,分析发生原因,制订相应的改善措施,避免再次发生。

4. 健康教育　①告知压伤的危险因素及预防措施;②教会照护者观察皮肤变化的方法。

吞 咽 障 碍

吞咽障碍(dysphagia)又称吞咽功能低下、吞咽异常或吞咽紊乱,是指食物或液体在从口腔到胃的运送过程中发生障碍,常伴有咽部、胸骨后或食管部位的梗阻停滞感。

一、评估与观察要点

1. 评估患者的年龄等一般情况,以及患病情况、意识状态。

2. 评估口腔功能及口腔卫生保健情况。

3. 采用洼田饮水试验等方法进行吞咽功能的筛查与评估。

4. 吞咽功能临床评估,包括进食评估、摄食评估、进餐习惯评估、营养风险评估等。

5. 监测有无误吸和噎呛。

二、护理要点

1. 依据老人吞咽状况选择适宜质地的食物,并使用姿势和动作改变等补偿技术。

2. 对有吞咽障碍的老人进行康复训练与治疗。

3. 对筛查出有营养不良和营养不良风险的老人进行营养干预。

4. 高危噎呛或有误吸风险的患者床旁放置"防误吸与噎呛"标识,且必须经过吞咽评估,由言语治疗师、医生给予进食医嘱才可开始经口摄食;摄食时注意环境准备、食物质地适宜、合适体位、进食量及速度适宜、鼓励自我进食、进餐时段加强巡视。

5. 现场急救 清醒状态下误吸常采海姆立克急救法急救,若无意识需立即呼救,配合抢救。

6. 健康指导 ①噎食和误吸的现场应对方法;②吞咽功能锻炼方法:面部肌肉锻炼、舌肌运动锻炼、软腭训练等。

认 知 障 碍

认知障碍(cognitive impairment)是一种以获得性认知功能损害为核心,并导致患者日常生活能力、学习能力、工作能力和社会交往能力明显减退的综合征。

一、评估与观察要点

1. 了解认知障碍的程度、患病类型、用药史及家族史。

2. 评估意识状态、活动能力、吞咽能力、排泄及睡眠状况。

3. 评估居家护理环境。

4. 评估社会支持情况及照护者的能力与需求。

二、护理要点

1. 日常生活照护 ①评估患者自理能力,依据自理能力给予适当辅助;②提供日常生活能力训练,安排做力所能及的事情;③控制每次进食量,吞咽障碍者,做好相应护理;④协助大小便失禁者定时如厕,做好会阴及肛周皮肤卫生;⑤协助睡眠障碍者白天适当活动。

2. 精神行为问题管理 ①观察精神行为问题的表现、持续时间、频次及潜在的隐患;②寻找可能原因或诱发因素;③首选非药物管理措施。

3. 安全防护 ①放置防跌倒、防走失等警示标识,采取措施预防;②管理好电源、热源、易碎物品、锐利物品及药品。

4. 沟通交流时放慢语速、语调平和,用简单易理解的词语,给予充足的反应时间。

5. 与医疗团队及照护者共同制订认知训练计划,并协助执行。

6. 对于卧床者,给予基础护理,并采取措施预防压伤等并发症。

7. 健康教育　①指导改善居家环境;②指导照护技巧;③指导认知训练及日常生活能力训练方法。

二　便　失　禁

二便失禁(urinary and fecal incontinence)定义为患者主诉有任何大便或尿液不受控制、不自主地排出/流出状态。

一、评估与观察要点

1. 了解患病情况、用药史及活动能力。

2. 评估膀胱容量及压力、尿失禁的类型、频次、程度及伴随症状;观察尿液的颜色、量及透明度。

3. 观察排便频次、量、颜色等。

4. 评估会阴部及肛周皮肤情况,判定有无尿路感染及失禁性皮炎等并发症。

5. 评估老年患者心理状况及对社会功能的影响。

6. 评估社会支持情况及照护者的能力与需求。

二、护理要点

1. 保持床单位清洁、平整及干燥。

2. 制订饮水计划,保持会阴部皮肤清洁、干燥,协助更换纸尿裤、集尿器及尿垫,预防失禁性皮炎。

3. 做好会阴部皮肤清洁,并涂抹润肤剂或保护剂,避免使用碱性皂液清洗。

4. 留置尿管者,保持尿管通畅,防止尿路感染。

5. 健康指导　①指导盆底肌群训练的方法;②教会照护者会阴部皮肤护理的方法。

便　　秘

便秘(constipation)是指食物残渣在肠道内滞留时间过长,过量水分被吸收,导致粪便干硬,排出困难。

一、评估与观察要点

1. 了解患病情况、用药史、饮食习惯及活动能力。

2. 评估便秘的临床表现、排便间隔时间、伴随症状及诱发因素。

3. 评估心理、社会支持情况及照护者的能力与需求。

二、护理要点

1. 协助采取非药物措施改善便秘,如增加润滑肠道食物、饮水量、日活动量,避免久坐、久卧等。

2. 提供隐蔽的排便环境及充足的排便时间。

3. 遵医嘱应用药物辅助排便。

4. 有便意但无力排出者,用开塞露 20～40mL 或甘油栓剂、灌肠等方法肛内给药;粪便干硬者,必要时协助人工取出粪便;严重便秘者,遵医嘱给予灌肠;严重腹胀者,遵医嘱给予肛管排气。

5. 健康指导　①指导养成定时排便的习惯,排便时集中注意力;②指导非药物改善便秘措施;③勿用力排便,警惕引发心绞痛、心肌梗死及脑卒中等意外。

营 养 不 良

营养不良(malnutrition)是指机体从食物中获得的蛋白质、能量或其他营养素等不足或过量而导致的营养不足或营养过剩两种状态,对机体组成、功能和临床结局会产生不利影响。

一、评估与观察要点

1. 了解患病及用药情况。

2. 评估意识状态、吞咽能力、进食情况、饮食习惯、排便情况及活动能力。

3. 可参照老年人营养不良风险评估表筛查营养风险。

4. 评估心理、社会支持情况及对营养治疗的接受程度。

二、护理要点

1. 提供良好的饮食环境,保持室内空气清新。

2. 提供清淡、细软及多样化的食物。

3. 协助超重或肥胖者控制体重,提供奶、鸡蛋、瘦肉及豆制品等优质蛋白,减少动物油脂、高脂奶品及动物内脏等摄入,多吃蔬菜、水果。

4. 经口摄入不足者,调整饮食结构,增加食物摄入量,也可考虑使用口服营养补充。

5. 必要时遵医嘱给予肠内营养或肠外联合肠内营养。

6. 吞咽障碍者给予相应护理措施。

7. 健康指导　①告知营养不良的原因、危害及预防措施;②指导居家老年人及照护者正确制作和保存鼻饲饮食的方法。

（乐　霄）

第三节 老年安全问题

一、适老化环境

1. 适老化环境的评估

(1)评估方式 评估基本信息,健康状况,居家环境自评,改造意愿和目标,居家环境实测以及照护信息评估。

(2)评估要点 健康状况、整体环境、卫生间、卧室、厨房、餐厅和起居室。

2. 适老化环境的创设原则

预先评估原则、安全经济原则、舒适便利原则、科技智能原则、满足差异原则。

3. 适老化环境的创设要点

(1)客厅设计原则 客厅的设计应方便老年人日常活动和交往。

(2)门厅设计原则 门厅设计便于老年人出门时拿取物品、更换衣物鞋子,并可安全、方便地与来访者交流。

(3)卫生间及卫浴设施设计原则 卫生间设计应以防滑、防跌倒为基本原则。

(4)厨房设施设计原则 厨房设计应以便捷、安全、简单为基本原则。

4. 居室环境的调整与安排

(1)室温应以 22～24℃ 较为适宜,湿度 50%～60% 为宜。

(2)卧室阳光充足,确保通风良好。

(3)居住环境要注意隔间处理。

(4)保证夜间照明适宜。

二、老年人用药安全

1. 老年人常见药物不良反应 精神症状、直立性低血压、耳毒性、尿潴留、药物中毒。

2. 老年人常见药物不良反应的原因 同时接受多种药物,药动学和药效学改变,滥用非处方药。

3. 老年人用药原则 受益原则,5 种药物原则,小剂量原则,择时原则,暂停用药原则。

4. 老年人安全用药护理

(1)定期全面评估老年人用药情况

1)可避免的药物不良事件(adverse drug event, ADE)是给药不当的最严重后果。

2)定期药物核对是帮助患者梳理,核对目前所用药物、保健品、中药制品的使用方法是否得当的护理措施之一。

3)密切观察和预防药物不良反应:①密切观察药物不良反应,②注意观察药物矛盾反应,③用药从小剂量开始,④选择便于老年人服用的药物剂型,⑤规定适当的用药时间和用药间隔,⑥其他预防药物不良反应的措施。

(2)提高老年人用药依从性

1) 加强给药护理。

2) 随时进行服药依从性评估:评估目前 Morisky 评价量表在慢性患者用药依从性评估中被广泛使用。

(3) 加强用药的健康指导

1) 加强老年人用药解释工作。

2) 提升老年人安全用药意识。

3) 提醒老年人定期向医生汇报身体情况。

4) 指导老年人不随意购买及服用药。

5) 加强照顾者的安全用药教育。

三、老年人意外事件的预防和护理

1. 跌倒(fall)

(1) 发生跌倒的主要因素　生理、心理因素,疾病因素,药物因素,环境因素,主观因素,客观因素。

(2) 跌倒的预防　准确全面地评估跌倒风险评估,加强患者和家属的安全教育,鼓励老年人参与体育锻炼,重视适老化环境建设,有针对性的跌倒预防措施。

(3) 跌倒的紧急处理　老年人跌倒后,不要急于扶起,要视情况进行跌倒后的现场处理。

1) 检查确认伤情:①意识模糊:意识丧失,立即拨打急救电话或启动院内急救流程。有呕吐者,将头偏向一侧,清理口腔、鼻腔呕吐物,保证呼吸道通畅。有抽搐者,身体下垫软垫,防止碰、擦伤,必要时使用牙垫,防止舌咬伤。注意保护抽搐肢体,防止肌肉、骨骼损伤。如发生呼吸、心跳停止,应立即进行胸外心脏按压、口对口人工呼吸等急救措施。②意识清醒:询问老年人跌倒情况及对跌倒过程是否有记忆,如不能记起跌倒过程,提示可能为晕厥或脑血管意外,需要行 CT、MRI 等检查确认。询问是否有剧烈头痛,观察是否口角歪斜、言语不利、手脚无力等,如发生上诉情况提示可能为脑卒中,处理过程中注意避免加重脑出血或脑缺血。检查有无骨折,查看有无肢体疼痛、畸形、关节异常、肢体位置异常、感觉异常及大小便失禁等,以确认骨折情形,适当处置。

2) 如果老年人试图自行站起,评估无特殊情况,可协助其缓慢起立,坐位或卧位休息,确认无碍后方可放手,并继续观察。

3) 有外伤、出血者,立即止血包扎并进一步观察处理。

(4) 正确搬运

(5) 查找跌倒危险因素,评估跌倒风险,进一步制订防治措施及方案。

2. 误吸(aspimtion)

(1) 发生误吸的主要因素。

1) 客观因素　主要包括年龄、意识状态、自理能力、口腔状况和食物性质。

2) 疾病因素　常见误吸高发疾病为:神经系统疾病(如脑卒中、阿尔茨海默病),消化系统疾病(如胃癌、胃潴留、反流性食管炎),糖尿病,呼吸道感染等。

3) 药物因素　导致食管下段括约肌松弛的药物均可引起误吸,例如茶碱类、钙通道阻滞药、麻醉镇静药物等。

(2)误吸的预防　指导正确进餐,正确地准备食物,重视管饲患者误吸预防,重视患者及照顾者的健康教育。

(3)误吸的紧急处理　膈下腹部冲击法:①意识清醒者。头略低,嘴张开,以便异物吐出;站在老年人身后,双臂围绕老年人腰部;以一手握拳,拳头的拇指顶在老年人的上腹部(肚脐上方两横指),另一手握住握拳的手;向上向后猛烈挤压老年人的上腹部,挤压动作要迅速,挤压后随即放松,重复5~6次。②意识清醒且肥胖者。用胸部推压法取代腹部推压法。头部略低,嘴张开,以便异物吐出;站在老年人身后,两臂从老年人的腋窝抱住前胸;一只手握拳放在胸骨中央,手掌侧对着胸骨侧,另一只手包住握拳,向后猛烈挤压老年人胸部。③意识不清者。就地仰卧在地板上,头转向一侧并后仰,充分开放气道;跪于老年人一侧,一手掌根置于老年人腹部脐和剑突之间,另一手置于其上,迅速有力向内上方冲击5~6次。④其他特殊情况。腹部俯于凳子上、上半身悬空。猛压腹部,迫使膈肌上移压迫肺部,使肺内气体外冲,将气管内食物冲出,重复5~6次。

3. 烫伤

(1)烫伤的预防

1)老年人认知功能受损是发生意外事件的重要因素之一,正确判断老年人认知功能,对预防意外烫伤有重要意义。

2)老年人群中,低温烫伤最为常见。为了避免发生低温烫伤,老年人不可长时间接触温度超过体温的物品。

3)患有糖尿病或脑卒中后遗症、长期卧床的老年人尤需特别注意,使用时应有专人看管。

(2)烫伤的紧急处理

1)Ⅰ度烫伤　是指烫伤只损伤皮肤表层,局部轻度红肿,无水疱,疼痛明显。可选择用冷水冲洗或冷敷,迅速降低皮肤表面温度,避免局部疼痛和水疱出现。对于不能冲或泡的位置,如面部或私密处,可以用凉毛巾湿敷较长时间直到疼痛缓解。

2)Ⅱ度烫伤　是指烫伤导致真皮损伤,局部红肿疼痛,有大小不等的水疱。迅速使用冷水持续冲洗,如果皮肤表面有衣物覆盖,用剪刀把衣服剪开,烫伤出现的水疱在烫伤早期有保护创面的作用,能够减轻疼痛,减少渗出,所以禁止撕破水疱。经简单处理后尽快到医院做好进一步处理,防止二次损伤。

3)Ⅲ度烫伤　是指烫伤到达皮下,脂肪、肌肉、骨骼都有损伤,并呈灰或红褐色。出现严重烫伤,不要撕扯表面衣物,会导致皮肤大面积脱离,出现严重并发症,应保护创面,迅速就医。

(柯小瑜)

第四节 老年人居家照护

一、老年人照顾者的负担

1. 照顾者负担的概述

(1) 照顾者的概念 照顾者(caregiver)包括正式照顾者和非正式照顾者两类。正式照顾者是指家庭保健医护人员和其他受过专业训练的付费护理人员。非正式照顾者是指在被照顾者的个人需求、经济、心理、情感上提供无偿照护的家庭成员、亲朋、好友等。照顾者负担有以下特征:①照顾者对照顾对象有照顾的责任,且彼此间存在亲属或聘雇的关系。②照顾者的需求与得到的资源或支持之间无法平衡,或其落差超过所能承受的范围。③可以分为客观的照顾事件本身及主观的感受两部分。④包含了身体、心理、社会等各个方面。⑤有个体差异性。

(2) 照顾者负担的概念 照顾者负担(caregiver burden),照顾者负担是一个多维度、复杂的概念,有以下特征:①照顾者对照顾对象有照顾的责任,且彼此间存在亲属或聘雇的关系。②照顾者的需求与得到的资源或支持之间无法平衡,或其落差超过所能承受的范围。③可以分为客观的照顾事件本身及主观的感受两部分。④包含了身体、心理、社会等各个方面。⑤是有个体差异性的。

(3) 照顾者负担带来的影响 ①影响照顾者的身心健康和生活质量。②影响到照顾质量和被照顾者的生活质量。③照顾者负担会对社会造成一系列的健康、经济问题。

2. 照顾者负担的分类 生理负担、心理负担、社会负担。

3. 照顾者负担的评估 照顾者负担问卷、Zarit护理者负担量表。

4. 照顾者负担的影响因素 照顾者因素、老年人因素。

二、老年人照顾者的积极感受

1. 照顾者积极感受的概述 目前对照顾者积极感受(Caregivers feel positive)的概念尚未达成共识,通常用自尊、满意度、获得感来表示。

2. 照顾者积极感受的评估

(1) 照顾者满意度量表。

(2) 积极感受量表。

(3) 照顾者反应评估量表。

3. 照顾者积极感受的影响因素

(1) 照顾者个体因素。

(2) 直接照顾时间。

(3) 家庭功能。

(4) 社会支持。

(5) 应对方式与自我效能。

三、老年人照顾者的支持服务

1. 老年人照顾者需求的分类。照顾技能与知识需求、心理需求、社会需求。

2. 老年人照顾者需求的评估。

(1) 照顾者的简要评价量表。

(2) 家庭照顾者社区护理需要评估问卷。

3. 老年人照顾者支持的内容：政策支持、工具性支持、信息支持、心理支持、社会支持。

4. 老年人照顾者支持的形式：个案管理模式、团体干预模式、网络干预模式。

（张　茵）

第五节　老年安宁疗护

一、老年临终舒适照护

1. 老年人临终护理基础护理技术

(1) 协助老年人保持仪表整齐。

(2) 营造舒适的居住环境。

(3) 协助老年人选择临终和死亡地点。

2. 常见症状的护理　老年人常见症状有疼痛、呼吸困难、谵妄、大出血等。由于临终老年人常常疾病和衰老并存，症状不典型，并发症较多；反应迟钝，主诉不确切等，护士应该细心评估，及时给予相应处理，以减轻患者痛苦。

3. 老年安宁疗护心理干预技术　临终老年人心理特点有心理障碍加重、恐惧、思虑后事、留恋亲友。老年安宁疗护心理干预技术包括：人生回顾、尊严疗法、阅读疗法、芳香疗法、宠物陪伴辅助疗法。

二、老年临终哀伤辅导

1. 哀伤辅导的概念　哀伤辅导(grief counseling)是协助丧亲者在合理时间内引发正常的悲伤情绪，让他们正常地经历悲伤并从悲伤中恢复，从而促进他们重新开始正常的生活。

2. 哀伤辅导基本原则　在震惊与麻木阶段，以倾听与陪伴为主，在加强社会支持的帮助下，建立支持信任的关系，提升丧亲者的安全感；在急性悲伤阶段，借助诉说的方式，帮助丧亲者认识、接受、适应丧亲的事实，引导其负面情绪的表达，并学会面对，学习应对方式，预防创伤后的多种应激障碍的发生；在复原阶段，帮助丧亲者树立新的生活目标，鼓励其以新的生活方式来适应逝者不存在的环境。

3. 哀伤辅导内容　提供交流疏导服务，提供信息支持，提供支持服务，开展生命教育。

4. 哀伤辅导步骤

(1) 建立信任关系。

（2）评估丧亲者的心理状况。

（3）寻求共识。

（4）发掘内容。

（5）引导接受丧亲事实。

（6）完善社会支持系统。

（7）提供积极的应对方式。

（8）重建有益的思维方式。

5. 哀伤辅导要点　安慰与陪伴,诱导宣泄、耐心倾听,转移注意力,建立新的生活方式。

6. 哀伤辅导常用的技巧　正念减压,认知疗法,音乐疗法,芳香疗法,意义疗法。

（白艳梅）

第四篇 常见基础护理及专科护理操作技术

第一章 常用基础护理操作

第一节 铺 床 法

病床是患者休息及睡眠的用具,是病室中的主要设备。卧床患者的饮食、排泄、活动、治疗等都在床上进行,所以床必须符合安全、舒适、实用、耐用的原则,铺床注意节力、省时。床单位要保持整洁,床上用物需定期更换。

一、备用床

1. 目的 保持病室整洁美观,准备接收新患者。

2. 用物 大单、被套、棉胎或毛毯、枕套、枕芯。

3. 操作程序

(1)评估床单位。

(2)洗手,戴口罩。

(3)按使用顺序备齐用物,携至患者床旁,放于床尾。

(4)移开床旁桌离床约20cm,移床旁椅至床尾,离床尾约15cm,将用物放于床旁椅上。

(5)根据需要翻转床垫,将床垫上缘紧靠床头。

(6)铺大单

1)取大单放于床垫上,使大单的中线与床中线对齐,分别向床头、床尾打开,正面向上。

2)先铺近侧床头大单:一手托起床垫一角,一手伸过床头中线将大单包塞于床垫下,在距床头约30cm处,向上提起大单边缘,使其与床沿垂直成等边三角形,以床为界将三角形分为两半,上半三角暂时覆盖于床上,将下半三角平整地塞于床垫下,再将上半三角翻下,塞于床垫下。

3)至床尾拉紧大单,同法铺好床角。

4)两手将大单中部边缘拉紧,双手掌心向上将大单平塞入床垫下。

5)转至对侧,同法铺好另一侧大单。

(7)套被套

1)取被套,齐床头放置,开口端向床尾,中线与床中线对齐,正面向外平铺于床上,将被套尾部开口端的上层打开至中下 1/3 处。

2)将"S"形折叠的棉胎置于被套尾端的开口处,底边与被套开口边平齐;拉棉胎上缘至被套封口处,对好两上角,先对侧后近侧展开棉胎,平铺于被套内。

3)至床尾中点逐层拉平被套和棉胎,将盖被上缘平齐床头,系带。

4)将盖被边缘向内折叠与床沿平齐,尾端塞于床垫下或内折与床尾平齐。

5)转至对侧,同法折叠另一侧盖被。

(8)套枕套,拍松枕芯,使四角充实,开口向下或背门,平放于床头。

(9)还原床旁桌、椅。

(10)洗手,取口罩。

4. 注意事项

(1)避免在患者进餐和治疗时铺床。

(2)铺床前要检查床的各部有无损坏,若有损坏则应修理后再用。

(3)操作过程中注意节力。

(4)铺床完毕应整理床单位及周围环境,保持病室整齐划一。

二、麻醉床

1 目的

(1)便于接收和护理麻醉手术后的患者。

(2)使患者安全、舒适,预防并发症。

(3)保护被褥不被污染,便于更换。

2. 用物

(1)护理车、被服类同备用床,另备橡胶单、中单 2 套。

(2)麻醉护理盘:无菌巾内置开口器、压舌板、舌钳、牙垫、通气导管、治疗碗、镊子各 1、输氧导管 2、吸痰导管 2、纱布数块;无菌巾外放血压计、听诊器、消毒棉签、胶布、笔、电筒、护理记录单、弯盘。

(3)其他用物:输液架、吸痰器、吸氧装置(中心或氧气筒)、必要时备热水袋。

3. 操作程序

(1)核对床号、姓名,评估床单位。

(2)取下手表,洗手,戴口罩。备齐用物,放于护理车上。推车至患者床尾适当处。

(3)移开床旁桌距床约 20cm,移床旁椅至适当处。

(4)拆除原有枕套、被套、大单等,放于护理车下层。

(5)铺近侧大单

1)取大单放于床垫上,使大单的中线与床中线对齐,分别向床头、床尾展开,正面向上。

2)先铺近侧床头大单:一手托起床垫一角,一手伸过床头中线将大单包塞于床垫下,在距床头约 30cm 处,向上提起大单边缘,使其与床沿垂直成等边三角形,以床为界将三角形分为两半,上半三角暂时覆盖于床上,将下半三角平整地塞于床垫下,再将上半三角翻下,塞于床垫下。

3) 至床尾拉紧大单,同法铺好床角。

4) 两手将大单中部边缘拉紧,双手掌心向上将大单平塞入床垫下。

(6) 根据患者的麻醉方式和手术部位按需要铺橡胶单和中单。若需要铺床中部和床头,则将一块橡胶单和中单分别对好中线,铺于床中部,上缘距床头 45~50cm;另一块橡胶单和中单铺于床头,使上缘平齐床头,下缘压在中部橡胶单和中单上,中线对齐,下垂边缘部分一并塞于床垫下。

(7) 转至对侧,同法铺好另一侧大单。

(8) 依上法逐层拉紧并铺好 2 块橡胶单和中单。

(9) 套被套

1) 取被套,齐床头放置,开口端向床尾,中线与床中线对齐,正面向外平铺于床上,将被套尾部开口端的上层打开至中下 1/3 处。

2) 将 "S" 形折叠的棉胎置于被套尾端的开口处,底边与被套开口边平齐;拉棉胎上缘至被套封口处,对好两上角,先对侧后近侧展开棉胎,平铺于被套内。

3) 至床尾逐层拉平被套和棉胎,系带。

(10) 盖被上端与床头平齐,边缘向内折叠与床沿平齐,尾端向下折叠与床垫平齐。

(11) 转至对侧,同法折叠另一侧盖被,再将盖被三折叠于一侧床边,开口处向门。

(12) 套枕套,拍松枕头,横立于床头,开口向下或背门。

(13) 还原床旁桌,床旁椅放于折叠被同侧。麻醉护理盘置于床旁桌上,其他物品放于妥善处。

(14) 处理用物。

(15) 洗手,取口罩。

4. 注意事项

(1) 铺麻醉床时,必须更换各类清洁被服。

(2) 避免在患者进餐和治疗时铺床。

(3) 床铺前要检查床的各部有无损坏,若有损坏则应修理后再用。

(4) 操作过程中注意节力。

(5) 铺床完毕应整理床单位及周围环境,保持病室整齐划一。

(6) 备齐术后患者所需用物,确保患者能及时得到抢救和护理。

三、整理床单位

1. 目的

(1) 使病床平整无皱褶,患者睡卧舒适,保持病室整洁美观。

(2) 预防压力性损伤等并发症的发生。

2. 用物　治疗盘、扫床刷及扫床巾、弯盘、必要时备清洁衣裤。

3. 操作程序

(1) 向患者做好解释,酌情关门窗,必要时协助患者排便。

(2) 取下手表,洗手,戴口罩。

（3）备齐用物携至患者床旁桌上。

（4）移开床旁桌,距床约20cm,移床旁椅于床尾正中,距床约15cm。酌情放平床头、床尾支架。

（5）松开床尾盖被,移枕至对侧。协助患者翻身至对侧,背向护士。观察皮肤受压情况。

（6）由床头至床尾松开近侧各层床单。

（7）用扫床巾扫净中单,搭于患者身上。

（8）扫净橡胶中单,搭于患者身上。

（9）扫净大单,按铺备用床法铺好大单。

（10）拉平橡胶单及中单,一起塞入床垫下。

（11）移枕至近侧,协助患者翻身侧卧于近侧。将治疗盘放于床旁椅上,转至对侧。

（12）同上法逐层扫净各单,按铺备用床法铺好大单,逐层拉平橡胶单、中单并分别塞于床垫下。

（13）整理盖被

1）解开系带,手伸入被套内,将棉胎和被套头端对齐,逐层拉平,系带。

2）被盖边缘向内折叠与床沿平齐,尾端塞于床垫下或向下折叠与床垫平齐。

3）转至对侧,将治疗盘放于床旁桌上,同法折叠另一侧盖被。

（14）取出枕芯,在床旁椅上整理,使四角充实,放于患者头下,开口向下或背门。

（15）还原床旁桌、椅。酌情支起床头、床尾支架,协助患者取舒适卧位。

（16）处理用物。

（17）洗手,取口罩。询问患者需要,酌情开门窗。

4. 注意事项

（1）扫床巾应一床一巾。

（2）更换的床单不得丢在地上,以免污染及导致室内灰尘飞扬。

（3）操作时,注意观察病情,并询问患者有无不适。

（4）对于骨折、牵引或有引流管的患者,应加以保护,防止损伤或引流管扭曲、脱落、移位。

（5）注意保暖,勿过多暴露和翻动患者,以免患者疲劳及受凉。

（6）对下肢有疾患的患者,盖被尾端在床垫上向内折叠,使之成开口状,必要时放护架。

四、卧床患者更换床单技术

1. 目的

（1）使病床平整无皱褶,患者睡卧舒适,保持病室整洁美观。

（2）预防压力性损伤的发生。

2. 用物　护理车、大单、中单、被套、枕套、治疗盘、扫床刷及扫床巾、弯盘、酌情备清洁衣裤。

3. 操作程序

（1）评估患者,向患者解释操作目的、方法及配合事项,酌情关门窗。

（2）询问患者有何需要,必要时协助患者排便。

(3)取下手表,洗手,戴口罩。

(4)备齐用物,放于护理车上。推车至患者床尾适当处。

(5)移开床旁桌距床约20cm,移床旁椅至适当处。酌情放平床头和床尾支架。

(6)松开床尾盖被,移枕至对侧。协助患者翻身至对侧,背向护士,观察皮肤受压情况。

(7)从床头至床尾松开近侧各层床单。将中单污染面向内翻卷塞于患者身下。扫净橡胶单,搭于患者身上。同法将大单塞于患者身下。

(8)铺清洁大单。对齐中线,将对侧大单清洁面向内翻卷塞于患者身下。

(9)近侧大单按铺备用床法铺好。

(10)放平橡胶单,取中单铺于橡胶单上,同法卷中单塞于患者身下,将近侧橡胶单和中单一起拉平塞入床垫下。

(11)移枕至近侧,协助患者翻身并侧卧于近侧。

(12)转至对侧,依上法松开各层床单,撤污中单,置于床尾或护理车下层。

(13)扫净橡胶单搭于患者身上,将扫床巾取下,放入弯盘。将污大单由床头卷至床尾,与中单一并放于护理车下层。

(14)按铺备用床法铺好大单,逐层拉平橡胶单、中单并分别塞于床垫下。

(15)协助患者取合适卧位,并拉平衣裤。

(16)更换被套

1)解开系带,将棉胎近侧1/3纵形向上折叠,同法折叠对侧棉胎,手持棉胎前端,呈"S"形折叠拉出,放于床尾。将清洁被套正面向外平铺于污被套上,被套开口端上层向上翻卷1/3。

2)同备用床法套好被套。

3)撤去污被套置于护理车下层。

4)拉平被套,边缘向内折叠与床缘平齐,尾端塞于床垫下或向下折叠与床垫齐。

5)同法折叠另一侧盖被。

(17)更换枕套

1)撤去污枕套置于护理车下层。

2)套清洁枕套,将枕头拍松,使四角充实,开口处背门,放于患者头下。

(18)还原床旁桌、椅;酌情支起床头、床尾支架;协助患者取舒适卧位。

(19)处理用物。

(20)洗手,取口罩。询问患者需要,酌情开门窗。

4.注意事项

(1)扫床巾应一床一巾。

(2)更换的床单不得丢在地上,以免污染及导致室内灰尘飞扬。

(3)操作时,注意观察病情,并询问患者有无不适。

(4)对于骨折、牵引或有引流管的患者,应加以保护,防止损伤或引流管扭曲、脱落、移位。

(5)注意保暖,勿过多暴露和翻动患者,以免患者疲劳及受凉。

(6)对下肢有疾患的患者,盖被尾端在床垫上向内折叠,使之成开口状,必要时放护架。

（曾　凡　陈　英）

第二节　手　卫　生

手卫生是洗手、卫生手消毒和外科手消毒的总称。手卫生主要是针对医护人员在工作中存在的交叉感染的风险而采取的措施,是医院感染控制的重要手段。通过手卫生,可以有效地降低医院感染。

1. 目的　清除手部皮肤的污垢和暂居菌,切断通过手传播感染的途径。

2. 用物　洗手池设施、清洁剂(通常为肥皂液或含杀菌成分等洗手液)、擦手纸或毛巾、干手机、盛放擦手纸或毛巾的容器、必要时备指甲剪。

3. 操作程序

(1)评估环境清洁、宽敞。

(2)修剪指甲,取下手部饰物及手表。

(3)打开水龙头,调节合适水流和水温。

(4)湿润双手,关上水龙头并取适量清洁剂,均匀涂抹至整个手掌、手背、手指和指缝。

(5)按七步洗手法充分揉搓双手至少 15 秒

1)掌心相对,手指并拢相互揉搓。

2)掌心对手背沿指缝相互揉搓,两手交替进行。

3)掌心相对,双手交叉沿指缝相互揉搓。

4)弯曲各指关节,在另一掌心旋转揉搓,两手交替。

5)一手握另一手大拇指旋转揉搓,两手交替进行。

6)指尖在掌心中转动揉搓,两手交替。

7)必要时,手掌握住手腕旋转揉搓,两手交替。

(6)打开水龙头,流水冲净。

(7)关闭水龙头,以擦手纸擦干双手。

4. 注意事项

(1)明确洗手原则　当手部有血液或其他体液等肉眼可见污染时;可能接触艰难梭菌、肠道病毒等对速干手消毒剂不敏感的病原微生物时。

(2)揉搓面面俱到　揉搓双手时各个部位都需洗到、冲净,尤其是指背、指尖、指缝和指关节等易污染部位;冲净双手时注意指尖向下。

(3)牢记洗手时机　①接触患者前;②清洁、无菌操作前,包括侵入性操作前;③暴露患者体液风险后,包括接触患者黏膜、破损皮肤或伤口、血液、体液、分泌物、排泄物、伤口敷料等之后;④接触患者后;⑤接触患者周围环境后,包括接触患者周围的医疗相关器械、用具等物体表面后。

(4)戴手套不能代替洗手,摘手套后仍应洗手。

(5)禁止向未使用完和未清洁处理的容器中添加洗手液。

(曾　凡　陈　英)

第三节　穿脱隔离衣

1. 目的　用于保护患者避免感染;保护医务人员避免受到血液、体液和其他感染性物质污染。

2. 用物　隔离衣、挂衣架、刷手及洗手设备。

3. 操作程序

(1)穿隔离衣

1)工作服、帽子穿戴整齐,取下手表,洗手,戴口罩,卷袖过肘。

2)手持衣领取下隔离衣,清洁面向自己,将衣领两端向外折,对齐肩缝,露出肩袖内口。

3)一手持衣领,另一手伸入袖内,举起手臂,将衣袖穿上,换手持衣领,依上法穿好另一袖。

4)两手持衣领,由前向后理顺领边,扣上领扣;再扣肩扣、袖扣。

5)两手分别从腰部自一侧衣缝向下约5cm处稍向前拉,捏住衣边标记,再依法将另一侧衣边捏住。

6)两手在背后对齐边缘向后下方拉直,多余部分向一边卷好,以一手按住卷折处,一手解松腰带活结,将带拉至背后交叉,绕至前侧打一活结。

(2)脱隔离衣

1)解开腰带,在前面打一活结。

2)解开袖扣,在肘部将部分衣袖塞入工作服衣袖下,充分暴露双手。

3)消毒双手。

4)解领扣。

5)右手食、中指伸入左袖内拉下衣袖过手,用遮盖着的左手解右臂扣,然后用衣袖遮住的手在外面拉下另一衣袖,右手解左臂扣,两手在袖内使衣袖对齐,双臂逐渐退出。

6)双手持领,将隔离衣两边对齐,挂在衣钩上,需更换的隔离衣,脱下后清洁面向外,卷好投入污物袋中。

4. 注意事项

(1)隔离衣只能在规定区域内穿脱,穿前检查有无潮湿、破损,长短须能全部遮盖工作服。

(2)在穿隔离衣过程中避免污染衣领、面部、帽子和清洁面,始终保持衣领清洁。

(3)穿隔离衣后,只限在规定区域内进行活动,不得进入清洁区。

(4)挂隔离衣时,不使衣袖露出或衣边污染面盖过清洁面。

(5)隔离衣应每天更换,如有潮湿或被污染时,应立即更换。

(曾　凡　陈　英)

第四节　无　菌　技　术

无菌技术是指在医疗、护理操作中,防止一切微生物侵入或传播给他人和防止无菌物品、无菌区域被污染的一系列操作技术。无菌技术是预防医院感染的一项重要而基础的技术。医护人员在操作中的每一个环节上都必须严格遵守无菌操作原则及操作规程,以保证患者治疗安全,防止医源性感染。

无菌技术操作原则:

1. 无菌操作环境应清洁、宽敞、定期消毒;物品布局合理;无菌操作前半小时应停止清扫工作,减少走动,避免尘埃飞扬。

2. 无菌操作前,工作人员要戴好帽子和口罩,修剪指甲并洗手,必要时穿无菌衣、戴无菌手套。

3. 进行无菌操作前,应首先明确无菌区、非无菌区、无菌物品的概念。

4. 无菌物品必须与非无菌物品分开放置,并且有明显标志;无菌物品不可暴露于空气中,应存放于无菌包或灭菌容器中;无菌包外需明确标明物品名称、灭菌日期,并按失效期先后顺序摆放;无菌包的有效期一般为 7 天,过期或受潮应重新灭菌。

5. 进行无菌操作时,操作者身体应与无菌区保持一定距离;取放无菌物品时,应面向无菌区;取用无菌物品时应使用无菌持物钳;手臂应保持在腰部或治疗台面以上,不可跨越无菌区,手不可接触无菌物品;无菌物品一经取出,即使未用,也不可放回无菌容器内;避免面对无菌区谈笑、咳嗽、打喷嚏;如用物疑有污染或已污染,应予更换并重新灭菌;非无菌物品应远离无菌区。

6. 一套无菌物品只供一位患者使用一次。

一、无菌巾半铺半盖铺盘法

1. 目的　无菌盘是将无菌治疗巾铺在洁净、干燥的治疗盘内,形成一无菌区,放置无菌物品,以供治疗和护理用。

2. 用物　治疗盘 2 个、无菌持物钳及罐、无菌物品、无菌包(内有无菌治疗巾数块、灭菌指示卡、包外贴化学指示胶带)、记录卡 2 张、弯盘、清洁抹布、笔、手消毒剂。

3. 操作程序

(1)评估环境,备齐用物。

(2)备清洁干燥的治疗盘和治疗台,放治疗盘于适当处。

(3)洗手,戴口罩。

(4)检查无菌包灭菌指示胶带有无变色。

(5)核对无菌包名称、灭菌日期、有无松散、潮湿、破损等。

(6)开无菌包

1)解开无菌包系带,挽活结。

2)用手依次打开无菌包外层包布的外、左、右角。

3)取无菌钳,用手打开外层包布的内角,用无菌钳依次打开内层包布的外、左、右、内角。

4)检查灭菌指示卡有无变色。

(7)用无菌钳取无菌巾一块,放于治疗盘内。

(8)用无菌钳依次还原内层包布的内、右、左、外角,无菌钳放回无菌容器内。

(9)用手还原无菌包外层包布的内、右、左、外角,按"一"字形包好无菌包,并记录开包日期、时间、剩余物品及责任人。

(10)双手捏住无菌巾上层两角的外面,轻轻抖开,双折铺于治疗盘内。

(11)将无菌巾上半层呈扇形折叠打开,开口边向外,无菌面向上,备无菌盘内物品。

(12)双手捏住无菌巾上半层两角外面,上下边缘对齐盖好无菌物品。

(13)折叠无菌巾边缘(将开口处向上翻折两次,左、右两侧向下翻折一次)。

(14)记录备盘日期、时间、内容物及责任人。

(15)将无菌包放于同类物品的最前面,以便优先使用,有效期为24小时。

(16)处理用物。

(17)洗手,取口罩。

4. 注意事项

(1)铺无菌盘的区域必须清洁干燥。

(2)避免无菌巾潮湿。

(3)手及其他有菌物品不可触及无菌巾内面,不可跨越无菌区。

(4)无菌盘有效期不超过4小时。

二、倒取无菌溶液法

1. 目的　供治疗和护理操作用,保持无菌溶液的无菌状态。

2. 用物　治疗盘、无菌溶液、无菌容器、无菌持物钳、无菌纱布、无菌消毒棉签、消毒剂、启瓶器、弯盘、医嘱卡、清洁抹布、笔。

3. 操作程序

(1)核对医嘱卡,备齐用物。

(2)备清洁治疗台和治疗盘。

(3)抹去瓶上灰尘。

(4)核对瓶签药名、浓度、剂量、有效期。

(5)检查瓶口铝盖有无松动,瓶体有无裂隙,对光检查无菌溶液有无沉淀、浑浊、变色及絮状物等。

(6)洗手,戴口罩。

(7)开启铝盖。

(8)检查无菌治疗巾包,打开,取巾,半铺半盖于治疗盘上。

(9)检查无菌容器包的有效期,灭菌指示胶带有无变色,包布有无潮湿、破损、松散,取出无菌容器,放于治疗盘内。

(10)消毒瓶塞及一手的拇指、示指、中指,先指尖后指腹,翻起并松动瓶塞。

(11)再次核对。

(12)一手食指和中指套住橡皮塞将其拉出。

(13)另一手拿溶液瓶,瓶签朝向掌心,旋转倒出少许溶液冲洗瓶口,再由原处倒出所需溶液至无菌容器内。

(14)将瓶塞塞好。

(15)将无菌治疗巾盖于无菌容器上,并按顺序折好治疗巾。

(16)消毒瓶塞翻转部,盖好瓶塞,用无菌纱布包盖瓶塞。

(17)再一次核对药名、浓度、剂量、有效期。

(18)记录开瓶日期、时间、用途并签名。记录取无菌溶液的日期、时间、名称及责任人。

(19)将开瓶后的无菌溶液放于治疗室固定处。

(20)处理用物。

(21)洗手,取口罩。

4. 注意事项

(1)无菌溶液倒出后不可再倒回瓶中。

(2)不可将无菌敷料堵塞瓶口倾倒无菌溶液,倾倒液体时不可直接接触无菌容器瓶口,也不可将物品直接伸入无菌溶液内蘸取。

(3)已开启的瓶内溶液,可保存 24 小时,所取溶液有效期为 4 小时。

三、戴、脱无菌手套法

【目的】

在进行严格的医疗护理操作时确保无菌效果。

【用物】

一次性无菌手套、指甲剪、弯盘、洗手设备、清洁抹布。

【操作程序】

1. 检查并酌情修剪指甲,取下手表。

2. 备清洁干燥治疗台。

3. 洗手,戴口罩。

4. 选择合适的手套号码。

5. 检查无菌手套外包装有无潮湿、破损,是否在有效期内。

6. 沿开口指示方向撕开无菌手套外包装,摊开内层。

7. 两手分别捏住两只手套的翻折部分同时取出一双手套。将两手套的五指对准,先戴一只手。

8. 用已戴无菌手套的手指插入另一手套的反折部,同法将手套戴好。

9. 将手套的翻边套在工作服衣袖的外面。双手整理手套,使其服帖。

10. 操作完毕,用无菌生理盐水冲洗手套上的滑石粉。

11. 脱手套:一手捏住另一手套腕部外面,翻转脱下;再以脱下手套的手插入另一手套内,将其往下翻转脱下。

12. 处理用物。

13. 洗手,取口罩。

【注意事项】

1. 未戴手套的手不可触及手套的外面,而戴手套的手则不可触及未戴手套的手或另一手套的里面。

2. 手套若有破损,应立即更换。

3. 戴好手套的手始终保持在腰部或操作台面以上视线范围内的水平。

(曾 凡 陈 英)

第五节　患者入院和出院的护理

一、患者入院的护理

1. 目的

(1)协助患者了解和熟悉环境,消除紧张、焦虑等不良心理情绪。

(2)满足患者的各种合理要求,做好健康教育。

(3)观察评估患者的基本情况。

2. 用物　治疗盘内(体温计、听诊器、血压计、弯盘、消毒棉球、纱布),病员服一套,酌情备指甲剪、剃须刀等。

3. 操作程序

(1)准备好床单位,根据病情准备急救物品和药品,酌情添加气垫床、中单或看护垫等。

(2)接触患者前洗手,酌情戴口罩。

(3)热情接待患者,并进行自我介绍,核对患者的姓名、住院号、收住科室等入院证上的相关信息及身份证姓名、出生年月等信息。

(4)带领患者到病房,并妥善安置患者休息,将患者信息录入电脑系统。

(5)填写入院相关资料:住院联系卡、床头卡,打印手腕带,并系上手腕带,告知目的及意义。

(6)做好入院卫生处置,更换病员服,查看皮肤情况,酌情做好"三短九洁"。

(7)测量患者的生命体征(体温、呼吸、脉搏、血压)、体重等,并告知患者。

(8)通知医生看患者,简单汇报病情,必要时协助体检、抢救及治疗。

(9)对患者进行入院评估,填写入院患者护理记录,评估患者生活自理能力、跌倒、压疮、疼痛、深静脉血栓、身心需求及健康问题,做好相应处理及记录。

(10)根据患者需要通知配餐员及护理员订餐,及时送开水至病房。

(11)向患者进行入院介绍,具体包括:管床教授、医生、护士及护士长、查房制度、安全管理制度、探视制度、病区环境、设施使用方法、微波炉使用方法、疾病相关知识、休息指导、饮食指导等。

(12)执行医嘱,落实责任制整体护理。

(13)洗手,取口罩。

4. 注意事项

(1)向患者介绍主管医师、护士、病区护士长。

(2)具体介绍病区环境、作息时间及探视制度,询问患者需求。

二、患者出院的护理

1. 目的

(1)对患者进行出院指导。

(2)指导患者办理出院手续。

(3)清洗、整理床单位。

2. 用物　出院患者联系卡、小桶内装 84 消毒液及抹布或消毒纸巾、铺备用床用物一套。

3. 操作程序

(1)核对医嘱,确认患者出院日期及时间。

(2)主班护士执行出院医嘱,终止各种治疗和护理,做好出院登记。

(3)责任护士查看出院资料是否完善,包括:出院小结、病情证明单、结账通知单、出院带药处方等。

(4)指导患者及家属办理出院手续,告知办理结账手续所需资料及流程。

(5)发放出院联系卡,根据患者病情及出院医嘱,制定个性化出院护理计划单:告知患者出院后的饮食、药物、活动、功能锻炼、引流管及切口护理、遵医嘱复诊等方面的注意事项。

(6)发放并收回满意度调查表,诚恳听取患者住院期间的意见和建议,以便不断提高工作质量。

(7)协助患者清理用物,提醒患者及家属不要遗漏物品。如有遗漏,交由护士长保管。

(8)护送患者至病房大门口,对行走不便或特殊困难患者由支助中心护送至医院广场。礼貌与患者道别。

(9)整理出院病历,按日期先后顺序整理好,并放于医疗病历中。

(10)患者床单位按出院常规行终末处理,病室开窗通风,保持空气清新,准备迎接新患者。

4. 注意事项

(1)注意患者情绪变化并予以安慰和鼓励以增强信心,减轻因离开医院产生的恐惧和焦虑。

(2)告知患者出院后的饮食、药物、活动、功能锻炼、引流管及切口护理、遵医嘱复诊等方面的注意事项。

（曾 凡 陈 英）

第六节　生命体征的评估与护理

生命体征是体温、脉搏、呼吸、血压的总称。护理人员通过认真、仔细地观察生命体征,可了解机体重要脏器功能活动情况,了解疾病的发生、发展及转归,为预防、诊断、治疗及护理提供依据。

一、体温、脉搏、呼吸的测量方法

1.目的

(1)判断患者体温、脉搏、呼吸有无异常。

(2)动态监测体温、脉搏、呼吸变化,协助诊断,为预防、治疗、康复、护理提供依据。

2.用物　治疗盘、含消毒液纱布、干纱布各一块、表(带有秒表)、记录单、清洁容器(内盛已消毒体温计一支)、另备一容器(盛测温后体温计)、弯盘、笔,若测肛温,应另备润滑油、消毒棉签、卫生纸。

3.操作程序

(1)核对床号、姓名、住院号、手腕带(开放式询问患者姓名),评估患者。

(2)洗手,戴口罩。检查体温计是否完好,将水银柱甩至 35℃以下。

(3)备齐用物携至床旁桌上。再次核对并向患者做好解释,以取得配合。

(4)根据患者病情、年龄等选择测量体温的方法。协助患者取坐位或卧位。

(5)测量体温:按要求放置体温计,计时。

1)测腋温:擦干患者腋下的汗液,将体温计水银端放于患者腋窝深处并紧贴皮肤,协助患者屈臂过胸夹紧,防止滑脱。测量 10 分钟。

2)测口温:将水银端斜放于患者舌下热窝,紧闭口唇,测量时间 3 分钟。

3)测肛温:先将肛表前端涂润滑计,将肛温计的水银端轻轻插入肛门 3~4cm,测量时间 3 分钟,并用卫生纸擦净肛门。

(6)测量脉搏:

1)以示指、中指、无名指的指腹按压在患者桡动脉处,力量适中,以感觉到脉搏搏动为宜。

2)一般患者测量 30 秒,脉搏异常者,测量 1 分钟,核实后报告医生。

(7)测量呼吸:

1)护士将手放在患者的诊脉部位似诊脉状,观察患者胸部或腹部的起伏,一起一伏为一次呼吸,测量 30 秒。

2)危重患者呼吸不易观察时,用少许棉絮置于患者鼻孔前,观察棉花吹动情况,计数 1

分钟。

(8)告知患者脉搏、呼吸结果并记录。

(9)按规定时间取出体温计,并用含消毒液纱布擦拭后读取体温数。

(10)告知患者测量结果并记录。

(11)整理患者衣、被,协助患者取舒适卧位。询问患者需要。

(12)处理用物,消毒体温计。

(13)洗手,取口罩,将测量结果记录到体温单上。

4. 注意事项

(1)向患者解释测量体温、脉搏、呼吸的目的及注意事项,以取得配合。

(2)患者测量口温前15～30分钟勿进食过冷、过热的食物,测口温时闭口用鼻呼吸,勿用牙咬体温计。

(3)保证测量结果准确。

二、血压的测量方法

1. 目的

(1)测量和记录患者血压、判断有无异常情况。

(2)测量血压变化,间接了解循环系统功能。

2. 用物 治疗盘、血压计、听诊器、记录单。

3. 操作程序

(1)核对医嘱,准备用物。核对患者床号、姓名、住院号、手腕带(开放式询问患者姓名),评估患者。

(2)洗手,戴口罩。

(3)检查血压计及听诊器。

(4)协助患者取坐位或卧位。保持血压计零点与肱动脉、心脏同一水平处。取卧位时平腋中线;坐位时平第四肋。

(5)卷袖露臂手掌向上,肘部伸直。

(6)打开血压计,开启水银槽开关,驱尽袖带内空气。平整地置于上臂中部,下缘距肘窝2～3cm,松紧以能插入一指为宜。

(7)听诊器置肱动脉搏动最明显处,一手固定,另一手握加压气球,关气门,注气至肱动脉搏动消失再升高20～30mmHg。

(8)匀速缓慢放气,速度以水银柱每秒下降4mmHg为宜,注意水银柱刻度和肱动脉声音的变化。

(9)在听诊器中听到第一声搏动,此时水银柱所指的刻度即为收缩压。当搏动声突然变弱或消失,此时水银柱所指的刻度即为舒张压。

(10)重复测量一次(驱尽袖带内余气,待水银柱降至"0"点,稍待片刻后再测量)。

(11)测量完毕,松袖带,还原听诊器,整理患者衣袖。

(12)排尽血压计袖带内余气,整理后放入盒内。血压计盒盖右倾45°,使水银全部流回槽内,关闭水银槽开关,盖上盒盖,平稳放置。

(13)告知患者测量结果并记录。

(14)整理衣、被,询问患者需要。

(15)处理用物。

(16)洗手,取口罩,记录。

4. 注意事项

(1)保持测量者视线与血压计刻度平行。

(2)长期观察血压的患者,做到"四定":定时间、定部位、定体位、定血压计。

(3)按要求选择合适的袖带。

(4)若衣袖过紧或太多时,应脱掉衣服,以免影响测量结果。

(曾 凡 陈 英)

第七节　注射给药法

注射给药法是将无菌药液或生物制剂注入人体内的一种给药方法。注射给药的突出优点是药物吸收快,血药浓度迅速升高,吸收的量也较准确。

注射原则:

1. 严格遵守无菌操作原则。

2. 严格执行查对制度。

3. 严格执行消毒隔离制度。

4. 选择合适的注射器和针头。

5. 选择合适的注射部位。

6. 现配现用注射药物。

7. 注射前排尽空气。

8. 注射前检查回血。

9. 掌握合适的进针角度和深度。

10. 应用减轻患者疼痛的注射技术。

一、肌内注射法

肌内注射法是将一定量药液注入肌肉组织的方法。

1. 目的

(1)因药物或病情因素不宜采用口服给药。

(2)要求药物在短时间内发生疗效而又不适于或不必要采用静脉注射。

（3）药物刺激性较强或药量较大，不适于皮下注射。

2. 用物

（1）基础治疗盘：无菌治疗巾、无菌持物钳、无菌纱布、碘伏、75% 乙醇、砂轮、消毒棉签、弯盘、剪刀。

（2）注射盘：碘伏、消毒棉签、弯盘、止血钳。

（3）其他：5mL 一次性注射器、注射单及药液、治疗器、锐器盒。

3. 操作程序

（1）核对床号、姓名、住院号、手腕带（开放式询问患者姓名）评估患者皮肤情况，向患者解释操作目的。

（2）洗手，戴口罩，准备用物。

（3）在治疗室备药

1）取无菌治疗巾按半铺半盖法铺于注射盘内。

2）按注射单取药，查对药名、浓度、剂量、有效期，检查药液质量。

3）弹下安瓿颈部药液，用 75% 乙醇消毒棉签由上到下消毒安瓿颈部，用砂轮在安瓿颈部锯一痕迹。

4）用 75% 乙醇消毒棉签由下到上擦去锯痕处屑末，用无菌纱布包裹安瓿并折断，弃于锐器盒内，检查药液内有无碎屑。

5）检查一次性注射器有效期，包装是否完好，打开将针帽放于治疗巾上。

6）核对药物无误，持注射器将针头斜面朝下置入安瓿内的药面下，持活塞柄，抽动活塞，吸取药液。

7）抽吸完毕，排尽空气，再次核对药物无误，将针帽套住针梗，空安瓿放于注射器旁，置于预先备好的无菌巾内。

（4）整理治疗台，洗手。

（5）携用物至患者床旁，核对患者床号、姓名，做好解释。

（6）协助患者取合适体位，并暴露注射部位，注意为患者遮挡。臀大肌注射定位法：十字法：从臀裂顶点向左或向右画一水平线，然后从髂嵴最高点作一垂线，将一侧臀部分为四个象限，其外上象限（避开内角）为注射区；(2) 连线法：取髂前上棘和尾骨连线的外上 1/3 处为注射部位。臀中肌、臀小肌注射定位法：以示指尖和中指尖分别置于髂前上棘和髂嵴下缘处，在髂嵴、示指、中指之间构成一个三角形区域，其示指与中指构成的内角为注射区。适用于 2 岁以下婴幼儿或危重患者平卧位注射。

（7）常规消毒皮肤，待干。

（8）再次核对，排尽空气。

（9）一手拇指和示指绷紧注射部位皮肤，一手持注射器，以中指或无名指固定针栓，用手臂带动腕部的力量，将针头迅速垂直刺入肌肉内 2.5 ~ 3.5cm（针梗的 1/2 ~ 2/3）。

（10）松开绷紧皮肤的手，抽动活塞，如无回血可均匀而缓慢地推注药液，同时观察患者的表情及反应。

(11)注射完毕,用干消毒棉签轻压针眼处,快速拔针,并继续按压至无出血,将注射器弃于锐器盒内。

(12)再次核对无误后将空安瓿弃于锐器盒内。

(13)协助患者取舒适卧位,询问患者需要,整理床单位。

(14)处理用物。

(15)洗手,取口罩。

4. 注意事项

(1)两种药液同时注射时,要注意配伍禁忌。

(2)2岁以下婴幼儿不宜选在臀大肌处进行注射,有损伤坐骨神经的危险,可选用臀中肌、臀小肌处注射为佳。

(3)切勿把针梗全部刺入,一旦发生断针,应尽快用止血钳将断端取出。

(4)注射时须无回血方可推注药液,如有回血则应拔出针头重新消毒、注射。

(5)注射油剂药物时,必须牢牢固定针栓,以防用力推注时针头与针筒脱节,药液外溢。

(6)注射混悬性药物时,予消毒皮肤后,进针前再次摇匀药液,以免针头堵塞。

(7)对于长期注射者,应交替更换注射部位,并选用细长针头,以避免或减少硬结发生。

二、皮下注射法

皮下注射法是将少量药液注入皮下组织的方法。

1. 目的

(1)注入小剂量药物,用于不宜口服给药而需在一定时间内发生药效时。

(2)预防接种或胰岛素等药物注射。

2. 用物

(1)基础治疗盘:无菌治疗巾、无菌持物钳、无菌纱布、碘伏、75%乙醇、砂轮、消毒棉签、弯盘、剪刀。

(2)注射盘:碘伏、消毒棉签、弯盘、止血钳。

(3)其他:2mL一次性注射器、注射单及药液、锐器盒、治疗盘。

3. 操作程序

(1)核对床号、姓名、住院号、手腕带(开放式询问患者姓名),评估患者皮肤情况,常选用上臂三角肌下缘、两侧腹壁、后背、大腿前侧和外侧。向患者解释操作目的。

(2)洗手,戴口罩。准备用物。

(3)在治疗室备药

1)取无菌治疗巾按半铺半盖法铺于治疗盘内。

2)按注射单取药,查对药名、浓度、剂量、有效期,检查药液质量。

3)弹下安瓿颈部药液,用75%乙醇消毒棉签由上到下消毒安瓿颈部,用砂轮在安瓿颈部锯一痕迹。

4)用75%乙醇消毒棉签由下到上擦去锯痕处屑末,用无菌纱布包裹安瓿并折断并弃于锐器盒内,检查药液内有无碎屑。

5)检查一次性注射器有效期,包装是否完好,打开并将针帽放于治疗巾上。

6)核对药物无误,持注射器将针头斜面朝下置入安瓿内的药面下,持活塞柄,抽动活塞,吸取药液。

7)抽吸完毕,排尽空气,再次核对药物无误,将针帽套住针梗,空安瓿放于注射器旁,置于预先备好的无菌巾内。

(4)整理治疗台,洗手。

(5)携用物至患者床旁,核对患者床号、姓名,并解释。

(6)选择注射部位,按常规消毒皮肤,待干。

(7)再次核对,排尽空气,调整针尖斜面。

(8)一手绷紧注射部位皮肤,另一手持注射器,以示指固定针栓,针头斜面向上与皮肤呈30°~40° 角,迅速将针梗的 1/2~2/3 刺入皮下。

(9)松开绷皮肤的手,抽动活塞,如无回血缓慢推注药物。

(10)注射完毕,用干消毒棉签轻压针刺处,快速拔针后按压片刻将注射器弃于锐器盒内。

(11)再次核对,将空安瓿弃于锐器盒内。

(12)协助患者取舒适卧位,询问患者需要,整理床单位。

(13)处理用物。

(14)洗手,取口罩。

4. 注意事项

(1)进针不宜过深,以免刺入肌层;对消瘦者可捏起皮肤并减小进针角度后刺入。

(2)长期注射者应经常更换注射部位。

(3)注射少于 1mL 的药液时,须用 1mL 注射器,以保证注入的药物剂量准确。

三、皮内注射法

皮内注射法是将少量药液注入表皮和真皮之间的方法。

1. 目的

(1)用于各种药物过敏试验。

(2)预防接种。

(3)局部麻醉的起始步骤。

2. 用物

(1)基础治疗盘:无菌治疗巾、无菌持物钳、无菌纱布、碘伏、75% 乙醇、砂轮、消毒棉签、弯盘、剪刀。

(2)注射盘:75% 乙醇、消毒棉签、弯盘,做过敏试验时另备抢救盒(0.1% 盐酸肾上腺素、地塞米松各 1 支,1mL、2mL 一次性注射器,砂轮)。

(3)其他:1mL 一次性注射器、注射单及药液、锐器盒、治疗盘。

3. 操作程序

(1)核对床号、姓名、住院号、手腕带(开放式询问患者姓名)。

(2)评估患者,询问用药史、家族史、有无药物过敏史,向患者做好解释,以取得患者配合。

有过敏者不做皮肤试验。药物过敏试验部位为前臂掌侧下段,预防接种部位为上臂三角肌下缘,局部麻醉部位为实施局部麻醉处。

(3)洗手,戴口罩,备齐用物。

(4)在治疗室备药

1)取无菌治疗巾按半铺半盖法铺于治疗盘内。

2)按注射单取药,查对药名、浓度、剂量、有效期,检查药液质量。

3)弹下安瓿颈部药液,用75%乙醇消毒棉签由上到下消毒安瓿颈部,用砂轮在安瓿颈部锯一痕迹。

4)用75%乙醇消毒棉签由下到上擦去锯痕处屑末,用无菌纱布包裹安瓿并折断弃入锐器盒内,检查药液内有无碎屑。

5)检查一次性注射器有效期,包装是否完好。打开将针帽放于无菌巾内。

6)核对药物无误,持注射器将针头斜面朝下置入安瓿内的药面下,持活塞柄,抽动活塞,吸取药液。

7)抽吸完毕,排尽空气,再次核对药物无误,将针帽套住针梗,空安瓿放于注射器旁,置于预先备好的无菌巾内。

(5)整理治疗台,洗手。

(6)携用物至患者床旁,核对患者床号、姓名,做好解释。

(7)选择注射部位,用75%乙醇消毒皮肤,范围直径大于5cm,待干。

(8)再次核对。排尽注射器内空气,调整针尖斜面。

(9)左手绷紧前臂内侧的皮肤,右手持注射器,针头斜面向上,与皮肤呈5°角刺入。

(10)待针头斜面完全进入皮内后,放平注射器。左手拇指固定针栓,右手推注入药液0.1mL,使局部形成一皮丘,迅速拔出针头弃于锐器盒内。

(11)再次核对,将安瓿弃于锐器盒内。记录注射时间。

(12)向患者交代如有不适随时告知,询问患者需要,整理床单位。

(13)处理用物。洗手,取口罩。

(14)皮试15~20分钟后由两名护士观察结果,并记录。

4.注意事项

(1)严格执行查对制度和无菌操作原则。

(2)作药物过敏试验前应详细询问用药史与过敏史,皮试期间不要离开病房。

(3)忌用碘类消毒剂,以免影响对局部反应的观察。

(4)告诉患者不可用手按揉局部,以免影响反应的观察。

(5)如对结果有怀疑,应在另一侧前臂皮内注入0.1mL生理盐水,20分钟后对照观察反应。

(曾 凡 陈 英)

第八节　静脉输液与输血

静脉输液与输血是临床上用于纠正人体水、电解质及酸碱平衡失调、恢复内环境稳定状态的重要措施;通过静脉输注药物,还可以治疗疾病。熟练掌握及准确地运用静脉输液与输血的有关知识和技能,对治疗疾病及挽救生命有十分重要的作用。

一、密闭式静脉输液法(头皮针)

1. 目的

(1)补充水分和电解质,预防和纠正水、电解质及酸碱平衡紊乱。

(2)补充营养,供给热量,促进组织修复,维持正氮平衡。

(3)输入药物,控制感染,治疗疾病。

(4)增加血容量,改善微循环及微循环灌注量,维持血压。

2. 用物

(1)基础治疗盘:碘伏、75% 乙醇、砂轮、剪刀、启瓶器、消毒棉签、弯盘。

(2)输液盘:碘伏、止血带、敷贴、头皮针、消毒棉签、弯盘、一次性治疗巾,必要时备胶布、夹板、绷带。

(3)其他:遵医嘱备液体及药物、输液卡、一次性输液器、注射器、瓶套、输液架、抹布、笔、锐器盒、瓶签、手消毒剂、PDA。

3. 操作程序

(1)核对医嘱,备好输液架,带输液卡核对床号、姓名、住院号、手腕带(开放式询问患者),评估患者情况、局部血管情况,向患者解释输液的目的及注意事项。协助患者排便。

(2)在治疗室备好药液,将输液瓶贴倒贴于输液瓶(袋)上。

(3)启开液体瓶盖中心部分,常规消毒注药口,按医嘱加入药物。再次核对瓶签上的床号、姓名、药名、剂量、加药时间并签名。

(4)检查输液器后关闭调节器,取出输液管和通气管针头同时插入瓶塞至针头根部,并再次核对。

(5)整理治疗台、洗手。

(6)携用物至患者床旁。再次核对。使用 PDA 扫描患者手腕带及药物标签上的二维码,确认一致。协助患者取舒适体位。

(7)挂输液瓶(袋)于输液架上,排尽空气,关闭调节器,检查输液管内有无气泡。

(8)穿刺部位下,铺一次性治疗巾,在穿刺点上方 6～8cm 处扎止血带,选择穿刺血管,松开止血带。以穿刺点为中心消毒穿刺部位皮肤,由内向外,消毒范围直径 ≥ 5cm,待干,备胶布。再次扎止血带,二次消毒:以穿刺点为中心消毒穿刺部位皮肤,由内向外,消毒范围直径 ≥ 5cm。

(9)再次核对及排气,关闭调节器,对光检查确无气泡,取下针套。嘱患者握拳,行静脉穿刺,见回血后,将针头再平行送入少许。

(10)先固定针柄,然后松开止血带。嘱患者松拳,打开调节器。待液体滴入通畅,患者无不舒适后,用无菌纱布覆盖针眼并用胶布固定,再将针头附近的输液管环绕后固定。必要时用夹板固定关节。

(11)取下止血带及一次性治疗巾,根据病情、年龄及药物性质调节输液速度。一般成人40～60滴/min,老年人、儿童20～40滴/min。

(12)再次核对,记录输液的时间、滴速、签全名,挂于输液架上。

(13)协助患者取舒适卧位,整理床单位,向患者交代输液中的注意事项,将呼叫器置于易取处,询问患者需要。

(14)清理用物,洗手,取口罩,做好记录。

(15)在输液过程中加强巡视,密切观察有无输液反应,耐心听取患者的主诉,查看输液滴数,遵医嘱及时更换液体。

4.注意事项

(1)严格执行无菌操作原则及查对制度,预防感染及差错的发生。

(2)注意药物的配伍禁忌,刺激性强及特殊药物,应在确知针头已刺入静脉内时再加药。

(3)根据病情需要,应有计划地安排输液顺序,使尽快达到治疗效果。输液瓶内需加入药物时,应根据治疗原则,按急、缓和药物在血液中维持的有效浓度、时间等情况,进行合理安排。

(4)根据病情及药物性质选择合适静脉,长期输液者,注意保护和合理使用静脉,一般从远端小静脉开始(抢救时可例外)。

(5)连续输液24小时者,需每天更换输液器。

二、密闭式静脉输液法(留置针)

密闭式静脉输液法(留置针)是采用静脉留置针技术将一定量的无菌溶液或药液直接输入静脉的方法。主要适用于长期输液和静脉穿刺困难者。

1.用物

(1)基础治疗盘:同前。

(2)输液盘:碘伏、消毒棉签、止血带、弯盘、一次性静脉留置针、透明敷贴、胶布、一次性治疗巾、抹布、笔、锐器盒。

(3)其他:遵医嘱备液体及药物、输液卡、一次性输液器、注射器、瓶套、输液架或输液挂钩、手套1双、瓶签、手消毒剂、PDA。

2.操作程序

(1)核对医嘱　备好输液架,带输液卡核对床号、姓名、住院号、手腕带(开放式询问患者),向患者或家属做好解释,评估患者局部血管情况,做好输液前的准备。

(2)在治疗室备好药液,将输液瓶贴倒贴于输液瓶(袋)上。

(3)启开液体瓶盖中心部分,常规消毒注药口,按医嘱加入药物。再次核对瓶签上的床号、姓名、药名、剂量、加药时间并签名。

(4)检查输液器后关闭调节器,取出输液管和通气管针头同时插入瓶塞至针头根部,并再次核对。

(5)整理治疗台、洗手。

(6)携用物至患者床旁　再次核对。使用 PDA 扫描患者手腕带及药物标签上的二维码,确认一致。协助患者取舒适体位。

(7)挂输液瓶(袋)于输液架上,排尽空气,关闭调节器,检查输液管内有无空气。

(8)检查留置针型号及有效期,包装是否完好。取出留置针,将输液器上的针头插入留置针的肝素帽内,排尽空气。

(9)穿刺部位下,铺一次性治疗巾,在穿刺点上方 8～10cm 处扎止血带,选择穿刺血管,松开止血带。以穿刺点为中心消毒穿刺部位皮肤,由内向外,消毒范围直径≥8cm,待干,备胶布及透明敷贴,并在透明敷贴上标注日期和时间,操作者签字。再次扎止血带,二次消毒:以穿刺点为中心消毒穿刺部位皮肤,由内向外,消毒范围直径≥8cm。

(10)戴手套,旋转松动留置针外套管。再次核对并排尽空气,关闭调节器,取下外套管。

(11)左手绷紧皮肤,固定静脉,右手持留置针针翼,针头斜面向上,嘱患者握拳,在血管上方使针头与皮肤呈 15°～30° 角进针。

(12)见导管尾部有回血后,降低穿刺角度,顺静脉方向再将穿刺针推进 0.2cm。

(13)左手持 Y 接口,右手后撤针芯约 0.5cm,持针座将套管全部送入静脉内。

(14)松止血带,嘱患者松拳,打开调节器,待液体滴入通畅后,撤去针芯并弃于锐器盒内。用无菌透明敷贴作封闭式固定导管。并注明置管日期、时间、责任人,签名的小胶布再次固定留置针管。将头皮针管盘曲后用胶布固定。

(15)穿刺完毕,脱下手套,取下止血带,根据病情、年龄和药物性质调节输液速度。

(16)再次核对,在输液卡上记录输液的时间、滴速、签全名。

(17)协助患者取舒适卧位,整理床单位,向患者交代输液中的注意事项,将呼叫器置于易取处询问患者需要。

(18)清理用物,洗手,取口罩,记录。

(19)在输液过程中加强巡视,密切观察有无输液反应及穿刺部位情况,耐心听取患者的主诉,查看滴数,遵医嘱及时更换液体。在护理记录单上记录静脉留置针的穿刺部位、日期及时间。

3. 注意事项

(1)严格执行查对制度和无菌技术操作原则。

(2)选择弹性好,走向直,清晰的血管,便于穿刺置管。对能下地活动的患者,避免在下肢置管。

(3)输液过程中加强巡视,注意保护有留置针的肢体,尽量避免肢体下垂,以防血液回流阻塞针头。

(4)静脉留置针保留不超过 96 小时,每次输液后均应检查局部静脉有无红、肿、热、痛及硬化。询问患者有无不适,如有异常情况及时拔出导管,对局部进行处理。

三、静脉输血法

1. 目的

（1）补充血容量,用于失血失液引起的血容量减少或休克患者。

（2）纠正贫血,用于血液系统疾病引起的严重贫血和某些慢性消耗性疾病的患者。

（3）供给血小板和各种凝血因子。

（4）输入抗体、补体,增强机体免疫能力,用于严重感染的患者。

（5）增加白蛋白,维持胶体渗透压,减轻组织液渗出和水肿,用于低蛋白血症。

（6）排除有害物质,用于一氧化碳、苯酚等化学物质中毒。

2.用物

（1）基础治疗盘:碘伏、70% 乙醇、砂轮、剪刀、启瓶器、消毒棉签、弯盘。

（2）输液盘:碘伏、弯盘、消毒棉签、止血带、敷贴、一次性手套、一次性输血器及头皮针、一次性治疗巾。

（3）输血盘:血液制品(保存在储血袋中)、血型检验单、交叉配血试验结果单、血型牌。

（4）其他:医嘱单、输液卡、抹布、瓶签、瓶套、输液架或输液挂钩、手消毒剂、PDA。

3.操作程序

（1）核对医嘱。

（2）核对床号、姓名、住院号、手腕带(开放式提问患者姓名)。

（3）向患者或家属做好解释,评估患者局部血管情况,做好输血前的准备。

（4）洗手,戴口罩。

（5）责任护士在治疗台上依次摆放血制品、医嘱执行单、发血单及血型单,与另一护士双人同时核对,一人大声诵读"三查十对"内容,依次为:床号、姓名、性别、住院号、血袋号、血型、血制品种类、血量、交叉配血试验结果、有效期,另一护士逐项核对确认并回答"对"或"错",核对无误后在执行单上落实双人核对者签名。

（6）遵医嘱准备药物,将输液瓶贴倒贴于输液瓶(袋)上。

（7）启开药液瓶盖的中心部分,常规消毒输液瓶(袋)注药口。

（8）检查输血器后关闭调节器,取出输液管和通气管针头同时插入输液瓶注药口至针头根部(如为软袋则将输液管插入输液袋注药口至针头根部即可),再次核对。

（9）整理治疗台,再次洗手。

（10）备齐用物至患者床旁,按照步骤(5)的方法再次两人核对,PDA扫描患者手腕带及血袋上和药物标签上的二维条码,确认一致。

（11）挂输液瓶(袋),排尽空气,关闭调节器,检查输液管内有无空气。

（12）铺一次性治疗巾,选择合适静脉,扎好止血带,消毒皮肤2遍,待干。

（13）嘱患者握紧拳头,按无菌技术原则进行穿刺,见回血后,将针头再平行送入少许。穿刺成功后松止血带,嘱患者松拳,打开调节器,待液体滴入通畅后,用敷贴固定针头。根据患者年龄、病情,初步调节滴速。

（14）再次核对,记录输液的时间、滴速、签名,挂于输液架上。

（15）双手端平血液制品,以手腕旋转来回八字轻轻摇匀,取出外包装袋,平放在输血盘中。

（16）戴手套,拉开血袋封口。

（17）常规消毒开口处,关闭输血器调节器,将输血器针头插入塑料管内,缓慢将储血袋倒挂于输液架上,脱手套。

(18)根据患者情况及输入血液成分初步调节滴速不超过 20 滴 /min,再次核对。

(19)医嘱卡上签输血时间、滴数、签名。挂医嘱卡、血型单、血型牌、交叉配血结果回单。

(20)观察患者有无输血反应 15 分钟。如无不良反应,根据病情等调节滴数,医嘱卡上签更改后的滴数及签名。

(19)协助患者取舒适体位,将呼叫器置于易取处,将病床高度复位,整理床单位。询问患者需要,行健康宣教,洗手。

(20)处理用物,洗手,记录。

(21)观察患者有无输血反应 15 分钟。如无不良反应,根据病情等调节滴速。

4. 注意事项

(1)严格执行无菌操作和查对制度。

(2)输血时须两人核对无误方可输入。

(3)输入两瓶以上血液时,两瓶血液之间须输入生理盐水,防止发生反应。

(4)输血时,血液内不得随意加入其他药品,如含钙剂,酸性或碱性药品,高渗或低渗液,以防止血液凝集或溶解。

(5)输血过程中,应密切观察患者有无局部疼痛,有无输血反应的征象,并询问患者有无任何不适反应。一旦出现输血反应,应立即停止输血,并保留余血以备检查分析原因。

(曾　凡　陈　英)

第九节　静脉血标本采集法

1. 目的　为患者采集静脉血标本。

2. 用物

(1)治疗盘:复合碘皮肤消毒液、棉签、止血带、采血针、试管架、一次性治疗巾、一次性手套、弯盘、医嘱单、治疗卡、采血试管、PDA

(2)其他:快速手消毒剂、医疗垃圾桶、生活垃圾桶、锐器盒。

3. 操作程序

(1)护士准备:着装整洁规范,仪表端庄大方。

(2)操作用物齐全,有效期内。

(3)核对医嘱,核对患者床号、姓名、住院号、手腕带(开放式询问患者姓名)。

(4)评估患者病情、意识状态、合作程度及局部皮肤、血管情况。

(5)布置试管条形码。

(6)备齐用物携至患者床旁,再次核对,使用 PDA 扫描患者及试管条码信息,确认一致。

(7)协助患者取舒适体位,暴露采血部位。

(8)戴手套,穿刺部位下方垫一次性治疗巾。

(9)选择适宜的静脉,在穿刺部位上方(近心端)约 6cm 处扎止血带,常规消毒皮肤 2 遍(直径大于 5cm),待干。

(10)再次核对患者及试管条码信息。

(11)嘱患者握拳,以一手拇指绷紧静脉下端皮肤,使其固定。一手持采血针,针头斜面向上,与皮肤成 15°~30° 角自静脉上方或者侧方刺入皮下,再沿静脉走向滑行刺入静脉,见回血,再顺静脉进针少许。

(12)酌情固定采血针,另一端插入试管,使血液沿管壁缓慢注入试管,松止血带,嘱患者松拳,血液自行停止后,拔下试管,立即横握采血管,左右翻转 180°,轻轻颠倒混匀 6~8 次。

(13)用干棉签轻压穿刺点上方快速拔出针头,指导患者或家属正确按压,按压穿刺点至无出血。

(14)再次核对,撤去治疗巾,脱手套。

(15)协助患者取舒适体位,将呼叫器置于易取处,整理床单位。

(16)询问患者需要,予相关知识宣教,洗手。

(17)处理用物,洗手,取口罩。根据要求正确保存血标本并及时送检。

4. 注意事项

(1)若患者正在进行静脉输液、输血,不宜在同侧手臂采血。

(2)血标本需在安静状态下采集,同时采集多种血标本时,根据要求依次采集血标本。

(曾　凡　陈　英)

第十节　鼻　饲　法

鼻饲法是将导管经鼻腔插入胃内,从管内灌注流质食物、营养液、水分和药物的方法。

1. 目的　对下列不能自行经口进食患者以鼻导管供给食物和药物,以维持患者营养和治疗的需要。适用于:

(1)昏迷患者。

(2)口腔疾患或口腔手术后的患者,上消化道肿瘤引起吞咽困难的患者。

(3)不能张口的患者,如破伤风患者。

(4)早产儿和病情危重的患者以及拒绝进食的患者。

2. 用物　治疗盘、治疗碗(内盛纱布 3 块)、16~18 号胃管 2 根(婴、幼儿用硅胶管)、液状石蜡纱布 1 块、血管钳、无菌镊子 2 把、消毒棉签、弯盘、胶布、夹子、别针、听诊器、50mL 注射器 2 个、一次性治疗巾、38~40℃鼻饲流质饮食 200mL、水杯(内盛温开水)、无菌手套、手电筒、必要时备压舌板。

3. 操作程序

(1)插管

1)核对医嘱　核对床号、姓名、住院号、手腕带(开放式询问患者姓名),评估患者,做好解释。

2)洗手,戴口罩　备齐用物,测鼻饲液温度,测温水温度。携至患者床旁桌上,再次核对,向患者解释,以取得合作。

3)备胶布　根据病情,协助患者取半卧位或仰卧位。

4)取治疗巾围于患者颌下,置弯盘于口角旁。

5)观察鼻腔,选择通畅一侧,用湿消毒棉签清洁鼻腔。

6)测量插管的长度,插入长度一般为前额发际至胸骨剑突处,或由耳垂经鼻尖至胸骨剑突的距离。成人约 45~55cm,婴幼儿约 14~18cm,做好标记。

7)戴无菌手套,检查胃管是否通畅,用液状石蜡纱布润滑胃管前段。

8)一手持纱布托住胃管,一手持镊子夹住胃管前段自鼻腔轻轻插入 10~15cm,嘱患者吞咽,顺势将胃管向前推进,直至预定长度,初步固定。

9)插管过程中患者若出现恶心、呕吐,可暂停插入,嘱患者做深呼吸;插入不畅时,检查胃管是否盘曲口中;呛咳、呼吸困难、发绀时,立即拔管。

10)检查胃管是否在胃内,确认胃管在胃内的方法如下:用注射器抽吸,有胃液被抽出;用注射器从胃管注入 10mL 空气,然后置听诊器于胃部,能听到气过水声;将胃管末端放入盛水碗内,无气泡逸出。

11)确认胃管在胃内后,撤去弯盘。用胶布固定胃管于鼻翼及颊部。

12)先注入少量温开水,再注流质饮食。鼻饲完毕,注入少量温开水冲洗胃管。

13)将胃管开口端闭合,用纱布包好,用别针固定于合适处。

14)协助患者清洁口腔,鼻部及面部,撤去治疗巾。清洗灌注器,放入鼻饲盘内用纱布盖好备用。将鼻饲盘放于床旁桌上。

15)脱手套,协助患者取合适卧位。整理床单位,询问患者需要。

16)处理用物。

17)洗手,取口罩。

18)记录鼻饲量。

(2)拔管

1)核对床号、姓名,评估患者,做好解释。

2)洗手、戴口罩。备齐用物,携至患者床旁桌上。

3)再次核对、向患者解释,以取得合作。协助患者取半卧位或仰卧位。

4)取治疗巾围于患者颌下,置弯盘于口角旁。

5)将胃管开口端夹紧放入弯盘内。

6)揭去胶布,戴手套,用纱布包住近鼻端的胃管,嘱患者深呼吸,在患者呼气时拔管,边拔管边用纱布擦胃管,至咽喉部快速拔出。

7)协助患者漱口。

8)清洁患者口腔、鼻腔及面部。必要时用松节油擦净胶布痕迹,再用 75% 酒精将松节油擦去。

9)脱手套,协助患者取合适卧位。整理床单位,询问患者需要。

10)处理用物。

11)洗手,取口罩。记录拔管时间及患者反应。

4.注意事项

(1)鼻饲前必须判定胃管确实在胃内,方可注入饮食。需翻身吸痰的患者应先翻身或吸痰后,再行灌食,以免引起呕吐或呛咳。

(2)鼻饲液温度保持在38~40℃左右,不可过冷或过热,每次鼻饲量不超过200mL,间隔时间不少于2小时,药片研碎,溶解后注入。

(3)长期鼻饲者,应每天进行2次口腔护理,并定期更换胃管,应于当晚最后一次灌食后拔出,次晨再从另一侧鼻孔插入。

(4)食管静脉曲张、食管梗阻患者禁忌使用鼻饲法。

(5)拔管应夹紧管口,避免管内液体流入气管内。

(曾 凡 陈 英)

第十一节　留置导尿术

1.目的

(1)为尿潴留患者引流尿液,减轻痛苦。

(2)用于患者术前膀胱减压以及下腹、盆腔器官手术中持续排空膀胱,避免术中误伤。

(3)患者尿道损伤早期或者手术后作为支架引流,经导尿管对膀胱进行药物灌注治疗。

(4)患者昏迷、尿失禁或者会阴部有损伤时,留置导尿管以保持局部干燥、清洁,避免尿液刺激。

(5)抢救休克或者危重患者,准确记录尿量、比重,为病情变化提供依据。

(6)为患者测定膀胱容量、压力及残余尿量,向膀胱注入造影剂或者气体等以协助诊断。

2.用物

(1)治疗盘:一次性导尿包1个,一次性防水治疗巾,尿管标签。

(2)治疗卡、医嘱单。

(3)便盆、浴巾。

(4)快速手消毒剂、医用垃圾桶、生活垃圾桶。

3.操作程序

(1)核对医嘱,核对床号、姓名、住院号、手腕带(开放式询问患者姓名)。

(2)评估患者膀胱充盈度及会阴部皮肤黏膜情况。男性患者有无前列腺疾病等引起尿路梗阻的情况。向患者解释导尿目的、注意事项,取得患者配合。

(3)洗手,戴口罩。

(4)携用物至患者床旁,再次核对,关门窗拉屏风,保暖和保护隐私。

(5)松开床尾盖被。协助患者脱去对侧裤腿盖在近侧腿上,并盖上浴巾,用盖被遮盖对侧腿。

(6)协助患者取屈膝仰卧位(能自理者指导患者稍移向操作者侧,并取屈膝仰卧位;不能自理者协助患者双手放于腹部,两腿屈曲,护士双脚分开,将患者肩部、臀部稍移向操作者侧床沿,再将患者下肢移向操作者侧),双腿略外展,暴露外阴。

(7)将一次性治疗巾垫于臀下,弯盘置于会阴处。

(8)打开一次性导尿包外层,取出一次性治疗盘放于两腿之间。

(9)戴手套,夹取消毒棉球初步消毒阴阜、对侧和近侧大阴唇、对侧大小阴唇之间、近侧大小阴唇之间。分开小阴唇,消毒对侧、近侧小阴唇、尿道口至肛门。污棉球放于弯盘内。

(10)将污棉球丢入黄色垃圾桶内,弯盘放入治疗车下层,脱手套。

(11)将一次性导尿包置于患者两腿之间,按无菌技术操作打开导尿包,戴无菌手套,铺洞巾。

(12)按操作顺序整理好用物,检查导尿管前端气囊有无漏气,连接一次性引流袋,旋紧引流袋底部开头,用液状石蜡棉球润滑导尿管前端 3~5cm,男性患者 18~20cm。

(13)打开消毒棉球包装,一手分开并固定小阴唇,一手持镊夹取消毒棉球,分别消毒尿道口、对侧小阴唇、近侧小阴唇、尿道口。污棉球、镊子放于床尾弯盘内。

(14)将无菌弯盘置于洞巾口旁,嘱患者张口呼吸,用镊子夹持导尿管对准尿道口轻轻插入 3~5cm(男性患者,提起阴茎与腹壁呈 60°角,插入 18~20cm),见尿液流出再插入 5~7cm 左右,松开固定小阴唇的手固定导尿管。将注射器接气囊注入 10~15mL 无菌溶液,轻拉尿管以证实尿管固定稳妥。

(15)将尿管夹夹闭,将尿袋悬挂于床边,打开尿管夹。撤去洞巾,擦净外阴,脱去手套于弯盘内。可将导尿管远端固定在大腿上,以防导尿管脱出。在尿管上贴标签,注明置管人的姓名及日期时间。撤出患者臀下垫巾和导尿包放于治疗车下层。

(16)协助患者穿好裤子,取舒适体位,将呼叫器置于易取处,将病床高度复位,整理床单位。

(17)询问患者需要,行健康宣教,洗手。

(18)处理用物,洗手,脱口罩,记录。

4. 注意事项

(1)导尿过程中,若导尿管触及尿道口以外区域,应重新更换尿管。

(2)尿潴留患者一次导出尿量不超过 1000mL,以防出现虚脱和血尿。

(3)患者尿管拔除后,观察患者排尿时的异常症状。

(4)男患者包皮和冠状沟易藏污垢,导尿前彻底清洗,导尿管插入前建议使用润滑止痛胶,插尿管时,遇有阻力,特别是尿管经尿道内口、膜部、尿道外口的狭窄部、耻骨联合下方和前下方处的弯曲部时,嘱患者缓慢深呼吸,慢慢插入尿管。必要时请专科医生插管。

(曾　凡　陈　英)

第十二节　经鼻/口腔吸痰法

1. 目的　清除患者呼吸道分泌物,保持呼吸道通畅。

2. 用物

(1)中心/电动吸痰装置。

(2)治疗盘:无菌罐 2 个(内盛无菌生理盐水,分别用于吸痰前预吸及吸痰后冲洗导管),一次性吸痰管数根(内含无菌手套),听诊器,清洁纱布数块,手电筒,弯盘,必要时备一次性治疗巾及无菌手套。

(3)必要时备压舌板、口咽气道、插电板。

(4)其他:医嘱单、治疗卡、快速手消毒剂、医用垃圾桶、生活垃圾桶。

3.操作程序

(1)核对医嘱。

(2)核对床号、姓名、住院号、手腕带(开放式询问患者姓名)。

(3)评估患者病情、意识状态、生命体征、合作程度、口腔及鼻腔有无损伤,呼吸道分泌物的量、黏稠度、部位,对清醒患者进行解释,取得患者配合。

(4)洗手,戴口罩。

(5)检查吸引器储液瓶内消毒液(200mL)有效期,拧紧瓶塞。连接导管,接通电源,打开开关,调节合适的负压,将吸引器放于床边适当处。接负压吸引器电源或中心负压吸引装置,调节压力(成人300~400mmHg或0.04~0.053Mpa;小儿150~200mmHg或0.02~0.04Mpa)。

(6)备齐用物携至患者床旁,再次核对,将头部转向一侧,面向操作者。

(7)检查并打开吸痰管,戴无菌手套于右手,连接吸痰管,打开吸引器开关,试吸少量生理盐水,检查吸引器是否通畅,湿润导管前端。

(8)如果经口腔吸痰,告诉患者张口,指导患者自主咳嗽。对昏迷患者用压舌板或口咽气道帮助其张口,吸痰完毕取出压舌板或口咽气道。

(9)如果患者口咽部或鼻腔内痰液较多,应先吸口咽部或鼻腔内的痰液:将左手反折吸痰管末端,右手保持无菌,持吸痰管前端,轻柔地插入口咽部或鼻腔,然后打开负压,将痰液吸净。

(10)更换吸痰管,吸气管内痰液:用戴无菌手套的一只手迅速并轻柔地经口腔或鼻腔送入吸管,吸痰管遇阻力后,后退1~2cm,打开负压,边上提,边水平旋转吸引,避免在气管内上下提插。

(11)吸痰时间不超过15秒,如痰液较多,需要再次吸引,应间隔3~5分钟,患者耐受后再进行。吸痰过程中密切观察患者,必要时停止吸痰,休息后再吸。吸痰结束后,观察血氧饱和度是否升至正常水平或患者呼吸、面色是否有所改善。

(12)观察患者痰液性状、颜色、量。冲洗吸痰管和负压吸引管,脱手套。听诊双肺痰鸣音情况。

(13)协助患者取舒适体位,将呼叫器置于易取处,整理床单位。

(14)询问患者需要,行健康宣教,洗手。

(15)处理用物,洗手,取口罩,记录。

4.注意事项

(1)按照无菌操作原则,每次吸痰时须更换吸痰管。插管动作轻柔,敏捷。

(2)痰液黏稠,可以配合翻身扣背、蒸汽吸入或雾化吸入,出现缺氧症状如发绀、心率下降等应立即停止吸痰,休息后再吸。

(3)注意吸痰管插入是否顺利,遇有阻力时,应分析原因,不得粗暴操作。

(曾 凡 陈 英)

第十三节 氧气吸入法

氧气吸入法是供给患者氧气,纠正由各种原因造成的缺氧状态,促进组织的新陈代谢,维持机体生命活动的一种治疗方法。

一、氧气瓶供氧氧气吸入法

1. 目的 纠正各种原因造成的缺氧状态。

2. 用物

(1)氧气筒及氧气架、氧气表安装盘、湿化瓶内盛 1/3~1/2 冷开水、氧气压力表装置 1 套、扳手、弯盘、"四防"卡、玻璃接管及保护套。

(2)输氧盘:一次性吸氧用具、小杯(内盛清水)、电筒、剪刀、胶布、别针、消毒棉签、输氧单、笔、弯盘。

3. 操作程序

(1)核对床号、姓名、住院号、手腕带(开放式询问患者姓名),评估患者,向患者和家属解释,并检查患者鼻腔有无分泌物、堵塞及异常。

(2)洗手,戴口罩,准备用物,检查氧气筒是否处于备用状态(挂有"满"的标记及"四防"卡)。

(3)将氧气筒置于氧气架上,系好安全带。

(4)打开总开关,使少量气体从气门流出,随即迅速关上。

(5)将氧气表稍向后倾斜,接于气门口,用手初步旋紧再用扳手旋紧,使氧气表直立于氧气筒旁。

(6)连接氧流量表,安装湿化瓶,将输氧导管连接于流量表上。

(7)关流量表开关,打开总开关,再开流量表开关。

(8)检查输氧管是否畅通。检查全套装置是否完好,有无漏气,关流量表开关。

(9)推氧气筒至床旁。

(10)携输氧盘至患者床旁桌上,再次核对、向患者解释,以取得合作。备胶布 2 根,协助患者取适当体位。

(11)选择鼻腔,检查鼻腔有无分泌物、堵塞及异常。

(12)用湿消毒棉签清洁鼻腔。

(13)测量插管长度(鼻尖到耳垂的 2/3 长度)并用胶布标记。

(14)将鼻导管前端蘸水,自鼻孔轻轻插入鼻腔。

(15)如无呛咳现象,随即将鼻导管用胶布固定于鼻翼两侧及面颊部。

(16)根据医嘱调节流量。

(17)将鼻导管与输氧导管连接,并将输氧管用别针固定于适当位置。

(18)记录给氧时间及流量,签名,将输氧单挂于适当处。向患者及家属交代用氧注意事项。

(19)整理床单位,询问患者需要。

(20)经常观察病情和给氧效果。

(21)处理用物,洗手,脱口罩,记录。

4. 注意事项

(1)严格遵守操作规程,注意用氧安全,切实做好"四防",即防震、防火、防热、防油。

(2)氧气筒不可用空,压力表上指针降至 0.2MPa 时,不可再用。

(3)使用氧气时应先调节流量后应用,以免大量氧气突然冲入呼吸道而损伤肺组织。停止用氧时先取下鼻导管,再关流量表。

(4)告知患者勿自行摘除鼻导管或者调节氧流量。

二、中心供氧氧气吸入法

1. 目的

(1)纠正各种原因造成的缺氧状态。

(2)促进组织的新陈代谢,维持机体生命活动。

2. 用物　输氧盘:中心氧气表、通气导管、湿化瓶内盛 1/3～1/2 冷开水、一次性鼻塞管、小杯(内盛清水)、电筒、剪刀、胶布、别针、消毒棉签、输氧单、笔、弯盘、"四防"卡。

3. 操作程序

(1)核对床号、姓名、住院号、手腕带(开放式询问患者姓名),评估患者,向患者和家属解释,并检查患者鼻腔有无分泌物、堵塞及异常。

(2)洗手,戴口罩。准备用物。

(3)备齐用物,携至患者床旁桌上。

(4)再次核对、向患者解释,以取得配合。

(5)备胶布 2 根。协助患者取适当体位。

(6)选择鼻腔,检查鼻腔有无分泌物、堵塞及异常。

(7)用湿消毒棉签清洁鼻腔。

(8)上氧气表、通气导管及湿化瓶。

(9)开流量表开关,检查氧气装置是否漏气,关流量表开关。

(10)检查一次性鼻导管有效期、有无漏气。

(11)将鼻导管与氧气表连接。

(12)开流量表开关,检查氧气流出是否通畅,根据医嘱调节流量。

(13)将鼻塞蘸水塞于患者鼻孔。

(14)鼻塞管固定于鼻翼两侧及面颊部,将输氧管用别针固定于适当位置。

(15)记录给氧时间及流量,签名,将输氧单及"四防"卡挂于适当处。向患者及家属交代用氧注意事项。

(16)整理床单位,询问患者需要。

(17)观察病情和给氧效果。

(18)处理用物。洗手,脱口罩,记录。

4. 注意事项

(1)严格遵守操作规程,注意用氧安全,切实做好"四防",即防震、防火、防热、防油。

(2)使用氧气时应先调节流量后应用,以免大量氧气突然冲入呼吸道而损伤肺组织。停止用氧时先取下鼻导管,再关流量表。

(3)告知患者勿自行摘除鼻导管或者调节氧流量。

(曾　凡　陈　英)

第十四节　口腔护理

口腔护理对预防疾病及促进患者的康复十分重要。正常人口腔内存在大量致病菌和非致病菌。一旦患病,抵抗力下降,口腔内各种细菌迅速繁殖,导致口腔卫生不洁甚至出现口腔疾病。长期使用抗生素可引起霉菌感染。因此,护士应鼓励患者早晚刷牙,饭后漱口,对于禁食、高热、昏迷、鼻饲、术后口腔疾患等,应每天进行2~3次口腔护理。

1. 目的

(1)保持口腔清洁、湿润,预防口腔感染等并发症。

(2)去除口臭、牙垢,增进食欲,保证患者舒适。

(3)观察口腔内的变化,提供病情变化的信息。

2. 用物　治疗盘、治疗碗2个(一个盛漱口水溶液、一个盛浸湿的无菌棉球)、弯止血钳、镊子、纱布、吸水管、小杯内盛温开水、手电筒、消毒棉签、治疗巾、深弯盘、根据病情备漱口液,必要时备开口器、液状石蜡、外用药。

3. 操作程序

(1)核对床号、姓名、住院号、手腕带(开放式询问患者姓名),评估患者,观察患者口腔情况,向患者做好解释。

(2)洗手,戴口罩。备齐用物,携至患者床旁桌上。

(3)协助患者侧卧或仰卧,头偏向操作者一侧。

(4)取治疗巾围于患者颌下,置弯盘于口角旁。

(5)口唇干裂者用温水湿润,协助患者用吸水管吸水漱口,必要时用治疗巾擦净口唇周围。

(6)嘱患者张口,操作者一手持手电筒,一手用压舌板轻轻撑开颊部,观察口腔情况。有义齿者先取下。

(7)左手持镊,右手持弯止血钳,用镊子夹取含有口腔护理液的棉球于深弯盘上方,拧干棉球。嘱患者咬合上、下齿,用压舌板轻轻分开对侧颊部,擦洗对侧牙齿外侧面2次。

(8)同法擦洗近侧牙齿外侧面2次(纵向擦洗到门齿)。

(9)请患者张口,依次擦洗对侧牙齿上内侧面(由内向门齿纵向擦洗)、上咬合面、下内侧面、下咬合面。(由内向外,纵向擦洗到门齿)

(10)呈弧形擦洗对侧颊部。

(11)同法擦洗近侧。

(12)擦洗硬腭(对侧、近侧)、舌面(对侧、近侧)、舌下两侧(对侧、近侧)。

（13）擦洗完毕,协助患者漱口,用治疗巾擦净口唇周围。

（14）再次用手电筒,检查口腔是否清洁,压舌板放入弯盘。

（15）移去治疗巾和弯盘,清点棉球数量,协助患者取舒适卧位,整理床单位。

（16）询问患者需要。

（17）处理用物,洗手,取口罩。记录。

4. 注意事项

（1）行口腔护理时,对于昏迷患者禁止漱口,以免误吸。

（2）操作者动作轻柔,避免金属钳端碰到牙齿,损伤黏膜及牙龈。

（3）使用开口器时,应从臼齿放入。

（4）擦拭过程中,应注意使用棉球不能过湿,防止因水分过多造成误吸。护士操作前后清点数量,注意勿将棉球遗留在口腔内。

（5）如患者有活动假牙,应先取下再进行操作。

（曾 凡 陈 英）

第十五节　压力性损伤的预防与护理

压力性损伤是由于身体局部组织长期受压,血液循环障碍,发生持续缺血、缺氧、局部营养不良而致的软组织溃烂和坏死。

预防压力性损伤是一项重要的护理工作,护理人员必须认真细致地做好危重患者和长期卧床患者的护理工作,对于长期卧床的患者要求做到勤翻身、勤擦洗、勤按摩、勤整理、勤更换、勤观察。选用有效的方法,压力性损伤是可以避免发生和治愈的。

1. 目的　预防压力性损伤的发生;患者和家属获得预防压力性损伤的知识和技能。

2. 用物　护理车、盆内盛温水、小毛巾、浴巾、翻身枕、翻身记录卡,笔、视病情备防压用具:透明贴或减压贴、保护膜等。酌情备屏风、床刷及刷套。

3. 操作程序

（1）核对医嘱　核对床号、姓名、住院号、手腕带(开放式询问患者姓名),评估患者,做好解释,酌情关门窗,观察患者皮肤受压情况,并询问患者是否排便,必要时放平床头支架、用屏风遮挡患者。

（2）洗手,戴口罩。

（3）备齐用物,再次核对。

（4）移开床旁桌,距床约20cm,治疗盘放于床旁桌上。移开床旁椅至适当处。

（5）松开床尾盖被,解开衣领,松裤带。撤去防压用具放于床尾椅上。

（6）根据病情协助患者取适当卧位,依次观察患者一侧身体骨突出部位(耳郭、肩、肘、腕、指关节、髋、膝、足跟、趾关节),温水擦洗。必要时使用透明贴或减压贴。

（7）露出患者背部,盖好浴巾,观察患者枕部、肩胛、骶尾部和肛周,温水擦洗。必要时使用透明贴或减压贴,肛周可涂保护膜。除去浴巾,盖好盖被。

（8）协助患者翻身,依次观察患者另一侧身体骨突出部位(耳郭、肩、肘、腕、指关节、髋、膝、足跟、趾关节),温水擦洗。必要时使用透明贴或减压贴。

（9）协助患者穿好衣裤,按翻身卡上记录取合适体位,背部给予翻身枕支持,两膝之间放一软枕。整理床单位。

（10）还原床旁桌、椅。

（11）询问患者需要,酌情开门窗及拆去屏风。

（12）处理用物,洗手,取口罩,记录。

4. 注意事项

（1）操作过程中注意观察病情。

（2）长期卧床的患者可使用充气垫或采取局部减压措施。

（3）躁动患者有导致局部受伤的危险,可使用透明贴予以保护。

（4）感觉障碍的患者慎用热水袋或冰袋,以免烫伤或冻伤。

（5）受压皮肤在解除压力 30 分钟后,压红不能消退者应缩短翻身时间。

（6）操作过程中应进行有效的护患沟通。

（曾　凡　陈　英）

第二章　常用急救与监测技术

第一节　心电监测技术

心电监测(electrocardiogram monitoring)是监护系统中最主要的部分,常用于急危重症患者诊疗护理过程中监测心律失常发生及药物治疗效果。

【目的和作用】

1. 监测患者心率、节律变化等生命体征参数变化,为病情诊断及治疗提供依据。

2. 及时发现各类型心律失常和先兆,尤其是致命或潜在心律失常。

3. 发现可能影响血流动力学稳定的心律失常,便于及时处理。

【适应证】

适用于存在或潜在生命体征不稳定患者。

【操作方法】

1. 准备工作

(1)备齐用物包括心电监护仪(心电监测、血氧饱和度、无创血压等的导联线);电极片3~5个;75%乙醇;棉签;纱布;弯盘;治疗卡;必要时备剃刀;快速手消毒液;医疗和生活垃圾桶。

(2)清洁患处皮肤,一般用75%乙醇棉签清洁,必要时剃除汗毛。

2. 操作步骤

(1)核对医嘱、床号、姓名、住院号和手腕带(开放式询问患者姓名)。

(2)评估患者病情、意识状态及合作程度;肢体活动情况,胸前有无伤口,有无安装心脏起搏器,有无涂指甲油,周围有无电磁波干扰。

(3)开机,选择监护类型。将血氧饱和度传感器固定于指(趾)端,感应区对准指(趾)甲,擦拭电极放置部位皮肤,电极片与监护仪导联线连接,粘贴于胸部。右上(RA)置于右锁骨下,靠近右肩;左上(LA)置于左锁骨下,靠近左肩;左下(LL)置于左下腹。按要求选择合适袖带,衣袖过紧或太多时应脱掉衣服;绑扎袖带,按开始键测量。

(4)调节导联、振幅、波形,设置相应合理的报警界限,走纸记录心电图情况;调整血压监测间隔时间。

(5)告知患者测量结果。

(6)协助患者取舒适卧位,整理床单位。

(7)处理用物,洗手,取口罩,记录测量时间和结果。

【护理要点】

1. 做好患者身份识别,正确核对患者信息。

2.检查心电监护仪性能,正确连接各个导联;合理设置报警值,不得关闭报警音量;及时记录并处理异常值。

3.健康指导

(1)操作前解释操作目的和意义,获得知情同意。

(2)指导患者不要自行移动或摘除电极片,有皮肤不适及时告知医护人员处理。

4.人文关怀

(1)尊重患者,取得配合。

(2)保护患者隐私。

(3)关心患者注意舒适和保暖。

(4)及时答疑,适时表达感谢与道歉。

【注意事项】

1.对于危重患者,电极片放置位置应避开胸外按压的部位、起搏器部位和除颤电极板放置的位置。

2.监测时间超过48小时或当心电图感应不良时更换电极片。

3.根据患者年龄和体型选择合适的袖带,尽量不在输液和留置导管侧的肢体安放袖带,以防肢体组织损伤和阻断输液。

4.测压的肢体与患者心脏处于同一水平位置,在血压袖带充气时患者应避免讲话或活动,以免影响测量结果。

5.不宜在有动脉导管、正在输液或测量血压的肢体测量血氧饱和度。

6.1~2小时更换测量部位,防止指(趾)端血液循环障碍引起青紫、红肿现象发生。

(周　婷)

第二节　徒手心肺复苏术

采用徒手来维持心搏骤停患者循环和呼吸的最基本抢救方法,基本程序按照C–A–B的顺序,即胸外按压、开放气道和人工呼吸。又称为基础生命支持(basic life support, BLS)。

【目的和作用】

1.通过徒手实施基础生命支持技术,建立患者的循环、呼吸功能。

2.保证重要脏器的血液供应,尽快促进心跳、呼吸功能的恢复。

【适应证】

用于各种原因所造成的心搏骤停。

【操作方法】

1.准备工作

备齐用物包括治疗盘;纱布;简易呼吸器;手电筒和弯盘。

2.操作步骤

(1)评估现场抢救环境的安全性。

(2)检查患者有无反应,立即呼救,启动应急反应系统,院外可请他人拨打"120",有条件者获取自动体外除颤器(AED),记录时间。

(3)使患者仰卧,身体无扭曲,注意保护颈、腰椎。暴露胸腹部,松开裤带。

(4)同时判断呼吸和脉搏,至少5秒,但不超过10秒。

(5)实施胸外心脏按压 ①按压部位:胸部中央,胸骨的下半部。②按压手法:一手掌根放在胸骨按压部位,另一手平行叠于此手背上,十指交扣,定位的五个手指翘起,仅以掌根部接触按压处;双肩位于患者胸骨正上方,双臂绷紧伸直,以髋关节为支点,依靠肩部和背部的力量垂直向下用力按压,手掌根不离开患者胸壁。③按压深度:成人至少5cm,不超过6cm。婴儿和儿童按压深度至少为胸廓前后径的1/3(婴儿约为4cm,儿童约为5cm)。④按压频率:100~120次/min。⑤每次按压后让胸廓充分回弹,以保证心脏得到充分的血液回流。⑥尽量减少胸外按压中断,并控制在10秒以内。

(6)清理呼吸道:如有明确的呼吸道分泌物,需先进行清理;如有活动义齿,则取下。开放气道(二者选其一):①仰头抬颏法:抢救者一手小鱼际置于患者前额,用力向后压使其头部后仰,另一手食指、中指置于下颌骨下方,将颏部向前抬起,使耳垂与下颌角连线与地面垂直。②托颌法:抢救者位于患者头侧,两手拇指置于患者口角旁,其余四指托住患者下颌,用力将患者下颌抬起。

(7)口对口人工通气:抢救者用保持患者头后仰的拇指和示指捏住患者鼻孔,另一只手的手指至下颌的靠近颏部的骨性部分,提起下颌,使颏上抬。用自己口唇包住患者口部(不留空隙),吹气,使胸廓扩张。吹气毕,松开捏鼻孔的手,侧转换气,同时注意观察胸部复原情况。或应用简易呼吸器:将呼吸器连接氧气,氧流量10~12L/min。一手以"EC"法固定面罩,另一手挤压呼吸器。每次送气400~600ml。

(8)胸外按压:人工呼吸=30:2。

(9)操作2分钟(约5个循环)后,再次判断颈动脉搏动,如已恢复,进行进一步生命支持;如未恢复,继续上述操作,直至有条件进行高级生命支持。

(10)判断有效指征:呼吸恢复;能触摸大动脉搏动;瞳孔由大变小,光反射存在;面色、口唇由发绀转为红润;有眼球活动或睫毛反射。

(11)复苏有效,操作完成后将患者头偏向一侧,进入下一步生命支持。

【护理要点】

1. 做好患者身份识别,正确核对患者信息。

2. 检查简易呼吸器性能,通气过程中密切观患者通气效果、胸腹起伏、皮肤颜色、听诊呼吸音、生命体征和血氧饱和度等参数。

3. 健康指导。操作前向家属解释操作目的和意义,获得知情同意。

4. 人文关怀

(1)保护患者隐私。

(2)关心患者注意舒适和保暖。

【注意事项】

1. 人工通气时送气量不宜过大,以免引起患者胃部胀气。

2. 施救者应尽量减少胸外按压中断的次数和时间,每次胸外按压后要让胸廓充分地回弹,以保证心脏得到充分的血液回流。判断减少按压中断的标准是以胸外按压在整体心肺复苏中所占比例来确定,目标比例为至少 60%,最好 80%。

3. 成人使用 1~2L 的简易呼吸器,如气道开放,无漏气,1L 简易呼吸器挤压 2/3,2L 简易呼吸器挤压 1/3。

4. 对于正在进行持续心肺复苏且有高级气道的患者,对通气速率的建议简化为每 6 秒一次呼吸(每分钟 10 次呼吸)。

(周　婷)

第三节　电 复 律 术

电复律术是(cardioversion)是用高能脉冲电流使心肌瞬间同时除极,造成心脏短暂的电活动停止,然后由最高自律性的起搏点(通常为窦房结)重新主导心脏节律以治疗异位性快速心律失常,使之转复为窦性心律。

【目的和作用】

用于诊断特定的心律失常,并且给予电复律术,及基础生命支持技术未建立呼吸、循环功能的患者,促进呼吸、循环功能的恢复。

【适应证】

(1)非同步电复律:心室颤动、心室扑动和无脉性室速。

(2)同步电复律:急性快速异位心律失常、持续性房颤或房扑。

【操作方法】

1. 准备工作

(1)备齐用物包括除颤仪;导电膏或生理盐水纱布;纱布数块、弯盘;快速手消毒液;医疗垃圾桶。

(2)检查除颤器工作性能,并备急救箱(简易呼吸器、急救药品、输液用物、抢救记录单、手消液)。

2. 操作步骤

(1)评估现场环境安全性,观察患者心率,心电监护示室颤波。

(2)立即启动应急反应系统,记录时间。

(3)立即将患者取去枕平卧位,且卧于硬板上。松开患者衣扣,暴露胸部,判断患者颈动脉搏动,立即给予胸外心脏按压。

(4)另一人接替按压后,迅速准备并携用物至患者床边。

(5)检查患者是否有植入性心脏起搏器,并去除金属及导电物质,确定患者除颤部位无潮湿、无敷料。

(6)开启除颤仪,将导电膏涂于电极板上或者用四层盐水纱布包裹电极板。

(7)选择除颤能量:(使用制造商为其对应波形建议的能量剂量),①非同步电复律:一般单向波 360J,双向波 120～200J。对于儿童和婴儿,首次除颤能量选择 2J/kg,最高 10J/kg。确认电复律方式为非同步方式。

(8)电极板置于患者胸部正确部位(分别置于心尖部及心底部),避开瘢痕、伤口,紧贴皮肤并稍施以压力。

(9)环顾四周,令所有人员离开病床。

(10)充电至所需能量后再次确认心电图波形,确定需要除颤,两手拇指同时按压电极板上"放电"按钮,迅速放电除颤。

(11)立即行 2 分钟胸外心脏按压。

(12)再次判断患者颈动脉搏动,观察心电图波形是否恢复窦性心律,有无并发症,并记录时间。

(13)用纱布擦净患者皮肤,检查皮肤有无灼伤。

(14)处理用物,洗手,取口罩,记录。

(15)电极板冷却后擦干,将能量开关回复至零位并充电备用。

【护理要点】

1. 做好患者身份识别,正确核对患者信息。

2. 检查除颤仪性能,正确识别室颤波形;放电时重心向前,双手用力向下压;确认周围人员离床,谨防触电。

3. 健康指导

(1)操作前向家属解释操作目的和意义,获得知情同意。

(2)指导家属不要自行移动除颤仪,出现任何异常应及时告知医护人员。

4. 人文关怀

(2)保护患者隐私。

(2)关心患者注意舒适和保暖。

【注意事项】

1. 手持电极板时,两极不能相对,不能面向自己,不能空放。

2. 如电极板部位安放有医疗器械,除颤时电极板应远离医疗器械至少 2.5cm 以上;如患者带有植入性起搏器,应注意避开起搏器部位至少 10cm。

3. 患者右侧卧位时,STERNUM 手柄电极置于左肩胛下区与心脏同高处,APEX 电极置于心前区。

4. 操作后应保留并标记除颤时自动描记的心电图。

(周　婷)

第四节　口咽通气管置入术

口咽通气管置入术(oropharyngeal airway insertion)是将口咽通气管插入到口咽部,使其维持气道通畅的技术。

【目的和作用】

保持气道通畅,维持有效通气。

【适应证】

1. 昏迷后有自主呼吸患者。

2. 麻醉后需要短时间辅助气道。

3. 舌后坠致呼吸道梗阻、气道分泌物多须吸引、癫痫发作或抽搐时防止舌咬伤。

4. 有气管插管时,取代牙垫作用。

【操作方法】

1. 准备工作

(1)备齐用物包括口咽通气管;压舌板;听诊器;胶布;必要时备吸痰装置。

(2)患者去枕仰卧位,口、咽、喉三轴线尽量重叠。

2. 操作步骤

置管分为两种方法:反向插入法和横向插入法。

(1)反向插入法。① 口咽通气管的凹面朝上插入口腔。② 口咽通气管前端接近口咽部后壁时,将其旋转180° 呈正位。③ 向下推送,弯曲部分下面压住舌根,上面抵住口咽后壁。④ 检测人工气道是否通畅:手掌放于通气管外口,于呼气期感受是否有气流呼出;观察胸壁运动幅度和听诊双肺呼吸音;检查口腔,防止舌或唇夹置于牙齿和口咽通气管之间。

(2)横向插入法。① 口咽通气管凹面部分朝向一侧脸颊内部插入。② 插入过程中朝咽后壁向下旋转90° 。③ 将口咽通气管凹面向下压住舌根进入至合适位置。④ 检测人工气道是否通畅,必要时用胶布固定。

【护理要点】

1. 做好患者身份识别,正确核对患者信息。

2. 妥善固定导管,避免其咽端移位,密切观察有无导管脱出现象。

3. 及时清理呼吸道分泌物,避免阻塞及误吸。如有频繁呕吐,若有考虑改用鼻咽通气道管或气管插管。

4. 严密观察患者病情变化,备好抢救物品和药品,必要时配合医生行气管插管术。

5. 做好口腔护理,防止感染。

6. 健康指导

(1)操作前向家属解释操作目的和意义,获得知情同意。

(2)指导家属不要自行移动口咽通气管,出现任何异常应及时告知医护人员。

7. 人文关怀

(1)保护患者隐私。

(2)关心患者注意舒适和保暖。

【注意事项】

1. 口咽通气管长度为口角至耳垂或下颌角的距离;选择原则是宁长勿短、宁大勿小。

2. 注意密切观察有无导管脱出而致阻塞气道的现象。

3. 口咽通气管外口可盖一层生理盐水纱布,既湿化气道又防止吸入异物和灰尘。

(周　婷)

第五节　球囊－面罩通气术

球囊面罩给氧法(mask oxygen inhalation)是一种简易呼吸器的使用方法。紧急情况下保证机体重要脏器的氧供给。

【目的和作用】

保持患者有效的气道通气,维持氧合。

【适应证】

1. 各种原因所致的呼吸停止或呼吸衰竭的抢救及麻醉期间的呼吸管理。

2. 适用于机械通气患者做特殊检查、进出手术室等情况。

3. 遇到呼吸机故障、停电等特殊情况时,可临时应用简易呼吸器替代。

【操作方法】

1. 准备工作

(1) 备齐用物包括简易呼吸器一套,吸氧管,中心供氧(必要时备氧气筒),吸痰管和吸引装置等。

(2) 患者仰卧去枕、头后仰体位。

2. 操作步骤

分为单人操作法(EC 手法)和双人操作法(双 EC 手法)。

(1) 单人操作法(EC 手法)。① 清除患者上呼吸道的分泌物及呕吐物,有活动义齿应取下。② 开放气道(仰头抬颏法或双手托下颌法)。③ 操作者位于患者头部后方,将面罩扣在患者口鼻处,用一手拇指和示指呈"C"形按压面罩,中指和无名指放在下颌下缘,小指放在下颌角后面,呈"E"形,保持面罩的适度密封,用另外一只手均匀地挤压球囊,送气时间为 1 秒以上。④ 将气体送入肺中,待球囊重新膨胀后再开始下一次挤压,保持适宜的吸气 / 呼气时间。通气量 400 ~ 600ml。若气管插管或气管切开患者使用简易呼吸器,应先吸痰后再使用。⑤ 以 10 ~ 12 次 /min 的频率进行 2 分钟简易呼吸器通气。

(2) 双人操作法(双 EC 手法)。① 清除患者上呼吸道的分泌物及呕吐物,有活动义齿应取下。② 开放气道。③ 一人固定面罩,分别用双手的拇指和示指放在面罩的主体,中指和无名指放在下颌下缘,小指放在下颌角后面,将患者下颌向前拉,伸展头部,畅通气道,保持面罩的密闭。④ 另一个人挤压球囊。⑤ 以 10 ~ 12 次 /min 的频率进行 2 分钟简易呼吸器通气。

【护理要点】

1. 做好患者身份识别,正确核对患者信息。

2. 密切观察患者通气效果、胸腹起伏、皮肤颜色、听诊呼吸音、生命体征和血氧饱和度等参数。

3. 通气过程要始终注意保持畅通呼吸道体位,手法正确,确保氧供效果。

4. 健康指导

(1)操作前向家属解释操作目的和意义,获得知情同意。

(2)告知患者家属如通气效果不理想,需要紧急性气管插管术。

5. 人文关怀

(1)保护患者隐私。

(2)关心患者注意舒适和保暖。

【注意事项】

1. 挤压球囊时应根据气囊容量、患者病情、年龄、体质等决定,通气量以见到胸廓起伏即可,400~600ml。

2. 美国心脏协会建议,如果成人患者有脉搏,每5~6秒给予1次呼吸(10~12次/min);如果没有脉搏,使用30∶2的比例进行按压–通气;如果建立了高级气道,可以每6秒钟进行一次人工通气(每分钟10次通气)。如果患者尚有微弱呼吸,应注意挤压球囊的频次和患者呼吸的协调,尽量在患者吸气时挤压球囊,避免在患者呼气时挤压。

3. 如果长时间使用,易使通气量不足,必须及时行气管插管。

(周　婷)

第六节　中心静脉压监测护理技术

中心静脉压(central venous pressure, CVP)是指胸腔内上、下腔静脉或右心房内的压力。主要是经过穿刺颈内静脉或锁骨下静脉,将中心静脉导管放置在上腔静脉或右心房,也可以经过穿刺股静脉,将较长中心静脉导管放置在下腔静脉或右心房,进行测量中心静脉压,同时也可以输注各种药物,特别是血管刺激性大的药物等。

【目的和作用】

1. 鉴别是否血容量不足。

2. 鉴别是否心功能不全。

3. 监测血容量的动态变化,防止发生循环负荷过重的危险。

【适应证】

1. 心肌梗死和心力衰竭,特别是右心室心肌梗死。

2. 各类休克。

3. 心脏直视手术,创伤失血多的手术。

4. 脱水、失血和血容量不足,需大量输液、输血者。

5. 静脉输液、给药和静脉营养。

【操作方法】

1. 准备工作

(1)备齐用物包括三通管1个、静脉输液延长管1根、10ml注射器1个、无菌生理盐水、肝素。心电监护仪、压力监测模块及导线、压力传感器、中心静脉导管、连续冲洗系统、加压袋。

(2)评估患者意识状态、合作程度、局部穿刺皮肤情况及凝血功能。

2.操作步骤

(1)核对医嘱、床号、姓名、住院号和手腕带(开放式询问患者姓名)。

(2)评估患者,向患者解释操作目的和意义,以取得其配合,核实患者是否签署知情同意书。

(3)备齐用物至患者床旁。再次核对患者信息,消毒穿刺部位。

(4)协助医生拆开中心静脉导管包及穿刺用物。

(5)穿刺成功后将外套管连接测压装置,将压力传感器置于无菌治疗巾内,防止污染。

(6)局部缝针后,严格消毒,贴无菌敷料。敷料外注明穿刺日期并签名。

(7)处理用物,洗手,取口罩,记录测量时间和结果。

【护理要点】

1.做好患者身份识别,正确核对患者信息。

2.一般在患者静息 5~10 分钟后进行测压,使用 PEEP 的患者,病情许可应暂停 PEEP。患者如有抽搐、躁动、呕吐、咳嗽或吸痰后,应在安静后 10 分钟再测中心静脉压,以免影响测量数值。

3.经中心静脉大量输液、输血时,见回血通畅,方可输注。

4.每天检查穿刺部位皮肤有无红肿、分泌物,定期更换敷料、管路、压力套装和冲洗液。

5.健康指导

(1)操作前向患者和家属解释操作目的和意义,获得知情同意。

(2)告知患者和家属置管期间勿自行撕下贴膜,洗澡时避免浸湿敷料,避免高强度的手臂活动,防止管道滑出。有问题及时告知医护人员处理。

6.人文关怀

(1)保护患者隐私。

(2)关心患者注意舒适和保暖。

【注意事项】

1.测压管零点必须与右心房在同一水平,体位变动时应重新调整测压管位置。

2.导管应保持通畅,否则会影响测压结果。

3.注意随时观察静脉导管外置长度,妥善固定,避免牵拉、防止脱出。

4.不应通过中心静脉压静脉通路输注血管活性药物,以免引起血压波动。

5.注意观察有无心律失常、出血和血肿、气胸、血管损伤等并发症。股静脉插管时,注意观察置管侧下肢有无肿胀、静脉回流受阻等下肢静脉栓塞的表现。

6.采用换能器测压,应定期校验测压仪。

(周　婷)

第七节　洗　胃　术

洗胃(gastric lavage)是将胃管插入患者胃内,反复注入和吸出一定量的溶液,以冲洗并排除胃内容物,减轻或避免吸收中毒的胃灌洗方法。

【目的和作用】

1. 抢救中毒患者,清除胃内容物,减少毒物吸收,利用不同的灌洗液中和解毒。

2. 减轻胃黏膜水肿,预防感染。

3. 为特殊手术或检查做准备。

【适应证】

口服中毒、神志清醒的患者。非腐蚀性毒物中毒,如有机磷、安眠药、重金属类、生物碱及食物中毒等。

【操作方法】

1. 准备工作

(1)备齐用物包括洗胃液桶(内盛洗胃液):最常用37℃~40℃温开水,也可用生理盐水、1∶5000 高锰酸钾液、2% 碳酸氢钠液等。治疗盘:液状石蜡、纱布、压舌板、开口器、血管钳、50ml 或 100ml 注射器、粗号胃管、灌注器、胶布、水温计、试管及试管架、弯盘、治疗巾、一次性手套、一次性围裙。有条件者备全自动洗胃机,并配备自动洗胃机的进水管、排水管。其他:量杯、排出液桶(内盛消毒液)。

(2)评估患者病情、意识状态、生命体征及合作程度。患者服用毒物的名称、剂量及时间等。口鼻腔皮肤及黏膜有无破损、炎症或其他异常。

2. 操作步骤

(1)开放式提问,核对床号、姓名、住院号、手腕带。

(2)评估患者(详见评估要点),向患者解释操作目的和意义,以取得配合。

(3)备齐用物,遵医嘱配好洗胃溶液,并测试温度。

(4)再次核对患者,选择口服洗胃法或自动洗胃机洗胃法。

(5)口服洗胃法　①患者取坐位,取下活动性义齿,将一次性围裙围至患者胸前,水桶放于患者面前。②用压舌板刺激患者咽后壁或舌根诱发呕吐,遵医嘱留取毒物标本送检。③协助患者每次饮洗胃液 300ml~500ml,用压舌板刺激患者咽后壁或舌根诱发呕吐,如此反复进行,直至洗出液水清、嗅之无味为止。

(6)自动洗胃机洗胃法　①患者取左侧卧位或半坐卧位,昏迷者去枕平卧,头偏向一侧,中毒较重者取去枕左侧卧位。②取下患者活动性义齿,颌下垫一次性治疗巾,置弯盘及纱布于口角旁。必要时脱去患者污染衣物,冲洗头发。③连接洗胃机的进水管和出水管。接电源,开启洗胃机开关,检查机器性能。关闭洗胃机开关,将进水管放于洗胃溶液中,出水管放于污水桶内备用。④戴手套,测量胃管插入长度(成人一般为 45cm~55cm,约为前额发际至剑突水平的长度),并做好标记。润滑胃管前段 15cm。分开患者上下唇齿放入牙垫,左手托住胃管,右手持纱布包住胃管或用镊子持胃管前端,从口腔缓慢插入。⑤确定胃管在胃内:用注射器抽吸,有胃液被抽出;注射器从胃管注入 10ml 空气,听诊器置于上腹部,能听及气过水声;将胃管末端放入盛水碗内,无气泡逸出。证实后,用胶布固定胃管。用注射器抽尽胃内容物,留取标本送检。⑥洗胃:连接洗胃机管道后,打开电源开关,按下工作开关,使洗胃机开始工作。随即按计数复位键,使计数显示呈零位。洗胃机进入自动调节和自动洗胃状态。洗胃过程中,严密观察患者的反应及洗胃机的工作状态,出现异常及时处理。⑦密切观察患者病情、生命体征、洗胃情况、出入量是否平衡、腹部有无膨隆,及洗出液的颜色、气味、性状等。每次进出量均为300ml～500ml,直至洗出液水清、嗅之无味为止。⑧洗毕后关闭工作开关,分离胃管,按压胃底部排除胃内残留液。根据医嘱注入导泻液,再反折末端,用纱布包裹拔出胃管。⑨取出牙垫,清洁患者口鼻、面部,撤去治疗巾,脱手套。将患者妥善安置于病床,行进一步治疗。⑩清洁和消毒洗胃机:关闭电源开关;清洗与消毒洗胃机;将接胃管、进水管、排水管取下卷好,放入消毒液桶内浸泡消毒。

(7)处理用物,洗手,取口罩,记录。

【护理要点】

1.做好患者身份识别,正确核对患者信息。

2.洗胃过程中应随时观察患者面色、生命体征、意识、瞳孔变化、口鼻腔黏膜情况和口中气味。及时发现病情变化做好相应的急救措施,做好记录。

3.注意患者的心理状态、合作程度及对疾病康复信心。

4.洗胃后注意患者胃内毒物清除状况,中毒症状有无得到缓解或控制。

5.健康指导

(1)操作前向患者和家属解释操作目的和意义,获得知情同意。

(2)做好患者和家属健康指导,向患者讲述操作过程中可能出现不适,如恶心等,希望得到患者配合;告知患者和家属有误吸的可能与风险取得理解;向其介绍洗胃后的注意事项,对自服毒物者,耐心劝导,做针对性心理护理,帮助其改变认知,为患者保密减轻其心理负担。

6.人文关怀

(1)保护患者隐私。

(2)关心患者注意舒适和保暖。

【注意事项】

1.插管时动作要轻柔,切勿损伤患者食管及误入气管。

2.患者中毒物质不明时,及时抽取胃内容物送检,应用温开水或者生理盐水洗胃。

3.患者洗胃过程中出现血性液体,立即停止洗胃。

4.幽门梗阻患者,洗胃宜在饭后 4～6 小时或者空腹时进行,并记录胃内潴留量,以了解梗阻情况,供补液参考。

5.吞服强酸、强碱等腐蚀性毒物患者,切忌洗胃,以免造成胃穿孔。

6.及时准确记录灌注液名称、液量,洗出液量及其颜色、气味等洗胃过程。

(周　婷)

第三章 内科常用诊疗护理操作

第一节 纤维支气管镜检查术的护理

纤维支气管镜(简称纤支镜)检查是利用光学纤维内镜对气管支气管管腔进行的检查。支气管镜可经口腔、鼻腔、气管导管或气管切开套管插入段、亚段支气管甚至更细的支气管。纤支镜检查已成为支气管、肺和胸腔疾病诊断、治疗及抢救不可缺少的手段。

【目的和作用】

1. 明确诊断。

2. 介入治疗。

3. 钳取异物。

4. 清除分泌物。

5. 气管插管。

【适应证】

1. 原因不明的咯血或痰中带血,需明确病因及出血部位,或需局部止血治疗者。

2. 胸部 X 线占位改变或阴影而致肺不张、阻塞性肺炎、支气管狭窄或阻塞,刺激性咳嗽,经抗生素治疗不缓解,疑为异物或肿瘤的患者。

3. 用于清除黏稠的分泌物、黏液栓或异物。

4. 原因不明的喉返神经麻痹、膈神经麻痹或上腔静脉阻塞。

5. 行支气管肺泡灌洗及用药等治疗。

6. 引导气管导管,进行经鼻气管插管。

【操作方法】

患者常取仰卧位,不能仰卧者,可取坐位或半坐位。纤支镜可经鼻或口插入,目前大多数经鼻插入,直视下有序地自上而下全面窥视依次检查各叶、段支气管。支气管镜的末端可做一定角度的旋转,术者可依据情况控制角度调节钮。

【护理要点】

1. 术前护理

(1)患者准备:向患者及家属说明检查目的、操作过程及有关配合注意事项,以消除紧张情绪,取得合作。患者术前 4 小时禁食禁水,以防误吸。患者若有活动性义齿应事先取出。术前常规建立静脉通道,并保留至术后恢复期结束。

(2)术前评估:评估患者对消毒剂、局麻药或术前用药是否过敏,防止发生过敏反应。

(3)物品准备:备好吸引器和复苏设备,以防术中出现喉痉挛和呼吸窘迫,或因麻醉药物的作用抑制患者的咳嗽和呕吐反射,使分泌物不易咳出。

2. 术中配合

(1)护士应密切观察患者的生命体征、SpO_2 和反应。

(2)按医生指示经纤支镜滴入麻醉剂做黏膜表面麻醉,部分局麻患者做半无痛还会给予力月西和芬太尼。

(3)根据需要配合医生做好吸引、灌洗、活检、治疗等相关操作。

3. 术后护理

(1)病情观察:密切观察患者有无发热、胸痛、呼吸困难,观察分泌物的颜色和特征。向患者说明术后数小时内,特别是活检后会有少量咯血及痰中带血,不必担心,对咯血者应通知医生,并注意窒息的发生。

(2)避免误吸:局麻术后 2 小时或全麻术后 6 小时内禁食禁水。麻醉作用消失、咳嗽和呕吐反射恢复后可进温凉流质或半流质饮食。进食前试验小口喝水,无呛咳再进食。

(3)减少咽喉部刺激:术后数小时内避免谈话和咳嗽,使声带得以休息,以免声音嘶哑和咽喉部疼痛。

【注意事项】

1. 术后禁食禁水 2 小时。

2. 避免剧烈咳嗽,使声带休息和恢复,减少出血。

3. 留观半小时,无明显胸痛胸闷方可离开。

4. 使用镇静剂、肺活检患者轮椅护送回病房,肺活检患者术后观察胸闷胸痛,必要时拍片检查。

5. 禁止开车和高空工作。

(张晓琦)

第二节　胸膜腔穿刺术的护理

胸膜腔穿刺术(thoracentesis)是自胸膜腔内抽取积液或积气的操作,常用于检查胸腔积液的性质,抽气、抽液减压以及进行胸膜腔内给药等。

【适应证】

1. 诊断性胸膜腔穿刺术。原因不明的胸腔积液,可抽取积液检查,协助病因诊断。

2. 治疗性胸膜腔穿刺术。①抽出胸膜腔内的积气和积液,减轻对肺组织的压迫,促进肺复张,缓解呼吸困难等症状;②抽吸胸膜腔内的脓液,行胸腔冲洗治疗脓胸;③胸膜腔给药物,可注入抗生素、抗癌药物及促进胸膜粘连的药物等。

【禁忌证】

1. 身体衰弱、病情危重不能耐受穿刺者。

2. 对麻醉药物过敏者。

3. 存在未纠正的凝血功能障碍及严重出血倾向者。

4.有精神疾病或不合作者。

5.穿刺部位或附近有感染。

6.疑为胸腔棘球蚴病患者,穿刺可能造成感染扩散。

【操作方法】

1.患者体位　协助患者坐在有靠背的椅子上并面向椅背,两前臂置于椅背上,前额伏于前臂上。如患者不能起床,可取半卧位,患侧前臂上举抱于枕部,完全暴露胸部或背部。

2.穿刺部位　一般胸腔积液的穿刺点在肩胛线或腋后线第7~8肋间隙或腋前线第5肋间隙。气胸者取患侧锁骨中线第2肋间隙或腋前线第4~5肋间隙进针。

3.穿刺方法　常规消毒皮肤,局部麻醉。术者左手食指和中指固定穿刺部位的皮肤,右手将穿刺针在局部麻醉处沿下一肋骨上缘缓慢刺入胸壁直达胸膜。连接注射器,护士协助术者抽取胸腔积液或气体。穿刺过程中应避免损伤脏层胸膜,并注意保持密闭,防止发生气胸。术毕拔出穿刺针,再次消毒穿刺点后,覆盖无菌纱布,稍用力压迫穿刺部位片刻,用胶布固定后嘱患者静卧。

4.抽液抽气量　每次抽液、抽气时,不宜过多、过快,防止抽吸过多过快使胸腔内压骤然下降,发生复张后肺水肿或循环障碍、纵隔移位等意外。减压抽液时,首次抽液量不宜超过700ml,抽气量不宜超过1000ml,以后每次抽吸量不应超过1000ml;如为脓胸,每次尽量抽尽;如为诊断性抽液,抽取50~100ml即可,置入无菌试管送检。如治疗需要,抽液抽气后可注射药物。

【护理要点】

1.术前护理

(1)向患者及家属解释穿刺目的、操作步骤以及术中注意事项,协助患者做好心理准备,配合穿刺。

(2)术前指导患者练习穿刺体位,并告知患者在操作过程中保持穿刺体位,不要随意活动,避免咳嗽或深呼吸,以免损伤胸膜或肺组织。必要时给予镇静药。

2.术中配合　穿刺过程中应密切观察患者的脉搏、面色等变化,注意询问患者有无异常感觉,以判定患者对穿刺的耐受性。如患者有任何不适,应减慢或立即停止抽吸。若患者突然感觉头晕、心悸、冷汗、面色苍白、胸部有压迫感或剧痛、晕厥,提示患者可能出现胸膜过敏反应,应立即停止抽吸,取平卧位,遵医嘱皮下注射0.1%肾上腺素0.3~0.5ml,密切观察血压,防止休克。

3.术后护理

(1)记录穿刺的时间、抽液抽气的量、胸腔积液的颜色以及患者在术中的状态。

(2)并发症的观察:术后密切观察患者的呼吸、脉搏、血压、主诉症状等,注意有无血胸、气胸、肺水肿等并发症的发生。

(3)观察穿刺部位,如出现红、肿、热、痛,体温升高或液体溢出等及时通知医生。保持穿刺部位敷料干燥。

(4)嘱患者静卧休息,鼓励患者深呼吸,促进肺膨胀。

(熊佰如)

第三节　冠状动脉造影术的护理

冠状动脉造影术(CAG)是目前临床诊断冠心病"金标准",它可提供冠状动脉病变的部位、性质、范围及侧支循环状况等准确资料,有助于选择最佳治疗方案。

【目的和作用】

1. 临床诊断冠心病的"金标准"。

2. 提供冠心病的治疗方案。

【适应证】

1. 冠脉造影术

(1)药物治疗效果不好,估计要做血运重建的心绞痛患者;患者心绞痛不严重,但其他检查提示有冠脉病变患者。

(2)不稳定型心绞痛患者。

(3)冠心病诊断不明确者或疑似冠心病患者。

(4)难以解释的室性心律失常或心力衰竭。

2. 经皮冠状动脉介入治疗

(1)稳定型心绞痛。

(2)不稳定型心绞痛、非 ST 段抬高心肌梗死。

(3)介入治疗后心绞痛复发,血管再狭窄的患者。

(4)急性 ST 段抬高心肌梗死。

【禁忌证】

(1)无心肌缺血或心肌梗死症状和证据者。

(2)冠状动脉轻度狭窄或仅有痉挛者。

(3)近期有严重出血病史,凝血功能障碍,不能耐受血小板和抗凝双重治疗者。

(4)造影剂过敏、严重心肺功能不全不能耐受手术、晚期肿瘤、消耗性恶病质、严重肝肾功能衰竭者。

【操作方法】

将心导管经皮穿刺插入股动脉、肱动脉或桡动脉,推送至主动脉根部,使导管顶端进入左、右冠状动脉开口处,注入造影剂使冠状动脉及其主要分支显影。

【护理要点】

1. 术前护理

(1)向患者及家属介绍检查的方法和意义、手术的必要性和安全性,以解除思想顾虑和精神紧张。进行呼吸、屏气、咳嗽训练以便于术中顺利配合手术。

(2)做好必要的检查,如尿常规,肝、肾功能检查,出凝血时间、胸片及超声心动图等。

(3)术前口服抗血小板聚集药物:①择期 PCI 者术前口服阿司匹林和氯吡格雷;②对于行急诊 PCI 或术前 6 小时内给药者,遵医嘱服用负荷剂量的阿司匹林和氯吡格雷。③对于已经服用华法林的患者,术前无须停用华法林,但需要查 INR。

(4)拟行桡动脉穿刺者,术前行 Allen 试验。避免在术侧上肢留置静脉套管针。

(5)不需禁食、禁水,六分饱为宜。

(6)穿刺股动脉者应检查两侧足背动脉搏动的情况并标记,以便与术中、术后对照观察。

(7)器械和药品准备。

2. 术后护理

(1)经桡动脉穿刺:术后可立即拔除鞘管,对穿刺点局部压迫 4~6 小时后,可夫除加压弹力绷带。

(2)经股动脉穿刺:常规压迫穿刺点 15~20 分钟以彻底止血,用弹力绷带加压包扎,1kg 沙袋压迫 6 小时,穿刺侧肢体制动 12 小时。

(3)注意观察穿刺部位有无出血、血肿及足背动脉搏动情况,观察心室、血压及心电图变化。

(4)密切病情观察,预防并发症的发生,发现并发症立即通知医生,协助尽快处理。

(5)注意事项

1)急性冠状动脉闭塞:多表现为血压下降、心率减慢或心率增快、心室颤动、心室停搏而死亡。应立即报告手术医生,尽快恢复冠脉血流。

2)穿刺血管并发症:①桡动脉穿刺主要并发症: A. 桡动脉闭塞:术中充分抗凝、术后及时减压能有效预防桡动脉闭塞和 PCI 术后手部缺血。B. 前臂血肿:一旦发生血肿,应标记血肿范围,再次确认有效压迫,防止血肿扩大。C. 骨筋膜室综合征:为严重的并发症,较少发生。出现此种情况时,应尽快行外科手术治疗。②股动脉穿刺主要并发症: A. 穿刺处出血或血肿:经股动脉穿刺者,采取正确压迫止血方法(压迫动脉不压迫静脉)后,嘱患者术侧下肢保持伸直位,咳嗽及用力排便时压紧穿刺点,观察术区有无出血或血肿;必要时予以重新包扎并适当延长肢体制动时间。B. 腹膜后出血或血肿:常表现为低血压、贫血貌、血细胞比容降低,腹股沟区疼痛、腹痛、腰痛、穿刺侧腹股沟区张力高和压痛等,一旦诊断应立即输血等处理,否则可因失血性休克而死。C. 假性动脉瘤和动-静脉瘘:多在鞘管拔除后 1~3 天内形成,前者表现为穿刺局部出现搏动性肿块和收缩期杂音,后者表现为局部连续性杂音,一旦确诊应立即局部加压包扎,如不能愈合可行外科修补术。D. 穿刺动脉血栓形成或栓塞:可引起动脉闭塞产生肢体缺血,术后应注意观察双下肢足背动脉搏动情况,皮肤颜色、温度、感觉改变,下床活动后肢体有无疼痛或跛行等,发现异常及时通知医生。

3)尿潴留:多由经股动脉穿刺后患者不习惯床上排尿而引起。

4)低血压:多为拔除鞘管时伤口局部加压后引发血管迷走反射所致。迷走反射性低血压常表现为血压下降伴心率减慢、恶心、呕吐、出冷汗,严重时心跳停止。一旦发生应立即报告医生,并积极配合处理。

5)造影剂不良反应:少数患者注入造影剂后出现皮疹、畏寒甚至寒战,经使用地塞米松后可缓解。亦可发生急性肾损伤,严重过敏反应罕见。推荐术前、术后水化治疗。

6)心肌梗死:由病变处急性血栓形成所致。故术后要注意观察患者有无胸闷、胸痛症状,并注意有无心肌缺血的心电图表现和心电图的动态变化情况。

7)植入支架的患者遵医嘱口服抗血小板聚集的药物。

8)指导患者出院后根据医嘱继续服用药物,应定期门诊随访。

(曲军妹)

第四节 心脏起搏治疗的护理

心脏起搏器简称起搏器(pacemaker)是一种医疗电子仪器,通过一定形式的电脉冲刺激心脏,使之激动和收缩,即模拟心脏正常的心脏的冲动和传导,以治疗某些心律失常所致的心脏功能障碍。

【目的和作用】

通过不同的起搏方式纠正心率和心律的异常,或左、右心室的协同收缩,提高患者的生存质量,减少病死率。

【适应证】

1. 植入式心脏起搏

(1)明确的症状性心动过缓,建议植入永久性起搏器。

(2)临床症状可能与心动过缓相关,可以植入永久性起搏器。

(3)二度 II 型及三度房室传导阻滞,无论有无临床症状,均应植入永久性起搏器。二度 I 型房室阻滞患者有明确的临床症状,明确传导阻滞部位位于房室束及其以下水平,考虑植入永久性起搏器。

(4)存在病态窦房结综合征者,出现由窦性停搏或窦房传导阻滞导致的症状性心动过缓。

(5)反射性晕厥患者,年龄 ≥ 40 岁,出现反复发作的无征兆的晕厥,并且记录到症状性的心脏停搏和(或)房室阻滞。

(6)既往有晕厥病史,记录到无症状的心脏停搏 > 6 秒(心脏停搏由窦性停搏、窦房传导阻滞或房室传导阻滞引起)。

(7)药物治疗效果不满意的顽固性心力衰竭。

近年来,随着起搏新技术的不断研发,起搏器治疗的适应证不断扩展,如预防和治疗心房颤动,预防和治疗长 QT 间期综合征的恶性室性心律失常,辅助治疗梗阻性肥厚型心肌病等。

2. 临时心脏起搏 适用于:①阿 - 斯综合征发作、一过性高度或完全房室传导阻滞且逸搏、心律过缓;②操作过程中或急性心肌梗死、药物中毒、严重感染等危急情况下出现危及生命的心动过缓。

【操作方法】

(1)临时心脏起搏。采用电极导线经外周静脉(常用股静脉或锁骨下静脉)送至右心室,电极接触到心内膜,起搏器置于体外。放置时间不能太久,一般不能超过 1 个月,以免发生感染。

(2)植入式心脏起搏适用于所有需长期起搏的患者。单腔起搏:将电极导线从头静脉、锁骨下静脉或颈内静脉跨越三尖瓣送入右心室内嵌入肌小梁中,脉冲发生器多埋藏在胸壁胸大肌表面,而非皮下组织中。双腔起搏:一般将心房起搏电极导线顶端置于右心房,心室起搏电极置于右心室。三腔起搏:如行双房起搏则左房电极放置在冠状窦内,如行心脏再同步治疗(双心室)时,左室电极经过冠状窦放置在左室侧壁冠状静脉处。

【护理要点】

1. 术前护理

(1)向患者及家属解释安装起搏器的目的、手术过程及注意事项,以消除其紧张情绪。

(2)备皮:埋藏式起搏器备皮范围是喉结下至乳头上,包括两侧腋下;临时起搏器备皮范围是会阴部及两侧腹股沟。

(3)抗生素过敏试验,术前30分钟至2小时预防性使用抗生素。

(4)术前服药抗凝药物者需将凝血酶原时间控制在正常范围内。

(5)准备所需起搏器、术中用物、急救药物、监护仪及除颤器等。

2. 术中配合

(1)严密监测心率、心律、呼吸及血压的变化,发现异常立即通知医生。

(2)关注患者的感受,了解患者术中疼痛情况及其他不适主诉,并做好安慰解释工作,帮助患者顺利配合手术。

3. 术后护理

(1)持续心电监护24小时,注意心律和起搏器频率是否一致。

(2)术后3小时内卧床取平卧或略向左侧卧位,如患者平卧极度不适,可抬高床头30°~60°。

(3)伤口局部沙袋压迫6小时,确认无出血后及时移去。术后24小时换药1次,无异常可2~3天后换药1次,如有伤口渗血,每天换药1次。

(4)植入式心脏起搏安装术后无须常规应用抗生素预防感染。

(5)观察并发症观察有无腹壁肌肉抽动心脏穿孔等表现,有无伤口渗血、红肿,监测体温、脉搏、心律及心电图,以尽早发现出血、感染等并发症;注意有无管电极移位或起搏器感知障碍,发现异常立即报告医生并协助处理。

【注意事项】

(1)告诉患者及家属起搏器的设置频率及使用年限。

(2)教会患者自己数脉搏,如出现脉搏明显过快、过慢(低于起搏频率5次/min)或有头晕、乏力、晕厥等不适应及时就医。

(3)装有起搏器的一侧上肢应避免用力或做幅度过大的动作,以免影响起搏器功能。

(4)避免接触核磁、激光理疗电灼设备、变电站等,家庭生活用电一般不影响起搏器工作,但需与之保持一定距离,拨打或者接听电话采用对侧接听。若一旦接触某种环境出现胸闷、头晕不适,应立即离开现场。

(5)嘱患者妥善保管起搏器卡(注明起搏器类型品牌、有关参数、安置日期等)外出随身携带,以便在出现意外时为诊治提供信息。

(6)定期测试起搏器功能。出院后每1个月、3月、6个月随访1次,以后每年随访。接近起搏器使用年限时,应缩短随访间隔时间,改为每月1次或更短一些,以便在电池耗竭之前更换起搏器。

(曲军妹)

第五节　射频消融术的护理

射频消融术(radio frequency catheter ablation，RFCA)是利用电极导管在心腔内某一部位释放射频电流而导致局部心内膜及心内膜下心肌的凝固性坏死,达到阻断快速心律失常异常传导束和起源点的介入性技术。

【目的和作用】

快速型心律失常的治疗。

【适应证】

1. 预激综合征合并阵发性心房颤动和快速心室率。

2. 房室折返性心动过速、房室结折返性心动过速、房速和无器质性心脏病证据的室性期前收缩和室性心动过速呈反复发作性,或合并有心动过速心肌病,或者血流动力学不稳定者。

3. 发作频繁和(或)症状重、药物治疗不能满意控制的心肌梗死后室速,多为 ICD 的补充治疗。

4. 发作频繁,心室率不易控制的房扑。

5. 发作频繁,症状明显的心房颤动。

【操作方法】

首先行电生理检查以明确诊断并确定消融靶点。选用射频消融导管引入射频电流。消融左侧房室旁路时,消融导管经股动脉逆行或股静脉经房间隔置入;消融右侧房室旁路或改良房室结时,消融导管经股静脉置入。由于目前尚未完全认识房颤的发生机制,导致消融方法的多样性,常用术式包括肺静脉节段性电隔离、左房线性消融、环肺静脉电隔离、碎裂电位消融、神经丛消融、递进式消融等及上述不同术式的组合。

【护理要点】

1. 术前护理

(1)向患者及家属介绍手术的方法和意义、手术的必要性和安全性,以解除思想顾虑和精神紧张,必要时手术前晚遵医嘱给予口服镇静药,保证充足的睡眠。

(2)指导患者完成必要的实验室检查(血常规、血型、出凝血时间、电解质、肝肾功能)、胸部X 线、超声心动图等。

(3)根据需要行双侧腹股沟及会阴部或上肢、锁骨下静脉穿刺区备皮及清洁皮肤。

(4)穿刺股动脉者检查两侧足背动脉搏动情况并标记,以便于术中、术后对照观察。

(5)穿刺股动脉者,训练患者术前进行床上排尿。

(6)指导患者衣着舒适,术前排空膀胱。

(7)术前不需禁食,术前一餐饮食以六成饱为宜,可进食米饭、面条等,避免吃海鲜和油腻食物,以免术后卧床出现腹胀或腹泻。

2. 术中配合

(1)严密监护患者血压、呼吸、心率、心律等变化,密切观察有无心脏压塞、心脏穿孔、房室传导阻滞或其他严重心律失常等并发症,并积极协助医生进行处理。

（2）做好患者的解释工作,如药物、发放射频电能引起的不适症状,或由于术中靶点选择困难导致手术时间长等,以缓解患者紧张与不适,帮助患者顺利配合手术。

3. 术后护理　基本同心导管检查术,同时应注意以下几点:

（1）描记 12 导联心电图。

（2）观察术后并发症,如房室传导阻滞、窦性停搏、血栓与栓塞、气胸、心脏压塞等。

房颤消融者因抗凝治疗,需适当延长卧床时间,防止出血。术后根据出血情况,在术后 12～24 小时重新开始抗凝,出血风险高的患者可延迟到 48～72 小时再重新开始抗凝治疗,术后起始可用肝素或低分子量肝素与华法林重叠,华法林达标后停用肝素和低分子量肝素。必要时遵医嘱使用胺碘酮、美托洛尔等药物。

【注意事项】

1. 术前停用抗心律失常药物 5 个半衰期以上。

2. 术前常规 12 导联心电图检查,必要时进行食管调搏、Holter 等检查。

3. 房颤消融者术前服用华法林维持 INR 在 2.0～3.0 或者新型口服抗凝药物至少 3 周或行食管超声检查确认心房内无血栓方可手术。华法林抗凝达标者术前无须停药,维持 INR 在 2.0～3.0。新型口服抗凝药物达比加群、利伐沙班、阿哌沙班用于术前抗凝,优点是不需要 INR 监测,不需要常规调整剂量,较少食物或药物相互作用,但费用较高,原则上不可用于严重肾功能不全患者。

（曲军妹）

第六节　腹腔穿刺术的护理

腹腔穿刺术(abdominocentesis)是为了诊断和治疗疾病,用穿刺技术抽取腹腔液体,以明确腹水的性质、降低腹腔压力或向腹腔内注射药物,进行局部治疗的方法。

【适应证】

1. 抽取腹水进行各项实验室检查,以寻找病因,协助临床诊断。

2. 对大量腹水患者,可适当抽放腹水,以缓解胸闷、气短等症状。

3. 腹腔内注射药物,以协助治疗疾病。

【禁忌证】

1. 有肝性脑病先兆者。

2. 有粘连性结核性腹膜炎、棘球蚴病、卵巢肿瘤者。

【操作方法】

1. 协助患者坐在靠椅上,或平卧、半卧、稍左侧卧位。

2. 选择适宜穿刺点　常选择左下腹部脐与髂前上棘连线中外 1/3 交点处,也有取脐与耻骨联合中点上 1cm,偏左或右 1.5cm 处,或侧卧位脐水平线与腋前线或腋中线的交点。对少量或包裹性腹水,需在 B 超定位下穿刺。

3. 穿刺部位常规消毒,术者戴无菌手套,铺消毒洞巾,自皮肤至腹膜壁层用 2% 利多卡因逐层做局部浸润麻醉。

4.术者左手固定穿刺部位皮肤,右手持针经麻醉处逐步刺入腹壁,待感到针尖抵抗突然消失时,表示针尖已穿过腹膜壁层,即可行抽取和引流腹水,并置腹水于消毒试管中以备检验用。诊断性穿刺可选用 7 号针头进行穿刺,直接用无菌的 20ml 或 50ml 注射器抽取腹水。大量放液时可用针尾连接橡皮管的 8 号或 9 号针头,在放液过程中,用血管钳固定针头并夹持橡皮管。

5.放液结束后拔出穿刺针,穿刺部位盖上无菌纱布,并用多头绷带将腹部包扎,如遇穿刺处继续有腹水渗漏时,可用蝶形胶布或涂上火棉胶封闭。

6.术中应密切观察患者有无头晕、恶心、心悸、气短、面色苍白等,一旦出现应立即停止操作,对症处理。注意腹腔放液速度不宜过快,以防腹压骤然降低,内脏血管扩张而发生血压下降甚至休克等现象。肝硬化患者一次放腹水不超过 3000ml,过多放液可诱发肝性脑病和电解质紊乱,但在输注大量白蛋白基础上可以大量放液。

【护理要点】

1.术前护理

(1)向患者解释穿刺的目的、方法及操作中可能会出现的不适,一旦出现立即告知术者。

(2)检查前嘱患者排尿,以免穿刺时损伤膀胱。

(3)放液前测量腹围、脉搏、血压,注意腹部体征,以观察病情变化。

2.术后护理

(1)术后卧床休息 8~12 小时。

(2)测量腹围,观察腹水消长情况。

(3)观察患者面色、血压、脉搏等变化,如有异常及时处理。

(4)密切观察穿刺部位有无渗液、渗血,有无腹部压痛、反跳痛和腹肌紧张等腹膜炎征象。

(王 曼)

第七节　胃及十二指肠镜检查术的护理

胃镜检查是诊断上消化道疾病最常用和最准确的检查方法,是食管、胃、十二指肠疾病的主要检查手段,可提高早期上消化道肿瘤的检出率。

【适应证】

原则上凡食管、胃、十二指肠的疾病,诊断不明时均可行此项检查。

1.有明显消化道症状,但原因不明者。

2.上消化道出血者。

3. X 线钡餐检查发现有溃疡或充盈缺损、息肉或怀疑有上消化道肿瘤,但不能确诊者。

4.需要随访观察的病变,如溃疡病、萎缩性胃炎、胃手术后及药物治疗前后对比观察。

5.吞咽困难、吞咽疼痛及胸骨后灼伤感疑有食管相关异常症状者。

6.需内镜治疗者,如摘取息肉、取异物、止血等。

【禁忌证】

1. 严重冠心病以及心肌损伤伴严重心功能不全者。

2. 主动脉瘤及出血性休克或全身情况极度衰竭。

3. 重度肺功能障碍。

4. 急性食管、胃、十二指肠穿孔或腐蚀性胃炎急性期。

5. 急性咽炎及扁桃体炎。

6. 严重出、凝血障碍,哮喘发作期,急性心肌梗死后。

7. 神志不清、不能配合检查者。

【操作方法】

1. 按常规内镜检查要求摆好体位,松开腰带及衣领,取下活动义齿,佩戴好口垫。取左侧卧位,下肢微屈。

2. 给予持续吸氧,监测血压、心率、血氧饱和度。建立有效静脉通道,确保输液通畅。

3. 由麻醉师静脉给药(常用药物有异丙酚、咪达唑仑等)对患者进行全身麻醉,使患者在短时间内(约30秒)达到不能应答、睫毛反射消失及全身肌肉松弛的程度。患者在此状态下进行消化道内镜检查。检查过程中,麻醉师可根据患者的反应和检查时间的长短适当追加药物。

4. 术中密切观察患者的血压、心率、血氧饱和度、意识状态等,如有异常立即报告医生以便及时处理。

【护理措施】

1. 术前护理

(1)检查前禁食8小时、禁饮4小时,有幽门梗阻者在检查前2天进流质,禁食禁饮时间应适当延长。曾做胃肠X线钡餐造影者3天内不宜做胃镜检查。

(2)年龄50岁以上检查心电图,高血压病史患者检查前测量血压,如口服降压药利血平者应停药1周后再行无痛胃镜检查。无痛胃镜患者需有家属陪同。

(3)仔细询问病史,排除检查禁忌证。向患者讲解检查目的、方法、如何配合及可能出现的不适,使患者消除紧张情绪,主动配合检查,签署内镜检查知情同意书。检查前30分钟口服祛泡剂。检测输血全套,对阳性者用专门胃镜进行检查。

2. 术中护理

(1)指导患者取左侧卧位,解开衣领放松腰带,取出活动的假牙,咬紧牙垫。

(2)操作中观察牙垫有无脱落,指导患者深呼吸。

(3)指导患者检查后在候诊室观察休息半小时后无不适方可离开。

3. 术后护理

(1)检查当天禁烟酒,行无痛胃镜患者检查后24小时内禁止从事高空作业、禁止驾驶。

(2)检查后1~2小时无不适可进流质,4小时后可正常进食。行病理检查者,当日应进温冷软食以减少对胃黏膜创面的摩擦,减少出血。

(3)检查后患者可有咽部不适或声音嘶哑,告诉患者在短时间内会好转,不必紧张,指导用盐水含漱或喉片治疗,嘱患者不要用力咳嗽,以免损伤喉部黏膜。

(4)住院患者密切观察有无消化道穿孔、出血、感染等并发症,做好交班;交代门诊患者检查后观察大便颜色,注意有无黑便、呕血、腹痛不适等,出现不适及时就诊。

(王 曼)

第八节 结肠镜检查术的护理

结肠镜检查是经肛门插入内镜,进行肠道黏膜的直视检查,不仅可以直视肠道病变,还可进行组织取材用于病理学检查,或行内镜下治疗术,是诊断和治疗结直肠疾病安全有效的方法之一。

【适应证】

1. 原因不明的慢性腹泻、下消化道出血。

2. 结肠息肉和结直肠早期癌症的内镜治疗。

3. 钡剂灌肠有可疑病变者需进一步明确诊断。

4. 不能排除结肠和回肠末端疾病的腹部肿块。

5. 原因不明的低位肠梗阻。

6. 结直肠癌术前诊断、术后随访,内镜治疗的术后随访。

7. 结直肠肿瘤的筛查。

【禁忌证】

1. 严重心肺功能不全、休克及精神病患者或不能配合检查者。

2. 肛门、直肠严重狭窄者。

3. 急性重度结肠炎,如急性细菌性痢疾、急性重度溃疡性结肠炎及憩室炎等。

4. 急性弥漫性腹膜炎、腹腔脏器穿孔、多次腹腔手术、腹内广泛粘连及大量腹水者。

5. 妊娠期女性、月经期女性。

6. 极度虚弱,不能配合术前肠道准备者。

【操作方法】

1. 协助患者穿上检查裤后取左侧卧位,双腿屈曲,腹部放松,嘱患者尽量在检查中保持身体不要摆动。

2. 术者先作直肠指检,了解有无肿瘤、狭窄、痔疮、肛裂等。助手将镜前端涂上润滑剂(一般用硅油,不可用液状石蜡)后,嘱患者张口呼吸,放松肛门括约肌,以右手执镜端,使镜头滑入肛门,此后按术者口令,遵照循腔进镜配合滑进、少量注气、适当钩拉、去弯取直、防襻、解襻等插镜原则逐渐缓慢插入肠镜。

3. 检查过程中,护士密切观察患者反应,如患者出现腹胀不适,可嘱其作缓慢深呼吸;对于过分紧张或高度肠痉挛的受检者,酌情使用镇静药或解痉药。如出现面色、呼吸、脉搏改变时应停止插镜,同时建立静脉通路以备抢救及术中用药。

4. 根据情况可摄像或取活组织行细胞学等检查。

5. 检查结束退镜时,应尽量抽气以减轻腹胀。

【护理要点】

1. 术前护理

(1)向患者详细讲解检查目的、方法、注意事项,解除其顾虑,取得配合。

(2)嘱患者检查前 3 天进食无渣或少渣半流质饮食,检查前 1 天进无渣流质饮食。

(3)肠道准备:多采用药物导泻,常用复方聚乙二醇电解质散剂(polyethylene glycol-electrolyte lavage solution , PEG-ELS)法。聚乙二醇不被消化道吸收,可在消化道产生高渗透压,刺激肠蠕动引发渗透性腹泻,将 PEG-ELS 溶于 2000ml 温水中,分次服用,直至排泄物为淡黄色清亮无渣水样物,完成肠道清洁准备。

(4)遵医嘱术前半小时用阿托品 0.5mg 或山莨菪碱 10mg 肌内注射。由于药物会使患者对疼痛的反应性降低,发生肠穿孔等并发症时腹部症状可不明显,术中应密切观察患者。

2. 术后护理

(1)检查结束后,患者适当休息,观察 15～30 分钟再离去。检查后若无明显不适,未取活检者半小时后可正常饮食。取活检者或术后腹胀明显者,宜在 2 小时后进食温凉流食,必要时在腹部症状缓解后进食。如行息肉摘除、止血治疗者,应给予抗生素治疗,禁食 48 小时,卧床当休息 3～4 天,避免剧烈运动。

(2)注意观察患者腹胀、腹痛及排便情况。腹胀明显者,可行内镜下排气;观察粪便颜色,必要时行粪便隐血试验,腹痛明显或排血便者应留院继续观察。如发现剧烈腹痛、腹胀、面色苍白、心率增快、血压下降、大便次数增多呈黑色,提示并发肠出血、肠穿孔,应及时报告医生,协助处理。

(秦昌芬)

第九节　血液净化技术的护理

血液净化(blood purification，BP)是把患者的血液引出体外,并通过一种净化装置,去除血液中的致病物质和代谢废物,使血液得以净化和达到治疗疾病的作用。

【目的和作用】

1. 替代部分肾脏功能。

2. 调节水、电解质、酸碱平衡。

3. 清除代谢废物、毒素、炎性介质、免疫蛋白。

【适应证】

1. 急性肾损伤

(1)血尿素氮 ≥ 21.4mmol/L,24 小时上升超过 14.3mmol/L。

(2)血肌酐 ≥ 442umol/L,24 小时上升超过 177umol/L。

(3)血钾 ≥ 6.5mmol/L,24 小时上升 1～2mmol/L。

(4)血 HCO<15mmol/L,24 小时下降超过 2mmol/L。

(5)有明显水肿,肺水肿,恶心,呕吐,嗜睡,躁动或意识障碍。

(6) 各种原因所致溶血且游离血红蛋白 >12.4mmol/L。

2. 慢性肾衰竭

(1) 尿素氮 >28.6mmol/L, 血肌酐 >707mmol/L 者需考虑血液透析治疗。

(2) 药物不能控制的高钾血症, 血清钾 >6.5mmol/L 需行急诊透析。

(3) 药物不能纠正的严重代谢性酸中毒。

(4) 药物不能控制的水潴留、少尿、无尿、高度水肿并伴有心力衰竭、肺水肿、脑水肿等。

(5) 出现中枢神经系统症状, 如神志恍惚、嗜睡、抽搐、精神症状等。

(6) 有严重的消化道症状, 不能进食, 营养不良。

3. 急性药物或毒物中毒　凡分子量小, 不与组织蛋白结合的毒物, 在体内分布比较均匀, 且能通过透析膜被排出者, 应尽早开始血液净化治疗。

4. 其他疾病

(1) 单纯的严重水、电解质和酸碱平衡紊乱, 采用常规治疗无效者。

(2) 肝性脑病或肝肾综合征、肝硬化顽固性腹水、高胆红素血症、高尿酸血症。

(3) 难治性充血性心力衰竭和急性肺水肿的急救。

【操作方法】

1. 治疗前准备

(1) 核对医嘱。

(2) 洗手, 戴口罩。

(3) 开放式提问, 核对床号、姓名、住院号、手腕带。

(4) 评估患者(详见评估要点), 对患者及家属解释操作目的、方法和配合要点, 以取得合作。

(5) 备齐用物携至患者床旁, 再次核对。

(6) 再次检查机器各项性能是否完好, 核对血滤器及血路管的型号。

(7) 打开机器总开关, 按住开关键 3 秒至机器开机。

(8) 安装管路、透析器, 预冲透析器和血路管。

(9) 预冲完成, 降血流量至 100ml/min, 准备连接患者。

2. 治疗过程

(1) 遵医嘱设定各项治疗参数(脱水量、治疗时间、抗凝剂追加速率等)。

(2) 血液透析治疗开始, 连接患者, 逐步调整血流量至 200ml/min。

(3) 治疗结束后, 停止血泵, 回血下机, 维护导管。

(4) 消毒机器, 交代注意事项。

【护理要点】

1. 评估患者病情, 意识状态、生命体征、心理状况、基础凝血状态、有无出血情况等。

2. 评估血管通路情况, 如中心静脉置管的评估, 深静脉置管有无感染及阻塞等。动静脉内瘘局部的触诊和听诊等。及时发现相关并发症, 并确保血管通路通畅。

3. 治疗中认真巡视, 检查机器运转、血管通路使用和体外循环情况, 定时测量生命体征, 及时发现相关并发症并做好处理, 如低血压、低血钾、低血糖、心律失常、空气栓塞、生物不相容性反应等。

【注意事项】

1. 严格执行无菌操作,预防管道感染。

2. 密切监测各种压力变化、正确及时处理仪器报警。治疗中机器发生报警或异常情况时,应立即查找原因,快速排除故障,确保患者生命安全。

(徐冬辉)

第十节　外周穿刺中心静脉导管(PICC)维护技术

外周穿刺中心静脉导管(peripherally inserted central catheter,PICC)是经上肢的贵要静脉、头静脉、肱静脉,颈外静脉(新生儿还可通过下肢的大隐静脉、头部颞静脉、耳后静脉等)穿刺置管,尖端位于上腔或下腔静脉的导管。

【目的和作用】

1. 确保导管穿刺点的无菌状态。

2. 预防导管相关性血流感染。

3. 确保导管通畅。

4. 维持导管的正常功能。

5. 体现护理专业价值,提升医院的社会效益。

【适应证】

1. 需长期静脉输液治疗超过 7 天或需要长期间歇静脉输液治疗。

2. 需反复静脉输注刺激性强的药物,如肿瘤化疗药物、高渗溶液、PH 过低或过高的药物等。

3. 缺乏外周静脉通路。

4. 危重患者或低出生体重早产儿。

【操作方法】

1. 准备工作　备齐用物包括消毒液可以为 75% 酒精及 1% 活力碘或单独 2% 氯己定、10cm×12cm 透明敷贴、10ml 预冲式导管冲洗器 1 支、正压接头、导管固定器、卷尺、胶布、一次性治疗巾、无菌手套、PICC 维护包(纱布 2 块、无菌治疗巾 1 块、小药杯 1 个盛无菌棉球 10 个、弯止血钳、弯盘)、快速手消毒剂、PICC 维护记录单、医嘱单、医用垃圾桶、生活垃圾桶、锐器盒。

2. 操作流程

(1)核对医嘱,评估患者 PICC 置管处局部情况,查看维护记录单的内容,观察导管刻度,正确测量臂围。

(2)由导管尾端向穿刺点方向沿导管小心地拆除原有贴膜和胶布,避免牵拉导管。

(3)观察穿刺点及周围皮肤有无发红、肿胀、渗出物等异常情况。

(4)消毒双手,检查并打开 PICC 维护包,备正压接头、10cm×12cm 透明敷贴、导管固定器、消毒液。

(5)戴无菌手套,取一块无菌巾垫于患者侧臂下,另一块无菌巾铺于其旁适当处,使之形成一无菌区。

(6)用一个 2% 氯己定棉球湿润导管固定器的底座后取下导管固定器,观察该处皮肤情况。

(7)取无菌纱布包裹接头部分,将导管外露部分轻轻上提,注意勿牵拉。

(8)用 2% 氯己定棉球在穿刺点稍做停留后,由中心向外螺旋式消毒皮肤,消毒范围上下直径达 20cm、左右达臂边缘,顺时针、逆时针消毒交替进行,消毒 3 遍。

(9)用 2% 氯己定棉球用力擦拭导管体外部分、连接器及接头 3 遍。

(10)取下原有接头,用 2% 氯己定棉球消毒螺旋头 3 遍,至少 15 秒,连接新无菌接头。

(11)待消毒液干透后,将皮肤保护剂以穿刺点为中心,向外螺旋式涂抹于消毒部位皮肤上。

(12)安装导管固定器,将导管体外部分摆成"U"形或"S"形,将固定器粘贴在手臂上合适位置,注意固定器底座上的箭头要对准穿刺点。

(13)以穿刺点为中心无张力贴膜,覆盖全部体外部分导管及导管固定器,使贴膜、导管、皮肤三者合一。

(14)用预冲式导管冲洗器先抽回血,见回血后再预冲冲管并正压封管。

(15)脱手套,用胶布固定连接器和接头,在固定胶布上记录导管类型、维护日期、时间、臂围、导管外露长度及责任人。

(16)记录。

【护理要点】

1. 定期更换导管接头　应至少每 7 天更换 1 次导管接头,减少血源性感染的机会;若肝素帽或无针接头内有血液残留、完整性受损或取下后,均应立即更换。

2. 正确进行 PICC 的冲管与封管

(1)冲管方法及注意事项

1)冲管注射器的选择:冲管和封管应使用 10ml 及以上注射器或一次性专用冲洗装置。

2)冲管液及量:常规采用生理盐水冲管,成人 20ml、儿童 6ml。

3)冲管时机及要求:治疗期间输入化疗药物、氨基酸、脂肪乳等高渗、强刺激性药物或输血前后,应及时冲管。治疗间歇期每 7 天需到医院冲管 1 次。

4)冲管方法:采用脉冲式方法,即冲 - 停 - 冲 - 停,有节律地推动注射器活塞,使盐水产生湍流以冲净管壁。如果遇到阻力或者抽吸无回血,应进一步确定导管的通畅性,不应强行冲洗导管。

(2)封管方法及注意事项:封管液为生理盐水或 0 ~ 10U/ ml 肝素盐水,封管液量应为导管及附加装置管腔容积的 1.2 倍,并以正压式方法封管。

(3)注药、冲管与封管应严格遵循 S - A - S - H 的顺序:生理盐水(S)、药物注射(A)、生理盐水(S)、肝素盐水(H)。

3. 敷料的更换　穿刺后 24 小时更换无菌透明敷料,以后无菌透明敷料应至少每 7 天更换 1 次;若穿刺部位发生渗液、渗血时应及时更换敷料;穿刺部位的敷料发生松动、污染等完整性受损时则应立即更换。

4. 常见并发症的观察及护理

(1)穿刺部位渗血:多发生在穿刺后 24 小时内。常因肘关节伸屈活动,上肢支撑用力而导致穿刺点渗血。因此,置管后应嘱患者可行前臂内旋和外旋活动,但应避免上肢用力和(或)进行肘关节的伸屈活动。

(2)导管堵塞:为非正常拔管的主要原因之一,主要表现为输液速度变慢、冲管时阻力大。一旦出现上述征象,首先应分析堵塞的可能原因,不宜强行推注生理盐水,并应遵医嘱及时处理和做好相关的记录。导管堵塞的常见原因与分类:①血栓性堵塞:最常见。主要由于封管方法不正确;冲管不及时或不彻底;患者血液黏滞性高,如老年人、糖尿病等;穿刺侧肢体活动过度或冲管压力过大,造成局部血管内膜损伤,以致管腔内形成血凝块或血栓。因此化疗患者在两疗程之间的停药期间,应定期、规范冲洗导管,以防导管内血栓形成。血栓性堵塞若能及时使用尿激酶等溶栓药,可取得较好的复通效果。②非血栓性堵塞:主要原因为导管打折、扭曲,药物结晶沉积或异物颗粒堵塞等。

(3)静脉炎:也是非正常拔管的主要原因之一,包括机械性损伤性静脉炎和感染性静脉炎两种。前者主要与穿刺插管时的损伤有关,宜将患肢抬高、制动,避免受压;必要时应停止在患肢静脉输液。后者常与各种原因导致穿刺点感染且向上蔓延有关,有导致败血症的危险。若按静脉炎常规处理 2~3 天后症状不缓解或加重,尤其疑为细菌性静脉炎者,应立即拔管。

(4)静脉血栓形成:在静脉炎病理基础上易形成静脉血栓,患者若出现插管侧手臂、肩、颈肿胀及疼痛,应提高警惕,指导患者抬高患肢并制动,不应热敷、按摩、压迫,且应立即通知医师对症处理并记录肿胀、疼痛、皮肤温度及颜色、出血倾向及功能活动情况。一旦彩超确诊应在溶栓治疗后拔除导管,以防血栓脱落形成栓塞。

(5)导管异位:以导管位于颈内静脉最常见。主要与患者体位不当、经头静脉穿刺、血管变异等有关。为减少导管异位的发生,头静脉穿刺置管时,应注意当导管到达肩部时,嘱患者头转向穿刺侧手臂,下颌靠近肩部,以便导管顺利进入上腔静脉。

(6)导管相关血流感染:出现全身感染症状,而无其他明显感染来源,患者外周血培养及对导管半定量和定量培养分离出相同的病原体,应及时拔除导管,并遵医嘱酌情应用抗生素。

(7)导管脱出:与下列因素有关:①缺乏自我护理知识;②穿脱衣物时将导管拉出;③输液管道太短,以致患者体位改变时牵拉脱出;④导管固定不良;⑤更换贴膜敷料时操作失误带出导管。若导管不慎脱出,严禁将脱出体外部分再行插入;若脱出部分超过 5cm 时,该导管只能短期使用(<2 周),应考虑拔管。

5. 指导患者自我保护导管:适度抬高置管侧肢体;穿刺部位保持干燥,尤其是淋浴时,避免盆浴;避免置管侧肢体提重物,过度外展、屈伸、旋转运动而增加对血管内壁的机械性刺激;输液或卧床时避免压迫置管侧肢体,否则易导致血流缓慢;当置管侧肢体出现酸胀、疼痛等不适时,应立即告知医护人员,或到医院就诊。若发生导管折断,应立即按住血管内导管残端,尽快到就近医院急诊处理。

6. 其他:行 CT 或 MRI 检查时,禁止使用高压注射泵推注造影剂,因其可产生较大压力,如遇导管阻塞可致导管破裂。

(雷　路)

第十一节　骨髓穿刺术的护理

骨髓穿刺术(bone marrow puncture)是一种常用诊疗技术,检查内容包括细胞学、原虫和细菌学等几个方面,以协助诊断血液病、传染病和寄生虫病;可了解骨髓造血情况,作为化疗和应用免疫抑制剂的参考。骨髓移植时经骨髓穿刺采集骨髓液。

【适应证】

协助诊断各种贫血、造血系统肿瘤、血小板或粒细胞减少症、疟疾或黑热病等。

【操作方法】

1. 选择穿刺部位　髂前上棘穿刺点、髂后上棘穿刺点、胸骨穿刺点、腰椎棘突穿刺点。以髂后上棘穿刺点最为常用。

2. 消毒麻醉　常规消毒皮肤,戴无菌手套,铺无菌孔巾,用2% 利多卡因行局部皮肤、皮下及骨膜麻醉。

3. 穿刺抽吸　将骨髓穿刺针固定器固定在一定长度,右手持针向骨面垂直刺入,当针尖接触骨质后则将穿刺针左右旋转,缓缓钻刺骨质,穿刺针进入骨髓腔后,拔出针芯,接上干燥的5ml 或 10ml 注射器,用适当力量抽吸骨髓液 0.1～0.2ml 滴于载玻片上,迅速送检做有核细胞计数、形态学及细胞化学染色检查,如需作骨髓液细菌检查,再抽取 2～3ml 注入培养液中,迅速送检。

4. 拔针　抽吸完毕,重新插入针芯,用无菌纱布置于针孔处,拔出穿刺针,按压 1～2 分钟后,胶布固定纱布。

【护理要点】

1. 术前护理

(1)解释:向患者解释本检查的目的、意义及操作过程,取得患者的配合。

(2)查阅报告单:注意出血及凝血时间。

(3)用物准备:治疗盘、骨髓穿刺包、棉签、2% 利多卡因、无菌手套、玻片、胶布,需做骨髓培养时另备培养基、酒精灯等。

(4)体位准备:根据穿刺部位协助患者采取适宜的体位,若于髂前上棘作穿刺者取仰卧位;若于髂后上棘穿刺者取侧卧位或俯卧位;棘突穿刺点则取坐位,尽量弯腰,头俯屈于胸前使棘突暴露。

2. 术后护理

(1)解释:向患者说明术后穿刺处疼痛是暂时的,不会对身体有影响。

(2)观察:注意观察穿刺处有无出血,如果有渗血,立即换无菌纱块,压迫伤口直至无渗血为止。

(3)保护穿刺处:指导患者 48～72 小时内保持穿刺处皮肤干燥,避免淋浴或盆浴;多卧床休息,避免剧烈活动,防止伤口感染。

(雷　路)

第十二节　胰岛素笔的规范注射技术

胰岛素注射笔将胰岛素和注射装置合二为一,胰岛素被储存在笔芯中,笔芯放入笔芯架,笔芯架与笔身相连,可通过笔身的剂量窗调节剂量,注射针头可方便安装和拆卸。

【目的和作用】

用于胰岛素注射,便于血糖控制。

【适应证】

适用于各种需要注射胰岛素的患者,无行为能力、视力障碍患者应在他人协助下使用。

【操作方法】

1. 操作前准备

(1)备齐用物,包括胰岛素、胰岛素笔、胰岛素针头、医用酒精、医用棉签。

(2)评估好患者的年龄、病情、血糖水平、意识情况、进餐时间,注射部位皮肤有无瘢痕、瘀青、硬结、炎症以及患者对注射胰岛素的耐受情况及心理反应。

2. 注射方法

(1)核对患者信息,说明操作目的,取得患者配合。

(2)双人核对医嘱,将未开封的胰岛素笔芯提前30分钟取出,在室温下回暖。

(3)双人核对胰岛素:包括核对胰岛素剂型;检查笔芯有无破损或漏液;检查笔芯中的药液性状,并确认在有效期内;确保胰岛素笔内有足够的胰岛素量。注射预混胰岛素前,为保证剩余的胰岛素能被充分混匀,应确保胰岛素笔中的预混胰岛素大于12U。若不足,应及时更换新笔芯。

(4)安装胰岛素笔芯:胰岛素笔与胰岛素笔芯必须匹配,具体操作步骤应参照各胰岛素厂家说明书。

(5)将胰岛素充分混匀:在使用云雾状胰岛素(如NPH和预混胰岛素)之前,应将胰岛素充分混匀。将胰岛素笔平放在手心中,水平滚动10次,然后用双手夹住胰岛素笔,通过肘关节和前臂的上下摆动,上下翻动10次,使瓶内药液充分混匀,直至胰岛素转变成均匀的云雾状白色液体。

(6)安装胰岛素笔用针头。

(7)排尽笔芯内空气:切记使用前及更换笔芯后均应排尽笔芯内空气。排气步骤:注射前,将剂量调节旋钮拨至1~2U,针尖向上直立,手指轻弹笔芯架数次,使空气聚集在上部后,按压注射键,直至一滴胰岛素从针头溢出,即表示活塞杆已与笔芯完全接触,且笔芯内的气泡已排尽。

(8)将剂量旋钮旋至所需刻度。

(9)选择合适的注射部位,避开皮肤发炎、硬结或皮肤病变处,用酒精消毒2次,待干。

(10)判断是否捏皮,选择合适的注射手法及进针角度。再次核对患者信息,无误后,快速进针,缓慢注射药物。

(11)注射完毕后,针头停留至少10秒后拔出针头,针头套上外针帽后规范丢弃。

(12)操作完毕后再次核对,洗手,做好记录。

【护理要点】

1. 检查胰岛素剂型与医嘱是否一致,胰岛素是否过期,有无浑浊、沉淀、裂纹等。

2. 每次安装胰岛素针头后均需排气,保证注射剂量准确。

3. 使用云雾状胰岛素时,应将胰岛素充分混匀。

4. 选择合适的注射部位,避开皮肤发炎、硬结或皮肤病变处,根据患者皮下脂肪厚度选择长短合适的针头,并做到每次更换针头。

【注意事项】

1. 已经开封后的胰岛素笔芯不可放置在冷冻层,放常温下保存不超过30天。

2. 胰岛素笔保存时避免阳光直射及长时间震荡。

3. 指导患者每次更换注射部位,胰岛素针头一次性使用,避免形成皮下脂肪增生。

（高　敏）

第四章　外科常用护理操作技术

第一节　牵引术的护理

牵引(traction)是利用持续的作用力和反作用力来缓解肌肉及其他软组织的回缩和紧张、挛缩等,以达到骨折及关节脱位的复位、制动和功能锻炼目的。

【目的】

1. 骨折、关节脱位的复位和维持复位后的稳定。

2. 挛缩畸形肢体的矫正治疗。

3. 解除肌肉痉挛,改善静脉回流,消除肢体肿胀,为骨与关节的手法复位或手术治疗创造条件。

4. 炎症肢体的制动和抬高,便于患肢伤口的观察、冲洗和换药。

5. 固定患肢,防止病理性骨折。

【适应证】

1. 皮肤牵引

(1)适用于少儿或老年患者。

(2)稳定骨折或骨折后需制动者。

(3)骨关节疾病防止病理性骨折。

2. 兜带牵引

(1)枕颌带牵引　适用于颈椎骨折、脱位,颈椎病、颈椎结核等。

(2)骨盆带牵引　适用于腰椎间盘突出症有腰神经根刺激症状者。

(3)骨盆悬吊牵引　适用于骨盆骨折有明显分离移位或骨盆环骨折有向上移位和分离移位者。

3. 骨牵引　适用于颈椎骨折、脱位,肢体开放性骨折及肌肉丰富处的骨折等。

【操作方法】

1. 准备工作

(1)备齐用物,包括牵引床、牵引架、牵引器具(牵引绳、滑车、牵引沙袋或牵引锤、牵引弓、牵引针等)。

(2)清洁患处皮肤,必要时剃除汗毛。行颅骨牵引前应剃光头。

2. 牵引方法

(1)皮肤牵引　将皮肤牵引带固定在肢体上,注意在骨隆突部位加衬垫。

(2)兜带牵引　根据牵引目的,将布带或海绵兜带托住身体相应部位。

（3）骨牵引　将不锈钢骨牵引针贯穿骨端松质骨。

（4）连接牵引装置　调整好患者体位，根据要求选用适宜的牵引重量，连接牵引装置，使牵引绳与肢体纵轴保持在一条直线上。

【护理要点】

1. 牵引准备　牵引前清洁患处皮肤，必要时剔除汗毛，准备好牵引用物。

2. 病情观察

（1）观察记录患者的生命体征，穿刺点渗血、肢体感觉、运动、血液循环和皮肤完整性等情况，同时注意患肢保暖。

（2）颅骨牵引术后应关注患者意识和神经系统症状。

（3）枕颌带牵引时应关注是否牵引带压迫气管导致呼吸困难。

（4）下肢皮牵引时应关注是否腓总神经损伤导致足下垂畸形。

3. 保持牵引有效性

（1）保持反牵引力　颅骨牵引时，应抬高床头；下肢牵引时，将床尾抬高 15～30cm。

（2）牵引锤必须保持悬空　保持牵引绳与肢体纵轴是否保持在一条直线上，牵引重量不可随意增减，不可随意放松牵引绳。牵引锤必须保持悬空，不能着地。

（3）避免过度牵引　每天观察和记录患肢长度，并与健肢比较，防止过度牵引。

4. 预防牵引针眼感染

（1）牵引安装成功后，无菌敷料保护针眼。如有渗血渗液及时更换敷料。

（2）骨牵引。针两端分别用胶塞小瓶套入，以防钢针划破皮肤。

（3）针眼处敷料干燥，3 天后去除敷料，加强针眼处皮肤的观察，不可随意清除针眼周围血痂。如针眼处有红肿、疼痛、渗出或感染，按外科换药的方法直至针眼处干燥、无红肿。

（4）加强观察，发现牵引针偏移时，局部经消毒后再调整至对称位或及时通知医生，切不可随意将牵引针推回。

5. 预防神经和血管损伤　皮牵引时，牵引包裹带的松紧度以伸进 1～2 手指为宜。下肢皮牵引时，在膝外侧垫棉垫，定时观察患肢背伸、跖屈功能，按摩腓骨小头处的皮肤，防止腓总神经受压引起足下垂。

6. 功能锻炼　指导患者功能锻炼，进行固定范围内的肌肉舒缩运动，以及固定范围外的关节屈伸运动。

7. 皮肤护理　患者持续皮牵引时，每天观察牵引处皮肤情况，防止皮牵引套损伤皮肤；协助患者定时翻身，预防压疮。

8. 饮食护理　鼓励患者多饮水，多摄入膳食纤维，练习深呼吸及有效咳嗽咳痰，防止便秘、坠积性肺炎等并发症的发生。

（阮　娜）

第二节 石膏绷带技术的护理

石膏绷带固定术是将石膏特有的可塑性质应用于临床,作为固定、制动、制作模型之用。

【目的】

用于骨折固定,畸形矫正,炎症的局部制动或成型术后固定。

【适应证】

1. 骨折整复后的外固定。

2. 关节损伤、脱位复位后的外固定。

3. 四肢神经、血管、肌腱损伤手术后的制动。

4. 骨与关节炎症的局部制动。

5. 矫形手术后的外固定。

【操作方法】

1. 准备工作

(1)用物准备　包括各种衬垫以及其他必需用品,如绷带、石膏剪、纱布块、剪刀等等。

(2)局部准备　洗净拟行固定的肢体,若有伤口,应更换敷料。

(3)患者体位　摆好患者体位,注意使其舒适、保暖,根据需要放置衬垫。

2. 包扎

(1)固定肢体于功能位或所需的特殊位置。

(2)浸放石膏卷。

(3)制造石膏条。

(4)包石膏绷带。

3. 石膏的捏塑、修理和包边。

【护理要点】

1. 石膏固定前准备

(1)清洗患肢皮肤,对骨隆突处加衬垫保护,有伤口者提前更换敷料。

(2)便秘患者,行石膏背心或人字形石膏包扎前晚予肥皂水灌肠 1 次。

2. 石膏固定期间护理

(1)石膏干固前

1)加快干固:根据情况选择开窗通风、提高室温、用热风机吹干等方法,加速石膏干固。

2)搬运:搬运及翻身时,注意用手掌平托石膏固定的肢体,禁用手指压陷石膏,避免发生压迫性溃疡。

3)体位:未干固的石膏容易变形,因此石膏固定的位置应该用软枕妥善垫好,维持至石膏完全干固。

4)保暖:寒冷的季节注意患肢保暖。

(2)石膏干固后

1)病情观察:密切观察石膏固定肢体远端感觉、运动和血液循环情况。如有肢体剧烈疼痛、发绀、麻木、苍白或活动障碍等异常表现,应及时报告医生处理。不可随意用镇痛剂及填塞棉花、敷料,必要时开窗或打开石膏。如有渗血浸透石膏绷带,应用记号笔标出范围和日期,并详细记录,如有血迹边界不断扩大应及时报告医生。

2)保持石膏清洁、干燥:石膏污染后用布蘸少量洗涤剂擦拭,清洗后立即擦干。断裂、变形和严重污染的石膏应及时更换。

3)体位:四肢包扎石膏时抬高患肢,以减轻肢体肿胀,下肢石膏应预防足下垂和足外旋。凡包石膏背心患者观察有无呼吸困难、腹胀、腹痛、恶心、呕吐等症状。如出现以上症状,及时报告医生。

4)保持有效固定:体肿胀消退后,如石膏固定过松,失去固定作用,应及时更换石膏。

5)皮肤护理:保持床单元清洁、干燥,定时翻身,避免剪切力、摩擦力。嘱患者避免用硬器伸入石膏内搔抓石膏下的皮肤。如局部出现持续性疼痛,有恶臭及脓性分泌物流出或渗出石膏,应及时开窗检查。

6)功能锻炼:指导进行固定范围内的肌肉舒缩运动,以及固定范围外的关节伸屈运动。

(阮　娜)

第三节　脑室引流术的护理

脑室外引流是神经外科临床最常用的治疗技术之一,特指将脑室的脑脊液向体外密闭系统持续引流,其主要目的是将血性或污染的脑脊液引流到颅外,有时也用于监测和控制颅内压以及经引流管注射药物。正常脑脊液(CSF)为无色透明液体,密度为 1.007,pH 值为 7.33 ~ 7.35。脑脊液的总量,正常成人为 150ml,产生速率为 0.3ml/min,约 450ml/h,压力为 7 ~ 20cmH$_2$O(70 ~ 200mmH$_2$O)。

【目的和作用】

1. 保持引流通畅,降低颅内压。

2. 减少脑膜刺激征及蛛网膜粘连。

3. 防止逆行感染。

【适应证】

1. 急性症状性脑积水或脑出血的脑脊液释放和外引流,如伴意识下降的脑出血和脑室出血、因动脉瘤性蛛网膜下腔出血或颅内占位导致的急性梗阻性脑积水。

2. 急性脑损伤的脑室内颅内压监测和治疗性脑脊液外引流。

3. 神经肿瘤围手术期预防小脑幕切迹上疝和术前松弛脑组织。

4. 正常压力脑积水测定脑脊液压力和脑脊液释放试验。

5. 蛛网膜下腔出血的抗脑血管痉挛治疗。

6. 脑室炎、脑膜炎的抗菌药物或其他疾病的经脑室药物治疗。

【操作方法】

1. 评估要点

(1)患者意识、瞳孔、生命体征及头痛、呕吐等情况。

(2)引流管内液面有无波动,向引流袋方向缓慢挤压引流管检查是否通畅,观察引流液的颜色、性状、量及引流速度。

(3)伤口敷料有无渗出液。

2. 物品准备

(1)治疗盘、皮尺、碘伏、棉签、弯盘、剪刀、胶布、一次性无菌脑室引流装置(或无菌引流袋)、无菌换药碗(内放无菌纱布 3 块、无菌镊 1 把)、卵圆钳或血管钳 1 把。

(2)一次性无菌治疗巾 2 块。

(3)无菌手套、绷带。

(4)其他:医嘱单、治疗卡、快速手消毒剂、医用垃圾桶、生活垃圾桶、另备引流瓶专用固定架。

3. 操作要点

(1)核对医嘱。

(2)核对床号、姓名、住院号、手腕带(开放式询问患者姓名)。

(3)评估患者,向患者解释更换引流目的及注意事项。

(4)洗手,戴口罩。

(5)备齐用物携至患者床旁,再次核对。酌情拉隔帘,保护患者隐私。

(6)取合适体位,垫治疗巾于脑室外引流管与引流瓶连接口下适宜处。

(7)测量高度。用皮尺从引流管出口做水平线至床头架并用胶布做好标记,再将引流瓶专用固定架上的零点与胶布对齐。

(8)准备并固定更换的脑室外引流装置 检查一次性脑室外引流装置,有效期,包装是否完好等。戴手套,关闭引流装置各活塞,用无菌纱布包裹引流装置头端,用绷带将引流瓶固定在专用固定架上,引流瓶出液口高度平固定架的 10cm 刻度。并将引流瓶固定在床边。固定妥善后向医生确定高度是否恰当。

(9)分离。取卵圆钳夹闭引流管连接口适当处,再取无菌纱布包裹无菌引流瓶与脑室外引流管的连接处并分离。

(10)将引流瓶连接管前段向上提起,使引流液全部流入引流瓶内,观察引流液的颜色、性状和量。将换下的引流瓶放入医用垃圾袋内。

(11)分别取 3 根无菌棉签蘸取消毒液后消毒脑室引流管内侧面、横截面及外侧面,并取无菌纱布包裹,待干。

(12)取一次性脑室外引流装置,去除连接端保护帽,将引流装置与引流管连接牢固。

(13)妥善固定引流瓶,松卵圆钳,打开三通总开关及调速开关,确定引流通畅后调节引流速度。正常成人脑脊液的分泌量为 0.3ml/min, 24 小时为 400~500ml。引流速度一般控制在 15~20ml/h 以内,预防过度引流引起低颅压。或根据医嘱适当调节引流速度。

(14)严密观察引流是否通畅,引流液的性状,颜色及引流液量,引流速度,穿刺处敷料情况及患者的神志、瞳孔等病情变化,如有异常及时通知医生处理。

(15)撤去治疗巾,更换头部无菌治疗垫巾,脱手套。

(16)再次核对。协助患者取舒适卧位,适当限制患者头部活动范围,整理床单位,将病床高度复位。

(17)询问患者需要,行健康宣教。

(18)处理用物。洗手,取口罩,记录。

(19)操作速度:完成时间 12 分钟以内。

【护理要点】

1. 引流瓶液面最高点高于侧脑室平面以上 10~15cm。不可随意移动引流瓶的高度,位置过高影响脑脊液引流,使颅内压增高,过低使脑脊液流失,导致颅内压低。

2. 引流早期(1~2 小时)特别注意引流速度,切忌引流过快、过多,可使颅内压骤然降低,导致意外发生。正常脑脊液每天分泌 400~500ml,故每天引流量不超过 500ml 为宜,多数控制全天引流量 200ml 左右。特殊情况如颅内感染患者因脑脊液分泌过多,引流量可适当增加,但应注意水、电解质平衡。

3. 引流管不可受压、扭曲、成角、折叠,应适当限制患者头部活动范围,活动及翻身时应避免牵拉引流管。

4. 观察并记录脑脊液的颜色、量及性状:正常脑脊液无色透明,无沉淀,术后 1~2 天脑脊液可成血性,以后转为橙黄色。感染后的脑脊液浑浊,呈毛玻璃或有絮状物,患者有颅内感染的全身及局部表现。

5. 严格遵守无菌操作原则:定时更换引流瓶,更换前应先夹闭引流管以免管内脑脊液逆流入脑室,注意保持整个装置无菌,必要时做脑脊液常规检查或细菌培养。

6. 脑室引流管一般放置 7~10 天,不应超过 2 周。拔管前先夹闭引流管 24 小时,评估患者有无头痛、呕吐等颅内压增高症状,并复查头颅 CT,看拔管是否安全,反之推迟拔管。拔管时应夹闭引流管,以免液体逆流入脑室引起感染。拔管后注意引流管是否完整,并严格观察有无颅内压增高及局部有无脑脊液漏,发现异常及时通知医生妥善处理,以免引起颅内感染。

7. 术后每隔 30~60 分钟观察患者的意识、瞳孔、呼吸、脉搏及血压体温的变化并做好详细的记录。注意观察患者有无头痛、呕吐等颅内压增高症状,如有异常及时告之医生处理。

【注意事项】

1. 告知患者及其家属操作的目的、注意事项,以取得患者配合。

2. 告知患者及其家属留置脑室引流管、硬膜外及硬膜下引流管期间的安全防范措施,如不能随意移动引流袋位置,保持伤口敷料清洁,不可抓挠伤口等。

3. 患者按要求取卧位。

(厉春林)

第四节　胸腔闭式引流术的护理

胸腔闭式引流(chest drainage)是依靠水封瓶中的液体,使胸膜腔与外界隔离,保持胸膜腔的负压状态。当胸膜腔内积液或积气形成高压时,胸膜腔内的液体或气体可排至引流瓶内;当胸膜腔内恢复负压时,水封瓶内的液体被吸引至引流管下端,形成负压水柱,阻止空气进入胸膜腔,达到胸膜腔引流和减压的目的。

【目的和作用】

引流胸膜腔内积气、血液和渗液,达到重建胸膜腔内负压,保持纵隔的正常位置,促进肺复张的目的,也可用于灌输药物进行胸腔治疗。

【适应证】

1. 气胸:中等量气胸或张力性气胸。

2. 外伤性中等量血胸。

3. 持续渗出的胸腔积液。

4. 脓胸,支气管胸膜瘘或食管瘘。

5. 开胸术后。

【禁忌证】

1. 病情危重、体质消瘦、恶病质、不能耐受穿刺者。

2. 有严重的出血倾向、血小板低于 3 万 /L 的患者,肝硬化、消化道大出血、有出血倾向的患者。

3. 对利多卡因过敏者,无法进行局麻,皮肤有严重的挫伤、感染,无法穿刺者。

【操作方法】

将胸腔引流管一端经胸壁置入胸膜腔,另一端接入胸腔闭式引流装置。

【护理要点】

(一)术前护理

1. 患者及家属(被委托人)签署知情同意书。

2. 详细询问患者的基础病史及过敏史,全面掌握患者病情,了解有无禁忌证。

3. 完善检查:血常规、凝血功能、肝功能、心电图、CT、胸部 X 片等。

4. 解释胸腔闭式引流置管的必要性,详细介绍手术目的、方法、麻醉方式、安全措施、术后可能出现的痛苦不适及应对方法等,消除其焦虑和恐惧心理,以良好的心态接受手术。

(二)术后护理

1. 置管后 48 小时内应至少每 4 小时监测患者生命体征和病情变化,评估、观察及记录的频率应根据患者病情和引流情况进行调整,发现异常及时通知医师处理。

2. 根据患者年龄、病情、意识状态等使用有效工具评估疼痛程度;应根据患者病情和疼痛程度调整评估频率;可使用非药物措施(如改变体位、音乐疗法等)或遵医嘱使用药物治疗以减轻疼痛。

3. 指导患者以半卧位(床头抬高 45°~60°)为宜,利于胸腔内积液、积气排出,也有益于呼吸及循环功能,还可减轻切口张力、缓解疼痛的作用。

4. 每班检查置管部位有无渗血、渗液以及敷料有无松脱、污染等,出现异常通知医师,及时更换。

5. 引流装置应直立放置,低于患者胸部水平 60~100cm,避免引流管受压、打折、盘曲、牵拉。

6.应观察水封瓶长管中水柱波动。正常情况下,水柱随呼吸上下波动,波动范围为4～6cm,若波动幅度过大或无波动,应结合临床评估和胸部X线检查确定原因。

7.引流液的颜色、性状、量、流速及气泡逸出情况发生异常,应及时通知医师处理。

(1)引流装置中出现大量鲜红血液、引流物浑浊或有沉淀、脓栓等。

(2)胸部外伤患者胸腔内手术前首次引流血液量达20ml/kg或累积每小时≥3ml/kg。

(3)胸腔内手术后每小时引流血液量超过200ml,持续3小时以上。

(4)成人大量胸腔积液患者1小时内引流量达1～1.5L,儿童达20ml/kg。

(5)引流装置中出现大量气泡突然溢出、气泡逸出突然停止或气泡持续溢出等情况。

8.拔管后观察患者有无胸闷、咳嗽、呼吸困难、渗液、出血、皮下气肿等异常,如出现上述情况立即通知医生紧急处理,必要时重新放置闭式引流。

【注意事项】

1.根据病情及置管目的,告知患者采取合适体位;生命体征稳定者,宜取半卧位。

2.告知患者/照护者,引流装置应直立放置,低于患者胸部水平60～100cm,避免引流管受压、打折、盘曲、牵拉。

3.根据病情指导患者早期活动、深呼吸及有效咳嗽等训练。

4.告知患者/照护者,若患者出现呼吸急促、发热、置管部位渗液等异常情况时,应及时通知医务人员处理。

(董翠萍)

第五节　T管引流术的护理

胆总管探查或切开取石术后,在胆总管切开处放置T管引流,一端通向肝管,一端通向十二指肠,由腹壁截口穿出体外,接引流袋。

【目的和作用】

1.引流胆汁和减压　防止因胆汁排出受阻导致的胆总管内压力增高、胆汁外漏引起腹膜炎。

2.引流残余结石　使胆道内残余结石,尤其是泥沙样结石通过T管排出体外;亦可经T管行造影或胆道镜检查、取石。

3.支撑胆道　防止胆总管切开处粘连、瘢痕狭窄等导致管腔变小。

【适应证】

1.胆总管剖开的患者有严重胆道感染,T管引流后可以减轻炎症。

2.肝胆管内近端残余结石,可经T管流出体外。

3.放置T管可以预防胆汁漏。

4.手术探查乳头部常使之痉挛水肿,T管引流对这类患者亦可预防逆行感染。

5.术中若有血凝块可导致胆管阻塞,如不引流,可引起胆管堵塞。

6.T管在体内,若有胆道残余结石,可借用纤维胆道镜经T管瘘管取出残余结石。

【操作方法】

1. 评估患者,向患者做好说明,以取得合作。

2. 从上至下缓慢挤压引流管,检查引流管是否通畅,检查切口敷料上有无渗出液,清理床头柜及床下。

3. 回治疗室,洗手,戴口罩,准备用物。携用物至床边,再次做好解释工作。

4. 戴手套,取合适体位,暴露引流管,再次检查是否通畅,注意为患者保暖。

5. 铺治疗巾于接头下,用卵圆钳在管口上方 5cm 处夹紧引流管,使管口朝上。

6. 由远至近揭开治疗上的遮盖纱布。

7. 用镊子取纱布 1 块,包裹接头处分离引流管、引流袋。

8. 竖直抬高引流管,使引流液全部流入袋内,反折接头塞于床垫下。

9. 取 3 根碘伏棉签分别消毒引流管内径、引流管横断面和引流管外径。

10. 用镊子取纱布 1 块,包盖已消毒的引流管外径。

11. 核对引流袋的名称、有效期,检查包装是否破损,漏气。

12. 取出引流袋,关紧下端活塞,连接引流袋(在无菌纱布内)于引流管上。

13. 松卵圆钳,再次挤压引流管,检查是否通畅。

14. 撤治疗巾,放于弯盘内,整理患者衣裤,整理床单位。

15. 固定引流袋于床边,宣教引流的注意事项。

16. 平视线观察引流量、颜色、性状,告之患者,询问患者需要,谢谢患者合作。

17. 携引流袋及治疗盘至治疗室,治疗盘放于污染区。

18. 处理用物,将引流袋放于固定的回收桶中:手套、一次性治疗巾丢于治疗室内的医用垃圾桶中;洗手,倾倒弯盘内污物,将弯盘冲洗后浸泡于 84 液桶中;洗手,还原棉签、碘伏,用 84 液抹布擦净卵圆钳、治疗盘,将治疗碗浸泡于治疗室 84 液桶中。

19. 洗手,取口罩,记录引流量于护理记录单上。

【护理要点】

1. 妥善固定　将 T 管妥善固定于腹壁,防止翻身、活动时牵拉造成管道脱出。

2. 加强观察　观察并记录 T 管引流出胆汁的量、色和性状。正常成人每天分泌胆汁 800～1200ml,呈黄绿色、清亮、无沉渣,且有一定黏性。术后 24 小时内引流量 300～500ml,恢复饮食后可增至每天 600～700ml,以后逐渐减少至每天 200ml 左右。如胆汁过多,提示胆,总管下端有梗阻的可能;如胆汁混浊,应考虑结石残留或胆管炎症未完全控制。

3. 保持通畅　防止 T 管扭曲、折叠、受压。引流液中有血凝块、絮状物、泥沙样结石时要定时挤捏,防止管道阻塞。必要时用生理盐水低压冲洗或用 50ml 注射器负压抽吸,操作时需注意避免诱发胆管出血。

4. 预防感染　长期带管者,定期更换引流袋,更换时严格无菌操作。平卧时引流管的远端不可高于腋中线,坐位、站立或行走时不可高于引流管口平面,以防胆汁逆流引起感染。引流管口周围皮肤覆盖无菌纱布,保持局部干燥,防止胆汁浸润皮肤引起炎症反应。

5. 拔管护理　若 T 管引流出的胆汁色泽正常,且引流量逐渐减少,可在术后 10～14 天,试行夹管 1～2 天;夹管期间注意观察病情,若无发热、腹痛、黄疸等症状,可经 T 管做胆道造影,造影后持续引流 24 小时以上；如胆道通畅，无结石或其他病变，再次夹闭 T 管 24～48 小时，患者无不适可予拔管。年老体弱、低蛋白血症、长期使用激素者可适当延长 T 管留置时间，待窦道成熟后再拔除，避免胆汁渗漏至腹腔引起胆汁性腹膜炎。拔管后，残留窦道用凡士林纱布填塞，1～2 天内可自行闭合。若胆道造影发现有结石残留，则需保留 T 管 6 周以上，再做取石或其他处理。

【注意事项】

1. 引流管妥善固定，标识清楚，保持通畅，更换时严格遵循无菌操作原则。

2. 根据患者病情和引流情况调整监测频率。观察并记录引流液的颜色、性状和量，若发现引流液突然减少或增多、颜色性状改变，患者出现腹胀、发热、生命体征改变等异常情况应立即报告医生。

3. 护士应了解拔管指征，协助医生进行早期拔管评估。在符合拔管指征的前提下鼓励早期拔管。并做好拔管后观察及护理，出现异常及时处理。

4. 应做好带 T 管出院患者的指导。穿宽松柔软的衣服，以防管道受压；淋浴时，可用塑料薄膜覆盖引流管口周围皮肤，以防感染；避免提举重物或过度活动，以免牵拉 T 管导致管道脱出；出现引流异常或管道脱出时，及时就诊。

（李蓉蓉）

第六节　经皮肝穿刺胆道引流术(PTCD)的护理

经皮肝穿刺胆道引流术(PTCD)是在 X 线电视或超声引导下，用细针经皮肤穿刺将导管送入肝内胆管，再将造影剂直接注入胆道而使肝内外胆管迅速显影，同时通过造影管置入引流管行胆管引流。

【目的和作用】

1. 对深度阻塞性黄疸患者进行非手术减黄，改善全身情况，进行择期手术，增加手术安全性，减少并发症。

2. 对急性重症胆管炎患者进行紧急胆道减压引流。

3. 对不能手术治疗的胆管癌等引起的阻塞性黄疸可行姑息性治疗。

【适应证】

1. 深度黄疸患者的术前准备。

2. 急性胆道感染患者，行急症胆道减压引流。

3. 晚期肿瘤引起的恶性胆道梗阻。

4. 良性胆道狭窄，经多次胆道修补、胆道重建及胆肠吻合口狭窄等。

5. 通过引流管行化疗、放疗、细胞学检查及经皮行纤维胆道镜取石等。

【禁忌证】

1. 对碘过敏者。

2. 有严重凝血功能障碍者。

3. 严重心肺功能不全者。

4. 肝内胆管被肿瘤分隔成多腔,不能引流整个胆管系统者。

【操作方法】

1. 准备工作　备齐引流导管、穿刺包、扩张管、贴膜、1% 的利多卡因及手术刀片、缝线等。

2. 操作过程

(1)先作 PTC 造影,以确定病变部位及性质。

(2)根据造影结果,选择一较粗、直、水平方向的胆管,作引流插管用。

(3)定位穿刺点,在电视监视下将穿刺针迅速刺入预先选好的胆管,有进入胆管的突破感后,不出针芯,待胆汁顺利流出后插入导丝,不断旋转和变换方向,使导丝通过梗阻端或狭窄段进入远端胆管或十二指肠,退出穿刺针,用夸张管扩张通道后,将引流导管随导丝通过梗阻端或狭窄段,胆汁从引流导管顺利流出后,固定导管。

【护理要点】

1. 操作前准备　评估患者凝血功能情况,有严重出血倾向者,待出血情况纠正后再行引流。

2. 操作中护理　根据穿刺部位采取相应的体位,操作过程中严密观察患者神志、面色、心率、血压及血氧饱和度的变化,观察腹部体征,出现异常应立即停止操作并作相应处理。

3. 操作后护理

(1)病情观察　严密观察生命体征和腹部体征,及早发现和护理出血、胆汁性腹膜炎等并发症。

(2)饮食护理　指导患者进食低脂饮食,食物应富含维生素及优质蛋白,避免高脂饮食,以免引起消化不良。

(3)管道的护理　PTCD 管道较细,由于胆汁黏稠、出血或血块等极易造成管道堵塞,应仔细观察并保持管道通畅;PTCD 管应高举平台妥善固定于皮肤表面,并避免管道压迫皮肤,损伤皮肤;

(4)并发症的观察　胆道出血、胆道感染、胆瘘、PTCD 管堵塞等。

4. 健康教育

(1)饮食指导　同前。

(2)带 PTCD 管出院患者指导　穿宽松柔软的衣服,以防管道受压;淋浴时,可用塑料薄膜覆盖引流管口周围皮肤,以防感染;告知保持引流管通畅及引流液观察的注意事项,出现引流异常、管道堵塞或脱道脱出时,及时就诊。

(任小琼)

第七节　胃肠减压术的护理

胃肠减压(gastrointestinal decompression)是指利用负压吸引和虹吸的原理,将胃管自口腔或鼻腔插入,通过胃管将积聚于胃肠道内的气体及液体吸出,以减低胃肠道内的压力、改善肠壁血液循环、有利于炎症的局限、促进伤口愈合和胃肠功能恢复。

【目的和作用】

1. 引流胃内积液及胃肠道积气,解除或缓解肠梗阻所致症状。

2. 胃肠道手术的术前准备,减少术中胃肠胀气。

3. 术后引流胃内积液及胃肠道积气,减轻腹胀,减少吻合口及缝线张力,减轻切口疼痛,利于改善胃肠壁血液循环,促进切口愈合和胃肠道功能的恢复。

4. 通过对胃肠减压引流液颜色、性状、量的判断,以了解病情变化和协助诊断。

【适应证】

1. 治疗作用

(1)单纯性肠梗阻、麻痹性肠梗阻:减轻肠道压力、减少毒素和细菌对肠道的刺激、改善肠道血运。

(2)胃十二指肠穿孔的非手术治疗 防止胃内容物进一步流入腹腔内,促进黏膜愈合。

(3)急性胰腺炎。减少胰泌素分泌,降低胰液外渗。

(4)胃肠道手术。减轻吻合口张力,降低吻合口瘘的发生。

(5)急性胃扩张。减轻胃肠道压力,缓解呕吐和腹胀状况。

2. 术前准备

(1)防止麻醉。误吸导致吸入性肺炎。

(2)降低胃肠膨胀,有利于视野显露和手术操作。

(3)减轻胃黏膜水肿,有利于术后恢复。

(4)给药,急腹症的非手术治疗或观察过程中可通过胃肠减压管向胃肠道灌注药物;同时可促进胃肠排空,有利于内服药物的输注和吸收。

【禁忌证】

1. 近期有上消化道出血史。

2. 严重食管静脉曲张。

3. 食管狭窄或阻塞。

4. 严重的心肺功能不全、支气管哮喘。

5. 食管和胃腐蚀性损伤。

【操作方法】

1. 准备工作

(1)评估 评估患者病情、意识状态及合作程度、口腔黏膜、鼻腔及周围皮肤情况、腹部体征及胃肠功能恢复情况,了解有无食管静脉曲张和有无活动义齿。向患者及家属说明操作的目的、过程及有关配合注意事项。

(2)用物准备 治疗盘、治疗碗内盛生理盐水或凉开水、一次性治疗巾、一次性胃管、一次性20ml注射器、纱布、棉签、液状石蜡、胶布、压舌板、无菌手套、弯盘、别针、听诊器、手电筒、负压引流盒、快速手消毒液。

【护理要点】

1. 核对 核对医嘱、患者床号、姓名、住院号、手腕带。

2. 体位 根据患者自理能力,指导患者配合取坐位或半卧位,昏迷患者取去枕平卧位,头向后仰,注意将床高调整至合适高度。

3. 操作要点 洗手,戴口罩。检查并准备用物,备胶布。将一次性治疗巾围于患者颌下,将弯盘放于合适处,清洁鼻腔,打开无菌盘。打开胃管包装,取出胃管,将胃管投放入无菌盘。戴手套,检查胃管是否通畅。

测量胃管插入长度:①前额发际线至剑突的体表距离;②鼻尖—耳垂—剑突的距离。

再次核对,用浸有液状石蜡的纱布润滑胃管前端,一手持纱布托住胃管,另一手将胃管从选定侧鼻腔轻轻插入至咽喉部约 10～15cm 时,根据患者具体情况进行插管:①清醒患者:嘱患者吞咽,顺势将胃管向前推进,直至预定长度;②昏迷患者:左手将患者头部托起,使下颌靠近胸骨柄,增大咽部通道的弧度,使管端沿后壁滑行,插入胃管至预定长度,初步固定。

证实胃管在胃内:①在胃管末端连接注射器抽吸,有胃液被抽出;②置听诊器于患者胃部,快速经胃管向胃内注入 10ml 空气,听到气过水声;③将胃管末端置于盛水的治疗碗内,无气泡逸出,再次妥善固定胃管。检查负压引流盒,排出负压引流盒内气体,连接胃管,固定于床边适当处。观察引流管是否通畅及引流液的颜色、性质、量。协助患者清洁口腔,鼻部及面部,撤去弯盘和治疗巾。再次核对,脱手套,粘贴胃管标识。整理床单位,将病床高度复位,协助患者取舒适卧位。

【注意事项】

1. 插管时动作应轻柔,避免损伤食管黏膜,尤其是通过食管 3 个狭窄部位(环状软骨水平处、平气管分叉处、食管通过膈肌处)时。

2. 插入胃管至 10～15cm(咽喉部)时,若为清醒患者,嘱其做吞咽动作;若为昏迷患者,则用左手将患者的头部托起,使下颌靠近胸骨柄以增大咽喉部通道的弧度,便于胃管顺利通过会咽部。

3. 插胃管过程中注意密切观察患者的病情变化,避免误吸。若患者出现恶心,应休息片刻,嘱患者深呼吸再插入;若患者出现呛咳、呼吸困难、发绀等情况,表明胃管误入气管,应立即拔管,休息后再行插管。

4. 妥善固定胃肠减压装置,维持有效负压,防止变换体位时加重对咽部的刺激及受压、脱出,影响减压效果。

5. 观察引流的颜色、性质、量,并记录 24 小时引流量。

6. 胃肠减压期间,应做好患者口腔护理,保持口腔清洁。

7. 胃肠减压期间,注意定期监测血水电解质水平,观察患者胃肠功能的恢复情况。

8. 长期胃肠减压者,定期(参考胃管使用说明书)更换胃管,从另一侧鼻腔插入。

(余洪兴)

第八节 膀胱冲洗术的护理

膀胱冲洗(bladder irrigation)是利用导尿管,将溶液灌入到膀胱内,再借用虹吸原理将灌入的液体引流出来的方法,目前临床常用持续膀胱冲洗技术。

【目的和作用】

1. 清洁膀胱,清除膀胱内血凝块、黏液、细菌等异物。

2. 保持尿管引流通畅,防止血液凝固阻塞尿管。

3. 预防感染,减少并发症,促进患者康复。

【适应证】

1. 前列腺、膀胱手术术后。

2. 泌尿系统持续出血,尿液引流不畅时。

3. 严重的膀胱内感染。

【操作方法】

1. 物品准备　一次性导尿包、三腔导尿管一根(22～24F)、无菌治疗碗(内盛消毒剂棉球数个、无菌镊子1把)、无菌膀胱冲洗器1套、血管钳1把、一次性治疗巾1块、无菌巾1块、无菌纱布1块、一次性手套、弯盘。

2. 其他　膀胱冲洗溶液、输液架1个、小桶、膀胱冲洗标识牌和尿管标识标签,酌情备屏风。

3. 操作步骤

(1)核对评估后,垫一次性治疗巾于患者臀下,按留置导尿术插好三腔导尿管并妥善固定,做好标识,排空膀胱。垫无菌巾于引流袋与尿管接头处。

(2)核对冲洗液并倒挂于输液架上,连接无菌膀胱冲洗器,排气。戴手套,用血管钳在三腔尿管分支点前夹闭尿管,取无菌纱布将无菌膀胱冲洗器的管道与三腔导尿管的细端相连接。开放冲洗管,根据病情酌情调节滴速。

(3)松开血管钳,打开引流袋下端的活塞,其下置一小桶。在持续冲洗过程中,观察患者的反应及冲洗引流液的量及颜色,评估冲洗液入量和出量,询问患者膀胱有无憋胀感。

(4)酌情使用消毒棉球清洁患者外阴部,脱手套。悬挂执行单和膀胱冲洗标识牌,再次核对,记录(冲洗液名称、冲洗量、引流量、引流液颜色、性质、冲洗过程中患者反应)。按需要不间断地持续冲洗。冲洗完毕,取下冲洗管,关闭导尿管细端开口,妥善固定引流袋,位置低于膀胱,以利引流尿液。

【护理要点】

1. 严格执行无菌操作,预防医源性感染。

2. 冲洗时,冲洗液距床面约60cm。冲洗速度根据流出液的颜色调节,色浅则慢;色深则适量加快。如流出液突然变为鲜红色,应先加快冲洗速度,如仍未改善,及时通知医生,配合处理,注意预防失血性休克。

3. 冲洗过程注意观察引流管是否通畅,如出现堵塞,通知医生用注射器高压冲洗。

4. 冲洗期间保持会阴部清洁,预防逆行感染。

(陈婷婷　屈晓玲)

第五章 妇产科常用护理操作技术

第一节 会阴擦洗／冲洗法

会阴擦洗／冲洗(perineum irrigation)是妇产科临床护理工作中最常用的护理技术,常用于局部清洁,保持患者会阴及肛门部清洁。

【目的和作用】

1. 促进舒适和会阴伤口的愈合。

2. 预防生殖系统、泌尿系统的逆行感染。

【适应证】

1. 妇产科术后留置导尿管者。

2. 会阴部手术术后。

3. 产后会阴裂伤或会阴切开行缝合术后。

4. 长期卧床,不能自理。

5. 急性外阴炎。

【操作方法】

1. 准备工作

(1)备齐用物 包括一次性防水治疗巾、一次性手套、擦洗盘(盘内放消毒弯盘2个,无菌镊子或卵圆钳2把,无菌纱布2块)、冲洗或擦洗液(0.02%碘伏溶液或1:5000高锰酸钾溶液或0.9%生理盐水)、冲洗壶1个、便盆1个、水温计1支。

(2)嘱患者排空膀胱。

2. 擦洗／冲洗方法

(1)协助患者取屈膝仰卧位,双腿略外展,暴露外阴。

(2)一般擦3遍。第1遍,自耻骨联合一直向下擦至臀部,顺序由外向内,自上而下,先对侧后近侧。第2遍,顺序由内向外,或以伤口为中心向外擦洗。第3遍顺序同第2遍。必要时,根据情况增加擦洗次数,直至擦净。

(3)冲洗前,将便盆放于治疗巾上,用无菌棉球堵住会阴口。右手持无菌卵圆钳夹住无菌棉球擦洗,左手提冲洗壶配合冲洗。顺序同擦洗。

【护理要点】

1. 操作时,应注意观察会阴部及伤口(若有)周围组织有无红肿、分泌物及其性质和伤口愈合情况,发现异常及时记录并向医生汇报。

2. 擦洗结束后用无菌干纱布覆盖伤口,并固定。

3. 留置尿管者,操作时注意观察导尿管是否通畅,以及避免脱落。

4. 严格执行无菌操作。

【注意事项】

1. 注意遮挡,保护患者隐私。

2. 每擦洗一个部位更换一个棉球。

3. 冲洗时勿使冲洗液流入阴道。

4. 冲洗液温度在 40℃左右,以患者舒适为宜。

(王冰花)

第二节　阴道或宫颈上药法

阴道或宫颈上药是将治疗性药物涂抹或喷洒到阴道壁或宫颈黏膜上,或将药物放置于阴道后穹窿,达到局部治疗的目的。

【目的和作用】

1. 局部治疗阴道炎和宫颈炎。

2. 软化宫颈,利于术中宫颈扩张。

【适应证】

1. 各种阴道炎、宫颈炎或术后残端炎。

2. 某些妇科术前准备。

【操作方法】

1. 准备工作

(1)备齐用物。包括一次性治疗巾、一次性手套、阴道灌洗用物 1 套、消毒干棉球、窥阴器 1 个、上药工具(根据上药方式选长镊子或消毒长棉棍或带尾线的大棉球或纱布)、遵医嘱备好的阴道药物。

(2)嘱患者排空膀胱。

2. 上药方法

(1)阴道后穹窿塞药　用长镊子夹持药物放至阴道后穹窿处。

(2)非腐蚀性药物　用长棉棍蘸药液直接涂擦于阴道壁或子宫颈。

(3)腐蚀性药物　用长棉棍蘸少许药液涂于宫颈糜烂面,并插入宫颈管内约 0.5cm,稍后用生理盐水棉球擦去残余药液,最后用干棉球吸干。

(4)宫颈棉球上药　用长镊子夹持带有尾线的宫颈棉球蘸药液后塞压至宫颈处,同时将窥阴器慢慢退出阴道,然后再取出镊子,将棉球线尾露于阴道口外,并用胶布固定于阴阜上方。

(5)喷雾器上药　窥阴器充分暴露宫颈后,对准炎性组织表面,用喷雾器将药物粉末均匀喷射到组织上。

【护理要点】

1. 上药前使用窥阴器充分暴露阴道、宫颈,并用干棉球擦拭宫颈、阴道后穹窿及阴道壁,除去分泌物。

2.应用腐蚀性药物时,注意保护正常组织,上药前可将干棉球或纱布衬垫在阴道后穹窿,以免药液下流灼伤正常组织。

3.上药完成后,协助患者穿好裤子,嘱患者平卧5~10分钟。

4.上药时留有棉球或纱布的,叮嘱患者务必按时取出,避免感染。

【注意事项】

1.注意保护患者隐私,注意保暖,操作轻柔,注意沟通。

2.阴道栓剂上药最好在晚上或休息时,避免起床后脱出。

3.使用棉棍上药时,必须保证棉花捻紧,且涂药时应向同一方向转动,防止棉花落在阴道。

4.经期或子宫出血者不宜阴道给药,用药期间应禁止性生活。

5.未婚妇女禁用窥阴器,可用消毒长棉棒蘸药涂抹。

(王冰花)

第三节 会阴湿热敷法

会阴湿热敷是应用热原理和药物化学反应直接接触患区,促进血液循环,增强局部白细胞的吞噬作用,加速组织修复和再生的一种护理技术。

【目的和作用】

1.加速组织再生和消炎、止痛。

2.促进水肿吸收,使陈旧性血肿局限。

3.促进外阴伤口的愈合。

【适应证】

1.会阴部水肿及血肿的消散期。

2.会阴部伤口硬结及早期感染者。

【操作方法】

1.准备工作

(1)备齐用物 包括一次性治疗巾、一次性手套、棉垫1块、会阴擦洗盘1个(内放消毒弯盘2个、消毒镊子或止血钳2把、无菌纱布数块、医用凡士林、水温计1支)、湿热敷的溶液(50%硫酸镁或95%乙醇溶液)、必要时准备热源(如热水袋、暖手宝、红外线灯等)。

(2)嘱患者排空膀胱。

2.操作方法

(1)热敷部位先用棉签薄涂一层凡士林,盖上无菌干纱布,再敷上浸有热敷溶液的纱布垫,外面盖上棉垫保暖。

(2)每3~5分钟更换一次热敷垫,热敷时间约15~30分钟,可用热水袋/暖手宝放在棉垫外或用红外线灯照射以延长更换热敷垫的时间。

【护理要点】

1. 会阴湿热敷应在会阴擦洗、外阴局部伤口清洁后进行。

2. 湿热敷的温度一般为41~46℃，湿敷面积应是病损范围的2倍。

3. 热敷过程中，应随时评价效果，并为患者提供生活护理。

【注意事项】

休克、昏迷及局部感觉不灵敏的患者应特别注意防止烫伤。

（王冰花）

第四节　腹部四步触诊法

四步触诊法(four maneuvers of Leopold)是操作者仅用手，通过"推""按""摇""压"四个步骤检查子宫大小、胎产式、胎先露、胎方位以及胎先露是否衔接的常用产科检查。

【目的和作用】

孕中、晚期检查子宫大小、胎产式、胎先露、胎方位以及胎先露是否衔接。

【适应证】

妊娠中、晚期的孕妇。

【操作方法】

1. 准备工作　协助孕妇排空膀胱后仰卧在检查床上，头部稍垫高，露出腹部，双腿略屈曲分开。

2. 四步触诊法

(1)第一步，面向孕妇头部，两手置于子宫底部，测得宫底高度，估计胎儿大小与妊娠月份是否相符。然后以双手指腹相对交替轻推，判断在子宫底部的胎儿部分。若为胎头则硬而圆且有浮球感，若为胎臀则宽而软且略不规则。

(2)第二步，两手分别置于腹部左右侧，一手固定，另一手轻轻深按检查，两手交替，触到平坦饱满部分为胎背，并确定胎背向前、向侧方或向后。触到可变形的高低不平部分为胎儿肢体。

(3)第三步，右手拇指与其余四指分开，置于耻骨联合上方，握住胎先露部，进一步查清是胎头还是胎臀，左右摇动以确定是否衔接，若已衔接，则胎先露部不能被摇动。

(4)第四步，面向孕妇足部，左右手分别置于胎先露部的两侧，沿骨盆入口向下深按，进一步核对胎先露的诊断是否正确，并确定胎先露部入盆的程度。

【护理要点】

1. 指导孕妇取好卧位，放松精神，确保测量的准确度。

2. 检查完毕，协助孕妇穿好衣裤，扶孕妇下床。

【注意事项】

1. 寒冷季节关好门窗，注意保暖，保护孕妇隐私。

2. 操作过程中应动作轻柔，避免发生先兆早产及胎盘早剥等并发症。

3. 当胎先露部难以鉴别，可进行肛诊或用超声协助诊断。

（王冰花）

第五节 多普勒听诊胎心法

多普勒听诊胎心是通过声音传导的多普勒效应测量胎心率,协助判断胎儿安危的一种产科常用诊疗技术。

【目的和作用】

判断胎儿是否出现异常情况。

【适应证】

妊娠 12 周后孕妇。

【操作方法】

1. 准备工作

(1)备齐用物。包括多普勒听诊仪、耦合剂、纸巾数张。

(2)协助孕妇取仰卧位,头部稍垫高,双腿略屈曲分开,放松腹部。

2. 听诊方法

(1)用四步触诊法确定宫底及胎儿背部的位置。

(2)将耦合剂均匀涂抹在多普勒听诊仪探头上。

(3)打开多普勒电源开关,将胎心音探头置于胎背上方的孕妇腹壁上,确定是胎心音后,持续记数胎心 1 分,正常 110~160 次/min,并注意胎心音的节律及强弱。

【护理要点】

1. 环境安静,告知孕妇及家属避免在多普勒听诊仪附近使用手机,以免干扰监测结果。

2. 听诊前向孕妇告知目的,使其能放松配合。

3. 结束后用纸巾擦净孕妇腹部皮肤及多普勒探头,协助孕妇取舒适卧位,整理床单位。

【注意事项】

1. 听胎心音时,需与子宫杂音、腹主动脉音鉴别。

2. 如有宫缩,选择宫缩间歇期听诊。

3. 听胎心时,除频率外,还需关注胎心音的节律及强弱。

(王冰花)

第六节 电子胎儿监护法

电子胎儿监护(electronic fetal monitoring, EFM)是通过胎心监护仪监测胎儿心率的实时变化,结合胎心率与宫缩刺激、胎动之间的关系,评估胎儿宫内情况。

【目的和作用】

连续观察并记录胎心率、胎动和宫缩的动态变化,评估胎儿宫内安危情况。

【适应证】

妊娠 32 周后的孕妇。

【操作方法】

1. 准备工作

(1)备齐用物。包括胎心监护仪、绑带2条、耦合剂、纸巾数张。

(2)协助孕妇取仰卧位或坐位,合理暴露腹部,将两条绑带放于孕妇腰下

2. 监护方法

(1)用四步触诊法确定宫底及胎儿背部的位置。

(2)将宫腔压力探头放于宫底部,用一条绑带固定。

(3)打开监护电源开关,将涂有耦合剂的胎心音探头置于胎背上方的孕妇腹壁上,确定是胎心音后,用另一绑带固定探头。

(4)确定胎心监护各参数设置正确后,在宫缩的间歇期,将宫腔压力调整为"0",再按打印键。

【护理要点】

1. 保护孕妇隐私,必要时用屏风遮挡。

2. 监护过程中注意观察孕妇及胎心音有无异常情况,并向孕妇及家属交代监护期间的注意事项。

3. 监护完毕,用纸巾擦净孕妇腹部皮肤及胎心音探头,协助孕妇取舒适体位。

4. 将监护结果告知医生,协助处理。

【注意事项】

1. 胎心音需与子宫杂音、腹主动脉音鉴别。

2. 监护期间护士应经常巡视,查看有无探头滑脱等情况。

3. 胎心监护一般每次20分钟,若胎心监护结果是可疑型或无反应型,应再延长20分钟。

4. 监护完毕,协助孕妇变换体位,防止跌倒。

(王冰花)

第六章 儿科常用护理操作技术

第一节 身长(高)、体重和头围的测量与评价

身长(高)的测量

身长(recumbentlength)/ 身高(height)是指头顶至足底的垂直距离,是头、躯干(脊柱)与下肢长度的总和。3 岁以下仰卧位测量称身长, 3 岁以后站立位测量称身高。生后第 1 年头部生长最快,躯干次之,而青春期身高增长则以下肢为主。

【目的和作用】

身长(高)作为一项重要的体格生长指标,用于评价儿童体格生长发育情况。

【适应证】

计算公式适应年龄:

(1)新生儿出生时身长平均为 50cm,生后第 1 年身长平均增长约 25cm,第 2 年约增长10 ~ 12cm。一般 1 岁时达 75cm, 2 岁时达 85 ~ 87cm。

(2)2 ~ 6 岁平均每年增长 6 ~ 8cm,此后到 12 岁前(青春期前)平均每年约增加 5 ~ 7cm。可按以下公式粗略估计小儿身高。

2 ~ 6 岁:身高(cm) = 年龄(岁) × 7 + 75

7 ~ 10 岁:身高(cm) = 年龄(岁) × 6 + 80

【操作方法】

1.3 岁以下小儿用量板仰卧位测身长, 3 岁以后立位测量身高。

(1)准备工作 小儿脱帽、鞋、袜及外衣,仰卧于量板中线上。

(2)测量 助手将小儿头扶正,使其头顶接触头板,测量者一手按直小儿膝部,使下肢伸直,一手移动足板使其紧贴小儿两侧足底并与底板相互垂直。

(3)记录 当量板两侧数字相等时读数,记录至小数点后一位数。

2.3 岁以上小儿用身高计或将皮尺钉在平直的墙上立位测量身高。

(1)准备工作 小儿脱帽、鞋,直立,背靠身高计的立柱或墙壁。

(2)姿势 两眼正视前方,挺胸抬头,腹微收,两臂自然下垂,手指并拢,脚跟靠拢,足尖分开约 60°,枕部、肩胛间、臀部、足跟四点同时接触立柱或墙壁。

(3)记录 测量者移动身高计头顶板与患儿头顶接触,板呈水平位时读立柱上数字(cm),记录至小数点后一位数。

【护理要点】

1. 3 岁以下小儿用量板,3 岁以上小儿用身高计或皮尺。

2.指导 3 岁以上小儿正确站立。

【注意事项】

1.冬天注意保暖。

2.读数要准确。

体重的测量

体重(weight)为各器官、组织及体液的总重量,是反映儿童体格生长,尤其是营养状况的最易取得的敏感指标,也是儿科临床计算药量、输液量等的重要依据。

【目的和作用】

1.用于评价儿童体格生长发育及近期营养状况。

2.为临床计算药量、输液量等提供依据。

【适应证】

估算公式适应年龄:

出生时:3.25 kg

3 ~ 12 个月:体重(kg) = [年龄(月)+9]/2

1 ~ 6 岁:体重(kg) = 年龄(岁)×2+8

7 ~ 12 岁:体重(kg) = [年龄(岁)×7−5]/2

【操作方法】

儿童测量法:

1.检测测量秤 测量前先检查测量秤有无损坏,有无校正调零。

2.评估患儿 给患儿和(或)家长做好解释工作,以取得配合。

3.称量 协助患儿站稳立于站板中央后,称量时小儿不可接触其他物体或摇晃,读数时视线应尽量与指针保持同一水平线。

4.记录 将所称量的数值做好记录。

【护理要点】

1.选择晨起空腹排尿后或进食后 2 小时称量为佳。

2.测量时应脱鞋,只穿内衣裤。衣服不能脱去时应减去衣服重量,以求准确。

3.小婴儿用盘式杠杆秤,稍大的婴幼儿用坐式杠杆秤,患儿能配合独自站立后用站式杠杆秤。

4.测量前必须校正为零,称量时患儿不可接触其他物品或摇动。对不合作或危重患儿,由护理人员或家属抱着患儿一起称重,然后减去衣物及成人体重即为患儿体重。

5.注意安全:患儿上、下磅秤时,测量者用脚尖固定磅秤。

6.如必须定期测量体重者应保持同一时间、同一磅秤上进行。

7.若测得数值与前次差异较大,应重新测量核对,记录时在数值后注“重”。

8.冬天注意保暖。

9. 体重均以千克计算。

头围测量法

自眉弓上缘,经枕骨结节绕头一周的长度为头围((head circumference),与脑的发育密切有关。反映脑和颅骨的发育程度。头围过小常提示脑发育不良、头小畸形;头围过大提示脑积水、佝偻病、方颅。

【目的和作用】

可作为反映脑发育和颅骨生长的一项重要指标。

【适应证】

正常值适应年龄:

出生时 34～35cm, 3 个月 40cm, 1 岁 45～47cm, 2 岁 47～49cm, 5 岁 50～51cm, 15 岁 54～58cm(接近成人)。

【操作方法】

1. 体位:小儿取立位或坐位。

2. 测量:测量者用左手拇将软尺 0 点固定于小儿头部右侧眉弓上缘,左手中指、食指固定软尺于枕骨粗隆,手掌稳定患儿头部;右手使软尺紧贴头皮(头发过多或有小辫者应将其拨开)绕枕骨结节最高点及左侧眉弓上缘回至 0 点,读数至小数点后一位数。

3. 处理用物:测量完后软尺用含消毒液抹布擦拭,晾干备用。

【护理要点】

1. 读数要准确。

2. 头围的测量在 2 岁以内最有价值,连续追踪测量头围比一次测量更重要。

(余艮珍　余红霞)

第二节　更换尿布法

尿布皮炎(diaper rash)俗称臀红,临床主要表现为臀部发红、皮疹、糜烂等。

新生儿尿布皮炎分为轻度和重度,轻度为臀部皮肤潮红,重度根据尿布皮炎程度分为 3 个等级。Ⅰ度:臀部潮红明显,带有皮疹症状;Ⅱ度:皮疹加重并破皮,有溃疡表现;Ⅲ度:臀部皮肤溃烂,表皮严重脱落,继发感染。

【目的和作用】

保持臀部皮肤清洁、干燥、舒适,防止尿液、粪便等因素对皮肤长时间的刺激,预防尿布皮炎的发生或使原有的尿布皮炎逐步痊愈。

【操作步骤】

1. 评估与准备

(1)评估婴儿:评估婴儿情况,观察臀部皮肤状况。

(2)准备

1)环境准备:安静、室温 26～28℃。

2)用物准备:尿布、尿布桶、护臀霜或鞣酸软膏、小毛巾、温水或湿纸巾。

3)婴儿准备:进食前或空腹。

4)护士准备:操作前洗手、戴口罩。

2.操作方法

(1)核对婴儿信息,并向家长解释更换尿布的目的。

(2)解开包被,拉高婴儿上衣。

(3)解开尿布:握住婴儿双腿,抬高臀部,观察大便性状。

(4)清洁臀部:用湿纸巾或温水毛巾清洗腹股沟、会阴及臀部。

(5)臀部护理:将预防或治疗尿布炎的软膏、药物涂抹于臀部。

(6)换尿裤:将清洁尿布垫于婴儿腰下,弃脏尿布,系好尿布,松紧适宜。

(7)整理:拉平衣服,包好包被,整理床单位,取舒适卧位。再次双人识别身份信息。

(8)根据需要称量尿布。

(9)处理用物,洗手脱口罩,记录。

【护理要点】

1.解开包被,拉高婴儿的上衣,避免被排泄物污湿。

2.一手轻轻提起婴儿双脚,抬高臀部,以原尿裤上端洁净处从上至下擦拭会阴部及臀部,折叠尿裤垫于臀下,另一手取湿纸巾擦净婴儿臀部,必要时用温水清洗腹股沟、会阴及臀部。

3.取下污染的尿裤,并将干净的尿裤(或棉质尿布)垫于臀下。

4.用棉签蘸取鞣酸软膏涂在婴儿臀部,最后涂肛周,若有尿布皮炎的婴儿,遵医嘱用药;局部皮肤糜烂或溃疡者,可采用暴露法。

5.穿好纸尿裤,松紧合适,以婴儿双下肢能自由活动、不松散为宜。

6.必要时更换衣服、大单,整理婴儿衣被,取舒适体位,整理床单元。

【注意事项】

1.预防坠落伤。用物携带齐全,禁止将婴儿单独留在操作台上,始终确保一只手与婴儿接触,防止婴儿翻滚坠落。

2.尿布应透气性好、吸水性强,根据需要可选择一次性尿布或棉质尿布,并勤更换。

3.操作过程中注意保暖,操作中减少暴露,动作轻柔。

4.男婴阴茎指向下方,避免尿液从尿片上方漏出。女婴尿道口接近肛门,注意会阴部的清洁,预防上行性尿路感染。脐带未脱落者,注意暴露脐带残端。

5.尿布的松紧度适宜,不能过松或过紧,大腿和腰部不能留有明显的缝隙,造成排泄物外溢。

（史　欢　熊晓菊）

第三节　婴儿沐浴法

婴儿沐浴法(baby bath)是为了保持婴儿皮肤清洁,促进全身血液循环,使患儿舒适的清洁方法。

【目的和作用】

保持婴儿皮肤清洁、舒适,协助皮肤排泄和散热。

【操作步骤】

1. 评估与准备

(1)评估婴儿全身皮肤完整性和清洁度,体温情况,精神反应,进食时间,尿布污湿情况。

(2)准备

1)环境准备:关闭门窗,室温 26 ~ 28℃,光线柔和。

2)物品准备:浴盆、水温计、37 ~ 39℃热水(用于降温时,水温低于体温 1℃)、婴儿沐浴露、护臀霜或鞣酸软膏;平整便于操作的处置台、大小浴巾、尿布及衣服、包被及磅秤;护理盘:棉签、棉球、碘伏、弯盘、根据需要备液体石蜡、指甲刀等。

3)婴儿准备:进食后 1 ~ 2 小时或进食前。

4)护士准备:操作前洗手。

2. 操作方法

(1)核对婴儿信息,向家长解释沐浴的目的。

(2)用水温计测试水温。

(3)抱婴儿放于操作台,脱衣服及尿布,擦净臀部,用大浴巾包裹。

(4)沐浴:依次清洗头面部→颈下→胸→腹→腋下→上肢→会阴→下肢→婴儿颈后→背部→臀部,酌情使用沐浴露。

(5)洗毕,迅速用大浴巾包裹全身并将水分吸干。用棉签擦干耳朵内水分,依次做好口腔、脐部、臀部护理,必要时修剪指/趾甲。

(6)包好尿布,穿好衣被,放回婴儿床,再次双人识别身份信息。

(7)整理床单位,取舒适卧位。

(8)清理用物,洗手,记录观察内容。

【护理要点】

1. 水温计测量水温(37 ~ 39℃),用于降温时,水温低于体温 1℃。

2. 左臂及腋下夹住患儿臀部及下肢,以左前臂托住婴儿背部,左手掌托住头颈部,拇指与中指分别将婴儿双耳廓向前按住,以防止水流入造成内耳感染。

3. 确认水温,用右手腕内侧试水温,按沐浴按顺序进行沐浴。

(1)清洗头面部:双眼→鼻→嘴唇→额头→面颊→下颌→耳部→头发。

(2)入水姿势:左手握住婴儿的左肩和腋窝处,右手托住臀部将婴儿身体放于水中。

(3)依次清洗颈下→胸→腹→腋下→上肢→会阴→下肢,酌情使用沐浴露。

(4)协助患儿翻身,依次清洗婴儿颈后→背部→臀部。

4. 洗毕,将婴儿从水中按入水姿势抱出,迅速用大浴巾包裹全身并将水分吸干。

5. 评估婴儿一般情况,对全身各部位从头到脚按顺序检查,重点腋下、脐、腹股沟、会阴部,并给予相应的护理,注意保暖。

6. 用棉签擦干耳朵内水分,依次做好口腔、脐部、臀部护理。

7. 根据需要测量体重,穿好纸尿裤及干净衣物,必要时修剪指／趾甲。

【注意事项】

1. 在婴儿进食后 1~2 小时或进食前进行。

2. 注意保暖,避免受凉;注意水温,防止烫伤;动作轻柔。

3. 沐浴过程中,护士手始终将婴儿握牢,防止坠落伤。不可将婴儿单独放置于操作台上,入水和出水时防止坠落伤。

4. 沐浴过程中,注意观察婴儿面色、呼吸、皮肤、肢体活动等,如有异常,停止操作,及时报告,给予处理。

5. 注意脐部避免污水污染。

6. 不可用力去除婴儿头部皮脂结痂,可用油剂浸润,待痂软化后清洗。

(史 欢 熊晓菊)

第四节 婴儿抚触法

婴儿抚触法(baby touching)是指通过抚触者的双手对婴儿全身各部位皮肤进行有次序的、有手法技巧的抚摸和按触,让大量温和的良好刺激通过皮肤传到中枢神经系统,以产生积极的生理效应,有效促进婴儿生理和情感健康发育的方法。

【目的和作用】

促进婴儿与父母的情感交流,促进神经系统的发育,提高免疫力,加快食物的消化和吸收,减少婴儿哭闹,增加睡眠。

【操作步骤】

1. 评估与准备

(1)评估婴儿身体情况,上次进食时间,尿布污湿情况。

(2)准备

环境准备:关闭门窗,室温 26~28℃,舒适、安静、光线柔和,可播放柔和的音乐。

物品准备:治疗盘;平整、柔软、温暖的操作台;温度计、润肤油、湿纸巾、尿布及衣服、包被。

婴儿准备:安静、清醒,沐浴后或两次喂奶之间。

护士准备:酌情修剪指甲,操作前洗手。

2. 操作方法

(1)核对婴儿信息,向家长解释抚触的目的。

(2)解开婴儿包被和衣服。

(3)将润肤油倒在双手中,搓揉双手温暖后抚触。抚触顺序:头面部→胸部→腹部→上肢→

下肢→背部。

(4)完毕后,包好尿布、穿好衣物及包被。

(5)清理用物,洗手。

【护理要点】

1. 抚触时动作开始轻柔,慢慢增加力度,每个动作重复 4~6 次。

2. 头面部抚触(舒缓脸部紧绷):用两拇指指腹从眉间滑向两侧至发际;从下颌中央向两侧向上滑动呈微笑状;一手轻托婴儿头部,另一手指腹从婴儿一侧前额发际抚向枕后,中指停在耳后乳突部轻压一下;换手,同法抚触另一侧。

3. 胸部抚触(顺畅呼吸循环):一手指腹从胸部的外下方向对侧外上方滑行至肩部,避开乳头;换手,同法抚触另一侧。

4. 腹部抚触(助于肠胃活动):遵循 "I love you" 亲情体验,按顺时针方向按摩腹部,两手指腹交替从婴儿右下腹部抚触至左下腹部(避开脐部和膀胱)。

5. 四肢抚触(增加灵活性、协调性):

(1)两手呈半圆形交替握住婴儿的上臂向腕部滑行,从近端向远端分段挤捏上肢。

(2)两手夹着手臂,从近端向远端轻轻搓滚肌肉群至手腕。

(3)双拇指指腹从手掌心抚触至手指,从手指两侧轻轻提拉每个手指;同法抚触另一侧。

(4)下肢与上肢相同,(从大腿根向足的方向),足与手相同。

6. 背部抚触(舒缓背部肌肉):婴儿取俯卧位,两手掌分别于脊柱两侧由中央向两侧滑动,从背部上端逐渐移到臀部,最后由头顶沿脊椎抚触至臀部。臀部由臀裂顶点向外画爱心状。

【注意事项】

1. 选择适当的时间,避免饥饿和进食 1 小时内进行,最好在婴儿沐浴后进行。

2. 抚触过程中观察婴儿的反应,出现哭闹、肌张力提高、兴奋性增加,肤色改变等,应暂停抚触,根据婴儿情况酌情处理。

3. 抚触时用力适当,避免过轻或过重。

4. 一边抚触一边与婴儿进行语言和目光的交流,亦可播放适合婴儿的音乐。

5. 抚触时间从 5 分钟开始,以后逐渐延长到 15~20 分钟,每天 1~2 次。

(史 欢 熊晓菊)

第五节 管饲喂养法

管饲喂养(tube feeding)是将鼻胃管经鼻腔通过口腔、食管插入胃内,从胃内灌注流食、药物、水和营养物质的方法。

【目的和作用】

经口不能摄取食物的患儿,通过胃管灌注流质食物、水分和药物,以维持患儿营养和治疗的需要。

【评估与准备】

1. 评估患儿腹部的症状和体征。

2. 环境要求：保持适宜的环境温度(26～28℃)，保持安静。

3. 用物准备：治疗碗、一次性药碗、2块纱布、棉签，无菌手套、治疗巾、等渗氯化钠注射液250ml×1瓶、20ml注射器、胶布、胃管、镊子、听诊器、弯盘、别针、记号笔、手电筒、管道标识贴、水杯、水温计、管饲流质(牛奶或药物)、手消毒液。

4. 患儿准备：更换尿布或上厕所，取舒适体位。

5. 护士准备：洗手、戴口罩。

【操作步骤】

1. 携用物至患儿床前，核对医嘱与患儿信息，向家长解释管饲喂养的目的、过程，以取得配合。

2. 检查患儿鼻腔或口腔是否有畸形，破损，息肉等，棉签蘸温开水后清洁患儿鼻腔或口腔，准备胶布。

3. 颌下铺治疗巾、弯盘置患儿下颌角处。

4. 再次核对医嘱与患儿信息。戴无菌手套，取出胃管，测量胃管长度并做好标记。其中，经口插管长度为鼻尖—耳垂—剑突，经鼻插管长度为发际—鼻尖—剑突 +1cm。

5. 检查胃管是否通畅，将生理盐水溶液倒于纱布上，润滑胃管前端。

6. 一手持纱布托住胃管，一手持镊子夹出胃管前端沿患儿鼻腔或口腔轻轻插入，待插到咽喉部时，嘱患儿深吸气并做吞咽动作。为昏迷患儿或小婴儿插胃管时，应先撤去其枕头，使其头向后仰，当胃管插到咽喉部时，将患儿头部托起，使下颌靠近胸骨柄以增大咽喉部通道的弧度，便于胃管顺利通过会厌部。

7. 插至胃管标记处时，停止送管，检查口腔内有无胃管盘曲及胃管是否在胃内。证实胃管在胃内的方法包括：①抽取胃液；②胃管一端放在水中，无气泡溢出；③用空针将少许空气打入胃管中，听诊有气过水声。

8. 检查胃管在胃内后，用胶布固定胃管于患儿鼻翼及颊部，并在胃管的末端贴上标示贴，注明插管的日期、时间并签名。

9. 注射器抽取少量温开水，连接于胃管末端，为患儿注入。

10. 测试管饲流质温度，用注射器抽取管饲流质，并排尽空气，连接胃管接口，缓慢灌入。管饲速度及管饲量视管饲流质的浓度及患儿情况而定，新生儿及小婴儿管饲时，不宜推注，应撤去针栓，将管饲流质注入空针筒以自然引力灌入胃内。

11. 全部流质食物或者药物管饲完成后，再次注入少量温开水。

12. 管饲完毕，关闭胃管末端或将胃管开口反折、包好夹紧，放于枕边。

13. 核对医嘱与患儿信息，安置患儿。

14. 清理用物，洗手，记录管饲流质的名称、液量及管饲时间。

【注意事项】

1. 管饲流质食物与药物必须分开注入。

2. 长期管饲者，应每天做口腔护理2次，一次性胃管按时更换。

(朱慧云　张　璇)

第六节 奶瓶喂养法

奶瓶喂养法(bottlefeeding)是为某些原因不能母乳喂养,且吸吮及吞咽功能健全的婴儿提供充足营养,为生长发育提供支持的方法。

【目的和作用】

提供营养及水分的摄入。

【适应证】

适用于胎龄大于等于 32~34 周以上,吸吮、吞咽和呼吸功能协调的新生儿。

【操作步骤】

1. 评估与准备

(1)评估患儿:口腔黏膜的完整性、病情、吸吮及吞咽情况、腹部的症状和体征等;尿布是否污湿(酌情换尿裤)。

(2)准备

1)环境准备:配奶间洁污分区、定期消毒、专人管理。哺乳间安静舒适,环境温度 26~28℃。

2)物品准备:配奶间备 38~40℃温开水,婴儿配方奶粉,量杯,搅拌勺,水温计,一次性奶瓶,根据胎龄、月龄选择合适奶嘴。酌情备:注射器、婴儿尿布。

治疗车备:医嘱单、执行单;小毛巾/隔奶巾;手消毒剂;垃圾桶;抹布。

3)患儿准备:酌情换尿裤。

4)护士准备:洗手、戴口罩。

2. 操作方法

(1)配奶:根据医嘱奶量配置奶液,选择合适的奶嘴。

(2)核对医嘱与患儿信息、牛奶的种类、量及时间,向家长解释奶瓶喂养目的。

(3)患儿取合适卧位。

(4)确认奶液温度。

(5)喂奶。

(6)喂奶完毕后,患儿取舒适卧位,核对患儿身份信息、整理床单位。

(7)记录吃奶情况、配方奶种类及奶量。

(8)分类处理用物。

【护理要点】

1. 配置奶液时核查奶粉名称、开瓶日期、有效期及配置方法,查看奶粉颜色、性状等。

2. 测量水温,先按医嘱奶量取温开水于奶瓶中,再加适量奶粉,用搅拌勺搅匀后安装奶嘴。注意选择合适的奶嘴。

3. 患儿取右侧卧位,抬高床头 30°;或斜抱患儿,使其头部枕于操作者肘窝处,呈头高足低位。

4. 颌下垫小毛巾/隔奶巾,避免污染患儿衣服和颈部。

5. 右手将奶瓶倾斜,奶嘴内充满奶液,滴 1~2 滴于手腕内试温。

6. 喂奶:轻柔地将奶嘴靠近患儿嘴唇,待患儿张嘴后送入奶嘴让患儿含住吸吮,边喂养边细心观察患儿吸吮、吞咽、呼吸、面色等。

7. 竖抱患儿,将患儿头部靠于操作者肩部,用空心掌由下而上轻拍患儿背部排除胃内积气。

8. 患儿取右侧卧位,抬高床头 30°。

【注意事项】

1. 根据患儿情况选择合适配方奶粉,避免水温过高破坏奶粉中的酶类,奶粉现配现用,配好的奶在 2 小时内食用,以保证营养摄入。

2. 选用适宜的奶嘴:奶嘴的软硬度与奶嘴孔的大小应适宜,奶孔过大,容易引起呛咳、窒息;奶孔过小,患儿吸吮费力、能量消耗大。3~4 个月内的婴儿用的奶嘴,以奶瓶倒置时两奶滴之间稍有间隔为宜。4~6 个月的婴儿宜用奶液能连续滴出的奶嘴。6 个月以上的婴儿可用奶液能较快滴出形成一直线的奶嘴。

3. 防止喂奶时奶液污染患儿衣服和颈部,避免引起皮肤炎症。

4. 测试奶液的温度:奶液的温度应与体温相似。喂养前先将奶液滴在手腕内侧测试温度,若无过热感,则表明温度适宜。

5. 喂奶时注意力集中,耐心喂养。注意观察患儿吸吮力、面色、呼吸状态、有无呛咳、恶心、呕吐,异常时暂停喂养,好转后再喂。喂奶后注意观察患儿有无溢奶、呕吐、腹胀的情况,防止呕吐后引起误吸。

6. 加强奶具卫生,一人一用一消毒。在无冷藏条件下,奶液应分次配制,每次配乳所用奶具等应洗净消毒。

7. 及时调整奶量:婴儿食量存在个体差异,在初次配乳后,要观察婴儿食欲、体重、粪便的性状,随时调整奶量。婴儿获得合理喂养的标志是发育良好,二便正常,食奶后安静。

(史 欢 熊晓菊)

第七节 头皮静脉输液法

头皮静脉输液(scalp intravenous infusion)是将大量无菌溶液或药物直接输入头皮静脉的治疗方法。

【目的和作用】

1. 补充水分及电解质。

2. 增加循环血量。

3. 供给营养物质。

4. 输入药物,治疗疾病。

【适应证】

适用于婴幼儿静脉输液。

【操作方法】

1. 护士准备:着装整洁规范,仪表端庄大方。

2. 操作用物齐全,有效期内。

3. 操作步骤

(1)双人核对医嘱,签字。

(2)核对床号、姓名、住院号、手腕带(开放式询问患儿姓名)。

(3)评估患儿。

(4)洗手,戴口罩。

(5)遵医嘱准备药液,将输液瓶贴倒贴于输液瓶(袋)上。

(6)启开药液瓶盖中心部分,常规消毒输液瓶(袋)注药口。

(7)检查输液器后关闭调节器,取出输液管和通气管针头同时插入输液瓶注药口至针头根部(如为软袋则将输液管插入输液袋注药口至针头根部即可),再次核对。

(8)整理治疗台,再次洗手。

(9)备齐用物至患儿床旁,再次核对。使用 PDA 扫描患儿手腕带及药物标签上的二维码,确认一致。

(10)调整床高至适合护士自身操作高度。根据患儿情况,指导家属配合,协助固定患儿身体及头部。

(11)挂输液瓶(袋),排尽空气,关闭调节器,检查输液管内有无空气。

(12)选择合适静脉,戴手套,铺一次性治疗巾,消毒皮肤 2 遍。

(13)再次核对。排气,关闭调节器,对光检查无气泡。

(14)穿刺

1)操作者左手拇指、食指分别固定绷紧静脉两端皮肤。

2)右手持针在距离静脉最清晰点向后移 0.3cm 左右处呈 15°~30° 角刺入皮肤。

3)将针头稍稍挑起,沿静脉走行方向平行、徐徐刺入。

4)见回血后打开输液器。

5)如无异常,左手固定针柄,右手用胶布固定(第一条固定针柄,第二条固定针头,第三条蝶形固定针柄,第四条固定头皮针),将输液管弯绕于患儿头上适当位置,胶布固定。

(15)根据病情、年龄、药物性质调节输液滴速,一般儿童 20~40 滴 /min。

(16)再次核对,记录输液时间、滴速、签全名,挂于输液架上。

协助患儿取舒适卧位,将病床高度复位,嘱家属照顾好患儿,避免患儿将头皮针拉出。

(17)询问需要,将呼叫器置于患者可及处,行健康宣教。

(18)处理用物,洗手,记录。

【护理要点】

1. 输液过程中,注意观察患儿穿刺部位、面色及一般情况。

2. 告知家属输液时,避免擦碰穿刺部位,避免输液管打折、受压等。

3. 向家属说明年龄、病情及药物性质是决定输液速度的主要因素,不可自行随意调节输液滴速以免发生意外。

4.向患儿家属介绍常见输液反应的症状及防治方法,患儿一旦出现输液反应的表现,应及时告知医护人员。

【注意事项】

1.严格执行无菌操作及查对制度,预防感染及差错事故的发生。

2.根据病情需要合理安排输液顺序,合理分配药物。

3.长期输液患儿,注意保护和合理使用静脉。

4.输液前排尽输液管内空气,药液滴尽及时更换输液或拔针,严防造成空气栓塞。

5.注意药物配伍禁忌,对有刺激性或特殊药物,应确认在静脉内再输入。

6.严格掌握输液的速度。

7.输液过程中要加强巡视,注意观察,做好记录。

8.若采用留置针输液,要严格掌握留置时间。

(朱　杉　李少晗)

第八节　股静脉穿刺法

股静脉穿刺法(femoral vein puncture method)是在小儿疾病的治疗及护理工作中,为明确诊断及治疗、争取抢救时机常需静脉采取血标本以协助诊断的方法。

【目的和作用】

1.采集血标本。

2.抢救时用于快速补液和输血。

【适应证】

外周静脉穿刺困难患儿。

【操作方法】

1.评估患儿身体、检查项目和穿刺部位皮肤情况。

2.准备

(1)环境准备保持适宜的环境温度(26~28℃),保持安静。

(2)物品准备治疗盘、注射器、复合碘消毒棉签或消毒液、无菌棉签、采血管、弯盘、棉球。

(3)患儿准备排空大小便或更换尿布。

(4)护士准备操作前洗手、戴口罩。

3.携用物至床旁,核对患儿信息和医嘱单,向家长解释股静脉穿刺的目的并取得配合。

4.协助患儿取仰卧位,穿刺侧臀部垫高,大腿外展45°,小腿弯曲与大腿成90°角,充分暴露腹股沟穿刺部位,用脱下的一侧裤腿或尿布遮盖会阴部。

5.消毒患儿穿刺部位及护士左手食指,再次核对患儿信息及医嘱单。

6.在患儿腹股沟中、内1/3交界处,以左手食指触及股动脉搏动处,右手持注射器于股动脉搏动点内侧0.3~0.5cm垂直穿刺(或在腹股沟中、内1/3交界处的下方0.5~1cm处以30°~45°向搏动点内侧穿刺),进针深度依据患儿腹股沟皮下脂肪厚度而定。然后边缓慢向上提针边抽回血。

7. 见回血后固定针头,抽取所需血量。

8. 消毒干棉球(签)按压穿刺点,拔出针头,压迫穿刺点 5～10 分钟止血。

9. 取下针头,将血液沿采血管壁缓慢注入。

10. 核对患儿信息及医嘱单,清理用物,洗手,记录。

【护理要点】

1. 必须严格遵守操作规程及无菌操作技术,防止感染。

2. 正确了解股静脉解剖位置,科学选择静脉穿刺点,争取一次穿刺成功,减少患儿痛苦。

3. 进针时,根据患儿皮下脂肪的厚薄来确定进针的深浅度,皮下脂肪少的患儿进针可稍浅,进入针头的 1/2 或 2/3 为宜;皮下脂肪丰富者,可进针头的全部。

4. 正确判断动脉血与静脉血,保证检验结果的准确性。

【注意事项】

1. 有出血倾向、下肢有静脉血栓及血液病患儿,严禁股静脉穿刺。

2. 穿刺误入股动脉时应延长加压时间。避免揉搓,以免引起出血或形成血肿。

3. 穿刺过程中注意观察患儿反应,不宜多次反复穿刺,以免局部形成血肿。

4. 穿刺后观察局部有无活动性出血。

5. 腹股沟处易被大小便污染,穿刺前应充分消毒皮肤。

(陈锦秀 李 艳)

第九节 婴幼儿灌肠法

灌肠(enema)是将一定量的溶液通过肛管,由肛门经直肠灌入结肠,以帮助患者排便、排气。也可借输入的药物,达到确定诊断和进行治疗的目的。

【目的和作用】

1. 促进肠道蠕动,解除便秘,减轻腹胀。

2. 清洁肠道,为检查或手术做准备。

3. 清除肠道有害物质,减轻中毒。

4. 使用镇静剂。

【评估与准备】

1. 评估患儿身体,了解腹胀和排泄情况。

2. 环境要求:保持适宜的环境温度(26～28℃),保持安静。

3. 用物准备:治疗盘、灌肠筒、玻璃接头、各种型号的肛管、血管钳、橡胶单、垫巾、弯盘、卫生纸、手套、润滑剂、量杯、水温计、输液架、便盆、尿布、屏风、灌肠液(溶液温度为 39～41℃)。

4. 患儿准备:排便。

5. 护士准备:操作前洗手、戴口罩。

【操作步骤】

1. 携用物质床旁,核对患儿信息,向家长解释灌肠的目的,关闭门窗,遮挡患儿。

2. 协助患儿取左侧卧位,双腿屈膝脱裤至膝下,臀部移至床沿,将橡胶单与垫巾置于臀下,弯盘置于臀旁,适当遮挡患儿保暖。保留灌肠时需抬高臀部10cm。

3. 挂灌肠筒于输液架上,液面距肛门40~60cm。

4. 再次核对患儿信息,戴手套连接肛管,排尽空气,用止血钳夹管。

5. 润滑肛管前端,分开臀部,显露肛门,将肛管缓缓插入肛门,插入深度根据灌肠目的以及儿童年龄而定,用手固定。不保留灌肠时,小于1岁者插入2.5cm,1~4岁者插入5cm,4~10岁者插入7.5cm,大于等于11岁者插入10cm。保留灌肠时插入10~15cm。

6. 松开止血钳,使液体缓缓流入。观察灌肠液下降速度和患儿情况,若患儿有便意,嘱其深呼吸,适当放低灌肠筒。

7. 灌肠后夹紧肛管,用卫生纸包裹后轻轻拔出,放入弯盘内。药液保留时间因灌肠目的而定。不保留灌肠时,患儿须保留5~10分钟后再排便;保留灌肠时需尽量保留药液1小时以上,如果患儿不能配合,可以用手夹紧患儿两侧臀部。

8. 擦净臀部,取下弯盘,撤去橡胶单与垫巾,安置患儿,整理床单位。

9. 核对患儿信息,清理用物,洗手记录。

【注意事项】

1. 灌肠过程中注意保暖,避免受凉。

2. 灌肠过程中及灌肠后,应注意观察病情,发现面色苍白、异常哭闹、腹胀或排出液为血性时,应立即停止灌肠,并遵医嘱给予处理。

3. 准确测量灌入量与排出量。

(朱慧云　张　璇)

第十节　温箱使用法

温箱(incubator)是新生儿保暖、治疗、抢救的重要场所,对提高新生儿抢救成功率和疾病治疗效果起到至关重要的作用。温箱除保暖外,还兼具湿化、磅体重、生命体征监测、呼吸支持等功能。

【目的与作用】

为新生儿创造一个温度和湿度均相适宜的环境,以保持患儿体温的恒定。

【适应证】

(1)体重小于2000g者。

(2)体温偏低或不升者,如硬肿症等。

(3)需要保护性隔离者,如剥脱性皮炎等。

【操作步骤】

1. 评估与准备

(1)评估患儿,测量体温,了解胎龄、出生体重、日龄、尿布是否污湿(酌情换尿裤)等。

(2)准备 室温26～28℃、预先清洁消毒的备用温箱且电源插头与病房内的电源插座吻合、床单、体温计、酌情备尿裤、手足保护套等。患儿穿单衣、裹尿布。

2.操作方法

(1)携用物至床旁,核对患儿信息与医嘱,向家长解释使用温箱的目的。

(2)检查温箱,备干净床单元。

(3)接通电源,设定箱温,预热温箱。

(4)温箱内温湿度达到设定值,核对患儿信息将患儿置入温箱。

(5)再次核对患儿信息,洗手,记录。

【护理要点】

1.温箱水槽内加入蒸馏水至水位指示线。

2.根据患儿出生体重及日龄设置温箱温度,如表4-6-1所示,维持在适中温度,湿度一般为60%～80%。若患儿体温不升,温箱设置的温度比患儿体温高1～2℃。

表4-6-1 不同出生体重早产儿适中温箱温度

出生体重(g)	温　度			
	35℃	34℃	33℃	32℃
1000	初生10天内	10天后	3周后	5周后
1500	—	初生10天内	10天后	4周后
2000	—	初生2天内	2天后	3周后
2500	—	—	初生2天内	2天后

3.入温箱后酌情清洁皮肤、换尿裤、戴手足保护套。

4.使用肤控模式调节箱温时,将温度探头置患儿腹部较平坦处,常固定于上腹部,设置探头肤温36～36.5℃。

5.体温监测:在最初2小时,0.5～1小时测体温1次,体温稳定后,1～4小时测体温1次,维持患儿体温36.5～37.5℃。

6.患儿达到出温箱条件时,再次核对患儿,予患儿穿好衣物后出温箱。

7.关闭温箱开关、电源开关,清理用物,对温箱进行终末消费后处于备用状态。

【注意事项】

1.使用肤控模式时,防止探头脱落,造成患儿体温不升的假象,导致箱温调节失控。

2.室温维持24～26℃,减少辐射散热,避免放置在阳光直射、热源及冷空气对流处。

3.操作尽量在温箱内集中进行,减少开门次数和时间。

4.预防交叉感染:接触患儿前后,必须手卫生。

5.在使用温箱过程中严格执行操作规程,以保证安全。使用中注意观察患儿情况和温箱状态,出现报警要及时查找原因并予处理,必要时切断电源,请专业人员进行维修。

6.保持温箱的清洁,每天清洁、消毒温箱,并更换蒸馏水,每周更换温箱1次,彻底清洁、消毒,定期进行细菌监测。

【使用报警处理方法】

1. 电源中断报警

原因分析：

(1) 停电。

(2) 供电电源线未连接。

处理措施：

(1) 关闭电源开关,更换备用温箱/辐射台。

(2) 连接好供电电源线。

2. 风机报警

原因分析：

(1) 培养箱风道阻塞。

(2) 风机故障。

处理措施：

(1) 拿开堵塞风道的物品。

(2) 联系仪器修配科或厂家维修。

3. 传感器报警

原因分析：

(1) 皮肤温度传感器未连接。

(2) 温度传感器异常。

处理措施：

(1) 检查皮肤温度传感器连接状况,正确连接皮肤温度传感器。

(2) 联系仪器修配科或厂家维修。

4. 超温报警

原因分析：

(1) 周围环境温度过高。

(2) 开箱时间过长,温箱持续升温使箱内处于高温度情况

处理措施：

(1) 远离热源或降低环境温度。

(2) 开温箱侧窗降低箱内温度,观察箱内温度降至正常时关闭侧窗。

5. 湿度报警

原因分析：

(1) 水槽内水量不足。

(2) 湿度设定值偏差过大。

处理措施：

(1) 加入无菌蒸馏水。

(2) 重新设定相宜湿度。

（丁玲莉　蔡香莲）

第十一节　光　照　疗　法

光照疗法(phototherapy)又称光疗,是一种降低血清未结合胆红素的简单易行的方法,主要通过一定波长的光线使新生儿血液中脂溶性的未结合胆红素转变为水溶性异构体,易于从胆汁和尿液中排出体外,从而降低胆红素水平。光疗的不良反应有发热、腹泻、皮疹、核黄素(维生素 B₂)缺乏、低血钙、贫血、青铜症等,应注意观察。

【目的和作用】

治疗新生儿高胆红素血症,降低血清胆红素浓度。

【适应证】

根据胎龄、生后小时龄、血清总胆红素水平,以及是否存在胆红素脑病风险,确定光疗指征,如表 4-6-2、图 4-6-1 所示。

表 4-6-2　出生体重小于 2500g 的早产儿生后不同时间光疗和换血血清总胆红素参考标准

(mg/dL,1mg/dl=17.1 μ mol/L)

出生体](g)	<24h		24~<48h		48~<721		72~<96h		96~<120h		≥ 120 h	
	光疗	换血	光疗	换血	光疗	换血	光疗	换血	光疗	换血	光疗	换血
<1000	4	8	5	10	6	12	7	12	8	15	8	15
1000~1249	5	10	6	12	7	15	9	15	10	18	10	18
1250~1999	6	10	7	12	9	15	10	15	12	18	12	18
2000~2299	7	12	8	15	10	18	12	20	15	20	14	20
2300~2499	9	12	12	1B	14	20	16	22	17	23	18	23

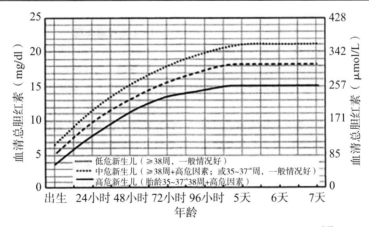

图 4-6-1　胎龄 ≥ 35 周早产儿及足月儿光疗参考标准[47]

【操作步骤】

1.评估与准备

(1)评估患儿,了解患儿孕周、体重、日龄、生命体征、精神反应;皮肤黄染程度和范围,有无涂粉剂或油类,尿布污湿情况;血清胆红素检查结果,新生儿溶血病患儿评估患儿及其母亲血型。

(2)准备 室温26~28℃、遮光眼罩、尿布、手套、脚套、护目眼镜、光疗灯或光疗毯、温箱、温箱遮光罩;医嘱执行单、护理记录单;酌情备尿裤、湿纸巾、指甲剪。患者清洁皮肤,剪短指甲。

2. 操作方法

(1)携用物至床旁,核对患儿信息与医嘱,向家长解释光疗的目的。

(2)检查仪器:检查温箱及光疗灯性能。

(3)患儿全身裸露入温箱,佩戴光疗眼罩,松紧适宜;尿布折小,遮蔽会阴。

(4)置温箱遮光罩,开启光疗灯。

(5)光疗结束后,关闭光疗灯。

(6)患儿出箱后记录出箱时间及灯管停止时间。切断电源,消毒光疗灯,标记清洁消毒时间及日期。

【护理要点】

1. 患儿行光疗时注意清洁皮肤,禁忌在皮肤上涂抹粉剂和油类:酌情修剪患儿指甲防止抓伤皮肤,穿戴手套、脚套。

2. 遵照设备说明调节灯管与患儿的距离,注意观察患儿在温箱中的位置,患儿烦躁时容易移动体位,及时纠正不良体位。

3. 根据患儿体温调节箱温,维持患儿体在36.5~37.2℃,若体温高于37.8℃或低于35℃时暂停光疗。

4. 观察患儿眼罩、尿布有无脱落,会阴部遮盖是否完好,皮肤有无破损。

5. 观察患儿精神反应、四肢肌张力、黄疸程度有无变化并记录。患儿出现烦躁、嗜睡、高热、皮疹、呕吐、拒奶、腹泻及脱水等症状时,及时与医生联系,妥善处理。出现大面积的皮疹或青铜症时停止光疗。

6. 保证水分及营养供给,光疗超过24小时会造成体内核黄素缺乏,遵医嘱补充核黄素,同时防止溶血。

7. 光疗结束后取下眼罩、手套及脚套,检查皮肤黄染消退情况及患儿皮肤有无破损并记录。

【注意事项】

1. 使用前检查光疗灯、抹浮灰。检查灯管使用时间是否达到设备规定时限,使用时间达到设备规定时限时必须更换。

2. 保持灯管及反射板的清洁,每天擦拭,防止灰尘影响光照强度。

(丁玲莉　蔡香莲)

第十二节　新生儿复苏术

新生儿复苏术(neonatal resuscitation)是帮助和保障新生儿出生时平稳过渡的重要生命支持技术,有效的新生儿复苏有助于大幅降低新生儿窒息死亡率和发病率。

【目的和作用】

抢救需要呼吸循环帮助的患儿,维持患儿基础生命支持。

【操作步骤】

1. 评估与准备

(1)评估患儿胎龄,生产方式,羊水、胎盘、脐带情况, Apgar 评分,出生时情况。体温、心率、呼吸、皮肤颜色、肌张力、对刺激的反应等(贯穿在操作过程中)。

(2)准备　产房室温 24～26℃,治疗车用物准备如下(患儿右侧)。

上层:复苏气囊及 3 种型号面罩;吸耳球、一次性医用手套,听诊器,记录单;手消毒液。

气管插管用物:喉镜、气管插管 3 种型号各 1、导丝 1、胶布。

输液用物:无菌治疗巾、止血带、0.5% 碘伏、棉签、预充式冲管液、24G 留置针、透明贴膜。

无菌盘:1∶10000 肾上腺素。

注射器:1ml、10ml、20ml、50ml 各 3 支。

药物:多巴胺、多巴酚丁胺、5% 碳酸氢钠溶液、生理盐水 100ml、5%GS 或 10%GS

下层:黑色 / 黄色垃圾桶、锐器盒。

仪器检查:预热辐射台 32～34℃、2～2.5cm 厚布卷、浴巾;开启心电监护仪至新生儿模式(经皮血氧饱和度探头、电极片 ×3)功能完好,放置于患儿足端;空氧混合仪。

(3)护士准备:操作前洗手、戴口罩。

护士 1:立于患儿头端,负责评估、下达指令、清理口鼻腔分泌物、正压通气。

护士 2:立于患儿右侧,负责心电监护、胸外心脏按压、给药计时并记录。

2. 操作方法

(1)立即通知医生,备齐用物,开启辐射台预热,准备抢救。

(2)快速评估:①足月吗? ②羊水清吗? ③肌张力好吗? ④哭声或呼吸好吗? 如 4 项均为"是",快速彻底擦干,与母亲皮肤接触,进行常规护理。如 4 项中有 1 项为"否",则进入复苏流程,开始初步复苏。

(3)新生儿复苏程序:严格按照 A → B → C → D 步骤进行,顺序不能颠倒(图 4-6-2)。

A 畅通气道→ B 建立呼吸→ C 恢复循环→ D 药物治疗

(4)复苏后监护:生命体征、尿量、肤色、神经系统症状。注意酸碱失衡、电解质紊乱、大小便异常、感染和喂养等问题。生后 5 分钟再次行 Apgar 评分。

(5)整理床单位,取舒适卧位。

(6)清理用物,再次核对抢救药物及医嘱。脱手套,洗手,取口罩。

(7)据实书写抢救护理记录,进行医嘱签字,做好交接班。

【护理要点】

1."评估—决策—措施"的程序在整个复苏过程中不断重复,启动复苏程序后的评估主要基于 3 项指标:呼吸、心率和脉搏血氧饱和度。通过评估这 3 项指标确定每一步骤是否有效,其中心率是最重要的指标。

2. A 畅通气道(小于 30 秒):①保暖:戴手套后用温暖的浴巾(若出生孕周小于等于 32 周或体重小于等于 1500g 者,直接将头部以下全部身体裹在预热的保鲜膜 / 袋内)接患儿置于辐射台。②摆好体位:肩下置 2～2.5cm 肩垫,取"鼻吸气位",即头轻微仰伸位,咽后壁、喉和气管成直线,使其身体无扭曲。③必要时吸净口、咽、鼻分泌物,吸引时间不超过 10 秒,先口后鼻。④擦干:温热干浴巾擦干全身),连接心电监护仪(将血氧饱和度探头连接于患儿右上肢,连接三导联心电极)。

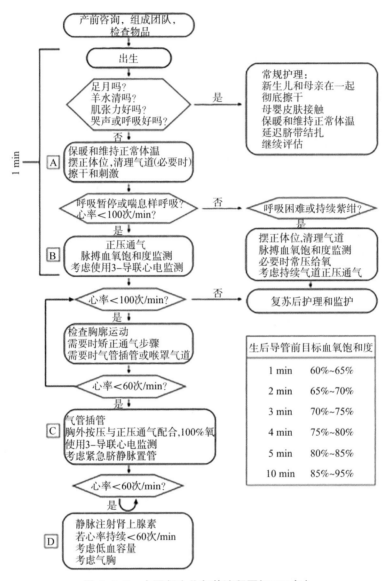

图 4-6-2　中国新生儿复苏流程图(2021 年)

3. B 建立呼吸(60 秒):①触觉刺激:呼吸暂停、心率大于 100 次/min 时,拍打足底和摩擦患儿背部;②正压通气:触觉刺激如无自主呼吸或心率小于 100 次/min,正压通气(面罩)30 秒钟。30 秒钟后再评估,如心率大于等于 100 次/min,出现自主呼吸可观察;如无规律性呼吸或心率小于 100 次/min,调节氧浓度为 100%,配合医生行气管插管正压通气。

4. 正压通气要求:

(1)复苏气囊或 T 组合复苏器连接氧源,氧浓度:早产儿 30%,足月儿 21%,流量 5L/min。

(2)选择合适面罩:完全覆盖患儿口鼻及下巴,不会遮住眼睛,EC 手法固定面罩。

(3)按压气囊频率 40~60 次/min,按压与放松比例 1:2,吸气峰压 15~20cmH$_2$O。呼气末正压 4~6cmH$_2$O(使用复苏囊复苏时无此步骤)。

(4)在最初的 5~10 次正压通气时若发现患儿情况并无明显改善,立即启动"矫正通气步骤",即:M 调整面罩,R 摆正体位,S 吸引口鼻分泌物,O 轻微张口,P 增加压力,A 更改气道(考虑喉罩气道或者气管插管)。

5.C 恢复循环(60 秒钟):气管插管正压通气 30 秒钟后,心率小于 60 次/min,立即给予胸外心脏按压,胸外心脏按压 60 秒钟后评估心率恢复情况。胸外心脏按压要求:

(1)双拇指法:操作者双拇指并排或重叠于患儿胸骨体下 1/3 处,其他手指围绕胸廓托在后背;中食指法:操作者一手中食指按压胸骨体下 1/3 处,另一只手或硬垫支撑患儿背部。

(2)按压频率 120 次/min,胸外心脏按压与正压通气比例为 3:1,即一分钟执行胸外心脏按压 90 次,正压通气 30 次。一人喊口令,两人配合执行。

(3)按压深度为胸廓前后径 1/3,约 1.5cm,超低出生体重儿约 1cm。

6. D 药物治疗

(1)建立有效的静脉通路。

(2)保证药物的应用:胸外心脏按压 30 秒不能恢复正常循环时,遵医嘱静脉给予 1:10000 肾上腺素 0.1~0.3ml/kg 静脉推注,或 0.5~1ml/kg 气管内滴入;根据病情酌情用碳酸氢钠纠正中毒、生理盐水扩容;有休克症状者可给多巴胺或多巴酚丁胺等。

7. 保温　整个过程中应注意患儿的保温,病情稳定后置温箱中保暖,维持患儿肛温 36.5~37.5℃。

【注意事项】

1. 患儿损伤:注意保暖,动作轻柔,防止操作力度过大导致气胸、肋骨骨折和内脏破裂。

2. 密切监测:复苏时密切监护,评估工作应始终贯彻在整个复苏过程中,以便及时调整复苏步骤。

3. 体液污染:复苏过程中,工作人员做好自我防护。

4. 给药错误:抢救过程中执行口头医嘱需要复述两遍,与医生核对无误后方可执行。

5. 过度通气:正压给氧的压力应小于等于 40cmH$_2$O,尽量使用有 T 组合的复苏器进行复苏。

6.用氧副作用:经过 90 秒有效正压通气后,患儿呼吸、心率、血氧饱和度、肤色仍无好转时,可将氧浓度调至 100%。

7. 过度吸引:压力过大、时间过长的吸引,可能刺激患儿咽喉壁,发生迷走神经兴奋引起心动过缓和呼吸暂停。

(丁玲莉　蔡香莲)

第十三节　儿童药物剂量计算

儿童用药的时候,由于身体发育程度不同,用药时需要严格控制用量,过量使用药物带来的副作用如身体乏力、恶心呕吐、头晕头痛等,严重的还可能引起生命危险。

【目的和作用】

儿童药物剂量计算公式,使儿童安全用药。

【操作方法】

1. 按体重计算

此方法是最常用、最基本的计算方法。多数药物已给出每公斤体重、每天或每次用药量,方法易行,故在临广泛应用。

每天(次)剂量 = 患儿体重(kg)× 每天(次)每千克体重所需药量

2. 按体表面积计算

此法计算药物剂量较其他方法更为准确,因其与基础代谢等生理活动的关系更为密切。

每天(次)剂量 = 患儿体表面积(m²)× 每天(次)每平方体表面积所需药量

儿童体表面积可按下列公式计算,也可按"儿童体表面积图或表"(图 4-6-3)求得

体重小于等于 30kg,儿童体表面积(m²)= 体重(kg)× 0.035+0.1

体重大于 30kg,儿童体表面积(m²)=[体重(kg)−30] × 0.02+1.05

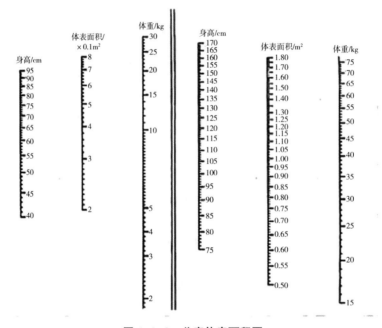

图 4-6-3　儿童体表面积图

3. 按年龄计算

此法简单易行,用于剂量大、不需要十分精确的药物,如营养类药物。

4. 从成人剂量折算

此法仅用于未提供儿童剂量的药物,所得剂量一般偏小,故不常用。

儿童剂量 = 成人剂量 × 儿童体重(kg)/50

【护理要点】

1. 按体重计算法　须连续数日用药者,如抗生素、维生素等,按每天剂量计算,再分 2～3 次服用;临时对症治疗用药者,如退热药、催眠药等,常按每次剂量计算。患儿体重应按实际测

得值为准,若计算结果超出成人量,则以成人量为限。

2.按体表面积计算　计算药物剂量较其他方法更为准确,因其与基础代谢等生理活动的关系更为密切。

【注意事项】

儿童不是成人的缩小版,对药物的耐受性、反应性与成人有明显差异,年龄越小,用药越要小心。

(秦秀丽　赵　馨)

第十四节　儿童口服给药法

口服给药法(administering oral medications)是儿童最常用的给药方法,对患儿身心的不良影响小,只要条件许可,尽量采用口服给药。

【目的和作用】

口服给药法是指药物经口服后被胃肠道吸收入血,通过血液循环到达局部或全身组织,达到治疗疾病的目的。

【适应证】

需口服药物的儿童。

【操作方法】

1.准备工作

(1)药物、药匙、乳钵、研锤、量杯、滴管、药杯、纸巾、纸片、小水壶、小药牌、服药本、发药盘

(2)环境准备　备药环境清洁、安静、有足够的照明。

2.实施

(1)备药　准备好用物,严格执行查对制度。备药顺序是固体→水剂→油剂。根据药物剂型采取不同的取药方法。固体药物用药匙、液体药物用量杯;药液不足1ml时须用滴管15滴为1ml;备好药后,再次查对。

(2)发药　在床旁再次查对正确无误后,将药物分发给患者,服用后收回小药杯;对服药有困难的患者应协助服药。

(3)发药后的处理　药杯消毒处理清洁发药盘、发药车;整理药柜。

【护理要点】

1.婴幼儿通常选用糖浆、混悬剂、水剂或冲剂,也可将药片研碎加少量水或果汁(不超过一茶匙),但任何药物均不可混于奶中或主食哺喂,以免患儿因药物的苦味产生条件反射而拒绝进食。

2.肠溶或时间缓释片剂、胶囊则不可研碎或打开服用,以免破坏药效。

3.可选用滴管或去掉针头的注射器(注意避免与肌内注射和静脉推注的注射器相混淆,以减少用药途径错误)给药。

4.用小药匙喂药,则从婴儿的口角处顺口颊方向慢慢倒入药液,待药液咽下后方将药匙拿

开,以防患儿将药液吐出,每次最多不超过 1ml。此外,可用拇指和示指轻捏双颊,使之吞咽。

5. 婴儿喂药应在喂奶前或两次喂奶间进行,最好抱起婴儿或抬高其头部,避免让婴儿完全平卧或在其哽咽时给药,不可以捏住鼻子强行灌药,以防呛咳。

6. 幼儿及学龄前儿童服药时,可以使用药杯给药,应用坚定的语气以及患儿能听懂的语言,解释服药目的,给药后,及时表扬患儿的合作行为,并可赠予患儿贴纸。

7. 5 岁以上的年长儿,常用片剂或药丸,可鼓励和训练其自己服药,并给予患儿较多的自主性与控制感,可以选择吞药丸或磨成粉末。如选择吞药丸,可以协助患儿将药丸置于舌根,以利于吞咽。不可以欺骗患儿,将药物当成糖果,以免患儿不信任照顾者或造成误服的危险。

8. 青少年服药与成人相似,应尊重患儿隐私权,并说明服药的目的和药物副作用,须确定患儿服完药后才可以离开。

9. 如果患儿有使用鼻胃管或胃造瘘管,口服药物可通过管道注入,不过并非所有药物均适用直接注入十二指肠或空肠。另外,必须是液体或将药片研碎加少量水溶解后才可以通过管道注入,用药后冲洗以保持管道通畅。

【注意事项】

1. 按要求正确发药;严格遵守"三查七对"原则。

2. 意识不清或昏迷患者不宜采用。

3. 吸收较慢且不规则,药效易受胃肠功能及胃肠内容物的影响。

4. 某些药物会对胃肠产生不良刺激作用。

5. 某些药物,如青霉素、胰岛素口服易被破坏而失效,只能注射给药。

（秦秀丽　赵　馨）

第七章 眼科常用诊疗护理操作技术

第一节 视力检测法

视力(visual acuity, VA)即眼的视敏锐度,是辨别最小物像的能力,主要反映黄斑部中心凹的视功能。视力可以分为远视力和近视力。本节主要介绍远视力检查法。

【用物】

1. 视力表。

2. 用物准备 标准视力表、遮眼器、视标指示棒、平面反射镜。

【操作方法】

1. 两眼分别检查,先右后左。

2. 自上向下逐行检查,依次辨认视标的开口方向,能正确辨认的最小一行视标的数字即代表被检查眼的视力。如在 5m 处不能辨认最大的 0.1 视标,可缩短检查距离,直至能辨认 0.1 视标为止,此时被检查眼的视力为 0.1× 距视力表的距离(m)/5m。每个字符的允许辨认时限为 2~3 秒。

3. 戴眼镜者先查裸眼视力,后查戴眼镜的矫正视力。

4. 视力低于 0.01~0.02 者,由被检查者辨认检查者的手指数,记录可辨认手指数的距离。

5. 视力低于眼前指数者,由被检查者辨认检查者的手摆动,记录可辨认手摆动的距离。

6. 视力低于眼前手动者,需进一步做光感检查。

【护理要点】

1. 视力表上的 1.0 视标与取坐卧位的被检查者的眼部等高。

2. 检查距离为 5m,亦可将视力表置于患者座位的后上方,于患者前 2.5m 处放置一平面镜,检查时注视平面镜内反映的视力表。

3. 婴幼儿和学龄前儿童一般不能合作检查视力。

(马剑晴)

第二节 眼压测量法

眼压(intraocular pressure)是指眼球内容物对眼球壁的作用力。眼压的正常值为 10~21mmHg。眼压的测定结果是青光眼诊断的重要依据之一,也是观察病情的发展和判断治疗效果的一项重要指标。

本节主要介绍压陷式眼压计测量法。

【操作方法】

1. 准备用物　希厄茨眼压计,基础护理盘。

2. 表面麻醉,首先选用 5.5g 砝码。被检查者取仰卧位,双眼注视正上方的目标或被检查者举起自己的手指为调试目标。检查者分开患者上、下睑,将已经消毒的眼压计足板垂直置于角膜上,读取指针刻度,此为 5.5g 砝码的刻度值。若指针的刻度小于 3,可加 7.5g 或 10.0g 的砝码,使指针居于刻度 3~7,连续测量 2~3 次,取其平均值,每次刻度值差应小于或等于 0.5。测量完毕后,眼部滴用抗生素眼药水。

3. 根据所用砝码的重量及刻度读数,从计算图或表中查出眼压值,记录为砝码重量 / 刻度读数 = 眼压(mmHg)。

4. 必要时用双砝码检查,即用 5.5g 和 10.0g 或 7.5g 和 15.0g 的砝码测量眼压。根据双砝码测得的两刻度值查表可知眼球壁硬度和实际眼压值。

【护理要点】

1. 测量前做好解释工作,以取得患者的配合。

2. 在测量过程中如需多次测量,每次测量时间不应超过 5 秒。如患者有心率加快、恶心不适立即停止操作,密切观察病情变化。

3. 测量完毕后滴用抗生素眼药水。及时记录测量数据。

(马剑晴)

第三节　滴眼药水法

【目的和作用】

1. 用于预防、治疗眼部疾病。

2. 检查前散瞳、缩瞳及表面麻醉等。

3. 诊断性染色,如荧光造影染色检查角膜上皮缺损、泪道畅通试验等。

【操作方法】

1. 准备用物。棉签、滴眼液、弯盘。

2. 核对医嘱、药物、确认患者身份及眼别。

3. 评估患者全身及眼部情况、合作程度、有无过敏史。告知操作目的及配合事项。

4. 嘱患者头稍后仰,眼向上看,左手将下睑向下方牵拉,右手持滴管或药瓶。

5. 将药液 1~2 滴滴入下结膜囊内。

6. 然后轻轻提上睑,使药液均匀扩散于眼球表面,以干棉签拭干流出的药液,并嘱患者轻轻闭眼 2~3 秒。

【护理要点】

1. 滴药过程中勿倒置滴管,以免药液倒流污染。

2. 操作时动作轻柔,勿压迫眼球。

3. 滴药时滴管至少距离眼睑 1～2cm,勿使滴管末端触及睫毛或眼睑缘部。

4. 副作用较强药物,滴眼后用棉球紧压泪囊部 1～2 分钟,避免药物经泪道流入泪囊和鼻腔后经黏膜吸收而引起全身中毒反应。

5. 易沉淀的混悬液在滴用前应充分摇匀。

【注意事项】

1. 角膜感觉灵敏,避免将药液直接滴在角膜上。

2. 散瞳剂、缩瞳剂需分开放置、分开操作,如一眼使用散瞳剂、一眼使用缩瞳剂,需双人核对,避免滴错眼别造成不良事件。

(马剑晴)

第四节　涂眼药膏法

【目的和作用】

1. 用于预防、治疗眼部疾病。

2. 用于眼睑闭合不全、绷带加压包扎前保护角膜。

【操作方法】

1. 准备用物　玻棒、眼膏、棉签、生理盐水、弯盘。

2. 核对医嘱、药物、确认患者身份及眼别。

3. 评估患者全身及眼部情况、合作程度、有无过敏史。告知操作目的及配合事项。

4. 嘱患者头稍后仰,用棉签拉开下眼睑,嘱患者向上看,用消毒玻璃棒蘸少许眼膏,玻璃棒与眼睑平行,自颞侧放入穹窿部,嘱患者闭眼,然后将玻璃棒由外眦抽出,轻轻闭合眼睑。

【护理要点】

1. 注意玻璃棒的完整性,两端必须光滑,以免损伤角膜。

2. 操作时动作轻柔,勿压迫眼球。勿使眼膏管口端触及睫毛或眼睑缘部。

3. 药膏黏附睫毛或角膜,可影响视力,一般只限于晚间睡前使用。

【注意事项】

1. 角膜溃疡、眼球穿通伤的患者勿涂眼膏。

2. 用药后注意观察药物副作用,使用散瞳剂、缩瞳剂要特别观察药物毒副反应。

(马剑晴)

第五节　结膜囊冲洗法

结膜囊是由睑结膜、球结膜、穹窿结膜这三部分结膜形成的一个以睑裂为开口的囊状间隙。应用冲洗液冲洗结膜囊是眼科重要的护理操作。

【目的和作用】

1.结膜囊内有大量的分泌物、异物。

2.特殊检查前洗眼及化学性烧伤后紧急冲洗。

3.眼科手术的术前常规准备。

【操作方法】

1.准备用物

(1)眼部冲洗液、洗眼壶、受水器、棉签、无菌垫巾、手套、弯盘。

(2)术前结膜囊冲洗还需备眼垫、胶布。

2.做好患者的心理护理,说明治疗的目的,使之能密切配合治疗。

3.核对医嘱、药物、确认患者身份及眼别。

4.评估患者全身及眼部情况、合作程度。术前结膜囊冲洗需检查眼睑及周围皮肤、结膜有无充血水肿、炎性分泌物等表现,及时与医生联系。

5.患者取仰卧位或坐位,头向冲洗侧倾斜,将受水器紧贴待洗眼的面颊部,由患者自持。

6.先清洗眼周皮肤,用左手分开患者的上、下眼睑,右手持洗眼壶,距眼球 10～15cm。冲洗时先使水流冲于面颊部,然后再移至眼部,进行结膜囊冲洗,距离由近至远以增大水的冲力。

7.嘱患者将眼球向各个方向转动,并将上、下眼睑翻开,使结膜囊各部分暴露,彻底冲洗。

8.冲洗完毕后用消毒棉签擦净眼睑及面部的残余冲洗液。取下患者自持的受水器。

【护理要点】

1.洗眼时,要防止洗眼壶触及眼睑、睫毛。

2.洗眼壶冲洗时不宜过高或过低,冲洗时间和冲洗液量要达到要求。

3.角膜的感觉极为敏感,冲洗的水流切勿直接冲于其上。

4.冲洗液应保持适宜的温度,一般以 35～40℃为宜。冲洗完毕用无菌纱布包盖患眼。

5.翻转眼睑动作要轻柔,角膜溃疡、眼球穿通伤的结膜囊冲洗需谨遵医嘱。

【注意事项】

1.对有角膜裂伤或角膜溃疡的眼球,冲洗时勿施加压力,以防眼内容物脱出。

2.冲洗传染性眼病患者的用具在使用后应彻底消毒。

3.对于不合作和眼部刺激症状严重的患者,先做表面麻醉后再行冲洗。

(马剑晴)

第六节　泪道冲洗法

从泪点到泪小管与泪囊交界处的导管管径很窄,直径仅为 0.5mm,且位置表浅,并与结膜囊沟通,易受炎症和外伤等因素的影响而发生狭窄或阻塞。

【目的和作用】

1.用于检查泪道是否通畅,确定堵塞部位,为泪道疾病诊断和治疗提供临床依据。

2.内眼或泪道手术前常规准备,了解泪道有无炎症,预防术后感染。

3. 用于泪道注入抗生素治疗有手术禁忌证的慢性泪囊炎。

4. 泪道手术后,清除泪道分泌物,评估泪道手术效果。

【操作方法】

1. 准备用物　泪道冲洗器、泪点扩张器、表面麻醉剂、抗生素滴眼液、棉签、受水器、弯盘。

2. 核对医嘱、药物、确认患者身份及眼别　做好患者的心理护理,说明治疗的目的,使之能密切配合治疗。

3. 评估患者全身及眼部情况、合作程度　评估眼部有无分泌物、有无溢泪、有无结膜充血、泪囊区有无红肿、泪小点是否完整、是否狭小。

4. 患者取靠椅背坐位或卧床仰卧位,以手指或棉棒挤压泪囊部位,排出泪囊内积液、脓液。

5. 滴表面麻醉剂 2 次于泪点处或以棉棒浸表面麻醉液后夹于上、下泪点间数分钟。

6. 将受水器紧贴待洗眼的面颊部,由患者自持。

7. 在良好的照明下,取泪道冲洗器,内配备生理盐水或抗生素溶液,嘱患者头部微向后仰,固定不动,向上注视。将下睑向外下方牵拉,暴露下泪点,将冲洗针头垂直插入泪点约 1~2 mm,然后转为水平方向向鼻侧进入泪小管内 3~5mm,缓慢注入药液后仔细观察泪点溢出情况,并询问患者鼻咽部是否有水。

8. 冲洗完毕后用消毒棉签擦净眼睑及面部的残余冲洗液。取下患者自持的受水器。

9. 记录冲洗情况,包括何处进针、有无阻力、冲洗液反流情况,是否伴有分泌物以及性质、量等。

10. 冲洗结果判断

(1) 泪道通畅时,药液从鼻前孔流出或经后鼻孔流入咽部。

(2) 泪道狭窄者,则只有少量溶液流入咽部,大部分则从上泪点或下泪点流出。

(3) 若上冲下溢或下冲上溢,则表明泪总管阻塞或泪囊完全闭锁(记录为下冲上返或上冲下返)。

(4) 若药液由原下泪点溢出,表明该泪小管阻塞,应再自上泪点进入冲洗(记录为上、下冲均原返、或下冲原返上冲通畅)。

(5) 患慢性泪囊炎者,可见脓液或黏液返流。

【护理要点】

1. 冲洗泪道不通畅或阻力很大时,应询问患者病情,如无流泪史,应将针头轻轻转动冲洗,因有时针头被泪小管黏液或皱褶所阻塞而产生不通的假象。

2. 因泪点狭窄而导致冲洗针头不能进入时,可先用泪点扩张器扩张泪点。

3. 操作时要谨慎、细心,冲洗针头前进时,不宜施以暴力。

【注意事项】

1. 冲洗过程注意观察患者情况,有无出现脸色苍白、出冷汗、晕厥等。

2. 急性结膜炎、急性泪囊炎、慢性泪囊炎急性发作期、眼球穿通伤等禁止冲洗泪道。

(马剑晴)

第八章 耳鼻咽喉－头颈外科常用护理操作技术

第一节 外耳道滴药法

【目的和作用】

1. 治疗中耳炎及外耳道炎。

2. 软化耵聍。

3. 麻醉或杀死外耳道昆虫类异物。

【操作方法】

1. 评估要点

(1) 患者的配合程度。

(2) 患者外耳道状况,有无渗液渗脓。

2. 物品准备

(1) 治疗盘。滴耳剂,细棉签。

(2) 医嘱单、治疗单、快速手消毒剂、医用垃圾桶。

3. 核对医嘱,备齐用物。

4. 核对床号、姓名、住院号、手腕带与床头卡信息一致,评估患者。协助患者取侧卧,患耳向上。先用细棉签蘸 3% 过氧化氢并拭净外耳道分泌物,然后拭干。

5. 顺外耳道后壁缓缓滴入药液 2~3 滴,然后轻轻按压耳屏数次,以造成外耳道空气压力的变化,驱使药液进入中耳腔。

6. 保持体位 3~4 分钟,使药液与中耳腔充分接触。然后塞一消毒棉球于外耳道口,坐起。

7. 如遇耵聍栓塞,可直接滴入药液,每次药量可稍多,每天 5~6 次,3 天后行外耳道冲洗或取除。

8. 遇外耳道昆虫类异物,可滴入乙醚、乙醇或氯仿(有鼓膜穿孔者不用)使其麻醉,或滴入植物油类,使其窒息,然后冲出或取出。

9. 再次核对,询问患者需要。

10. 处理用物,洗手。

【护理要点】

1. 告知患者操作中的配合事项。

2. 观察用药后患者的情况有无出现迷路反应,如眩晕、眼球震颤等。

3. 若患者自己滴药,指导以对侧手指牵引耳郭,同侧手指持滴药管滴药。

4. 有鼓膜穿孔者禁忌耳部滴药。

【注意事项】

1. 滴耳药液温度不可太低,否则可刺激内耳发生眩晕。

2. 滴药时,滴药管口不要接触耳部,以免污染药水。

(周　敏)

第二节　外耳道冲洗法

【目的和作用】

冲洗出外耳道已软化的盯聍或不易取出的微小异物等。

【操作方法】

1. 评估要点

(1)患者的配合程度。

(2)患者外耳道及鼓膜是否有炎症。

(3)患者鼓膜是否穿孔或中耳是否流脓。

2. 物品准备

(1)治疗盘　温生理盐水、耳注洗器、深弯盘、细棉签、治疗巾。

(2)其他　光源、额镜、医嘱单、治疗单、快速手消毒剂、医用垃圾桶。

3. 核对医嘱,备齐用物。

4. 核对床号、姓名、住院号、手腕带与床头卡信息一致,评估患者,核对冲洗耳别。

5. 洗手,戴口罩。取坐位,头略偏向对侧,患耳稍向上,同侧颈部及肩部围以治疗巾,患者手托弯盘紧贴耳垂下方颈部皮肤,以便冲洗时水可流入弯盘。

6. 左手将耳郭向后上牵拉,使外耳道成一直线。右手持耳注洗器,将温生理盐水朝外耳道上壁方向注入。用力不可过猛,亦不可将注洗器头紧塞外耳道内,以致水不能流出,更不可正对鼓膜冲击,以免引起鼓膜损伤。

7. 冲洗后用干棉签拭净,并用75%乙醇棉签消毒外耳道,检查外耳道及鼓膜有无损伤,有则请医生处理。

8. 再次核对,询问患者需要。

9. 处理用物。洗手,取口罩。

10. 记录。

【护理要点】

1. 告知患者操作中的配合事项。

2. 如盯聍一次冲洗不净,须继续滴药,软化后再冲洗,至洗净为止。

3. 如系婴幼儿则将耳郭向后下牵拉。

【注意事项】

1. 冲洗用生理盐水过冷、过热均可引起眩晕。

2. 鼓膜及外耳道炎症期间慎用外耳道冲洗法。

3.已知鼓膜穿孔或有中耳流脓史者禁用外耳道冲洗法。

（周　敏）

第三节　鼻腔冲洗法

【目的和作用】

1.减轻鼻腔充血状态。

2.促进鼻腔的功能恢复。

3.促进鼻腔分泌物的排出。

4.清洗过敏原、炎性分泌物，湿润干燥黏膜，防止进一步感染。

【操作方法】

1.评估要点

(1)评估患者的身体状况。

(2)评估患者的配合程度。

2.物品准备

(1)治疗盘　鼻腔冲洗器、鼻腔冲洗剂、生理盐水 1000～2000ml。

(2)其他　医嘱单、治疗单、纸巾、医用垃圾桶、生活垃圾桶。

3.核对医嘱，备齐用物。

4.核对患者床号、姓名、住院号、手腕带，评估患者。

5.洗手，戴口罩。再次核对患者，协助取立位或半坐位，低头向前倾30°。

6.将冲洗器之橄榄头放入一侧鼻前庭，其另一端放入盛有冲洗液的容器内。用手轻压冲洗器，使冲洗液缓慢冲入鼻腔，由另一侧鼻孔流出，两侧交替进行。

7.冲洗时压力不可过大，避免做吞咽动作，以免引起耳部并发症。

8.冲洗应从堵塞较重侧开始，再冲洗对侧。

9.冲洗时观察患者反应，如出现咳嗽、呕吐、喷嚏等不适症状，应立即停止，稍待片刻后再冲洗，并观察引流液的颜色、性质。

10.再次核对，询问患者需要。

11.处理用物，洗手，取口罩。

【护理要点】

1.宣教鼻腔冲洗的目的及操作中的配合事项。

2.告知在行鼻腔冲洗时勿说话，以免引起呛咳。

3.冲洗完毕禁忌擤鼻过猛或同时紧捏两侧鼻孔用力擤鼻，以免导致中耳炎。

4.指导患者正确配制冲洗液及告知冲洗的次数、周期。

【注意事项】

1.冲洗液温度需接近体温，不能太热或太冷。

2.鼻腔有急性炎症时禁用，以免炎症扩散。

（周　敏）

第四节 鼻腔滴药法

【目的和作用】

1. 保持鼻腔引流通畅,消除炎症、减轻水肿、改善通气功能,达到治疗目的。

2. 保持鼻腔润滑,防止干燥结痂。

3. 保持鼻腔内纱条润滑,以利抽取。

【操作方法】

1. 评估要点

(1)评估患者的身体状况,有无高血压及颈椎病等慢性病。

(2)评估药物使用的注意事项。

2. 物品准备

(1)治疗盘 滴鼻剂、棉签、小药杯盛生理盐水。

(2)其他 医嘱单、治疗单、快速手消毒剂、纸巾等。

3. 核对医嘱,备齐用物。

4. 核对床号、姓名、住院号、手腕带与床头卡信息一致,评估患者。向患者解释操作目的,嘱其先将鼻涕轻轻擤出,用纸巾擦净分泌物。

5. 洗手,携用物至患者床边,再次核对。

6. 用生理盐水棉签清理鼻腔,检查鼻腔情况。

7. 协助患者取合适的卧位,一般取坐位、头尽量后仰或仰卧位、头向后仰,悬于床沿下,鼻部低于口和咽部的位置,再次核对。左手轻推患者鼻尖,以充分暴露鼻腔,右手持滴鼻剂药瓶距患者鼻孔约 2cm 处,轻滴药液 3~4 滴。轻捏鼻翼,使药液均匀分布于鼻腔黏膜。注意高血压,颈椎病的患者及老人取平卧位,肩下垫软枕。

8. 保持原卧位约 5 分钟后,患者方能坐起或行患侧卧位,使药液能进入患侧的前组鼻窦内。

9. 如有药液流出可用纸巾擦净。

10. 再次核对,协助患者取舒适卧位。询问患者需要。

11. 处理用物,洗手。

【护理要点】

1. 告知操作中的配合事项。

2. 告知药液疗效及使用注意事项。

【注意事项】

1. 滴药时,滴药管口不要接触鼻部,以免污染药水。

2. 慎用麻黄素滴鼻剂。

（周 敏）

第九章 老年护理操作技术

第一节 老年人轮椅与助行器使用技术

轮 椅

轮椅(wheelchair)是替代人体下肢功能障碍、克服行走困难的代步工具,是生活中常见的移动辅助器。轮椅可以帮助代偿老年人行走功能,辅助老年人完成室内外移动,以提高其生活自理能力,增加其参与社会活动,从而改善生活质量。

【目的和作用】

1. 对于借助各种助行器也难以步行的老年人,具有代替步行的作用。

2. 进一步开展身体训练,提高老年人独立生活能力和参加社会活动能力,改善生活质量。

【适应证】

1. 运动系统下肢伤病或神经系统伤病导致步行功能减退或丧失者。

2. 严重的心脏病或其他疾患引起全身性衰竭者。

3. 中枢神经疾患独立步行有危险者。

4. 老人行走困难容易出现意外者。

5. 脊髓损伤、下肢伤残、颅脑损伤、脑卒中偏瘫、骨关节疾病、年老体弱者。

【操作方法】

1. 评估与准备工作

(1) 了解患病情况及合作程度。

(2) 评估意识状态、生命体征、肌肉力量、损伤部位及肢体受限情况。

(3) 检查轮椅的功能。

2. 基本操作流程

(1) 确保换乘轮椅的空间无障碍,根据需要增加坐垫或靠垫等。

(2) 将轮椅推至床边,与床呈 30°~45°,固定轮椅刹车,翻起脚踏板。

(3) 协助老年患者坐于轮椅正中位置,背向后靠并抬头,髋关节保持在 90° 左右,双脚放于脚踏板上。不能保持平衡者,加系安全带固定。

(4) 推轮椅时,注意双手用力均匀、平稳,避免颠簸。

(5) 乘坐电梯时,确保老年患者面向电梯门,勿用轮椅撞门或障碍物。

(6) 下轮椅时,将轮椅推至床边,固定轮椅,翻起踏脚板,扶老年患者站起,转身,慢慢坐回床缘,扶上床。

【护理要点】

1.告知居家老年患者乘坐轮椅尽量靠后坐,勿向前倾身或自行下轮椅,以免跌倒。

2.告知居家老年患者及照护者乘坐轮椅下坡时,严禁使用驻立刹车,应倒行,速度要慢。

3.指导居家老年患者及照护者定期检查轮椅的零部件,如有松动及时修理。

4.教会老年患者及照护者轮椅制动装置的使用方法。

【注意事项】

1.严禁踩踏脚踏板上下轮椅,严禁未刹车上下轮椅。

2.乘坐轮椅时间较长者,每隔 30 分钟进行臀部减压 1 次。

助 行 器

助行器(walking aids)是辅助人体支持体重、保持平衡和行走的工具。根据工作原理和功能的不同分为:无动力式助行器、动力式助行器、功能电刺激助行器。

【目的和作用】

助行器主要用于老年人保持站立、行走等功能补偿和支撑。当老年人出现站立行走困难时,助行器可以辅助身体支撑、辅助站立行走、辅助蹲起或坐起等,起到移动安全的保护作用。

【适应证】

主要适用于步态不稳、下肢缩短、一侧下肢不能支撑或步态不平衡的患者。

【操作方法】

1.评估与准备工作

(1)了解患病情况、跌倒史及合作程度。

(2)评估意识状态、视力及听力、肢体功能及助行器使用情况。

(3)检查活动环境的安全性,宽敞、明亮,路面平整、无障碍。

(4)检查助行器扶手完好、防滑,固定牢固,四个脚轮高度相同、平稳。

2.基本操作流程

(1)测量和调节助行器高度。嘱老年患者自然站立,股骨大转子到地面的高度为助行器扶手的高度。

(2)将助行器置于老年患者身体正前方。

(3)协助老年患者坐于床边,双足着地,目视前方,重心稍微前倾,双上肢力量支撑身体缓慢站起。

(4)协助老年患者双手握住助行器的扶手,保护其腰部。

(5)嘱老年患者双上肢肘关节弯曲约 150°,慢慢将重心稳落至助行器上,使助行器保持平稳。

(6)提起助行器置于老年患者身前约一步远的距离,嘱老年患者迈出患侧或肌力较差的肢体,足跟落于助行器后支架位置,再移动健侧肢体跟进。

(7)嘱老年患者重复以上动作,起步时足尖抬高,着地时先足跟再足尖,稳步前进。

【护理要点】

1.告知居家老年患者行走时不要将助行器放得过远,不超过行走约 1 步的距离,否则容易跌倒;步行速度不宜太快,步幅要小。

2. 告知居家老年患者及照护者,坐下或起身时不要依靠在助行器上,容易发生助行器倾斜,造成跌倒。

3. 指导老年患者使用助行器时,选择合适的防滑鞋子,不要穿拖鞋。

【注意事项】

1. 定期检查支架底部衬垫,出现老化、松脱、裂纹或腐蚀及时更换。

2. 行走前确保立位的平衡。

(彭　颖)

第二节　个人卫生清洁训练技术

经过长年的外界刺激,人体的皮肤逐渐老化,生理功能和抵抗力降低,发生各种不适甚至皮肤疾病的机会逐渐增多。因此保持皮肤清洁、保证衣着卫生,是老年人生活中不可缺少的内容。

【目的和作用】

通过个人卫生清洁训练技术,改善患者保持清洁的能力,提高老年人生活质量,保护老年人尊严。

【适应证】

因各种原因导致躯体功能障碍的老年人或躯体残疾者。

【操作方法】

1. 评估与观察要点

(1)了解患病情况及合作程度。

(2)评估肢体活动能力、管路位置及固定情况。

(3)评估皮肤完整性、清洁需求及大小便自理能力。

2. 基本操作流程

(1)协助梳头、洗脸及口腔清洁

1)选择长把梳子,用健侧手梳头。

2)选用温水洗脸,重点清洗眼周、口唇及鼻周的污垢。

3)协助把湿毛巾绕在水龙头上拧干。

4)选择塑料杯,用健侧手刷牙漱口。

5)必要时给予口腔护理。

(2)协助擦浴

1)浴室地面放防滑垫,嘱其穿防滑鞋。

2)室温控制在 24～26℃。

3)水温控制在 38～42℃,嘱其用健侧肢体测试水温。

4)按面部—颈部—肩部—胸腹部—上肢—背部—腰部—腿部—足部顺序擦洗。

5)协助更换清洁衣物。

(3)协助如厕

1)协助或用轮椅至卫生间。

2)将卫生纸缠绕在手上从前至后擦拭。

3)协助穿脱裤子。

【护理要点】

1.指导擦浴时使用手套式毛巾及长柄浴刷的方法。

2.教会个人卫生清洁的方法。

【注意事项】

1.清洁时光线适宜,保暖,保护隐私,保证安全。

2.避免空腹或饱餐后30分钟内洗澡或擦浴,不宜独自浴缸洗浴。

3.如厕时选择坐便。

4.防止管路扭曲、受压、打折或滑脱。

5.发现不适时及时停止操作。

（彭　颖）

第三节　穿衣训练技术

衣物的穿脱是日常生活活动不可缺少的动作。对有身体功能障碍而不能完成衣物穿脱动作的护理对象,只要能保持坐位平衡,有一定的协调性和准确性,即应当指导他们进行衣服的穿脱训练,以恢复生活自理能力。

【目的和作用】

通过穿衣训练技术,提高肢体功能障碍的老年人生活自理能力,提高老年人生活质量,保护老年人尊严。

【适应证】

因各种原因导致躯体功能障碍的老年人或躯体残疾者。

【操作方法】

1.评估与观察要点

(1)了解患病情况及合作程度。

(2)评估肢体活动能力、管路位置及固定情况。

(3)评估环境温度。

2.基本操作流程

(1)协助穿脱上衣

1)穿上衣时,先穿患侧上肢,再穿健侧上肢。

2)用健侧手将患肢套进衣袖并拉至肩峰。

3)用健侧手拉衣领至健侧肩部斜上方,将健侧上肢穿入另一个衣袖。

4)系好衣扣并整理。

5)脱上衣时,先脱健侧上肢,再脱患侧上肢。

(2)协助穿脱裤子

1)穿裤子时,先穿患侧下肢,再穿健侧下肢。

2)健手将患侧腿抬起置于健侧腿上,再用健侧手穿患侧裤腿,拉裤腰至膝以上,放下患侧腿。

3)将健侧裤腿拉至膝上。

4)抬臀或站起向上拉至腰部,整理衣裤。

5)脱裤子时,嘱其先松解皮带或腰带,脱健侧下肢,再脱患侧下肢。

(3)协助穿脱袜子和鞋

1)抬起患侧腿,置于健侧腿上,用健侧手为患足穿袜子和鞋。

2)用同样方法穿上健侧的袜子和鞋。

3)脱袜子和鞋时,先脱健侧,再脱患侧。

【护理要点】

1.告知穿脱衣裤、鞋袜的注意事项。

2.教会穿脱衣裤、鞋袜的方法。

【注意事项】

1.尽量选择宽松开衫上衣、松紧带式裤子。

2.不宜选择系带的鞋子。

3.坐位穿脱衣时,注意保持平衡。

(彭　颖)

第四节　体位转移技术

体位转移(posture transfer)是指人体从一种姿势转移到另一种姿势的过程,包括卧→坐→站→行走,是提高患者自身或在他人的辅助下完成体位转移能力的锻炼方法。

【目的和作用】

教会肢体障碍患者从卧位到坐位、从坐位到立位、从床到椅、从轮椅到卫生间的各种转移方法,使他们能够独立地完成各项日常生活活动,从而提高其生存质量。

【适应证】

因各种原因导致躯体功能障碍的老年人或躯体残疾者。

【操作方法】

1.准备工作

(1)用物准备:枕头4个(厚2个、薄2个)、手消毒剂。

(2)核对床号、姓名、住院号、手腕带(开放式询问患者姓名)。

2.操作方法

(1)床上移动要点　患者仰卧,健足置于患足下方;健手将患手固定在胸前,利用健侧下肢将患侧下肢起向一侧移动;用健足和肩支起臀部,同时将臀部移向同侧;臀部侧方移动完毕后,再将肩、头向同方向移动。

(2)仰卧位　头部垫薄枕,患侧肩胛和上肢下垫一长枕,上臂旋后,肘与腕均伸直,掌心向上,手指伸展位,整个上肢平放于枕上;患侧髋下、臀部、大腿外侧放垫枕,防止下肢外展、外旋;膝下稍垫起,保持伸展微屈。头稍偏向患侧。

(3)患侧卧位　患侧在下,健侧在上,头部垫枕,背后垫枕,使躯干侧卧,患臂外展前伸旋后,患肩向前伸展,以避免受压和后缩;前臂旋后,肘与腕均伸直,掌心向上;患侧下肢轻度屈曲位放在床上,健腿屈髋屈膝向前放于长枕上,健侧上肢放松,放在胸前的枕上或躯干上。

(4)健侧卧位　健侧在下,患侧在上,头部垫枕,患侧上肢伸展位置于枕上,使患侧肩胛骨向前向外伸,前臂旋前,手指伸展,掌心向下;患侧下肢取轻度屈曲位,放于长枕上,患侧踝关节不能内翻悬在枕头边缘,防止足内翻下垂。

【护理要点】

1.评估与观察要点

(1)了解患病情况及合作程度。

(2)评估意识状态、肢体活动及平衡情况。

(3)评估管路位置及固定情况。

2.康复护理要点

(1)协助佩戴保护性支具。

(2)嘱其屈髋屈膝后向下床侧翻身,双腿放置床下,用手掌支撑床面,抬起上身,直至坐起。

(3)嘱其双臂抱住护士颈部或放于肩胛部,辅助一起向前向上用力,完成抬臀、伸腿至站立,完成辅助坐—站转移。

(4)协助其双手手指交叉、屈髋、身体前倾,重心移至双腿,然后做抬臀站起动作,完成主动坐—站转移。

(5)将椅与床成30°~45°,协助其以足为轴旋转躯干转向椅子,臀部正对椅子坐下,完成床—椅转移。

3.指导要点

(1)告知转移的目的及方法。

(2)告知肢体障碍者转移的注意事项。

(3)教会安全使用轮椅方法。

【注意事项】

1.给予安全防护,避免碰伤肢体、臀部及踝部皮肤,预防跌倒。

2.防止管路扭曲、受压、打折或滑脱。

(彭　颖)

第五篇　临床常用辅助检查技术

第一章　临床常用检查正常值及意义

第一节　检验患者采集前准备、标本采集和送检注意事项

【受检者的准备】

有些检验项目,如果受检者准备不当,分析结果则不可靠,甚至误导临床。临床护士有责任向患者告知该项检验的准备要点,嘱受检者遵照执行。做好标本采集准备,须避免以下影响因素:

1. 生理因素的影响

(1)运动:运动后会引起血清 CK、AST、LDH、ALP 的升高,剧烈运动还可致 RBC、WBC、Hb 明显升高。为减少运动对检验结果的影响,一般主张在清晨抽血,住院受检者可在起床前抽血,匆忙起床到门诊的受检者应至少休息 15 分钟后采血。

(2)精神因素:紧张、情绪激动可影响神经—内分泌功能,致使血清非酯化脂肪酸乳酸、血糖等升高。

(3)饮食:进食后对某些检验项目有明显影响,餐后对 CHE、CK、GLU、TG 等影响非常显著,但对 TP、Alb、ALT、ALP、LDH、AMY、Ca^{2+}、BUN、Cr 等指标无明显影响。建议最好在早晨空腹抽血,必要时在进食 4~6 小时后抽血,血脂检查必须空腹 12 小时后抽血(检查前三天禁食肉、蛋、奶),紧急及特殊受检者可根据需要随时抽血。

(4)体位及采血部位:体位或采血部位的改变可引起某些检验项目指标如 K^+、Ca^{2+}、Fe^{2+}、TP、ALP、T-Chol 等的变化。Na、Cl、BUN、Cr、GLU 差别不明显。为此建议,统一用坐位、静脉血。

(5)时间:在一天之中,人的代谢总是波动的,其代谢率并非是同一水平,不同时间对某些项目检测结果有明显影响,如在进行 ESR、RBC、WBC 等计数时,上午、下午有些波动。因此,为了反映受检者的临床状态,建议下次复查时应在上次检查的同一时间进行。

(6)生理状况:有些检测结果受患者生理状况影响,如:女性生殖激素与月经周期密切相关;胆固醇在经前期最高,排卵时最低;纤维蛋白原在经前期最高;血浆蛋白在排卵时减少;生长激素于入睡后出现短时高峰;胆红素、血清铁以清晨最高;血 Ca^{2+} 往往在中午出现最低值。

2. 药物的影响

药物本身或它的代谢产物,可以对化学测定的很多步骤产生干扰,因药物的参与使反应和检测条件发生了改变,直接影响了结果的准确性。护士应避免在静脉输液时和用药 4 小时以内采集检验标本,必要时停药后再查,以防药物的干扰作用。

【标本的采集】

要想测得的检验结果真实地反映受检者的临床状态,送检标本的正确与否是一个关键因素。如果标本不符合要求,其结果也就不准确。

1. 标本采集

(1)空腹抽血项目的标本,应当空腹抽血。如果患者进食后采血,就会对 TG、CK、CHE、GLU 等检验项目有明显影响。

(2)避免受检者输液过程中,从同侧肢体抽血,甚至从输液管中取"血",严重影响检验结果。

(3)需准确抽血量项目的标本,若抽血量不准确,会严重影响检测结果。如 ESR、血黏度、血培养、血常规等。

(4)微丝蚴检测采血必须在夜间,最好是患者熟睡时,以 22 点至次日凌晨 2 点为最佳。

(5)当使用多种试管采血时依不含添加剂试管、抗凝管次序进行,具体顺序:血培养瓶→红头管→蓝头管、黑头管→黄头管→绿头管、灰头管→紫头管→其他

(6)尿标本留取:晨尿指清晨第 1 次尿;餐后尿为收集进餐后 2 小时尿,主要用于了解葡萄糖代谢,筛查隐性糖尿病或轻症糖尿病。采集计时尿,在排空尿液的同时计时,规定时间到达时留尿。

(7)精液标本留取:禁欲 3 ~ 5 天后采集精液,精液标本应全量收集于干燥、清洁的容器内,30 分钟内保温运送。

(8)血培养应在发热初期或寒战时采血。静脉穿刺部位皮肤应用灭菌消毒剂仔细消毒,待消毒剂蒸发后抽血。成人每次 10mL;儿童 2 ~ 5mL;婴儿及新生儿通常最多只能采集到 1 ~ 2mL。一般要求选择在应用抗生素治疗之前,对已用药而不能终止的患者,也应在下次用药之前采血或血药浓度最低时采集。

(9)尿培养一般主张导尿,但多次导尿易引起逆行感染,故目前常采用中段尿。中段尿留取方法(尤其妇女和儿童):尽量憋尿,留取晨尿。肥皂水彻底清洗外阴,干净毛巾擦干→撑开阴唇,清洁外阴及阴唇,无菌纱布擦干。保持阴唇分开,手指不碰触清洁区域→弃前段尿,剩余尿液留于带盖无菌容器。

(10)粪便标本:采集 5 ~ 10g 粪便置防渗漏容器内,及时送检。阿米巴检查需保温,应立即送检;蛲虫虫卵检查应于晨起以棉签擦拭肛门周围采样。

(11)各种标本留取应用清洁、有盖、干燥、最好为一次性容器,防止日照与污染。

2. 标本溶血

溶血是临床检验中最常见的一种干扰和影响因素。除了常见的红细胞破坏外,血小板、白细胞等血细胞破坏释放的某种成分亦可干扰或影响生化指标的测定。标本溶血考虑为注射器不干燥、不清洁,抽血后将血液高压注入试管内等原因造成。由于血液内某些化学物质在血清(浆)与红细胞内分布不同,有的差别很大,因此采集标本时应严防溶血。

【标本送检】

1. 标本运送前检查

标本运送前必须保证标本留取的正确性,患者资料的完整性,同时注意标本的运送方式和时间。

标本采集后送检滞留允许时间:

(1)采样后须立即送检的常规项目:血氨、血沉、血气分析、酸性磷酸酶、乳酸以及各种细菌培养,特别是厌氧菌培养。

(2)采样后0.5小时内送检的常规项目:血糖、电解质、血液细胞学、体液细胞学、涂片找细菌、真菌等。

(3)采样后1~2小时内送检的常规项目:蛋白质、色素、激素、脂类、酶类、抗原、抗体测定等。

(4)采样后2小时以上才能送检者,应采取必要的保存措施。血糖、乳酸直接分离血清后冷冻保存,或用氟化钠作稳定剂2~8℃密封保存;K^+分离血清后2~8℃密封存放;ACP加稳定剂后分离血清冷冻保存。

2. 标本运送方式

特殊标本需特殊的运送方式,如:精液和培养的标本需注意保温和及时送检,尿和粪便标本需注意防止污染等。不能及时送检的普通血液标本需特殊处理,且低温保存。

第二节 检查项目正常值及意义

【血液及止凝血检查项目正常值及意义】

1. 红细胞计数(RBC

(1)正常参考值

男:$(4.0 \sim 5.5) \times 10^{12}/L$;女:$(3.5 \sim 5.0) \times 10^{12}/L$;新生儿:$(6.0 \sim 7.0) \times 10^{12}/L$。

(2)临床意义

红细胞减少常见于各种贫血,如急性、慢性再生障碍性贫血、缺铁性贫血等。

红细胞增多常见于身体缺氧、血液浓缩、真性红细胞增多症、肺气肿等。

2. 血红蛋白测定(Hb)

(1)正常参考值

男:120~160g/L;女:110~150g/L;新生儿:170~200g/L。

(2)临床意义

血红蛋白减少常见于各种贫血,如急性、慢性再生障碍性贫血、缺铁性贫血等。

血红蛋白增多常见于身体缺氧、血液浓缩、真性红细胞增多症、肺气肿等。

3. 白细胞计数(WBC)

(1)正常参考值

成人:$(4 \sim 10) \times 10^9/L$,新生儿:$(15 \sim 20) \times 10^9/L$。

（2）临床意义

生理性白细胞增多常见于剧烈运动、进食后、妊娠、新生儿。

病理性白细胞增多常见于急性化脓性感染、尿毒症、白血病、组织损伤、急性出血等。病理性白细胞减少见于再生障碍性贫血、某些传染病、肝硬化、脾功能亢进、放疗化疗后等。

4. 白细胞分类计数（DC）

（1）正常参考值

中性杆状核粒细胞（Nst）：0.01～0.05（1%～5%），中性分叶核粒细胞（Nsg）：0.50～0.70（50%～70%），嗜酸性粒细胞（E）：0.005～0.05（0.5%～5%），嗜碱性粒细胞（B）：0～0.01（0～1%），淋巴细胞（L）：0.20～0.40（20%～40%），单核细胞（M）：0.03～0.08（3%～8%）。

（2）临床意义

中性杆状核粒细胞增高见于急性化脓性感染、大出血、严重组织损伤、慢性粒细胞膜性白血病及安眠药中毒等。

中性分叶核粒细胞减少多见于某些传染病、再生障碍性贫血、粒细胞缺乏症等。

嗜酸性粒细胞增多见于牛皮癣、天疱疮、湿疹、支气管哮喘、食物过敏、一些血液病及肿瘤，如慢性粒细胞性白血病、鼻咽癌、肺癌以及宫颈癌等。

嗜酸性粒细胞减少见于伤寒、副伤寒早期、长期使用肾上腺皮质激素后。

淋巴细胞增多见于传染性淋巴细胞增多症、结核病、疟疾、慢性淋巴细胞白血病、百日咳、某些病毒感染等。

淋巴细胞减少见于淋巴细胞破坏过多，如长期化疗、X射线照射后及免疫缺陷病等。

单核细胞增多见于单核细胞白血病、结核病活动期、疟疾等。

5. 血小板计数（PLT）

（1）正常参考值

$(100～300)×10^9/L$。

（2）临床意义

血小板计数增高见于血小板增多症、脾切除后、急性感染、溶血、骨折等。

血小板计数减少见于再生障碍性贫血、急性白血病、急性放射病、原发性或继发性血小板减少性紫癜、脾功能亢进、尿毒症等。

6. 网织红细胞计数（RET）

（1）正常参考值

成年人0.005～0.015，网织红细胞绝对值$(25～75)×10^9/L$。

（2）临床意义

增多：提示骨髓红细胞增生旺盛，见于各种增生性贫血。缺铁性贫血及巨幼红细胞性贫血时，网织红细胞常轻度增多。急性失血性贫血时，网织红细胞可明显增多；急性溶血性贫血时，网织红细胞增多最为明显。

减少：提示骨髓造血功能减低，见于再生障碍性贫血、骨髓病性贫血、肾脏疾病等。

7. 呼吸道病原体五项（MP，CP，RSV，ADV，CoxB）IgM抗体快速检测

（1）正常参考值

肺炎支原体 IgM 抗体:阴性;肺炎衣原体 IgM 抗体:阴性;呼吸道合胞病毒 IgM 抗体:阴性;腺病毒 IgM 抗体:阴性;柯萨奇病毒 B 组 IgM 抗体:阴性。

(2)临床意义

阳性提示有相应病原体感染,有助于区别具体的病原体类型,合理调整用药。

8. 流感病毒 A 型、B 型及副流感病毒 IgM 抗体快速检测

(1)正常参考值

流感病毒 A 型 IgM 抗体:阴性;流感病毒 A 型 IgM 抗体:阴性;副流感病毒 IgM 抗体:阴性。

(2)临床意义

流感病毒 A 型 /B 型 IgM 抗体检测阳性时,提示该病毒感染,有助于区别具体的病原体类型,合理调整用药。

9. 出血时间测定(BT)

(1)正常参考值

纸片法:1 ~ 5 分钟。

(2)临床意义

出血时间延长见于血小板大量减少和血小板功能缺陷、急性白血病、维生素 C 缺乏病等。

10. 凝血时间测定(CT)

(1)正常参考值

活化法:1.14 ~ 2.05 分钟;试管法:4 ~ 12 分钟。

(2)临床意义

延长见于凝血因子缺乏、血循环中有抗凝物质、纤溶活力增强、凝血活酶生成不良等。

缩短见于高血脂、高血糖、脑血栓形成、静脉血栓等。

11. 血浆凝血酶原时间(PT)测定

(1)正常参考值

Quick 一期法:11 ~ 13 秒,超过正常对照 3 秒为延长。

(2)临床意义

PT 延长见于先天性 F Ⅱ、F Ⅴ、F Ⅶ、F Ⅹ缺乏症和低(无)纤维蛋白原血症,获得性肝脏疾病、DIC、原发性纤溶症、维生素 K 缺乏症,血循环中有抗凝物质或口服抗凝剂等。

PT 缩短见于先天性因子 V 增高、血栓性疾病和高凝状态等。

12. 活化的部分凝血活酶时间(APTT)

(1)正常参考值

成人参考值:28.5 ~ 41.5 秒,儿童参考值:1 个月 ~ 1 岁:36.0 ~ 49.0 秒,1 ~ 11 岁:34.0 ~ 47.0 秒,11 ~ 16 岁:32.0 ~ 45.0 秒。

(2)临床意义

APTT 延长因素有:缺乏因子 Ⅷ、Ⅹ、Ⅺ 或 Ⅻ;纤维蛋白原降低或缺乏;维生素 K 缺乏;有狼疮抗凝物;DIC 和原发性纤溶亢进;肝素治疗。

13. 凝血酶时间(TT)

(1)正常参考值

16 ~ 18 秒,超过对照值 3 秒以上为延长。

(2)临床意义

TT 延长见于低(无)纤维蛋白原血症、异常纤维蛋白原血症、SLE、肝病、肾病、FDP 增多等。某些异常和高纤维蛋白原血症时出现的高磷和高唾液酸也可使 TT 延长。

14. 纤维蛋白原(FIB)

(1)正常参考值

Clauss 法(凝血酶法):2 ~ 4g/L。

(2)临床意义

增多除了生理情况下的应激反应和妊娠晚期外,病理情况主要见于糖尿病、急性心肌梗死、急性传染病、结缔组织病、急性肾炎、灼伤、多发性骨髓瘤、休克、大手术后、妊娠高血压综合征、急性感染、恶性肿瘤。

减少见于 DIC、原发性纤维蛋白溶解症、重症肝炎和肝硬化等。

15.D- 二聚体定量(D-Dimer)

(1)正常参考值

< 0.5 μ g/mL。

(2)临床意义

大于 0.5 μ g/m1 视为病理状态,表明体内高凝状态和继发纤溶亢进。D-Dimer 是排查深静脉血栓、肺栓塞、弥散性血管内凝血(DIC)等血栓性疾病的重要手段。

16. 红细胞沉降率(ESR)

(1)正常参考值

男性< 15mm/h。

女性< 20mm/h。

(2)临床意义

生理性增快见于运动、月经期、妊娠 3 个月以上直至分娩后 3 周、60 岁以上高龄者。

病理性增快见于各种炎症、风湿热活动期、结核活动期、恶性肿瘤、贫血、高胆固醇症等。

减慢见于红细胞明显增多,如各种原因所致的脱水后血液浓缩,真红细胞增多症、低纤维蛋白血症等。

【体液检查项目正常值及意义】

1.尿液的检查

(1)尿颜色

1)正常参考值

透明,琥珀黄色。

2)临床意义

灰白色云雾状混浊,常见于脓尿;红色云雾状混浊常为血尿;酱油色多为急性血管内溶血所引起的血红蛋白尿;深黄色为胆红素尿,见于阻塞性或肝细胞性黄疸;乳白色为乳糜尿,有时有小血块并存,常见于血丝虫病;混浊多为无机盐结晶尿。

(2)比重(SG)

1)正常参考值

正常人一天中尿比重为 1.015～1.025,比重最大的波动幅度可达 1.003～1.030;新生儿在 1.002～1.004。

2)临床意义

尿比重降低常见于慢性肾盂肾炎、尿崩症、慢性肾小球肾炎、急性肾功能衰竭的多尿期等。尿比重增高多见于糖尿病、高热、脱水、急性肾小球肾炎等。

(3)尿酸碱性(pH 值)

1)正常参考值

尿 pH 值(酸碱性)在 5.5～7.4,一般情况下在 6.5 左右。

2)临床意义

尿 pH 值下降,常见于酸中毒、糖尿病、痛风、服酸性药物;尿 pH 值增加,多见于碱中毒、膀胱炎或服用碳酸氢钠等碱性药物等。

(4)尿蛋白

1)正常参考值

定性:阴性。

定量:10～150mg/24h 尿。

2)临床意义

生理性蛋白尿:在某种生理状态下出现暂时尿蛋白增多。常见于剧烈运动后(运动性蛋白尿)、体位变化(体位性蛋白尿)、身体突然受冷暖刺激,或人的情绪激动等。这类生理性蛋白定量测定不能过高。

病理性蛋白尿:见于急性肾小球肾炎、肾病综合征、肾盂肾炎、慢性肾炎、高血压肾病、苯中毒等。

(5)尿糖

1)正常参考值

定性:阴性。

定量:0.56～5.0mmol/L,100～900mg/(dL·24h)尿。

2)临床意义

尿糖增多常见于糖尿病、肾病综合征、胰腺炎、肢端肥大症等疾病。

(6)胆红素

1)正常参考值

定性:阴性。

2)临床意义

胆红素阳性,常见于肝实质性或阻塞性黄疸病。

(7)尿酮体

1)正常参考值

尿酮体定性:阴性。

定量:丙酮 3mg/24h。

2)临床意义

尿酮体阳性,常见于糖尿病酮症酸中毒、剧烈运动后、妊娠剧烈呕吐、饥饿、消化吸收障碍、脱水等。

(8)尿胆原

1)正常参考值

定性:弱阳性,尿 1∶20 稀释为阴性。

定量:1~4mg/24h。

2)临床意义

尿胆原增多,常见于病毒性肝炎、溶血性黄疸、心力衰竭、肠梗阻、内出血、便秘等。

尿胆原减少,多见于长期应用抗生素、阻塞性黄疸等。

(9)尿亚硝酸盐

1)正常参考值

阴性。

2)临床意义

阳性提示泌尿系统细菌性感染。

(10)管型

1)正常参考值

一般尿中为 0,少量透明管型可见于剧烈运动后。

2)临床意义

颗粒管型增多,可见于急、慢性肾小球肾炎;透明管型增多常见于肾实质损害;红细胞管型增多,多见于肾脏出血、急性肾小球肾炎;脂肪管型增多,则多见于慢性肾炎、肾病综合征。

(11)沉渣检查

1)正常参考值

红细胞:0~3 个/HP;白细胞:0~5 个/HP。

2)临床意义

红细胞增多常见于肾小球肾炎、泌尿系结石、结核、肿瘤。

白细胞增多一般见于泌尿系炎症。

(12)尿 hCG 检测

1)正常参考值

阴性。

2)临床意义

本试验主要用于妊娠的诊断,敏感性高,在受孕 2~6 周即呈现阳性。

2. 脑脊液的检查

(1)脑脊液颜色

1)正常参考值

无色。

2)临床意义

红色:常见于蛛网膜下腔出血、脑出血、硬膜下血肿等。

黄色:见于陈旧性蛛网膜下腔出血及脑出血、包囊性硬膜下血肿、化脓性脑膜炎、脑膜粘连、脑栓塞。

乳白色:见于化脓性脑膜炎。

微绿色:见于绿脓假单胞菌性脑膜炎、甲型链球菌性脑膜炎。

褐色或黑色:见于中枢神经系统的黑色素瘤、黑色素肉瘤等。

(2)脑脊液透明度

1)正常参考值

清亮。

2)临床意义

微浑:常见于乙型脑炎、脊髓灰质炎、脑脓肿(未破裂者)。

混浊:常见于化脓性脑膜炎、结核性脑膜炎等。

毛玻璃状:常见于结核性脑膜炎、病毒性脑膜炎等。

凝块:见于化脓性脑膜炎、脑梅毒、脊髓灰质炎等。

(3)脑脊液蛋白定性

1)正常参考值

阴性。

2)临床意义

阳性常见于化脓性脑膜炎、结核性脑膜炎、脊髓腔等中枢神经系统恶性肿瘤及其转移癌、脑出血、蛛网膜下腔出血及梗阻等。

(4)脑脊液白细胞计数

1)正常参考值

0。

2)临床意义

出现白细胞常见于化脓性脑膜炎、流行性脑脊髓膜炎、结核性脑膜炎。

(5)脑脊液白细胞分类

1)正常参考值

无细胞。

2)临床意义

淋巴细胞增多见于结核性脑膜炎、霉菌性脑膜炎、病毒性脑膜炎;

嗜中性粒细胞增多见于化脓性脑膜炎、流行性脑脊髓膜炎、流行性脑炎;

嗜酸性粒细胞增多见于寄生虫性脑病等;

单核细胞增多常见于浆液性脑膜炎;

吞噬细胞常见于麻痹性痴呆、脑膜炎;

肿瘤细胞见于脑、脊髓肿瘤;

白血病细胞见于中枢神经系统白血病。

3.浆膜腔液的检查

(1)浆膜腔液颜色

1)正常参考值

淡黄色。

2)临床意义

红色血性:常见于急性结核性胸、腹膜炎、出血性疾病、恶性肿瘤、穿刺损伤等;

草绿色:常见于结核感染、铜绿假单胞菌感染等;

黄色脓性或脓血性:常见于化脓性细菌感染如葡萄球菌性肺炎合并脓胸时;

乳白色:常见于丝虫病、淋巴结结核及肿瘤、肾病变、肝硬化、腹膜癌等;

黑色:提示胸膜曲霉菌感染。

(2)浆膜腔液比重

1)正常参考值

小于 1.015

2)临床意义

小于 1.018 为漏出液;大于 1.018 为渗出液。

(3)浆膜腔液细胞计数及分类

1)正常参考值

红细胞:0

白细胞:0

2)临床意义

漏出液细胞较少,常小于 $0.1 \times 10^9/L$,以淋巴细胞为主,并有少量间皮细胞。

渗出液细胞较多,常大于 $0.5 \times 10^9/L$。

(4)浆膜腔液蛋白质

1)正常参考值

阴性

2)临床意义

漏出液蛋白定性(李凡它试验)阴性,定量小于 25g/L,常有心功能不全、肾病、肝硬化。

渗出液蛋白定性阳性,定量大于 40g/L,常见于化脓性、结核性疾患,恶性肿瘤,肝静脉血栓形成综合征等。

4. 白带常规

(1)正常参考值

清洁度:Ⅰ、Ⅱ 度。

(2)临床意义

清洁度差而未发现病原体时多为非特异性阴道炎。清洁度为 Ⅲ、Ⅳ 度时,常可同时发现病原体,多见于各种阴道炎。

【粪便检查项目正常值及意义】

1. 一般性状检查

(1)正常参考值

正常成人粪便呈黄褐色,婴儿为黄或金黄色,成形粒状软便。但可因饮食、药物及病理原因影响而改变其颜色和性状。

(2)临床意义

1)灰白色或白色:见于梗阻性黄疸、钡餐后、服用硅酸铝、食用脂肪过量、胆汁减少或缺乏、少数结核病或胰腺病、服用大量金霉素等。

2)红色:见于直肠 / 肛门出血、痢疾、结肠癌和食用西瓜、番茄及利福平等药物。

3)柏油样便:见于上消化道出血。

4)果酱色:常见于阿米巴痢疾、肠套叠、食用大量咖啡、可可、樱桃、桑葚等。

5)绿色:见于食用含叶绿素的蔬菜后或粪便中含胆绿素时。

6)黄或金黄色:常见于婴儿及粪便中含胆红素或服用山道年、大黄、番泻叶等药物。

7)球形硬便:便秘时可见。

8)黏液稀便:见于肠道炎症或受刺激、肿瘤、痉挛性便秘、某些细菌性痢疾。

9)黏液脓血便:见于肠道下段病变,如细菌性痢疾、溃疡性结肠炎、节段性肠炎、结肠或直肠癌、肠结核。脓或血的多少取决于炎症的类型及程度。阿米巴痢疾时以血为主,血中带脓,粪便可呈暗红色,果酱样,腥臭味;细菌性痢疾以脓为主,脓中带血。

10)稀糊状便:见于急性肠炎、艾滋病伴发隐孢子虫感染、痢疾早期。

11)米泔水样便并有大量肠黏膜脱落:见于霍乱、副霍乱。

12)胨状便:见于过敏性结肠炎,有些慢性细菌性痢疾患者也可排出类似粪便。

13)细条状便:见于直肠癌,直肠息肉等。

14)乳凝块状便:常见于婴儿消化不良、婴儿腹泻。

2.粪便显微镜检查的临床意义

(1)正常大便中无红细胞或偶见白细胞,白细胞增多常见于溃疡性肠炎、细菌性痢疾,也见于出血性肠炎、肠变态反应性疾病、阿米巴痢疾等;红细胞增多常见于肠道下段炎症或出血,如痢疾、溃疡性肠炎、直肠 / 结肠癌、直肠息肉、急性血吸虫病等;巨噬细胞是诊断急性细菌性痢疾的依据,也可见于急性出血性肠炎;上皮细胞大量出现多见于结肠炎症、假膜性肠炎。

(2)食物残渣:正常粪便中的食物残渣为无定型的细小颗粒,偶见淀粉颗粒和脂肪小滴及肌纤维等。慢性胰腺炎、胰腺功能不全时淀粉颗粒增多,消化不良、肠蠕动亢进、腹泻时可见脂肪小滴。

(3)寄生虫卵和原虫:正常粪便中无。当患肠道寄生虫病时,粪便中可见的寄生虫卵有蛔虫卵、蛲虫卵、鞭虫卵、钩虫卵、华支睾吸虫卵、血吸虫卵、姜片虫卵、绦虫卵等。

(4)结晶:夏科 – 雷登结晶,常见于肠道溃疡,尤以阿米巴痢疾粪便中最易检出,过敏性腹泻及钩虫病患者粪便中亦常可见。

(5)真菌与酵母菌:酵母菌常见于正常粪便中,真菌则少见,应排除容器污染或标本放置过久引起的污染。病理情况下,以白色假丝酵母菌多见,常见于长期大量应用抗生素、激素、免疫抑制剂及化疗后患者粪便。

3.粪便的隐血试验

(1)正常参考值

邻联甲苯胺法：阴性。

(2)临床意义

1)隐血试验对消化道出血有重要诊断价值。邻联甲苯胺法可检测消化道 1~5mL 出血。消化道肿瘤时阳性率可达 87%~95%，呈持续阳性；消化道溃疡时可呈间歇性阳性，阳性率可达 50%~77%。

2)假阳性反应：见于进食了肉食类、铁剂、未煮蔬菜(萝卜、豆芽、花椰菜、甘蓝)和水果(香蕉、黑葡萄、梨、梅)等。

3)假阴性反应：见于进食了维生素 C 及其他抗氧化剂。

【临床化学检查项目正常值及意义】

1. 谷丙转氨酶(ALT)

(1)正常参考值

速率法(酶法)：0~45IU/L。

(2)临床意义

增高见于急性肝炎、慢性肝炎、肝硬化、胆石症、肝坏死、肝癌、胆管炎、胆囊炎、心肌梗死、心力衰竭、心肌炎、多发性肌炎、酒精、化学毒物、药物等因素致肝损害。

2. 天门冬氨酸转氨酶(AST)

(1)正常参考值

速率法(酶法)：0~37IU/L。

(2)临床意义

增高见于急、慢性重症肝炎、肝硬化、心肌炎、心肌梗死、肾炎、胆管炎、皮肌炎等。

3. 总胆红素(TBIL)

(1)正常参考值

速率法：3.4~20.5μmol/L。

(2)临床意义

增高见于溶血性、肝细胞性、阻塞性黄疸等病。

4. 直接胆红素(DBIL)

(1)正常参考值

速率法：0~6.8μmol/L。

(2)临床意义

增高见于胆石症、胆管癌、阻塞性黄疸、肝细胞性黄疸。

5. 间接胆红素(IBIL)

(1)正常参考值

速率法：0.3~0.7μmol/L。

(2)临床意义

增高见于肝细胞性黄疸等疾病。

6. 总蛋白(TP)

(1)正常参考值

双缩脲法:65～83g/L。

(2)临床意义

增高见于血清中水分减少,如腹泻、呕吐、休克、高热等;多发性骨髓瘤、原发性巨球蛋白血症、系统性红斑狼疮、多发性硬化和某些慢性感染造成球蛋白升高等疾病,血清总蛋白也会增高。

减少见于各种原因引起的血清蛋白丢失或摄入不足;蛋白合成障碍;血浆中水分增加。

7. 人血白蛋白

(1)正常参考值

溴甲酚绿法:35～53g/L。

(2)临床意义

急性大量出血或严重烧伤时血浆大量丢失引起白蛋白浓度急性降低;慢性降低见于肝功能受损、腹水形成、肾病性蛋白尿、恶性肿瘤、甲状腺功能亢进、长期慢性发热。妊娠晚期人血白蛋白可明显下降,但分娩后迅速恢复正常。

8. 球蛋白

(1)正常参考值

乙醛酸比色法:20～29g/L。

(2)临床意义

球蛋白增高除水分丢失的间接原因外,主要有下列因素:

1)炎症或感染反应:如结核病、疟疾、黑热病、血吸虫病、麻风病等。

2)自身免疫性疾病:如系统性红斑狼疮、硬皮病、风湿热、类风湿性关节炎等。

3)骨髓瘤和淋巴瘤等。

球蛋白降低见于低 γ 球蛋白血症或先天性无 γ 球蛋白血症;肾上腺皮质功能亢进和使用免疫抑制剂等常使免疫球蛋白合成减少,球蛋白降低。

9. 葡萄糖

(1)正常参考值

血:成人 3.90～6.10 mmol/L;新生儿 1.11～4.44 mmol/L。CSF: 2.5～4.5mmol/L。

尿:0.1～0.8mmol/L;定性阴性。

(2)临床意义

生理性增高见于餐后 1～2 小时、摄入高糖食物或情绪紧张肾上腺素分泌增加。

病理性增高多见于:胰岛素分泌不足,临床表现为糖尿病;使血糖升高的激素分泌增加;由于脱水引起血糖轻度增高等。

生理性降低见于饥饿和剧烈运动后。

病理性降低主要见于:各种原因导致胰岛素分泌过多;使血糖升高的激素分泌减少;血糖来源减少。

脑脊液糖增高:见于脑卒中、蛛网膜下腔出血,病毒性脑炎有时增高。

脑脊液糖减低:见于急性化脓性脑膜炎、结核性脑膜炎。

尿糖增高:见于糖尿病及肾性糖尿病等。

10. 血清尿素氮(BUN)

(1)正常参考值

酶偶联速率法:

男:2.3 ~ 7.1mmoL/L(6.5 ~ 20mg/dL);女:1.8 ~ 6.1mmoL/L(5.0 ~ 17mg/dL)。

(2)临床意义

肾性升高:急性肾小球肾炎、肾病晚期、肾功能衰竭、慢性肾盂肾炎、中毒性肾炎都可出现尿素氮含量增高。

肾后性疾病升高:前列腺肿大、尿路结石、尿道狭窄、膀胱肿瘤等致使尿道受压、尿路梗死引起尿素氮增加。

血清尿素减少较少见,常提示严重肝病,如肝炎合并广泛肝坏死。

11. 血肌酐(Cr)

(1)正常参考值

速率法:男性 53 ~ 97μmol/L(0.6 ~ 1.1mg/dL);女性 44 ~ 80μmol/L(0.5 ~ 0.9mg/dL)。

(2)临床意义

血清肌酐增高见于肾肌酐排出量减少,如肾功能衰竭、尿毒症、重度充血性心力衰竭等;体内肌酐生成过多,如巨人症和肢端肥大症等。

血清肌酐减少见于肌肉萎缩患者。

12. 血氨

(1)正常参考值

酶法:血　18 ~ 72μmol/L。

(2)临床意义

血氨增高见于重症肝炎、肝肿瘤、肝昏迷、肝性脑病、上消化道出血、有机磷中毒、尿毒症、与鸟氨酸循环有关酶的先天性缺乏,以及某些神经系统损害的疾病等。

血氨减少见于低蛋白饮食、贫血等,碱中毒时尿氨排泄量减少。

13. 尿酸(UA)

(1)正常参考值

酶偶联测定法:血清 90 ~ 420μmol/L　尿 1.5 ~ 4.5mmol/24h

尿酸氧化酶紫外法:平均 285.5μmol/L。

(2)临床意义

增高见于:

1)血尿酸测定值增高对于痛风诊断最有价值。

2)原发性:由于代谢性嘌呤产生过多或嘌呤排泄减少。核酸代谢增加时,如白血病、多发性骨髓瘤、真性红细胞增多症,血尿酸值可异常增加。肾功能减退及慢性铅中毒、糖尿病也可使血尿酸增高。

3)继发性:包括各种类型的急慢性肾脏疾病,酸血症,肿瘤细胞大量增殖及抗癌药物化疗时引起的核酸转换的增加,最终导致嘌呤代谢增加。尿尿酸增加见于肾小管重吸收障碍。

减少见于:

1）血尿酸减少见于：恶性贫血复发、乳糜泻以及药物治疗后副作用。

2）尿尿酸减少见于：肾炎、肾功能不全、痛风发作前期、高糖、高脂肪、低蛋白饮食。

14. 血清 γ−谷氨酰转移酶(γ-GT)

(1) 正常参考值

酶速率法(37℃)：男：0~50U/L；女：0~35U/L。

(2) 临床意义

显著升高见于肝癌、阻塞性黄疸、肝外胆道癌、乙醇中毒(酗酒)、胰头癌和胆汁性肝硬化、胆管炎等。轻度、中度增高见于传染性肝炎、慢性肝炎、肝硬化、急慢性胰腺炎、前列腺癌、心梗、心衰等。

15. 淀粉酶(AMY)

(1) 正常参考值

酶速率法(37℃)：血 20~115U/L　随机尿 10~490U/L。

(2) 临床意义

升高至正常水平 5~10 倍时见于急性胰腺炎、消化道穿孔、严重肾病、肝炎和糖尿病、腹部外伤、阑尾炎、腮腺炎、腹膜炎、胆道疾病。

降低见于肝病和肾功能不全。

16. 血清乳酸脱氢酶(LDH)

(1) 正常参考值

乳酸法：血　LDH-L 109~245U/L。

丙酮酸法：血　LDH-P 240~460U/L 。

(2) 临床意义

血 LDH 增高见于心肌梗死、心肌炎、肝病、恶性肿瘤、肾病、肺梗死、贫血、溶血、白血病、妊娠等；伴有黄疸的中毒性肝炎患者，LDH 可达正常 10 倍。

17. 血钾(K^+)

(1) 正常参考值

3.5~5.5mmol/L。

(2) 临床意义

增高见于肾功能衰竭、肾上腺皮质机能减退症、休克、组织挤压伤、低醛固酮血症、重度溶血、口服或注射含钾液过多等。

降低见于肾上腺皮质机能亢进、严重呕吐、腹泻、服用利尿剂和胰岛素、钡盐中毒、代谢性碱中毒、低钾饮食等。

18. 血钠(Na^+)

(1) 正常参考值

135~145mmol/L。

(2) 临床意义

增高见于垂体前叶肿瘤、肾上腺皮质机能亢进、严重脱水、中枢性尿崩症、过多输入含钠盐溶液、脑外伤、脑血管意外等。

降低见于糖尿病、肾上腺皮质机能不全、消化液丢失过多(如呕吐、腹泻)、严重肾盂肾炎、肾小管严重损害、应用利尿剂、大量出汗、大面积烧伤、尿毒症的多尿期等。

19. 血氯化物(Cl^-)

(1)正常参考值

血清　98～106mmol/L。

(2)临床意义

增高见于体内氯化物排出减少,如急性肾小球肾炎所致的肾功能衰竭、尿道及输尿管梗阻、心力衰竭时肾血流量减少时、氯化物摄入过多、呼吸性碱中毒、过量注射生理盐水、高钠血症及脱水等。

降低见于体内氯化物丢失过多,如严重呕吐、腹泻、胃肠造瘘、慢性肾功能衰竭、糖尿病酸中毒、失盐性肾炎以及肾上腺皮质机能减退、心力衰竭并大量利尿后等。

20. 血钙(Ca^{++})

(1)正常参考值

2.1～2.6mmol/L。

(2)临床意义

增高见于维生素 D 过多症、结节病、急性骨萎缩、甲状旁腺机能亢进、多发性骨肿瘤、血液中二氧化碳张力增加等。

降低见于甲状旁腺功能减退、维生素 D 缺乏症及骨质软化症、钙或维生素 D 摄入不足或吸收不良、肾脏疾病影响钙的重吸收等。

21. 葡萄糖耐量试验(OGTT)

(1)正常参考值

空腹时 6.1～6.95mmol/L,半小时 8.5～9.45mmol/L, 1 小时 8.9～10.0mmol/L, 2 小时 6.7～7.78mmol/L,3 小时 6.1～6.95mmol/L。

(2)临床意义

糖耐量降低:主要见于糖尿病。甲状腺功能亢进、垂体功能亢进、肾上腺功能亢进者也可引起不同程度的糖耐量降低等。

糖耐量增高:多见于内分泌功能低下,如甲状腺功能低下,肾上腺皮质功能低下和垂体功能低下。

迟滞性耐量曲线:口服葡萄糖后在正常时间内可回复到空腹水平,但有一个明显增高的血糖峰值,往往超过 10mmol/L,可出现暂时性糖尿,这种情况以后可能发展为糖尿病。

22. 无机磷(P^{++})

(1)正常参考值

血清／血浆:0.87～1.45mmol/L。

(2)临床意义

甲状旁腺激素水平降低、维生素 D 水平降低以及肾衰造成肾小球的滤过率降低都会造成磷的水平的升高。低磷血症出现在佝偻病、高甲状旁腺激素水平以及范可尼综合征中。

23. 肌酸激酶(CK)

（1）正常参考值

男性：3～190U/L；女性：3～170U/L。

（2）临床意义

肌酸激酶测定主要用于心肌梗死的诊断，在发病 2～4 小时开始升高，12～48 小时达到峰值，2～4 天恢复正常，动态监测有助于心肌梗死的病情观察和预后估计。

24. 丙酮酸(PA)

（1）正常参考值

20～100umol/L。

（2）临床意义

糖尿病引起的酸中毒时可引起血中丙酮酸含量升高。

25. 低密度脂蛋白胆固醇(LDL-C)

（1）正常参考值

小于 3.37 mmol/L。

（2）临床意义

低密度脂蛋白胆固醇(LDL-C)作用于动脉内膜形成动脉粥样硬化斑块，其升高可增加冠状动脉粥样硬化发生风险。

26. 高密度脂蛋白胆固醇(HDL-C)

（1）正常参考值

1.04～1.55 mmol/L。

（2）临床意义

高密度脂蛋白胆固醇(HDL-C)具有抵御动脉粥样硬化斑块形成的作用，它与冠心病的发生呈负相关。

27. 碱性磷酸酶(ALP)

（1）正常参考值

成人：男性 40～130 U/L，女性 35～105U/L，儿童：0～3 岁＜281 U/L，4～6 岁＜269 U/L，7～12 岁＜300 U/L，13～17 岁＜390 U/L(男)＜187 U/L(女)。

（2）临床意义

升高可见于阻塞性黄疸、急性或慢性黄疸性肝炎、肝癌、纤维性骨炎、成骨不全症、佝偻病、骨软化病、骨转移癌和骨折修复愈合期等。

28. 载脂蛋白 A1(APOA-1)

（1）正常参考值

男性：1.04～2.02 g/L，女性：1.04～2.25 g/L。

（2）临床意义

在肝脏疾病、怀孕以及服用雌性激素的情况下，APOA-1 的水平可以升高。在遗传性低 -α- 脂蛋白血症、动脉硬化、胆汁淤积以及脓毒血症时，APOA-1 的水平会降低，冠心病、脑血管患者 APOA-1 明显降低。

29. 载脂蛋白 B(APOB)

(1)正常参考值

男性:0.66 ~ 1.33 g/L;女性:0.60 ~ 1.17 g/L。

(2)临床意义

在怀孕、高胆固醇血症、LDL- 受体缺乏、胆汁淤积时 APOB 水平升高。在肝脏疾病、脂蛋白血症或者摄取雌激素时 APOB 水平会将降低。

30. 脂肪酶(Lps)

(1)正常参考值

血清 / 血浆:13 ~ 60 U/L。

(2)临床意义

急性胰腺炎时血清脂肪酶升高时间早、幅度大、持续时间长,诊断敏感性和特异性优于血清淀粉酶,尤其在急性胰腺炎与其他急腹症(如胃肠穿孔、肠梗阻等)的鉴别诊断中有重要价值。

31. 镁(Mg^{++})

(1)正常参考值

血清 / 血浆:新生儿:0.62 ~ 0.91 mmo1/L,5 个月 ~ 6 岁:0.70 ~ 0.95 mmo1/L,6 ~ 12 岁:0.70 ~ 0.86 mmo1/L,12 ~ 20 岁:0.70 ~ 0.91 mmo1/L,20 ~ 60 岁:0.66–1.07 mmo1/L,60 ~ 90 岁:0.66 ~ 0.99 mmo1/L,大于 90 岁:0.70 ~ 0.95mmo1/L。

(2)临床意义

检测镁离子的浓度用于对低镁血症及高镁血症进行监控及指导治疗。

32. 胆碱酯酶(ChE)

(1)正常参考值

5320 ~ 12920U/L。

(2)临床意义

胆碱酯酶水平下降发现于有机磷化合物中毒、肝炎、肝硬化和心肌梗死等。

33. 超敏 C 反应蛋白(h–CRP)

(1)正常参考值

血清、血浆:0.11 ~ 3mg/L。

(2)临床意义

超敏 C 反应蛋白(CRP)升高常见于许多炎症性疾患和组织损伤性疾患。低浓度的 CRP 还是心血管疾病的风险预测因子之一。

34. 总胆汁酸(TBA)

(1)正常参考值

0.1 ~ 10u mo1/L。

(2)临床意义

总胆汁酸升高常见于急性肝炎、慢性肝炎、肝硬化、酒精或其他化学品引起的肝细胞损伤、肝外胆管阻塞和肝内胆汁淤积。

35. 血气分析

（1）正常参考值

pH 值：7.350～7.450；PCO_2：35.0～45.0mmHg；PO_2：80～100.0mmHg。

（2）临床意义

pH 小于 7.35 为酸中毒，pH 大于 7.45 碱中毒。二氧化碳分压(PCO_2)增高提示肺泡通气不足，降低提示肺泡通气过度。氧分压(PO_2)降低提示缺氧，升高主要见于输氧治疗过度。

36. 糖化血红蛋白(HbAIC)

（1）正常参考值

4.0%～6.0%。

（2）临床意义

糖化血红蛋白是反映 2～3 个月来血糖的平均水平，升高主要见于糖尿病患者。

37. 谷氨酸脱氢酶(GLDH)

（1）正常参考值

女性：0～5.0U/L；男性：0～7.0U/L。

（2）临床意义

谷氨酸脱氢酶(GLDH)升高见于肝胆系统疾病。

【临床免疫检验项目正常值及意义】

1. 免疫球蛋白 G(IgG)

（1）正常参考值

速率散射比浊法：3.0～8.8g/L。

（2）临床意义

血清 IgG 增高：见于系统性红斑狼疮、萎缩性门静脉性肝硬化、慢性活动性肝炎、类风湿性关节炎、亚急性细菌性心内膜炎、IgG 型骨髓瘤、某些感染性疾病、IgG 型单克隆丙种球蛋白病等。

血清 IgG 降低：见于抗体缺乏症、免疫缺陷综合征、非 IgG 型多发性骨髓瘤、重链病、轻链病、肾病综合征、某些白血病、烧伤、变应性湿疹、天疱疮、肌紧张性营养不良等。

2. 免疫球蛋白 M(IgM)

（1）正常参考值

速率散射比浊法：0.5～1.87g/L。

（2）临床意义

增高多见于巨球蛋白血症、类风湿关节炎、多发性骨髓瘤、肝脏病、膀胱纤维化、海洛因成瘾者、冷凝集综合征、疟疾、放线菌病、支原体肺炎等。

降低多见于原发性丙种球蛋白血症、蛋白丢失胃肠病、烧伤、联合免疫缺陷病等。

3. 免疫球蛋白 A(IgA)

（1）正常参考值

速率散射比浊法：0.01～0.76g/L。

（2）临床意义

增高多见于血小板减少、反复感染三联综合征、IgA 型多发骨髓瘤、肝硬化、系统性红斑狼疮、类风湿性关节炎、传染性肝炎、家族性中性粒细胞减少症、脂泻病等。

降低多见于自身免疫性疾病、继发性免疫缺陷、原发性无丙种球蛋白血症、吸收不良综合征、选择性 IgA 缺乏症、运动失调性毛细血管瘤等。

4. 免疫球蛋白 E(IgE)

(1)常参考值

化学发光法:0.1 ~ 0.9mg/L。

(2)临床意义

增高见于寄生虫感染、肺支气管曲霉病、药物过敏、IgE 型骨髓瘤、肝脏疾病、系统性红斑狼疮、类风湿性关节炎等病。

减少见于某些运动失调毛细血管扩张症、无丙种球蛋白血症、非 IgE 型骨髓瘤、慢性淋巴性白血病、免疫功能不全等疾病。

5. 抗链球菌溶血素 O(ASO)

(1)正常参考值

速率散射比浊法:0 ~ 200IU/mL。

(2)临床意义

增高常见于风湿热病、溶血性链球菌感染、急性肾小球肾炎等疾病。

6. 补体 C3

(1)正常参考值

0.65 ~ 1.39g/L。

(2)临床意义

补体 C3 增高见于各种传染病、组织损伤、急性炎症、肿瘤和排异反应等,降低见于免疫复合物引起的肾炎、系统性红斑狼疮、反复性感染、皮疹、肝炎、肝硬化和关节疼痛等。

7. 补体 C4

(1)正常参考值

0.16 ~ 0.38g/L。

(2)临床意义

补体 C4 增高见于各种传染病、急性炎症、组织损伤和多发性骨髓瘤等。降低见于免疫复合物引起的肾炎、系统性红斑狼疮、病毒性感染、狼疮性症候群、肝硬化和肝炎等。

8. 类风湿因子(RF)

(1)正常参考值

小于 20IU/ mL。

(2)临床意义

RF 是抗人类 IgG 的自身抗体,当存在类风湿性关节炎、系统性红斑狼疮、干燥综合征、硬皮病、皮肌炎和混合性结缔组织病时 RF 均可升高。

9. 甲型肝炎病毒抗原(HAAg)

(1)正常参考值

ELISA 和 RIA 法:阴性。

(2)临床意义

HAAg 阳性见于 HAV 感染急性期患者,但由于 HAAg 一般在发病前 1～15 天从粪便中排出,临床上不易捕捉到,发病 1 周时阳性率为 42.9%,1～2 周为 18.3%,半月后消失。

10.甲型肝炎病毒总抗体(抗-HAV)

(1)正常参考值

ELISA:阴性。

(2)临床意义

抗-HAV 是 HAV 感染后产生的总抗体,主要为抗-HAV IgG。阳性提示已经或曾经感染过 HAV,2～4 周后测定滴度增高 4 倍以上为急性期感染 HAV。抗 HAV IgG 在发病后 1 个月出现,3～4 个月达高峰,可持续几年或几十年,是一种保护性抗体,对 HAV 感染有免疫力。

11.甲型肝炎病毒抗体 IgM(抗-HAV IgM)

(1)正常参考值

ELISA 和 RIA 法:阴性。

(2)临床意义

抗-HAV IgM 是 HAV 感染早期出现的抗体,在甲型肝炎的急性期和感染早期,患者血清中出现高滴度的 IgM 抗体,发病后即可测到,1～3 周达高峰,3～6 个月后消失。抗-HAV IgM 是 HAV 急性感染的标志。

12.乙型肝炎病毒抗原、抗体的测定

HBV 常规检测项目包括:乙型肝炎表面抗原(HBsAg)、乙型肝炎表面抗体(抗-HBs)、乙型肝炎 e 抗原(HBeAg)、乙型肝炎 e 抗体(抗-HBe)、乙型肝炎核心抗体(抗-HBC)、乙型肝炎核心抗体 IgM(抗-HBcIgM)六项指标。

(1)【正常参考值

ELISA 法:HBsAg:阴性,抗-HBs:阴性或阳性,HBeAg:阴性,抗-HBe:阴性,抗-HBc:阴性,抗-HBcIgM:阴性。

(2)临床意义

1)HBsAg 是 HBV 的外膜蛋白,是血清中最早出现的 HBV 标志物。在急性肝炎时很快消失,6 个月以后血清中仍不消失者,可成为慢性肝炎(CH)或 HBsAg 携带者,并可持续几年或几十年。HBsAg 可存在于体液和分泌物中,如唾液、乳汁、精液等。

2)抗-HBs 为 HBV 的中和抗体,有清除 HBV、防止再感染的作用。阳性表示既往 HBV 感染或接种过乙肝疫苗。

3)HBeAg 是 HBV 核心基因编码的蛋白,是 HBV 复制和具有传染性的主要标志,也是 HBV 急性感染的早期标志。其水平与 HBV DNA 呈正相关,持续阳性时预后较差。HBeAg 出现稍后于 HbsAg,而消失早于 HBsAg。乙型肝炎急性期时,血清中 HBeAg 消失表明预后良好。

4)抗-HBe 为 HBeAg 的特异性抗体,是 HBV 感染的标志,在 HBeAg 即将消失时出现。阳性见于慢性感染或感染后恢复期,病毒复制不明显,血液感染性较低。

5)HBcAg 是 HBV 的核心蛋白。它的存在提示患者血清中有完整的乙型肝炎病毒,高含量表示 HBV 复制活跃、传染性强,患者预后较差,约有 78% 的病例恶化。

6)抗 -HBc 不是保护性抗体,而是 HBV 感染的标志,出现早、滴度高、持续时间长,甚至终生携带。高滴度表示 HBV 复制,低滴度表示既往感染。当抗 -HBs 尚未出现,HBsAg 阴性,抗 -HBc 阳性时,对乙肝的诊断有重要意义。

7)抗 -HBc IgM 是 HBV 感染早期出现的抗体,是急性 HBV 感染的重要血清学标志。抗 HBc IgM 阳性表示病毒复制和具有传染性。多数暴发性乙型肝炎患者血清中抗 -HBc IgM 呈强阳性。抗 -HBc IgM 阴转,提示急性乙型肝炎逐渐恢复。

13. 乙型肝炎病毒 DNA 检测

(1)正常参考值

PCR 法、HBV DNA 斑点杂交试验:阴性。

(2)临床意义

HBV DNA 阳性表示病毒核酸存在,具有传染性。抗 -HBe 阳性的慢性活动性肝炎患者可能发展为肝硬化,常与 HBV DNA 持续阳性有关。HBV DNA 的监测对乙肝疫苗接种后垂直传播的阻断效果观察有重要意义,HBV DNA 阳性表示疫苗阻断效果欠佳。

14. 丙肝病毒抗体(抗 -HCVIgG,IgM)

(1)正常参考值

ELISA:阴性。

(2)临床意义

抗 -HCV 是 HCV 感染的特异性抗体,不是中和抗体。抗 -HCV IgG 阳性表示已有 HCV 感染。输血后肝炎患者,80% ~ 90% 为丙型肝炎,抗 -HCV IgG 可呈阳性反应。抗—HCV IgM 阳性表示 HCV 急性感染。丙型肝炎也可以通过母亲传染给婴儿。

15. 丙肝病毒 RNA(HCV RNA)

(1)正常参考值

PCR 法、斑点杂交法:阴性。

(2)临床意义

HCV RNA 阳性,表示 HCV 复制、传染性强。HCV RNA 是急性感染的标志,感染早期 HCV RNA 呈间歇阳性,后期呈阳性,因此,HCV RNA 阴性不能排除感染。HCV RNA 阴转提示预后较好。

16. 梅毒螺旋体

(1)正常参考值

不加热血清反应素试验(USR):阴性。

快速血浆反应素环状卡片试验(RPR):阴性。

梅毒螺旋体抗体血凝试验(TPPA):阴性。

(2)临床意义

梅毒是由梅毒螺旋体引起的性传播疾病之一。非特异性反应素于感染后 1 ~ 2 周检测阳性率为 76%,二期梅毒可达 95% ~ 100%,晚期梅毒检出阳性率达 70% ~ 90%,隐性患者阳性率也可达 75% ~ %5%。瘤型麻风、血吸虫病、棘球蚴病、支原体肺炎、传染性单核细胞增多症、结核、疟疾等疾病,RPR 及 USR 可出现假阳性反应。TPHA 为检测梅毒螺旋体的特异性抗体,阳性者可确诊为梅毒。

17. 艾滋病病毒抗体(Anti-HIV)

(1)正常参考值

ELISA 法、免疫印迹法:阴性。

(2)临床意义

HIV 感染后病毒破坏机体免疫系统导致机体免疫力降低,目前最早 2 个月左右即可检测抗体产生。ELISA 法初筛实验阳性,须做免疫印迹法确证实验,如阳性可诊断感染艾滋病。

18. 伤寒与副伤寒(肥达氏反应)

(1)正常参考值

O 凝集价＜1∶80;H 凝集价＜1∶160;甲凝集价＜1∶80;乙凝集价＜1∶80;丙凝集价＜1∶80。

(2)临床意义

一般在发病 7 天后患者血清中肥达氏反应阳性。单份血清抗体凝集效价 O＞1∶80,H＞1∶160 有诊断意义;双份血清凝集效价提高 4 倍以上有意义。

根据 O 抗体及 H、甲、乙、丙抗体的凝集价鉴别诊断伤寒与副伤寒。

1)O 抗体效价高 H 抗体效价不高,可能为疾病的早期;沙门菌属中其他菌种感染引起的交叉反应;或 H→O 变异的沙门菌引起的感染等。建议一周后复查,若一周后 H 抗体效价升高,可证实为肠热病。

2)H 抗体效价高 O 抗体效价不高,可能为疾病的晚期;以往患过伤寒、副伤寒或接受过预防接种;回忆反应等。

19. 结核杆菌(TB)

(1)正常参考值

抗结核杆菌抗体(TB-Ab)的检测:阴性。

结核杆菌 DNA(TB-DNA)的检测:阴性。

(2)临床意义

TB-Ab 阳性主要见于活动性结核病,活动性分枝杆菌病患者也可能出现阳性。如果结核病患者 CD4 值较低,免疫功能低下,TB-Ab 测定可能出现假阴性。

PCR 法检测 TB-DNA 为早期诊断提供病原学依据。适合于结核病的早期快速诊断。

20.EB 病毒抗体

(1)正常参考值

EB 病毒衣壳抗原 IgG 抗体:阴性。

EB 病毒核抗原 IgG 抗体:阴性。

EB 病毒核壳抗原 IgM 抗体:阴性。

EB 病毒早期抗原 IgG 抗体:阴性。

(2)临床意义

主要用于 EB 病毒引起的传染性单核细胞增多症的诊断,抗体阳性提示新近或既往的 EB 病毒感染。

21. 甲胎蛋白(AFP)

(1)正常参考值

电化学发光:成人 0 ~ 20μg/L。

(2)临床意义

常以大于等于 400μg/L 作为原发性肝癌(PHC)诊断的临界值,但有部分 PHC 患者 AFP 在正常范围内。病毒性肝炎、肝硬化患者、生殖腺胚胎性肿瘤患者 AFP 有不同程度升高,但其测定值均不如肝癌患者高。

AFP 阴性不能排除原发性肝癌,18% ~ 20% 的原发性肝癌患者血清 AFP 正常,结合临床和其他指标可降低假阴性。AFP 对原发性肝癌的诊断率随患者年龄增加而逐渐下降,即对老年人 AFP 正常或轻度升高不能排除肝癌的可能性。

妇女妊娠 3 个月后,血清 AFP 开始升高,7 ~ 8 个月时达到高峰,一般在 400μg/L 以下,分娩后 3 周恢复正常。正常孕妇血清 AFP>800μg/L 时预示胎儿处于危境或死亡,AFP>1075μg/L 时死胎的诊断率可达 80%,10 ~ 16 周的孕妇血清 AFP 比正常高 10 倍应考虑有胎儿神经缺损畸形的可能性。

22. 癌胚抗原(CEA)

(1)正常参考值

ELISA 法:< 5μg/L。

(2)临床意义

升高主要见于结肠癌、直肠癌以及内胚层来源的其他恶性肿瘤,如食管癌、胰腺癌、胃癌、肝癌、肺癌、乳腺癌等。结肠癌 70% ~ 90% 显示出 CEA 高度阳性,大肠癌患者阳性率 65% ~ 75%。CEA 连续随访检测,可用于恶性肿瘤手术后的疗效观察、预后判断及化疗患者的疗效观察。

23. 肌酸激酶同工酶(CK-MB)

(1)正常参考值

男性:≤ 5.2 ng/mL。

女性:≤ 3.1 ng/mL。

(2)临床意义

CK-MB 在急性心肌梗死发生后 2 小时即上升,10 ~ 18 小时达到峰值,12 ~ 24 小时下降回到正常水平。CK-MB 也可用于观察再灌注的效果,溶栓后几小时内,CK-MB 还会继续升高,随后下降。

24. 高敏肌钙蛋白 I(hs-cTnI)

(1)正常参考值

女性,≥ 21 岁:≤ 15.6pg/mL。

男性,≥ 21 岁:≤ 34.2pg/mL。

(2)临床意义

当心肌损伤后,心肌肌钙蛋白复合物释放到血液中,4 ~ 6 小时后,开始在血液中升高,升高的 hs-cTnI 能在血液中保持很长时间 6 ~ 10 天。hs-cTnI 具有高度心肌特异性和灵敏度,所以

hs-cTnI 已成为目前最理想的心肌梗死标志物。hs-cTnI 水平增高见于急性心肌梗死、不稳定心绞痛、心肌炎和缺血性心脏病。

【内分泌功能检查项目正常值及临床意义】

1. 游离甲状腺素(FT4)

(1)正常参考值

10.3 ~ 31.0pmol/L。

(2)临床意义

升高:见于甲状腺功能亢进(甲亢)。

降低:见于甲状腺功能低下、甲状腺次全切除术及地方性甲状腺肿等。

2. 促甲状腺激素(TSH)

(1)正常参考值

成人:2 ~ 10mIU/L;儿童:0.9 ~ 9.1mIU/L

(2)临床意义

增高见于原发性甲状腺功能低下,而且升高水平与甲状腺损伤程度成正比。地方性缺碘性、高碘性甲状腺肿和单纯弥漫性甲状腺肿,血清 TSH 升高。

降低常见于甲状腺功能亢进(甲亢)。

3. 游离 T3(FT3)

(1)正常参考值

3.1–6.8pmol/L。

(2)临床意义

FT3 增高见于肾功能衰竭、甲亢、肾病综合征和蛋白质营养不良;FT3 降低见于急性肝炎、妊娠、使用雌激素和甲状腺机能减退。

4. 甲状腺球蛋白(TG)

(1)正常参考值

3.5 ~ 77.0 ng/mL。

(2)临床意义

甲状腺球蛋白高于参考范围可见于甲状腺分化癌、手术后肿瘤复发和甲状腺疾病(如甲亢、毒性结节性甲状腺肿、亚急性甲状腺炎和慢性淋巴细胞性甲状腺炎)。

5. 抗甲状腺球蛋白抗体(A–TG)

(1)正常参考值

小于 115 IU/mL。

(2)临床意义

A–TG 是慢性淋巴细胞性甲状腺炎的特异性诊断指标,常显著提高。

6. 促黄体激素(HL)

(1)正常参考值

男:1.24 ~ 8.62mIU/mL。

女:卵泡期:2.12 ~ 10.89 mIU/mL。

排卵期：19.19 ~ 103.3 mIU/mL。

黄体期：1.20 ~ 12.86 mIU/mL。

绝经期：10.87 ~ 58.64 mIU/mL。

(2)临床意义

增高见于原发性睾丸衰竭、卵巢衰竭、过早绝经等。

降低见于垂体机能减退、妊娠、无生殖力综合征、性功能减退、女性染色体病(如两性畸形)等。

7. 促卵泡激素(FSH)

(1)正常参考值

男性：1.27~19.26 mIU/mL。

成年女性：虑泡期 3.85 ~ 8.78 mIU/mL。

排卵期 4.54 ~ 22.51 mIU/mL。

黄体期 1.79 ~ 5.12 mIU/mL。

绝经期 16.74 ~ 113.59mIU/mL。

(2)临床意义

增高：见于睾丸精原细胞瘤、Klinefelter 综合征、Turher 综合征、原发性闭经、阉割、肾上腺皮质激素治疗后、原发性性腺功能减退、早期垂体前叶机能亢进症以及巨细胞退行性肺癌与异位性腺样物质的分泌。

降低：见于雌激素治疗、黄体酮治疗、继发性性腺功能减退、席汉综合征及晚期垂体前叶机能减退等。

8. 人类绒毛膜促性腺激素(β-HCG)

(1)正常参考值

男性：小于 2.60 mIU/mL。

女性：绝经前 ≤ 5.3 mIU/ mL。

绝经后 ≤ 8.3 mIU/mL。

(2)临床意义

β-HCG 升高主要提示妊娠,还可见于生殖细胞肿瘤患者。妊娠期间降低提示先兆流产。

9. 黄体酮

(1)正常参考值

成年男性：0.14 ~ 2.06ng/mL。

成年女性：卵泡中期：0.31 ~ 1.52ng/mL。

黄体中期：5.16 ~ 18.56ng/mL。

绝经期：0.78ng/mL。

第一孕季：4.73 ~ 50.74ng/mL。

第二孕季：19.41 ~ 45.30ng/mL。

(2)临床意义

黄体酮增高见于妊娠、肾上腺皮质癌、卵巢癌、先天性肾上腺皮质增生症和葡萄胎。

黄体酮降低见于闭经、胎儿死亡、先兆的流产、妊娠毒血症和不育。

10. 睾酮

(1)正常参考值

男:1.75 ~ 7.81 ng/mL。

女:≤ 0.75 ng/mL。

(2)临床意义

男性总睾酮降低预示性腺功能减退,垂体功能减退。肾上腺和睾丸肿瘤可导致男性睾酮升高。女性睾酮持续升高预示多囊卵巢综合征,卵泡膜细胞增殖症,肾上腺和卵巢肿瘤。

11. 泌乳素

(1)正常参考值

男性:2.64 ~ 13.13ng/mL。

女性:绝经前:3.34 ~ 26.72 ng/mL,绝经后:2.74 ~ 19.64 ng/mL。

(2)临床意义

泌乳素的异常升高见于女性不孕,男性阳痿或不育,原发性甲减和垂体肿瘤。

12. 雌二醇

(1)正常参考值

男性(≥ 19 岁):≤ 38.95 pg/mL。

女性(绝经期):≤ 38.90 pg/mL。

未孕女性:卵泡早期:15.16 ~ 127.81 pg/mL。

卵泡中期:19.86 ~ 148.13 pg/mL。

排卵高峰期:29.42 ~ 442.62 pg/mL。

黄体中期:30.34 ~ 274.24 pg/mL。

(2)临床意义

雌二醇可用于监测卵巢状态,评估性发育水平,闭经病因,不孕和停经的原因。男性雌二醇的异常高水平则预示女性化综合征如男性乳房发育。

(钟元锋　殷波涛)

第二章　心电图的临床诊断

第一节　心电图基本知识及诊断方法

心电图(EKG)是记录、测量和分析人体心脏传导到身体各部位的心电变化的一种方法。电流从接触人体皮肤的电极传导到心电图机上,经滤波、放大处理后,可记录在标准心电图纸上。

一、心电图导联体系及各导联的连接方法

(一)肢体导联(图 5-2-1)

1.标准导联:反映两个肢体之间的电位差。

Ⅰ导:心电图机阳极连接在左上肢,阴极连接在右上肢。

Ⅱ导:阳极接在左下肢,阴极接在右上肢。

Ⅲ导:阳极接在左下肢,阴极接在左上肢。

2.加压单极肢体导联:反映探查电极这一部位的电位变化。

加压右上肢单极导联(aVR):阳极接在右上肢。

加压左上肢单极导联(aVL):阳极接在左上肢。

加压左下肢单极导联(aVF):阳极接在左下肢。

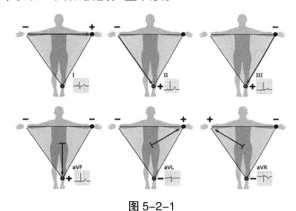

图 5-2-1

(二)单极胸部导联(V):探查电极放在胸部以下各点部位(图 5-2-2)

V_1 导:电极放在胸骨右缘第 4 肋间。

V_2 导:电极放在胸骨左缘第 4 肋间。

V_3 导:电极放在 V2 与 V4 导联线的中点。

V₄导:电极放在左锁骨中线第5肋间处。

V₅导:电极放在左腋前线第5肋间水平处。

V₆导:电极放在左腋中线与V4同一水平线上。

V₇导:电极放在左腋后线与V4同一水平线上。

V₈导:电极放在左肩胛线与V4同一水平线上。

V₉导:电极放在后正中线与V4同一水平线上。

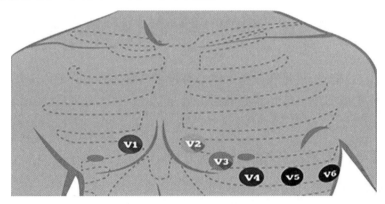

图 5-2-2　12 导联心电图胸导联位置

(三)心电图电极安放位置,见表5-2-1

表 5-2-1　十二导联常规心电图电极安放位置

电极名称	电极位置	电极名称	电极位置
LA	左上肢	RA	右上肢
LL	左下肢	RL	右下肢
V1	第四肋间隙胸骨右缘	V2	第四肋间隙胸骨左缘
V3	V2 和 V4 导联之间	V4	第 5 肋间隙左锁骨中线上
V5	第 5 肋间隙左腋前线上	V6	第 5 肋间隙左腋中线上

二、心电图诊断方法

先将各个导联的心电图浏览一遍,再参照心电图申请单所述情况,一般在较短时间内能写出心律类别及心电图诊断。对于一位初学心电图者,建议采用下列步骤进行心电图分析。

1. 将各导联的心电图按要求顺序摆好,首先做一个全面检查,注意有无伪差,导联有无错误,各导联中的定标曲线是否正确,辨别导联有无减半电压、阻尼过强或不足等问题,对正确判断都很重要。

2. 找出 P 波,观察方向,确定心律,然后选择适当的几个导联测量 P-P 或 R-R 间隔,以确定心率。观察 P-P 的形态、P-P 的频率,若无 P 波应属于心房颤动等心律失常,则应连续测量10 个 R-R 间隔,求其均数,作为测定平均心室搏动率的根据。目前较常采用直接描记法,将一导联记录较长计算。

3. 测量 P-R 间期通常采用 II 导联,测定 Q-T 间期采用 V3 导联,必要时可测定以 T 波最明显的导联。

4. 检查肢体导联心电图,估计是否有明显电轴偏移,观察 I、Ⅲ 导联,检查各导联中 P、QRS、ST、T,注意其形态、相互间的比例,决定是否正确,联系心前区导联心电图做出初步诊断。

5. 检查各导联 P 波方向是否与主波相反,P-P 间距相差是否大于 0.12 秒,有无 P 波脱漏现象,长 P-P 是否为短 P-P 的倍数,有无 P-P 渐短突长的规律,有无心房率快于心室率的现象,有无提前出现的 P′ 波,其形态是否与窦性 P 波相同,需仔细分析,做出相应的诊断。

6. 分析各导联 QRS 波群,测定 P-R 间距有无固定的 P-R 关系,R-R 是否规则,QRS 波群形态、时间是否相同,或提前出现的 QRS 波群形态是否宽大、畸形,时间大于 0.12 秒,有无代偿间歇,QRS 波群有无宽窄不固定出现,都要仔细分析、归类诊断。

7. ST 段及 T 波的分析。各导联 ST 段有无下移或上抬,下移形状,抬高形状,T 波是否与主波方向一致、有无双向或低平、振幅是否小于 R 波的 1/10,T 波双支是否对称,有无帐篷状出现等,要仔细分析才能发现其异常现象。

8. 分析 U 波,各导联是否有 U 波,U 波的方向、振幅是否大于 T 波。

9. 参照申请单、年龄、性别、药物及临床诊断,根据上述条件做一个初步诊断,再与临床资料进行联系,做出诊断。

10. 书写报告要求描述心律类别、有否电轴偏移、心房率、心室率、P-R 间期、P 波振幅时间、QRS 波振幅时间、ST 段改变、T 波改变、Q-T 间期、有无 U 波、U 波改变,逐步进行,然后做出诊断。在判定心 电图是否正常这一项,分类方法是将心电图归纳为正常、正常范围、异常心电图(一般不写明异常二字,以避免患者精神负担)。正常范围包括窦性心动过缓、窦性心动过速、窦性心律不齐或个别不重要的导联 ST、T 改变或 QRS 波切迹,T 波改变在诊断边缘。如同时有若干个轻度异常之处,病史不详,临床提供资料不全,诊断可疑,建议进行其他检查,然后全面综合分析诊断。

三、正常心电图各波段的命名、波形特点及正常值

1. P 波:最早出现的振幅较小的波,反映心房除极过程的电位变化。正常值:小于 0.12 秒;振幅在肢导联不超过 0.25mV,心前区导联不超过 0.20mV;P 波方向在 I、Ⅱ、aVF、V4 ~ V6 导联中均直立向上,在 aVR 导联倒置向下(图 5-2-3)。

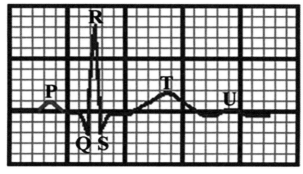

图 5-2-3

2.PR 间期:自 P 波起点至 QRS 波群起点间的线段,包括了 P 波和 PR 段,反映自心房开始除极至心室开始除极的时间。正常值:0.12 ~ 0.20 秒(图 5-2-4)。

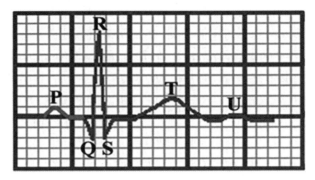

图 5-2-4

3.QRS 波群:反映心室除极过程的电位变化。正常值:0.06 ~ 0.10 秒(图 5-2-5)。

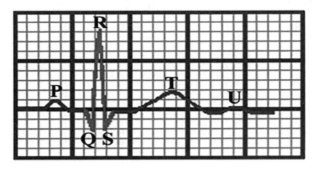

图 5-2-5

4.QT 间期:自 QRS 波群起点至 T 波终点的水平距离,反映心室开始除极至心室复极完毕的时间。正常值:0.32 ~ 0.44 秒(图 5-2-6)。

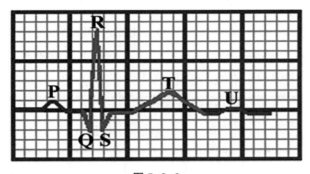

图 5-2-6

5.ST 段:自 QRS 波群终点(称 J 点)至 T 波起点间的线段。它代表心室除极结束和心室复极开始的时间。在正常心电图中,ST 段大多为等电位线,在任一导联中,ST 段压低应小于 0.05mV,在 V1 ~ V3 导联中 ST 段抬高应 < 0.3mV,余导联 ST 段抬高均不能超过 0.1mV(图 5-2-7)。

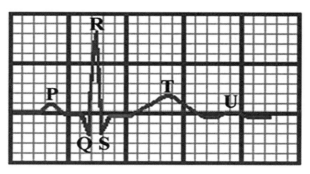

图 5-2-7

6.T 波：为 ST 段后一个圆钝而较大的波，反映心室快速复极过程的电位变化。

正常值：与 QRS 主波方向一致，T 波振幅≥ R/10，胸前 V4-V6 导联应直立，V1-V3 导联可倒置但深度＜ 0.25mV（图 5-2-8）。

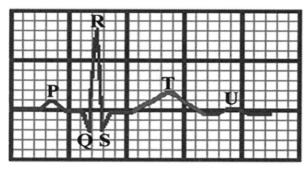

图 5-2-8

四、心电图的测量

1. 各波段时限和振幅的测量（图 5-2-9）

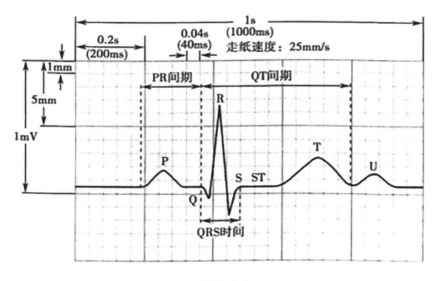

图 5-2-9

2. 心率的测量

(1) 规律的心率计算(图 5-2-10)。

心率 =60÷RR 间期(秒)(或 PP 间期)

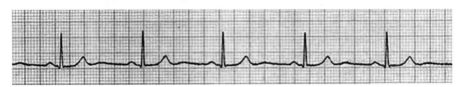

图 5-2-10

心率 =60÷1.08S ≈ 56 次 /min

(2) 不规律的心率计算(图 5-2-11)。

心率 =6 秒内 R 波数 ×10

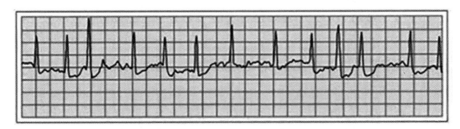

图 5-2-11

3. 窦性心律(图 5-2-12)

P 波的方向:Ⅰ、Ⅱ、aVF、V4–V6 导联中均呈直立型,aVR 倒置,其余导联呈双向、倒置或低平均可;心率:60~100 次 /min。

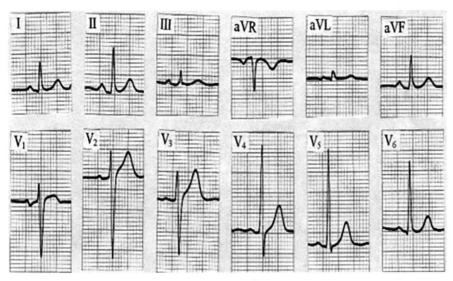

图 5-2-12

第二节 心律失常

一、窦性心律失常

1. 窦性心动过缓

心电图特点:窦性频率小于 60bpm,若小于 40bpm 为严重的窦性心动过缓;可伴有窦性心律不齐等(图 5-2-13)。

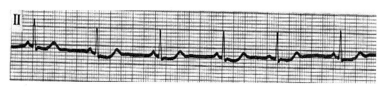

图 5-2-13

2. 窦性心动过速 窦房结起搏点自律性增高引起的心动过速,称为(自律性)窦性心动过速。心电图表现如下(图 5-2-14)。

(1)窦性心律。

(2)成人心律 > 100 次 /min,一般不超过 160 次 /min。

(3)P-R 间期 ≥ 0.12 秒。

(4)心率逐渐增快。逐渐减慢,可区别于突然起止的阵发性心动过速。

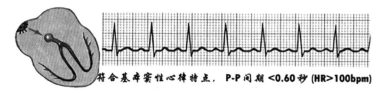

图 5-2-14

3. 窦性停搏

心电图特点:窦性心律中出现较长的间歇,其间无 P 波;即规则 的 P-P 间距突然出现 P 波脱落。长间歇不是基本心律 P-P 间期的整数倍(图 5-2-15)。

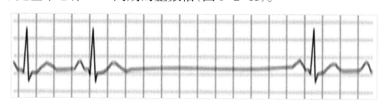

图 5-2-15

二、期前收缩

1. 房性期前收缩 指起源于窦房结以外心房任何部位的期前收缩。心电图表现如下(图 5-2-16)。

(1)提前出现 P' 波(注意埋在前位 T 波中 P' 波),形态与窦性 P 波不同,可有直立或倒置。

(2)P'-R 间期大于 0.12 秒。

(3)P' 波后可无 QRS 波群(未下传),偶可见 P' 波后伴宽大畸形的 QRS 波群(室内差异传导)。

(4)代偿间歇多数不完全。

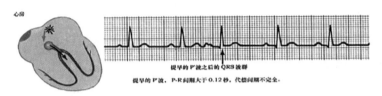

图 5-2-16

2. 房性心动过速　房性心动过速简称房速,指起源于心房且无须房室结参与及维持的心动过速,是房性心律失常的一种常见类型。心电图表现如下(图 5-2-17)。

(1)与 P 波形态不同的 P' 波,形态各异。

(2)P'-R、P'-P' 不等称为多形性、紊乱性房性心动过速。

(3)心房频率高在 150 ~ 200 次 /min。

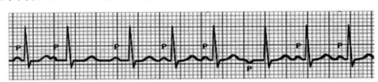

图 5-2-17

3. 心房扑动　心房扑动是一种快速而规则的心房激动。多为发作性,常是窦性心律与心房颤动互相转变时的暂时现象。心电图表现如下(图 5-2-18)。

(1)P 波消失、代以锯齿样心房扑动波(F 波),形态、间距及振幅绝对规则。

(2)F 波的频率一般在 250 ~ 350 次 /min。

(3)固定比例下传时心律规则,反正不规则。

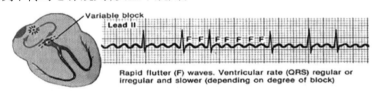

图 5-2-18

4. 心房颤动　心房颤动是一种极速而不规则的房性快速心律失常。其发生率仅次于窦性心律失常和期前收缩,临床上较心房扑动多见。心电图表现如下(图 5-2-19)。

(1)P 波消失,代之以小而不规则的 f 波(350 ~ 600 次 /min)。

(2)心室率极不规则(100 ~ 160 次 /min)。

(3)QRS 波形态正常或畸形。

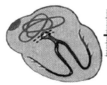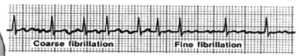

图 5-2-19

5.阵发性室上性心动过速　阵发性室上性心动过速是心动过速的一种常见类型,是由于心电信号传导异常引起的一类快速而规则的心律失常,发作呈突发突止。每次持续数分钟和数小时不等,可自行恢复。心电图表现如下(图 5-2-20)。

(1)阵发性室上性心动过速是起源于希氏束或希氏束以上的心动过速,呈突发突止的特点。

(2)QRS 波形态正常,心室率 160~250 次/min,节律快而规则,P′波不清楚。

(3)房室折返性心动过速 AVRT （A–V reentrant tachycardia）、房室结折返性心动过速 AVNRT（A–V nodal reentrant tachycardia）最常见。

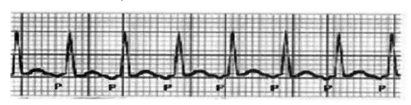

图 5-2-20

6.室性早搏　希氏束部位以下提早出现的单个或成对的无保护机制的心搏,称为室性早搏,是一种常见的心律失常。心电图表现如下(图 5-2-21)。

(1)期前出现的 QRS-T,其前无 P 波或无相关的 P 波。

(2)提早出现的 QRS 波宽大畸形,时限大于 0.12 秒。

(3)T 波与 QRS 波群的主波方向相反。

(4)代偿间歇完全(期前收缩前后的两个窦性 P 波间距等于正常 PP 间距的 2 倍)。

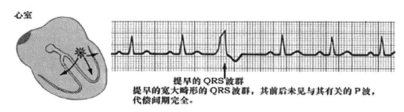

图 5-2-21

7.室性心动过速　室性心动过速(简称室速)是指起源于希氏束支分叉处以下,连续 3 个或 3 个以上,频率＞100 次/min 以上的心动过速。①心室率一般为 100~250 次/min,心律可稍不规则。②3 个或 3 个以上连续而迅速出现的室早;QRS 波宽大畸形,时限大于等于 0.12 秒,有继发 ST-T 改变,T 与 R 方向相反。③多数情况下 P 波与 QRS 波无关,形成房室分离;常可见到心室夺获或室性融合波,是确诊室速最重要依据。

(1)持续性单行性室速(图 5-2-22)

心电图特征：① 3 个或以上的室性早搏连续出现；② QRS 波群形态宽大畸形，时限大于等于 0.12 秒；③心室率通常为 100~250 次/min，心律规整，也可不匀齐。

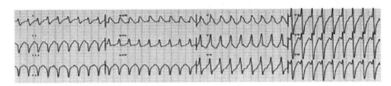

图 5-2-22

(2)尖端扭转型室性心动过速(图 5-2-23)

心电图特征：①室性 QRS 波群宽大畸形；② QRS 波群主波方向绕等电位线扭转；③心动过速的频率 200~250bpm。

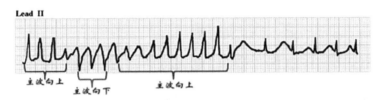

图 5-2-23

(3)多形型室性心动过速(图 5-2-24)

心电图特点：QRS 波群形态多变，几乎每搏均不一致，心室率 150~300 次/min，R-R 间期有 0.20~0.40 秒，多见于高度或完全性房室传导阻滞，低血钾等，QRS 时间大于等于 0.12 秒。

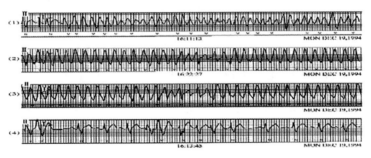

图 5-2-24

(4)并行性室性心动过速(图 5-2-25)

心电图特点：QRS 波群大于等于 0.12 秒，R-R 不规则，可伴传出阻滞出现，有室性融合波出现，发作时间歇的异搏间期恰好是心动过速发作时的 R-R 间隔的整倍数，频率一般在 70~120 次/min，具有并行心律的共同特征。

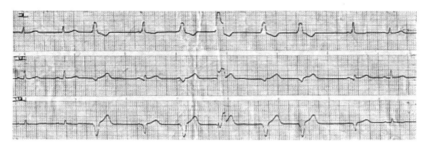

图 5-2-25

8. 室扑与室颤

最严重，致命性的心律失常。

（1）室扑心电图表现（图 5-2-26）　正常 QRS 波与 T 波均消失，室扑呈正弦曲线样波形，波幅大而规则、频率 150 ~ 250 次 /min；QRS 与 ST-T 无从分辨，但尚有一定的波形时称心室扑动。

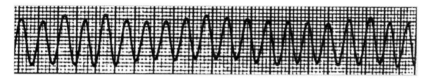

图 5-2-26

（2）室颤心电图表现（图 5-2-27）　频率达到 250 ~ 500 次 /min，波形及振幅均不规则，呈混乱的波动时称为心室颤动（根据波形振幅的大小可分为粗颤和细颤）。

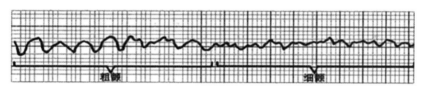

图 5-2-27

三、房室传导阻滞

1. Ⅰ度房室传导阻滞

心电图特征：① P-R 间期延长 P-R 大于 0.20 秒（老年人大于 0.22 秒）；②每个 P 波后均有 QRS 波形（图 5-2-28）。

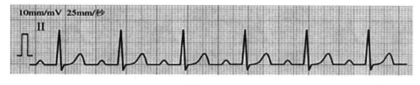

图 5-2-28

2. Ⅱ度Ⅰ型房室传导阻滞（Morbiz Ⅰ型）

心电图特征：PR 间期进行性延长，直至一个 P 波不能下传，出现 QRS 脱落（图 5-2-29）。

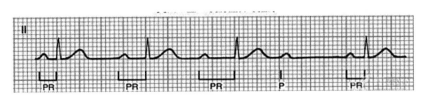

图 5-2-29

3. Ⅱ度Ⅱ型房室传导阻滞(Morbiz Ⅱ型)

心电图特征:P-R 间期恒定(正常或延长),部分 P 波后无 QRS 波群(图 5-2-30)。

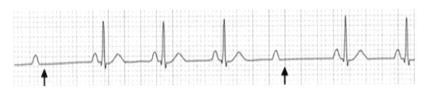

图 5-2-30

4. Ⅲ度房室传导阻滞(完全性)

心电图主要特征:①房室分离　P 波与 QRS 波毫无关系,心房率〉心室率;②出现交界性逸搏或室性逸搏见(图 5-2-31)。

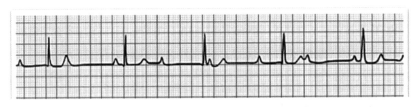

图 5-2-31

5. 病态窦房结综合征

心电图特点:持续而显著的窦性心动过缓(小于 50 次 /min);窦性停搏和窦房传导阻滞;窦房传导阻滞与房室传导阻滞并存:心动过缓 - 心动过速综合征(慢 - 快综合征)(图 5-2-32)。

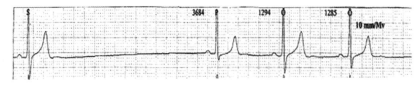

图 5-2-32

四、起搏器心电图

随着起搏器的临床应用,临床心电图也随之出现了新课题。起搏器的类型虽众多,但心电图表现为心房起搏或心室起搏,可了解是否为按需型起搏或双腔起搏。心房起搏,每脉冲钉样信号后出现起搏的心房除极波(右房上中部侧壁起搏,P 波形态因电刺激部位不同而异),右房上部的后侧壁起搏,P 波与窦性形态相同,右房中部侧壁起搏,则 P 波Ⅱ、Ⅲ、avF 导联低平,右房下部起搏,P1 平坦,Ⅱ、Ⅲ、avF 倒置,心前区导联 P 波平坦或双相,左房起搏,P 波形态与左房心律相似,P-R 间期大于 0.12 秒,QRS 形态呈室上型。右心室起搏:QRS 波群电轴左偏 -30°～-90°,QRS 波群形态呈完全性左束支阻滞型。每个 QRS 波前均有钉样信号出现,可了解起搏器起搏功能、按需频率或感知功能滞后时间。心室起搏可影响正常窦性下传的 ST T 改变,为电张力所致,不易诊断心肌缺血。

1. 心房起搏(图 5-2-33)

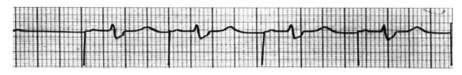

图 5-2-33

2. 心室起搏(图 5-2-34)

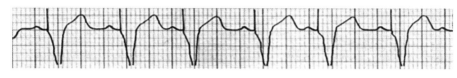

图 5-2-34

3. 双腔起搏(图 5-2-35)

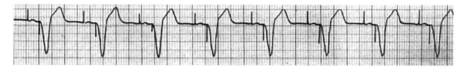

图 5-2-35

第三节　心电图试验及其他心电图检查方法

一、24 小时动态心电图

24 小时动态电图是一种长时间连续记录并编集分析人体心脏在活动和安静状态下的下的心电图变化情况。能够记录全部的异常电波,能检查出各类心律失常和患者在 24 小时内各状态下所出现的有或无症状的心肌缺血,对心脏病的诊断提供精确可靠的依据,在临床应用中,尤其对早期冠心病有较高的检出率。

检查方法:由医护在患者胸部粘贴多个电极片,一般在 10 以下,各电极片连接导线到一个记录盒。患者在做期间可正常活动,不影响日常生活。

二、阿托品试验

阿托品试验:利用阿托品对胆碱能神经的阻滞作用(迷走神经张力过高所致的心动过缓除外),可作为诊断病窦综合征的参考。

检查方法:试验前作卧位 II 导联对照观察其心率,再将阿托品 1 ~ 2mg(或 0.02mg/kg)加少量 0.9% 氯化钠注射液,快速静注后记 1、3、5、10、15、20 分钟各描记 II 导联心电图,必要时可观察 30 分钟,取其中最快心率作为诊断条件。青光眼、前列腺肥大患者不宜做此试验。

判定标准:静注阿托品后心率小于 90 次 /min 为阳性,有时出现房颤、交界性心律,而窦性反而减少甚至出现窦性停搏、窦房传导阻滞等,均为诊断病窦综合征的参考。

三、异丙肾上腺素对窦房结功能激发试验

异丙肾上腺素对窦房结功能激发试验:异丙肾上腺素能激发窦房结,使其频率增加(如有病窦综合征激动增加不明显)。

检查方法:先以异丙肾上腺素 10mg 口含,无不良反应则用 0.2mg/100mL 的异丙肾上腺素静滴,若出现室早,即停静滴,以心电图 II 导联记录。

判定标准:异丙肾上腺素静滴中心电图显示心率小于 90 ~ 100 次 /min 为试验阳性,提供病窦综合征的诊断参考。

四、心电图平板运动实验

心电图运动实验是心电图负荷实验中最常见的一种,故又称运动负荷实验,是诊断冠心病的最常见的一种辅助手段。通过运动增加心脏负荷而诱发心肌缺血,从而出现缺血性心电图改变的实验方法。

检查方法:患者运动前做静息状态下心电图,测量运动前血压,运动过程中严密观察心电图及血压,达到运动终点后平卧,记录运动后即刻血压和心电图,以后每隔 2 分钟记录心电图,直至心电图恢复或接近运动前标准。目标心率为 220– 年龄。

判定标准:①运动实验阳性 ②运动实验可疑阳性 ③运动实验阴性。

第四节 心电图危急值及紧急处理

心电图危急值指危及生命的心电图表现,可导致严重的血流动力学障碍甚至危及生命,及时识别并迅速有效地干预治疗,可挽救患者生命。

报告范围包括:疑似急性冠脉综合征、严重快速性心律失常 、严重缓慢性心律失常 、其他(严重高钾或低钾血症,肺栓塞 LQTS,显性 T 波电交替)、起搏器严重起搏 / 感知不良。

一、急性冠脉综合征

(一)危急值预警

1. 首次发现疑似急性心肌梗死的心电图改变。

2. 首次发现疑似各种急性心肌缺血的心电图改变。

3. 再发急性心肌梗死的心电图改变(注意与以往心电图及临床病史比较)。

4. 各部位的心肌梗死:前壁心肌梗死(图 5-2-36)、前侧壁心肌梗死(见图 5-2-37)、下壁心肌梗死(图 5-2-38)、正后壁心肌梗死(图 5-2-39)。

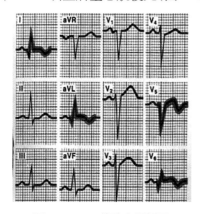

图 5-2-36　前壁心肌梗死

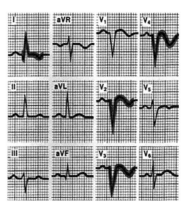

图 5-2-37　前侧壁心肌梗死

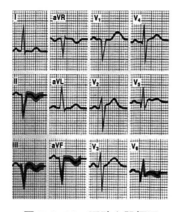

图 5-2-38　下壁心肌梗死

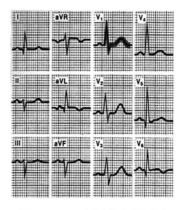

图 5-2-39　正后壁心肌梗死

(二)处理原则

1. 一般急救处理:①心电监护——心率、节律、血压等;②吸氧(必要时);③建立静脉通路,对症处理——镇痛;④合理用药:抗血小板(阿司匹林嚼服)、抗凝、抗缺血治疗;⑤病情观察:动态观察症状、心电图(30 分钟后复查)、动态观察肌钙蛋白等指标;⑥健康宣教——绝对卧床休息。

2. 特殊急救处理:血运重建,恢复梗死心肌的血液供应做好急诊冠状动脉介入治疗的术前准备(双抗、签字)或溶栓治疗。

二、严重快速性心律失常

(一)心电图特征

1. 心室扑动、心室颤动。

2. 室性心动过速心室率≥150次/min,持续时间≥30秒或持续时间不足30秒伴血流动力学障碍。

3. 尖端扭转型室性心动过速,多形性室性心动过速,双向性室性心动过速(图5-2-40)。

4. 各种类型室上性心动过速心室率≥200次/min。

5. 心房颤动伴心室预激最短RR间期≤250毫秒(图5-2-41)。

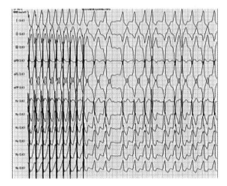
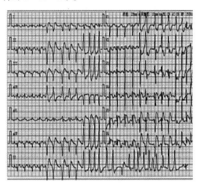

图5-2-40　多形性室性心动过速　　图5-2-41　预激综合征合并快速房颤

(二)处理原则

1. 评价是否有血流动力学紊乱(生命体征监测)。

2. 若影响血流动力学,应立即电除颤/复律、胸外按压、建立静脉通道等。

3. 药物治疗、消融治疗。

4. 病因与诱因的治疗。

三、严重缓慢性心律失常

(一)心电图特征

1. 严重心动过缓、高度及三度房室阻滞,平均心室率≤35次/min(图5-2-42)。

2. 长RR间期伴症状≥3.0秒;无症状≥5.0秒(图5-2-43)。

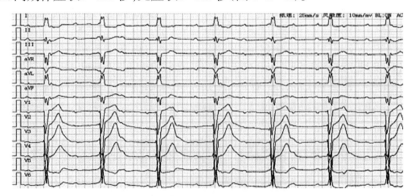

图5-2-42　三度房室传导阻滞

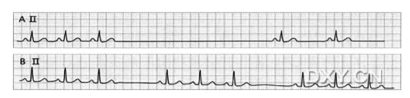

图 5-2-43 窦性停搏

(二)处理原则

1. 评价是否有血流动力学紊乱(生命体征监测)。

2. 若心动过缓造成低血压,心绞痛,晕厥等,就需要积极处理。

3. 合并黑矇,明显心动过缓,可用药物(阿托品,异丙肾上腺素等)。

4. 心源性脑缺血,或严重心动过缓持续(心肺复苏,药物基础上行临时起搏)。

5. 确诊是否有永久起搏器植入指征,如有,建议尽快行永久起搏器植入术。

四、电解质紊乱

(一)高血钾

1. 心电图特征:窦室传导血钾介于 7～9mmol/L 时,P 波消失,QRS 波宽而低,与 T 波融合,形成窦室传导. 血钾继续增高,室速、室扑或室颤,心脏停搏(图 5-2-44)。

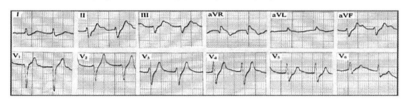

图 5-2-44

2. 高钾血症的紧急处理

(1)如发生心脏骤停,立即行 CPR 及电除颤。

(2)降血钾一般处理措施:①葡萄糖酸钙拮抗钾离子:10% 葡萄糖酸钙 20mL+10% 葡萄糖溶液 20～40mL 缓慢静推;② 5% 碳酸氢钠 100～200mL 快速静滴(先补钙后纠酸);③葡萄糖加胰岛素:每 4g 葡萄糖给予 1U 胰岛素静滴;④聚苯乙烯磺酸钙散剂(可利美特),冲服;呋塞米静推;⑤血液透析(血清钾大于 6.5mmol/L)。

(二)低血钾

1. 心电图特征:u 波增高,T-u 融合,Q-T-u 间期延长(图 5-2-45)。

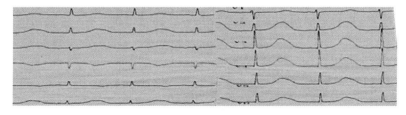

图 5-2-45

2.低钾血症的紧急处理　出现恶性室性心律失常,首选电复律或电除颤。同时予以口服及静脉补钾:①不宜过早:见尿补钾;②不宜过浓:静脉滴注液钾浓度不超过40mmol/L(氯化钾3g),禁止静脉推注;③不宜过快:成人静脉滴注速度不超过60滴/min;④先盐后糖。

五、急性肺栓塞

(一)心电图特征性

1.为右心室负荷加重的表现,多见窦性心动过速,S波Ⅰ导联加深,Q波Ⅲ导联出现及T波Ⅲ导联倒置,即SⅠ、QⅢ、TⅢ。

2.V1-V4 T波倒置,或完全性及不完全性束支传导阻滞(图5-2-46)。

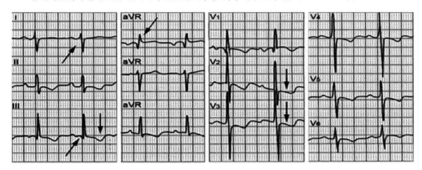

图 5-2-46

(二)处理原则

1.取半坐卧位,给予高流量给氧,必要时给予呼吸机辅助通气。

2.严密监测患者生命体征。

3.遵医嘱进行及时溶栓治疗。

4.潜在并发症的处理。

六、其他类型心电图危急值

(一)QT 间期延长:QTc ≥ 550 毫秒(图 5-2-47)

处理原则:目的防治心律失常性晕厥,防治心脏性猝死。

1.药物治疗:

(1)先天性:β 阻滞剂 + 补钾、补镁,积极预防治疗诱发因素。

(2)获得性:硫酸镁、异丙肾上腺素、利多卡因、阿托品等。

2.非药物治疗:欧洲心脏病协会推荐的 LQT 综合征的心脏性猝死的预防治疗指南是植入心律转复除颤器。永久性双腔起搏器和左侧颈胸交感神经切断术为二类适应证。

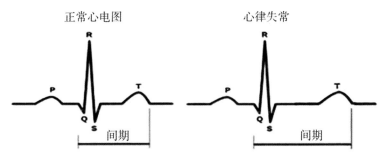

图 5-2-47

（二）R-on-T 型室性早搏（图 5-2-48）

R-on-T 现象：提前出现的室性期前收缩出现在前一心动周期的 T 波上，在 T 波峰或前支或后支，发生在心室复极不完全，心室处于易反复激动的易损期。该现象经常会导致室速和室颤等致死性心律失常。急性心肌梗死出现"R-on-T"现象，为紧急治疗的指征。

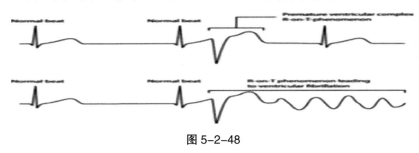

图 5-2-48

（三）QT 间期延长伴 R on T 型室早诱发尖端扭转性室速（图 5-2-49）

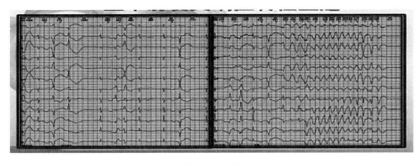

图 5-2-49

（四）T 波电交替（图 5-2-50）

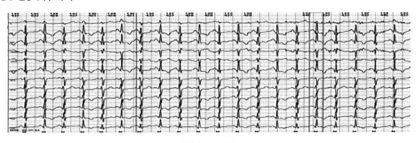

图 5-2-50

（五）起搏不良在心脏不应期外的起搏脉冲刺激不能夺获心脏的现象（图 5-2-51）

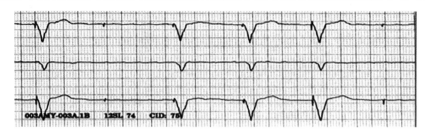

图 5-2-51

（六）起搏心电图表现——长间歇，慢于低限或传感器频率（图 5-2-52）

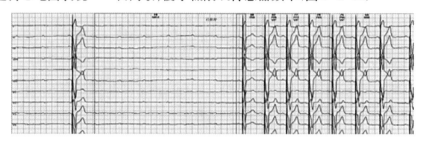

图 5-2-52

处理原则如下。

1. 急诊患者病情紧急，及时识别心电图危急值并迅速采取有效措施可挽救患者生命。

2. 心电图医师、护士应熟知心电图危急值，对宽 QRS 心动过速，若明确为室上速，按室上速处理；若无法明确诊断，以宽 QRS 波心动过速诊断按室速处理即可 。

3. 各种机制宽 QRS 心动过速在指南中的处理原则相同（同步电复律或首选胺碘酮）。

（周　舸　喻　丹）

附录
常用护理英语
Commonly Used Nursing English

1. 护士常用词汇 / 短语 Commonly Used Nursing Terms

Hospital Dean's Office　院长办公室

Hospital Administration Office　医院行政办公室

Hospital Party Committee Office　医院党委办公室

Out-patient Department　门诊部

In-patient Department　住院部

Information Desk　问讯处

Registration Office　挂号室

Admission Office　入院室

Emergency Room　急诊室

Appointment Office　预约处

Waiting Room　候诊室

Consultation Room　咨询室

Room for Further Diagnosis　诊疗室

Room for Medical Treatment　治疗室

Observation Room　观察室

Infusion Room　输液室

Outpatient Operating Room　门诊手术室

Department of Internal Medicine　内科

Intensive Care Unit(ICU)　综合性重症监护室

Coronary Care Unit(CCU)　冠心病重症监护室

Surgical Department　外科

Department of General Surgery　普通外科

Department of Traumatology　创伤外科

Department of Orthopedics　骨外科

Department of Neurosurgery　神经外科

Department of Urology　泌尿外科

Department of Plastic Surgery　整形外科

Department of Cardiac Surgery　心脏外科

Department of Thoracic Surgery　胸外科

Operation Room(OR)　手术室

Department of Obstetrics and Gynecology　妇产科

Delivery Room　产房

Room for Mother and Infant　母婴室

Department of Pediatrics　儿科

Department of Oncology　肿瘤科

Department of Ophthalmology　眼科

Department of Stomatology　口腔科

E.N.T Department　耳鼻喉科

Department of Dermatology　皮肤科

Department of Chinese Traditional Medicine　中医科

Department of Rehabilitation　康复科

Central Sterile Supply Room　中心消毒供应室

Pharmacy　药房

Blood Bank　血库

Nursing Department　护理部

Nurse Station　护士站

Morgue　太平间

Nursing processes　护理程序

Nursing Assessment　护理评估

Nursing Diagnosis　护理诊断

Nursing Planning　护理计划

Nursing Implementation　护理实施

Nursing Evaluation　护理评价

Daily care of the patient　对患者的日常护理

Morning(evening)care　晨(晚)间护理

Bed-making　整理床铺

Oral hygiene　口腔护理

Brushing the teeth　刷牙

Flossing the teeth　清洁牙垢(剔牙)

Denture care　清洗义齿

Bathing　洗澡

Cleanliness and skin care　清洁与护肤

Perineal care　会阴擦洗

Hair care　梳头

Shaving　剃须

Care of nail and feet　指甲修剪和洗脚

Changing hospital gowns　更换病员服

Massage　按摩

Bedsore care　褥疮护理

Measurement of vital signs　测量生命体征

Taking oral (rectal, axillary) temperature　测量口腔(直肠,腋下)体温

Taking a radial pulse　测量桡动脉脉搏

Counting respiration　数呼吸次数

Measuring (taking) blood pressure　量血压

Catheterization　导管置入术

Cardiac catheterization　心导管置入术

Laryngeal catheterization/intubation　喉插管术

Urethral catheterization　导尿管置入术

Clean techniques, medical asepsis　消毒灭菌

Asepsis　灭菌法

Disinfection　消毒

Steam disinfection　蒸汽消毒

Terminal disinfection　终末消毒

Disinfection by ultraviolet light　紫外线消毒

Sterilization　灭菌

Chemical sterilization　化学灭菌法

Intermittent sterilization　间歇灭菌法

Mechanical sterilization　机械灭菌法

Sterilant　灭菌剂

Immersion　浸泡法

Rubbing　擦拭法

Nebulization　喷雾法

Fumigation　熏蒸法

Decompression　减压术

Cardiac decompression　心脏减压术

Cerebral decompression　脑减压术

Orbital decompression　眼眶减压术

Decompression of pericardium　心包减压术

Gastro-intestinal decompression　胃肠减压术

Decompression of spinal cord　脊髓减压术

Dialysis　透析

Peritoneal dialysis　腹膜透析

Hemodialysis　血液透析

Drainage　引流

Negative pressure drainage　负压引流法

Postural drainage　体位引流法

Enema　灌肠

Barium enema　钡（剂）灌肠

Blind enema　肛管排气法

High（low）enema　高（低）位灌肠

Retention（non-retention）enema　保留（不保留）灌肠

Soapsuds enema　肥皂水灌肠

Magnesium sulfate enema　硫酸镁灌肠

Nasal/tube feeding　鼻饲法

Nasogastric tube placement　留置胃管

Nasal feeding　鼻饲法

Heat and cold application　冷,热敷

Infusion　输入,注入

Glucose infusion　葡萄糖输注

Glucose-saline infusion　葡萄糖－盐水输注

Saline infusion　盐水输注

Injection　注射

intracutaneous injection　皮内注射

Hypodermic injection　皮下注射

Intramuscular injection　肌内注射

Irrigation　冲洗

Vaginal irrigation　阴道冲洗

Bladder irrigation　膀胱冲洗

Isolation　隔离

Strict isolation　严密隔离

Contact isolation　接触隔离

Respiratory isolation　呼吸道隔离

Protective isolation　保护性隔离

Lavage　灌洗

Gastric lavage　洗胃

Intestinal lavage　洗肠

Peritoneal lavage　腹膜腔灌洗

Pleural lavage　胸膜腔灌洗

Medication　给药

Oral medication　口服给药法

Sublingual medication　舌下给药

Rectal medication　直肠给药

Nasal medication　鼻内给药

Suctioning　吸引

Upper airway suctioning　上呼吸道吸引术

Nasogastric suctioning　鼻胃吸引术

Wound drainage　伤口引流

Transfusion　输血,输注

Blood transfusion　输血

Plasma transfusion　输血浆

Diet nursing　饮食护理

Fasting　禁食

Balanced diet　均衡饮食

Diabetic diet　糖尿病饮食

Fat-free diet　无脂饮食

Salt-free diet　无盐饮食

Full diet/ordinary diet　全食,普通饮食

High-protein (carbohydrate , fat) diet　高蛋白(碳水,脂肪)饮食

Light diet　清淡饮食

Liquid diet　流质饮食

Low-fat (caloric , protein , residue) diet　低脂肪(热量,蛋白,渣)饮食

Smooth (soft) diet　软食

Emergency care (first aid)　急救护理

Cardiopulmonary resuscitation　心肺复苏术

Mouth-to-mouth (mouth-to-nose, mouth-to-stoma) resuscitation　口对口(口对鼻,口对气管切开口)复苏术

Emergency care for fainting (shock , stroke) victims　晕厥(休克,中风)患者的急救

Hospice care　临终护理

Postmortem care　死后护理

Professor　教授

Doctor　医生,博士生

Intern　实习生

Undergraduate　本科生

Postgraduate　研究生

Chief　主任

Head Nurse　护士长

Chief Nurse　主任护师

Deputy Chief Nurse　副主任护师

Nurse in Charge　主管护师

Senior Nurse　护师

Registered Nurse　注册护士

Nurse intern　实习护士

Nurse Assistant　助理护士

Physical Therapist　物理治疗师

Respiratory Therapist　呼吸治疗师

Nutritionist　营养师

Pharmacist　药剂师

Rehabilitator　康复治疗师

Day Shift　白班

Night Shift　夜班

Shift Report　交班报告

Nurse uniform　护士工作服

Patient Dress/gown　病号服

2. 护士日常对话 Everyday Nursing Dialogue

Dialogue 1　Make a Reservation　预约就诊

N: Good morning. This is Doctor Lee's office. What can I do for you ?

护士:早上好,这里是李医生办公室。有什么可以帮忙的吗?

Mike: Yes, this is Mike Smith. I'd like to make an appointment to see the doctor this week.

麦克:是的。我是麦克. 史密斯,我想本周预约看病。

N: Well, let's see. I'm afraid he is fully booked on Monday and Tuesday.

护士:好的。恐怕李医生本周星期一和星期二都已经被预约满了。

Mike: How about Thursday ?

麦克:星期四怎么样?

N: Sorry but I have to say he is also occupied on Thursday. So, will Wednesday be ok for you, Mrs.Reed ?

护士:抱歉,星期四也已经预约满了。雷德太太,星期三您方便吗?

Mike: I have to work on Wednesday. By the way, is Dr.Lee available on Saturday ?

麦克:星期三我得上班。顺便问一下,李医生星期六有空吗?

N: I'm afraid the office is closed on weekends.

护士:我们周末不上班。

Mike：Then how about Friday ?

麦克：那星期五呢?

N：Friday. Let me have a check. Oh, great.Dr.Lee will be available on Friday afternoon this week.

值班护士：星期五。让我查一下。太好了,李医生这个星期五下午有空。

Mike：Fine，thank you. I'll come on Friday.

麦克：好,谢谢。我周五来。

Dialogue 2　Registration　挂号

Nurse：Good morning

护士：早上好。

Patient：Good morning.

患者：早上好。

Nurse：What seems to be the problem ?

护士：您哪儿不舒服?

Patient：I'm running a high fever and feeling terribly bad.

患者：我发烧,觉得很不舒服。

Nurse：How long have you been like this ?

护士：这样有多久了?

Patient：Since last night.

患者：从昨天晚上开始。

Nurse：Well，have you ever been here before ?

护士：您以前来这里看过病吗?

P：No. This is my first visit.

患者：没有,这是我第一次来。

N：OK，I will make a new record for you then. Please fill in this form according to the questions. Do not hesitate to ask me if you have any problem for filling in the form.

护士：嗯,我为你建一个新的记录。请您回答表格上的这些问题。填表时有任何疑问都可以问我。

P：Here you are.

患者：表格填好了。

N：Thank you. Now you can go to the department of internal medicine.

护士：谢谢。现在请您到内科去就诊。

Patient：Fine. But can you tell me how to get there，please ?

患者：好的。您能告诉我内科怎么走吗?

Nurse：Take the lift to the fifth floor and turn left. Go along the corridor until you see the sign on your right.

护士：坐电梯到五楼，左转。沿着走廊向前，一直到您看到右边的标示。

Patient：Thanks a lot.

患者：谢谢。

Nurse：You're welcome.

护士：不客气。

Dialogue 3　Receiving a New Patient　接诊新患者

Nurse：Good morning, here is No.1 ward of Neurosurgical Department. Are you Ms.Li ?

护士：早上好，这里是神经内科1病区，请问您是李女士吗？

Patient：Yes, I am.

患者：是的，我是。

Nurse：I'm Li ZHANG, your nurse today. I'm going to take you to the room. Would you please follow me ?

护士：我是张丽，您今天的责任护士。我带您到房间去，请您跟我来。

Patient：Ok. Thank you.

患者：好的，谢谢你。

Nurse：Here we are. Room 23 is for you and your bed number is 18.

护士：到了，这是23房间，您的病床是18床。

Patient：It looks very nice. Where should I put my personal articles ?

患者：房间很好。那我的东西放哪里呢？

Nurse：You'd betteronly keep small everyday things in your bedside table, and here is a locker for you to put other things in. If you have any valuables, you can ask your families to take them back home.

护士：您最好只带一些日常用品，放在床边的桌子上。其他的东西您可以放在这个柜子里。如果您有贵重物品，建议您让家属带回家。

P：I see. Thank you very much.

患者：好的，谢谢您。

N：You are welcome. Have a rest and then I'll show you our ward and the regulations.

护士：不客气，您先休息会，一会我给您介绍一下病房的环境和管理的规定。

P：Good. Thanks a lot.

患者：好。多谢您！

N：Pro.LEI is the chief of this ward, Ms.LI is the head nurse. Dr.ZHANG is responsible for your treatment. He is kind and considerate.

护士：病房主任姓雷，护士长姓厉，张医生负责您的治疗，他人很好，并且很负责。

P：When are my families allowed to visit me ?

患者：我的家人什么时候可以来看我呢？

N：From four to five o'clock in the afternoon.

护士：每天下午 4 点到 5 点。

P：Only an hour？ That is not enough. Why do you limit the visits only to an hour？

患者：就 1 个小时？ 时间太短了。为什么要严格限制探视时间呢？

N：It is necessary to give patients a quiet environment for their treatment and rest. Besides，longer visits will be too tiring for them.

护士：这是为了让患者有一个安静的治疗和休养环境。时间太长会使患者感到疲劳。

P：Ok，where is the washroom？

患者：盥洗室在哪儿？

N：I will show you after a little while. By the way，I will also show you our nurse station，doctor's office and the treatment room.

护士：等一会我带您去看。顺便看看护士站，医生办公室和治疗室。

P：Thank you for all the information. You have made me feel much easier.

患者：谢谢您的介绍。使我感到很安心。

N：You are welcome. I will come back to check your condition when I am available and please do not hesitate to press the button here timely if you have any discomfort. OK？

护士：不客气！ 我一有时间就会来看你，如果你有不适也请及时按床边的呼叫铃，好吗？

P：OK. Thank you. Bye.

患者：好的，谢谢。再见。

Dialogue 4　Before an operation　在手术前

N：Good morning. Mr.LI. How are you feeling today？

护士：早安，李先生。今天您好吗？

P：Morning. Not too bad.

患者：早安。还不错。

N：I come here to tell you that Pro.Chen will perform gastrectomy on you tomorrow. I'll shave off the hair around the operation area to prepare for the operation.

护士：我来告诉陈教授安排明天给您做胃切除手术。一会我要帮您剃去手术区周围的毛发，为手术做好准备。

P：Very good，but I have never been in hospital before and I'm a little bit scared. I only know it is a major operation.

患者：太好了，但是我从没住过院，所以心里有些害怕。我只知道这是一个大手术。

N：I see，but don't be worried too much.Pro.Chen will tell you more things about the surgery in detail.

护士：我理解，但是请别太紧张，陈教授会和您详细沟通手术的具体信息的。

P：Ok，and is there anything I can do for the surgery now？

患者:好的,那我现在能做些什么呢?

N: Good, now I will tell you what we should do before the surgery. First of all, we must take care that you do not catch cold or run a fever. You should start using a bedpan now in order to accustom yourself to it.

护士:现在我想和您说一说手术前的一起其他准备工作。首先是让您在手术前别着凉,避免感冒,发烧。你要在床上练习使用便盆,免得术后不习惯。

P: Why do I have to use a bedpan?

患者:我为什么要在床上用便盆?

N: You know what? After the surgery you will not be able to get up to go to the toilet, and that means you have to stay on the bed in the early time.

护士:因为手术后您不能下床到厕所去,术后早期您需要卧床休息。

P: Oh, got it. Is there anything else?

患者:哦,懂了。还有其他的准备工作吗?

N: The day before the operation the anesthetists will come to visit you and tell you the exact information about the anesthetic medicine and administration method. This evening I will give you an enema to clean the bowel. After that please don't eat or drink anything before the operation.

护士:手术前一天麻醉师会来看您,告诉您关于麻醉药物和用药方式的相关信息。今天晚上我还将给您灌肠以清洁肠道,之后一直到手术前请您就不要再饮水或者是进食了。

P: How do you do it? Dose it hurt?

患者;怎么灌肠? 疼吗?

N: Don't worry, it does not hurt. The procedure is simple. I'll insert a rubber tube into your anus and let an amount of soapsuds flow into your rectum. You need to keep it for a while and let me know when you feel distension. And then you can let it go. We may need to repeat it several times until the bowel is clean enough for the surgery.

护士:别担心,灌肠不疼。操作也不难。我会插一根橡皮管到您的肛门,然后通过管子把一定量的肥皂水灌进您的肠道。您需要尽力保持一会,当您感觉腹胀无法忍耐时就可以把它排出啦。一般需要重复多次灌肠以保证肠道足够清洁。

P: OK.

患者:好的。

N: The next morning we will take you to the operating room and introduce you to the medical staff there.

护士:在手术当天早上,我们会送您到手术室,并把您介绍给那里的医务人员。

P: Sound good.

患者:听起来还不错。

N: Before you come back from the operating room, we will change your bed and make it warm and comfortable for your return. An anesthetist will come back together with you and observe you on the way. A nurse will then be responsible to look after you. She will come frequently to see about your condition and to take your blood pressure, pulse rate, respiration and temperature.

护士:您从手术室回来前,病房会给您准备好一个温暖而舒适的床铺。麻醉师会一路护送您回到病房,并在路上关注您的情况。会有一位护士负责护理您。她会经常到床边看您,给您测血压,脉搏,呼吸和体温。

P: Can I have anything to eat or drink after the surgery?

患者:手术后我能吃东西或者喝东西吗?

N: No. You will be given intravenous infusion not only after but even during the operation. We will put you on a liquid diet soon after if your condition permits.

护士:不能。在手术中和手术后,都要给您静脉输液。以后根据您的病情,可以给您吃流质饮食。

P: Will I be allowed to move a little after the surgery?

患者:我手术后能动吗?

N: You should try to turn over slightly. It will promote your bowel movement and eliminate the gas in the abdomen.

护士:您可以轻轻地翻身。这样可以促进肠蠕动,对排便和排气都有帮助。

P: Will the wound be awfully painful?

患者:伤口会很疼吗?

N: There may be some slight pain. If it distresses you too much, we will give you some analgesics.

护士:可能有轻微的能经受的疼痛,如果疼得很厉害,我们可以给您点止疼药。

P: Thank you for you explanation. When will I be able to discharge after the surgery?

患者:谢谢您的解释,那我什么时候可以出院呢?

N: Your sutures may be removed seven days after the operation. Then you can go home if everything goes well. Before you leave, I will tell you how to take care of yourself at home.

护士:手术后7天可以拆线。如果一切顺利,您就可以出院了。在您出院前,我会告诉您在家应注意的事情。

P: Thank you for your kindness.

患者:多谢您。

N: You are welcome.

护士:不客气。

Dialogue 5　Discharge　出院

N: Good morning, Mr.Li. You are going to be discharged this afternoon.

护士:今天下午您就可以出院了。

P: Good morning. Is that true? I'm so happy to hear that.

患者:真的？ 听到这个太高兴了。

N：You have been in the hospital for ten days, haven't you ?

护士:您一共住了 10 天院,是不是?

P：Exactly, but the doctor told me I still have to rest for one more week at home.

患者:是的,但是医生说我还要休息 1 个星期。

P：May I have my discharge summary today ?

患者:我能拿到病情小结吗?

N：Certainly. You can have it before being discharged.

护士:当然,你出院前可以拿到。

N：The doctor has also written a note for you. There are several suggestions. Firstly, avoid any emotional stress and take good rest. Secondly, examinations of fasting blood glucose and EKG should be done regularly. Lastly, don't catch cold and remember to follow-up.

护士:医生给您写了注意事项,里面有 2 条建议,一是避免情绪激动,多注意休息;二是定期查空腹血糖和心电图,避免感冒,定期复查。

P：Please give me my account. Then I can go to the cashier center downstairs to pay for the bill.

患者:请给我账单,这样我就能到楼下的结算中心结账。

N：OK.

护士:好的。

P：I'm really grateful to you all. You are all so kind to me.

患者:真的很感谢你们,你们对我照顾这么好。

N：Don't mention that.

护士;不客气。

Dialogue 6　Diabetes Mellitus　**糖尿病**

P：Doctor, I have been feeling very thirsty all the time, and passing a lot of urine. I've lost weight despite my good appetite, and I feel hungry all the time.

患者:医生,我最近常感到口渴,多尿。虽然胃口很好但体重下降了,总感到饥饿。

D：I'd like to examine your urine and blood samples to rule out diabetes.

医生:我想让你做个尿液和血液检查,以排除糖尿病。

（After blood test, 血液检测后）

D：Results of your examination show the presence of diabetes. You will have to take some medicine and have regular exercises.

医生:尿常规结果提示你有糖尿病。你将不得不进行药物治疗并有规律地锻炼。

P：Diabetes ?

患者:糖尿病?

D：It's a chronic disease related to the dysfunction of pancreas. The typical symptoms include increased urination, increased food and fluid intake and thirst.

医生:这是一个与胰腺功能失调有关的慢性疾病。典型的表现是多尿,多饮,多食,口干。

P: What should I pay attention to after starting the medication treatment?

患者:那当我开始用药治疗的时候要注意些什么呢?

D: Firstly, a diabetic patient is prone to hypoglycemia. The symptoms include tremor, shaking, cold sweating, tachycardia, palpitation and dizziness. You must always carry candy with you and eat it once you have hypoglycemia. Secondly, regulate your diet under guidance of nutritionist. You will have to avoidthe food contains sugarand stick to this diet. Thirdly, take good care of your extremities, especially your feet. Any skin cut or injury could lead to serious infection.

医生:首先,糖尿病患者容易发生低血糖,患者表现为震颤,发抖,出冷汗,心动过速,心悸和头晕。你要随身携带糖果,一旦发生低血糖赶紧吃;其次,在营养师指导下控制饮食,你要避免多种含糖食物的摄入,并坚持这种饮食习惯;再次,保护好你的四肢,尤其是足。任何皮肤的损伤可能导致严重的感染。

P: Thank you, doctor.

患者:谢谢您,医生。

D: You are welcome.

医生:不客气。

Dialogue 7　　Emphysema　　肺气肿

Nurse: Good morning, Mr.Lin.

护士:林先生,早上好。

Patient: Good morning.

患者:早上好。

N: How is your sleep last night?

护士:您昨晚睡得好吗?

P: Not very good. I coughed now and then at night.

患者:不太好。我晚上有时候咳嗽。

N: I see. Now you have suffered from emphysema. So from now on, you must stop smoking.

护士:噢。您患了肺气肿,从现在开始您必须要戒烟了。

P: No, I can't.

患者:不,我不行。

N: Now there is very strong evidence that smoking does harm to people's health. Smoking irritates the respiratory passages. It is sometimes linked to loss of appetite, nausea and shortness of breath. Cigarette smoking has been linked to lung cancer.

护士:现在关于吸烟有损人们的健康有很有力的证明。吸烟刺激呼吸道。有时候还可致食欲减退,恶心,气短等不适。吸烟还可导致肺癌。

P：Oh, really ?

患者：啊，真的？

N：In addition, smoking is very harmful especially to older people who suffered from emphysema or heart disease, and hypertension.

护士：除此之外，吸烟对于患有肺气肿或心脏病和高血压的老年人尤其有害。

P：I see. Then, for older people like me, how to keep health ?

患者：我明白了。那么，对我这样的老年人来说，该如何保持健康呢？

N：Establishing a healthy living style will be helpful to maintain a satisfactory level of well-being.

1.Exercise regularly such as doing Chinese shadow boxing, going for a walk in the morning.

2.Have a diet that provides a proper balance of proteins, carbohydrates, fat, and a lot of vegetables and fruits which can help prevent constipation.

3.Obtain sufficient sleep and rest. Individuals vary in their need for sleep, with most adults averaging about eight hours per night.

4.Visit your doctor regularly.

护士：建立健康的生活模式能帮助您保持满意的健康状态。

1. 规律的运动，如打太极拳，早晨散步等。

2. 均衡饮食，适量的蛋白质，碳水化合物和脂肪摄入，多吃蔬菜和水果能帮助预防便秘。

3. 保证充足的睡眠和休息。个体对睡眠时间要求不一，大多数成年人平均每晚需要 8 小时睡眠。

4. 定期看医生。

P：These will be really helpful. Thank you so much.

患者：这些建议将会对我很有帮助。太感谢了。

N：My pleasure. It's my job.

护士：不用谢。这是我的工作。

Dialogue 8　Injury and Fracture　外伤和骨折

Doctor：How did it happen ?

医生：您怎么受伤的？

Patient：When I was crossing the road, a car came around the corner too quickly, and it was too late to stop when the driver saw me. I was knocked down, and when I got up, my left arm and elbow were grazed and bleeding. Now, I feel pain in my arm.

患者：我穿马路的时候一辆轿车正从拐角处过来，由于车速太快，司机看到我的时候已经来不及停下，我被撞倒了，当我起来的时候，左臂和肘部擦伤了在流血，现在我觉得很痛。

Doctor：Let me take a look. Where does it hurt ?

医生：让我检查一下。您哪儿疼？

Patient：It's hard to describe. It hurts all over.

患者:不好说,浑身都疼。

Doctor: Does it hurt when I do this?

医生:我这样觉得疼吗?

Patient: Ouch! The pain is very bad when you press here.

患者:哎哟! 疼! 当您按这里的时候非常疼。

Doctor: Your arm and elbow seem to be all right. But, they look swollen, to be on the safe side, you'd better take X-ray to make sure if there's a fracture.

医生:您的手臂和肘部应该没有问题。但是,已经肿了。为安全起见,您最好还是到放射科去一下,片子拍好了拿回来给我看一下您的胳臂是否有骨折。

(After the X-ray, X线检查后)

D: The X-ray shows that the bone in your forearm is broken. But don't worry.Dr.Chang will make a cast for you. I think the bone will knit in ten weeks if there is no complication.

医生:X线表明您的前臂有骨折,但不要紧张。张医生会给您上石膏。我想,如果没有并发症,10 周后断骨将接上。

P: Is there anything I should pay attention to when I go home?

患者:我回家后应注意些什么?

D: Yes. There are two things you must remember. First, you should move all joints in your hand from time to time, and check the color of the fingers. And second, if you feel any pain or numbness in your fingers, please immediately notify me or Dr.Chang.

医生:您应该注意两件事。第一,经常活动指关节,并注意手指的颜色。其次,若是感到痛或麻木,立即找我或张医生。

Patient: OK. I got it. Thank you.

患者:好的。我记住了。谢谢!

Doctor: You are welcome!

医生:不客气。

Dialogue 9   Threatening Abortion   先兆流产

Patient: I have had some vaginal bleeding for 2 days, together with pain in the lower abdomen.

患者:我这两天阴道出血并伴有下腹疼痛。

Doctor: What about the amount of menstruation? When was your last period?

医生:你月经量怎么样? 上次月经是什么时候?

P: I missed 2 periods. The last one was on May 4th.

患者:我已经两个月没有来月经了。上次月经是 5 月 4 日。

D: Is your menstruation regular?

医生:你的月经准时吗?

P: It's normal now, but it used to be somewhat late before I was married.

患者:以前月经常推迟,结婚后准时了。

D: Can you give us some urine for a pregnancy test ?

医生:能留点尿液标本做妊娠检查吗?

P: I'll try.

患者:我试试。

D: The pregnancy test was positive. Where is the pain and what's the pattern ?

医生:妊娠检查是阳性。你什么地方疼,怎么个疼法?

P: The pain occurs in the central part of the lower abdomen. It comes in attacks with vaginal bleeding.

患者:在下腹正中,一阵一阵地疼,痛的时候还有阴道流血。

D: It seems that you are pregnant, with a threatening abortion. You should stay in bed except for eating or going to the toilet.

医生:看来你怀孕了,是先兆流产。除了吃饭和上厕所,你应卧床休息。

P: Shall I take some medicine ?

患者:我需要吃些药吗?

D: I'll give some medicine by injection or orally.

医生:我会给你开一些注射用药和口服药。

P: OK, I'll do as what you said.

患者:好的,我会照你说的做。

D: You should go to the emergency clinic immediately whenever the bleeding becomes more severe. Come back in a week for a check.

医生:如果出血比平时多,你需要立即来看急诊。一周后再来复查。

Dialogue 10　Infant Vaccination　儿童疫苗接种

D: Hello, Ms.Catria, how have you been ?

你好,喀秋莎太太,最近好吗?

P: Hello, Dr.Peter. Just fine thank you.

你好,彼得医生。我很好,谢谢。

D: Why are you here today ?

你们今天来医院是有什么不舒服吗?

P: No, actually Tommy and I are here for his vaccines.

不,没有什么特别的。今天我带小汤姆来打疫苗。

D: Oh, very well. Can I have a look at his vaccination record ?

好的。让我看看他的疫苗注射记录卡。

P: For a while, and it is in my bag. Here you are.

稍等,在我包里,我把它拿出来。给,您看看。

D: Good, let me see. According to the vaccination record, Tommy has received his Polio, Tetanus and Hepatitis B shots. He is 13 months old, so he is due for Hepatitis A, Chickenpox and Measles shots.

很好,我看看。按照他的接种疫苗的记录,汤姆已经注射了小儿麻痹,破伤风和乙型肝炎的疫苗。他现在是 13 个月大,所以他应该要注射甲型肝炎,水痘和麻疹的疫苗了。

P: What about Rubella and Mumps?

那风疹和腮腺炎疫苗呢?

D: Well, I can only give him these for now, and after a couple of weeks I can administer the rest.

嗯,我现在只能给他接种这些疫苗,两个星期之后,我们再来接种剩下的。

P: OK, great.

好的。

D: For a while, I will prepare the medicine right now. Ok, here we go, please hold Tommy's arm tight, this may sting a little.

稍等,我准备一下药物。好了,现在开始接种,请把汤姆的手臂抓紧,这个可能会有点疼。

P: Ok, is this enough?

好的,我这样做可以吗?

D: Very good. Ok, finished.

很好,注射完毕。

（席新学）